高等医学院校康复治疗学专业教材

临床作业疗法学

王　刚　王　彤　主　编
陆廷仁　燕铁斌　副主编

華夏出版社

高等医学院校康复治疗学专业教材
组织委员会与编写委员会名单

本书编委会名单

主　　编　王　刚　王　彤

副 主 编　陆廷仁　燕铁斌

编　　委　(以姓氏笔画为序)

王　刚　王　彤　王蓓蓓　陈立嘉　陈　旗

陈晓梅　陆廷仁　李　林　邱贵生　张　勤

顾　越　郭铁成　窦祖林　燕铁斌　戴　玲

总　序

康复医学是社会发展与进步的产物，与临床医学、预防医学、保健医学共同构成现代医学体系。我国于20世纪80年代开始发展康复医学，并在重视中西医结合的基础上，逐渐形成了自己的学科体系，具有鲜明的中国特色。康复治疗学是康复医学的基本内容之一。我国康复治疗师的需求量至少为30万人，而目前的从业人员只有1万名左右。为了解决康复治疗专业人才严重匮乏的局面，首都医科大学及其康复医学院(中国康复研究中心)和南京医科大学共同努力，使康复治疗学的大学本科教育在2001年首次获得国家教育部的批准，并在全国率先招收康复治疗学本科生，为我国康复医学的学科建设迈出了重要一步。

康复治疗学本科专业建设任重道远，包括师资队伍、系列教材、实习基地、资格认证和专科学会等许多方面，其中系列教材的编写是开展康复治疗学本科教育的最基本条件。首都医科大学康复医学院和南京医科大学第一临床学院联合组织编写的康复治疗学系列教材，填补了我国这一领域的空白，是我国康复医学发展历程中的一次创造性的合作。本套教材由国内著名的康复专家主持撰写，共计19种，多数著作为国内首部专著，内容新颖，应用价值高，涵盖康复治疗学的各个领域，将陆续由华夏出版社出版。

本套教材的特点是：既吸取国外的成功经验，又体现中国特色；既有循序渐进的系统理论，又有先进实用的诊疗技术；充分体现教材的科学性、思想性、先进性、启发性和适用性，以及基本理论、基本知识和基本技能；同时兼顾毕业前和毕业后教育，可以作为临床工作者的参考书。

1.《康复医学导论》由吴弦光主任医师编著，主要介绍康复与康复医学的概念，康复医学在现代医学体系中的地位及其内容和工作方式，是学习康复医学的入门教材。

2.《人体发育学》由江钟立主任医师编著，是国内第一部以新的视角论述人体发育与康复治疗理论的专著。

3.《运动学》由周士枋教授和丁伯坦教授主编，是国内第一部康复治疗理论的基础专著。内容包括：生物力学、正常人体运动学、运动障碍学、运动生理学、运动生化学、运动和心理。

4.《康复心理学》由贺丹军主任医师编著，从残疾人的角度入手，论述其心理特征及心理治疗的理论和技术，是国内第一部康复心理方面的专著。

5.《康复疗法评定学》由恽晓平主任医师主编，内容包括康复评定学概念，相关基础知识，评定原理，评定工具、方法以及临床结果分析，理论与临床操作相结合，兼顾学科进展。

6.《物理疗法与作业疗法概论》由桑德春副主任医师和吴卫红副主任医师等编著，主要介绍物理疗法和作业疗法的基本概念、基本理论、基本特点及学习、运用的基本方法。

7.《运动疗法技术学》由纪树荣教授主编，是国内第一部运动疗法技术学著作，详细介绍运动疗法技术的基本理论及常用的各种治疗技术，以及在实际工作中的应用方法。

8.《临床运动疗法学》由励建安教授编著，是国内第一部以功能障碍和康复问题为纲，演绎运动疗法及其临床应用的专著。

9.《文体疗法学》由金宁主任技师主编，主要介绍利用体育、娱乐项目对患者进行治疗的方法，是PT和OT的补充和延伸，也是国内第一部文体康复治疗的专著。

10.《理疗学》由乔志恒教授和华桂茹教授主编，内容包括：物理疗法概论、各种电疗法、光疗法（含激光）、超声疗法、磁场疗法、温热疗法、生物反馈和水疗法等。

11.《日常生活技能与环境改造》由汪家琮教授主编，是我国国内有关残疾人日常生活动作训练，以及患者住房和周围环境的无障碍改造的第一部专著。

12.《基础作业学》由陈立嘉副主任医师主编，主要介绍现代作业疗法的基本理论及实践，也是第一部此领域的专著。

13.《临床作业疗法学》由王刚主任医师和王彤主任医师主编，由大陆多位专家和香港、台湾学者共同撰写，是我国第一部作业疗法理论与实践的专著。

14.《假肢与矫形器学》由赵辉三主任医师主编，内容包括：与假肢装配有关的截肢，截肢者康复的新观念、新方法，常用假肢、矫形器的品种特点、处方方法和装配适合性检验方法。

15.《中国传统康复治疗学》由许健鹏教授和高文铸教授主编，上篇简要介绍中国传统医学的基本理论；下篇阐述临床中常用且比较成熟的中国传统康复疗法。

16.《言语治疗学》由李胜利教授主编，借鉴国际言语康复的现代理论和技术，结合国内言语康复的实践经验编写而成，是目前国内内容最全面的言语治疗学教材。

17.《物理疗法与作业疗法研究》由刘克敏博士和陈巍副主任医师主编，是国内第一部指导PT、OT专业人员进行临床研究的教材，侧重于基本概念和实例分析，实用性强。

18.《临床康复学》由关骅教授主编，书中介绍康复医学在专科康复各领域的最新进展，反映康复医学与临床治疗医学各专业在早期康复方面的联系，是国内第一本临床康复学教材。

19.《社区康复学》由赵悌尊研究员主编，书中借鉴国际社区康复理论，结合我国社区康复实际，介绍社区常见病残的基本知识、康复训练与服务、残疾预防和常见训练器具等。

在本套丛书的编写过程中，各位编写者都本着精益求精、求实创新的原则，力争达到精品教材的水准。但是由于编写时间有限，难免出现不当之处。欢迎广大读者提出宝贵的意见和建议，以便再版时修订。

本套教材的编写得到日本国际协力事业团（JICA）的大力支持，谨此表示衷心感谢。

高等医学院校
康复治疗学专业教材编委会

2003年6月

前　言

自上个世纪70年代末现代康复医学进入我国以来，其发展迅速，各地相继建立了康复中心，二级以上医院也普遍成立了康复医学科。但是，随着康复医学事业的发展，康复医学专业人才，特别是学历教育人才的培养明显滞后。为了进一步推动我国康复医学的发展，国家教委2002年批准开设康复治疗学专业本科教育。

作业疗法作为康复医学中的一个重要组成部分，通过具有某种目的性的作业和活动，来促进人们健康地生活，是功能障碍者回归家庭正常生活、重返社会的桥梁。本书是该专业系列教材中的一部，主要为康复治疗学专业的教学所用，同时也可作为临床康复医学工作者参考之用。本着规划教材的三基、五性要求，我们将本书的编写分为二大部分：前三章主要是介绍作业疗法的基本知识，重点介绍作业疗法的定义、种类、对象、基本理论和发展、评定、治疗方法以及特点等方面的知识；从第四章开始按疾病分类进行编写，主要包括疾病的一般临床知识和诊断、功能障碍的特点、作业评定方法、治疗目标和治疗技术。

尽管现代康复医学在我国已经历了20多年的发展历程，但作业疗法的发展还相对较为缓慢，目前国内尚无这方面的专著。本书的作者都是临床和教学经验十分丰富的康复医学界人士，有关章节还特意邀请了香港理工大学康复科学系作业治疗专业的教授与我们联手编写，各位作者在总结了多年康复医疗临床和教学经验的基础上，参考了国外作业疗法的大量资料和专著，结合国内现状，认真筛选、浓缩，完成了这一富有挑战性的工作。

毕竟国内作业治疗的发展才刚刚起步，与国外相比缺乏经验和积累，加上编写时间有限，缺点及不妥之处在所难免，殷切地希望使用本教材的教师、学生和临床康复医师提出宝贵的意见，以便再版时更正。

编　者

目　　录

第一章 绪 论

第一节 作业疗法概念

作业疗法译自英文 occupational therapy(OT),是在 1914 年由美国医生 George Edward Barton 提出的。英文“作业疗法”一词源于动词 occupy,名词 occupation 和名词 therapy。occupy 意为占有或填充其时间与空间使之参与、忙碌,occupation 指其从事的活动或事件,therapy 包括治疗疾病或残障。在早期,作业疗法在某种程度上可以理解为利用劳动来治疗,它不仅仅是产生职业前的劳动,而且是利用游戏、运动、手工艺来使用肌肉和脑,从而对人类的健康产生影响。劳动、运动和娱乐是治疗手段,它构成了作业疗法的基础。

回顾作业疗法定义的演变过程,可以看出作业疗法的定义是随着康复医学的进步、作业疗法内涵的不断发展而完善的。

1922 年 H.A.Pattison 医师给作业疗法下了第一个定义:“任何躯体的或精神的活动,具有特定的目的,而且能够明确表述,能够促进疾病或外伤的恢复,则为作业治疗。”其内涵首先是,该治疗具有目的性,能表述;其二,包括躯体和心理的活动;其三,有利于患者功能障碍的改善。不能促进功能恢复的活动不能算是作业治疗。但该定义包涵的范围较为广泛,是广义上的作业疗法。

第二次世界大战以后,由于康复医学的兴起和发展,特别是全面康复概念的提出,作业疗法的重点逐渐转移到功能障碍的康复上来,并着眼于躯体功能的恢复以及日常生活劳动和职业能力的恢复。

1986 年美国治疗师协会通过的定义是:“作业疗法是采用自我照顾、工作、游戏等活动,以增加独立活动的能力,促进发育,防止残疾,包括改变任务或环境在内,达到最大限度的独立和提高生活质量。”

1989 年英国《作业疗法》杂志下的定义是:“作业治疗师通过有目的的活动检查和治疗人们,防止残疾,发展其独立功能。”

1989 年 5 月世界作业疗法师联合会制订的定义是:“作业治疗是通过特殊的活动治疗躯体和精神疾患,目的是帮助人们在日常生活的所有方面的功能和独立均达到其最大水平。”

1994 年世界作业疗法师联合会对作业疗法修订后的最新定义是:“作业疗法是让人们通过具有某种目的性的作业和活动,来促进其健康生活的一种保健专业。”其目的是,通过促进患者必需的日常生活能力,发展、恢复、维持其功能,预防残疾。作业疗法最重要的一点是,在作业治疗的过程中使患者积极地参与活动。

由此可见，作业疗法的内涵包括：作业疗法应以患者为中心，选择和设计有目的性的作业活动，并随着治疗对象的不同阶段的需求而改变；作业疗法应是一种创造性作业活动，常需协调、综合地发挥躯体、心理和情绪及认知等因素的作用，并且每种作业活动应符合患者的需求并能被患者所接受，使患者能积极主动地参加；作业疗法应以治疗患者躯体和精神疾患为主，其目的是着眼于帮助患者恢复或取得正常的、健康的、独立而有意义的生活方式和生活能力。所以说作业疗法是一座桥梁，是患者从医院回归家庭正常生活，重返社会的桥梁。

第二节　作业疗法发展简史

远在文明出现的早期，人们就逐渐认识到了作业疗法中的劳动、运动、娱乐三者之间的关系。公元前3400年前的埃及贵族提倡从事室外劳动，不过懒散的一天，典型贵族热爱自然，时常从事园艺、挖沟、砌砖、游泳等活动。公元前2000年的古埃及人与公元前420年的希腊人描述了娱乐治疗患者的方法。其证据是在埃及、巴比伦的考古中发现有玩具、绘画、雕刻等用于治疗的遗迹；古埃及人的石刻碑文上有拔河比赛、华丽舞蹈、乐器演奏、小孩玩玩具等描绘。中国在2600年前，就认为疾病是由器官的不活跃而来，为达到健康而锻炼身体。利用“功夫”这一连续医疗体操来延寿，并保证灵魂不灭。公元5世纪时非洲的 caelius aureliu 提出在恢复期要注意养生，其中包括散步、阅读、掷铁饼等。旅行尤其是乘船旅行为养生法之一。在1000年前，为了组建由强壮战士组成的军队，古人从儿童6岁时就开始系统地锻炼其身体直至成年。

由此可见，劳动、运动和娱乐早已是古代人生活的一部分，但对此还缺乏规律性的认识和系统的研究。只是到了18、19世纪，随着人权和人道事业的兴起和发展，才开始了作业疗法的研究和实践。在美国，通过本杰明·福兰克林等人的呼吁，1752年费城的宾夕法尼亚医院开设了早期的作业活动，通过有目的地让患者从事一些手工艺活动和劳动来改善其身心健康。18世纪末，法国巴黎 Bicetre 医院的内科医师 Dr. Philipes Pinel 提出，精神有障碍的患者需有系统的训练计划和职业训练机构的建议，并在1801年出版的著作中说明了所下处方的身体运动和手工艺方法，他将这种方法用于所有的精神病医院。他认为：热心于手工艺是获得士气和规律的最好方法，恢复期的患者开始关心以前的爱好，回归工作，而恢复勤劳和耐力是恢复的最好兆头。其观点在欧洲和美洲被逐步认可。可以说，18、19世纪早期的作业活动，主要起源于争取对精神病患者的人道主义权力和治疗的探索中。早期的作业疗法曾有许多不同的名称，例如：道德疗法、精神疗法、工作疗法、功能疗法等，而最早将其命名为 occupation therapy 的是被称之为作业疗法之父的美国医生 William Rush Dunton，之后在1914年被 George Edward Barton 修改为 occupational therapy，这一名字被广泛接受，一直沿用至今。

为了推动作业疗法的发展，1917年7月在美国的安慰之家，由 Barton，Dunton，Eleanor Clark Slagle，Thomas Kidner，Susan Cox Johnson 等人召开会议，决定成立“National Society for the Promotion of Occupational Therapy”(国立作业疗法促进学会)，其目的在于振兴作业治疗，研究作业对人的影响，普及有关作业的科学知识。Barton 被推选为第一届主席。1921年学会更名为“American Occupational Therapy Association”(美国作业疗法协会),此名一直沿用至今。

第一次世界大战期间,作业治疗工作者在战争一线附近设立医院,为救治的伤残军人开展木工、编织、打字、玩具制作等手工艺训练。许多参观者对他们在治疗神经、精神疾病患者中所取得的成绩表示惊奇,但由于当时从事这项工作的所有人员均为妇女,而且作业治疗被认为是护士工作的一部分,她们的工作必须在医生的监督下进行,而战后所有工作的重点都放在了重建上,作业疗法的工作受到极大的限制,多数转为家庭内完成。尽管如此,第一次世界大战推动了作业疗法的发展,并在使作业治疗的对象从过去仅注重精神疾病患者,扩展到注重肢体障碍的患者方面起到了积极的作用。

在第一次世界大战后,尽管作业疗法的发展进入一个缓慢时期,但在一些国家相继建立了作业疗法学校,出版了作业疗法专著和杂志,作业疗法的教育得到了稳步的发展 。

第二次世界大战后,由于医学知识的进步、新药的出现、医学护理的改善,伤残者的需求被社会广泛认识,特别是随着康复医学的兴起,全面康复概念的提出,作业疗法不论是治疗观念、技术和知识,还是其治疗的对象均得以扩展。从事作业疗法工作的人员也得以明显增加,作业治疗已成为康复治疗的一个重要组成部分。国际残疾人康复协会为促进各国的康复事业发展,1954 年推动并建立了“世界作业疗法师联合会”(World Federation of Occupational Therapists),共有 10 个创始国参加,分别是:美国、加拿大、丹麦、英国、南非、瑞典、澳大利亚、新西兰、以色列、印度。1959 年世界作业疗法师联合会加入世界卫生组织。

20 世纪 60 年代后,由于社会的进步、医疗技术的发展,康复的对象发生了很大的变化,作业疗法的焦点逐步向心脏病、脑卒中、外伤、类风湿、先天畸形等慢性疾病方面转化。治疗的重点也从关注患者疾病有关的缺陷转变为追求获得与发挥患者最大个人能力。服务模式也逐步开始从医院走向社区,并积极参与防止残疾的发生和健康的维护。

随着时代的发展,作业疗法从早期基于人道主义的服务,发展为精神疗法以及随后的作业治疗,引发了人们对患者整体和其生活环境的考虑。作为一门学科,作业疗法近年来发展迅速,在作业疗法的基础理论、作业的分析和选择、新的治疗性作业的理论和计划的开拓、作业疗法的纵向分科以及作业疗法在保健和康复中的应用等方面,都有了显著的进展,已成为康复治疗的主要手段之一。

我国古代早已有采用关于作业方法治疗疾病的记录。新中国成立以后,在一些精神病院、疗养院或综合医院的体疗室,不同程度地开展了一些作业治疗,如陶艺、编织、园艺、游戏、娱乐等活动。随着上世纪 70 年代末期现代康复医学在我国的兴起,作业疗法逐渐在我国得以发展。但无论是从业人员的数量、学科教育,还是其技术水平,与国际先进水平相比还存在着相当大差距。如何借鉴国外有益的经验,结合我国国情,发展具有我国特色的作业疗法,是国内作业疗法从业者的当务之急。

作业疗法发展历程中的大事记见表 1-2-1。

表 1-2-1 作业疗法发展大事记

时间	影响因素	提倡者	引用语
18 世纪末	人道主义	Dr. Phillippe Pinel	连续的工作打破了对疾病的想法,应把注意力集中在某一感兴趣的物体和训练上。在任何小组训练中,都应贯彻你所想达到的要求
19 世纪初	道德疗法	William Tuke	精神障碍的患者处于陪伴人的言语和良好的环境下,是帮助他们恢复的最佳方法
19 世纪末	艺术和手工艺品运动(art and crafts movement)	John Ruskin, William Morris	技能是一个有效的激发因素,技能与手工艺的操作,使患者从视觉到心灵上得以满足
20 世纪初	精神健康运动	Dr. Herbert Hall	个别的和不同社区适合手和思维的作业,有利于帮助患者维持肢体和精神的功能
20 世纪初	习惯的训练	Dr. Adolph Meyer	身体是一种活生生的有机体,休息和运动是有规律的
1917 年	NSPOT 育婴堂	George Barton	
1917 年~1918 年	第一次世界大战	普通外科医生	尽可能地给他们所需的任何帮助
1920 年~1930 年	巨大的经济衰退	Eleanor Clarke Slagle 、	这是 OT 担当重任和每年需招募新的 AOTA 的时期
1940 年	第二次世界大战和康复运动	Winifired C, Kahmann	军队内部专业一个完整的最重要的事情,是 OT 不是从属的,而是独立的专业
1950 年~1960 年	COTA 的出现	Marion W, Crampton	COTA 的角色是流动的、变化的,在不同的环境有不同的角色
1960 年~1970 年	医疗制度的改变	Wilma West	医疗的重点已转变为健康的维持与疾病的防治。我们必须开展社区服务
1980 年	健康服务知识的爆炸	Kenneth, Ottenbacher	OT 的临床研究应注重理论性,这样才能够给临床提供可行的治疗方案
1990 年	管理服务健康体系	Mary Foto	康复是一个有待发展的服务项目,康复服务领域有极大的发展空间

第三节 作业疗法分类

作业疗法的种类很多,过去一些国家主要将其分为木工、编织、黏土三大类。随着康复医学的不断发展和完善,一些新的内容不断引入到作业活动之中,目前较常用的有下述分类方法:

一、按作业名称分类

1. 木工作业。
2. 文书类作业。
3. 黏土作业。

4. 手工艺作业。
5. 皮工作业。
6. 治疗性游戏。
7. 编织作业。
8. 日常生活活动。
9. 金工作业。
10. 书法绘画园艺。
11. 制陶作业。
12. 电气装配与维修。
13. 认知作业。
14. 计算机操作。

二、按作业活动对象和性质分类

1. 功能性作业疗法(functional occupational therapy)　如改善肢体的活动能力,根据障碍的性质、范围、程度,有针对性地采用适当的作业活动,以增大关节活动范围,增强肌力,改善运动的协调性和精细活动能力,提高肌肉运动的耐久力。

2. 心理性作业疗法(psychological occupational therapy)　主要治疗由于疾病或损伤而继发的心理障碍,通过改善患者的精神状态和情绪,使其能主动配合临床治疗和康复治疗,故亦称其为支持性作业疗法(supportive occupational therapy)。使用的方法是进行轻松有趣的消遣性活动,故这类疗法又名消遣疗法(diversional therapy)。

3. 精神疾患作业疗法(psychiatric occupational therapy)　治疗精神分裂症等精神疾病患者,在生活技能、心理和行为、社交和职业上进行训练,使其能适应出院后在家庭和社会的生活、学习、劳动和社交环境。

4. 儿童作业疗法(pediatric occupational therapy)　用于治疗有发育障碍或其他残疾的儿童患者,通过专门的训练、游戏、文娱活动、集体活动等,促进感觉运动技巧的发展,掌握日常生活活动技能,提高生活自理能力。在治疗中重视发挥父母的作用,重视应用各种矫形及辅助器械,重视使用玩具游戏作为治疗手段。

5. 老年人作业疗法(geriatric occupational therapy)　治疗老年病患者,进行日常生活的教育和训练,教会使用辅助器械和适应性技巧,以代偿和弥补运动、视听等功能的缺陷,对记忆力、辨向力衰退的患者进行认知训练,并使用消遣疗法促进心理精神卫生,改善社会生活能力。

三、按治疗目的和作用分类

1. 用于减轻疼痛的作业。
2. 用于增强肌力的作业。
3. 用于增强耐力的作业。
4. 用于增强协调能力的作业。
5. 用于改善关节活动范围的作业。

6. 用于调节精神和转移注意力的作业。

7. 用于改善整体功能的作业。

四、按实际要求分类

1. 维持日常生活所必需的基本作业　这类作业包括:衣食住行、个人卫生等。其目的在于维持日常生活和健康的基本要求。

2. 能创造价值的作业活动　力求通过作业治疗生产出有用的产品,但又不以产品为目的。这类活动包括:手工艺如纺织、泥塑、陶器制作、各种金工、刺绣等,园艺如种花、植树、栽盆景、整修庭院等。其目的在于获得一定技能。

3. 消遣性作业活动或文娱活动　利用业余时间,进行各种运动、游戏、琴、棋、书、画、文艺等。其目的在于充分安排时间,转移注意力,丰富生活内容,有益于身心健康。

4. 教育性作业活动　主要是针对青少年患者,治疗同时还获得受教育的机会,或获得接受教育的能力。其目的在于提高各种技能。其内容有各种教学活动、唱歌、舞蹈等。

5. 矫形器和假肢训练　这是一项特殊的作业活动,即在穿戴矫形器或假肢后进行的各种作业治疗。其目的在于熟练掌握穿戴方法和充分利用这些矫形器或假肢,来完成各种生活或工作。

第四节　作业疗法对象

作业疗法是康复医学的一个组成部分,广义上说适合康复的各种疾患均为其治疗对象,正如 K.L.Reed 在其《Concepts of Occupational Therapy》一书中对此作的形象描述一样(图 1-3-1)。但作业疗法的特点决定了它对一些疾患的康复有着特殊重要的意义。因此,在狭义上,它又具有一些特殊的或主要的服务对象。

1. 神经科疾病　中风,脊髓损伤,脑外伤,神经、肌肉疾病,周围神经病变,中枢神经系统退行性病变,帕金森病,老年性痴呆等。

2. 骨科疾病　骨折,腰腿痛,截肢,手外伤,关节疾患等。

3. 外科疾病　外科手术后瘢痕,烧伤后瘢痕及关节挛缩、变形、功能受限等。

4. 儿科疾病　脑性瘫痪,发育迟缓,小儿麻痹后遗症,学习困难或残疾,肌营养不良等。

5. 内科疾病　冠心病,心肌梗死,慢性阻塞性肺病,糖尿病等。

6. 精神科疾病　精神分裂症,情感性精神病,

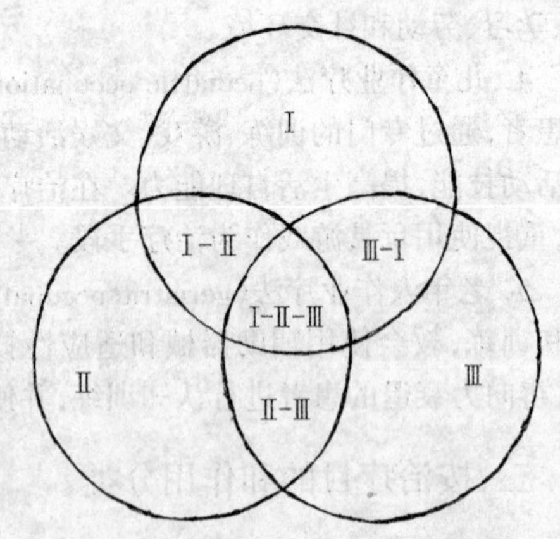

图 1-3-1　作业疗法的对象

Ⅰ:生物的;Ⅱ:心理的;Ⅲ:社会的;Ⅰ-Ⅱ:生物心理的;Ⅱ-Ⅲ:心理社会的;Ⅲ-Ⅰ:生物社会的;Ⅰ-Ⅱ-Ⅲ:作业的。

器质性精神病等。

根据1986年美国作业治疗师协会的调查，最常使用作业疗法的10种情况见表1-3-1，表中分别叙述了作业治疗的各种疾病或创伤的发病程度和发病率。

表1-3-1 作业治疗的各种疾病或创伤的发病程度和发病率

诊断	发病率(%)	次序	诊断	发病率(%)	次序
脑血管意外	28.2	1	情感性精神病	4	6
发育迟缓/学习残疾	16.5	2	颅脑损伤	3.3	7
脑性瘫痪	11.7	2	腰背痛	1.9	8
手外伤	7.2	4	器质性精神病	1.6	9
智力落后	6.1	5	脊髓损伤	1.5	10
精神分裂症	6.1	5			

第五节 作业治疗师职责和作用

作业治疗是由康复治疗小组中的作业治疗师(士)来完成的。其工作主要是依据康复医师的处方，并根据患者功能障碍的情况，提出治疗目标和选择合适的作业治疗方法。

作业治疗师的职责和作用可归纳为以下几点：

1. 教育训练者(educator and trainer) 教导患者学习自我照顾及日常生活活动训练，发挥健侧的代偿功能，矫正患侧残障。

2. 治疗师(therapist) 帮助患者恢复身体功能的治疗，加强关节的活动性及肌肉的力量，改善和提高运动的协调性和灵活性。

3. 指导师(teacher) 指导患者及家属配合治疗以及在出院返家后的继续治疗工作。

4. 职业评定者(vocational evaluator) 探寻患者的职业潜能以及患者的工作能力、耐力、习性及适应的情况，以提供资料给职业治疗师作为参考，为患者选择最合适的职业。

第六节 作业疗法目的和特点

一、作业疗法目的

1. 维持现有功能，最大限度发挥残存的功能。
2. 提高日常生活活动的自理能力。
3. 为患者设计及制作与日常生活活动相关的各种辅助用具。
4. 提供患者职业前技能训练。
5. 强化患者的自信心，辅助心理治疗。

二、作业疗法活动特点

作业(occupation)是指与时间、能量、关心与注意的目标指向性有关的活动。其意义在于:“是学习与发育的基本媒介,且对内部供给源的活动予以生产性专注”。由此可见,作业是人类的活动,但不是所有的活动都是作业。只有出色的人类活动,并达到生物性、心理性、社会性需求最高境界的活动,才可称为作业活动。作业疗法中使用的活动有8个方面的特点:

1. 目标指向性　一定要有目的或理由将活动用做作业活动。消费时间的作业是无价值的,应该总是将特定目标作为选择的依据。

2. 对患者而言在某些水平有意义　根据情况有可能注意迟缓,但活动一定要对患者有价值。此时,患者可能马上不能到达特定目标,但1周后、1月后或更晚些有可能到达目标。活动应与个人在社会中的作用有关联。

3. 在某些水平上要求当事人参与(精神方面或身体方面)　活动由患者自己进行,参加者既要参加活动过程(有主动与被动参加),也要参加决定的过程,这样他才有可能从结果中获得满足。

4. 预防功能减退及维持或改善生活质量　选择什么样的活动,要根据患者功能水平与参与的能力,但目标要明确。

5. 要反映患者的生活课题(日常生活、游戏、工作)　各活动要用于获得或发展生活作用的技能上,这可在完成个人生活方面培养可用性。

6. 与患者的兴趣有关　参与选择的活动很重要,只有考虑到患者的目标和兴趣的活动,才能令其积极参与课题。

7. 可变更或调节水平　活动要符合年龄,可调节复杂性,逐步提高时间与力度。

8. 基于作业治疗师的专业知识决定　要求作业治疗师具备有与人的发育、疾病、人际关系、人活动的意义等有关的知识。这些对选择符合患者问题的活动,由此确定作业疗法的治疗目标,是最有意义及实现现实所必需的。

三、儿童作业疗法特点

由于儿童在解剖、生理、心理、社会行为等方面尚未发育成熟,且随着年龄的变化而发生变化,因此针对儿童疾患的作业疗法,应是以活动为手段去恢复、维持或重新开发因病、残而丧失的功能,当功能恢复无望时,则设计、制作并提供相应的辅助器具来帮助代偿。就具体的治疗措施而言,有以下特点:

(一)治疗—游戏—教育三结合

病残对儿童的影响是多方面的。一方面,患儿存在着明显可见的身体缺陷,使之成为一群不同于正常儿童的特殊儿童;另一方面,又由于其正处于生长发育阶段,导致病残对患儿的影响不同于对成人的影响,它表现得更为复杂,范围更广,持续时间更长。但同时,处在生长发育阶段的儿童,身体和心理的可塑性大。当一个处于正在发育过程中的儿童,在未能完全学到某种能力时,所需要的是致能(habilitation)而不是康复(rehabilitation)。为此,如果能充分了解各年龄阶段儿童生长发育的特点,以及病残可能给他们身体和心理上带来的影响,进行有针对性,适合小儿生长、心理发育特点的综合康复治疗措施,如在儿童的康复治疗中,开展治疗—游戏—教育相结合的治疗措施,帮助他们克服躯体和社会、心理适应上的困难,最大限度地挖掘他们的各项潜能,促进其身心发育,使其能过正常的生活,有着十分重要的意义。

1. 治疗与教育 是一个需要多种学科参与的系统工程。除了康复工作者外,还需教育工作者和家长的参与。作业治疗师在其中主要负责提供病残儿童功能水平及功能性活动质量的评估资料,还要考虑无障碍建筑、座椅的设计、日常生活与学习所需的辅助器具,以及与就业相关的训练等,制订必要的作业治疗计划并付诸实施。

治疗与教育的基本原则是早期干预,同时进行。早期干预的目的,是要防止继发性残疾,减轻儿童的残疾程度,使病残儿童及其家庭都能充分地发挥功能;同时进行的目的,是为了不使患儿因治疗而延迟受教育,从而影响全面康复。

在计划的制订过程中,应考虑到整体性与个体性相结合的原则。在治疗和教育中,既要从整体上看待患儿,兼顾到其躯体、心理、社交、行为及生活的各个方面,不要孤立地单从某一个方面考虑;又要求治疗与教育者充分了解患儿现有的能力及其进展情况,以便有针对性地制订个别的教学计划,并适时进行调整;同时,还应有前瞻性和动态发展的眼光,因为病残儿童处于不断生长发育的过程中,随着时间的进展和各种干预措施的实施,他们的情况肯定不会是静止不变的,要随时了解患儿的进展情况,应据此对原有计划进行相应的调整与修订。

在计划的实施过程中,应将知识性、娱乐性和集体活动相结合。病残儿童的治疗与教育,离不开患儿的主动参与和积极配合,如何争取患儿的参与和配合,治疗与教育活动的趣味性和娱乐性,就是关键的一条;并且,在治疗中根据患儿的年龄层次,将知识与技能融会在其日常的训练活动中,使他们的身心在治疗的过程中都能得到发展。为了促进患儿的训练与教育,还应充分利用好集体活动这一形式,通过集体活动,可增强患儿的自信心与活动的兴趣,并且通过模仿、学习而学得那些自己希望引起某种反应的行为,发展了社交技能,并可获得一种对集体的依附感和对自身的认同感,有利于身心的发育。

2. 治疗与游戏 游戏是儿童时期的一项重要日常活动,是儿童生长发育中不可缺少的部分。可以说,游戏是儿童的天性,玩具是孩子的天使。通过游戏,可激发患儿的积极性,使之能主动地参与到治疗活动中去;游戏活动介入纯粹教育与真实生活之间,有利于患儿将所学的技能转移应用到实际生活之中去;同时游戏是一种充满乐趣的活动,具有高度的可重复性,有利于对儿童所学技能进行强化训练和巩固;而且游戏需要儿童调动自己的各种感官来参与,有利于儿童感觉功能的整合。所以,在治疗的过程中,应充分发挥游戏的作用,将游戏融入其治疗中。

(1)游戏的种类 游戏的形式多种多样,可从不同的角度进行分类,在此介绍2种分类方法。

1)根据儿童在游戏中所扮演的角色及其社交发展阶段,Parten将游戏行为分为如下几种:

A. 自身游戏:游戏集中在自己的身体部分,亦观察在其四周发生的事情。

B. 旁观游戏:观察其他儿童游戏,并参与他们的谈话,但并不真正参与游戏活动。

C. 单独游戏:儿童独自从事游戏,一切以自我为中心,既不与其他儿童一道玩,也无意接纳玩伴,往往边玩边自言自语,自得其乐。

D. 平行游戏：使用与他人相似的玩具，并在他们旁边玩耍，但不与其他儿童一道玩耍，彼此之间少有沟通。

E. 联合游戏：与其他儿童共同游戏，但游戏活动并无组织，无劳动分工，不产生产品，每个孩子均是独立地活动着，其兴趣在于相互间的联系而非活动。

F. 团体游戏：与其他儿童为了达到某种目的(如正式比赛、制作物品)，而有组织地进行活动。这里有一种明显的团体归属感，有一到二位领导者进行指挥。在群体活动中，每位儿童均担任一定的角色，相互间起促进作用。

2)根据游戏的特点和作用，可分为以下几种：

A. 体力性游戏：活动涉及整个身体而且需要大量能量和高度的信心。可发展儿童的平衡与协调能力，起初为简单的躯体运动，以后为跳跃、攀爬直至成年时的体育运动。

B. 社交性游戏：这类游戏中主要的乐趣来自于玩伴间的相互作用。如捉迷藏等。儿童从中可学会与他人相处、轮流活动和遵守规则的技能。

C. 技能性游戏：相对而言，这类游戏通常是单独进行，不仅需要高度的计划性和注意力，也需要手和眼的精确运用，如搭积木、串珠等。

D. 假想性游戏：儿童在以木偶或小车作游戏时，需记住和考虑组成其假想世界的事件，由此发展成为更高级的假想性游戏，精于假想性游戏的儿童有望成为较好的学习者和思想者。

(2)游戏的作用　游戏活动占儿童时期活动的大部分。随着儿童的不断生长发育而分化成日常生活活动、学习、工作、休闲活动等。游戏中儿童利用自己的运动、感觉、认知、心理社会功能、娱乐中的反复挑战，来不断发展游戏水平，同时也达到了改善其身心功能的作用。具体来说，游戏的作用有以下 4 个方面：

1)运动、感觉及感知方面：在游戏中，重复的活动不仅仅改善了患儿的粗大和精细的技巧运动；同时随着运动的复杂性，也改善了其运动的协调能力。另外，儿童通过游戏，可感知游戏环境中存在的物体和发生的事件，了解时间和空间的关系，并对物体进行分类和联系，形成逻辑思维的基础。

2)情感方面：通过游戏，儿童可产生自我感和内在的稳定性，并对周围环境的一致与恒定产生信任感，这种信任感是自我认同的基础。儿童通过游戏可对内心世界和外部世界的现实进行检验，并且能够无忌地表达自己的情感，同时也学会对自己的沮丧情绪和冲动感进行控制。而这种控制力就是儿童自我人格力量、自信心以及对未来需要的适应能力的基础。

3)认知方面：游戏活动与儿童认知发展的水平密切相关。通过游戏，儿童学会如何对事物进行处理，象征性游戏和戏剧性游戏可使儿童产生表象思维。抽象思维则植根于那些有利于分类和解决问题能力发展的活动；而儿童在游戏中获得的具体体验会使他对环境、对自己在这环境中的作用，做出较为精确的评估。

4)社交方面：在游戏中，儿童以自己的方式来了解家庭、成人和不同性别的角色与作用。游戏教会儿童与他人产生联系，先是作为旁观者，然后作为参与者加入到一个合作性或竞赛性的小组活动中去。游戏向儿童提供深入了解其所处文化规范和习俗的途径。当儿童理解了什么是受欢迎的和什么不受欢迎时，他就开始具备了社会道德。

由此可见，游戏既可作为治疗活动的目标，又可作为工具。

(3)游戏活动计划的制定　制定游戏活动计划时,可以有针对性地进行补偿,或将治疗作为游戏活动的一个部分,以帮助其弥补缺陷。具体应从以下几个方面考虑:

1)游戏的体位:通过对患儿运动功能的评估,在游戏的过程中设计一些简单而有意义的体位改变,一方面可增加患儿探索的机会,更重要的是通过有目的的游戏性治疗活动,达到改善提高其功能的目的。

体位摆放时应注意以下几点:

A. 并非只有一种游戏的体位。可尝试在多种体位下进行游戏,这可确保皮肤及骨性突出部分不过多受压,并可使肌肉长度有所变化。另外,要避免让患儿连续处于某一种体位超过20分钟。

B. 体位的摆放,应注意增强患儿视觉的追随能力和头部的控制能力,并在游戏活动过程中,尽可能将其双手带向或越过中线位,同时保持双前臂均匀负重。

C. 过长时间的静止性体位可导致肌肉挛缩,并因限制了触觉、前庭觉等的输入,而限制粗大运动的发展。

D. 一旦患儿平衡能力得到发展,就应鼓励他在游戏中不停地移动,而非静坐不动。

E. 随着患儿情况的改善,应不断改变体位以增加活动的难度,促进更进一步的发展。

2)游戏环境的安排:它包括建筑环境、游戏用具、环境刺激、在场人员等。应充分考虑活动场所的安全性和舒适性。为增强活动区域的趣味性,可在所处环境中增加感觉刺激,如声、光、嗅、触、味觉等刺激,并结合当地与时所俱的文化特色开展游戏活动。游戏活动的选择,可用以达到某一特定的目标或多个目标,因此,提出的目标可以是着眼于某一方面能力的改善,但应强调游戏活动的整体作用。在计划一项活动时,应考虑从事这项活动需具备的所有条件,以便使儿童的技能与之相配。例如,如果目的是通过球类活动,改善患者儿的眼—手协调能力,就必须意识到,抓住、抛掷和拍打球的同时,还需要有较好的上肢协调、整体平衡和对距离的判断能力等。另外,儿童的游戏表现,可由于周围成人的存在与否而受到强烈的影响。因此,要注意谁在场时患儿感到很适意,以及特定种类的游戏活动中有或无人时的情况。

3)玩具的选择、使用与改造:残疾儿童所需的玩具,与非残疾儿童所需的玩具实质上是毫无二致的。其不同之处在于:

A. 玩具给予的方式和时间要恰到好处。

B. 玩具使用上有更多的重复,以便达到强化学习的目的。

C. 玩具在“慢速运动”中使用。

D. 使用的方式要避免使儿童产生挫折感。

要想选择适合的玩具,必须了解患儿在身体、智力和社交等方面的发育水平。在对患儿功能评定的基础上,确定有目的性的游戏活动,从而选择合适的玩具,玩每一种玩具的时间不宜太长,5~10分钟或是在玩腻之前即予更换。儿童各年龄段适用的玩具见表1-5-1。

大部分游戏计划将涉及到使用玩具的种类,以及是否需对其进行改变,以便帮助患儿更好地游戏。例如,肢残的患儿由于运动控制不良,需用吸盘、夹子、防滑垫等固定玩具;如果患儿手的抓握能力差,可通过加装延伸装置、杠杆或用泡膜塑料将把手部分加粗等方式帮助抓握和把玩;患儿由于肌张力的变化,不能持续抓握,经常将玩具掉下,则可将玩具绑于手上。

表 1-5-1 儿童各年龄段适用的玩具

玩 具	年 龄			
	0~6个月	6~12个月	12~23个月	24~36个月
运动物体(距眼20~30cm远最佳)	a			
儿童床上体操	a			
球、针织物、钟表	a	b	b	b
拨浪鼓	a	b		
出牙咀嚼杯	a	b		
儿童床上运动性玩具或运动架	a	b	b	
镜子(打不破的)	a	b	b	b
挤压发出声音的玩具	a	b	b	b
简单的彩色画片和有笑脸的画片	a	b	b	b
音乐盒	a	b	b	b
木偶	a	b	b	b
软洋娃娃及毛织物的假动物	a	b	b	b
藏猫咪游戏(用手挡住脸,然后露出来逗小儿笑)	a	b	b	b
浮在水上的玩具	a	b	b	b
动物抓斗机	a	b	b	b
串好的大珠子	a	b	b	b
软的针织动物(经过安全检查)	a	b	b	b
能够抓握的大拨浪鼓	a	b	b	b
有图画的大的软物块	a	b	b	b
软硬的图画书(用布或木板制作)		a	b	b
简单的相互套叠的玩具		a	b	b
塑料图画卡片		a	b	b
软橡皮球、大塑料球		a	b	b
录有摇篮曲、响板或动物叫声的磁带		a	b	b
有滴嗒响声的钟和较大的手表		a	b	b
高兴或悲伤面孔的木偶		a	b	b
婴儿洋娃娃		a	b	b
可挤压的橡皮玩具		a	b	b
简单形状的清洗器(3~4个形状)或装有几何形状的物块和大珠子的塑料容器		a	b	b
表面平滑的吸力玩具		a	b	
步行鸟		a	b	
能发出声响的用具,例如罐子、平底锅			a	b
粉画笔和纸			a	b
有轮子的汽车或其他玩具			a	b
小的木制物块			a	b
吊环			a	b
球或装豆的袋子			a	b

（续表）

玩　具	年	龄		
	0～6个月	6～12个月	12～23个月	24～36个月
缝在衣服上的拉锁或钮扣(经过安全检查)			a	b
物块——搭积木或分类玩			a	b
“木楔钉小孔”的活动			a	b
串起的大珠子			a	b
粘木			a	b
脚蹬在地板上的小车			a	b
毛织物(经过安全检查)			a	b
能显示从小到大的活动玩具			a	b
能摇动的动物玩具			a	b
摇椅(小儿适用的)			a	b
洋娃娃马车			a	b
幻灯玩具			a	b
玩沙玩具			a	b

注：a：为了儿童的发育，此期可提供的玩具。b：过去的玩具，此期可继续使用。

(二)治疗中应充分重视家属参与的重要性

儿童是家庭幸福的重要组成部分，每一个做父母的，无不对自己的孩子充满希望和期待，一旦家中有一个残疾儿童，无论是与生俱来的，还是后天获得的，无疑会给这个家庭产生极为不利的影响。这种影响常波及到家庭的各个方面，包括精神的、经济的、社会的等等。而这些影响如不能很好地减轻以至消除，反过来又会对残疾儿童的成长产生消极的妨碍作用。人们现已认识到，没有家庭的参与，对病残儿童的康复是不可能获得理想效果的。在美国甚至以法律的形式规定了家长有参与孩子教育与训练的整个过程的权力。

1．治疗过程中父母参与的重要性　在所有病残儿的康复治疗过程中，其父母起着最为直接和重要的作用，具有不可替代的重要性。这是因为：

首先，父母在满足孩子的爱以及衣、食、住、行等基本需求上，起着不可替代的作用。

其次，父母与孩子接触的时间最长，是患儿最亲近、最信赖的人，父母对孩子的了解甚于任何其他人，他们可向康复工作者提供有用的信息，有利于各方面对孩子开展有针对性的治疗。

第三，即使患儿在医院接受治疗，住院期间治疗所占的比例相对较小，而患儿在家庭中的生活却占了相当大的部分，父母可不受时间和空间的限制对孩子开展一对一的辅导，起到强化治疗的作用。

第四，父母的辅助不必另外支付费用。

2．治疗师如何发挥父母的作用　调动父母参与，目的在于最大限度地发挥家长在病残儿童康复治疗中的作用。为此，治疗师首先应与病残儿的家庭建立良好的关系，充分理解孩子父母所处的现状，将孩子的父母作为治疗小组的一员给予接纳，把他们作为同事对待，与家长分享有关信息，尊重他们的意见。

其次，让其父母参与治疗计划的制定，确保康复计划中包括了父母最为关心的问题。

第三，帮助父母了解其训练的方法，提供安排家庭活动和管理孩子行为的建议；为父母定期举行专题讲座或短期培训班，使家长获取实际应用的知识，同时使他们能彼此交流，互相帮助，互相支持，从而增强其信心及技能。

第四，安排父母参观孩子的治疗环境，观察孩子的治疗情况及过程，同时也让父母实习如何指导孩子。

第五，向父母介绍社区中可利用的服务与资源，使其能善用资源，为孩子争取更多的学习机会。

（三）康复辅助器具的设计应注重儿童发育的特点

残疾儿童在康复的过程中，常需要借助一些自助具或矫形器的支持和辅助，以限制异常活动，维持功能性姿势，预防或矫正畸形。在设计和选用时应考虑以下因素：

1. 在选用和设计辅助器具前，应仔细检查患儿具有哪些功能，对确实不能自行活动或自行活动太困难者，才考虑使用辅助器具。

2. 在设计辅助器具的过程中，应充分考虑儿童生长发育的动态特点和使用的环境，并对所要代偿的动作及功能进行科学的分析，尽可能使其结构简单，使患儿在使用过程中无需额外消耗体力。

3. 在装配时机的选择上，通常应在功能障碍逐渐固定，患儿在进行日常生活活动或娱乐时，自己不能完成某项活动，治疗师、家长帮助他一起想办法克服时，介绍或推荐相适合的辅助具。

4. 辅助器具只是代偿或替代已丧失的功能，切勿使儿童过度依赖辅助器具。

四、老年人作业治疗特点

所谓老年人，是指因衰老而引起体力和精力明显减退的人。我国中华医学会老年医学会在1982年规定：45～59岁为老年前期，60～89岁为老年期，90岁以上为长寿期。欧美国家以年龄≥65岁为老年人。最近，世界卫生组织对人体发育成熟后又重新划分为五个时期：≤44岁为青年人，45～59岁为中年人，60～74岁为年轻老年人，75～89岁为老年人，≥90岁为长寿老年人。这一标准将逐步被各国学者所接受。老年人康复的目标是获得足够的独立，避免依赖。为此，针对老年患者的作业疗法应注意以下特点：

1. 应充分了解老年疾病的特点，全面掌握治疗对象的全身情况以及患者的需求。在检查和评定的过程中，应避免程序化，而应以关心、同情、安慰与开导的方式倾听患者的主诉，使患者被压抑的情感得以表达和疏导，使治疗者能深入了解患者的心理活动、问题与需要。

2. 明确康复治疗的目标，合理制定治疗计划。老年疾病作业治疗的基本目标应是：获得足够的独立，避免或减少依赖，提高其生活质量。不要求功能完全恢复，只是根据个体现实水平去争取最佳效果，一切措施均应围绕提高日常生活活动能力来积极进行。根据这种认识，国外学者提出了老年患者康复理论上应达到的目标（theoretically achievable goal，TAG），以及不同年龄段的评定标准，即通过康复最终应能达到的身体、心理、社会方面的最理想状态。我国学者在此基础上根据我国国情略加修改推荐运用于临床，见表1－5－2和表1－5－3。

表 1-5-2　TAG 评分标准(中国化方案)

项　　目	得　分
1. ADL 方面	(50 分)
(1)大小便自理	10 分
(2)进食自理	10 分
(3)梳饰自理	10 分
(4)穿衣自理	10 分
(5)独立进行言语交流	10 分
2. 移动方面	(10 分)
(1)不能步行,但能独立转移和非步行移动	5 分
(2)能独立步行	10 分
3. 业余活动、教育和就业方面	(40 分)
(1)能进行伤病前全部业余活动	10 分
(2)能进行伤病前全部职业活动	15 分
(3)在(1)的基础上能参加业余书画班	3 分
(4)在(1)的基础上能参加普通成人中、高级教育单科证书班	8 分
(5)在(1)的基础上能参加普通成人中、高级教育全科证书班	15 分
(6)在(2)的基础上还能进行第二职业培训与就业	10 分
	总分计 100 分

注:移动方面的(1)和(2);业余活动、教育和就业方面的(1)和(2),(3)、(4)和(5)每个被检查者只能选其一。

表 1-5-3　不同年龄的 TAG

年龄	60	65	70	75	80	85	90	95	100
应达分数	75	75	75	68	62	58	56	52	50

各分数所代表的功能水平

50 分	ADL 自理水平	80 分	有就业能力
60 分	独立移动水平	90 分	有受教育能力
70 分	休闲活动		

注:以上是各年龄段的满分标准,若能 100%满足则为完全自理水平(I),满足 60%为需监护水平(S),满足 30%为需帮助水平(A),0%为完全依赖。

在制定治疗计划时,应提倡早期介入,强度适中,方案个体化,方式多样化。在制定作业治疗的计划之前,应了解患者当前身体、精神和情绪方面的状况,确定发病前患者的活动水平,即需要为之康复的水平。

因为老年人本身处于废用的边缘,如不注意早期介入,就易产生肌肉的废用性萎缩、骨质疏松、关节挛缩固定、直立性低血压等废用综合征,最终成为卧床老人。另外,治疗手法不正确、运动量过大或矫形器使用错误,会引起骨、关节、软组织的损伤,而引发创伤性关节炎、骨关节变形、肌腱断裂等误用综合征,亦可致老人的康复失败。

由于老年患者往往有多病共存、慢性发展的特点,故在确定治疗方案时应慎重、稳妥地分阶段进行,应根据患者当前的身体、精神状况,制定个体化的治疗方案。而且,由于老年人受衰老和疾病的影响，易出现行为退化、过分依赖等消极负面的心理，所以，针对老年人疾病的作业疗法，应采取形式多样的手段，充分调动老年患者的主动性和积极性，同时还应向其家属和护理人员介绍治疗的方法及疗效，争取他们的配合。

3. 除了针对患者的功能障碍开展积极的治疗措施以外，作业治疗师还应充分考虑社会、环境因素对老年患者生活自理能力的影响，积极开展健康教育，改造不利社会环境，以利于患者生活的自理。

4. 老年人由于感觉迟钝、行动缓慢、骨质疏松，在训练场所和设备上，应充分考虑老年人的特点，以防跌倒发生意外。

5. 由于老年人多病共存和多器官功能衰退的特点，在作业治疗的过程中，治疗师一定要慎重评估预后，应充分考虑到患者当前的身体、心理状况，社会环境因素以及患者的需求，以免引起不良后果。

第七节　作业疗法基本理论

所谓理论，是人们由实践概括出来的关于自然界和社会知识的有系统的结论。构成作业疗法知识母体的理论体系，产生于作业疗法集团，他们认为："人是一个开放的系统，能够对外界环境做出反应，人的行为、习惯和愿望等，都能被环境所改造。人的基本需求就是在家庭和社会中被接受、被承认和有安全和满足感。其行为、习惯和愿望，都可以根据这些需求而改变"。作业疗法的理论就是在这些基本观念的基础上，从社会学、生物学等其他学科，以及医学的专业中衍生出来，作为专业的实践，进行选择并公式化，最终形成专业的理论基础。

一、理论的形成方式和过程

在作业疗法发展的历史进程中，理论的形成有 3 种不同的方式：理论→实践→理论；实践→研究→理论；理论→理论→研究/实践。并在实践中应用、验证和发展（图 1-6-1）。其形成过程（图 1-6-2）如下：

1. 理论→实践→理论　这个过程是理论家选择"前"作业疗法理论，在作业疗法的实践中系统地应用，作为初期的作业疗法理论，使其向作业疗法的新的理论化构造发展。

2. 实践→研究→理论　这个过程是理论家把临床实践中的问题明了化，建立起一个理论性假说，通过进行研究来对假说的正确与否进行证实，并利用研究结果对理论进行修正和发展。

3. 理论→理论→研究/实践　这个过程是在对"前"作业疗法理论和初期的作业疗法理论比较，在检验的过程中，构筑新的理论，并通过研究和临床实践进行检验。

二、作业疗法理论的发展历程

远在古代，人们就了解到适当的工作、劳动和文娱活动对某些患者身心状况的改善有益，但对此还缺乏规律性的认识和系统的研究。只是到了本世纪，作业疗法才逐渐成为一门专业，但由于早期作业治疗创建者来源于不同的学科，他们对于实践有着颇为不同的观念。例如：

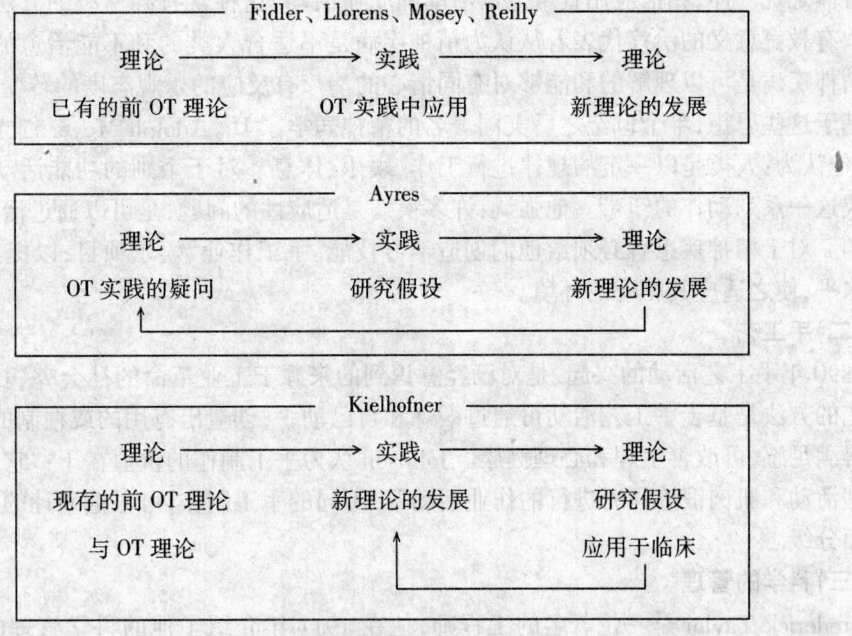

图1-6-1 理论形成的3种方式

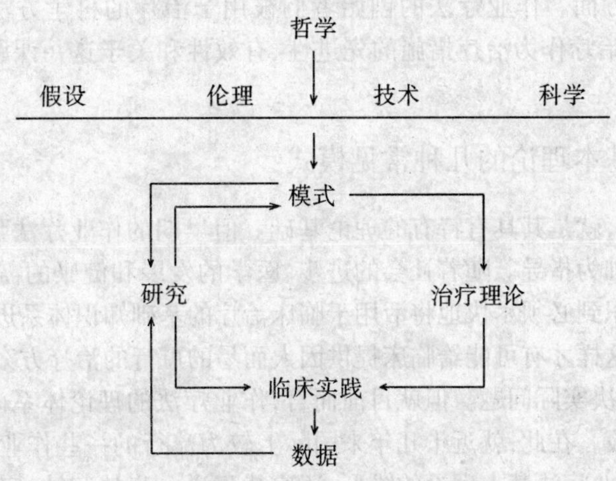

图1-6-2 作业疗法理论形成之环

William Rush Dunton曾是一名精神科医师，Herbert J. Hall是一名内科医生，Eleanor Clarke Slagle有着社会福利专业的工作背景，Susan Cox Johnson以前从事手工艺教师工作，Thomas Kidner和George Edward Barton以前是一名建筑师。这些工作者受19世纪后期和20世纪初流行的思想和信仰的影响，由此产生了对作业疗法的理论体系产生影响的3大思想体系：有教育意义的治疗、手工艺和科学的管理。

(一)有教育意义的治疗

该思想体系起源于19世纪的欧洲。这种理论体系的主要特征是：尊重人的个性，认为意识和身体是统一体,相信应用日常生活活动和职业活动,这种富有同情心的方法,可以使患者恢复。有教育意义的治疗代表着从认为精神疾病是不适合人类的和不能治愈的悲观态度,到认为精神疾病是可以理解的和能够对有同情心的治疗有反应的乐观态度的转变。

基于这些思想,半个世纪之后美国著名的精神病学家 Dr. Adolph Meyer 创立了"精神生物学"。他认为:人类是以一定的规律进行工作、娱乐、休息。对于个别的功能活动,他建议平衡是完成这一系列动作的纽带。他强调:许多疾病是适应性的问题,是可以通过治疗性作业活动治疗的。对于精神疾患者必须给他们创造学习技能、手工作业、娱乐项目,以提高他们整体的功能水平,使之适应其相应的环境。

(二)手工艺

1890 年手工艺活动的兴起,是对已经意识到的来源于工业革命的社会弊病的反应。制作手工艺的方法是基于手工艺活动可通过锻炼和自己动手,创造出有用的或精制的作品,从而使其获得满足感,可改善生理和心理健康。Johnson 认为手工制作的价值在于:"它们能够提供刺激心理活动和肌肉锻炼同时进行的作业活动"。不同的手工制作,可根据预计的生理和心理的效果而分级。

(三)科学的管理

Frederick Taylor 是一位著名的工程师,他在 1911 年介绍了他的科学管理的原理。他提出:"在工业管理中可以应用的合理性、有效性和系统的观察,在生活的其他所有领域也可以应用,包括教育和医疗方面。"作业疗法的创始者们被用于治疗的科学方法的想法所吸引。在 1920 年通过了"作业治疗作为治疗措施的先进性、有效性和关于这一课题的科学知识传播的研究"。

三、作业疗法基本理论的几种常见模式

专业的一大特征,就是其具有特有的理论基础。但早期的作业疗法强调的是以技术作为重点,而非以理论基础为指导。随着社会的进步、医学的发展和健康的需求,从 20 世纪 80 年代开始,人们逐渐认识到必须尽快地将活用于临床治疗的基础知识体系进行总结,促进理论和研究的体系化,只有这样才有可能给临床提供因人而易的可行的治疗方案,并利用理论去指导临床的实际操作和解决实际问题。但就目前而言,作业疗法的理论体系尚处于探寻、分析、比较、完善和统一的阶段。在此,就近十几年来国际上较为流行的一些作业疗法模式进行介绍,这些模式还仅只是作业疗法基本理论的雏形,还有待于进一步的归纳、完善和发展,以最终形成科学的作业疗法基本理论的体系。

(一)发育模式

这一模式是在 1970 年由 Lela A. Llorens 博士提出。他通过自身多年的实践经验总结出:

1. 人类在神经生理学、神经心理学等方面的发育以及在特定时代的社会语言、日常生活动作、社会文化技能等方面的发育都是同步的。
2. 人类的发育是有序的、循序渐进的、累积的和可以预见的。
3. 人类各方面横向和纵向的发育,必须获得良好的人际关系。
4. 这些能力通常都是在发育过程中自然地掌握。

5. 人与生俱来的素质和受家庭环境的影响这两者之间相互作用，对成长初期的发育起着横向和纵向的促进作用。

6. 后来的大家庭、地区社会、社交集团以及公共组织的影响，也有助于其成长过程。

7. 疾病、伤痛、不满的环境或者脆弱的人际关系等引起的肉体和心灵的创伤，有可能妨碍成长和发育过程。

8. 这些对发育的不良影响，可能会招致在适应能力等方面与期望的能力不一致。

9. 作业疗法巧妙地利用作业与人际关系，横向和纵向地提高患者神经心理、生理学等方面的技能、能力、人际关系，从而有助于防止发生不适当状况的成长经历，以及弥补人们所期望的和能力之间的差距。

作业治疗师的工作对象是发育停顿或退行者，患者需要改变他的生活状态，而作业治疗师则提供改变的条件，影响其变化的质量。

(二)作业活动模式

该模式主要是在 20 世纪 70～80 年代由 Mary Reilly 倡导。其基础是早期的作业疗法理论、精神分析理论和发育的理论。该理论认为：

1. 人们通过学习角色的心理社会需要而与社会整合。

2. 患病时可能丧失某些技能，但可以通过重新学习而重新掌握。

3. 技巧的适应是渐进的，与其他技巧的适应同时进行并相互影响。

4. 适应是连续的，开始是自觉的学习和行动，以后逐渐形成习惯。

5. 多数的适应是在与不断增长的环境的实际交流中产生，从而开发出现实需要的技巧。

该模式有 3 个主要的方面，即分析、发展和习得。

作业活动模式可以通过多种途径，干预颅脑损伤等伤病后的认知和感知功能障碍者，也可以作为选择各种作业活动方法的基础。

(三)人类作业模式

该模式首先是由 Gary Kielhofner 发表于 1997 年的论文报告中。他把人类作业系统分成意志、习惯性、行为 3 个层次，根据 GST 法则，意志是最高层次，行为是最低层次这样排列。意志层次是由个人的原因归属感、兴趣、价值等 3 部分构成。习惯性的层次将行动的方式和作用进行分类。行为层次由行为的基本能力——技能构成，它受另 2 个系统层次的支配。其理论基础是：

1. 人类是一种如果没有有意义的作业，就没有健康而言的动物。人的多数行为，是人与环境交互作用过程中环境回报和强化的结果，是习得的有效的学习使行为产生长期的改变。

2. 人类通过使用由精神和意志赋予了活力的双手，可以对自己的健康状态产生影响，即作业可以构成人类的健康，而且还可以作为健康的手段。

3. 为使作业疗法成为达到目的的一个手段，必须将目的本身的特征具体化。

前 2 个前提强调作业是人类健康不可缺少的基本活动，是治愈过程。治疗的过程实际上是设置学习的目的、目标和达到目标的方法。

作业的作用在于：提供一种环境刺激，使患者有机会采取反应，从而促进发育不正常者较正常的发育；通过开发、重复、实践和解决问题，促使患者学习或重新学习有关的技巧；通过作业分析，可以知道不同作业的作业重点不同，而且有认知、感觉运动和心理社会方面的差别；有目的有指导的作业，能使患者有机会产生能力感和控制感，增加应付环境的信心；使患者满足自身和社会的需要，增加适应环境的能力；促使患者指向现实的世界。

（四）精神动力模式

该模式是研究个体个性和动机的起因，以促进个体获得自知和成熟的方法。它认为：此类患者的行为动机是不自知的或是由于过去不良的经验，病态人格、缺乏经验、缺乏技巧、精神疾病、对现实的不正确理解，使患者不能正确认识和表达自己的需要和愿望，不能与他人构成一定的联系。

其倡导者 Gail Fidler 在 1942 年涉足作业疗法领域以来，就始终坚持一个信念，那就是："设计或策划一个有目的的活动是作业疗法治疗过程的核心"。她的精神动力模式所提倡的活动，从近年开始逐渐侧重于个人的身体性、神经行为学、认知、心理、社会文化性等方面，并同时把如何让有目的性活动和人类以及人类外的对象结合起来，以适应个人的需求作为重点，使活动建立在一个多层次、多因子间相互作用的基础之上，使之具有更加广泛的意义。

精神动力模式中的评定，要求作业治疗师能够从患者的作业活动中，了解他的感觉、运动、认知、心理以及社会性的需求，并通过作业的完成过程中，对患者所展示的行为和个性加以观察、思考和分析，从而找出更适合患者的活动，确立准确的治疗目标。

在治疗和应用上是以精神分析理论为基础，治疗师应注意把活动二者的关系、集团的关系等组合起来，并加以利用。患者所进行的活动应具有：验证技能；关系的明确化；创造出结果为前提条件。也就是说，要适应患者所在社会文化集团的需要和价值观。

治疗的目标是：使患者在一定的环境条件要求下，通过较为容易的方法，能够接受自己和对自己相当重要的朋友；并帮助其逐步独立完成对日常生活上的基本性课题和社会性作用所需的技能。

（五）感觉统合模式

该模式是 20 世纪 60 年代由 A. Jean Ayres 博士在总结其长期研究后所提出的"知觉运动发育顺序假说"基础上产生的。她认为：人类的发育包含 4 个层次，首先是从触觉、固有感觉、视觉的统合开始的，它是第 2 层次运动的基础，而第 3 层次视空间知觉和运动能力，又是通过运动的策划能力的进化而来，第 4 层次的学习能力和概念能力的基础在于第 3 层次的正常发育（图 1-6-3）。

Ayres 假设，在学校和社会中进行学习和工作的时候，必须具备一定的能力和良好的人际关系，而这种能力是经过长年的感觉系统统合的结果。她认为，对于感觉系统的正常发育产生影响的时期大致可分为 4 个阶段，这 4 个阶段基本上相当于婴儿期、幼儿期、幼儿后期和学童期。婴儿期以触觉的发育为主。幼儿前期综合前庭、本体、触觉构成于一体，参与身体知觉的形成和身体两侧的协调、运动策划、注意力以及情绪等的发育。儿童成长到了 3 岁左右的时候，手眼的协调性、视知觉、言语功能进一步发育。到了 6 岁左右时，开始产生感觉统合的最终产物，儿童为适应学校的生活必须具备的集中力、组织能力和抽象化等最基本的能力。另外，在班级和家庭中的人际关系、自制力、自尊心、自信等也起重要作用。

该模式的特点为：不是直接诊疗具体的日常动作等每个能力障碍，而是针对能力障碍的原

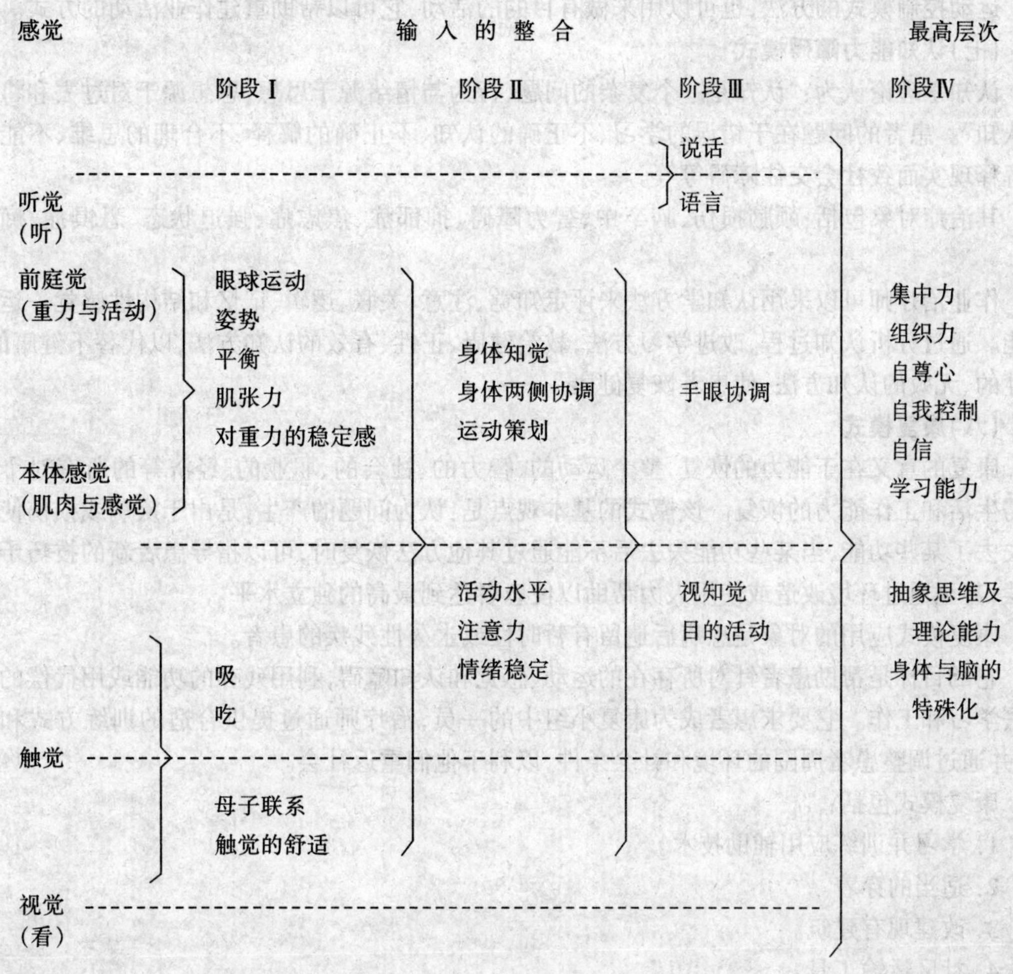

图 1-6-3　人类感觉统合的层次进化过程

因再学习的过程;从各种感觉系统的整合过程看发育来评定整合不能的障碍原因;研发出了以南加州感觉统合检查为主的检查工具,使诊断与治疗连接在一起;此治疗模式适应范围广泛。

感觉统合模式的主要对象是有学习障碍的儿童。

治疗的顺序:① 调整感觉输入。② 促进姿势反应。③ 促进运动策划。④双侧整合。⑤视空间、形态知觉、听觉—语言能力的促进。

(六)运动控制模式

运动控制模式是应用于中枢神经损伤患者的一种治疗理念。训练有 4 种方法(Rood;Bobath;Brunnstrom;Kabat, Knott and Voss),各种感觉运动和神经恢复手段都被包含在这一模式之中。此模式的基本观点是:认为人的感觉、知觉、认识、思想、情绪、行为及社会与文化方面都有一个发育的过程。它们的发生、发展与成熟都有生物学因素和环境因素的影响,有一个质变与量变的方面。作业治疗师则主要是提供改变的条件,影响其变化的质量。在此模式中,通过应用神经生理学机制抑制异常的肌张力及姿势反射,并诱发正常的运动反应。

运动控制模式的方法，也可以用来做有目的的活动，它可以帮助重建作业活动的方式。

(七)认知能力障碍模式

认知学理论认为：“认知是一个复杂的问题，行为与情绪源于思想，思想源于对过去和将来的认知”。患者的问题在于错误的学习、不正确的认知、不正确的解释、不合理的思维、不能正确解释现实而致社会交往障碍等等。

其治疗对象包括：颅脑损伤、脑卒中、智力障碍、抑郁症、焦虑症、强迫状态、恐惧症、痴呆等。

作业治疗师可以采用认知学方法来评定知觉、注意、关联、逻辑、记忆和结构性感觉—运动功能。通过分析认知过程，改进学习方法，教给健康、正性、有效的认知方法，以代替不健康的、负性的、无效的认知方法，使患者恢复健康。

(八)康复模式

康复的意义在于能力的恢复，整个运动的、智力的、社会的、职业的、经济等的所有对个体所需生活和工作能力的恢复。该模式的基本观点是：认为问题的产生，是由于疾病或损伤使患者失去了某些功能，当某些功能失去后不能通过其他方法恢复时，可以指导患者新的技巧予以代偿，甚至通过环境改造或使用人力帮助以使患者达到最高的独立水平。

康复模式应用的对象是患病后遗留有暂时性或永久性残疾的患者。

它的目标是帮助患者针对所存在的运动、感觉和认知障碍，利用残存的功能或用代偿的方法去学习和工作。它要求患者成为康复小组中的一员，治疗师通过提供合适的训练方式和装备，并通过调整患者周围的环境和社会条件，以利于他们重返社会。

康复模式包括：

1. 学习并训练应用辅助技术。
2. 适当的穿着。
3. 改建现有建筑。
4. 社区运输工具。
5. 家庭教育与改建。
6. 休闲活动。
7. 修复训练。
8. 自理教育与训练。
9. 轮椅训练。
10. 工作简单化和能量的保持。
11. 工作相关活动。

康复模式通常与生物力学模式、运动控制模式联合使用，以提高和加强感觉运动以及认知功能的恢复。

(九)生物力学模式

此模式的基本观点是一种物理学的观点，认为功能障碍是运动范围、肌力、耐久力障碍，并从运动学、动力学和医学出发，为患者提供运动学的机械力学原理。这种训练模式是应用直接的运动方法，如杠杆、扭矩等，来改善患者的运动功能障碍。

生物力学模式治疗的目的是根据运动学和动力学等力学原理，设法恢复肌力，增加耐久力，改善关节活动度。

生物力学模式评定项目主要涉及关节活动范围、肌力测量、耐久力检查和感觉检查。

生物力学模式适用于运动和运动模式的控制能力正常，但关节活动范围、肌力、耐久力不正常的患者。中枢神经系统正常的患者，常由于肌肉骨骼系统、周围神经系统和心肺系统伤病而发生功能障碍。这些患者能够控制独立的运动和特定的运动模式，只是力量的减弱或耐力的低下，或是关节活动度受限，如畸形、风湿性关节炎、骨折、截肢、手外伤、烧伤、周围神经损伤、格林巴利综合征等。

生物力学的价值和治疗，主要是通过重建感觉运动的组成。许多附属和功能治疗技术也属于生物力学模式。生物力学技术也可以用来在训练范围中做有意义的活动，如锯木、揉面和打扫地毯等活动，以提高运动功能。但在作业治疗的应用中，更多地是利用生物力学的原理设计生活的矫形器和治疗的器械。

尽管作业疗法的基本理论还在不断地探寻、发展和完善，但应看到，目前还没有任何理论能够运用于患者的每一方面。因此，治疗师必须充分理解所用理论的适应情况和优缺点，从而将理论有效、灵活地运用于临床治疗。

有关作业疗法基本理论的常见模式汇总见表 1－6－1。

表 1-6-1　作业疗法基本理论的常见模式汇总表

理论名称	理论基础	对功能与障碍的观点	评定方法	治疗	提议者(年份)
概括性理论 Meta Theory					
作业科学 (occupational science) 定义:为作业科学的基础科学,作业疗法是应用科学。(对象:所有年龄段,各种障碍,正常人)	一般系统理论 进化论的生物学,社会心理学,社会学,心理学 已有作业疗法理论的综合整理 1. 建立支持作业疗法实践的基础科学 2. 将与作业和作业完成有关知识予以系统化与研究 3. 研究进行作业的人	1. 适应与满意,与社会希望相关 2. 内部动机,寻求有自立的动机 3. 从人体发育观点来观察 4. 人类系统的整体水平均对作业输入有作用的过程有关		临床实践模式提示不充分 (Kielhofner)	E. J. Yerxa F. Clark A. Henderson (1989)
基础理论 Grand Theory					
作业疗法的理念 (the philosophy of OT)	精神医学(道德疗法,工作疗法):在“作业、工作、活动、行动是自然对人的赐予”这一哲学前提下,构筑了作业疗法的理论基础	1. 精神疾病的本质,是对现实世界适应的障碍 2. “工作、活动、行动”是可适应现实世界的作业	能力致作业阶段的划分	1. 工作、游戏、休息的平衡,致生活习惯的再建 2. 作业致适应能力提高 3. 重视对人交流	Adolf Meyer (1922) Eleanor Clark Slagle (1933) 基于 Meyer 理念的治疗模式(用至 50 年代前半期)
发育模式 (developmental model)	发育心理学:人类的发育和成熟是在其支持的环境中连续及阶段性产生的	1. 发育迟缓 2. 压力致抑制 3. 缺乏发育所必需的环境	发育水平,适应行动,功能阶段的评定	改变合适的行动,可改变活动要素而创造促进发育的环境	Lela Llorens (1970) Jean Ayres (1963) Ann Mosey (1968)

（续表）

理论名称	理论基础	对功能与障碍的观点	评定方法	治疗	提议者(年份)
作业行动模式（occupational behavior model） 人类作业模式（model of human occupation） （对象：所有年龄段，各种障碍，尤其是心理社会的障碍）	一般系统理论 哲学，心理学，社会学，人类学，社会心理学	身体方面、精神方面、发育方面的障碍及迟缓会影响到作业行动的选择、组织化和完成，从而引起作业功能障碍。人类与环境的不断交流中作为开放系统，3个亚系统（意志、习惯、行为）的状态、形成正常与异常	1. 作业功能自我评定 2. 作用检查单 3. 作业提问纸 4. 活动记录 5. 特定活动兴趣水平 作业功能自我评定	1. 不提供特殊的治疗技术，设定多种作业与多种介入方式 2. 强调提供参加作业的机会 3. 作业由对象本人的意识决定 4. 作业与作用、习惯、环境相关	Mary Reilly (1962) Gary Kielhofner Janice Burke (1980)
精神动力模式（psychodynamic model） （对象：精神障碍者，边缘性人格障碍，神经症，现实适应困难）	精神分析学（深层心理学，精神动力医学）：精神现象及行动，可理解为生物方面、心理方面、社会方面的因果关系（集团动力也在内）	作用于生活适应与组织或集团内人际关系的动力会影响到精神障碍，以及治疗关系 1. 在行为里起作用的欲望 2. 无意识下欲求之间的纠葛 3. 精神现象及行动，是无意识欲求的妥协	引起精神症状的无意识欲求的发现与解释致意识化	由自我防御机制改变（人际关系模式改变）来促进适应现实	Gail/Jay Fildler (1954)
中间理论 Middle Range Theory					
感觉整合模式（sensory intergation model） （对象：学习障碍儿童）	发育理论（神经发育学、运动发育学）系统发生、个体发生的发育原理。实验神经科学，系统理论，哲学	感觉输入的处理和整合上的缺陷，则形成计划行动上的缺陷，妨碍概念及运动的学习	感觉整合与行为检查（17种个别检查） 观察生育史，来决定障碍类型	1. 决定障碍模式（前庭－本体感受性及躯体感受性，感觉调整障碍，行为障碍，两侧整合障碍与连续行为障碍，躯体感觉的行为障碍，基于语言命令的行为与视觉行为障碍） 2. 治疗指南 3. 由讲习会认定资格（国际感觉整合疗法协会，SII）	Jean Ayres（1968年论文引用SI）

（续表）

理论名称	理论基础	对功能与障碍的观点	评定方法	治疗	提议者(年份)
运动控制模式 (motor control model) (对象:所有年龄段的中枢神经性疾病)	神经生理学,神经心理学,人类发育学,心理学,人体运动学。多将其介绍为促进技术或神经生理学措施,PT研究的运动疗法也用于OT	随意运动是中枢神经系统的发育与再筑的结果。运动功能障碍是中枢神经系统障碍而产生的运动控制障碍	1. 评定肌张力程度 2. 评定运动发育水平 3. 随意运动控制程度 4. 评定功能恢复阶段 5. 决定姿势和运动模式与功能的运用	Rood: 1. 试图促进维持姿势的稳定肌和运动肌的恢复 2. 由合适的感觉刺激诱发特定运动反应 Bobath:提供用于学习正常运动模式运动的合适感觉信息 Brunnstrom:据相应的恢复阶段使用合适的运动模式 Kabat, Knott, Voss:本体感觉神经肌肉促进技术。用正常运动发育原理(头-尾,中枢-周围)与多重感觉刺激	Margaret Rood (1956) Berta/Karel Bobath (1965) Signe Brunnstrom (1970) Kabat Knott Voss (1963)
认知能力障碍模式 (cognitive disability model) (对象:精神障碍,脑外伤,痴呆)	生物精神医学,神经学:认知是全部行动的基础。认知障碍将导致运动行为功能的障碍	脑损伤的结果将导致认知水平的下降,从而使感觉运动、运动行为等信息处理的能力出现障碍	1. Allen Cognitive Level (ACL) 2. Routine Task - Inventory 课题分析	1. 合乎认知能力水平的课题 2. 提供并明确使患者发挥功能的环境	Claudia Allen (1985)

（续表）

理论名称	理论基础	对功能与障碍的观点	评定方法	治疗	提议者(年份)
应用理论 Practice Theory					
康复模式 (rehabilitation model) (对象:身体障碍,发育障碍)	康复医学(称康复模式时指康复技术。康复理念与 meta theory 可匹敌,不是 OT 独自理论故入此项)	基本的 ADL 与生活相关动作(IADL),重视作业中残存功能	评定针对接近 ADL、IADL、作业和环境的能力及障碍的程度	1. 学习用自己残存的能力获得生活自理,利用辅助工具代偿障碍与改造环境 2. 为获得独立生活而改变并适应环境	Willard Sparckman (1954)
生物力学模式 (biomechanical model) (对象:身体障碍)	物理科学,力学,运动学,康复医学	身体结构的稳定性,ROM,肌力,耐力障碍	平衡,ROM,肌力,耐力检查	利用减轻障碍的必要训练和作业,直接获得治疗效果的手段方法	Catherine Trombly (1977) Lorraine Pedretti Barbara Zoltan (1981)

（王　刚）

第二章　作业疗法功能评定

第一节　概　述

一、概念

作业疗法中的功能评定，是一个获取患者作业能力信息、发现存在问题、形成想法、提出治疗目标和计划的过程。评定的方法可以借助回顾病历、正规评定量表及一些专项检查，也可以与患者接触，通过交谈、观察获取评定信息。在作业疗法发展早期，由于缺少完整的理论体系和评定方法，常忽略作业能力的评定或用临床医疗评定方法取而代之，随着作业疗法的发展和提高，人们对作业治疗中患者作业能力(occupational ability)、有目的的活动(purposeful activities)、作业角色(occupational role)、作业动作(occupational performance)的分析和评定逐渐加以重视，形成了相对独立的作业疗法评定体系，它与临床评定、物理治疗等其他评定紧密相关，同等重要，不可分割，是康复评定中非常重要的组成部分之一。

二、意义

(一)反映机体的综合功能和作业能力

临床上由于各种疾病所导致的患者功能障碍，会不同程度影响患者的作业能力。人体的作业能力总体上分两种：一是生命生物固有的：吃、喝、睡、行；另一种是理智生物特有的：教育、习惯、工作、娱乐、交流、人际间的相互影响。它是机体各种功能的综合体现。具体表现在：

1. 有随意运动功能，能按个体的要求完成各种随意活动。

2. 有精细地协调、控制躯体、肢体和手功能的能力，以完成各种复杂和高难度的活动，如刷牙、骑车等活动。

3. 有控制身体平衡和稳定的功能，才能保证患者完成各种作业活动，如坐位下穿衣、行走、上下楼。

4. 具备大脑的高级功能，包括言语交流、感知、认知功能(包括躯体认识、觉醒程度、注意力、记忆力、判断力、抽象思维能力、逻辑推理能力、解决问题能力、学习接受程度及行为等)、社交等复杂作业活动，如打电话、用钱买物等。

5. 具备人体解剖学上的完整性和对称性。

6. 具有接受外界信息的一般感觉(温、痛、触、本体感觉)和特殊感觉(视、听、嗅觉)。

7. 保持躯体、四肢肌肉肌张力和肌力，徒手肌力在3级以上才具备完成作业活动的能力。

8. 保持全身各关节的功能活动范围,能够使机体完成各种日常功能活动。人体肢体完成最基本功能活动的关节角度为:上肢肩关节屈曲 45°,外展 60°,旋转处于中立位,肘关节屈曲 90°,前臂旋转处于中立位,腕关节背伸 30°~45°并稍内收,各掌指关节和指间关节稍屈曲;下肢髋伸直,旋转处于中立位,膝微屈曲,踝关节位于中立位。以上的关节位置为人体的功能位。

9. 具备完成作业能力的心肺等多系统功能,对于心脏、呼吸功能差的患者,作业活动会不同程度地受到限制。

以上机体功能的组合以作业的形式体现在日常活动、工作、娱乐和社会交往中。作业能力可以通过日常活动能力评定、就业能力评定、环境评定反映出来。日常活动可以最基本地、全面地、具体地反映上面提到的各种功能,通过观察其每天基本生活活动完成的情况,客观地评价个体的精细、协调、控制、平衡能力和感认知功能。

作业治疗中进行的活动,较物理治疗具有更高层次的作用,其结果能创造某种物件,或在其他方面完成某种工作。例如,肩关节挛缩,上肢的上举活动范围逐渐得到改善的同时,通过锯木作业创制出圆形木片,可作垫物之用。这与物理治疗时用肋木对肩关节进行的前上举运动不同,作业活动的动作有比其层次更高的目的。由此可见,一般的肌力、关节活动范围、肌耐力、平衡能力等身体功能的评定,不能实际反映机体的综合活动能力,就像一个个体,仅仅具备了下肢 4 级肌力和正常关节活动功能,并不一定代表其步行、上下楼梯的能力。能在平衡杠内步行、具备站立 3 级平衡,并不意味能在街上行走或在超市购物。物理治疗是患者获得身体功能的基本保证,作业治疗是患者身体能力体现的重要渠道。

(二)了解功能障碍的严重程度对作业能力的影响

患者在作业治疗前进行作业评定,可以了解其在哪方面作业能力存在缺陷,以及功能障碍严重程度对作业能力的影响,获取患者在进行作业活动时,身心各方面受影响程度的指征。各种疾病、损伤等导致患者功能损伤的严重程度不一。目前,国际上采用 WHO 推荐的"国际病损(残损)、失能(活动受限)与残障(参与受限)分类"(international classification of impairment, disabilities and handicaps, ICIDH)已被康复医学界普遍采用。它是从 3 个层次上反映器官、个体及社会的功能损害程度。通过作业能力评定,可以确定患者的残疾类型。其中失能和残障涉及到患者作业能力的明显受限,表现在日常活动能力和社会交往、就业能力方面不同程度受到损害(表 2-1-1)。通过评定,分析残疾产生的原因、过程、结果及对患者带来的影响;熟悉各种评定方法的使用范围是否与患者残疾状态相适应。这意味着治疗师要掌握残疾造成的活动障碍程度、障碍的主要成分、相应的治疗原则等。在评定时治疗师对患者要开诚布公,取得患者的信任,不要有先入为主的想法来限制患者的个性和人格。

表 2-1-1 残疾分类特征、表现以及相应的康复评定

分类	特 征	功能障碍	评定方法
病损	器官水平障碍	器官或系统功能严重障碍或丧失	物理评定(关节活动范围、徒手肌力、电诊断、心肺功能等)
失能	个体水平障碍	生活自理能力严重障碍或丧失	作业评定(以 ADL 评定、环境评定、生活质量评定等为主)
残障	社会水平障碍	社交或工作能力严重障碍或丧失	作业评定(社交和工作能力评定为主)

(三)为制订治疗计划提供客观依据

从医生和治疗师角度,对作业对象的评定、作业活动的分析、作业环境的评定所获取的信息和资料,是选择和制订合理而有效的治疗目标和治疗方法的基础。促使评定者制定出更为全面(综合)的治疗计划;发现患者哪些方面需要帮助,又有谁能提供帮助;容易早期发现问题。系统和全面的评定,有利于康复治疗团队内的相互交流,也为其他治疗计划的制订提供了依据。

(四)动态观察功能障碍的发展变化和预后

通过动态作业评定,可以观察患者功能障碍的发展变化,及时发现作业治疗中存在的问题,帮助治疗师客观、全面地了解患者的功能状态,预测患者功能恢复的预后。采用各种物理检查(如肌力、关节活动范围、耐力等)对病损结局评估,采用日常活动能力、生活质量、环境评定进行失能(活动受限)结局的评估,准确了解患者生活能力的独立水平是完全独立、部分独立还是完全依赖,加深对残疾结局的理解与认识;对残障(参与受限)结局进行评估,采用职业能力评定、就业能力评定等,涉及到患者与社会的交往和今后的就业问题。

(五)解决患者的特殊需求,及时观察治疗效果和调整治疗方案

针对患者评定结果,解决患者的功能需求,采取不同的康复治疗方法。如手外伤患者手术后 3 周参与手功能训练可改善其手的功能;老年脑卒中患者在病情受到控制后进行穿衣及进食训练,目的是保持其自理习惯,减少依赖性的发展,也增强日后参与康复活动的动机与决心;精神病患者参与每天工业生产,目的是帮助他们过有规律的生活,保持正常生活习惯,保持自信,预防意志消沉;截瘫患者参与手工艺制作,目的是使其了解到他还有剩余能力,可逐步参与更复杂的活动,重新振作,长远可重新投入社会工作。要求患者参与某些治疗性活动,并确保该些活动带来的成功经验适时反馈给患者,使其对其行动的效果有理性及感性的认知,透过这种活动循环,患者的个别或所有 3 个层次系统均有改善,达到治疗效果。一种治疗因子对患者功能障碍的改善是否有效,可以通过评定反映出来。阶段性作业评定,有利于修改和调整治疗方案。

一种治疗因素对患者功能障碍的改善是否有效,可以通过评定反映出来。阶段性作业评定,有利于修改和调整治疗方案。

(六)增加患者对自身状况的了解和认识

从患者的角度考虑,定期的作业评定,可以及时把患者作业能力的改善反馈给患者,提高患者对自身功能状态的认识,增进对自身参与作业活动能力的了解。对一些伴有慢性疾患的人来说,将会鼓励他们尽早向治疗师报告有关情况,预防和减缓功能不可逆恶化的发生;帮助其理解治疗目标,看到康复治疗的效果,充分调动患者的主观合作性,提高治疗效果;增强康复治疗的信心和与治疗人员合作的力度。例如,对肢体功能丧失或肢体残缺的患者,其局部功能的重建十分困难,作业能力会完全或大部分受限。此时采用补偿或替代方法,如对日常所需的生活用具进行改造,肢体矫形器、假肢的应用,拐杖和轮椅等辅助具的代偿,可以使完全失去生活能力的患者恢复日常活动自理。通过作业评定,能让患者意识到这种补偿和替代对其作业能力改善的价值,消除肢体残缺的心理压力和活动负担,增强战胜残疾的勇气和信心。

（七）通过环境评定了解患者的作业潜能，为治疗师提供帮助患者适应、改造环境及简化活动的依据

不同的环境条件对患者作业活动有很大的影响，例如，住在高楼上的下肢功能障碍的患者，外出活动不如住在平房内的患者方便，这甚至会形成制约患者活动的原因；完全下蹲困难的患者，用坐厕可以自己解决大小便，用蹲厕则无法自行大小便。所以，适当的环境改造，就可能改变患者的日常生活活动能力。在进行作业评定时，必须考虑环境因素对患者作业能力的影响，它可能会成为患者今后作业能力提高的重要因素之一。

（八）促进学科发展和社会对残疾的重视

从学科发展角度考虑，通过系统作业评定，可以获得大量信息与资料，帮助医务人员进行综合分析和研究，比较各种治疗的效果，摸索新的评定和治疗手段，寻找疾病和功能障碍发生、发展、控制的规律，从而推动康复医学的发展，完善作业评定与治疗体系。对社会而言，对残疾者进行生活能力、就业能力、环境条件等评定，了解残疾者对社会的需求程度，以增强社会在政策条规、就业职能、环境状况、服务质量上提供帮助的力度，从社会的角度为残疾人康复创造条件。

三、目标

评定既在治疗前进行又贯穿于整个治疗中。初次评定的目标是：为了确定治疗目标，针对评定中发现的问题，实施相应的治疗方案，包括治疗内容、时间和治疗量，需要重点解决的问题，与其他成员的协作等。再次评定的目标是：判断疗效，针对患者的功能状态对治疗方案做出修改，包括去除达不到的目标，增加新目标，使修正的目标切实可行。终期评定的目标是：判断患者的康复结局，确定患者今后的活动方式和生活模型。例如，脊髓损伤患者经过康复治疗后，通过终期评定，确定患者今后的移动方式是独立行走、扶拐或矫形器帮助下行走，还是轮椅代步。

第二节　作业评定

作业评定包括治疗前评定、治疗期间定期复查和治疗后评定。作为一个有效的评定者，必须熟练掌握各种功能障碍，了解其原因、病程及其预后，熟悉各种评定方法及用途，合理地选择适合各类患者和功能障碍者的评定方法，从而了解作业活动和动作中哪个环节和成分出现异常。评定者在评定期间，应与其坦诚相见，不能主观臆断，要具备观察技巧，尽快取得患者的信任，以保证评定的顺利完成。

一、作业评定内容

作业评定是作业治疗的主要方面，在完成病史采集和资料收集后，下一步就是利用各种测试检查进行评定。相关的精确的评定是制订治疗计划的基础。许多标准测试是由其他专业人员设计，而被作业治疗专业广泛应用的。作业评定是建立在临床和运动功能评定基础上，与物理治疗中的评定相比，作业评定内容与物理治疗中的评定有所不同（表 2－2－1）。一个完整的作业评定应包括作业技能的评定和作业能力的评定。

表 2-2-1 物理评定与作业评定的比较

项 目	物 理 评 定	作 业 评 定
评定意义	系统/器官水平的评定——发现身体功能障碍的部位及程度	个体、社会水平的评定——发现功能障碍对个体活动和社会交往的影响及程度
评定人员	临床医生、PT 为主	OT、护士为主
评定场所	医院、物理治疗室	作业治疗室,实际场所
评定内容	侧重作业技能的评定,包括各种感觉运动、认知和心理能力的评定	侧重 ADL、就业能力、创造性或工作性活动、娱乐、环境评定

(一)作业技能评定

1. 感觉　包括温、痛、触觉,本体感觉,前庭感觉,视、听、味、嗅觉,触觉感知(物体识别觉、图形符号识别),本体感知(运动觉、体像觉)等。

2. 运动　运动能力是作业能力的基础,无论是物理治疗还是作业治疗都需要进行该项能力的测试。主要包括关节活动范围(关节主动活动和被动活动度数)、肌力(徒手肌力评定和等速肌力评定)、耐力(心电运动试验)、肌张力(Ashworth 评定)、协调控制能力(指鼻试验等)、神经反射(对称/非对称性紧张性颈反射、阳性支撑反射、联合反应等)、平衡(坐、站 3 级平衡)的评定。综合运动功能评定有 Fugl - Meyer 评定、Brunnstrom 功能分级、步行能力评定、手 - 指协调的 9 孔板试验等。具体评定方法参见《康复疗法评定学》一书。

3. 高级脑功能评定　主要包括认知功能中的醒觉水平、定向力、集中注意力及注意广度、记忆力、识别能力、关联与归类、抽象思维、排列顺序、学习能力(泛化、整合、综合)、解决问题能力、时间安排的评定,知觉评定及言语功能评定。认知功能评定内容将在后面介绍。言语功能评定参照《康复医学临床评定》一书。

4. 心理社会活动技能评定　评定影响患者 ADL 和其他日常活动的心理因素。心理活动技能包括患者的情绪、情感、个性、价值观、人生观、自我观念、信仰及信念、追求、兴趣和爱好、自我控制和把握力、心理承受力、自我表现力等。社会活动技能包括交际和活动能力、为人处世、社会品行、仪表和行为、社会交往能力、相互协作能力、人际关系等。

(二)作业能力评定

1. 日常生活活动(activities of daily living, ADL)能力评定　包括基本或躯体的 ADL(basic or physical ADL, BADL or PADL),如仪表卫生、口腔卫生、洗澡、入厕、穿衣、进食、表达、转移、性生活等;工具性 ADL(instrumental ADL, IADL),如打扫卫生、整理衣物、做饭、购物、理财、房屋维护、外出交通、照顾他人等。

2. 娱乐和兴趣性作业能力评定　包括职业的、业余的、社交的兴趣及作业能力。

3. 生存质量评定。

4. 职业能力评定。

5. 就业前能力评定。

6. 环境评定。

本节作业评定重点介绍常用作业能力评定和作业技能评定中认知功能评定。其他评定参照《康复疗法评定学》。

二、病史采集和资料收集

评定首先是进行病史采集和资料收集。病史采集参照《康复医学导论》第七章，从病史、交谈、临床观察各种活动的过程、机构探访、标准测试、特定作业活动和动作分析中逐步获取资料。通过回顾医疗记录、访谈、观察患者，对患者有一个大概的了解，确认所收集的资料，了解患者康复需求、学习接受能力、参与治疗的积极性等，确定患者目前的功能水平。资料的来源可以从以下途径获取：

（一）回顾

从病史中获取资料是评定的重要部分。医疗记录可以提供年龄、性别、职业、诊断、病史、预后、医疗史、治疗经过和患者反应、护理记录、注意事项、社会交往、心理变化和有关康复治疗等方面的资料。治疗师在评定前详细了解医疗记录内容，有利于其选择合理、准确的评定方法，客观地反映和评价患者功能障碍的部位和严重程度。

（二）访谈

加强治疗师和患者之间的相互了解对评定十分重要。通过访谈，治疗师可以了解患者的功能障碍情况、治疗的需求和目标。患者同时可以了解治疗师的作用和相关的治疗内容，加强对自身角色的认识。开始访谈主要是建立治疗师与患者之间的良好关系和相互信任。初步交谈的环境应安静和确保隐私，交谈的开始几分钟治疗师要介绍一下治疗师的作用、交谈的目的、所应用的信息，要使患者了解和关注于作业治疗方面，要给予患者时间提出问题。随着交谈的深入，可以通过提问寻找相关的话题（家庭、朋友、社区、工作角色经历、教育、娱乐、兴趣、生活状态、时间分配）。治疗师要计划一下交谈想获得的信息或需要发现的问题，通过访谈应尽可能多获取患者的资料，如家庭状况、文化程度、教育过程、职业兴趣、价值观念、社会经历、每天活动安排、个人爱好、生活环境，以及目前所存在的问题等。从交谈中治疗师得到患者在残疾前一天详细活动安排，做好记录。通过回忆以前的生活经历，可以增强患者对家庭、朋友、社会的联系，反映他的真实需要、价值观和人生目标。如果患者记忆或交谈有问题，可以通过其家属的帮助列出一天前后的安排和计划，询问患者各种活动时由谁帮助、程度如何。通过交谈，治疗师可以感受到患者对残疾的态度，患者自我表达的他认为所存在的主要问题及康复的目标，而不是将由治疗师精确判断得出的目标，作为今后康复治疗的目标。交谈时最好做记录，当然应让患者明白治疗师的目的，与患者一起探讨治疗的目标和方案，如果他想知道，你要让他看一下记录。访谈的成功与否取决于治疗师的知识面和倾听技巧，要求治疗师具有较好的洞察力和把握度，善于捕捉问题的关键部位，正确理解患者提供的每个信息，而不要强加自己的观点、判断、分析和劝告。这些能力需要学习、实践和积累。

（三）观察

通过询问患者哪些动作能做、哪些受限作为筛选方法，以确定需要观察的动作。但单纯凭询问来评定患者的情况是不够准确的，因为患者功能障碍后很少从事日常活动，他回想起的是发病前的情况，很可能会夸大或缩小其真实的能力。较好的方式是治疗师在患者活动的场所和时间里注意观察，进行动作评定和分析。通过观察患者在现实或模拟的环境中自我照料、家务管理、活动、转移等的操作速度、技巧、安全性以及所需的特殊设备,决定其作业能力独立的水平和进一步训练的可能性。患者只有在充分相信和信任治疗师的前提下,才能发挥活动潜能完成动作。首先观察较简单、安全的动作,然后观察较困难、复杂的动作,动作的观察有时可分几个阶段完成。有些方面患者往往不愿让治疗师查看,如触摸自己的身体、如厕、洗澡等动作,此时治疗师不可强求,可私下进行。

(四)分析资料

综合分析所收集的资料,列出主要的功能障碍和存在的问题,寻找引起障碍的原因,分析妨碍功能恢复的因素,包括:

1. 活动一般分析　活动名称、完成活动的步骤及具体要求、所需的关键动作及体位、所需环境条件(工作台、灯光)。

2. 活动运动分析　在进行动作时,各关节的活动范围和肌肉力量、耐力等,肌肉收缩形式(等长、等张);如何增加/减轻活动难度。

3. 活动感觉分析　检查从活动中获得的感觉刺激(身体和关节的位置变化、运动速度感体位)。

4. 其他分析　包括认知分析、社会心理因素分析、活动安全性分析、环境因素分析、就业能力分析等。

三、作业技能评定

这里重点介绍认知评定。

(一)简易精神状态评定

近年来,神经科和康复医学科普遍采用一种简易的精神状态测定量表(mini mental status examination,MMSE),见表 2-2-2,主要用于神经系统疾患患者的早期进行性痴呆的筛选,以减少长时间检查造成这类患者疲劳和注意力分散。一共 30 项,正确完成和回答正确得 1 分,现逐项详细介绍。

表 2-2-2　简易精神状态速检表(MMSE)

项　　目	分	数
1. 今年是哪个年份?	1	0
2. 现在是什么季节?	1	0
3. 今天是几号?	1	0
4. 今天是星期几?	1	0
5. 现在是几月份?	1	0
6. 你现在在哪一省(市)?	1	0
7. 你现在在哪一县(区)?	1	0
8. 你现在在哪一乡(镇、街道)?	1	0
9. 你现在在哪一层楼上?	1	0
10. 这里是什么地方?	1	0
11. 复述:皮球	1	0

（续表）

项　　目	分	数
12. 复述:国旗	1	0
13. 复述:树木	1	0
14. 计算:100 - 7	1	0
15. 辨认:铅笔	1	0
16. 复述:四十四只石狮子	1	0
17. 闭眼睛(按卡片上的指令动作)	1	0
18. 用右手拿纸	1	0
19. 将纸对折	1	0
20. 手放在大腿上	1	0
21. 说一句完整句子	1	0
22. 计算:93 - 7	1	0
23. 计算:86 - 7	1	0
24. 计算:79 - 7	1	0
25. 计算:72 - 7	1	0
26. 回忆:皮球	1	0
27. 回忆:国旗	1	0
28. 回忆:树木	1	0
29. 辨认:手表*	1	0
30. 按样作图**	1	0

注:*辨认:出示手表问是不是刚才让他看过的物品。

**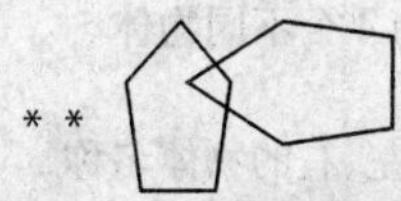

评分低于下述标准即可考虑痴呆:

简易精神状态评定可以对患者一般认知功能有一个大概的了解。评定痴呆的标准根据文化程度不同而不同,文盲 < 17 分,小学程度 < 20 分,中学以上程度 < 24 分。应注意的是,单凭该检查不能诊断痴呆或其他认知障碍,一些痴呆患者评分可能较高,而一些无痴呆患者可能评分偏低。有些具体分数的变化可能比总分更有意义。

(二)LOTCA 认知功能评定

进一步的认知功能评定,可采用 Loewenstein 认知障碍成套测验评定法(Loewenstein occupational therapy cognitive assessment, LOTCA)。LOTCA 是以色列耶路撒冷希伯来大学 N. Katz 博士和 Loewenstein 康复医院 L. Rahmani 心理博士于 1974 年提出,经历了 10 多年的研究,最先用于脑损伤后患者认知功能的评定。由于其操作简便,应用方便和可靠,通过了效度和信度检验,同时从患者的利益出发,与治疗紧密结合,很快扩展到其他脑部疾患的认知功能评定。国内对 LOTCA 英文第 2 版中文版的效度和信度也进行了检验,发现具有良好的效度和信度。检查内容分为 4 大类:定向检查、知觉检查、视运动组织检查和思维运作检查。可用于脑血管病、脑外伤及中枢神经系统发育障碍等原因引起的认知功能障碍的评定。需时仅

30~40分钟,整个测验可分2~3次完成,适宜在康复医学临床中使用。

检测的物品有:指导及评分标准1册;4种颜色的积木20块;100孔塑料插板1块;塑料插钉15个;测试图片48张;塑料形板22块(6种形状4种颜色);拼图板1套(一分为九);检查用图册1本;生活用品若干。检查方法和意义,以及评分标准,见表2-2-3和表2-2-4。

表2-2-3 LOTCA测定量表内容

测试类别	方法
A. 定向	
1. 地点定向	问患者当时所在地点、城市、家庭住址、入院前逗留之处
2. 时间定向	问患者星期几、月份、年份、季节,不看钟表估计当时时间,住院有多久
B. 视知觉	
3. 物体识别	让患者通过命名、理解、近似配对、相同配对来识别8种日常用品的图片:椅子、茶壶、手表、钥匙、鞋、自行车、剪刀、眼镜
4. 几何图形识别	让患者通过命名、理解、近似配对、相同配对来辨认8个不同形状的几何图形:正方形、三角形、圆形、长方形、菱形、半圆形、梯形和六边形
5. 图形重叠识别	让患者辨认香蕉、苹果、梨,钳子、锯子、锄头三者重叠在一起的图形
6. 物品一致性辨别	让患者辨别从特殊角度拍摄到的4幅物品的照片:汽车、铁锤、电话和餐叉。给出小汽车的前挡风玻璃、电话的后面、叉的侧面、锤子的侧面
C. 空间知觉	
7. 身体方向	让患者先后伸出右手、左脚;用手触摸对侧的耳朵、大腿
8. 与周围物体的空间关系	让患者指出房间内前、后、左、右4个不同方向上的4个不同物体
9. 图片中的空间关系	给患者看一幅图片,然后说出图片中人物前、后。左、右的物体名称
D. 动作运用	
10. 动作模仿	让患者模仿评定者的动作
11. 物品使用	让患者示范如何使用4组物体:梳子,剪刀和纸,信封和纸,铅笔和橡皮
12. 象征性动作	让患者示范如何刷牙、用钥匙开门、用餐刀切面包、打电话
E. 视运动组织	
13. 临摹几何图形	让患者临摹圆形、三角形、菱形、正方体和一个复合图形
14. 复绘二维图形	让患者按照给定的图案绘出几何图形,包括一个圆形,一个矩形(正方形),两个三角形以及一些相关的形状
15. 插孔拼图	让患者按照给定的图案,用插钉在塑料插板上插出相应的图形
16. 彩色方块拼图	让患者按照给定的图案,用彩色方块拼出相应的立体图形
17. 无色方块拼图	让患者按照给定的图案,用无色方块拼出相应的立体图形,并说出需要多少个方块
18. 碎图复原	让患者按照给定的图案,用9块图案碎片拼出一个彩色蝴蝶
19. 画钟面	让患者在一张画有一个圆形的纸上画出钟面,标明数字,并标出长短针指在10:15分上

（续表）

测试类别	方　　法
F. 思维操作	
20. 物品分类	让患者根据提供的 14 种物品（帆船、直升飞机、飞机、自行车、轮船、火车、小汽车、锤子、剪刀、针、螺丝刀、缝纫机、锄头、耙子），按不同的原则分类，并命名
21. Riska 无组织图形分类	让患者将 3 种不同的颜色（深褐色、浅褐色、奶油色）和 3 种不同的形状（箭头、椭圆、1/4 扇形）的塑料片（共 18 块）按一定的意图（如颜色或形状）分类
22. Riska 有组织图形分类	与21 相仿，所不同的是患者按照评定者出示的分类方法对 18 块塑料片进行分类
23. 图片排序 A	给患者 5 张顺序打乱但内容有联系的图片，让患者排成合乎逻辑的顺序，并描述故事情节
24. 图片排序 B	给患者另外 6 张顺序打乱但内容有联系的图片，让患者排成合乎逻辑的顺序，并描述故事情节
25. 几何图形排序推理	给患者看一组按一定规律变化的几何图形，让患者按照图形的排列规律，继续排列下去
26. 逻辑问题	让患者看 4 个逻辑问题（每次看 1 题），然后回答。例如，张明是 1930 年出生，在哪一年他应该 35 岁了？小丽有 5 个苹果，小珊比小丽少 3 个，她们俩一共有几个苹果？
G. 注意力及专注力	根据整个评定过程中患者的注意力及专注力情况评分

表 2-2-4　Loewenstein 认知功能评定表（LOTCA）

测　验	分测验	评分（低）							评分（高）	备　注
定　向	1. 地点定向（OP）	1	2	3	4	5	6	7	8	
	2. 时间定向（OT）	1	2	3	4	5	6	7	8	
知　觉	3. 物体鉴别（OI）	1	2		3		4			
	4. 形状鉴别能力（SI）	1	2		3		4			
	5. 图形重叠识别（OF）	1	2		3		4			
	6. 物体一致性识别（OC）	1	2		3		4			
空间知觉	7. 身体方向（SP1）	1	2		3		4			
	8. 与周围物体的空间关系（SP2）	1	2		3		4			
	9. 图片中的空间关系（SP3）	1	2		3		4			
动作运用	10. 动作模仿（P1）	1	2		3		4			
	11. 物品使用（P2）	1	.2		3		4			
	12. 象征性动作（P3）	1	2		3		4			
视运动组织	13. 复绘几何图形（GF）	1	2		3		4			时间
	14. 复绘二维图形（TM）	1	2		3		4			
	15. 插孔拼图（PC）	1	2		3		4			

（续表）

测验	分测验	评			分		备注
		低				高	
	16. 彩色方块拼图(CB)	1	2	3	4		
	17. 无色方块拼图(PB)	1	2	3	4		
	18. 碎图复原(RP)	1	2	3	4		
	19. 画钟(DC)	1	2	3	4		
思维运作	20. 物品分类(CA)	1	2	3	4	5	
	21. Riska无组织的图形分类(RU)	1	2	3	4	5	
	22. Riska有组织的图形分类(RS)	1	2	3	4	5	
	23. 图片排序 A(PS1)	1	2	3	4		
	24. 图片排序 B(PS2)	1	2	3	4		
	25. 几何图形排序推理(GS)	1	2	3	4		
	26. 逻辑问题(LQ)	1	2	3	4		
注意力与专注力							
评定所需时间：	评定过程完成：	一次完成：			2次或以上完成：		

但LOTCA评定中还缺少注意力、记忆功能的评定，需采用其他量表进行评定，见本节相关部分。

(三)注意功能的评定

一般脑部创伤的认知功能评定，可透过使用标准化测验(standardized examination)及功能活动行为观察(daily activities observation)而得知，注意障碍也不例外。标准化测验包括：筛选测验(screening examination)及特定测验(specific examination)。标准化测验的好处是提供客观、可靠的数据，及可以重复记录患病者的认知功能。但是选择哪一种标准化测验，则一定要根据患者的需要决定，否则会影响测验的可信度。若是患者的注意力无法集中，将会干扰患者的实际能力，使测验结果无法解释。此时，应采用功能活动行为观察进行评定，评定者可留意患者做一些基本自我照顾活动时的注意、瞬时/短期记忆能力和长期记忆能力、定向力、应变能力及判断力等。也可利用日常生活问卷，向家属取得更多患者日常生活的资料。

许多因素影响注意的评定，如记忆、环境等。为了确定患者注意功能的真实水平，除神经心理学评定、行为观察外，家属、雇主的报告也应考虑，通过综合分析，作出正确评价。

1. 标准化测验　大多数用于评价脑功能认知或神经心理学检查都包含有一般的注意成分，如用于筛选评定的神经行为认知状态测试。常见的特定注意评定包括：William数字顺背及逆背测验，注意过程测验(attention process test，APT)，及日常生活注意测验等。简介如下：

(1)神经行为认知状态测试(the neurobehavioral cognitive status examination，NCSE)　是一全面性的标准认知评定，可按患者认知状况作初步的筛选和评定。由the Northern California Neurobehavioral Group，Inc. 于1986制订，现更名为Cognistat。在国外及港台地区，是认知障碍最基本的筛查用表，中文版本由香港的职业治疗师翻译而成，但在国内使用单位不多，但发展很快,已有电子版问世。

1)评定内容:Cognistat 评定的内容包括意识能力(不测试)、定向能力、专注能力、语言能力(含理解、复述、命名,但阅读及写作能力不测试)、结构组织能力、记忆能力、计算能力、推理能力(侧重于类似性、判断)等 8 个方面。

2)评定方法:Cognistat 比较敏感地反应认知能力的问题和问题的所在,除定向能力及记忆能力外,每一项目均有筛选和等级题目,被测试者只有在筛选题目中不合格,才需要进行有困难等级的题目。很多筛选题目需要被测试者要有持久的注意,若被测试者太疲劳或注意力不集中,可分几次完成测试。

3)注意事项:此项测试的准确性取决于是否严格地依照 NCSE 手册进行。患者如果超过 65 岁,在测试其组织能力、记忆力及类似性时,若分数等同“轻微受损程度”一级,仍属正常;并非所有因脑部受损而导致的认知缺陷都可从此表测试出来,故此,表示正常的分数不足以证明脑部没有问题;同样,表示轻微、中度或严重受损的分数,也不一定反映出脑部出现功能障碍。

(2)日常注意力测验(test of everyday attention, TEA) 这是惟一有正常参考值的注意力测验,由 Robertson 等人于 1994 年制订而成。本测验把日常活动动作为测试项目,可以量度 5 种不同类型的注意力,有 3 个平衡版本。测试内容涉及注意的各个方面以及定向力、警觉性等。共有 8 个测验项目:即阅读地图(map search),数电梯上升的层数(elevator counting),在分散注意力的情况下数电梯上升的层数(elevator counting with distraction),看电梯(visual elevator),双向数电梯上升或下降的层数(elevator counting with reversal),查阅电话(telephone search),数数及查阅电话(telephone search while counting),核对彩票(lottery)。

(3)William 数字顺背及逆背测验(William's digit span test forward & backward) 韦氏数字认记法是一个非常简单的测试方法,它的内容分为 2 种方法,即顺背(forward)和逆背(backward)。按读的前后次序背述的为顺背,按读的前后次序完全相反复述的为逆背。评定者按评定表中的数字,每 1 秒读 1 行数字的速度读,然后让患者重复说出来。一般成年人能够顺背 6 ~8 位,及逆背 4~5 位为正常。

2. 信息处理速度和效率的测试 除上述标准化测试外,注意过程可通过评价信息处理速度和效率的测试,以及注意力水平的测试直接评定。简介如下:

(1)定时测验(timed test) 如 WAIS-R 的行为表现分测验,特别适用于能够完成任务,但不能按规定时间完成的患者。

(2)Halstead-Reitan 神经心理学测试量表(Halstead-Reitan neuropsychological test battery, HRNTB) 适用于视觉筛查各项测试中表现比较慢的患者,以及在 Seashore 节律性测试中表现有相当障碍者。

(3)步调听觉连续附加任务测试(the paced auditory serial addition task, PAST) 适用于当步调的听觉刺激间的间隔减少时,行为表现困难程度增加者。

3. 注意水平的测试 几种注意类型都有许多相应量表进行测试,如配对测试(trail making test A & B),WAIS-R 数字符号分测验(digit symbol subtests of the WAIS-R),数学分测验(arithmetic subtests of the WAIS-R),Wisconsin 纸牌分类测试(Wisconsin card sorting test),数字警觉测试(digit vigilance test),连续行为测试(continuous performance test),临床实

践中根据需要加以选择。

(四)记忆功能评定

大量标准化记忆测试量表已经被制订,其中大部分是针对遗忘症的检查。本节对广泛使用的评定表仅作概要性介绍。在临床实践中,如何很好地完成这些检查,选择何种评定表是恰当的,则需要专门的知识与培训。

1. 韦氏记忆评分修订版(the Wechsler memory scale - revised, WMS - R) WMS是第1份记忆检查量表(Wechsler,1945),由于它的方便易用,至今仍在全世界广泛应用,现使用其修订版。本量表分有7个分测试,2种版本,现用的修订版只需要25分钟即可完成。

2. Rivermead行为记忆测试(the Rivermead behavioural memory test, RBMT) Rivermead行为记忆测试是一个日常记忆能力的测验,由Barbara Wilson, Janet Cockburn, Alan Baddelay于1985年设计而成。有儿童、成年等共4个版本,每个版本有11个项目。RBMT主要检测患者对具体行为的记忆能力,如回忆人名、自发地记住某样物品被藏的地方、问1个对某线索反应的特殊问题、识别10幅刚看过的图片、即时和延迟忆述1个故事,识别5张不熟悉面貌照片、即时和延迟忆述1条路线、记住1个信封、对时间地点及人物定向力的提问。完成整个测试需时约25分钟。患者在此项行为记忆能力测验中的表现,可帮助治疗师了解患者在日常生活中因记忆力受损所带来的影响。同Cognisant(详见下节)一样,在国外及港台地区普遍应用,在香港1999年翻译成中文版本。

3. 成人记忆和信息处理量表(the adult memory and information processing battery, AMIPB) 本量表由6个分测试组成:

(1)即时和延迟故事忆述 这种忆述有详细指南但不同于WMS - R逻辑记忆测试。

(2)复制一张复杂的图形后立即再现,30分钟后再现。

(3)词表学习 由15个词组成的词表呈现后即刻忆述,最多可进行5次测试,接着用第2个词表测试1次,然后用第1个词表再作最终忆述。

(4)设计学习 在这项测试中,受试者必须学习一项设计,然后通过4×4排列把各个点联结起来。

(5)信息处理Part A 在这部分测试中,给受试者一份含有5个两位数组成的表,要求受试者必须删除最大的数,接着进行运动速度测试,要求受试者尽可能快地删除这些数。

(6)信息处理Part B 在这部分,要求受试者完成更复杂的数字删除测试,再接着进行运动速度测试。完成本量表测试大约需时45分钟。

4. Luria - Nebraska记忆评分(the Luria - Nebraska memory scale, LNMS) 本量表是比较大的Luria - Nebraska神经心理学检查的一部分,它提供了一个初步筛查,重点为记忆处理作更详细检查服务。它含有一些其他标准量表没有的项目,如要求受试者预测在一份表中他可能要记住多少词,词—图联系,记住手的位置等。大约需时15分钟。

5. 识别记忆检查(the recognition memory test, RMT) 本检查由一项词的识别测试和一项等量的对面貌的测试组成。这两项分测试用类似的方式完成。受试者看50个词和50个面貌相片(不认识的男人),每3秒钟看1张,要求受试者判断每一项是愉快还是不愉快,分别用"是"或"否"作出应答,50个项目已经呈现之后,立即给受试者一项有两种选择并且被迫挑选的测试。在这项测试中，扰乱项目大致类似靶项目，并像前面呈现的项目一样从总的来源中抽出来。本测试需时约15分钟。该检查被认为可检测正常人群中的轻微记忆障碍，能识别针对特殊材料的词语和非词语性遗忘症，很少受焦虑和抑郁的影响。

6. William记忆量表(the William's memory battery)　本量表含3个平行表格，每份表都有数字间距、钉板位置学习、词定义学习、图片延迟(7分钟)忆述，一个简短的个人过去经历的事件评估，如患者第一次上学的特征。

7. 专病性量表(individual test)　有许多评定表可以评估脑损伤后的学习与记忆能力，包括：

(1)触觉行为表现测试(tactual performance test，TPT)　测试非词语性学习和记忆技能。

(2)Benton的视觉保留测试(Benton's visual retention test)　测试有关视知觉、结构和非词语性以及记忆技能的情况。

(3)California词语学习测试(the California verbal learning test，CVLT)和Rey听词语学习测试(the Rey auditory verbal learning test，AVLT)　这两项测试都是由词语学习活动组成，检查者可对患者的优势、弱点、词语学习困难和记忆能力的影响因素作出详细评估。

(4)Reitan故事记忆和图形记忆测试(Reitan's story memory and figure memory tests)　评价患者词语性和非词语性记忆技能。

(五)神经心理成套测验

常用的HRB成套神经心理测验(Halstead－Reitan neuropsychological test battery，HRB)，是通过心理测验研究和观察人类大脑与行为之间的相互关系，帮助医师和治疗师了解脑损伤患者的神经心理状态，作出准确的诊断与评定。成套测验所测验的行为功能范围很广，可以代表人类的主要能力。分为成年、少年、幼儿三种测验形式，分别适用于15岁以上、9~14岁、5~8岁受试者。这里主要介绍“修订HRB神经心理成套测验(HRB－RC)”成人式测验内容。

1. 修订HRB神经心理成套测验成人式测验内容　见表2－2－5。

表2－2－5　HRB(A)－RC成人式测验

分测验名称	方　法	目　的
(1)优势侧	测定利手、利足、利眼	确定大脑优势半球
(2)失语区别	测验命名、临摹、书写、心算、复述等	区别有无失语及失语性质
(3)握力	用握力计测左、右手的握力	测量两上肢的运动力
(4)连线	纸上多个小圆圈，标有数字或字母顺序，要求按数字顺序或与字母顺序交替画线连接	观察数字记忆，视觉空间功能，数序与字序两系统的交替传递能力
(5)触摸操作(tactile performance)	蒙眼，用利手、非利手和双手将各形状木块嵌入相应柄板中；睁眼，画出木块形状及位置	检查触觉、运动知觉、空间知觉、触觉形状记忆和位置记忆
(6)节律(rhythm)	30对节律音响逐对出现，要求分辨每对中的两次音响的节律是否相同	测验区别节律的能力

（续表）

分测验名称	方　法	目　的
(7)手指敲击(finger tapping)	先利手后非利手,用食指尽快敲击一个按键	检查两手的精细运动能力
(8)语言知觉(speech - sounds perception)	用四声发音,要求从字卡上把数个发音相似的词选出	观察言语辨认能力,听、视觉语言联系能力及注意集中
(9)范畴(category)	根据分类、例外等规律,对看到的图形按数字键,对正误判断有不同声音作反馈	测验思维的抽象和概括过程
(10)感知觉(sensory - perception)	检查触觉、听觉、视觉、手指失认、指尖识数及触辨认	检查有无感知觉缺失

2. 划界分值和损伤指数

(1)划界分值　每个分测验有划界分值,用以确定受试者的测验成绩属于正常或异常范围。6个分测验9个变量的划界分值,见表2-2-6。划界分值与年龄性别有关。

表2-2-6　HRB(A)-RC分测验的划界分值

分测验	16～24岁		25～44岁		45岁以上		备　注
	男	女	男	女	男	女	
Ⅰ范畴(错误数)	64	70	67	72	72	74	≤此数为异常
敲击(10内次数)	40	40	40	40	37	37	≥此数为异常
言语(两次平均正确数)	20	20	18	22	16	18	>此数为异常
A完成时间(秒)	65	65	70	80	100	110	>此数为异常
B完成时间(秒)	150	150	180	180	240	280	>此数为异常
	16～34岁		35～64岁		65岁以上		
Ⅱ触摸							
总时间(分钟)	16	19	23	23	32	34	>此数为异常
记形(正确数)	4	4	4	4	3	3	≤此数为异常
记形(正确数)	2	2	1	1	1	1	≤此数为异常
Ⅲ节律(正确数)	18	17	16	16	15	14	≤此数为异常

(2)损伤指数　损伤指数(damage quotient,DQ)计算公式如下:

$$损伤指数(DQ)=\frac{划入异常的测验数}{测验总数}$$

3. 定性与定位

(1)定性　指确定有无脑器质性损伤。有脑器质性损伤的参数指征是:①DQ在划界分值以上,如表2-2-7。②感知检查也有多次阳性发现。失语检查可参照《康复疗法评定学》言语评定部分;韦氏成人智力量表及韦氏记忆测验中测得离差智商和记忆商都低,与以往的学习工作成绩不相符。

表 2-2-7　DQ 脑损伤程度(DQ 的划界分值)

变量异常数	DQ 范围	DQ 脑损伤程度(DQ 的划界分值)
1	0~0.14	正常
2	0.15~0.29	边界
3	0.30~0.43	轻度脑损害
4	0.44~0.57	中度脑损害
5	0.58	重度脑损害

注:此表以 7 个变量为标准。

(2)定位　指确定脑损伤在何侧或是否是弥漫性的,参数指征见表 2-2-8。

表 2-2-8　脑损伤定位的参数指征

项目	左半球	弥漫性	右半球
DQ	在划界分值以上	在划界分值以上	在划界分值以上
离差智商	言语智商 < 操作智商	明显降低	操作智商 < 言语智商(10 或 15 以上)
记忆	语言记忆特别减退	普通减低	触觉作业测验记位,韦氏记忆测验记位特别减退
思维	心算、相似性成绩特别低下	范畴领悟相似性成绩低下	木块图案、图片排列成绩特别低下
运动	敲击触摸时间成绩差,握力右手明显低于左手	连线 B 成绩差	定型运动能力低下,握力左手明显低于右手
感知觉	右手、右侧有阳性发现		左手、左侧有阳性发现,节律性、感知能力低下,音乐节律成绩低下
失语检查	有言语困难,语音知觉成绩低下		有结构性失用

(六)知觉功能评定

知觉功能是脑部的高级功能,主要包括脑部对各种外界事物识别和处理的过程。当大脑损伤后,即使无感觉功能缺陷、智力衰竭、意识障碍、言语困难,患者对自己以往熟悉的事物仍不能以相应感官感受而加以识别,这种现象称为失认症。失认症中发病率最高的为单侧忽略、疾病失认和 Gerstman 综合征(包括左右手失认、手指失认、失写、失算)。在运动、感觉、反射均无障碍的情况下,不能按命令完成熟悉的动作称之为失用症。其中以结构性失用、运动失用和穿衣失用发病率最高。在这里,重点介绍对这些知觉障碍的评定方法。

1.单侧忽略评定　单侧忽略(unilateral neglect)是指患者对脑损害部位对侧一半身体和空间内物体不能辨认。病灶常发生在右顶叶、丘脑。常用如下方法进行评定:

(1)姿势、眼球运动及手部动作　首先在自然状态下观察患者的行动,主要观察姿势、眼球运动及手部动作。要观察患者进行静态与动态行动的特点,在空间各个方向上对患者予以提示后,观察患者的眼球运动、面部及手的动作是否正确,运动是否协调。

1)姿势:头及身体多呈面向右侧的不对称姿势。具体又有两种情形,一种是头及身体虽冲向右侧,但对左侧来的刺激起反应而转向左侧,另一种是对左侧不起反应不转向左侧。

2)眼球运动:在头、躯干面向右的姿势下眼球多冲向右侧。即使头、躯干冲向正中患者的眼球也多偏向右侧,并可见有眼球运动的不对称性,如针对左侧空间刺激出现快速眼球运动障碍,注视障碍及向左侧方向的追视困难。

3)手部动作:在自然状态下可观察到患手、健手向右侧的伸拿动作较多,向左侧的伸拿动作较少。在空间中上肢向左侧探索运动少,向右侧的探索运动多。

(2)检查评定　对患者进行观察后再进行具体检查。检查时要在安静小房间进行,要固定地点和时间,口头命令要清楚明确,先确定患者是否会理解,检查时用同样的纸及工具。主要检查有如下几种:

1)涂抹检查:主要有 Albert 划线检查(图 2-2-1),也可采用涂数字或符号等检查方法。Albert 划线检查是让患者将纸面上的线条均正交划上标记,要注意漏掉线条的分布。根据 Levine 评定法,如果仅划去右 1/3 空间或更少的线条为重度;可划去右 1/3 而中间 1/3 有漏划,左 1/3 均漏划为中度;仅左 1/3 漏划的为轻度。涂数字或符号检查方法基本与划线检查方法相同。根据患者的障碍情况会有相应的检查结果变化,所提供刺激的种类越多,则易于明确半侧视空间失认。

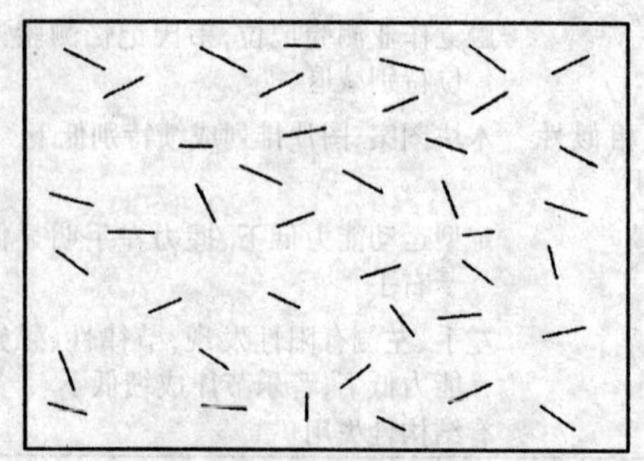

图 2-2-1　Albert 划线检查

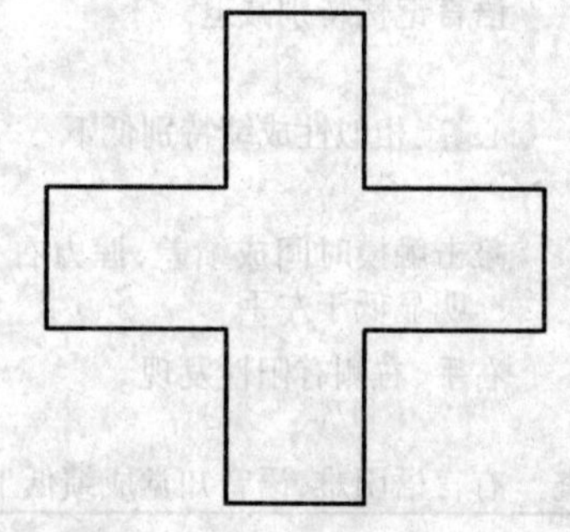

图 2-2-2　仿画空心十字

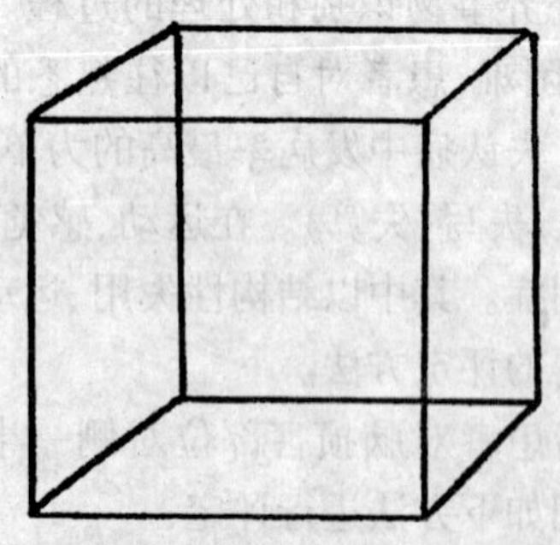

图 2-2-3　仿画立方体

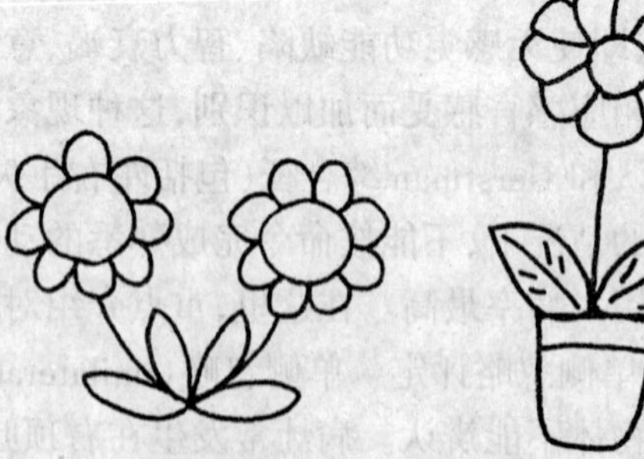

图 2-2-4　花

2)模仿检查:仿画空心十字(图 2-2-2);仿画立方体(图 2-2-3);仿画花瓣(图 2-2-4)等。所提供的示范样本可用平面图、立体图及实物,一般多用已事先准备好的空心十字、立方体、花瓣等平面图，给患者铅笔和白纸来模仿画出，根据患者完成情况予以评定是否有半侧视空间失认。仿画立方体、花瓣较仿画平面空心十字更易查出半侧视空间失认。也可以进行模仿画房子的检查方法(图 2－2－5)。

3)自画检查：自画人物，自画钟盘等；不予范本，仅由口头命令来描画。多画人物及钟盘。画钟盘主要采用自由方式画，按圆的大小、数字配置来判定。

4)等分水平线检查：一般采用在平面内距离不等的多根水平线，将水平线正面居中提示给患者，命令患者将水平线的正中点判定划出，一般多采用 Schenkenberg 检查图(图 2－2－6)。患者划出正中点偏斜全线长度的 10%，或单侧漏分 2 根为阳性，则评定为有半侧视空间失认。如果仅用一个长度的水平线判定时有可能漏判，所以，一般用几个其他长度线一起来详细检查。也可以采用在一个线条居中情况下，增加几个居左或居右的检查线，同样命患者划出正中点。

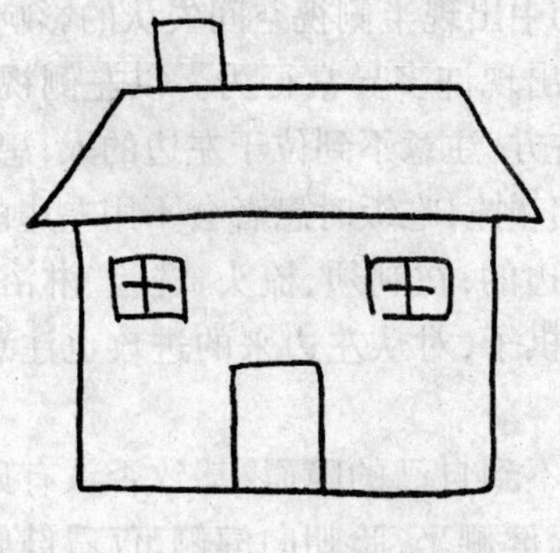

图 2－2－5　房子

图 2－2－6　Schenkenberg 检查

5)写字检查：命令患者自发写有偏旁的汉字，也可命令患者按语言提示及图片写字，根据写字完成情况判定。

6)读出字、句子或读竖版及横版短文：可出现多种情况，如漏读汉字偏旁，或仅读偏旁；漏读句子的左侧部分；仅读横版短文的偏右部分等。

7)涂颜色检查：命令患者给空白画片涂上颜色，有半侧视空间失认时常见左侧或右侧漏涂。如给花涂上颜色的检查(图 2－2－7)。

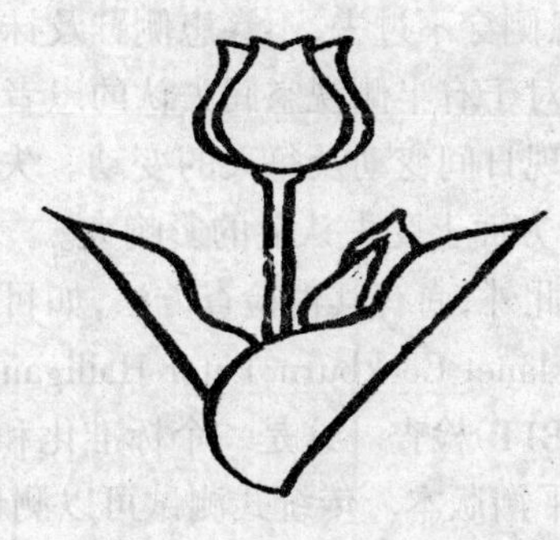

图 2－2－7　给花涂上颜色

8)迷宫检查：原本用于检查额叶功能，看分析思考能力的检查，也可在检查中发现视空间失认的问题。有左半侧视空间失认时，患者常会因认识不了左侧空间而停下。

9)反应时间测定：命令患者注视电脑屏幕，及时注意到其上给出的光刺激并按下按钮。有半侧视空间失认的患者，对左右刺激反应情况的差距较大。即使涂线条，自画等检查均未见异常，但由对光刺激的反应时间有较大差距时，在生活活动中，也会出现半侧视空间失认问题。

10)对面检查法：半侧视空间失认多伴有同向偏盲。检查者与患者相向而坐，检查者利用位于患者左右两侧视空间的手指的活动,来确认患者对视空间认知情况。也可利用触觉及听觉刺激,来检测触觉和听觉的认知情况。

(3)BADL 与 IADL 方面的评定　评定半侧视空间失认对患者实际生活活动的影响。

1)BADL 方面:评定基本动作,转移移动动作,排泄动作,整容动作,更衣动作,入浴动作;分析视空间失认的影响。

2)IADL 方面:评定家务动作,兴趣活动,电脑及电话的使用,公共交通工具使用,汽车驾驶;分析视空间失认的影响。

有些患者在检查中虽未出现半侧视空间失认,但在 BADL 及 IADL 方面上会出现失认症状,这是因为在检查时患者处于刺激有限并可集中注意力的环境下;而在日常生活中需从许多刺激中选定合适的刺激,据具体情况选择合理的行为,若患者处理多种信息的过程出现半侧视空间失认,则会形成检查时未见异常,而在实际日常活动中出现半侧视空间失认的影响。

患有半侧空间视空间失认的患者,在日常生活中可出现许多异常行为。以左侧视空间失认为例,患者与其他人相对时,患者的头及视线常冲向右方,注意不到位于左边的人;患者在步行时会注意不到对面来的人、门及其他障碍物,常与之相碰撞;吃饭时患者会不用左边的餐具,仅注意到位于右边的;穿脱衣服及鞋子时患者常忘记左边的;在剃须、梳头、洗脸、淋浴时患者常忘记处理左边的部分;与人下棋时患者会不用左边的棋子,对从左边来的进攻也注意不到;阅读时患者会漏读左边部分,写字时患者会忘记偏旁。

重度半侧视空间失认患者会表现出盲目乐观,注意不到自己的障碍,甚致否认有瘫痪,也不明白自己为何入院,常不能独自取得稳定坐位,多偏倚健侧坐,脸朝向健侧,仅看健侧,注意不到患侧上下肢处于不正常位置,转移时也不顾患侧上下肢,会忘记刹住患侧车闸,做轮椅移动时常碰到障碍物,进食时残留患侧食物,不梳患侧头,不洗、擦患侧脸,穿衣时找不到患侧袖口,患侧穿不过去,不穿患侧鞋及袜子等。

对于有半侧视空间失认的患者而言,刚发病不久时大脑处于不稳定状态,其失认症状有可能出现日间变动及每天的变动。失认症状也会受到身体状态、药物及环境的影响,尤其在 I-ADL 方面上受失认症的影响大。

此外,尚有其他检查方法,如目前在欧美广泛应用由认知心理学家 Barbara Wilson,作业治疗师 Janet Cockburn,Peter Halligan 等于 1987 年制定的行为忽略测验(behavioural inattention test,BIT)检查。这是一个标准化和生活化的测验方法。BIT 的评定内容有 6 个传统式测试,2 个平衡版本。传统式测试可以测试出患者是否有视空间失认,包括划线(line crossing),删字(letter cancellation),抄绘画形(figure and shape coping),分中线(line bisection),绘图(representational drawing)。行为式测验则找出患者在日常生活中遇到的困难,如看图片(picture scanning),打电话(telephone dialing),阅读餐单(menu reading),阅读文章(article reading),报时及调校时钟(telling & setting time),硬币分类(coin sorting),抄写(address & settence coping),看地图(map navigation),卡片分类(card sorting)。通过详细的评定,协助患者针对性地解决问题。

2.左、右失定向失认评定　Gerstman 综合征包括:左右失定向、手指失认、失写、失算 4 种症状。病灶常发生在左侧顶叶后部和颞叶交界处。左、右失定向常用的评定方法包括:

(1)左、右辨别检查　由 Ayres 创建的南加利福尼亚感觉统合检查中的一部分,即是有关左右辨别的检查。检查者与患者相对而坐,命令患者完成以下动作:①“请伸出你的右手。”②“请摸你的左耳朵。”③“用右手拿走铅笔(检查者用双手拿铅笔放在膝上)。”④“将铅笔放在我的右手上(检查者双手掌向上放在膝上)。”⑤“铅笔是在你的右边还是左边(检查者用左手拿铅笔放在患者右肩前约 30cm 处)?”⑥“摸摸你的右眼睛。”⑦“请伸出你的左脚。”⑧“铅笔是在你的右边还是左边(检查者用右手拿铅笔放在患者左肩前约 30cm 处)?”⑨“用左手来拿铅笔(检查者用双手拿铅笔放在膝上)。”⑩“将铅笔放在我的左手上(检查者双手掌向上放在膝上)。”

评分标准:3 秒内回答正确为 2 分,4 ~ 10 秒内回答正确为 1 分。允许患者自己改正答案。重复命令后回答正确为 1 分。该检查方法原本用于儿童的检查。对成人检查尚未充分研讨。

(2)按命令指出身体部位　命令患者指出身体部位的名称,可利用患者自己的身体,或检查者的身体,或布娃娃的身体。利用患者自己身体时,可按如下命令让患者完成:“摸你的左手”;“摸你的左眼睛;”“摸你的右脚”;“摸你的左肩”;“摸你的右肘关节”;“摸你的左膝”;“摸你的右耳朵”;“摸你的左手腕”;“摸你的右脚腕”;“摸你的右大拇指”。

评定标准:只要在合适时间内正确指出身体部位即为正常。也是非标准化检查,存在失语症、失用症时会影响到检查成绩。

3. 手指失认的评定　手指失认多是双侧性症状,尤其识别食指、中指、环指较困难。手指失认的评定方法如下:

(1)称呼手指的检查　让患者双手掌朝下双手放在桌子上,检查者摸患者的一个手指,命令患者说出手指名称。也可制作两个手的模板,与患者双手同向放在桌子前方,检查者摸患者的一个手指,命令患者说出手指名称。可设计成让患者看摸手指及不让患者看摸手指两种检查情况。可设计检查顺序,分别对 10 个手指予以评定。只要能在合适时间内正确回答出全部手指名称,即为正常。若有感觉障碍可影响到检查结果。

(2)按命令辨认手指的检查　让患者按检查者命令活动或指出相应的手指。检查者也可利用手模似图(图 2 - 2 - 8),来做指手指的检查。可选择 5 ~ 10 个检查项目。只要在合适时间内正确指出命令让指的全部手指,即为正常。

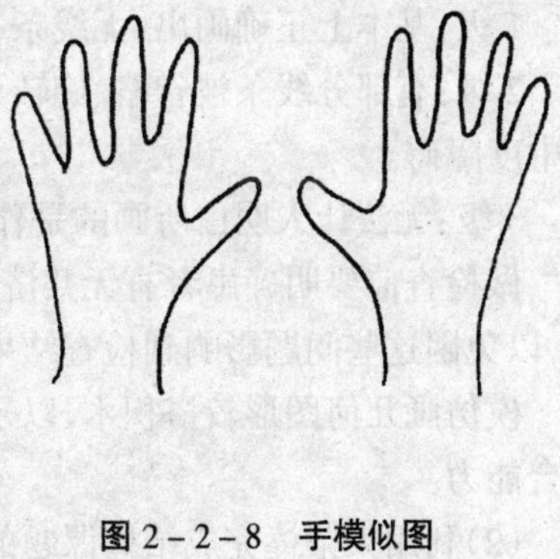

(3)模仿手指形状的检查　检查者用手指做出各种形状,命令患者模仿做出。如做左手拇指尖与小指尖相碰;左手中指尖与食指尖相碰;左手拇指转动;换做右手的类似动作;用右手食指碰左手中指。若能在合适时间内正确完成动作,即为正常。手指瘫痪程度会影响到检查结果。

图 2 - 2 - 8　手模似图

4. 其他失认症的评定　疾病失认(anosognosia)患者根本不承认自己有病,对自己也不关心。病灶多在右侧顶叶。评定主要依靠临床表现。对失写的患者,让其写下评定者口述的短句,不能写者为失写。失算的患者无论是心算还是笔算都会出现障碍。重症患者不能完成 1 位数字的加、减、乘运算。轻症患者不能做 2 位数字的加、减。这些患者完成笔算往往比完成心算更困难,这是因为患者在掌握数字的空间位置关系上发生了障碍。简单的心算从65开始,每次加7,直到100为止。不能计算者为失算阳性。

5.结构失用的评定　结构失用(constructional apraxia)是由Kleist于1934年提出的在仿画图、仿搭积木时出现的障碍,是视觉空间结构能力障碍,对整体的空间分析和综合能力障碍,能认识各个构成部分,也能理解相互位置关系。左右半球的颞、顶、枕及皮质下结构均可产生结构失用症,非优势半球的顶叶更重要。左半球的结构失用时,整体的方向性好,但描绘易出现问题。右半球的结构失用时,整体方向性差,局部描绘好。右半球损伤时,常出现半侧空间失认。常用的评定方法如下:

(1)利用检查卡片的模仿画检查　可事先做好房屋、花、钟盘等检查用的线条图片,如图2-2-4,图2-2-5,命患者用铅笔在白纸上模仿画出。也可事先做好正方形、菱形、圆形、三角形、立方体及三角体等线条图的检查卡片(图2-2-9),命患者用铅笔在白纸上模仿画出。可参照患者完成的具体情况划分等级。本检查法属非标准化检查。

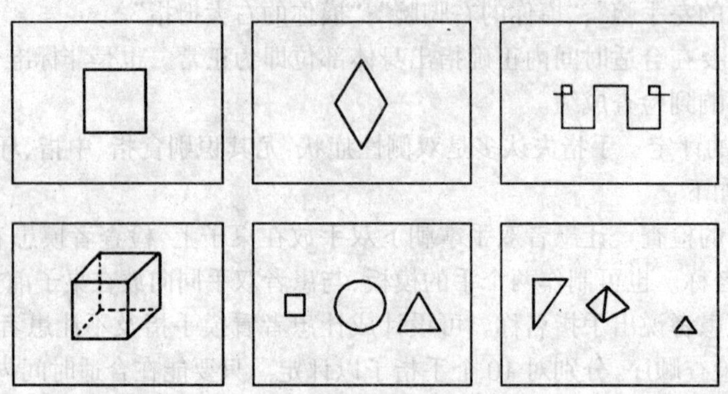

图2-2-9　线条图的检查

1级:基本上正确画出,无线条省略及添加,空间配置合理。正常水平。

2级:有部分线条被省略、旋转及某些部分配置不合理,但基本上可明白画的是什么。属轻中度障碍。

3级:无法让人明白所画的是什么。属重度障碍。

做检查前要明确患者有无共济失调运动障碍,有无半侧失认,并且要注意到患者的利手所在,以免因这些问题影响到检查结果而形成误判。

模仿画几何图形较搭积木,以及火柴棒的检查要难,需较高的正确模仿画动作及感觉运动整合能力。

(2)利用火柴棒完成结构课题的检查　治疗人员可利用火柴棒构成具体图形结构,让患者完成同样检查。可用两根或多根火柴棒构成具体图案。本检查法属非标准化检查。具体由检查者判断是否正常及障碍程度。检查前要明确有无半侧失认及运动失用的情况,以免影响检查结果。若有条件进行积木类检查,可不必进行火柴棒检查。

(3)积木搭桥检查　利用多块正方体的积木完成搭桥课题。可先从3块积木搭桥开始,先由检查者搭桥,再让患者完成搭桥。可完成3块积木搭桥后,再进行5块及7块积木搭桥检查。具体由检查者判断是否正常及障碍程度。检查前要明确有无共济失调运动障碍及运动失用的情况,以免影响检查结果。

(4)Benton 立体结构检查　检查用品是 29 块各种大小的积木。具体结构图案(图 2-2-10)。将示范图案放在患者面前,让患者模仿图案搭出。首先,将检查用品放在患者的健侧,先让患者看检查者搭出示范图案的结构,然后收起积木,将检查示范图案放在与患者成 45°角的地方,让患者完成具体搭积木。完成每一个图案的正常时间为 5 分钟之内。完成一个课题后,收起积木,再进行下一个图案搭建课题。此检查属非标准化检查。检查前要明确有无运动失用的情况,以免影响检查结果。

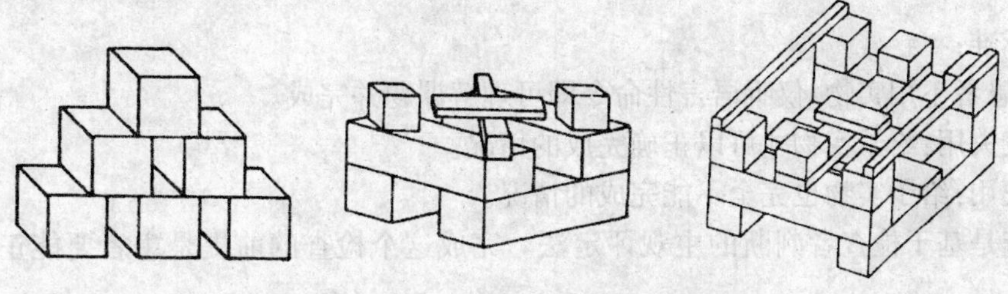

图 2-2-10　Benton 立体结构检查

正确完成 1 个积木图案为1分。若出现省略、替换、错位则评为 0 分。省略是患者完成的图案中出现缺失或过多的情况。替换是患者用与示范中积木大小不同积木的情况。错位是积木搭在与样本不同的位置上。满分为 29 分,得分在 22~23 分为正常,20~21 分为轻中度障碍,19 分以下为重度障碍。

除以上评定方法外,还有 Kohn 立方体检查等多种检查方法,可参阅有关书籍及文献。

6. 穿衣失用的评定　穿衣失用(dressing apraxia)这一概念是由 Brain 于 1941 年提出的,患者不能认知衣服与人体的空间关系,出现无法穿衣的现象。由右侧颞、顶、枕叶联合区损伤所致,与视空间定向障碍有关。穿衣时,常弄错左右、里外、上下。自己不能将手穿过袖口,不能系领带,可出现将两脚均穿入一侧裤腿中,或仅穿右半侧衣服等现象。自己不能有目的地主动穿衣服。有部分穿衣失用患者合并有半侧视空间失认、结构失用、体像障碍等。

评定穿衣失用的方法是:具体观察患者穿脱衬衫或套头衫的实际情况。要观察患者首先从何处开始,能否区分衣袖、前襟、后背,能否找到要穿过的袖口,有无忘记左侧穿衣,或者将里外穿反、前后穿反,能否正确记上衣扣,能否整理好穿上衣服,有无顺序错误,有无遗忘部分等。穿衣失用与结构失用相关程度较高,也可使用结构失用的检查方法。

7. 运动失用的评定　运动性失用(limb kinetic apraxia)按 1985 年 Goldberg 的定义为肢体运动失用,是已熟练的有意图动作及自动动作,并不因瘫痪或感觉障碍而变得笨拙,严重者可失去运动的节律。患者虽然没有运动瘫痪、肌张力障碍、感觉异常、不自主运动,但手的运动笨拙明显,完成精细动作时出现障碍。被动执行命令、模仿及主动运动均受影响,不能完成书写、弹钢琴等精细动作。多因双侧或对侧运动区及其发出纤维的病损而产生,也可由胼胝体前部障碍产生。这是局限于躯体局部的低水平失用症,运动变得笨拙,以往很熟练的习得性运动消失,但没有可进行运动的错误及遗忘。

常用 Goodglss 失用测试评定。该检查法是让患者具体完成一系列课题，当患者不能完成时，治疗者示范给患者看，让患者模仿，若仍不能完成时，让患者进行实际操作来完成课题。分别检查以下动作：

1)口腔/面部的动作：咳嗽动作；用鼻子呼吸（用鼻子吭吭出气）；吹灭火柴；用吸管吸；鼓腮。

2)肢体动作：摆手做再见动作；做手势模仿；将手指放在口唇做嘘状；敬礼；作停止手势；刷牙动作；梳头；钉钉子；用锯锯木头；拧螺丝。

3)全身动作：摆拳击架势；摆打高尔夫姿势；做士兵步行状；用铁锹铲雪的样子；站立，转身两圈再坐下。

评分标准：

正常：患者不用实物，仅听语言性命令即可理解课题并完成。

轻中度失用：给予实物才可以正确完成的情况。

重度失用：给予实物也完全不能完成的情况。

该检查是基于检查者判断的主观评定法。完成这个检查的前提是患者要能正确理解课题。

其他还可采用书写文字，连续进行拇指、食指的对掌运动，木钉移动等检查课题。这些均为非标准化检查，可参照正常人的完成情况，对比完成具体评定。

四、作业能力评定

（一）日常生活活动能力评定

日常生活活动（ADL）能力的评定，可以最基本地反映一个个体的综合运动能力，通过观察其每天基本生活活动完成的情况，客观地评价一个个体的精细、协调、控制能力和感认知功能，作为了解其残疾状态的基本指标之一。评定可以通过直接和间接评定进行。直接评定要求患者自己逐一完成每项活动，询问患者不能完成的理由，帮助下观察患者完成活动的情况，询问使用辅助器对活动的影响。间接评定可以从家人和患者周围的人那里获取患者完成活动的信息；通过电话或书信获取患者完成活动的信息；通过康复医疗小组讨论获取患者完成活动信息。这里介绍几种国际常用的 ADL 评定方法：

1. PULSES 评定　PULSES 评定产生于 1957 年，主要用于慢性疾患、老年人和住院患者的 ADL 评定。包括 6 项：身体状况（physical condition，P）、上肢功能（upper extremity，U）、下肢功能（lower extremity，L）、感觉功能（sensory component，S）、排泄功能（excretory，E）、精神和情感状况（psychosocial，S）。每项分 4 个等级：1 级——正常，无功能障碍；2 级——轻度功能障碍；3 级——中度功能障碍；4 级——重度功能障碍。按表中各项评定出分数后将之相加，其和为总评分。6 分为功能最佳；>12 分表示独立自理生活严重受限；>16 分表示有严重残疾。

2. Barthel 指数　该评价方法产生于 20 世纪 50 年代中期，是由美国 Florence Mahoney 和 Dorothy Barthel 设计并应用于临床，当时称为 Maryland 残疾指数。Barthel 指数评定简单，可信度高，灵敏度也高，是目前临床应用最广、研究最多的一种日常生活活动能力的评定方法，1987 年进行了修订。目前，在躯体的 ADL 方面，宜选用修改后的 Barthel 指数，称为 MBI

(modified barthel index,MBI)。该量表包括大便控制、小便控制、修饰、用厕、进食、转移、步行、穿衣、上楼梯、洗澡共10项内容。总分为100分,得分越高,独立性越强,依赖性越小。若达到100分,这并不意味着患者能独立生活,他也有可能不能烹饪、料理家务和与他人接触,但他不需要照顾,日常生活可以自理。60分为是否能独立的分界点。100分以下~60分以上为轻度残疾;60~41分为中度残疾,需大量帮助;40~20分为重度残疾;低于20分为完全残疾(表2-2-9)。该指数不仅可以用来评定治疗前后的功能状况,而且可以预测治疗效果、住院时间及预后。

表2-2-9 MBI的内容及评分标准

项 目	标 准			
	独立	较少依赖	中等依赖	完全依赖
1. 进餐	10	5	2.5	0
2. 入厕	10	5	2.5	0
3. 梳洗修饰	5	2.5	1.25	0
4. 洗澡	5	2.5	1.25	0
5. 更衣	10	5	2.5	0
6. 体位转移	15	7.5	3.75	0
7. 行走				
步行	15	7.5	3.75	0
或用轮椅	5	2.5	1.25	0
8. 上下楼梯	10		5	0
9. 小便控制	无失禁	失禁1~2次/天		失禁≥3次/天
	10	5		0
10. 大便控制	10	5		0

注:小便控制一项,如用插管辅助能独立完成也记10分。

3. 功能活动问卷(functional activities questionnaire,FAQ) 是Pfeffer于1982年提出,1984年进行了修订。在工具性ADL方面,宜选用修订后的功能活动问卷(the functional activities questionnaire,FAQ),如表2-2-10。该表原用于研究老年人的独立性和轻症老年性痴呆。评分标准为:0分——正常或从未做过,但能做;1分——困难,但能单独完成或从未做过;2分——需要帮助;3分——完全依赖他人。从评分标准可知,分数越高障碍越重,正常标准为低于5分;≥5分为异常,说明患者在家庭和社区中不可能独立。

4. 功能独立性评定 功能独立性评定(functional independence measure,FIM),是1983年美国物理医学与康复学会提出的医学康复统一数据系统中的重要内容,它不仅评定躯体功能,还包括言语、认知和社交功能,是近年来提出的一种能更为全面、客观地反映残疾者日常生活活动能力的评定方法。有不少学者认为,FIM评定在描述残疾水平和功能独立程度上比Barthel指数等评定方法更敏感、更精确,且适用于所有残疾患者。但由于版权问题,在国内应用有难度。近年来,国内根据FIM原理制定了一套符合我国国情的功能综合评定量表(functional comprehensive assessment,FCA),已通过信度和效度检验,评定内容、方法与FIM基本相同。这里仅对FIM作基本介绍:

表 2-2-10 功能活动问卷(FAQ)

项目	正常或从未做过,但能做(0分)	困难,但可单独完成或从未做(1分)	需要帮助(2分)	完全依赖他人(3分)
1. 每月平衡收支的能力,算帐的能力				
2. 患者的工作能力				
3. 能否到商店买衣服、杂货和家庭用品				
4. 有无爱好,会不会下棋和打扑克				
5. 会不会做简单的事,如点炉子、泡菜等				
6. 会不会准备饭菜				
7. 能否了解最近发生的事情(时事)				
8. 能否参加讨论和了解电视、书和杂志的内容				
9. 能否记住约会时间、家庭节日和吃药				
10. 能否拜访邻居,自己乘公共汽车				

(1)FIM 评定的内容　FIM 评定包括 6 个方面,共 18 项功能,如表 2-2-11,即自理活动 6 项、括约肌控制 2 项、转移 3 项、行走 2 项、交流 2 项和认知 3 项。每项分 7 级,最高得 7 分,最低得 1 分,总积分最高 126 分,最低 18 分,得分越高,独立水平越好,反之越差。得分的高低以患者是否独立和是否需要他人帮助,或使用辅助设备的程度来决定。

(2)FIM 评定的得分标准　7 分——完全独立:能独立完成所有活动,活动完成规范,无需矫正,不用辅助设备和帮助,并在合理的时间内完成。6 分——有条件的独立:能独立完成所有活动,但活动中需要辅助设备,或者需要比正常长的时间,或有安全方面的顾虑。5 分——监护或示范:患者在没有身体接触性帮助的前提下,能完成活动,但需要他人监护、提示或规劝;或者需要他人准备或传递必要的用品。4 分——需小量身体接触性的帮助:给患者的帮助限于辅助,或患者在活动中用力程度大于 75%。3 分——中等帮助:需较多的辅助,患者在活动中的用力程度达到 50%~75%。2 分——大量帮助:患者在活动中的用力程度为 25%~50%。1 分——完全依赖:患者在活动中用力程度为 0%~25%。

(3)FIM 功能独立分级　126 分:完全独立;108~125 分:基本独立;90~107 分:极轻度依赖或有条件独立;72~89 分:轻度依赖;54~71 分:中度依赖;36~53 分:重度依赖;19~35 分:极重度依赖;18 分:完全依赖。

5. 注意事项

(1)根据患者的病情和需要,决定采取那种方法进行评定,不要强制评定。

(2)在评定中注意加强对患者的保护,避免发生意外。

(3)评定患者的活动能力是指其现有的实际能力,而不是潜在能力。

(4)评定时间不宜过长,评定可以一次性或分几次完成,在完成第 1 次评定的 3 天内可以进行修改;重复次数不要过多,以不引起患者疲劳为度。

(5)尽量采取直接评定方法,只有在病情不允许(昏迷、出血早期)或患者能力不具备(理解障碍)时用间接评定。

表 2-2-11 FIM 量表评定内容

项 目	评 分
1. 自理活动	
(1)进食	
(2)梳洗修饰	
(3)沐浴	
(4)穿上衣	
(5)穿下身衣物	
(6)上厕所	
2. 括约肌控制	
(7)膀胱管理	
(8)排便管理	
3. 转移	
(9)床、椅、轮椅	
(10)坐厕	
(11)浴盆、沐浴室	
4. 行走	
(12)步行/轮椅	
(13)上下楼梯	
5. 交流	
(14)理解(听、视觉理解)	
(15)表达(言语和非言语表达)	
6. 社会认知	
(16)社会交往	
(17)解决问题	
(18)记忆	

(6)患者对动作不理解时可以由检查者进行示范。

(7)尊重患者,注意保护患者的隐私,不要在询问中讥笑和挖苦患者。

(8)注意调动患者的主观积极性,取得患者的积极配合。

(二)生活质量评定

生活质量(quality of life ,QOL)分为主观(subjective quality of life,SQOL)和客观质量(objective quality of life,OQOL)两种。主观生活质量,是指患者对其整个生活满意的程度及其评价;客观生活质量,是从病损、失能和残障等几个方面,对患者生活满意程度的影响进行客观的评定。对生活影响少而患者较满意者,为生存质量较高;对生活影响大而患者不满意者,为生存质量低。

1. 主观生活质量的评定 常用的评定方法为生活满意指数 A(life satisfaction index A, LSIA),见表 2-2-12。

表 2-2-12 生活满意指数 A(LSIA)

项目	同意	不同意	其他
当我年纪变大时,事情似乎会比我想象的要好些	2	0	1
在生活中,和大多数我熟悉的人相比,我已得到较多的休息时间	2	0	1
这是我生活中最使人意气消沉的时间	0	2	1
我现在和我年轻的时候一样快活	2	0	1
我以后的生活将比现在更快活	2	0	1
这是我生活中最佳的几年	2	0	1
我做的大多数事情都是恼人和单调的	0	2	1
我希望将来发生一件使我感兴趣和愉快的事情	2	0	1
我所做的事情和以往的一样使我感兴趣	2	0	1
我觉得衰老和有些疲倦	0	2	1
我感到我年纪已大,但它不会使我觉得麻烦	2	0	1
当我回首往事时,我相当满意	2	0	1
即使我能够,我也不会改变我过去的生活	2	0	1
和与我年龄相当的人相比,在我生活中我已做了许多愚蠢的决定	0	2	1
和其他与我同年龄的人相比,我的外表很好	2	0	1
我已做出从现在起一个月至一年以后将要做的事的计划	2	0	1
当我回首人生往事时,我没有获得大多数我所想要的重要东西	0	2	1
和他人相比,我常常沮丧	0	2	1
我已得到很多从生活中我所希望的愉快事情	2	0	1
不管别人怎么说,大多数普通人变得越来越坏而不是好	0	2	1

评定时,让患者仔细阅读 20 个项目,然后再在每项右方的“同意”、“不同意”和其他栏目中,按符合自己意见的分数上作出标记,如对第 1 题表示同意则在其右方同意栏下的“2 分”处作一记号,其余类同。正常者为 12.4±4.4 分,评分越高者,生活质量越佳。

2. 客观生活质量评定　相对客观的生活质量评定,相当一部分资料是由医务人员进行评定的,由于很难做到完全客观,所以只能称为相对客观的评定。这种评定的代表性量表是生活质量指数,生活质量指数(quality of life index, QOLI)的评定,其内容见表 2-2-13。

3. 生存质量测定　生存质量是个体的主观评价,是指不同文化和价值体系中的个体,对与他们的目标、期望、标准以及所关心的事情有关的生存状况的体验。适用于健康人群和意识清醒、能自己完成或在调查人员的帮助下完成量表填写的非健康人群。一般采用生存质量测定量表评定,例如,世界卫生组织生存质量测定量表(QOL-100),世界卫生组织生存质量测定简表(QOL-BREF),健康状况调查问卷(SF-36)等。下列问题是了解患者对自己的生存质量、健康情况,以及日常活动的感觉如何,要求患者回答所有问题。如果某个问题患者不能肯定回答,就选择最接近其真实感觉的那个答案。所有问题按照患者的标准、愿望,或者自己的感觉来回答。注意:所有问题都反映最近两星期内的情况。世界卫生组织生存质量测定简表见表 2-2-14。

表 2－2－13 生活质量指数(QOLI)

Ⅰ 活动

(1)不论退休与否,全天或接近全天地在通常的职业中工作或学习;或处理家务;或参加无报酬的或志愿的活动

(2)在通常的职业中工作或学习,或处理自己的家务,或参加无报酬的或志愿的活动,但需要较多的帮助,或显著地缩短工作时间,或请病假

(3)不能在任何岗位上工作或学习,并且不能处理自己的家务

Ⅱ 日常生活

(1)自己能独立地进食、沐浴、入厕和穿衣、用公共交通工具或驾驶自己的车子

(2)在日常生活和交通转移中需要帮助(需要有另一个或特殊的仪器),但可进行轻作业

(3)既不能照料自己也不能进行轻的作业,根本不能离开自己的家或医疗机构

Ⅲ 健康

(1)感觉良好或大多数时间都感觉缺乏力量,或除偶然以外,并不感到能完全达到一般人有的水平

(2)感到十分不适或糟糕,大多数时间感到软弱和失去精力,或者意识丧失

Ⅳ 支持

(1)患者与他人有良好的相互关系,并且至少从一个家庭成员或朋友中得到有力的支持

(2)从家人和朋友中得到的支持有限

(3)从家人和朋友得到的支持是不经常的,或只在绝对需要时或患者昏迷时才能得到

Ⅴ 前景

(1)表现出宁静和自信的前景,能够接受和控制个人的环境和周围的事物

(2)由于不能充分控制个人的环境,而有时变得烦恼,或一些时期有明显的焦虑或抑郁

(3)严重地错乱或非常害怕,或者持续地焦虑和抑郁,或意识不清

表 2－2－14 世界卫生组织生存质量测定量表简表(QOL－BREF)

评　　测　　内　　容	月　日

请阅读每一个问题,根据您的感觉,选择最适合您情况的答案

1.(G1)您怎样评价您的生存质量?

1＝很差　2＝差　3＝不好也不差　4＝好　5＝很好

2.(G4)您对自己的健康状况满意吗?

1＝很不满意　2＝不满意　3＝既非满意也非不满意　4＝满意　5＝很满意

下面的问题是关于最近两个星期您经历某些事情的感觉

3.(F1.4)您觉得疼痛妨碍您去做自己需要做的事情吗?

1＝很本不妨碍　2＝很少妨碍　3＝有妨碍(一般)　4＝比较妨碍　5＝极妨碍

4.(F11.3)您需要依靠医疗的帮助进行日常生活吗?

1＝根本不需要　2＝很少需要　3＝需要(一般)　4＝比较需要　5＝极需要

5.(F4.1)您觉得生活有乐趣吗?

1＝根本没乐趣　2＝很少有乐趣　3＝有乐趣(一般)　4＝比较有乐趣　5＝极有乐趣

6.(F24.2)您觉得自己的生活有意义吗?

1＝根本没意义　2＝很少有意义　3＝有意义(一般)　4＝比较有意义　5＝极有意义

7.(F5.3)您能集中注意力吗?

1＝根本不能　2＝很少能　3＝能(一般)　4＝比较能　5＝极能

(续表)

评　测　内　容	月　日
8.(F16.1)日常生活中您感觉安全吗? 1=根本不安全　2=很少安全　3=安全(一般)　4=比较安全　5=极安全	
9.(F22.1)您的生活环境对健康好吗? 1=根本不好　2=很少好　3=好(一般)　4=比较好　5=极好	
下面的问题是关于最近两个星期您做某些事情的能力	
10.(F2.1)您有充沛的精力去应付日常生活吗? 1=根本没精力　2=很少有精力　3=有精力(一般)　4=多数有精力　5=完全有精力	
11.(F7.1)您认为自己的外形过得去吗? 1=根本过不去　2=很少过得去　3=过得去(一般)　4=多数过得去　5=完全过得去	
12.(F18.1)您的钱够用吗? 1=根本不够用　2=很少够用　3=够用(一般)　4=多数够用　5=完全够用	
13.(F20.1,)在日常生活中您需要的信息都齐备吗? 1=根本不齐备　2=很少齐备　3=齐备(一般)　4=多数齐备　5=完全齐备	
14.(F21.1)您有机会进行休闲活动吗? 1=根本没机会　2=很少有机会　3=有机会(一般)　4=多数有机会　5=完全有机会	
15.(F9.1)您行动的能力如何? 1=很差　2=差　3=不好也不差　4=好　5=很好	
下面的问题是关于最近两个星期您对自己日常生活各个方面的满意程度	
16.(F3.3)您对自己的睡眠情况满意吗? 1=很不满意　2=不满意　3=既非满意也非不满意　4=满意　5=很满意	
17.(F10.3)您对自己做日常生活事情的能力满意吗? 1=很不满意　2=不满意　3=既非满意也非不满意　4=满意　5=很满意	
18.(F12.4)您对自己的工作能力满意吗? 1=很不满意　2=不满意　3=既非满意也非不满意　4=满意　5=很满意	
19.(F6.3)您对自己满意吗? 1=很不满意　2=不满意　3=既非满意也非不满意　4=满意　5=很满意	
20.(F13,3)您对自己的人际关系满意吗? 1=很不满意　2=不满意　3=既非满意也非不满意　4=满意　5=很满意	
21.(F15.3)您对自己的性生活满意吗? 1=很不满意　2=不满意　3=既非满意也非不满意　4=满意　5=很满意	
22.(F14.4)您对自己从朋友那里得到的支持满意吗? 1=很不满意　2=不满意　3=既非满意也非不满意　4=满意　5=很满意	
23.(F17.3)您对自己居住地的条件满意吗? 1=很不满意　2=不满意　3=既非满意也非不满意　4=满意　5=很满意	
24.(F19.3)您对得到卫生保健服务的方便程度满意吗? 1=很不满意　2=不满意　3=既非满意也非不满意　4=满意　5=很满意	
25.(F23.3)您对自己的交通情况满意吗? 1=很不满意　2=不满意　3=既非满意也非不满意　4=满意　5=很满意	
下面的问题是关于最近两个星期来您经历某些事情的频繁程度	
26.(F8.1)您有消极感受吗?(如情绪低落、绝望、焦虑、忧郁) 1=没有消极感受　2=偶尔有消极感受　3=时有时无　4=经常有消极感受 5=总是有消极感受	

（续表）

评　测　内　容	月　日
此外，还有三个问题 101. 家庭摩擦影响您的生活吗？ 1 = 根本不影响　2 = 很少影响　3 = 影响（一般）　4 = 有比较大影响 5 = 有极大影响 102. 您的食欲怎么样？ 1 = 很差　2 = 差　3 = 不好也不差　4 = 好　5 = 很好 103. 如果让您综合以上各方面（生理健康、心理健康、社会关系和周围环境等方面）给自己的生存质量打一个总分，您打多少分？（满分为 100 分）＿＿＿＿分	

您是在别人的帮助下填完这份调查表的吗？　是　否

您花了多长时间来填完这份调查表？（　　　　）分钟

（三）社会生活能力的评定

涉及这方面的评定量表较多，这里介绍一种简易、常用的评定方法，见表 2－2－15。

表 2－2－15　Frenchay 活动指数评定法

评定内容	评分标准			
	0	1	2	3
在最近 3 个月				
Ⅰ	不能	<1 次/周	1～2 次/周	几乎每天
1. 做饭				
2. 梳洗				
3. 洗衣				
4. 轻度家务活				
Ⅱ	不能	1～2 次/3 个月	3～12 次/3 个月	至少每周一次
5. 重度家务活				
6. 当地商场购物				
7. 偶尔社交活动				
8. 外出散步 >15 分钟				
9. 能进行喜爱的活动				
10. 开车或坐车旅行				
最近 6 个月				
Ⅲ	不能	1～2 次/6 个月	3～12 次/3 个月	至少每周一次
11. 旅游/开车或骑车				
Ⅳ	不能	轻度的	中度的	全部的
12. 整理花园				
13. 家庭/汽车卫生				
Ⅴ	不能	6 个月 1 次	<1 次/2 周	>1 次/2 周
14. 读书				
Ⅵ	不能	10 小时/周	10～30 小时/周	>30 小时/周
15. 上班				

评定内容有6大类,各类均有各自的评定标准,最低为0分,最高为47分。根据评分结果,可将社会生活能力做出下述的区分:47分:完全正常;30~44分:接近正常;15~29分:中度障碍;1~14分:严重障碍;0分:完全丧失。

(四)职业能力的评定

职业是个体在社会活动中的重要部分,人们通过从事职业中的各项活动,不仅体现其在社会活动中的地位和价值,而且反映其生命的意义和目的。职业涉及个人、社会、经济3个方面,角色和职位的和谐统一,能使个体获得发挥其才能的机会,能使其适当的履行社会角色,获得合理的经济报酬。这些作用构成个人整体的职业生活。职业的选择应遵循个别差异的原则:从个体的角度来探讨职业行为,个人的需要、能力、兴趣、价值观、人格等因素;强调个人特征与职业特征相匹配,强调个人内在动机为核心,从发展的观点来研究个体职业行为;并遵循劳动社会学原则:即倾向于研究作用于个人职业选择和职业发展的社会环境因素,强调个人所处的家庭与社会环境等外在因素在职业选择与职业发展中的重要作用,它包括社会学、经济论等。

任何一个具体的职业岗位,都要求从事这一职业的劳动者具备特定的条件,诸如教育程度、专业知识与技能水平、体质状况、个人气质及思想品质等。遵循综合取向原则:即个人因素及社会环境因素都不能单方面决定个人的职业选择和职业发展。职业选择与发展既受个人所处的家庭与社会环境的影响,两者相互作用,共同决定个人职业行为。

1. 就业前的初步评定　评定者最好在对必要的医学资料都有了充分了解后再开始研究,评定时对以往情况了解得要广泛点,包括过去的教育、职业训练、就业情况(成功的或不成功的)、个人喜好、躯体力量限制及谋取职业所需要的4种技能的评定等。经常还要进行标准的智力测验来完善这种评定。此外,评定者还要准备一些具体的测验法来测定手眼协调性、手的敏捷性,空间感、精细和粗糙的运动能力和反应。

(1)根据个性取向选择职业　应做到人的个性、需要、兴趣、态度、价值观与职业相匹配。个性:指人的整个心理面貌,是在个人生理素质的基础上,在一定的社会生活条件影响下,在个人与他人相互交往的实践活动中,所形成的稳定的心理倾向与心理特征的独特而统一的结构。它是支配人的行为最本质、最核心的因素。个性影响人的职业行为,包括需要、动机、兴趣、态度、价值观和理想-倾向性,是在后天的社会化过程中形成,较少受生理素质的影响;能力、气质、性格-心理特征,是不同程度受到先天素质的影响,他们对人的行为表现起到较持续、较特定的影响作用。按照美国职业指导专家Holland在20世纪60年代所创立的人格类型论,将大多数人的人格区分为实际型、研究型、艺术型、社会型、企业型、传统型6种类型,见表2-2-16。每一特定类型人格会对相应职业类型中的工作或学习感兴趣。

Holland认为:最理想的职业选择,就是个体能找到与其人格类型相匹配的职业环境,即实际型人格的人在实际职业环境中进行工作。

(2)根据能力选择职业　职业活动中所需要的能力,称职业能力。一般能力是指在各种职业活动中都须具备的基本能力,保证人们顺利有效掌握职业知识与职业技能。特殊能力是指为某种职业活动所必需,在某种职业活动中表现出来的能力的综合,表现在与人交往能力、工作技能、智能、工作时的举止行为4大技能。如教师的语言表达能力、财会人员的计算能力、驾驶员的操作能力。职业能力的形成发展不取决于先天,而在于后天的环境、教育训练及实践活动,可以发挥人的主观能动性。

表2-2-16 人格类型、特点和相适应的职业

类型	人格倾向	典型的职业
实际型	是喜欢有规律的具体流动和需要基本操作技能的工作,但缺乏社交能力,不适应社会性质的职业	技能性职业(一般劳工、技工、修理工、农民等)和技术性职业(摄影师、制图员、机械装配工)
研究型	是具有聪明、理性、好奇、精明、批评等人格特征,喜欢智力的、抽象的、分析的、独立的定向任务这类研究性质的职业,但缺乏领导才能	科学研究人员、教师、工程师等
艺术型	是具有想象、冲动、直觉、无秩序、情绪化、理想化、有创意、不重实际等人格特征,喜欢艺术性质的职业和环境,不善于事物工作	艺术方面(演员、导演、艺术设计、雕刻家)、音乐方面(歌唱家、作曲家、乐队指挥)与文学方面(诗人、小说家、剧作家)
社会型	是具有合作、友善、助人、负责、圆滑、善交际、善言谈、洞察力强等人格特征,喜欢社交,关心社会问题,有教导别人的能力	教育工作者(教师、教育行政人员)、社会工作者(咨询人员、公关人员等)
企业型	是具有野心、独断、乐观、自信、精力充沛、善交际等人格特征,喜欢从事领导及企业性质的职业	政府官员、企业领导、销售人员等
传统型	是具有顺从、谨慎、保守、实际、稳重、有效率等人格特征,喜欢有系统有条理的工作任务	秘书、办公室人员、记事员、会计、行政管理、图书馆员、出纳员、打字员等

(3)根据工作的强度选择职业　职业工种的内容决定工作量,在开始作业评定时,应根据患者的实际能力选择相应强度的工种。如坐位工作相当于提举的重量不超过4.5kg,而且通常是小物品;轻型工作相当于提举能力要达到9kg;行走和站立的要求明显增多,这种工作需要做大力的推、拉和小腿控制的动作;中型工作相当于最大提举重量达22.7kg,经常提举的重量也有11.4kg,通常都需要有走动和站立的能力;重型工作相当于最大提举重量达45.5kg,通常提举重量为22.7kg;极重型工作相当于最高一级体力工作,最大提举重量超过45.5kg。工作强度和耐力对身体残疾者尤其重要,如果就业前没有评定出其应具有的工作时间水平和强度,就不可能预测患者一旦工作后,每天究竟能坚持几小时和负担多大的工作强度。

(4)根据职业工种选择职业　在职业名录上有40000种,必须做大量的工作对其精心筛选,减少到一个合适而又可控制的数量,并最大限度地提高上述4种技能。可建议的职业领域:包括农林渔业、简单的搬运加工组装、熟练的组装和制图、维护管理、驾驶操作、工程技术、学术研究、医学法律、教育、交流、社会福利、服务、警卫保安、事务。职业种类:包括动植物采摘、饲养栽培、动物管理、水产养殖、园艺、躯干操作、手腕操作、机械操作、加工组装、建筑设备安装工程、车铣加工、手工技能、制图、机械装置的运转管理、机械设备的保护管理、建筑机械的操作、车辆驾驶、其他交通工具的驾驶、测量、分析、开发应用、自然科学的研究、医学诊断资料、人文科学的研究、法律、教育、训练指导、素描、照明、通讯、著述编辑报道、护理、保健、有关咨询、售货、理发美容、个体服务、专业技术性服务、门卫巡视、警察保安、简单事务、需操作机器的事务、一般事务、财会统计、专业事务。

总之,职业初次评定是清楚地了解患者本人,包括性格、能力、兴趣治疗、局限及其他特质;了解各种职业成功必备的条件、优缺点、酬劳、机会及发展前途;合理推论上述两类资料的关系。就业前评定的意义在于激发残疾者的兴趣。初期就业阶段尚未产生兴趣者,有了兴趣后,还需要加以发展;通过就职前的"在职"活动建立信心;了解患者的工作耐受强度。

2. 评定方法

(1)职业评定　采用美国劳工部主持建立的JEVS工种范例系统(jewish employment and vocational service work sample system),其设计集合了构成工作技能的各种工作特点。工种范围共有26种,工作特点包括:操纵、分拣、手控、检验和绘画等。该系统是在实际的工作环境中评定,需用6~7天才能完成。JEVS系统要求高度精确。该系统对委托人潜力的估价全面而彻底。TOWER(testing orientation and work evaluation in rehabilitation)系统,是由纽约伤残人协会建立的,为最悠久的系统之一,共有93种工种范例,可以合起来评定14种职业训练范围,例如,办公室工作、绘图、制作珠宝首饰、邮递、缝纫和组装。它是一种全面的工作评定系统,提供真实的工作环境以评价和分析职业潜力。它虽然包罗万象,但侧重面却较窄,不能将其他职业也包括进来。仅是依赖书面指示和任务的相对复杂性这两项,可能就无法应用于半文盲、精神迟钝者和严重残疾者。它完成的时间视所用测验项目多少而定,可以长达3星期,但很少完成全部任务。大多数工种范例都不能评定人际交往能力,也不能充分评定许多不同的工作行为,但都有助于评价具体的工作能力,还可以对智能进行某种程度的衡量。

(2)以往能力和工作行为评定　需用另外一些技术,如在庇护车间和工作站工作时的评定。

1)庇护车间(sheltered workshops):该车间环境是用以进行"长期"就业前评定的,可以不执行一般就业规定。它之所以备受庇护的另一原因是,其工人合格产品的数量,通常低于在工业上竞争性就业的最低水平。但是不能将其视为娱乐或游玩的场所。庇护车间签有详细的合同,应在特定的时间之内完成,为特定的顾客生产特定的产品。在多数情况下,人们在庇护车间看到患者所做的工作,与他们在工业上有竞争性的普通工厂中见到的十分相似。对某些患者来说,庇护车间成为了最终就业处。对另一些人来说,他们是用来为取得就业前探索的目标而进行就业前的评定。

2)工作站:就工作环境而言,工作站也许比庇护车间更先进。例如,职业康复计划与特定的国营或私营厂建立了关系,允许残疾者与正常人一道从事短时期的工作。这种个别安排的工作期一般为1个月,但视工作环境和残疾状况,也可以再延长一些。首先必须建立适当的关系,这既可以保护残疾人,又可以保护提供这种就业的公司。工作站必须设立监察人员与评价员的联系,便于他们得到反馈信息。这种反馈有助于弄清必须共同解决的问题、需要巩固的长处和需要克服的弱点。一般在工作站待2~4月或更长时间,也许不如庇护车间便利。

(3)能力测试　通过各种有效的测试工具,对患者的职业素质进行测量和鉴定。包括:

1)职业身体素质:表示职业对劳动者身体条件的要求,或表示从业人员为胜任特定职业必须具备的体力,包括力气、攀登和平衡、弯腰、跪立、下蹲和爬行、伸展手臂用手操作或皮肤感知,口头表达,视力听力控制协调等8方面。

2)职业能力倾向:表示职业对劳动者工作能力的要求,或表示从业人员胜任特定职业而必须具备的能力，包括：智力，言语表达能力，数学计算能力，空间能力，形体感，文书事务能力，动作协调能力，手指灵活性，手工灵巧性，眼手足配合能力，颜色辨别能力等。

3)职业个性特征：职业兴趣与人格特征。职业兴趣是指劳动者对某种类型的工作或活动，由于关切或被吸引而能够专心致志的倾向；职业人格指劳动者个人比较稳定的性格品质。两者测定可通过有关的心理测验量表。

4)教育与工作经历：表明个人所具有的劳动知识和技能的性质和水平。

3. 评定内容

(1)就业能力的医学评定　采用 Crewe N.W. 和 Athelstan G.T. 拟定的功能评定调查表(functional assessment inventory)，见表2-2-17。该表是较全面的功能状态评定表，可了解残疾者就业能力的受损和残存状况。

表2-2-17　功能评定调查表

调查内容	0分	1分	2分	3分
1. 视	无显著损伤	在需要敏锐视力的操作中有困难	损伤的程度足以干扰阅读、驾车等主要活动	视力全部或几乎全部丧失
2. 听	无显著损伤	会话和用电话时有些困难	能借助唇读进行面对面的会话，但不能用电话，不能听见某些环境中有关的声音(如铃声、高音调声等)	极度难听懂或聋，不能理解任何言语
3. 言语	无显著损伤	言语易被人理解，但音质或言语方式不悦耳；或说话时特别费力才能使他人听懂	言语难于理解，往往必须重复	言语不能被他人理解
4. 行走或活动	无显著损伤	速度或距离不如常人，若用轮椅，可独立自驱动和转移而无需他人帮助	只能在平地上步行短的距离，若在轮椅上，也不能独立转移，但用电动轮椅至少能不用帮助驱动100m左右	无行走的可能，若在轮椅中，在他人帮助下能走100m左右
5. 上肢功能	无显著损伤	一侧上肢完全或部分丧失功能，另一侧上肢完好	双侧上肢至少在某种范围内丧失功能或利侧上肢有严重的功能丧失	任一上肢没有有用的功能
6. 手功能	无显著损伤	不能进行大多数需要精细灵巧性、速度和协调性的作业	严重损伤，但用或不用辅助物或假肢仍能进行书写和进食等ADL活动	几乎没有或没有手功能
7. 协调	无显著损伤	眼手协调和粗大运动协调均有一些损伤，但主要功能仍完好	眼手和粗大运动协调显著损伤	几乎没有能力去控制和协调运动

（续表）

调查内容	0分	1分	2分	3分
8. 头的控制	无显著损伤	保持和确立头的位置有困难，在定向、平衡或外观上可有小的问题	控制或旋转头部有困难，由于不能控制可轻度妨碍注视	由于缺乏控制，严重地干扰或妨碍阅读时的注视和谈话时与对方保持眼的接触
9. 用力能力	无显著损伤	在需要极度用力的职业中（如需用力上举或需要大量步行、弯腰等职业中）有某些困难，但在中度用力时可以接受	在任何类型的职业中，甚至只需中等的体力也不能进行	即使是坐和轻度用手工作的职业都可能是对患者体力方面的苛求
10. 耐力	无显著损伤	安排阶段休息可以全天工作	能半天工作	每日工作不能超过1～2小时
11. 运动速度	无显著损伤	移动比平均速度慢	移动极慢，需要速度的竞争性职业完全不能进行	运动极度迟滞
12. 学习能力	无显著损伤	能学习复杂的就业技能，但速度不正常	通过特殊的训练，能掌握相当复杂的概念和操作	只能学习极简单的作业并且自由通过充分的时间和重复才能完成
13. 判断	无显著损伤	有时做出不恰当的判断，不费时间去考虑替代方案或行为的后果	经常做出仓促和不明智的决定，往往显示出不合适的行为或选择	由于愚蠢或冲动性行为的结果，可能危及自己或他人
14. 坚持性	无显著损伤	注意广度或集中于作业或概念上的能力变化大，有时不能坚持到完成他所负责的作业	注意广度有限，缺乏集中，为使之坚持一种活动需要大量的监督	注意广度极有限，没有持续的监督不能坚持进行作业
15. 知觉组织	无显著损伤	其知觉组织使之不能进行任何需要精细分辨的作业，但无明显行为损伤的证据	偶尔表现出空间失定向（迷路或在粗大知觉问题上有困难）	行为上证实有极度的知觉畸变（如粗大空间失定向，撞到墙上，不能鉴别物体）
16. 记忆	无显著损伤	偶尔因记忆缺陷造成一些困难	记忆缺陷显著干扰新的学习、指示和通知必须频繁的重复才能让受试者记住	错乱、失定向、记忆几乎丧失
17. 言语功能	无显著损伤	言语能力轻到中度损伤，若听觉受损，能用唇读和言语交流	交流有严重困难，限于说单个词或短语，或用非发音交流形式表达简单的概念，若听觉受损，用符号语言有效，但不能用唇读或说	表达性交流近乎不可能
18. 阅读写作能力	无显著损伤	由于文化背景或缺乏教育，阅读书写有困难	阅、写有严重困难	功能上类似文盲

（续表）

调查内容	0分	1分	2分	3分
19. 行为和康复目标的一致性	无显著损伤	行为和康复目标表现出不一致	口头上同意康复目标，但往往并不遵循合适的动作	行为往往与康复目标相抵触
20. 对能力和受限的准确感知	无显著损伤	对于由于残疾的结果而引起的职业能力的变化有不正确的理解（如排除掉太多的就业可能性，或否认一些限制的意义）	不现实地理解其就业能力（如排除所有的就业可能，或否认重要的限制）	拒绝接受或显著歪曲理解其受限，关于其残疾，经常提供其他虚假的、引人入歧途的或极为不合适的迅息
21. 和人们相互作用的有效性	无显著损伤	在社会交往中有些笨拙或口齿不清	缺乏在社会中有效交往所必需的技巧	明显的攻击性、退缩性、防御性、怪异或不合适的行为，常伤害个人交往
22. 个人的吸引力	无显著损伤	个人外表或卫生在某些方面是不吸引人的，但能为家人所忍受	在个人外表或卫生方面，有极严重的问题，难于为他人甚至为家人所接受	在个人外表或卫生方面，有极严重的问题，很可能为他人所拒绝
23. 由于治疗或医疗问题的缺勤	无显著损伤	由于医学监督、治疗或复发，每月有1～2日的请假	平均每周需要有1日请假以接受医学监督或治疗	由于需要几个阶段的住院，必须经常缺勤
24. 状态的稳定	无显著损伤	若由饮食、治疗或训练控制则稳定	状态可能缓慢地进展，或其过程难以预料，并且可导致功能的进一步丧失	状态在可以预见的将来很可能显著恶化
25. 技能	无显著损伤	没有可以利用的为工作特需的技能，但具有一般的技能，使之能转换到其他一些工作岗位上去	可以转换工作岗位的技能没有多少，由于残疾或其他一些因素，工作特需的技能大部分无用	一般的技能也没有多少
26. 工作习惯	无显著损伤	工作习惯有缺陷（如不守时、仪表不恰当、没有合适的阅读方法等），但愿意和能够学习这些技能，而且十分容易	工作习惯有缺陷，在受雇之前可能需要进行工作调整训练	工作习惯上有严重的缺陷，似乎没有可能通过工作调整训练来改善
27. 工作历史	无显著损伤	由于年轻或其他理由，没有或几乎没有大多数雇主可以接受的工作经验	工作历史中有诸如经常拖拉或经常由于失业而变换工作	可有5年的失业期，可用的工作资料贫乏

（续表）

调查内容	0分	1分	2分	3分
28. 雇主的可接受性	无显著影响	身体上或历史上的一些特征可能干扰某些雇主对雇员的接受	景观对行为没有干扰（如已控制住的癫痫，有严重复发性的精神病史等），但历史上有极少为雇主和公众接受的特征	目前和新近的特征不能避免使该患者不为大多数可能的雇主所接受（如新近犯罪史，不能控制的癫痫，显著的行为异常）
29. 工作机会	无显著影响	受雇机会有些受限制（如由于交通问题、地理位置问题、环境状态为雇员不能耐受等）	受雇机会显著受限，几乎没有什么合适的工作条件	受雇机会极度受限，可能只能居留在乡下或生活在工作机会很少的农村
30. 经济上的妨碍	无显著影响	受雇的可能性受到经济上限制（雇员可能要求异常高的薪金或难于找到的特殊情况）	由于可能丧失受益，工作选择十分受限（可能会考虑非全天或低收入的工作，以便继续从他处得益）	由于会导致目前得到的好处（财政上医疗保险的，或伺候人员等）的丧失，所有可能性都不能提供比这更好的工作
31. 社会支持系统	无显著影响	无或几乎没有支持系统可以利用	当时的支持系统与康复目标相违背	支持系统的工作明显的对抗康复的行为

对于康复医师可以根据表中的0、1、2、3的分数，分别按照下述的级别进行简单的评定，并加以必要的说明。职业能力损伤级别评定如下：0～5分：为职业能力无明显损伤；6～31分：为职业能力轻度受损；32～62分：为职业能力中度受损；63～93分：为职业能力严重受损。

需要说明的是：凡"3"分的项目均需列出，并根据这些项目的特征，指明因需要这些方面的功能或（和）条件而不能从事的职业。

（2）智能方面评定　职业决策测验WAIS（用于高级职员）、特殊能力测验（运动技能——明尼苏达操作速度测验；机械能力——Bennett机械理解测验、文书能力测验、美术能力测验、音乐能力测验）、多项能力和兴趣测验（Kuder职业兴趣调查）、其他（专业、成就、个性）。

（3）体能方面评定　评定患者所能承受的劳动强度，见表2－2－18。

表2－2－18　劳动强度与力量的关系

重量/力量（kg）	携、推、拉、移动物体的频度		
	偶尔（工作日的1/3以下）	频繁（工作日的1/3～2/3）	恒定（工作日的2/3以上）
微不足道	坐位	坐位	轻
4	坐位	轻	中
8	轻	中	重
10	中	中	极重
20	中	重	极重
40	重	极重	极重
>40	极重	极重	极重

(五)就业方面的劳动能力评定

常用的有定向和工作评定测验,精简版为微塔法(micro tower, MT),其评定的主要方面,见表2-2-19,其中,东方人各分项测验的内容和参数的正常值,如表2-2-20所述。

表2-2-19　微塔法的评定内容

所评定的能力	作业名称
运动神经协调能力 手和手指正确操作的能力	拧瓶盖、装箱、给瓶子加盖并装入箱子中 插小金属棒和夹子 电线连接
空间判断能力 正确理解和判断图的能力	看图纸 描图
事务处理能力 正确处理文字、数字资料的能力	查邮政编码 库存物品的核对 卡片分类 分检邮件
计算能力 正确处理数字及数字运算的能力	数钱 算钱
语言能力 读、写、理解文字及语言的能力	对招聘广告的理解 传话、留言的处理

表2-2-20　微塔法的评定内容及正常值

编号	评定项目	作业内容	评分依据	最高分	平均值±标准差
(1)	拧瓶盖、装箱	给48个瓶拧盖,并装进大纸箱内	2分30秒内正确拧好和装入箱内的瓶数	48	35.5±9.87
(2)	插小金属棒和夹子	在插孔和插槽内插入小金属棒和夹子	5分钟内正确插入的数目	180	127.1±31.94
(3)	电线连接	用剥线钳剥出电线头连在螺丝上用螺丝刀拧紧	9分30秒内正确连接妥当的数目	60	38.6±12.84
(4)	看懂图纸	按三角法看图,记下物品尺寸	15分钟内看完,回答提问正确	24	23±2.16
(5)	描图	用"T"尺、三角板、圆规、按样本描图	45分钟内的描绘质量	32	28.6±4.7
(6)	查邮政编码	从邮编手册中查出指定地区的邮编	30分钟内正确完成的答案	60	37.3±12.25
(7)	库存物核对	将有错误的记录与正确的对照,并改正	15分钟内查核、改正的数量	80	53.5±18.10
(8)	卡片分类	将卡片按字母和数字的序列排好	25分钟内正确排妥的组数	15	11.4±3.41
(9)	分检邮件	将邮件分发到指定单位的信箱中	5分钟内正确分发数	50	44.6±7.49

（续表）

编号	评定项目	作业内容	评分依据	最高分	平均值±标准差
(10)	找钱	用心算该收的款和该找的钱	10分钟内正确解答答数	10	8.7±1.93
(11)	算工钱	由出工账单中计算应得的工钱	按2、2.5、3、5、6分钟计算正确的数目	91	67.6±16.14
(12)	对招聘广告的理解	看广告条文回答提问	30分钟内回答正确的数目	30	24.4±4.25
(13)	传话	听电话录音记下传话	30分钟内正确传递的数目	111	95±13.21

五、环境评定

环境是指围绕着人群的空间以及其中可以直接、间接影响人类生活和发展的各种自然要素和社会要素的总体，是由各种自然环境要素和社会环境要素所构成。环境包括自然生态环境、人工环境、人文社会环境。在现代高速发展的社会，人们每天都必须与若干不同的环境（家庭环境、工作环境和社会环境）接触，而这些环境大多数是为非残疾人设计的，并未考虑到有运动、视、听觉障碍的残疾人便利。环境评定是指按照残疾人自身的功能水平，对其即将回归的环境进行实地考察、分析，找出影响其日常生活活动的因素，并提出修改方案，最大程度地提高其独立性。环境评定不仅包括空间环境中褚要素形态的布局，而且更重视人在时间状态下的行为环境的调节控制。

（一）环境评定的目的方式

1．环境评定的目的　评定患者在家中、社区和工作环境中的安全、功能水平及舒适程度；对患者、患者家庭、就业者和/或政府机构、费用支付者提供适当的建议；评定患者需要添加的适当设备；帮助准备出院患者及其家属确定是否得到较好的服务，如院外门诊治疗、家庭健康服务等。

2．环境评定的方式　环境评定即可以通过现场评定的方式来完成，因为现场评定可以了解到患者活动所必须完成的实际环境，并能进行现场动作评定，所以现场评定更优越一些。现场评定可单独地影响着患者的功能，至于具体环境的改造处理，现场评定也将为治疗师提供一个良好的机会。考虑到现场评定所花的时间和费用，交谈式的现场访问对评定患者的环境常常是一种较好的方法。如果合适的话，可与患者和患者家庭进行交谈，这将为环境评定的许多方面提供一些建议和指导。因此，在患者出院以前，治疗师应指导和鼓励患者家庭，调查社区娱乐和教育设施以及进入附近商场的通道，了解公共交通的使用。

3．环境评定的程序

(1)环境评定的准备工作　准备选择一名和治疗师们一同前往调查的残疾人。若找不到与治疗师同往的残疾人，请治疗师们自己假设一位残疾人同其他治疗师一起去调查，如需要用轮椅的残疾人或盲人，治疗师将事先确定如何到达将做调查的环境。治疗师们事先应做好分工，谁负责记录，谁负责测量（带上皮尺或直尺、纸、笔、照相机等）。

(2)评定时应注意检查的障碍物　注意进入建筑物时,地面是否光滑,光线、斜坡、台阶、楼梯、扶手、门宽,以及是否有可能建立一个斜坡(比例:30cm 长,2.5cm 高,即 12:1)。建筑物内、轮椅过道是否整洁、防滑、无障碍物,柜台高度、公共电话是否方便等。公共厕所是否容易进出,卫生间是否有把手。注意安全问题,特别是在调查工厂或其他车间时,不仅仅是只注意患者,还应考虑一下其他工作人员。

(3)完成评定报告　要求画一张草图表示该建筑物所在位置;描述残疾人需采用的辅助设备的类型和质量;提出对环境、结构改变或调整的建议;提出对家具、地面等改造建议;对残疾人是否能够方便地使用公共场所进行评论。

(4)环境改造的注意事项　无论是公共场所,还是住宅内部,在计划或实施环境改造时,均需考虑谁是物主,谁来支付改造费用,环境改造是长期性的还是临时性的,患者的病情是稳定不变的还是逐渐恶化的。在生活当中,不仅要改变环境障碍,还要改变情感障碍,要将残疾人视为社会中的一员,使他们能在获得某些帮助时,能够自己独立生活,有所作为,进一步提高自己的生活质量。

4.家庭环境的评定　家庭环境主要为人所使用,它几乎所有部分都与人类活动有关,随着人们生活水平的提高和科学的进步,对家庭环境在舒适性、效率性和安全方便方面有更高的要求。患者返回家庭后,家中必须进行适当的改造,才能方便他们的生活。改造的原则是要符合无障碍的要求。室内环境因素必须适应人类生活活动的需要。包括合理的室内空间和实施家具的设计,达到使人在室内的活动高效、安全和舒适的目的。是否符合这一要求可按下述方面进行评定:

(1)出入口　如果住处有一个以上的出入口,应是水平可行走路线,理想的通道是光滑、平坦的表面,易于走到家里。通道要有好的光线,便于恶劣天气下提供足够的照明。细心评定行走的路面,对开裂和不平的路面要修整。如有安装扶手的需要,一般情况下扶手应有 81.3cm 高,至少一边的扶手应延长超过楼梯的底部和顶部 45.7cm,扶手高度应因人而异,不宜太高和太矮。

为方便使用轮椅的患者,出入口应为斜坡形,倾斜角度为 5°左右,或比例为斜坡长度与坡高比为 12:1,宽度有 1.2m,表面不要太光滑。两侧应有扶手,或每长 30cm 升高 2.5cm,宽度应为 1～1.4m,两侧要有 5cm 高的突起围栏,以防轮子滑出,坡表面要用防滑材料,在入口处应有一个足够大的平台,让患者休息和准备进入。如果一位轮椅使用者要打开向外的门,这块平台至少 1.5m×1.5m,然后接斜坡,如果此门是向内开的,这块地方至少要 91.5cm×153cm。平台的作用是让患者进出门后能转过身来关门或锁门,如与斜坡并行有一部分台阶,则台阶的高度不应大于 15cm。门口的外面可增加一个缓冲台,用于轮椅使用者或使用其他助行器的患者,这个缓冲台从门的底部测量高度应为 30.5cm。

门锁的使用对患者来说是容易办到的,除锁的高度要评价外,还要评定旋转钥匙所需力量的大小。当然,随着科技的发达,一些特殊的锁系统(声音、磁卡、电控、红外线控制等)对一些患者来说是非常重要的。安装的门把手仅需很小的握力就能旋转,如把橡皮包在门把手上或使用杠杆类型的门把手,都能使患者用很少的力把门打开。门的开和关对患者来说要比较容易,在门的旁边放一只竹竿,可帮助轮椅使用者离开时用来关门。在进门处如果有一个高高的门槛,应该移去。如果不可能移去,要把门槛降到不高于1.27cm,并附有倾斜的边缘。门口的宽度应当测量,一般来讲,门的宽度应为81.3~86.3cm,可适合大多数轮椅使用者通过。房间的门不要太重,压力不应超过3632g,以便某些患者能够自己把门打开。

(2)楼梯设计　楼梯每级台阶高度不应大于15cm,深度为30cm,两侧均需有扶手,离地面的高度为65~85cm,楼梯面要用防滑材料,楼梯至少应有1.2m的宽度。要注意台阶的边缘,台阶表面不能太光滑。

(3)走廊　通过一个轮椅和一个行人的走廊宽度为1.4m,轮椅旋转90°处所需空间应为1.35m×1.35m,以车轮为中心旋转180°时,一定要有1.7m×1.7m的空间。偏瘫患者用轮椅和电动轮椅360°旋转时,需有2.1m×2.1m空间。转90°需1.5m×1.8m的空间,供轮椅出入的门至少应有85cm以上的有效宽度,通道应有1.2m有效宽度。单拐步行时,通道所需宽度为70~90cm,双拐步行时需90~120cm,门的有效宽度至少为85cm,通道宽度为1.2m为宜。

(4)室内安排　对使用手杖、腋杖和支架的人所需要的室内活动空间较正常人大,对轮椅使用者则更大。一般用于90°转弯的空间应为1.4m×1.4m,而做180°转弯时所需的空间应为1.4m×1.8m,而偏瘫患者使用轮椅和电动轮椅360°旋转时需有2.1m×2.1m的空间,转90°需1.5m×1.8m的空间。家具之间要有通道,必须能使患者由一个房间到达另一个房间。

室内地板不应打蜡,地毯应尽量除去,对视力较差的患者,可在地板上划一条明亮的彩带,来帮助他们在光线较差的地方移动。圆门的开关把手,应改造成向外延伸的横向把手以利开关。卧室内的床应是牢固不动的,可以把床靠墙或放在某一角落,来增加床的稳定性,另外,还可在每个床腿下放一橡皮大套子,同样起到稳定床的作用。床的高度调节,可通过使用规则的木块垫高每一个床腿,其他材料或有弹性的盒状物,也可将床提高一个适当的高度。要仔细评定床垫,其表面应是坚固、舒适的,必要时可在床垫下面垫一块床板,这样可改善睡眠状况。建议在床边放置一张桌子或一个柜子,并在其上面放一盏台灯、电话和必要的药品。如果需要的话(如独居的老人),可在床头旁边装一个传呼铃。卧室内桌前、柜前以及床的一边应有1.6m的活动空间,以便轮椅可作360°旋转,以应付各种需要。如床头一侧放床头柜,此侧离床应有81cm,以便使轮椅自由进入。

由于坐在轮椅上手能触及的最大高度一般为1.22m,因此,木柜内挂衣架的横木不应高于1.22m,衣柜深度不应大于60cm,坐在轮椅上时向侧方探身的合适距离为1.37m。因此,柜内隔板和墙上架板不应大于此高度;墙上电灯开关也应如此,而且为了方便,低于92cm更好。侧方伸手下探时最低可达高度为23cm或更小,因此,最低层的柜隔板、抽屉不应低于此高度;墙电插座以离地30cm以上为宜;侧方水平或稍向下外探时,能达到合适距离为60~65cm,合适高度为91.5cm,最大高度为117cm左右,设计落地台柜时要充分考虑。

室内外的照明要好,除视力清晰外还有心理因素。室内温度要有调节的可能,因脊髓操作的患者,尤其是颈部损伤的患者体温调节有障碍。

(5)卫生间安排　要考虑患者家中的厕所是单独的,还是与浴室在一起,房间的大小,通道、厕所在室内的位置(需考虑轮椅移动的方式),厕所马桶的高度,卫生卷纸固定架的位置,地面的铺设材料。厕所的门最好是拉门,以免开门时引起麻烦,如向外开的门,需患者后退才能开门,开门后需转过身来关门;向内开的门占据了室内空间,活动不便。厕所浴室门应有

81.5cm，最小的盥洗室(内有洗手池、马桶和小浴盆)应有2.21m×1.52m的使用面积，马桶和洗手池中轴线间距不应少于68.5cm，与墙的距离不应少于45cm，否则轮椅不能靠近。洗手池底部不应低于69cm，以便乘轮椅患者的大腿都能进入池底，便于接近水池以洗手和脸。龙头采用长手柄式，以便操作。池深不必大于16cm，排水口应低于患者够得着处。洗手池上方的镜子应倾斜向下，否则患者难以照到轮椅里的身体部分；镜子中心应在离地105~115cm处，以便乘轮椅患者应用。

大便池一般采用坐式马桶，高40~45cm，两侧安置扶手，两侧扶手相距80cm左右，若要供左和右偏瘫患者应用，扶手也可采用可以移动的，移开一侧以便轮椅靠近。为了便于扶拐的男患者小便，最好有落地式小便池，两侧离地90cm处有扶手，正面120cm处也有横的支栏，以利于患者依靠和释出双手解开裤扣小便。单设坐式马桶仅需$2m^2$总面积，设一个两侧扶手可以移动的坐式马桶和一个落地式小便池时约需$2.8m^2$的总面积。

淋浴头应采用带蛇皮管的手持式，这样患者应用时方便。浴缸大小、形状多种，为了便于残疾人使用，多进行部分改进，如在浴缸上或浴缸内装上可调的座板、轮椅－浴缸转移板。盆浴时，盆沿离地面的高度应与轮椅座高40~45cm相近，盆周与盆沿同高处应有一些平台部分，以便患者转移和摆放一些浴用物品，地面和盆底应有一些防滑措施，水龙头用手柄式较好，盆周应有直径4cm的不锈钢扶手。淋浴时用的手持沐浴头，喷头最大高度应该位于坐在淋浴专用轮椅上的患者能够得着处。同时具备浴盆、淋浴的浴室面积在2m×2m左右。也可使用水平的或垂直的扶手(必须安全、牢固地固定在墙上)，将有帮助于转移。还有专供脑瘫儿童洗澡的浴缸洗澡架。淋浴室应考虑的事项：淋浴头是单独安装或装在浴缸上，淋浴头及控制旋钮的位置，使用的淋浴椅或长凳，支持扶手的形式(如果患者站着淋浴，垂直性扶手有助于患者走近，而水平扶手则有助于患者的平衡)等。

此外，应放一个患者易于取放的浴巾架和洗澡用品。在水槽上方，装一面大镜子，有时也是很重要的。脸盆高度对于可自己移动者为90cm，轮椅使用者为75cm，脸盆下净高至少66cm，从墙至脸盆前面应有50cm距离。地面和盆底应有防滑措施，盆沿应有直径4cm的不锈钢扶手。任何一个可接近的热水管，都应该被遮起来，以免烫伤。

(6)取暖设备　所有的取暖设备、热气排气管、热水管，都要被遮挡住以避免烫伤，特别是对感觉损害的患者尤为重要。逐渐让患者适当接近热控制，如在热控制装置上采用扩大的、延长的、实用的把手，使他们使用起来更方便。

(7)厨房和用餐　一般性考虑包括通道、房间大小、台面的高度与深度、碗架的高度，能否开关水龙头，电灯开关的种类及高度。台板的高度对轮椅使用者应是合适的，胳臂休息台应能放在台面的下面，台面至少有61cm。台面应是光滑的，有利于重物从一个地方移到另一个地方。可建议一个带有脚轮的小推车，把一些物品能够很容易地从冰箱或其他地方移到台板上。桌子的高度也应能让轮椅使用者双膝放到桌下。当然，桌子的高度可以升降更好。要注意电炉、煤气灶的使用，避免引起火灾。靠近生火器的台面要防火，有利于烹调时对较热物品的转移。随着生活水平的提高，一个台式微波炉对某些患者来说是很重要的。要注意安全，一个家用灭火器是很有用途的。要考虑餐桌的高度，桌边使用的椅子，移向或移开餐桌的难易程度。

(8)家具　坐椅高度应根据工作面高度决定坐椅高度，通常人的肘部与工作面之间有一个舒适距离，距离是275±25mm，当上半身有好的位置后，再注意下肢，舒服的坐位姿势，是大腿近乎水平及两脚被地面支持。坐椅深度要恰当，太深，坐者不能靠背，通常深度是375~400mm为宜，不应超过430mm。宽度以宽为好，宽的坐椅允许坐者姿势可以改变，最小的椅子宽度是400mm，再加上50mm的衣服和口袋装物的距离。对于有靠手的坐椅，两靠手之间的距离最小是475mm，不会妨碍手臂的运动。单个椅子是这样，如果是排成一排的椅子，还必须考虑肘与肘的宽度，如果穿着特殊的服装，应增加适当的间隙。

身体的稳定性使主要重量围绕坐骨结节的面积来承受。太软太高的坐垫造成身体不易平衡和稳定，反而不好。椅子表面的材料，应采用纤维材料，既可透气，又可减少身体下滑。不要采用塑料面，塑料面不透气，表面太滑，使人穿着感到不舒服。身体的稳定性可以靠手来帮助，可把手臂放在桌子上，手臂下可以放小的垫子。对于有扶手的坐椅，扶手高度自椅面以上200mm为宜，应该是能使手臂自然垂下的高度，扶手太高是错误的设计。椅子的转轴可使椅子转动，适应人的姿势改变或转动。转椅也增加了坐者能伸手达到的范围，转椅还能使坐者接近或离开工作对象，而不需要前后移动椅子。坐椅的靠背具有弹簧作用，可以随人体的背部发生相应的变化，有的靠背能支持人的肩部及腰部，具有较高的高度和呈凹面形状，给整个背部较大面积的支撑。靠背高度约125mm为可以。

5. 社区人工环境（公共场所）的评定

(1)人行道　为了便于轮椅使用者通过，其宽度不小于120cm，如果有坡，其坡度不超过2.54cm:30.5cm，路面应以坚固防滑水泥、柏油碎石铺成，如以砖石铺设，应平整、砖与砖之间紧密无缝。

(2)路边镶边石　应呈斜坡状，以利轮椅通过。

(3)斜坡　其斜坡的高度以2.54~30.5cm，宽度以90~120cm为宜，如斜坡长超过10m，斜坡改变方向或斜坡超过以上标准，则中间应有一休息用的平台。所有斜坡的路面应是防滑的，其两侧边缘应有一3.5cm的路阶，以防轮椅冲出斜坡边缘。

(4)扶手　为了使斜坡适用于步行者和轮椅使用者，其两侧应装有栏杆，对步行者而言，其扶手高度以90cm为宜，而对轮椅使用者则以75cm为宜。

(5)可移动的斜坡　如果一建筑物不是经常为残疾人所光顾，则可使用移动式的斜坡，其最大高度约三级台阶，材料可使用0.3cm厚的铝片。

(6)台阶　单级台阶可在附近的墙上装一垂直扶手，距台阶底部约90cm，多级台阶则应使用水平性的扶手，应在台阶的底端和顶端各延伸至少30cm。应注意扶手直径应为2.5~3.2cm，扶手内侧缘与墙之间距离为5cm，不宜太远。

6. 社会环境的评定　居民对环境的需求包括物质需求和精神需求。Maslow在《人的动机制论》中提出，人的需求分5层次：生理的、安全的、友爱的、尊重的和自我实现的需求。他认为，人们首先追求较低层次的需求，只有在较低层次的需求得到合理满足后，较高层次需求才会突出出来。不同层次的需求可能在同一时间共同发挥作用。城市居民对居住环境的需求分5层：

(1)生理需求　是人类最基本的需求。新鲜的空气、充足的阳光、良好的通风、没有噪声干扰、要求冬暖夏凉等是生存的保证，仍是生理上优先的需要。

(2)安全的需求　包括个人私生活不受侵犯,避免人身和财产遭受伤害和损失等也是一种求生存的基本需求,从古至今一向如此。

(3)社交需求　人与人的接触、邻里关系、互助互爱等社会交往的需求,是文明社会中必不可少的人类活动。

(4)消闲需求　消闲,是指闲暇时间如何消遣。休息、文艺、体育、娱乐等等,各人爱好不同,内容十分广泛。

(5)美的需求　不仅指赏心悦目景观等环境的美,还指在这样的空间里人们感到生活是那么美好,产生一种自豪感,不禁令人自觉地尊重别人并受到别人的尊重。

居民对环境需求的主要体现在:出行便捷,居住安全,购物顺便,交往活动各得其所和空间环境清洁、美观5个方面。居住环境内公共建筑分类:

1)商业服务:超市、饭店、照相馆、服装加工部、药店、浴室、理发店、干洗店、自行车修理部、物质回收站、书店、储蓄所、邮电所、农贸市场。

2)保育教育:托儿所、幼儿园、小学、中学。

3)文体娱乐:文化馆、电影院、运动场。

4)医疗卫生:卫生站、门诊部、医院。

5)公用设施:自行车库、公共厕所、垃圾站、公交站、换气站。

6)行政管理:街道办事处、派出所、环卫所、房管所、居住区综合管理委员会。

人们对环境的需求是由低层次向高层次循序渐进的,当上一层次得到满足后,就会有下一个更高层次的需求,也就是说当人们满足了物质需求后必然要追求精神上的需求,人的需求是多层次多方面的,不同的人由于不同的环境刺激会产生不同需求的反应。

六、常用作业评定器械和设备

1. 手指精细活动能力测试器具　如插板、插针等,国际市场供应的标准化测试器具,如Perdue插板测试器,O'Connor手精细活动能力测试器等。

2. 感知觉测试器具　如两点辨别觉测量器、实体觉测验器具、感觉综合测验器材等。

3. 认知功能测量器具　包括测量记忆力图片、实物、问卷,测量注意力用的数字表,测量解决问题能力用的积木、拼图材料、故事图画卡片等。

4. 职业能力测试器具　如Valpar综合职业技能要素测试器材(Valpar component work sample series),包括一整套工具和器材,可测试12项劳动技能要素,如协调性、反应性、手的精细活动能力、眼-手-足反应能力、独立解决问题能力等要素;又如,职业能力偏性测量仪器(vocational aptitude testers),用于测量手的精细活动能力、瞄准力、组装能力、语言能力、计算能力、反应速度等。

(王　彤　陈立嘉　陈　旗)

第三章　作业疗法原则和技术

第一节　作业疗法治疗原则

一、治疗原则

在制订作业治疗方案时，需要根据患者的功能障碍确立作业治疗目标，同时还要结合患者身体基本状态、本人的愿望和所处环境等诸多因素，选择其能力范围内可以完成的作业治疗方法。为此，治疗中应遵循以下原则：

（一）选择作业治疗的内容和方法需与治疗目标相一致

1. 恢复实用功能目标　选择合适的作业治疗，帮助患者恢复已丧失或部分丧失的功能，达到生活、工作、学习、交流等能力的完全自理或基本自理。因此强调患侧肢体的恢复训练，设计各种作业活动提高患肢功能，指导患者独立完成各项作业内容。

2. 恢复辅助功能目标　如果患者功能障碍不能完全恢复，作业治疗中应有针对性地利用患者残存的功能，或借助辅助用具或适当进行环境改造提高患者的自理能力，达到日常生活能力部分自理，选择相应的工种实现就业。例如，偏瘫造成一侧手精细功能完全丧失，但患者患侧上肢仍有支撑功能，作业治疗中应训练患者借助患侧支撑能力完成穿衣、转移、进食等日常活动。完全性脊髓损伤截瘫患者，可以选择手工作业的工种解决就业问题。

3. 获得功能目标　对于一些残疾儿童，在还不具有某些功能时就已残疾。康复训练可以帮助这些患儿获得功能。注意根据儿童运动发育的规律和生活技能获得的正常程序，选择作业治疗内容。儿童生活技能的正常程序是进食、修饰、大小便控制、转移、卸装、着装、沐浴。因此康复训练应按此顺序进行。

4. 发挥代偿功能目标　对于那些严重残疾最终无法恢复功能的患者，作业治疗方法可以选择代偿或补偿训练，使患者最大程度的生活自理。如双下肢完全瘫痪可以借助轮椅训练实现轮椅代步。双上肢截肢可以安装假肢后完成进食等一般日常活动，也可以用足代手进食、写字等。

（二）根据患者的愿望和兴趣选择作业活动

治疗中不仅考虑治疗目的及患者的能力，患者的愿望和要求，也是治疗师选择治疗方法的主要考虑因素之一。治疗师应根据患者的身份、地位、观念、潜力以及文化与社会背景综合判断患者的愿望和要求，决定治疗目标和方法，要充分调动患者主观能动性和参与意识，注重心理治疗在作业治疗中的作用，取得患者在治疗中的最大配合。如果让患者完成一件令其感兴趣的陶艺、烹饪、绘画作业，就有可能充分调动患者的主观能动性，激发机体内在潜能，这对患者的功能改善非常有益。

(三)选择患者能完成80%以上的作业活动

每个患者损伤程度不同,存在着个体差异,在制定作业治疗方案时,应根据患者的具体情况,选择患者能够完成80%以上的作业活动,随着患者作业能力的提高逐渐增加作业难点和强度。此外,要注意分析患者不能完成作业是对患者的能力要求过高,还是主观上努力不够,针对问题采取对策。

(四)作业治疗在考虑局部效果时要注意对全身功能的影响

作业治疗既要考虑治疗的局部效果,也要重视治疗的整体作用。以木工作业活动为例,当以增大肘关节活动度为目的时,可在规定时间内选择拉锯、挥动锤子及用刨刮木板等作业,以改善肘关节活动范围和提高肘关节周围肌肉的力量。如果要通过局部作业活动达到改善全身状态的治疗效果,可以设计让患者在上述活动中完成制作板凳的成品作业,这种治疗可以看成是一种整体作业活动,患者在治疗中除了提高上肢力量和关节活动外,还提高了身体耐力和高级脑功能等全身综合能力。因此,在注意作业治疗的局部作用时还要注重作业治疗的全身作用。

(五)作业治疗的选择需与患者所处的环境条件相结合

根据患者的残疾和环境评定,采取相应的作业治疗,训练患者适应所处的生活环境,同时进行适当的环境改建,方便患者的生活自立。例如,对于截瘫患者,要训练其能够从床上转移至椅或轮椅或坐便器上,学会控制轮椅上坡、进门、过坎、转弯等;同时对住宅和相应设施也要进行必要的改建,如将床、椅高度降低,做到室内无障碍,门加宽,卫生间加扶手等。

二、作业治疗量选择

作业治疗要求治疗师在康复医师指导下开出作业治疗处方。这同医师开药物处方一样,在制订作业治疗处方时,必须掌握合适的作业治疗量。同一作业项目,有做家务、穿衣、走路、拉锯等作业,有用锤、用辅助具的作业,有用刨子的作业,每种作业,每种活动都对患者的负荷程度有要求。同样是以上肢伸展为目的的打砂纸磨光、推锯、推车等作业,每个作业都有不同的活动强度。因此,患者个体情况不同,选择的作业治疗量就不一样。应根据患者身体的耐力情况,选择患者能够承受的作业活动强度、时间和频率。除此之外,还要考虑作业治疗体位、用具等多方面因素。

(一)作业项目的选择

选择作业项目,应遵循作业治疗的原则,根据每个患者功能状态和作业治疗的目标,从多种作业治疗技术中选择合适的作业项目。例如,为改善患者手精细协调活动能力,可以从日常活动训练、文体/娱乐治疗、职业治疗、园艺治疗、工艺治疗等作业活动中选择。练习用勺或筷子进食、系扣子或鞋带、拾米粒、串珠子、拧螺丝帽、搭积木、捏橡皮泥、玩牌、编织手套等作业,以改善其手的精细协调活动能力。

(二)作业活动强度选择

选择何种活动强度,决定了患者能否完成治疗任务。在选择时,不仅要考虑治疗局部的活动强度,还要考虑对全身所能承受的负荷强度。例如,以增强上肢伸展肌力为治疗目的时,针对上肢伸展肌的作用各不相同,可选择轻、中或重强度作业。如轻强度作业有磨沙板、擦桌子,中等强度作业有推锯，重强度作业有推重物等。作业活动的强度与以下因素有关：

1. 作业用具的选择　作业治疗中作业用具的选择十分重要，作业用具的不同，可以改变作业的内容、难度、强度和时间，这主要表现在职业性治疗方面。

(1)使用工具的种类及大小型号　为增强上肢伸展肌肌力，选定木工作业中的锯动作为例。拉用锯和推用锯似乎均可，但为提高效率，推用锯优于拉用锯，并可根据肌力，以锯身的长短分为几个阶段，根据患者活动性的程度，以锯身的长短分为几个等级。总之，可从多方面将动作量、负荷等分为多个等级。根据患者的情况选择不同的等级。

(2)工具柄及握法　可将工具柄的长短、大小、重量进行选择而调节作业量的程度。同一锤打钉的作业，握柄长与握柄短，因其打握力与叩击力之间有反比例的相关，所以有差异。可备有手柄长短不同的锤子或在持锤时调节握柄的部位。

2. 使用作业材料种类、性质及大小　同一作业项目，使用同一工具，也因使用材料的种类、性质、大小，其作业量亦不同。以推锯锯断作业时，所锯材料不同，如杉、松、扁杉，其硬度不同，阻力也不同，当然粗细不同负荷亦不同。

3. 患者的体位和肢位　患者在作业活动中可以采取仰卧位、俯卧位、坐位、跪位、站位，应根据患者的情况选择相应的体位。截瘫和下肢截断的患者适合采取坐位完成作业，脑卒中患者早期适合于卧位到坐位的一般作业活动。此外，患者在不同体位下的肢位，对肢体关节、肌肉的作用不同，作业目标也会发生相应的改变。以揉面为例(图 3-1-1)，患者可以在俯卧位、站立前屈位、仰卧位、坐位、站立位肩关节屈曲 90°下完成此作业，但不同的位置对三角肌前部的负荷按 a~e 的顺序逐渐增大，对下肢的负荷以 b、e 最大，对腰背部负荷依次为 b、e、d。

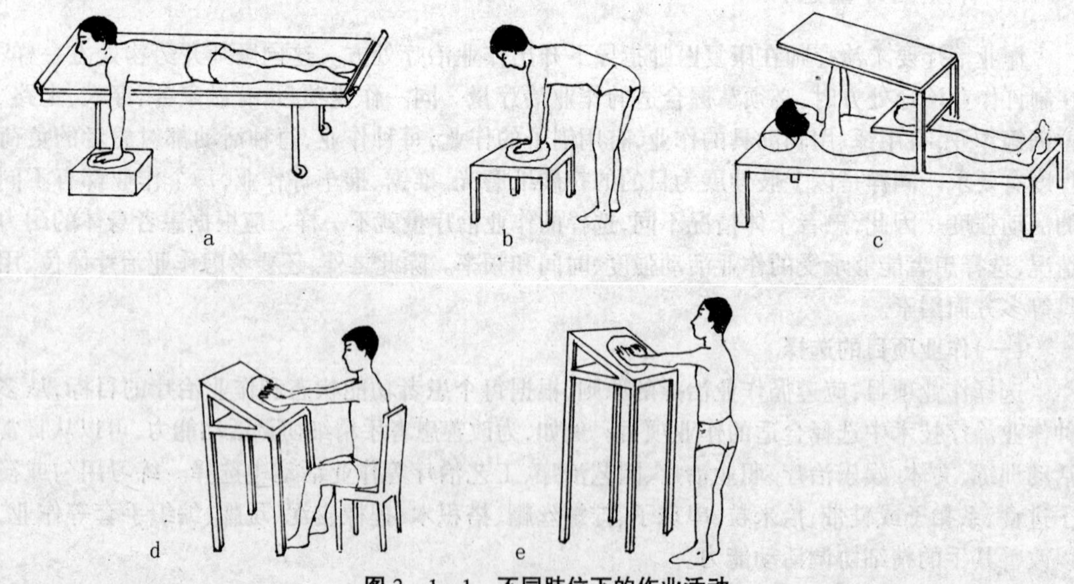

图 3-1-1　不同肢位下的作业活动

a. 腹卧位：上肢伸展，肩关节 60°屈曲位，对三角肌前部负荷最小；b. 前屈位：可同样在肩关节 90°屈曲位下进行，对三角肌前部负荷小，但对下肢的负荷大；c. 仰卧位：肩关节屈曲 90°，但对三角肌的负荷最大；d. 椅坐位：肩关节 90°屈曲位，但对三角肌负荷增大；e. 立位：同为肩关节 90°屈曲位，但对三角肌负荷增大，对下肢的负荷亦增大。

(参见周天健主译的《康复技术全书》第 105 页图 13 不同肢位作业量程度)

4. 作业台面的高度和位置　作业台的高度和位置与患者肢位有密切关系，而且是决定作业强度的重要因素。可以采用可调式工作台改变高度，让患者按需要在不同高度的台面上完成作业（图3-1-2）。同一活动，因作业台位置的高低，活动度及肌力等均会不同。同样高度的纺织框，坐位时的肩前举角度大于立位（图3-1-3）。

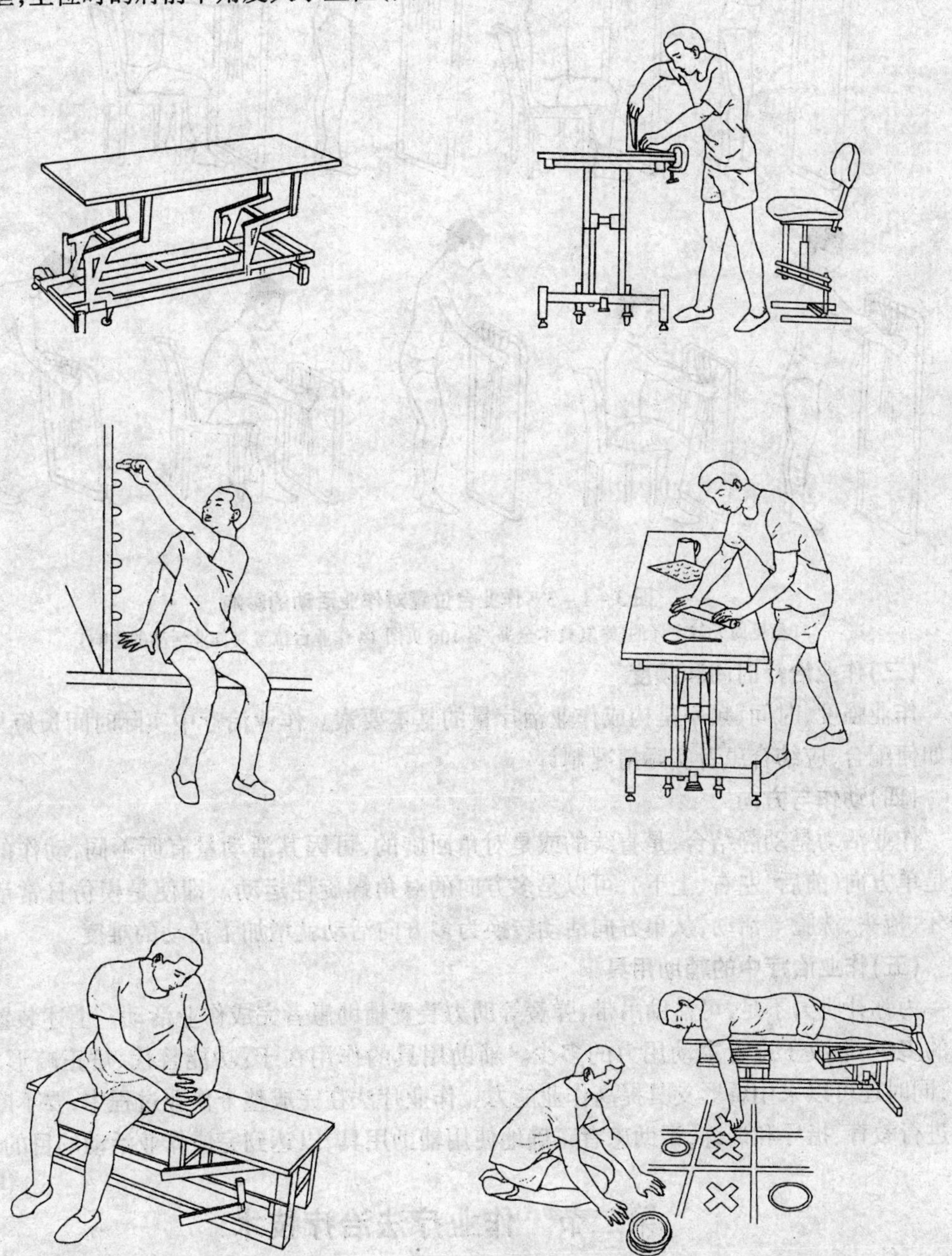

图3-1-2　可调式工作台

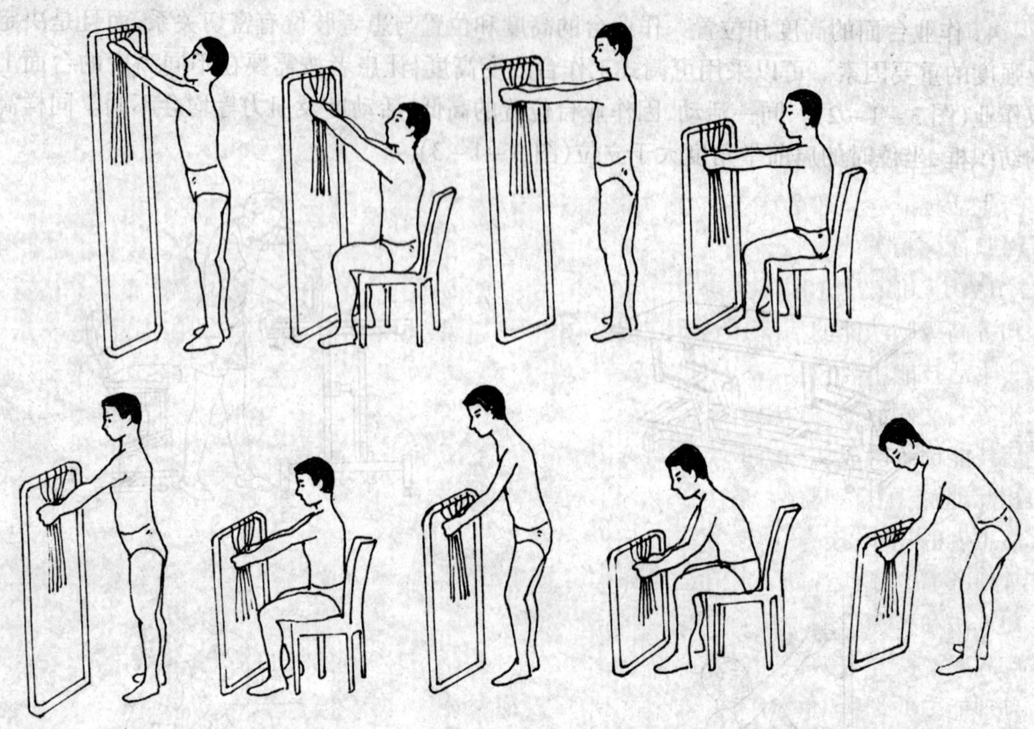

图 3-1-3 作业台位置对作业活动的影响

（参见周天健主译的《康复技术全书》第 106 页图 14 作业台位置对作业活动的影响）

（三）作业治疗时间和频度

作业强度、时间、频率是构成作业治疗量的基本要素。作业治疗中实际时间长短与休息时间如何配合，应结合患者实际情况制订。

（四）动作与方向

作业活动是动静结合，是直线的或是对角回旋的，可因其活动量有所不同，动作的方向可以是单方向（前后、左右、上下），可以是多方向的对角螺旋性运动。即使是模仿日常活动中的刷牙、梳头、洗脸等活动，从单方向活动转换为多方向活动就增加了活动的难度。

（五）作业治疗中的辅助用具

为弥补肌力不足，可借助吊带、弹簧等助力装置辅助患者完成作业活动。上述装置采用助力的多少，取决于患者主动用力的多少。辅助用具的作用在于：功能替代、矫正畸形、稳定关节，同时还可以采用矫形支具提高作业能力。作业疗法在完成整个作业过程中，要不断地对患者进行教育、指导和训练，帮助患者正确地使用辅助用具，以达到完成作业活动的目的。

第二节 作业疗法治疗技术

作业治疗技术有多种，可以按照作业的功能分类，通常包括自我照顾性作业、生产性作业和文娱作业；也可以按所需的技能进行分类，包括针对肌肉骨骼功能、感觉运动功能、感觉功能、认知功能、心理社会功能障碍。无论怎样划分，目前主要归类成以下几种技术：

一、按照作业功能分类的治疗技术

(一)生活技能训练

生活技能含义较为广泛，它既包括与患者日常生活密切相关的一些生活技能，又包含与患者回归社会相关的一些高级生活技能，相当于基本日常活动能力(basic activities of daily living，BADL)和工具性日常活动能力(IADL)。在BADL中一些只涉及躯体功能而不涉及言语、认知等高级脑功能的活动，为躯体性ADL(physical activities of daily living，PADL)。

生活技能主要包括：基本日常活动(自我料理、转移等)、家务(烹饪、照料、家务劳动、家人交流等)、文娱活动，概括如图3-2-1所示。这些是个体在社会生存中不可缺少的主要部分。生活技能训练的成功与否取决于本人、家庭成员及亲朋好友、医护人员、社区服务人员等之间的相互理解、配合和支持，取决于患者主观的愿望和客观的条件。作业治疗师的治疗应从仔细评估患者的功能、能力、愿望与需求开始，在确定其问题和选择治疗目标之后，就应当分析完成日常任务需要哪些帮助。所有帮助都基于问题解决的途径，用生物力学方法、神经发育方法、认知方法和行为学的方法，解决失能和增进独立生活的技能；用补偿的康复方法，解决永久性残疾问题。应充分认识到作业治疗师在其中的作用取决于患者所处的环境和需求。过去在生活自理能力的训练，是在医院或康复中心进行，而现代趋势是主张将这些训练放在家中或社区进行，其优点是更切合实际和节省经费。

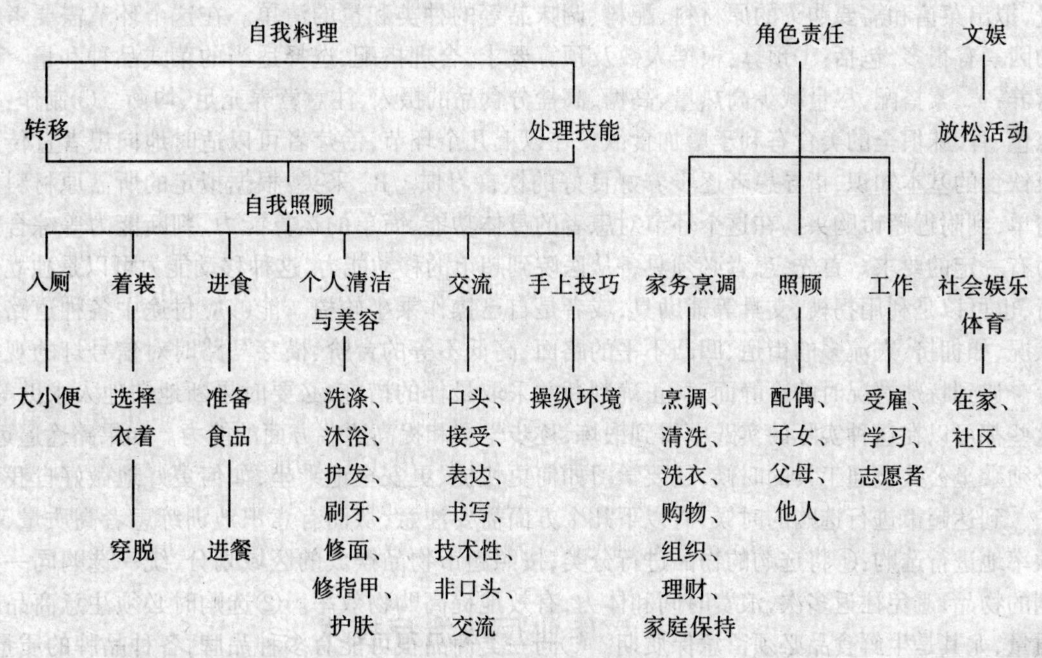

图3-2-1　生活技能的分类

1. 日常生活活动(ADL)训练　包括如穿衣物、准备食品和使用餐具进食、个人卫生(洗漱、沐浴、化妆整容、修甲)、用厕、移动(体位转换、床椅转移、坐站转换、步行、上下楼梯等)。如脑卒中后偏瘫患者需要训练单手化妆、剃胡须和穿衣裤等；颅脑损伤患者训练洗脸、刷牙等的程序和步骤，如何避免仅进食一侧的食物；髋关节置换患者训练洗澡、坐厕；截瘫患者训练自我清洁导尿、大小便控制和床椅转移；双上肢瘫痪的患者练习用辅助具帮助进食等。总之，作业治疗师训练用新的活动方式、方法，或应用辅助器具的帮助和使用合适的家用设施，指导患者用患肢或健肢代偿完成日常生活活动；并指导患者在日常活动中如何省力，如何减少能量消耗，如何改装家用设备，如何使用自助具以达到生活能力的完全自理。作业治疗部门应备有相应的日常训练设施，如洗漱具、进餐用具、坐便器、转移用具、厨房用具等，帮助患者进行 ADL 训练。详细内容参见《日常生活技能与环境改造》。

2. 家务活动训练　训练患者学会安排并进行家务活动，如烹调、备餐、洗衣、洗熨衣服、家具布置、居室清洁装饰、家用电器使用、幼儿的喂养和抚育、照顾老人、购物、理财、交通等作业的训练，并指导患者如何省力、减少家务活动的能量消耗，如何改装家用设备以适应患者的功能水平。训练残疾患者如何应用残存的肢体进行代偿性活动，如练习单手操作洗衣、做饭、叠被、擦地、洗碗等。同时可以借助辅助具操持家务，达到家务活动完全自理。这里重点以烹调和购物活动为例，介绍作业活动开展治疗的方法和程序。

(1)烹调活动　狭义地讲仅仅是炒菜、做饭，而从广义的意义来讲，它包含从构思、确定菜谱、购买材料、准备和制作等一系列复杂的程序，需要一定的思考和外出等能力以及动手操作能力，需要患者全面分析问题、解决问题，面对工作任务能够周密思考、全面规划的能力。

1)烹调活动的主要内容和程序：A. 计划：首先根据进食人数确定菜谱的内容和所需要的量，拟出菜谱和需要购买的原材料、配料、调味品等的种类和量的清单。在这个环节需要考虑的因素有很多，包括：①预算：根据人数及预算要求，合理搭配、选择适当的菜式品种和量。②营养：荤、素搭配，尽量减少高热量、高糖、高盐分食品的摄入，注意营养充足、均衡。③制作：注意色、香、味俱全的美食有利于增加食欲。在以上几个环节，治疗者可以适时地向患者宣传健康饮食的基本知识，指导患者逐步养好良好的饮食习惯。B. 采买：根据拟定的所需原材料的清单，到附近超市购买。在这个环节对患者的身体功能、简单的运算能力、判断能力等综合能力有一定的要求。首先，患者必须具备从医院到超市的移动能力，这种移动能力可以是独立步行，也可以是利用拐杖、支具等辅助具，或者是自己操作乘坐轮椅。能够应付途中各种道路的状况，如拥挤、人流多的街道、凹凸不平的路面、高低不等的台阶、横穿马路时对信号灯的观察等。遇到特殊情况时的冷静面对、正确判断并采取最佳的措施，必要时果断地向他人求助等，这些都可以在这种实际的实践中得到锻炼，逐步学会和提高这些方面的能力。如果路途遥远，必须乘坐公共交通工具的时候，还要学习如何更快捷、更安全地乘坐，如何更好地做好自我保护。到达超市进行选购的时候，有以下几个方面需要注意，从而有意识地训练患者高质量、高效率地进行选购：①将选购的物品进行分类，按照超市物品摆放的区域划分，统一选购同一类别的物品，避免往返多次，浪费时间和体力，有效地提高购物效率。②选购时必须注意商品的质量，尤其是生鲜食品必须留意保质期。③同一类商品很可能有多种品牌，各种品牌的质量、价格也会有所不同，这时需要患者从预算、所需要的量等个方面进行综合判断。④在收银台结算的时候，患者心中应有大致的估算，收银员报出金额之后能够取出合适数量的钞票，并通过简单运算，得出应找回的零钱，核对后再次确认自己购买的商品是否全部装袋带走。C. 制作：

这个环节包括对采购来的原材料进行整理、清洗、切、拌、炒等加工的一系列过程,对患者的身体功能尤其是身体的耐受力、上肢的基本功能要求比较高,还需要具备烹调技术方面的基本知识。D.进餐:包括餐前准备、进餐和餐后整理等内容。全部由患者亲历亲为的优点在于培养患者的责任心和工作有始有终的良好习惯。

以上是烹调作业活动所包含的主要内容,根据患者的需求,治疗者可以选择以小组的形式或者个人单独训练的方式来实施。另外,实施这项活动的时候,并不一定一次作业治疗就必须全部完成,也并不一定每一个人从开始到结束都亲自动手,有时患者自身处于这个活动的小组成员中,就是作业治疗的目的所在。因此,必须根据患者的需求,根据为患者选择这项作业活动的目的所在,来适当安排。总之,指导患者参加烹调这项具有实际生活意义的活动时,十分有利于患者从心理到身体两方面功能的改善,是一项对患者尽早回归家庭、回归社会具有推动意义的活动。

2)烹调作业活动的主要作用:①心理方面:烹调作业活动与其他治疗方法不同,它脱离了被动接受的模式,鼓励患者自己动手,而且活动场面欢快、热烈,有利于改善患者的不良情绪,并提高患者的兴趣,有效地帮助患者将治疗变被动为主动。愉悦的氛围、成功的喜悦,使患者在医院体会到家庭生活的乐趣,有助于患者坚定地走向自立的信心。②烹调活动的全过程,实际上还是对治疗效果以及患者目前状态的全面评价过程。日常训练的内容,是否真正对实际生活有意义,为患者制作的辅助具,在关键时刻能否发挥应有的作用,患者手的功能在哪个环节还存在问题,都将会在活动过程中表现出来,而且能够非常直观地发现问题所在并及时进行调整。③患者通过参加烹调活动的全过程,可以学习如何有计划、有秩序地完成工作任务,学习全面思考问题的方法,有助于帮助患者合理安排生活,促进患者更进一步接近家庭、接近社会。④通过烹调活动,可以适时地向患者介绍健康的饮食、生活方式,指导患者在今后的生活中如何更好地摄取合理、营养均衡的饮食,逐步培养健康的饮食和生活习惯。⑤烹调活动对身体功能的作用当然是不言而喻的。它对身体的耐久力、姿势保持能力、移动能力、上肢应用能力等全面综合的能力,都有提高和改善作用。

3)开展烹调活动时的注意事项:①预算:合理计划,适当安排。这也是训练患者生活能力的目的之一。②健康饮食:确定菜谱应考虑荤素搭配,营养平衡,避免过多摄取糖和盐。③水、电、煤气的严格管理,严防跑、冒、漏。④活动过程中由于需频繁使用刀、火等危险品,必须注意保证安全。⑤注意饮食卫生:加强食品保管工作,防止使用和食用过期食品。

(2)购物活动:购物是每个人维持正常的基本生活和社会生活所必需的技能之一。看似简单的购物活动,包含了从计划、预算到实施行动等一系列动作和行为,需要一定的智力水平、合理的计划能力、外出所必需的行走或利用交通工具等移动能力、拿握物品等肢体功能,以及简单的运算和金钱管理能力等多方面的综合能力。为了训练患者独立生活的能力,适应回归社会、回归家庭的需求和目标,作为生活能力训练的一部分,作业疗法经常将购物活动作为一项治疗内容之一而加以应用。另外,与购物活动相类似的活动,还有组织患者到茶餐厅进餐或者喝茶,同样可以为患者提供接触社会、与人交往的机会,收到学习和利用公共设施的效果。

1)购物活动的治疗意义:A.合理的计划:要求患者能够明确自身所必需的物品,包括食品、衣物、日用品等。除目前必需品,还应预见即将消耗完的用品(如牙膏等洗漱用具),尽可能一次购置完全，避免遗漏，但是，也不能任意大量购置，必须明确不必要的物品以及各类物品的需要量，避免购买闲置品和过量储存。最好事先列出购物清单。B. 明确的预算：每月的生活费用应有基本的预算，要根据财务状况合理安排，避免超支。每次外出购物时，应根据需求携带适量的现金。C. 移动能力：无论是独立步行还是利用拐杖、轮椅等的移动方式，都需要面对各种各样的道路状况，例如：街道上的人流和车流的多少不同、路面的平整状况及宽度不同、路边台阶的高度也不同，街道或商店是否有无障碍设施、医院到商店之间是否需要横过马路，是否设有信号灯等，这些条件都是影响患者能否顺利完成购物活动的因素。甚至记忆能力、智力水平、认知状况也或多或少地产生一定影响。D. 在商店内的选购行为所必需的能力（以超市为例）：①按照物品分类和物品摆放位置的顺序选择所需的商品，避免多次往返，保证工作效率。②在同一种商品的不同品牌中适当地进行选择。注意商品的有效期限、根据自身病情选择诸如低盐低糖低脂肪的有利于健康的食品。③选取的物品尽可能按照生、熟以及食品和其他日常用品尤其是含有化学成分的物品分别放置。④拿取所需物品时的肢体功能，包括上肢的伸展、手指的抓握能力等。⑤乘轮椅的患者不便拿取高处物品的时候或者遇到其他困难的时候，能够适当地向他人求助。⑥按照商品分类分别将物品装入购物袋，同时核对商品与购物小票是否相符，离开时确认带走所有购买了的物品。⑦所有购物活动过程中，应注意保持待人的基本礼节和友好态度。

2）活动过程及注意事项：①首先列出购物清单。②在前往商店的路途中，可能会遇到各种情况，治疗者应随时提醒患者注意来往车辆，尤其横穿马路时，必须确认信号灯。③根据训练重点的不同，决定治疗者是否跟随患者购物。④归途中，如有物品过重引起疲劳情况出现，可适当进行休息。⑤为避免不必要的忙乱，购物活动应避开休息日、节假日以及上下班人流高峰时间。

3. 文娱和游戏疗法（recreation and play therapy） 健康的生活来源于身体、精神心理以及社会三个方面有机地统一协调。作业治疗中治疗性游戏的价值正是这三方面有机结合的体现。不论是在儿童、成年或是老年人，治疗性游戏在其作业治疗中应用广泛，效果明显。治疗性游戏的治疗作用体现在身体方面，有助于提高肢体肌力、关节活动度和改善肢体的协调性；在精神、心理方面，可调节情绪、消除抑郁、陶冶情操、振奋精神；在社会教育方面，可改善社会交往和人际关系。指导和组织患者参加有选择的文娱休闲活动，让患者在休闲活动中调整、放松、改善身心健康。常用的文娱项目包括旅行、舞蹈、戏剧表演欣赏、划船、钓鱼、棋艺、看电影、唱歌、跳舞、戏剧和音乐表演与欣赏、琴、棋、书、画、球类活动等。通过有选择的集体游戏和活动，提高患者的参与和合作能力。治疗性游戏内容很多，可以自行设计，目的是通过游戏改善患者的体力、智力，使患者在娱乐中达到作业治疗的效果。这里重点介绍排球活动。

（1）排球活动 排球是人们喜闻乐见的球类运动项目和竞赛项目之一，在我国十分普及。排球比赛的过程中，需要队员精神高度的集中，身体超强的耐久力，而且还需要身体的协调性、柔韧度以及对球的判断、控制能力，另外，排球和其他集体项目一样，与其他队员的配合也十分重要。正因为上述特点，排球作为一个治疗项目被广泛应用于康复医疗之中。在作业治疗领域，通过这项活动，既能收到提高身体功能的效果，同时能够获得精神功能方面的改善；通过活动，患者有机会接触到形形色色的人和事，能够有效地丰富其生活内容和扩大其生活圈，有助于改善患者的生活态度，充分体会运动带来的愉悦和乐趣，并坚定生活的信心。

脊髓损伤患者进行排球活动时，通常根据患者的功能水平和治疗目的对场地及其规则等方面做一些调整。最常见的是调整内容，是将排球改为气球，这样可以有效地减小球的质量和运动速度，非常便于患者对球的控制。另外，降低球网的高度，缩小场地的面积等方法，对相对减小活动难度、降低对身体活动度的要求等方面，都是十分行之有效的措施。

1)场地要求和所需器材：①场地要求：一般排球比赛场地为18m×9m的长方形，球网的长度为9.5m，宽度为1m，男子竞赛时球网上方距地面高度为2.43m，而女子以及大、中、小学生可适当调整高度。因此，开展此项活动至少需要20m×10m的场所，而且需要在7m高度的空间内，无任何障碍物；球场地面必须平整，地板要防滑。室内排球比赛的场地一般如下设定：球场为3m×6m的长方形，球网高度为1.2m，屋顶高度应在5m以上，气球最好为25cm×40cm左右的椭圆形。②所需器材：皮尺、胶带、球网及固定架、裁判台、排球或气球数个、记分板、哨、小旗子、记录用具、参加者的运动装。

2)注意事项：①参加者应该遵守以下规则：尊重裁判和对方队员；不得故意犯规，犯规后不得故意隐瞒；不得无故拖延比赛。②此活动消耗体力较多，注意适当休息，避免引起过度疲劳；应预备足够的替补人员，必要时随时换人。③准备饮用水、手巾等。④确保安全，防止跌倒等意外情况发生，必须配制足够的医务人员，预备药箱，准备必要的外伤用药以备急需。⑤可在参赛者腕关节和膝关节等容易受伤的部位加以防护。⑥通过对场地进行必要的调整之后，可增加或减少参加者的人数。

(2)室内游戏　许多室内游戏项目十分适用于脊髓损伤、偏瘫患者，尤其在恢复初期，身体平衡、坐位耐久力等都需要增强，采取一些室内的游戏、游乐项目，既能够收到良好的治疗效果，也可以有效地缓解患者的紧张情绪，调节气氛，达到娱乐的效果。日常的室内娱乐项目都可以利用，比如棋牌类，进行游戏的过程本身就是对身体耐力的一种训练，而出牌、出棋时的身体前后移动，又可以达到锻炼坐位平衡的目的。为便于患者抓握棋子，可以对棋子进行改制，如将棋子加大，或在棋子上固定环扣和小钩子。套圈、投篮等集体游戏项目，由于是在身体的移动过程中做出动作，所以对平衡能力的要求更加严格。套圈、投篮的距离以及圈、球的重量等对动作完成的难度影响很大，因此，需要根据患者的具体情况加以选择。表3－2－1列举了一些常用的治疗性游戏。

(二)工作和职业技能训练

工作和职业技能训练(work and vocational skills therapy)是作业治疗中的一个重要治疗内容之一。作业治疗师在确定治疗方案之前，除应了解患者的功能、能力以外，还应结合职业咨询和职业前评定以及患者的意愿，在此基础上选择和确定合适的治疗方法，组织患者在专人指导下参加适当的工作和生产劳动，以转移患者注意力，调整精神和心理状态。

选择适合自身情况的基本劳动和工作技巧，如木工、纺织、车缝、金工、皮工、黏土、制陶、机电装配与维修、办公室作业(打字、资料分类归档)等，作为恢复工作前或就业前的训练，应根据患者的年龄、性别、技能、专长、兴趣、目前身体的功能状况及预后、就业的可能性，是否需要改变工种或恢复伤病前的工作等，向患者提供有关就业的意见和建议，并选择有关作业活动对患者进行训练，以帮助其恢复基本的劳动和工作技巧，从而达到改善和提高其功能，促进回归社会的功效。在正式从事职业工作前,先进行体能、技能、心理等方面的训练,为患者顺利就业创造条件。常用的方法有(表 3-2-1):

表 3-2-1 常用的治疗性游戏

项目	方法	治疗对象	治疗作用
单人象棋或跳棋	棋盘上有横竖各三排共 45 个孔,44 个粗细孔匹配的棋子,可以多人同时进行	肩、肘、腕、指功能障碍者	改善身体的平衡能力和肌肉协调控制能力,开发智能
圈和插游戏	在地板上画一井形成 9 格,2 人各有 5 个圈或叉作为棋子进行对抗	同上	同上,提高空间想象力
弄球疗法	用两个核桃置于一手掌中,以五指拨动旋转,使手腕及掌指关节得到锻炼	治疗手指麻木、冰冷,手臂瘫痪(不完全性),关节活动不利	提高上肢(尤其前臂及手部)肌肉的肌力、肌张力及运动灵活性、协调性,改善局部血液循环
"健身球疗法"	用一种手转动时能发出悦耳音响的健身球,所用的钢制空心球有不同的大小和重量(从直径 5cm,重 530g 至直径 40mm,重 230g)	同上	改善手协调,舒筋活络、益气活血、健脑安神等保健作用,锻炼时宜两手交替操作
集体跳舞	2 人以上的患者围成圈,在音乐的伴奏下跳集体舞	脑损伤、脊髓损伤患者	提高身体平衡协调控制能力和转移能力,有利于情绪的调整和与他人的合作
计算机游戏	计算机上输入游戏软件供 1~2 个患者操作	神经损伤有肢体功能障碍、认知障碍、言语障碍者	改善感觉运动精细控制功能。提高注意力、记忆力和思维能力,辅助言语交流
搭积木	将不同厚薄的积木堆积成柱,至少 2 人分别抽取积木而不让立柱倒下	运动控制障碍、共济失调者	提高精细协调控制能力,改善空间定位能力和集中注意力

1. 木工作业训练　木工作业动作较多,但其中具有代表性的作业动作是锯木、刨削和钉钉三种。主要适用于上肢肌力较弱、上肢关节活动度受限、手部肌力较弱、手指精细动作协调性差者。禁用于平衡困难、认知及感觉障碍、精神障碍者。在木工作业的一系列制作过程中,需要对木材进行锯刨、削磨、敲击等多种加工程序,因而,对能够有效地提高身体尤其是上肢的力量有帮助。而且,不同的动作所利用的关节、肌肉各不相同,故能够选择性或全面地改善上肢功能。同时,对于强健体魄、增强体力也是极其有效的一种作业项目,经常被利用在脊髓损伤患者的治疗训练方面。

由于对木材的加工过程,可以根据制作作品的规格、精致程度等,很容易地分成简易工程或复杂工程,患者既可以自始至终参与木工作品的全部制作过程,也可以针对性地选择某一个程序反复练习。因此,十分便于不同水平以及不同目的的患者选择不同难度、具有针对性治疗的项目,是一项比较受男性患者欢迎并采用的治疗、训练项目之一。

(1)开展木工作业所必须准备的工具　包括:①制图工具:纸、钢尺、铅笔、橡皮、圆规、参考书。②锯、刨工具:作业台、手锯(各型号)、刨(各型号)、电锯。③组装用具:锤子、钉子、改锥、钳子、砂纸、白乳胶、腻子。④着色用具:毛刷、容器、油漆、抹布。

(2)所需材料　木材、板材。

(3)作业程序　首先确定制作作品的用途及名称。根据治疗目的,由患者自行决定或者由治疗者协助决定。但是要注意,即使由患者自行决定,治疗者必须对患者全面考虑,给患者一个合理的建议。具体作业程序是:①制图:根据作品的功能和用途,决定作品的形状、规格,画出作品成品图以及所有部位的形状,并标出规格尺寸。②选材:根据作品的功能和用途,选择合适的木材。③取材:按照图纸规定的规格,用铅笔在选定的木材上画出标记,然后利用电锯或手锯,沿标记锯开。④对木材进行加工:用刨子、锉刀、砂纸等工具将材料细加工。⑤组装:将所有按照图例加工完成的材料进行组装。一般较小的作品仅用木工白乳胶加以固定即可,必要时再使用钉子。组装时,需在结合部的每个面上涂抹薄薄一层乳胶,拼装后用重物施压,直至乳胶干燥。而多出来的乳胶应在其干燥之前擦干净。组装后出现的细小缝隙,可用腻子或用乳胶混合少许锯末填补。⑥刷漆:在着色之前,需再用细砂纸将作品外表仔细打磨,选择适当种类的漆以及颜色,均匀刷漆。⑦干燥:完成之后,将作品置于洁净、通风之处进行干燥处理。

(4)注意事项　①此项作业活动相对消耗较大的体力,应注意调节作业时间,作业过程中穿插休息,避免引起患者过度疲劳。②进行此项作业活动时,会不可避免地产生噪音和粉尘以及刺激气味,应注意选择恰当的场所,避免对其他患者产生影响,刷漆阶段产生刺激气味,应随时通风换气,必要时戴上口罩,避免对呼吸道的刺激,患有呼吸系统疾患的患者应慎重使用。③此项作业活动频繁使用锯、刨等刃具,必须对工具进行妥善保管,使用时要确保安全。使用过程中如果有破损情况发生,需及时修补确保患者随时使用。④取材时,必须将锯开的每块材料的用途和位置名称用铅笔在材料的背面做记录,避免造成混乱。⑤取材的质量直接影响作品的完成效果,因此,取材过程中对材料的固定以及锯子的抓握方向等应加以注意,防止由于木材的移动或者锯的倾斜,造成材料规格的短缺。⑥取材过程中,将木材锯开后,边缘比较粗糙而且锋利,容易伤人,应及时处理,必要时可将边缘的直角部分刨成圆边。⑦刷漆时为避免污染地面或桌面,应事先铺垫废旧报纸。

2. 拉锯作业活动

(1)治疗作用　增强上肢诸关节活动范围,主要是增强肩关节、肘关节和躯干的屈曲、伸展动作;增强上肢肌力和耐力。

(2)操作方法　拉锯操作比较简单,主要是固定、平稳而均匀地使用拉力即能完成。

(3)注意事项　值得注意的是作业活动中的安全,根据患者作业时的姿势、肢位,确定采用安全带、带安全帽和防护眼镜,以防患者在作业活动中跌跤和锯屑进入眼中。

3. 刨削作业活动

(1)治疗作用　增强双上肢及手部的肌力和耐力,以及扩大躯干的屈伸活动范围。

(2)操作方法　为使刨削作业成为治疗性操作,需要注意操作的高度和改变刨削角的大小。刨削操作对两手肌力和协调性要求很高,正常人也不容易做好。刨刃大小和切削角的不同,它所产生的阻力也不一样。使用的刨削材料性质、大小、长度、形状的不同,其阻力和效用也有很大的差别。刨长的木材,能改善肢体和躯干的活动范围;刨硬质的木材,可以增强肌力。

4. 钉钉作业活动

(1)治疗作用 提高手眼的协调性;改善肘关节伸屈,前臂的旋前、旋后,腕关节的掌屈和背屈功能;可提高手的抓握能力;增强手部及上肢的肌力。

(2)操作方法 钉钉作业一般是以非利手的手指夹持钉子,用利手握紧锤子向下敲,进行准确的捶打动作。抓握锤子的方式和上肢关节活动的方向不同,选择不同的钉子和锤子大小,会产生不同的治疗性操作效果。

5. 黏土作业训练 黏土作业有使陶土成型、着色乃至烧成陶器的复杂的作业过程。也可采用橡胶黏土加以造型和着色。市场上出售的硅胶土(泥)可代替陶土。主要适用于:手部肌力差、手部关节活动受限、手指精细动作差、双手协调性差者。禁用于:皮肤破损、手部肌力严重低下、精神障碍者。

6. 调和黏土作业训练

(1)治疗作用 可以改善两上肢粗大动作的协调性;改善肘关节伸展活动范围,增强肌力。

(2)操作方法 调和黏土时,要把黏土的土质和匀,把所含的气泡挤出。这是重要的准备工作。患者调和黏土时的姿势,可以是立位,也可以是坐位。为了帮助上肢的伸肌力量,可利用躯干屈曲动作和上半身的重量,作为上肢伸展动作的辅助力量,从而使压挤及调和黏土的动作更容易些。

7. 黏土造型作业活动

(1)治疗作用 可改善拇指及四指的伸展、屈曲、对指、内收、外展的精细动作;增强手的肌力和提高其动作的协调性。

(2)操作方法 撮捏和线圈造型,是用两手手指撮捏调和好的黏土,先做成条状,再把黏土条围成圈,然后进行制品形状的操作。这种操作,包括拇指、四指的全部动作,既要细致,又要灵巧,是训练协调性和手功能的最佳方法。

8. 硅胶土作业训练 硅胶土又名塑胶泥。使用硅胶土进行作业活动,适用于:手的精巧性训练、增强手指肌力和关节活动范围。禁用于:皮肤破损、手部肌力严重低下、精神障碍者。治疗作用同黏土造型作业活动。操作方法为用双手调和硅胶土,并将其塑型。

9. 纺织作业训练 纺织作业训练是以纺织机为器械进行操作的作业活动。在选择纺织机作业时,必须考虑患者的体力、肌力和活动范围。适用于:手眼协调性差、关节活动范围受限、双受协调性差、手指精细动作差者。禁用于:认知功能障碍、严重视力功能障碍、共济失调、帕金森病患者,结核、关节炎急性期和腰痛者不宜。

(1)治疗作用 改善腕关节的掌屈和背屈功能,扩大关节活动范围;增强肩、肘关节屈曲、伸展的活动能力,特别是肩关节的外展和内收运动;提高手的抓握能力,腕关节的稳定性以及手和眼的协调能力。

(2)操作方法 第一步是在经线之间做出间隙的操作。用手握往上卷轴,腕部做屈伸动作,脚踩踏板,使前后排列的两个综片框上下移动。第二步使用梭子把纬线穿过经线间隙。第三步是利用箝进行扣打,目的在于调整纬线间隙,锁紧布纹。

(三)工艺和园艺疗法

应用手工艺进行治疗(arts and crafts and horticultural therapy),如泥塑、陶器、工艺编织(藤器、竹器、绳器等)。盆景疗法属于园艺治疗,在设有园圃的疗养院和康复中心,可组织盆景欣赏,或组织患者参加盆栽、制作盆景,通过选种、备料、剪枝、造型、浇水或园艺设计等作业进行治疗,转移患者对疾病的注意力,训练手功能,并可获得对劳动成果的满足感。具有身心治疗价值,既能改善手的细致功能活动,训练创造性技巧,又可转移对疾病的注意力,改善情绪,这里介绍几种常用的工艺手法。

1. 绳编工艺　绳编工艺顾名思义就是利用线绳编结出装饰品、生活用品等的过程。该工艺活动盛行于全球,通过对线、绳、索的编结,可以制作出苫布、挂件及其他装饰品。我国特有的一种工艺品中国结,就是绳编工艺的代表作。绳编工艺操作简便,不需要特定的场所和特殊的工具,无污染、无噪音也基本没有危险性,而且用途广泛,患者非常乐于接受,所以,是一种十分便于利用的治疗、训练方法。

(1)治疗作用　对于偏瘫患者的平衡能力、耐久力、手眼协调性、双手协调能力以及手的精细动作等都有不同程度的改善作用。绳编工艺可以设计成为多人参加的小组活动,由多人共同参与编结完成一个作品。并且,可以通过作品大小的变化、绳索粗细的变化、花样编结难度的变化等,来调节作业的难易程度和训练目标的着重点。例如:以改善肩关节运动范围为目的而选择此项作业活动时,可选择编结诸如门帘一类的大型作品,因为较大的作品需用的线绳比较长,需要肩关节做大范围的运动才能完成编结的动作,从而达到提高肩关节运动能力的目的。而在试图通过此项作业活动提高手指精细动作的情况下,就可以选择一些小型精致的作品,并选用较细的线绳来进行操作。绳编工艺所需要的工具包括:薄板、图钉、剪刀、卷尺、钩针、透明胶布、夹子、参考书籍。所需材料可用于编结的各种丝绳、线绳等。

(2)制作方法及注意事项　①在进行编织之前,有必要先学习和掌握编织的基本方法,能读懂图案参考书籍的诸如各种符号所代表的意义。②准备单色中粗线绳若干条。根据制订的作品规格预先留出适当的长度,一般情况下,预留线绳的长度为作品所需的5倍。③编结起头部分,将一端的长线绳横向起,从相邻的线绳开始,依序在长绳上编结。④开始编结花样部分,以4条线绳为一组,每组以中间两条为芯,外侧两条编结,编结两个动作为一个花样。⑤第一行编结完毕,开始编结第二行花结时,花样要互相交错,即应以第一行两个相邻花样外侧的线绳为芯,用分别与其相邻的线绳编结,并依此类推。⑥编结结束收边时,采用起头部分的编法,将剩余较长的一侧棉绳当作“芯”横向拉起,将其他棉绳在其上按顺序分别编结。⑦将两侧的残留棉绳用剪刀裁剪整齐即可。线、绳的断口容易脱落,利用透明胶布缠绕断口即可防止。⑧编结时应用力均匀,避免线绳过紧或过松,否则会影响作品的效果。⑨编结较长作品的时候,因需用比较长的线绳,末端很容易被拖于地面而被污染,所以必要时,需将线绳卷成团并稍加固定,随用随放。⑩线编织过程中有时会产生细小的绒毛,刺激患者呼吸道,因此,对于有呼吸系统疾患的患者,应该谨慎使用此项作业活动。

2. 绘画活动　绘画活动是人类最早的艺术形式之一,是人类在生产劳动过程中,利用笔、墨、颜料、纸、布等绘画工具和材料,通过线条、明暗、色调、透视及构图等方法,进行创作表现社会生活的过程。绘画活动需要掌握用正确的方法观察事物,结合大脑进行分析,再通过手表现出来。

(1)治疗作用　力求通过绘画创作过程,提高患者精神集中力,改善手、眼协调性,稳定情绪以及丰富生活体验和促进与他人的交往、适应社会的能力。绘画的形式也是多种多样,因人而异、因目的不同而分别进行选择。偏瘫的患者可以采用以下任意一种方式进行训练。

(2)绘画方式　①涂色:在原有的图案上着色,可以采用彩色铅笔、蜡笔、水笔、水彩颜料等任何画笔,依照图书上的颜色涂色,也可以根据个人的爱好选择颜色。图案的繁简程度,需要根据患者的功能水平来选择和确定。②拓画:同样可以任意选择线条的粗细和图案的繁简程度。另外,使用毛笔进行拓画的难度大大高于使用铅笔进行操作,毛笔的运用对腕关节的稳定性有极高的要求。③临摹:较适合于单人治疗活动。④速写:采用小组活动的方式,比较便于患者之间的交流。⑤素描:对作品完成度的要求伸缩性比较大,需要极大的耐心和韧性。⑥创作:最能够表现创作者内心活动的方法,除单人创作之外,可以应用于小组活动。

(3)工具和材料　绘画用纸(各种规格)、笔类(铅笔、彩色铅笔、水彩笔、毛笔等)、橡皮、圆规、直尺、小刀、颜料、容器、画板、定画液、美术参考书等。

(4)活动过程及注意事项(以涂色为例)　①准备轮廓线条图以及彩色水笔或铅笔。②指导患者按照自己的爱好,将图涂上适当的颜色。根据需要,也可以指示患者按照要求涂色。③可以选择一种图案复制后多次进行涂色训练,记录并每次创作的日期,以便于今后进行比较;也可以选择多种图案,按照先易后难的顺序进行涂色。注意在初期不宜选择过于复杂的图案。④以小组的形式进行活动时,必须事先做好充分的准备工作,绘画用具必须准备人手一份。

3. 刺绣工艺　刺绣是利用针和丝线在稠、布上作画的一种民间工艺。传统的产品有著名的苏绣、湘绣、蜀绣等。现在,利用传统刺绣的手法,采用单纯的图案,利用毛线进行刺绣,制作出粗犷、质朴的作品也不少见。

(1)治疗作用　刺绣尤其是进行传统的精细的刺绣过程中,要求精神高度的集中,并且需要在作业过程中始终保持这种状态。另外,对姿势的保持能力、肩关节的稳定性、手指的精细动作等身体功能也有较高的要求。作业疗法就是利用刺绣工艺活动的这些特点,将其应用于偏瘫患者的作业治疗中,力求提高和改善患者的各种功能。

(2)材料和用具　绣花针、绣花绷子、纸、铅笔、皮尺、剪刀、粉饼、复写纸、参考书籍和图案、布(各色棉布、稠布或者各色粗布)、各色绣花线等。

(3)制作过程和注意事项　①首先确定制作作品的用途以及规格。②确定图案和绣线的颜色。③在准备绣花的部位用绣花绷子绷紧绣布,从背面开始进针,按顺序刺绣,直至全部绣完。④根据训练的目的,使用健侧手或者患侧手进行刺绣。如果是以改善患手的精细动作为主要目的,使用健侧手把持绣花绷子;以训练患侧手作为辅助手为目的的时候,应注意用患侧手平稳地把持绣花绷子;而以休闲娱乐为主要治疗目的的时候,治疗者应设法制作固定绣花绷子的辅助器械。⑤绣制完毕以后,需清洗台布,注意将被污染的部分和图案的痕迹洗涤干净并熨烫平整。⑥刺绣的部分应始终位于绣花绷子的中央部分,刺绣过程中,应按照作业进度随时调节。⑦注意绣线不要拉得过紧,避免绣布出现皱褶。⑧一次取线的长度不宜超过 80cm,过长容易打节,过短会遗留过多的疙瘩。

4. 蜡染工艺　蜡染是利用蜡的防染作用,将融化了的蜡液自然点缀在或者将图案勾画在蜡画坯布上，蜡液凝固成蜡块之后浸入染液，染液自然地浸入蜡块产生的裂纹中，形成人工难以绘制的图案。

(1)治疗作用　在作业治疗中，可以充分利用蜡染技术的可塑性和随意性，鼓励患者积极地动脑、动手，促使患者通过进行这项活动，极大地发挥想象力和创造性，同时，在身体功能方面获得提高和改善。与其他多种活动项目一样，治疗者可以根据患者的具体情况和需要确定小组活动的形式或者个人治疗。

(2)工具和材料　放置蜡的容器、盛放染料的容器、加热炉、海绵或纱布、毛刷或毛笔、小木棒、橡皮筋、竹夹子、棉垫、毛巾、白粗布或绸布

(3)制作过程和注意事项　①选用适当规格的白布作为蜡染坯布，并将坯布平铺在桌面上。②将适量的蜡块置于容器中，放置在加热炉上加温，直至蜡块融化。③蜡块融化后，蜡液本身以及容器温度较高，应加以注意。将容器从加热炉上移开时，应使用毛巾衬垫，防止烫伤皮肤和损坏桌面。④用毛笔、毛刷或海绵、布团等蘸取适量蜡液，随意涂在坯布上。偏瘫的患者可以利用 Bobath 握手的方式，利用双手把持用具，对于训练利手交换抓握的患者，需根据具体抓握功能，适当地将染蜡用具加以调整。例如，可以将海绵或若干层纱布捆在稍粗的小木棒上代替毛笔或毛刷，便于抓握能力受限的患者使用。⑤加热融化后的蜡块，在自然温度下放置一段时间后，会再次凝固，所以应根据需要随时加温。⑥坯布上的蜡液自然干燥以后，将坯布浸入染料容器，并使用竹夹子不停搅拌。⑦待染至满意的颜色时，捞出坯布，再放入清水中煮沸，直至将坯布上的蜡斑完全融化，这时就可以清晰地看出染后的花纹。⑧将坯布悬挂晾干。⑨蜡液滴落在桌面或地面后，非常不易清洗，所以，进行活动之前应在坯布下面和地面上，铺垫废报纸以防污染。着色后将坯布放入清水煮沸的程序，需要特殊的技巧并具有一定的危险性，最好由治疗者操作。

5. 瓷片工艺　瓷片工艺就是将瓷片、玻璃或者鸡蛋壳的碎片，按照一定的图案进行拼接，制作出的工艺作品。瓷片工艺作品制作过程简单，患者容易理解，操作方便，作品美观、粗犷、朴实，实用性强，而且适用于男女老幼以及所有年龄层次的患者，是极易推广普及的作业活动之一。另外，此项作业活动既可以采用个人治疗来制作小型物品，也非常适合于小组治疗来集体创作大型作品，并可以通过对作品图案的复杂与简捷的选择，来适当调整制作过程的难易程度。

(1)治疗作用　提高身体协调控制能力，改善高级脑功能。

(2)工具和材料　木板、瓷片、玻璃或鸡蛋壳的碎片、笔、颜料、白乳胶、石膏粉、石膏容器、砂纸、瓷片夹子、镊子、图案书籍等。

(3)制作过程和方法　①首先在选好的木板上钩画图案，并确定各个部分的颜色。②将各种颜色的瓷片用专用钳子夹碎，碎片的规格最好一致。③用小木棒将白乳胶涂抹于碎片背面，按照图案粘合在木板上。④为了防止碎片伤及皮肤，而且更便于精细操作，可以用镊子夹住瓷片进行操作。⑤瓷片全部拼贴完毕后，放置于通风处自然干燥。⑥乳胶完全干燥之后，进行填充缝隙工作。将石膏粉用水以约 2:1 的比例搅拌均匀以后，置于平放的作品之上，用橡胶刮板在作品表面反复均匀地刮、涂，将石膏均匀地填满瓷片之间的间隙。⑦在石膏未完全干燥之前，用湿布擦拭作品表面，把残留于瓷片表面的石膏擦拭干净。

(4)注意事项 ①首先应避免选择过于复杂的图案,因为用形状不规则的瓷片很难表现非常细微的部分,采用夸张、粗犷的线条也许会收到意想不到的效果。②粘贴时避免将乳胶涂抹在瓷片表面,否则后期较难处理。③同一个作品中,即使不同颜色的瓷片也要尽量采用同一规格,而且,瓷片间距要尽量保持一致,一般情况下,如果制作 20cm × 20cm 规格的作品,瓷片间隙以 1 ~ 2mm 左右为宜。这样才能确保作品的美观。④夹碎以后的瓷片形状极其不规则,边缘也十分锋利,可以利用砂纸打磨瓷片边缘,既可以防止皮肤受损,也可以对瓷片的形状稍做调整。⑤在进行填充石膏作业和擦拭作品表面的工序时,应避免直接用手操作,以免受伤,可以戴手套加以防护。⑥为增加作品的美观性,在进行填充作业时所使用的石膏粉中,可以根据作品需要适量添加水彩颜色。⑦可用蛋壳替代瓷片,同样可以收到良好的效果。

6.剪纸工艺 剪纸是用剪刀或刻刀,将纸镂空一部分之后而形成一幅图画、图案或文字的过程,又称为刻纸、窗花和剪画。剪纸工艺活动既可以单纯制作剪纸,也可以将剪纸作品应用于其他作品上,或者进行套色处理,都会使剪纸独具风格。例如,贺年卡上如果加上自己创作的剪纸作品,会令人耳目一新。

(1)治疗作用 通过剪纸活动,既可对患侧手进行辅助手的训练,也可以通过患侧手对剪刀的操作进行手灵巧性训练,同时也可使患者注意力和耐久力等功能得以改善。

(2)工具和材料 纸、剪刀、参考图书等。

(3)注意事项 剪纸工艺活动应遵循从易到难,从简单到复杂的原则;应结合患者的实际情况,挑选有治疗价值的图案进行;因为必须使用锋利的刀具,故应注意安全,避免皮肉损伤,使用结束后妥善保管。

7.智力拼图 智力拼图游戏,是将若干个不规则图形的模块,按照图案再拼接成型的一种游戏。模块越多,拼接的难度越大。目前,拼图游戏已经从一般的纸制模块发展为塑料、硬海绵、木制等多种材料制成,用途也愈加广泛。模块的数目由数个到数千个等多等级,适合于各个年龄段的人使用。作业疗法就是利用了拼图游戏的这个特点,根据疾患以及智能水平恢复的不同层次,为不同的患者进行适当的选择。

将智力拼图应用于作业治疗,能够在以下几方面收到疗效:①通过作业过程,培养患者注意力的集中性和耐心,改善不良情绪,放松心情。②此项活动十分有利于智能改善,尤其是对于认知能力丧失的患者,可以从基本的图形、颜色等开始学习。③进行此项作业活动需要良好的坐位平衡能力和坐位耐久力,所以,在这两方面也能够收到一定的效果。④患者在抓握不同规格、不同种类材料的图块时候,对上肢尤其是手指的功能有不同的要求,因此,治疗者可以很方便地根据患者的手的抓握功能的需要,选择适当材料、形状的图块。另外,成功的作品可以美化生活环境,患者可以因此获得极大的成功感和满足感。

8.纸工艺 人们利用纸张经过巧妙的构思和发挥无限的想象,能够制作出丰富多彩的纸制工艺品。

(1)治疗作用 可提高脊髓损伤患者上肢尤其是手部的各种功能,以及精细操作的能力。

(2)工具和材料 除了基本材料纸张(稍厚的纸)以外,一般还需要以下工具:铅笔、橡皮、直尺、圆规、剪刀、胶棒、镊子、水彩、图案参考书籍。

(3)制作过程 作业治疗经常利用纸卷制成各种工艺品的作业活动。具体方法就是先将整张的纸卷成细卷筒状，再利用这些纸卷经过拼、搭、砌，粘合成各种形状的作品，用这种方法制作出的楼阁亭台惟妙惟肖，极具装饰效果。纸卷制作过程中，不需要特殊的场地和设备，不会产生噪音和污染，使用的材料简单，十分便于各种患者采用。过程包括：①首先设计图形，尽可能画出设计图，并标出每个部位以及每个色调需要的纸卷数目，并确定作品规格，根据作品大小决定纸卷的直径和长度。②制作纸卷。将纸斜向放置，从一角开始向对角线方向卷，直至将对角完全卷起，然后用胶棒涂抹固定。③将所需要数目的纸卷制作完毕后，统一涂色，需将纸卷一周均匀涂抹。根据情况也可以完成结构拼接后，再对外观进行整体涂色。④纸卷完全干燥以后，用剪刀或者裁纸刀，按照所需要的长度将纸卷剪断，并将边缘修剪整齐。⑤按照图案将纸卷粘合成型。

(4)注意事项　①制作完成的纸卷需要一定的硬度，避免纸卷表面出现凹陷。因此，卷的时候，需要将纸拉紧，或将纸卷放在手中反复向卷的方向搓。②制作同一作品纸卷的时候，使用的纸张最好类型相同、规格相等，并且应掌握相同的力度，这样才能确保纸卷的直径相当，制作出的作品美观、整齐。③可以利用牙签、雪糕内芯等材料，按照纸卷工艺的技法进行制作，木制材料能够使作品更加逼真、精致。

9. 园艺　园艺是指种植蔬菜、花卉、果树等的技术。人们将一粒种子通过播种、施肥、浇水等一系列作业后，能够获得鲜花和丰硕果实的奖赏。从治疗角度分析，从事园艺活动具有改善精神功能和身体功能两方面的功效。首先，园艺活动以在户外活动为主，有利于放松心情，通过种植花果树木、观赏植物及蔬菜类，在收获季节会给人们带来极大的满足感和成功感。每日必须从事的栽培工作，有助于帮助患者养成有规律的生活和工作习惯，培养责任心。另一方面，从事园艺活动时，需要充分的身体耐力、协调的身体功能和全身各个关节的良好的运动能力，对于各种工具的使用也是极好的实践机会。在医院可以充分利用花坛等空地，为患者开辟一块园地，或者在病房的阳台、平台上，开设患者专用的场所。

上面重点介绍了一些工艺训练的过程，还有一些工艺作业的治疗作用总结，如表 3-2-2 所示。

(四)压力治疗

压力治疗是指采用一定的压力作用于人体体表，以达到治疗目的的一种治疗方法。早在 1607 年就有人提出用持续加压的方法来治疗瘢痕，慢慢地延伸至各种其他原因所致的瘢痕，其中包括外科手术导致的瘢痕。此外，压力治疗目前还被广泛地用于控制多种原因所致的肢体肿胀，如偏瘫、淋巴回流障碍、下肢静脉曲张、手术后的下肢肿胀等；同时，它还可有效地预防长期卧床者下肢深静脉血栓的形成和久站、久坐者下肢静脉曲张的发生。压力治疗的临床应用包括 3 个部分：压力衣、压力垫和支托架。常采用的压力衣类型包括压力面罩、压力夹克、压力背心、压力衣袖、压力手套、压力长裤、压力短裤、压力袜等。需视瘢痕的生长部位、穿着者的喜好、治疗的目的加以选择。压力垫通常与压力衣配合使用，使用压力垫的目的是填充凹陷部位；增加或减小瘢痕表面的曲度；建立曲度，以集中压力在所需要的部位。支托架常用于配合压力衣的使用。保留身体某部位的外形或轮廓，对抗可导致畸形的力量。

表 3-2-2　常用工艺作业的作用

项目	对运动能力的作用	心理作用	注意事项
皮革工艺	改善手-眼协调和手的精细活动	提高注意力,培养创造能力,利于情绪宣泄	随意活动能力差者使用刀具、冲子要谨慎,清洗用的丙酮有毒,注意防毒
手工艺	增加手指关节的活动范围,改善手指的灵敏性和眼-手协调,增加坐位耐力	同上	视力差者不宜用太细的工具和材料,作业工作台面不宜太小,共济失调和随意活动障碍者不宜,有感觉障碍者使用刀、针、剪刀应小心
书画	改善上肢 ROM 及眼手协调	培养注意力、想象力和创造性,调整情绪	手伤残者的手指保护,防止颜料中毒
园艺	改善全身肌力和耐力,增加平衡、协调控制能力	有利于心理调整和情绪的宣泄,培养责任感	防止农药中毒,注意用具的安全使用
制作陶瓷	改善上肢肌力和 ROM,提高眼手协调性和灵敏性,促进触压、温度觉的发育	同上	防止皮肤烫伤
养鸟(鱼)	培养肢体的协调控制能力	吸引注意力,锻炼独立解决问题的能力,培养自豪感和满足感,有益于身心健康	注意鸟笼(水缸)的装饰和清洁卫生

(五)辅助具和自助器具的使用

对有运动障碍的患者提供辅助具,如指导患者学会使用轮椅、拐杖、腋杖等,为需要轮椅代步的患者写出订购处方,以选择适当类型的轮椅及必要的附件,并进行轮椅的训练。为患者选择特制或购买自助器具提供咨询服务,并指导患者使用这些器具,以方便患者在器具的帮助下能完成日常生活的一些动作如梳洗、剪指甲、取物、穿着鞋袜、备餐、进食、洗澡、步行等。一些自助具还可以帮助患者持笔写字,进行简单家务或工作劳动。如手矫形器和夹板的制作和使用指导,为手功能障碍的患者提供简单的矫形器(如矫正腕下垂和手指挛缩)或夹板,经过训练,使手保持在功能位下,进行一些简单的活动,详见《假肢与矫形器学》。

(六)教育及咨询

定期对残疾儿童进行教育和训练,促进其运动智能和社会-心理能力的发展。常用于智能低下、脑性瘫痪、自闭症和其他肢体残疾的儿童。教会残疾学生使用粗大的持笔辅助装置;对盲人、聋哑人进行特殊教育,使他们享有受教育的机会;举办专题讲座,向患者进行有关功能障碍的预防和教育,如对关节炎患者讲如何保护关节、如何使活动做得更省力等。这将有利于患者改善功能,重新回归家庭和社会。应注意的是,教育不但面向患者,而且还应面向其家属和护理人员,使其能配合做好家庭康复。

(七)环境改造技术

当患者因为残疾不同程度影响了他的独立活动时,必要的环境改造可以减轻患者的残疾程度,提高其生活自理能力。根据瘫痪或其他功能障碍的情况,为患者提供有关出院后住宅条件的咨询(包括进出通路、房屋建筑布局、设备等),提出必要的装修意见。如对残疾者的房屋进行改建,将入门台阶改为斜坡,增加入口宽度以利于轮椅出入,去掉房内的门槛,厕所不用浴缸,墙壁上装好扶手,降低厨房工作台面高度等。四肢瘫患者可以利用环境控制系统控制室内电灯、电话、电视、洗衣机、床、椅、收音机等用具。住在高层的患者想办法调到底层以方便外出活动。详细内容参见《日常生活技能与环境改造》。

二、按照作业技能分类的治疗技术

作业治疗与物理治疗不能截然分开,上面介绍的作业治疗主要以作业的功能进行区分,而作业技能训练中包含了许多物理治疗的内容,对改善肢体功能十分有效,主要表现在以下几方面:

(一)感知技能训练

感知觉训练(sensory and perceptual training)包括:对周围及中枢神经系统损害患者进行浅感觉、实体觉(stereognosis)、运动觉、感觉运动觉的训练。感觉技能常包括:

1. 感觉再训练　不断给予触、听、视觉等感觉刺激,刺激强度和范围由小到大,逐渐强化和扩大感觉信息,让患者能识别各种不同的刺激,最后恢复感觉功能。常用于外周神经损伤患者的感觉恢复训练。

2. 感觉敏感性训练　通过患者触摸不同质地的实物,训练患者对物体软硬程度的识别;通过 Bobath 球来刺激本体感觉、平衡觉;通过单眼训练视觉;通过不同的声音刺激以分辨声源的空间特征和性质,区别不同人发出的声音,辨别不同动物的发音;通过本体促进技术中的对角螺旋运动,反复体会肢体在空间的位置和运动中的感觉;体会各种不同的振动和压力。

3. 感知觉训练　包括辨别各种实物(钟、表、铅笔等)的训练;在患者手或背部书写以训练各种图形、笔画的含义,训练患者的图形感和实体感;训练患者定位感、方向感、空间感(两点辨别),让患者从不同方向取物,快速指出自己身体五官部位;进行各种实物大小、体积、形态、颜色、质地比较以获得视觉定型;通过色盲测试等方法,训练患者图形觉和深度感。

4. 感觉替代训练　对于感觉功能障碍者需要采取感觉替代。例如,盲人可以利用听、触觉替代视觉,帮助方向和人物定位。对于听力障碍者可以借助计算机进行交流。有本体感觉障碍的患者,可以通过视觉代偿保持身体的平衡。感觉注意训练是有计划地强化健全的感觉刺激以代偿丧失的感觉。

(二)运动技能训练

1. 改善肌力和肌张力的训练　利用作业活动或对作业活动进行改造,如利用木工、铜板、砂磨板等作业活动,为患者提供抗阻、抗重的主动运动。使用锤子改善上肢肌力;使用面团、泥团训练手握力;使用硬币训练捏力;采用神经肌肉促进技术中的本体促进技术、皮肤感觉促进技术、Bobath 技术、Brunnstrom 技术调整肌张力,如选择接近日常活动的洗脸、梳头、穿袜等对角螺旋性运动,改善和调整肢体肌张力;采用不同的反射性抑制体位调整肌张力,如仰卧位下伸肌张力增高,俯卧位下屈肌张力增高;利用不同的反射性模式抑制肌肉痉挛,诱发软弱无力的肌肉收缩,以保证各项作业治疗的顺利进行。例如,偏瘫患者在进行手工作业前,先对患侧上肢进行挤压、牵伸及感觉刺激,使痉挛的肌肉充分放松,无力肌肉兴奋性明显提高后,再完成布置的手工作业。骨折和偏瘫造成一侧上肢功能障碍者可以训练单手操作完成系扣、系鞋带、穿脱衣裤,用非优势侧手书写、开锁、拍球、捏泥、开门等,都可以预防肌肉萎缩。

2. 维持关节活动度的训练　利用桌面推拉滚筒运动或擦拭运动以及不同高度的木钉盘的摆放、抛气球等作业活动,充分改善上肢的活动范围,尽可能鼓励患者通过完成日常活动,来维持和改善关节活动度。

3. 运动协调性和灵巧度的训练　包括粗大运动协调功能训练,如翻身、抬头、坐卧转换、坐站转换、上下楼梯、步行活动,提高患者躯体和肢体的综合协调控制能力。精细协调活动训练,可以利用洗碗、捡米粒、编纺、木刻、嵌镶等作业活动,充分改善眼－手协调和灵巧度。利用拼图、插板、搭积木等游戏提高视觉运动整合能力。让患者在两条平行线之间划一条直线,然后使平行线之间距离由 3cm 逐渐减至 1cm,以训练上肢精细协调控制能力,或练习用筷子或钳子持物等。

4. 平衡训练　平衡涉及到患者坐位或站位的静态、自动态和动态身体的平衡和稳定,是保证患者进行各种手工作业、日常步行、穿衣等活动的基本条件。作业治疗师可以配合物理治疗师进行平衡功能训练,利用巴氏球保持患者坐位平衡,鼓励患者坐在桌前双手静置桌上保持静态平衡,或完成简单的手工作业活动;早期进行双上肢的日常活动如穿衣、洗漱等活动;让患者坐或站在床边利用单手或双手向不同方向取物,或进行木钉盘摆放作业;利用套圈作业和抛气球游戏训练患者的坐位或站位 2 级平衡训练;可选择一些娱乐或体育活动,如跳集体舞、拍球、蹦床、骑马、水中步行等活动,都能提高平衡能力。

5. 身体转移训练　包括身体在卧位下的翻身和左右移动,床上坐起、躺下,坐位下前后左右移动,从床向轮椅或椅子的往返转移,坐站转换,椅子或轮椅向地垫的往返转移。患者在作业治疗师的指导下,训练完成以上各种转移,最终实现独立转移目标。独立转移包含两个意义,一是靠患者自身能力的恢复实现独立转移;另一层含义是自身能力有损害,但借助某种辅助装置和操作技能使其独立完成转移。

独立转移的基本原则:首先是治疗师帮助患者转移时其指令必须清楚;整个转移过程中必须保持平衡;学习独立转移的时机要适当,太早则患者因失败而失去信心,太晚则因依赖而失去兴趣;应当教会患者利用体重转移,如利用倾斜力和翻滚力以增加起身的动量。其次,转移来去的两个平面之间高度尽可能相等而且稳定;轮椅转移时必须先制动;从轮椅到搬运机时扶手要移开,脚踏板也要移开,两个平面应尽可能靠近,其间连以滑板,有几种方法可供选择时,以最安全容易的为最好。如果患者不能达到独立转移,则训练其实现辅助下转移。

辅助下转移的原则是辅助者与患者之间互相信任。辅助者知道患者有什么缺陷,体力和认知如何,需要何种方式和多少力度的辅助。患者预先告知辅助者自己习惯的转移方式,转移时辅助者与患者应当互相支持,协同用力。辅助者需要相当的技巧,而不能单独依靠体力,辅助时主要依靠下肢力量。因此,通常辅助者两腿分开与肩同宽并一前一后,髋膝可以微屈,但腰背及头颈必须伸直,旋转时不用腰而用足。转移前必须准备好必要的设施与空间,使转移过程中无障碍;辅助者必先注意衣着,鞋不能滑,衣着要方便活动,头发和戒指不会掠过或牵扯患者。辅助者必须了解自己的体力和技能,没有把握时不要单独行事;应先使患者知道转移的目的和方法,处于最好的起始位置,并已排空大小便,转移中不会发生大小便失控。辅助者应当使自己的指令明确地被接受，与患者有语言文化差异时尤应注意。这里介绍几个常用的转移技术。

(1)轮椅与床之间的转移

1)独立的轮椅与床之间的正面转移(图 3-2-2)：适用于截瘫患者。由于双腿要在床上滑动，故床面不宜太软，必要时可临时在床上使用滑板，转移完毕时撤除。

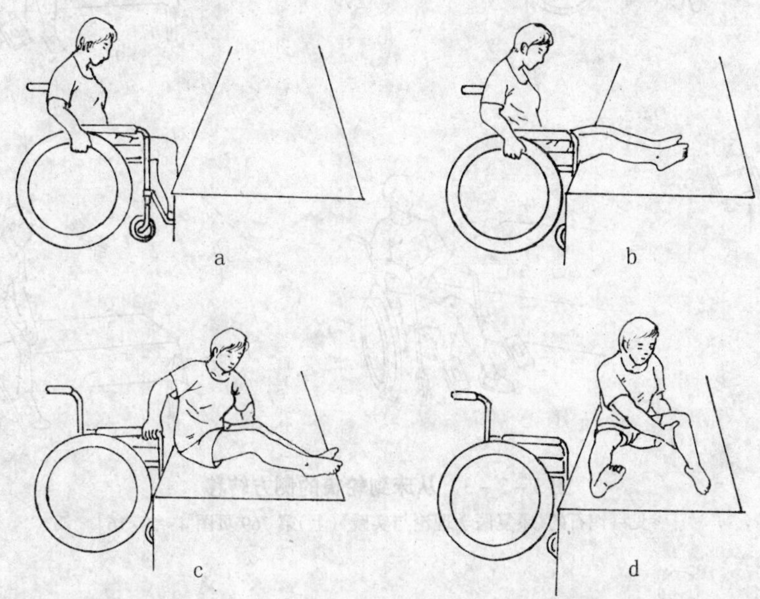

图 3-2-2 独立的轮椅与床之间的正面转移

[参见缪鸿石的《康复医学理论与实践》(上)第 768 页图 4-2-15]

2)独立的轮椅与床之间的侧方转移：此法适用于偏瘫、单侧下肢截肢的患者(图 3-2-3)。截瘫者亦可用此法。步骤如下：①使轮椅尽量靠近床沿并固定。②去掉轮椅侧面扶手。③尽量使轮椅与床之间高度一致，在床与椅之间架一滑板，板的一端放于患者臀下。④患者一手撑于椅的坐垫，一手撑于床垫，抬起上身，将臀移于床垫，椅或床低时可以用翻转的抽屉等将低面垫高。⑤将患腿置于健腿移于床上，或者用双手将双腿分别抬到床上，逐渐调整到正确的位置。对于偏瘫患者，轮椅和床成 45°左右，从健侧用健手支撑近床扶手，利用健手、健腿站起向床上转移。

3)独立的轮椅与床之间的后面转移：一切轮椅的后面转移，只适用于椅背可以拆卸的轮椅，此法截瘫患者可以适用(图 3-2-4)。

4)辅助下的轮椅与床间转移：仅适用于偏瘫、单侧下肢截肢等仍有一侧健全肢体的患者。步骤为：①治疗师使患者的肌力强侧(如偏瘫患者)靠近床沿，使椅与床成 60°角。②锁定轮椅，移去脚踏板。③使患者双足分开落地，距离 20cm 左右，稍后于膝。④治疗师站在患者患侧前面，用自己的足和膝固定患者的膝和足。⑤使患者直腰前倾，肩与膝在同一垂直线，健手支于扶手上。⑥治疗师握住患者后面腰带提伸之，同时患者用力伸上下肢，主动使躯体上抬，使患者完全站立。⑦患者体重支于健腿，并以健腿作转身的枢轴，治疗师使患者臀部转向床，

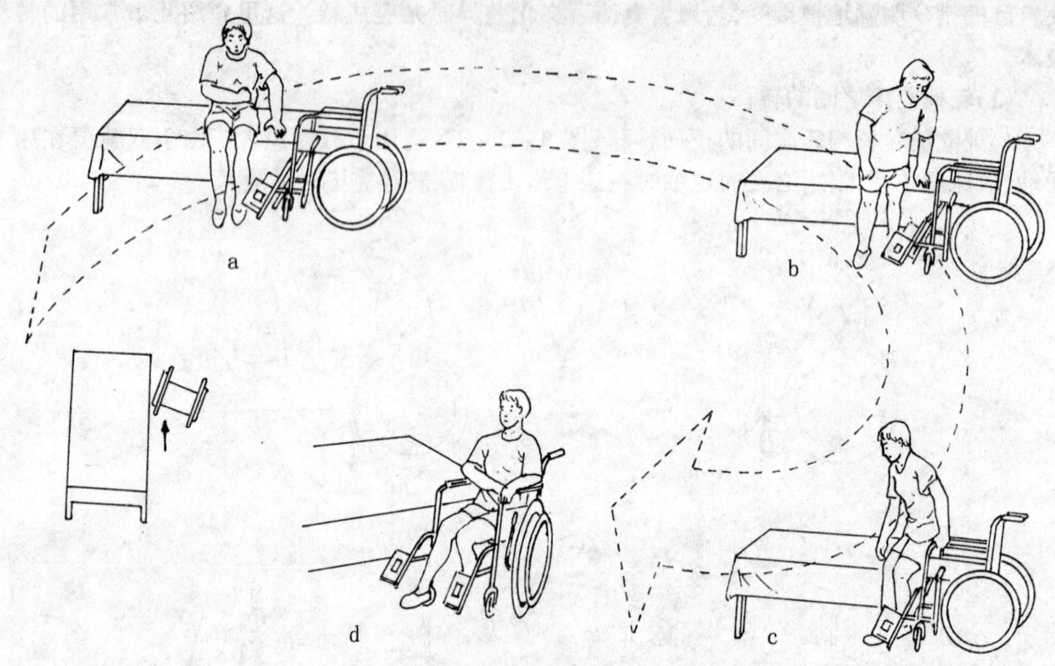

图 3-2-3　从床到轮椅的侧方转移

[参见缪鸿石的《康复医学理论与实践》(上)第 769 页图 4-2-16]

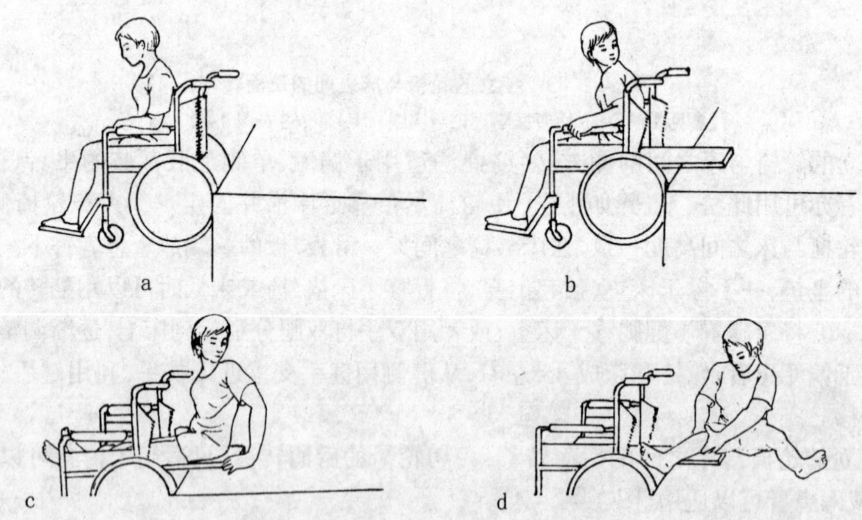

图 3-2-4　独立自轮椅后面向床上转移

[参见缪鸿石的《康复医学理论与实践》(上)第 770 页图 4-2-18]

患足后移靠近床沿。⑧患者健手抓于床垫上,治疗师使患者屈膝、屈髋坐下。⑨使患者位置摆正于床上并躺下。⑩治疗师移开轮椅。

由床到轮椅的动作与上相同,但次序相反,先使患者稳定坐于床沿而不滑动。难点在于床垫较软难以支撑起立，可以如前在床上置木板，患者坐上轮椅以后可以去掉提升腰带，而改用该腰带将患者固定于椅上。

(2)从轮椅向椅的转移　具体方法有：

1)独立的成角转移：其基本动作如图 3－2－5 所示。

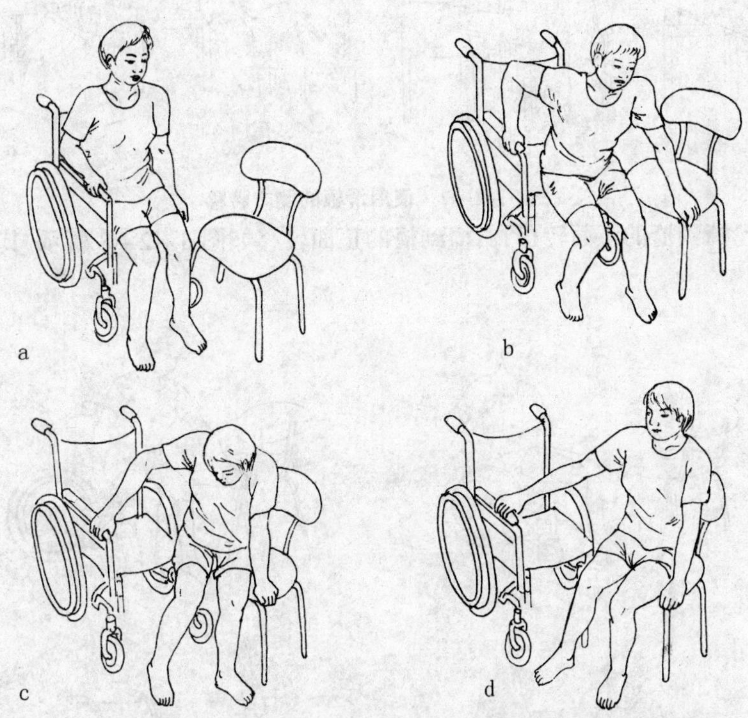

图 3－2－5　椅或轮椅向轮椅或椅的成角转移

[参见缪鸿石的《康复医学理论与实践》(上)第 766 页图 4－2－11]

2)独立由并列的轮椅到椅转移：方法和步骤如图 3－2－6 所示。

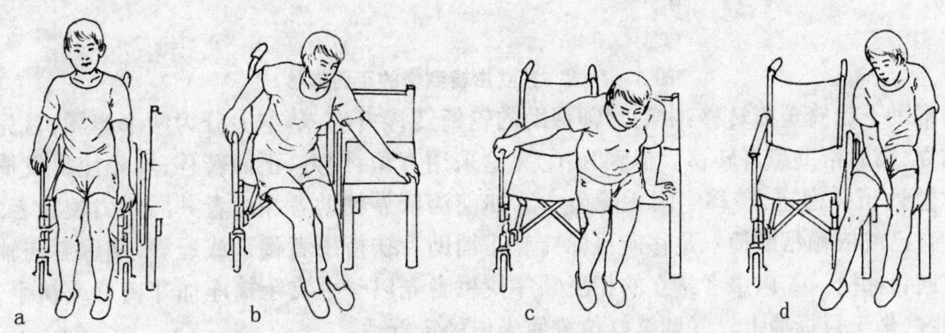

图 3－2－6　独立由并列的椅到椅的转移

3)使用滑板的侧方转移：适用于两椅距离较远或两椅面不同高度的情况下，方法和步骤如图 3－2－7 所示。

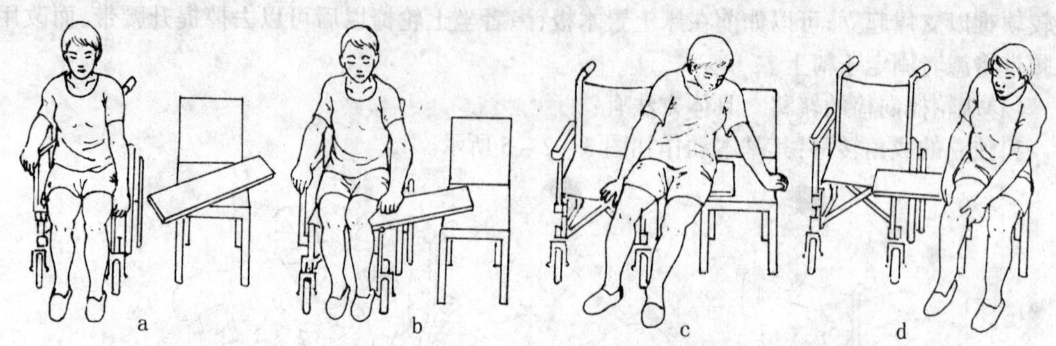

图 3-2-7 使用滑板的侧方转移

4)独立由轮椅到椅的正面转移:由椅到椅的正面转移如图 3-2-8 所示,其原则类似两椅的成角转移。

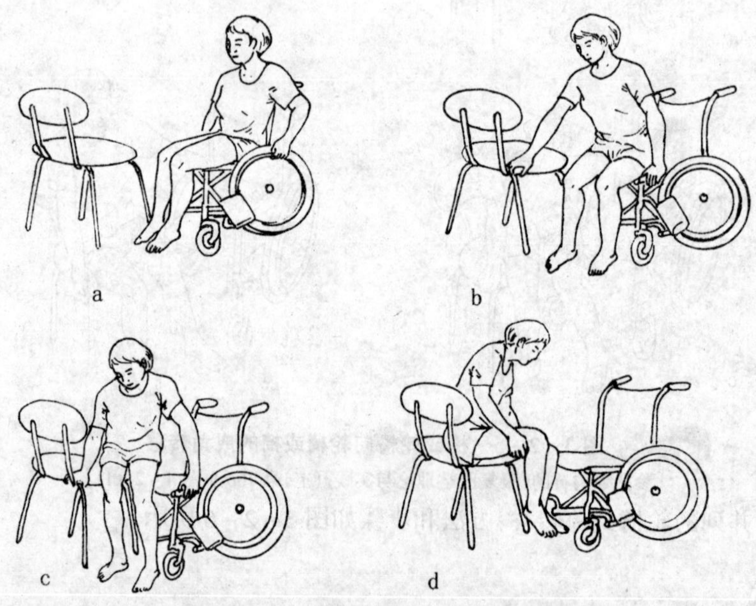

图 3-2-8 独立由椅到椅的正面转移

5)辅助下轮椅至椅转移:由治疗师帮助的轮椅转移方法,基本上分为两个步骤,首先帮助患者站立,而后帮助患者转移。步骤为:①无论采用直角、侧方、正面转移,均先使出发椅与目标椅位置适当并稳定,转移空间无障碍。②如前法依靠辅助者和患者共同用力使患者站立。③患者自己或依赖帮助使双足移向目标椅。④辅助者扶持患者腰带或肩胛,使患者与辅助者共同移向目标椅。⑤以患者站立的相反顺序使患者先以一手支于椅座而非椅背或扶手,放松下肢屈髋,坐于目标椅上。⑥调整好位置使坐位稳定舒适。

(3)从椅上站立 常用于偏瘫或双下肢力弱与平衡能力差者,不适用于完全性截瘫或四肢瘫患者。

1)独立站立:其动作如图 3-2-9 所示,其原则是:①椅子高些较低些容易站立。②坐板越硬越好，太软时可加一木板。③有扶手的椅较无扶手的容易起落。④弹射椅有其优点，但弹力要与患者的体重匹配。

2)辅助下的站立：辅助下的站立方法，如图 3－2－10 所示。

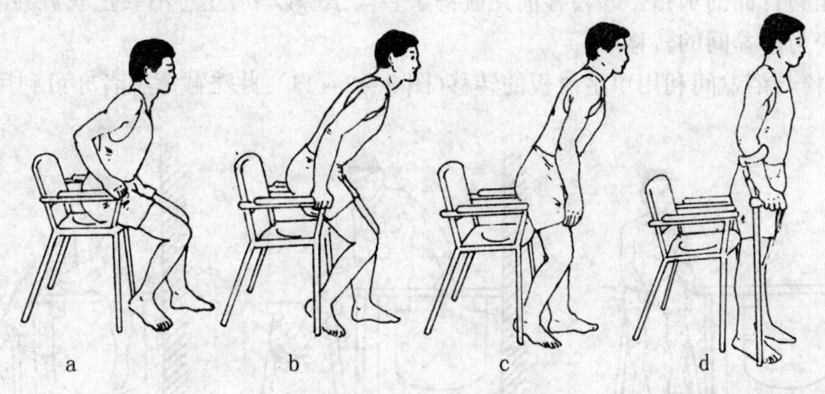

图 3－2－9 独立站立

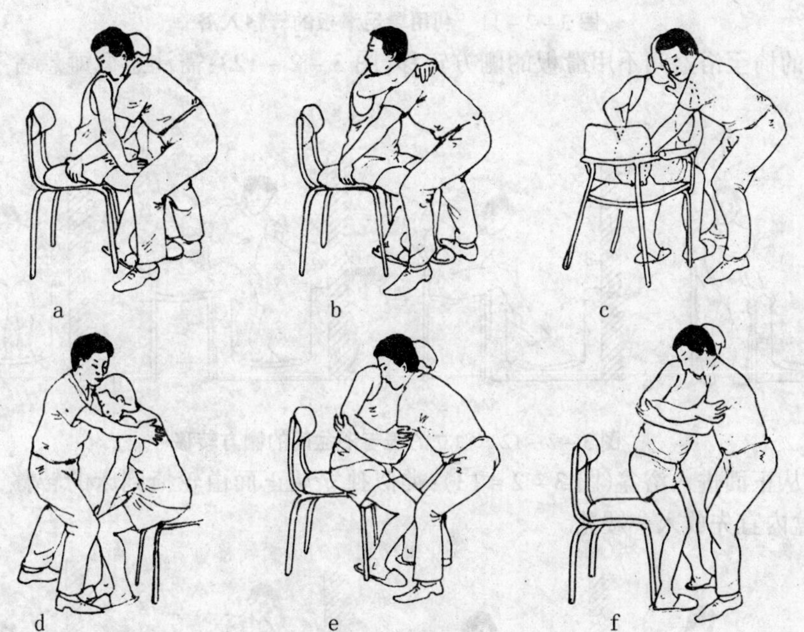

图 3－2－10 辅助下站立

(4)轮椅与座厕之间的转移 轮椅与座厕间转移的先决条件，是厕所门够宽，空间较大，容得下轮椅的活动空间，而且座厕应当十分稳定。坐厕旁应有扶手，扶手利于排便时的躯干稳定，但不利于轮椅转移。

1)独立由轮椅向座厕的转移：采取轮椅到椅的成角转移办法。此法于转移前脱裤子较好，以免坐上座厕以后再脱时困难，而且裤子可能被浸湿。由正面转移时由于空间限制，而使患者需起立作 180°的转身较为困难。

2)辅助下的轮椅向座厕的转移:虽然前面已经谈到由轮椅到椅或床的各种方法,轮椅到座厕转移的方法应当相似。但是由于一般厕所空间较小,轮椅和治疗师缺少回旋的余地,比较实际的办法还是采取正面转移法。步骤是:①轮椅尽量靠近座厕。②辅助者直接使患者坐在座厕上,面对座厕背面的水箱。③转移前先脱裤子直落于膝以下,注意不要把衣裤弄湿。

(5)轮椅与浴盆间的转移

1)独立椅与浴盆间利用单足滑板的转移(图 3-2-11):此法截瘫患者亦可利用。

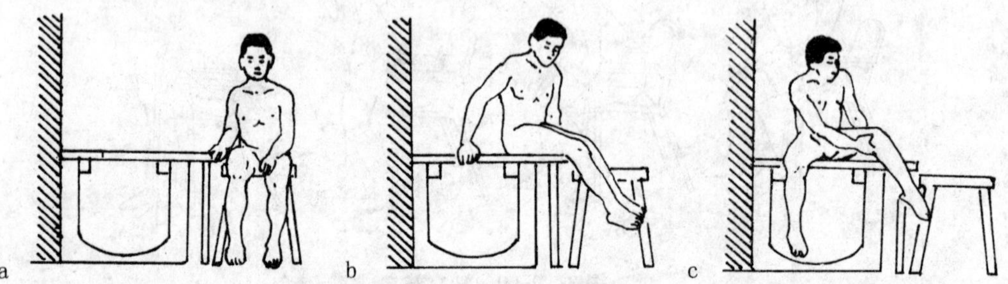

图 3-2-11 利用单足滑板的转移入浴

2)独立的椅至浴盆间不用滑板的侧方转移(图 3-2-12):需注意截瘫患者不宜用此法,因较危险。

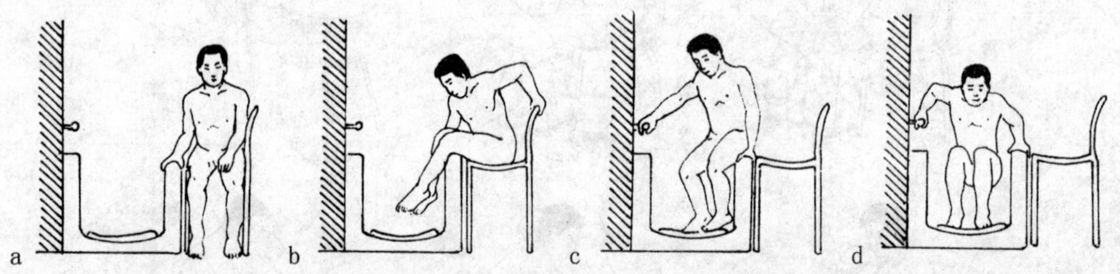

图 3-2-12 独立的椅与浴盆间的侧方转移

3)独立从正面进入浴盆(图 3-2-13):类似独立从正面由轮椅到床的转移,截瘫患者如用此法,浴盆内宜先放入一矮凳。

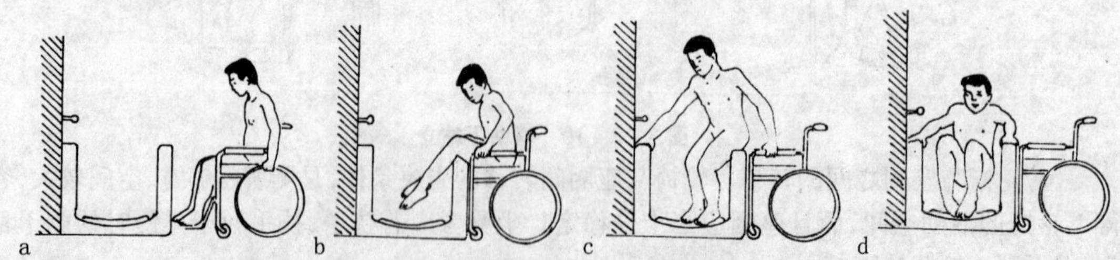

图 3-2-13 独立从正面进入浴盆

6. 搬运技术 对于完全处于被动状态的瘫痪患者,主要通过搬运实现转移。就是将患者整个抬起进行各种转移的过程。可以有人工搬运和机械搬运。人工搬运至少需要两人,机械搬运使用各种搬运机械。无论人工还是机械搬运，都有搬运者介入，也需要患者配合，并应遵循下述原则：患者应当对搬运者有信心，从身心上放松自己，配合转移；患者应当向前看而不是向地板看或向搬运者看；搬运过程中患者应当保持转移开始的姿势，不再改变。搬运者方面则先要决定由何人指挥，发出指令后所有搬运者和患者要同时协同用力；转移前检查器械是否安全完好、准备好并固定好，并保证空间畅通，没有障碍。

独立、辅助转移和搬运方法的选择，没有绝对的规则。首先，决定于患者和辅助者的能力，能够独立转移时固然不用辅助，辅助者体力不足时也不能获得帮助；其次，也决定于转移的距离和频率，过远距离的转移难以依靠一个人的帮助，过频的转移不便则使用搬运机；再其次，是决定于患者的残疾状况，转移时不能增加患者的痛苦、损伤或肌张力；最后，还决定于辅助者及患者的认知能力和两者相互关系与配合程度。这里介绍几种搬运方法：

(1)人工搬运方法之一　是两个搬运者一前一后，分别托持患者的上、下肢(图 3－2－14)。

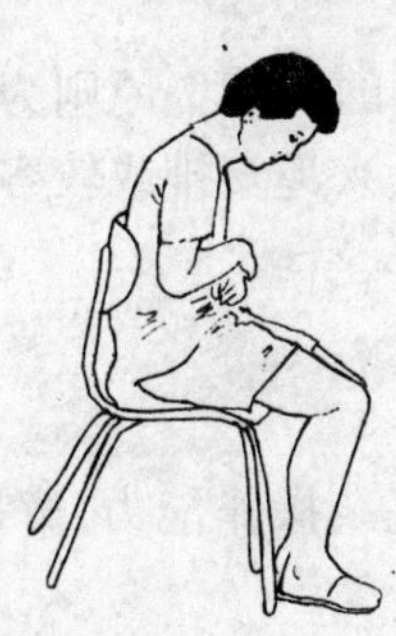
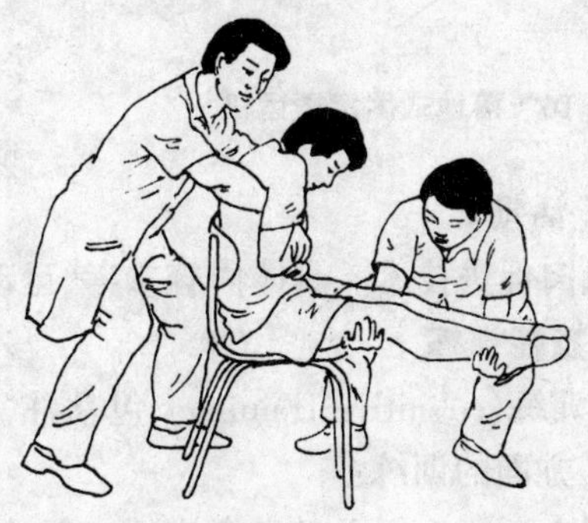

图 3－2－14　抬上、下肢的搬运

(2)人工搬运方法之二　如同儿童游戏中的抬轿。两搬运者分别居于患者的左右两侧。

(3)机械搬运　机械搬运是利用搬运机提举并运输患者，有固定与移动搬运机之分(图 3－2－15)。移动式搬运机可将患者由一个房间搬到另一个房间。有关的设施要求和使用如下：①动力有电控和液压控制之分，液压的操纵较费力但整机较轻，电动的则反之。②轮子有大小之别，大轮易于超越障碍，但要求床椅下面空间较高。③一般由搬运者操纵，搬运者应熟悉锁定、转弯、逾越障碍的技巧。④一般搬运机的安全负荷量在 125kg 以上，足够搬运任何患者。

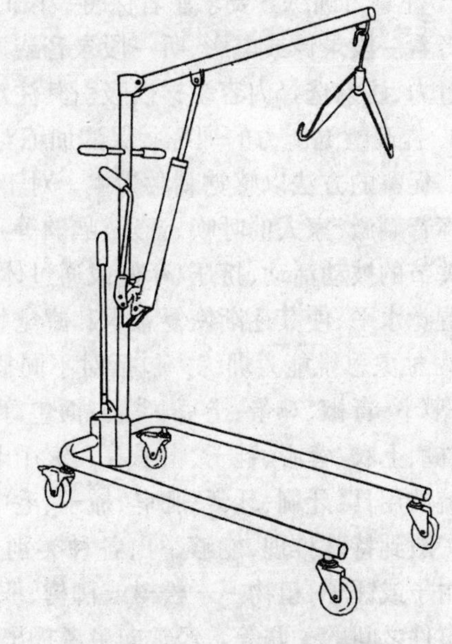

图 3－2－15　移动搬运机

(4)落地式固定搬运机　落地式固定搬运机的一种形式(图 3－2－16)。其使用细则有以下各点：①永远固定于一地，或可用地螺丝在不同的地点固定。②一般只用于浴盆、马桶等的出入

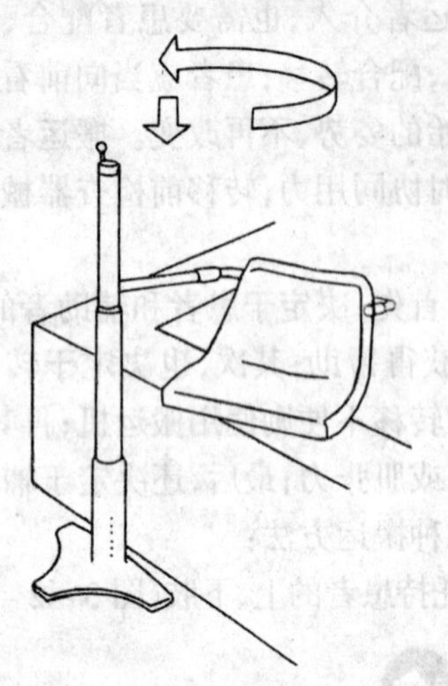

图 3-2-16 落地式固定搬运机

和转移。③其优点是较移动式搬运机占地小,成本也低些。④可以设计成患者操作或辅助者操作。

7. 实用步行训练　作业治疗中的步行训练与物理训练中的步行训练侧重点不同。物理治疗中的步行训练,主要强调下肢具备行走能力的各组肌群和关节活动范围的训练以及步态训练;作业治疗中的步行训练,强调实用步行能力训练,训练患者能在有效时间、距离内安全行走,指导患者适应不同的地面、不同的环境、障碍物等,保证患者最终能步行穿过街道、商场、车站、闹市、公园、工作场所等。这种步行能力的训练,实际上要求患者具有综合活动技能。

8. 增强全身耐力的训练　原则为少负荷,多重复。根据患者的状况、兴趣安排或较容易、简单或较难、复杂的作业活动。

9. 神经肌肉促进技术　具体内容参考《运动疗法技术学》。

(三)认知技能训练

认知技能训练(cognitive training)包括注意力、理解力、复杂操作能力、解题(problem - solving)能力等方面的训练:

1. 定向能力训练　每天对患者进行空间、时间的问答刺激。让患者能区别上下左右,知道自己所处的位置、地点和时间。

2. 注意力训练　要求患者保持一段时间的注意力,并逐渐延长注意时间和内容。例如安排患者看一段录像或电影、听一段录音或学习一项简单技能,通过逐渐调整时间长度和内容提高注意力,注意选择内容多样以吸引其注意力。

3. 提高醒觉能力的训练　促醒训练对意识障碍的患者非常重要,尤其是一些植物状态的患者。促醒的方法以感觉刺激为主。对于脑损伤意识障碍患者,可以通过不同节律、频率、音调的声音刺激(家人的呼唤、音乐、唱歌等),身体皮肤的触摸、擦刷、拍打、按摩、温度刺激以及配合关节的被动活动、挤压、牵伸或通过体位变化(坐、直立床站立等),光线刺激等,逐渐提高患者醒觉水平,使其逐渐恢复意识和醒觉状态。

4. 抽象思维能力训练　包括对不同概念的理解和定义,学会对不同物种进行分类,如食品(胡萝卜、青椒、鸡蛋、土豆、香肠、面包等)、家具(写字台、沙发、书柜、茶几、椅子等)、衣物(衬衣、长裤、上衣、背心、鞋子、帽子等)、家用电器(电视机、收音机、电扇、电冰箱、洗衣机、空调机等)、梳洗用具(牙刷、牙膏、肥皂、梳子、毛巾等)、学习用具(铅笔、钢笔、纸、尺子等)的分类。学会从一般到特殊推理,能够举出各种类别并推出具体实例,例如:食物——土豆或花生,工具——钳子或锤子,植物——松树或柳树,职业——医生或秘书,宠物——狗或猫等。学会找出不同事件之间的关联等。经常向患者提出一些一般问题,如上街钱包丢了怎么办?出门回来忘了带钥匙怎么办?到新地方迷了路怎么办?学会从报纸新闻、天气预报、广播电视体育、文娱、广告等节目、书刊、杂志中提取相关信息和资料，帮助患者提高分析、解决和处理问题的能力，学会处理各种事物，协调好人际关系。

5. 学习能力的训练 包括计算能力的训练，如练习 54 + 47，67 - 39，15 × 6，90 ÷ 15 等简单的加减乘除，逐渐增加运算难度，提高运算速度。学习烧饭、做菜等各种日常活动和家务活。学习动作的组合及顺序排列。例如，学习阿拉伯数目、英文字母的排列，星期、月份、年份的排列顺序，学习计划和安排工作的日程。学会基本的家庭预算，例如每月工资用在房租、水电、伙食、衣着、装饰、文化、娱乐、保健、医疗、预算外支出等方面的分配是否合理。

6. 记忆能力训练 包括短期和长期记忆，简单记忆和复杂记忆等。通过启发和诱导帮助患者回忆一天做的事情，回顾自己的出生日期、近期事件和远期事件。通过玩牌训练长期记忆，通过趣闻趣事的讨论训练远期记忆。

7. 社交能力的训练 加强患者与外界的交往能力(包括口头、非口头)，开始可以是治疗师与患者共同完成一些游戏性作业、外出购物、交游等，帮助其参加集体活动，观看各种比赛，参加舞会、座谈会等，选择一些集体性作业项目(如集体舞、团体操、打排球等)，训练患者与他人之间的相互合作与交流。学会利用电话、书信、电子邮件与不同类型人物交往，不断树立自信心，提高社交能力。

8. 改善患者自知力的训练 颅脑损伤患者额叶损伤常见，多有自知力缺陷，如不克服，患者将不承认自己有病，不接受治疗和训练，或即使接受也会确定不现实的目标，严重影响治疗。通过自知力的训练，使患者能发现自己的缺陷，认识缺陷的含义，并学会从无效的行为中分辨出有效的行为。方法很多：

(1)改善患者对自身缺陷的察觉能力 如有条件录像，可向患者播放一段暴露其在一些活动中的缺陷的录像，向患者指出哪些是对的，哪些是错的，并逐步将放像任务交给患者，并要求患者在录像带中发现自身错误时停住，由自己述说错误的所在。如无录像条件，可面对镜子活动，并在实际活动中指出自己的错误。

(2)改善患者的感知功能 让患者观看一群颅脑损伤患者的集体活动，并让其观察和记下其中某一患者的错误，一起分析错误的特征和原因。

(3)改善患者对现存缺陷和远期目标之间差距的认识 具体地详尽地讨论患者的长期目标和期望，拟定一个为了达到这一目标所需技能的详尽的一览表，和患者讨论哪些已掌握，哪些尚不足。

(4)改善患者判断行为是否成功的知觉 选出一些与患者康复目标有关的行为，用录像机分别播放该行为成功和不成功的录像带，和患者一起进行足够详尽的分析，使其认识行为成功和不成功的特征和原因，并告诉患者克服不正确行为的方法。表 3 - 2 - 3 列举了常见认知障碍的训练方法。

(四)语言和吞咽技能训练

国外的吞咽功能训练常常是由语言治疗师或作业治疗师来完成。治疗前常规进行动态食管钡餐造影，将患者整个吞咽过程动态拍摄下来，然后分析吞咽困难发生的时期和部位，指导治疗师制订训练方案。吞咽障碍的治疗，一般采取综合性措施，主要是试图控制吞咽过程中食物团的流动和防止误吸。可以对环境进行调整，将食物放在患者能看到的地方，保持环境安静,减少对患者的干扰;保持合适的躯干与头部体位进食;注意食物团块的处理(包括食物的形状、稠度、性质等);对进食的用具进行调整;治疗师要监督和控制患者的进食频率和数量;吞咽过程中注意呼吸配合;提高吞咽肌群的力量;利用感觉(冷水、冰块刺激软腭、咽后壁)或手法刺激诱发吞咽反射和呃逆反射,提高口腔和咽部的敏感性等。涉及言语和吞咽技能训练的具体方法参见《言语治疗学》。

表 3-2-3 认知障碍的训练记录举例

训练内容	成绩评分标准	得分
失认(单侧忽略)训练		
1. 对忽略侧提供触觉刺激	正确反应	2
	无反应或错误反应	0
2. 阅读书报(3行)	无漏读	2
	有漏读	0
3. 删字母(3行不同的字母)	无漏删	2
	忽略侧有漏删,但非 100%	1
	忽略侧完全漏删	0
4. 读出排列在前方的数字卡中的数字	无漏读	2
	有漏读	0
5. 取放于忽略侧的物品	能完成	2
	不能完成	0
失用(结构性失用)训练		
给相当于儿童大小的人体模型穿衣服:	顺利完成	2分
1. 穿右袖	能完成,但慢	1分
2. 穿左袖	不能完成	0分
3. 穿右裤腿		
4. 穿左裤腿		
5. 戴帽子		
意念性失用的训练	能完成	2分
1. 将茶叶放入茶壶	能完成,但慢	1分
2. 打开暖瓶盖	不能完成	0分
3. 将开水倒入茶壶		
4. 盖好暖瓶		
5. 将茶倒入茶杯		

(五)心理技能训练

作业治疗中十分注意心理技能的训练,患者通过作业调整自己的心态和情绪,鼓励患者选择自己愿意从事的作业活动,并同时表达自己的情绪或感受。可以借助木棒、锤子发泄内心的愤怒和不满;也可以在纸上尽情地涂抹来表达心中的思念和遐想;可以通过集体活动进行角色的转换;可以选择不同的工种表达自己内心的渴望;或在问卷调查和座谈讨论中,表达自己的人生价值观和对未来的展望。通过完成自己擅长的作业增加自信心和勇气,通过帮助他人完成作业体会成就和快乐感。

以上作业治疗技术，是由康复医师和作业治疗师，根据患者治疗目标的需要和设备技术的条件进行选择。

第三节　作业治疗用具及辅助设备

一、治疗用具

（一）感觉运动技能训练器械

手的精细活动及上肢活动训练器械有：计算机、打字机、七巧板、插孔板、套圈用架子、结扣解扣练习器、手指抓握练习器、手指屈伸牵拉重量练习器、砂磨板、加重的画笔、编织机、悬吊带、臂托、上肢支撑架等。改善关节活动范围的用具有：滑板、落地型织布机、沙磨板、乒乓球板。位置保持用具有：桌、椅、板凳、垫子、吊床。用于感觉整合和运动的用具有：障碍物、巴氏球、滑冰鞋、平衡晃板、晃椅、电动玩具、吊环等。

（二）日常生活活动用器械

一般生活设施，如食具、厨具、家用电器、梳子、毛巾、模拟厕所、浴室、厨房设备等，以及改造后的餐具、化妆具和穿着具等。

（三）工艺治疗用器材

黏土及陶器制作用具，编纺、刺绣、竹编或藤编工艺用具（编织机、编织框、绣花针等），绘画及图案用笔和颜料。

（四）交通用具

驾驶助具、改装的车辆、行走助具、自行车助具、供上下车用的升降台、修改后的三轮车、轮椅及其配件等。

（五）职业技能训练器材

打字机、缝纫机、电子元件组装器械、简易织机、针织（编织机、编织框）、刺绣用器材（线绷子、绣花针）、木工、木刻基本用具（台钻、电动丝锯、曲线锯、刨子、雕刻刀等）、皮革（图案模子、划线刀、图案模板、压滚、橡胶垫块、木锤）、工艺及机械维修基本工具、纸盒加工器材等。

（六）高级脑功能训练用具

用于认知功能训练的用具有：计算机游戏、训练用计算机程序、计算机模拟程序等（参考评估训练用器材）。用于语言功能训练的有语言板、打字机、录音机、语言交流机等。

（七）防压力用具

预防压疮形成的用具有：聚氨酯泡沫塑料制成外包棉布套的塑料海绵垫。高弹力棉防压疮垫柔软、易滑移、有一定透气和散温性，与海绵垫配合用效果好；羊剪绒垫有良好的吸湿、散热性，适于做各种防压垫的表面层；气囊式坐垫由排列齐的小气囊构成，有相当好的均压性、透气性；凝胶均压垫在一高强、弹性的密闭袋中充入凝胶体，受压后变形，达到坐位时均压作用。

（八）日常生活训练器具

下列各种自助具都可以作为日常生活训练用具，如两端带环的毛巾，长柄、粗柄和/或弯柄梳子，牙刷，调羹，粗柄笔，长柄持物器，穿袜器，鞋拔，穿衣棒，纽扣钩等。

二、自助具的应用

自助具(self help devices)是利用患者残存功能,在不需要借助外界能源的情况下,单靠患者自身力量就可以独立完成日常生活活动而设计的一类器具。大部分自助具与上肢功能和日常生活活动有关,主要用于那些功能无法恢复的患者。

(一)选用和制作原则

治疗师根据患者的需要,选择自助具并指导患者正确使用。选用以实用、经济、可靠为原则,可以利用患者现有的生活用具和日常生活用具,适当加以改造就可以制作成简单的自助具,例如,将进食的勺子加长、加粗或将把柄折弯便于患者进食使用。选用和制作应遵循的原则如下:

1. 达到改善患者日常生活活动自理目的。
2. 简便、易学,容易制作。
3. 美观、轻便、坚固、耐用、舒适。
4. 使用材料对患者无损害,容易清洁。
5. 价格便宜,购买方便,容易维修。
6. 大小、松紧可调,便于多人使用。

(二)种类

包括进食类、穿着类、梳洗修饰类、取物类、沐浴类、阅读书写类、通讯交流类、炊事类、文娱类等。

1. 多功能C形夹及ADL套　C形夹有多种,其形状如英文字“C”的形状,如图3-3-1a、b所示。有的为宽形,其中带有ADL套,如图3-3-1a之A所示,套口有一“V”型缺口,以便将叉、匙、刀、笔等的把沿图中箭头的方向插入;有的为封闭型,无开口,如图3-3-1之c所示,A为附于其上的ADL套;还有的为开口型,带有可以转动的ADL套,可根据需要改变ADL套的方向,如图3-3-1之b所示(A为ADL套,B为套固定在C形夹上的转轴)。

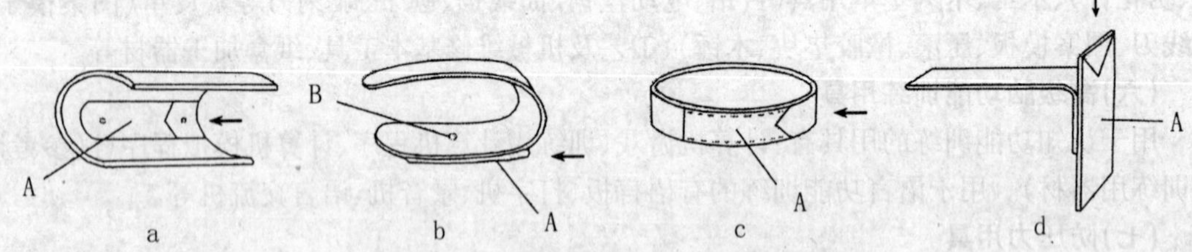

图3-3-1　C形夹及ADL套与用具的结合

图3-3-1中之d,为改变附着于C形夹上的ADL套的方向用的换向ADL套,当将其水平部分插入C形夹的ADL套内时,可改变用具的方向,如图3-3-2所示。

带有ADL套的开口C形夹插入条匙后的形状,如图3-3-2之a所示。从图3-3-2b可以看出,用此件后笔才有可能改变方向,否则笔如从C形夹的ADL套内插入,将使笔与纸面平行而无法写字。具体应用时,C形夹的开口从食指掌指关节的桡侧向尺侧套入。

C形夹主要用于抓握能力弱或丧失,但前臂旋前旋后和腕的功能尚好的患者,夹中的

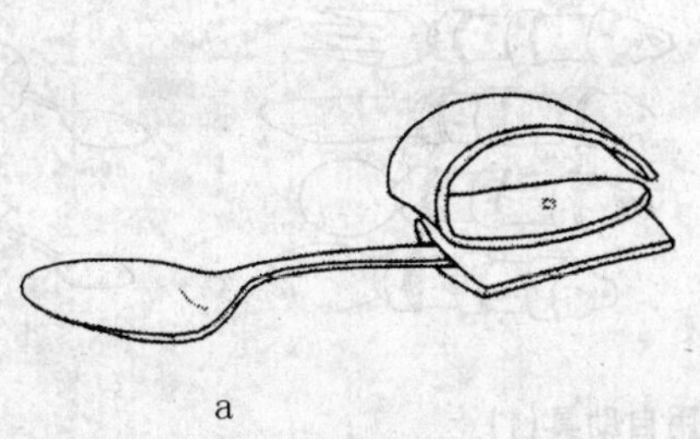

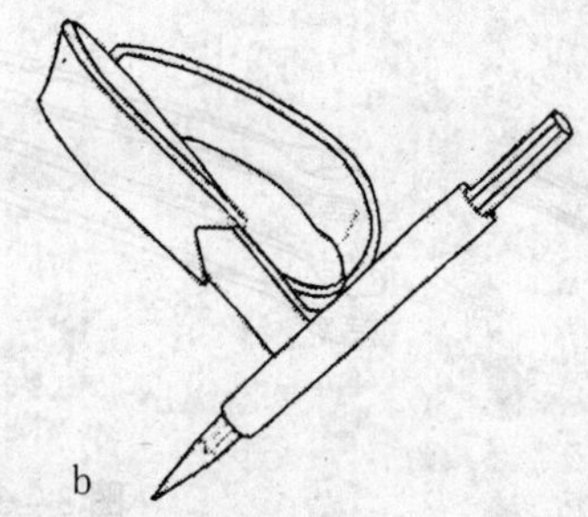

图 3-3-2 C 形夹的实际应用和与矫形器的结合

ADL 套缝可插入刀、叉、牙刷、剃须刀等的把或笔等,进行多种活动。制作时用窄条热塑性塑料片,在水浴槽中加热至软后,敷贴在患者手上成型、修剪,再在其掌面固定上固定的或可旋转的 ADL 套。

2.C 形夹和长对掌矫形器的配合应用　当患者仅能屈肘,而腕的活动困难无分指动作时,单用 C 形夹也困难。为了防止垂腕畸形和加强腕的力量,常用长对掌矫形器(long opponens splint)或背腕夹板(dorsal wrist splint)与 C 形夹合并应用。在颈 5~6 脊髓损伤的患者常需这种用具(图 3-3-3)。在长对掌矫形器中,最远端的部分是开放或封闭的 C 形夹。这种用具在偏瘫手可能出现垂腕畸形时,或患其他神经系统疾病后,腕手无力且可能出现垂腕畸形时均可应用。

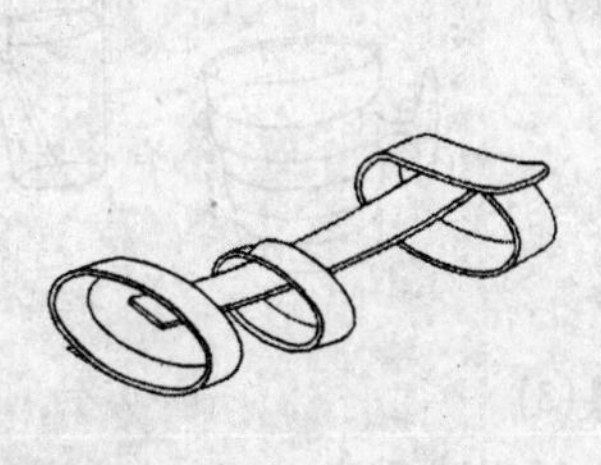

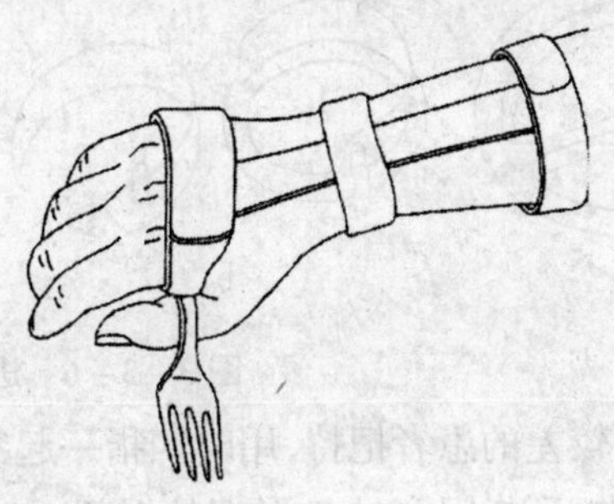

图 3-3-3 长对掌矫形器与 C 形夹的结合

3. 进食类自助具

(1)弹性筷子　在筷子上加装弹簧片,松手后由于弹簧片的张力而自动分离,适用于手指肌力弱,不能自行释放筷子的患者(图 3-3-4a)。

(2)把手加粗、加长的叉、匙　加粗的把手,适用手指屈曲受限或握力较弱的患者。其形如图 3-3-4 中 b、c,为自制简易加粗把匙,也可将匙插入一个小的球体中或插入一个小圆木柱中。

(3)弯曲成角的匙、叉　这种匙、叉适用于患者手功能受限或匙、叉与碗碟无法达到正常角度时,其形如图 3-3-5 所示。

(4)多功能叉、匙　其尖端可当叉用,后部可当匙用,可避免频繁更换叉、匙的麻烦。

(5)碟挡和杯类　如图 3-3-6a 所示,为分隔凹陷式盘子,可将盘中菜分开,其边缘深陷而近垂直,容易用勺取物;b 为碟挡可防止食物被推出碟外;c 为带“C”形箍固定于杯缘上,以

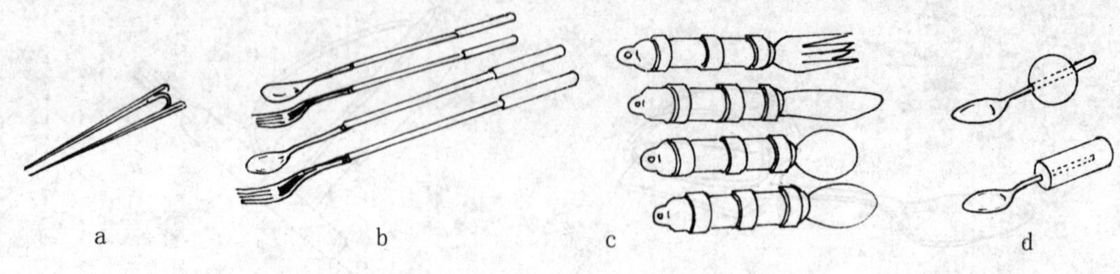

图 3-3-4 进食用自助具(1)

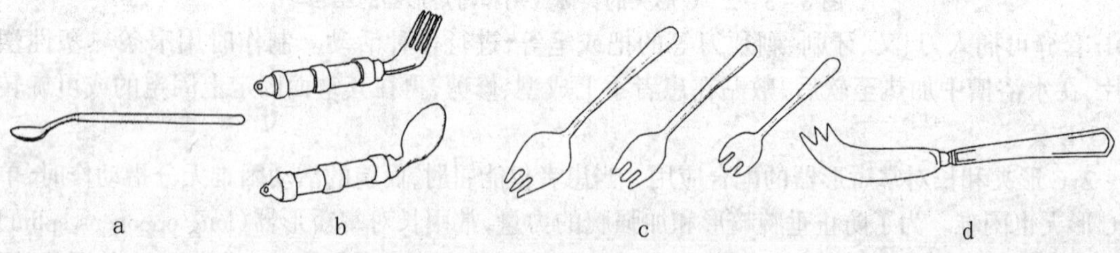

图 3-3-5 进食用自助具(2)

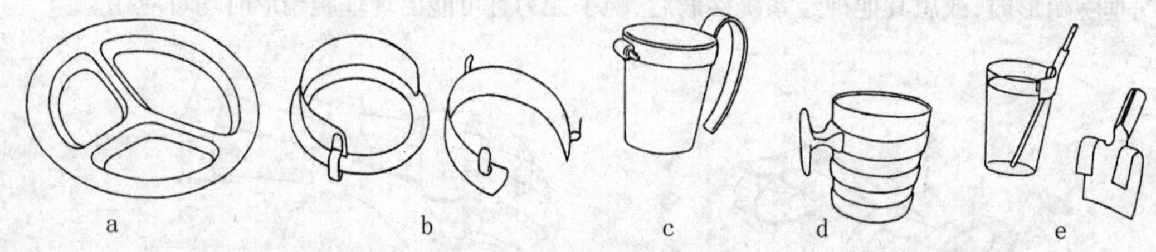

图 3-3-6 进食用自助具(3)

利于手部握力较差的患者把持,用时四指一起穿入“C”形中空部分;d 为有“T”形把的杯,适用情况同上,将中、环指间穿过 T 形把的根部,夹住其水平部分即可拿起杯子;e 为带吸管夹及吸管的杯子,将吸管夹固定在杯的边缘,从夹中插入吸管(吸管的长度和形态可以根据需要进行调整),以便患者吸取杯中的液体,适用于无法持杯的患者。

(6)带负压吸盘的碗　在碗下部装有负压吸盘,可防止碗被推动,碗上部一端较高,易于挡住食物。

(7)特殊类型的刀具　对于手指力弱,不能以示指掌面下压刀背切物时,可以借助整个手和臂的力量进行切割。此类刀具也可用于厨房切菜(图 3-3-7)。a 为倒“T”型锯刀,利用垂直而加大的压力和呈锯状的刀克服切割的困难;b 为“工”字形摇切刀,不仅可以利用握力,还可以利用向两边摇动的力进行切割;c 为“L”字形刀,可用手握住把柄进行摇动;d 为锯刀,可利用手和臂的力量克服切割中的困难。

4. 梳洗修饰类

(1)清洁卫生自助具　均适合于单手操作。如图 3-3-8 所示,a 为插在 C 形夹 ADL 套内的牙刷,供手指无力抓握患者使用;b 为带吸盘的刷子,刷子背后面固定两个橡皮吸盘(S),

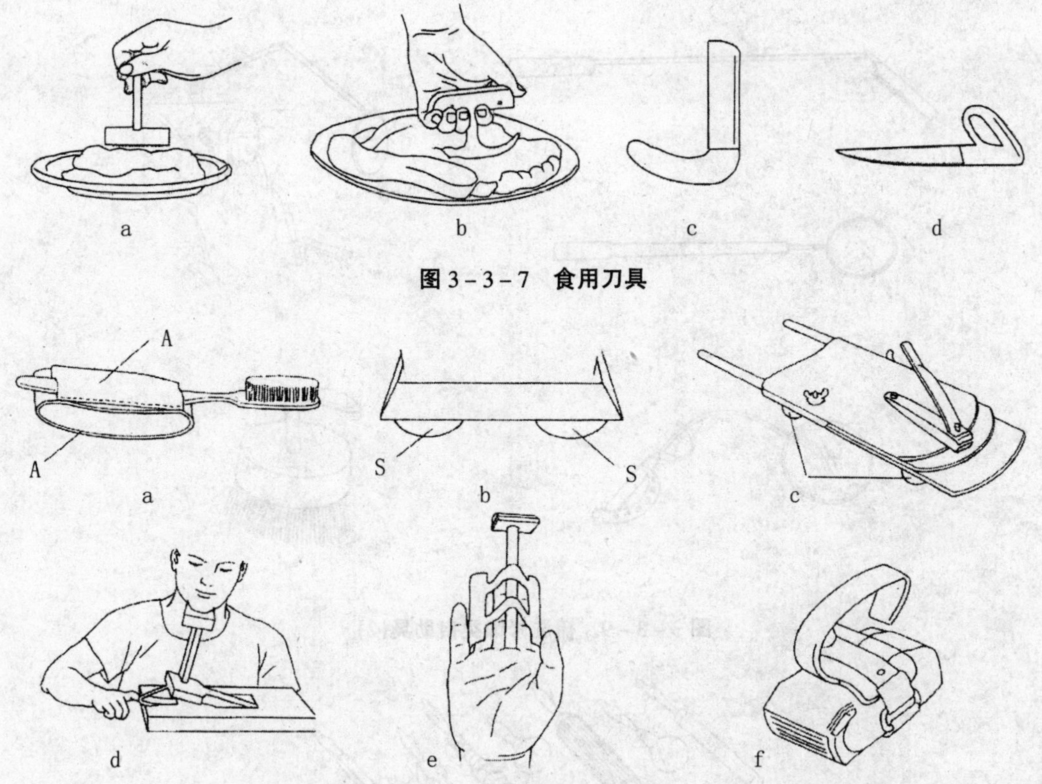

图 3-3-7 食用刀具

图 3-3-8 梳洗修饰类自助具(1)

可固定于洗手池旁,手指可在刷上来回刷洗;c 为固定于桌上的指甲刀,它是用吸盘式或其他方法固定于桌子上的;d 为用下颏操作的指甲钳,用于双手力量均差,难以用图 c 指甲钳时改用该钳。e 为"T"形把的刷子,手功能不佳的患者将食中指间穿过 T 形把的根部用此刷梳头较易。f 为带有 C 形把的电动剃胡刀,用于手指功能不佳,不能可靠使用电动刀的患者。带"C"形箍的剃须刀将 C 形箍固定于剃须刀上,以便手指抓握功能差的患者抓握。

(2)镜梳类自助具(手柄延长及弯曲成角的梳子) 将梳子的手柄延长,并弯曲一定的角度,适用于肩和上肢活动范围受限,手不能达到头部的患者,如图 3-3-9a 所示;b、d 为延长的镜子;c 为柄上配有 C 形夹以及把柄用蛇形管制成的镜子,便于握持,角度可根据患者的需要而易于调整。

5. 更衣类

(1)系扣器 形状和用法如图 3-3-10 所示。

(2)穿衣棒 棒端有"L"形钩,可拉上衣服变可推下衣服,其形如图 3-3-11 所示。

(3)拉锁环 为一穿入拉锁舌孔内的环,以便手指抓捏功能不佳的患者将手指伸入环内即可拉动拉锁,如图 3-3-12。

(4)穿袜自助器 将袜子翻卷向上套入自助器外,将脚伸入自助器内,向上抽出自助器袜子即套在脚上,其形如图 3-3-12 所示。

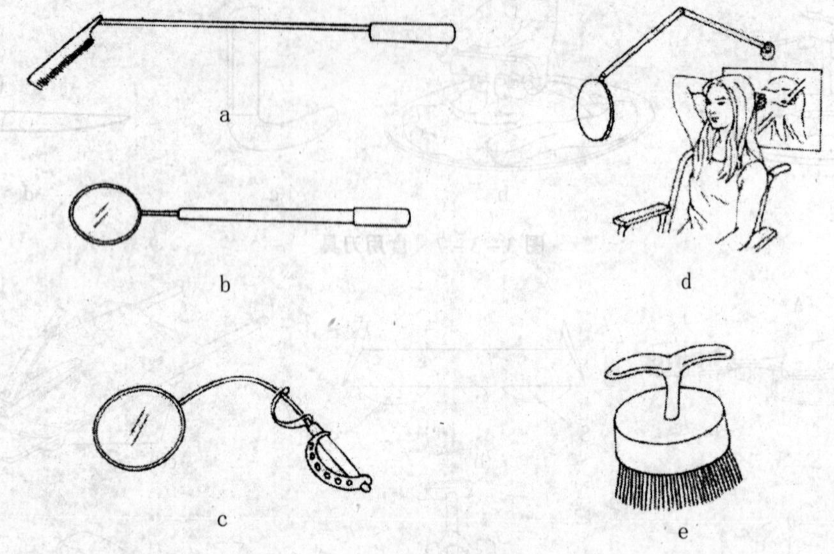

图 3-3-9　梳洗修饰类自助具(2)

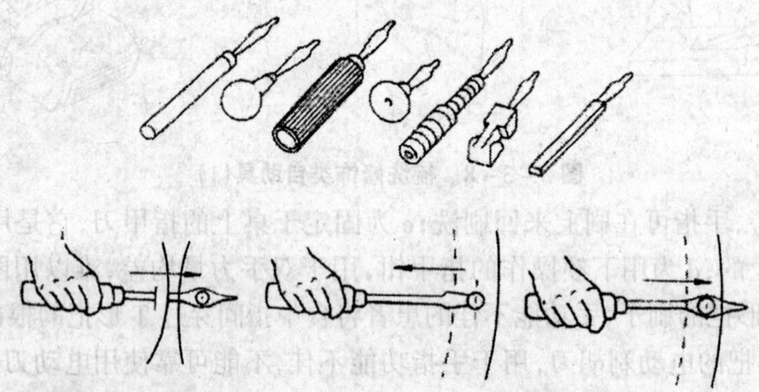

图 3-3-10　扣纽扣自助具

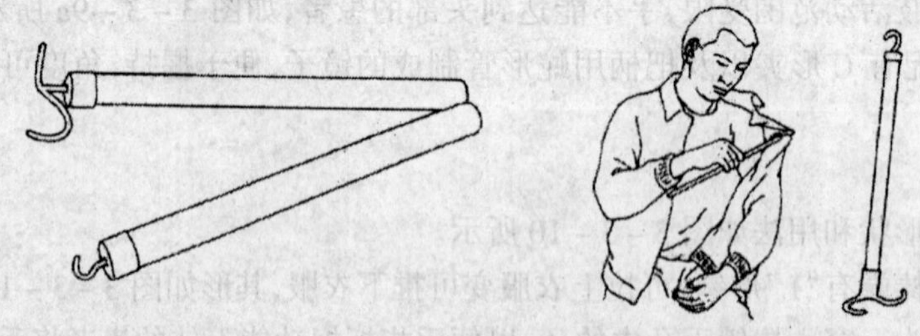

图 3-3-11　穿衣棒

6. 取物类　常用的为拾物器，一端为手枪柄状或握把状，另一端为张开口的夹子，扣动手枪柄或握紧两个握把时，另一端的夹子即闭合，可以抓取需要的物品，其形如图 3-3-13 所示。

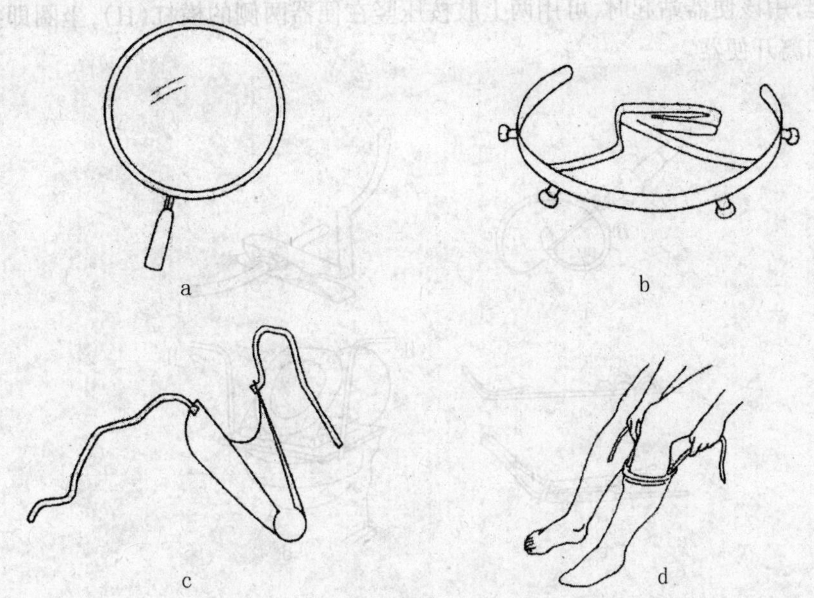

图 3－3－12　拉锁环(a),穿裤环(b)和穿袜自助器(c)

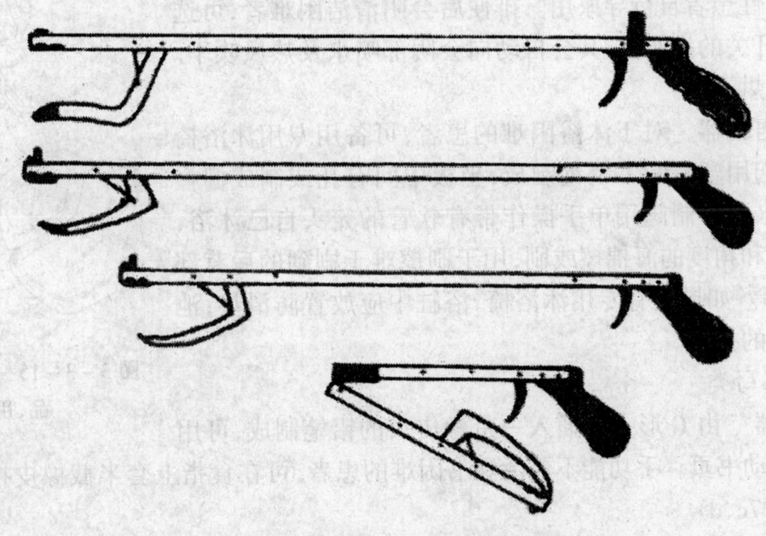

图 3－3－13　取物自助具

7. 入厕、入浴类

(1)膀胱、直肠处理自助器　如图 3－3－14 所示。a 为肛门刺激器,有排便功能障碍者,用手持此器刺激肛门引起排便,其顶部插有肛门栓子(T);b 为卫生纸挟持器,是特制的金属夹子,以便上肢活动功能差的患者,可挟持卫生纸进行会阴部的清洁;c 为易开式尿管钳,利用杠杆原理,钳动 c 用较少的力就可开放尿管;d 为助起式便器,对于下肢力弱或年老体弱患者久坐后难以站起，用该便器站起时，可用两上肢按压竖在便器两侧的横杠(H)，坐圈即抬起，有利于患者站起和离开便器。

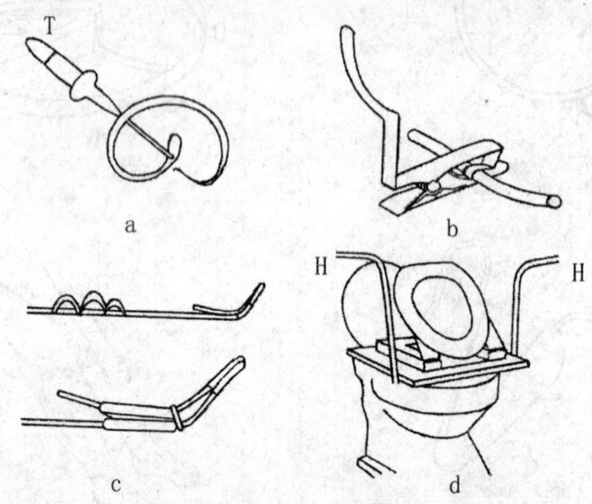

图 3-3-14 排便、排尿自助具

对有长期尿潴留膀胱功能障碍患者，需进行清洁式导尿，自行导尿器具有尿管钳、金属导尿管和反光镜(M)等(图 3-3-15)，主要供女性患者自行导尿用。排便后会阴清洁困难者，可选用肘、足触动开关的排便器，其会自动向会阴部喷水及热风吹干。洗手可用自动烘干机。

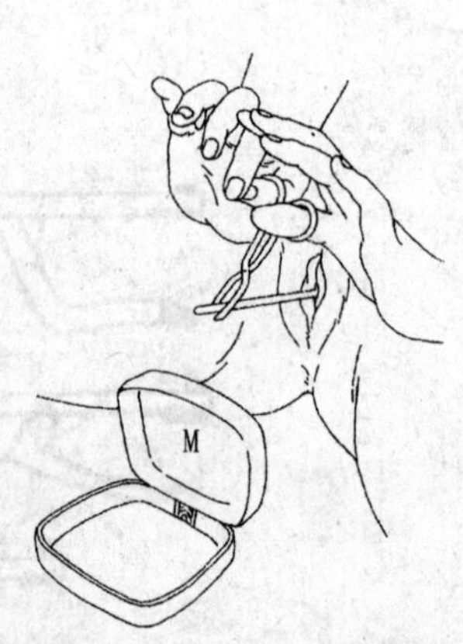

图 3-3-15 自行导尿用品、用具

(2)沐浴自助器 对于沐浴困难的患者，可备用专用沐浴椅或沐浴床，它们用塑料和不锈钢制成，坐板中间有孔或制成栅栏式，患者借助水温控制阀用单手操作带有软管的笼头自己沐浴，用带延长手柄和角度的海棉擦或刷，用于刷擦难于刷到的后背部(图 3-3-16)。如果没有专用沐浴椅，浴缸中应放置防滑垫，池内外附有牢固的扶手。

8. 阅读书写类

(1)翻页器 由 C 形夹再插入一带橡皮头的铅笔制成，可用腕关节控制翻动书页。手功能不灵活翻书困难的患者，可在食指上套半截橡皮指套有助于翻书(图 3-3-17c、d)。

(2)打字自助器 亦由 C 形箍加一带橡皮头铅笔制成(图 3-3-18)。

(3)持笔器 可由热塑性材料制成，以便握笔有困难的患者握笔。视患者抓握能力的不同，也可用乒乓球等大小不同的球铅孔制成球形持笔器(图 3-3-19)。

(4)床上阅读架 是从床两侧向上支撑于卧床患者目视前方的、可以夹持书本的架子，以便卧床患者阅读；患者还可以带上一种菱形眼镜，供长期卧床不起的患者阅读用，这些患者双目仰视天花板，难于看书和电视，此镜通过棱镜折射原理，可以让患者看到放于床脚侧的电视

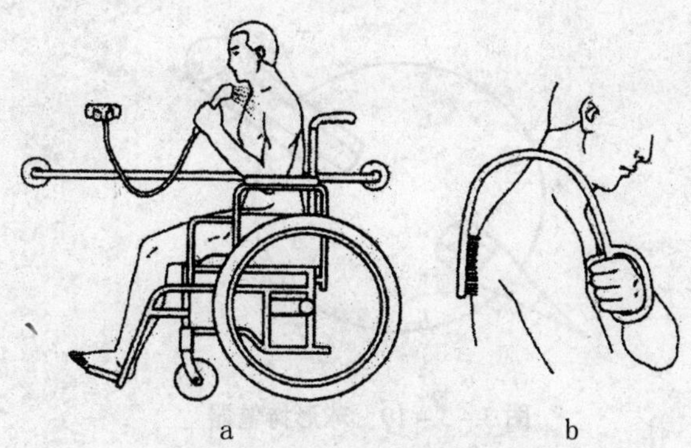

图 3-3-16　淋浴自助具
(a:专用淋浴轮椅及带蛇形管的粗把手持喷头;b:倒“U”形擦背刷)

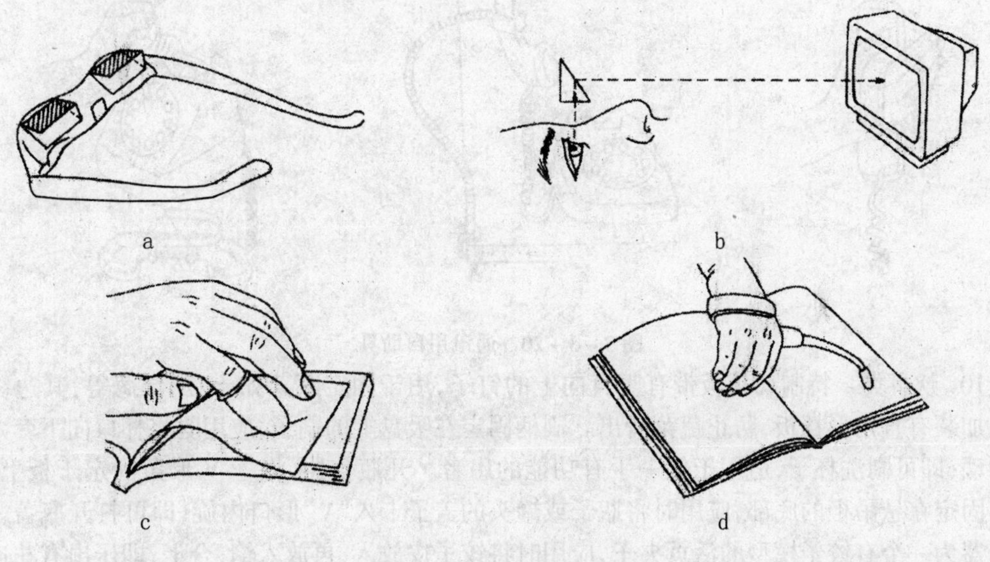

图 3-3-17　阅读自助具

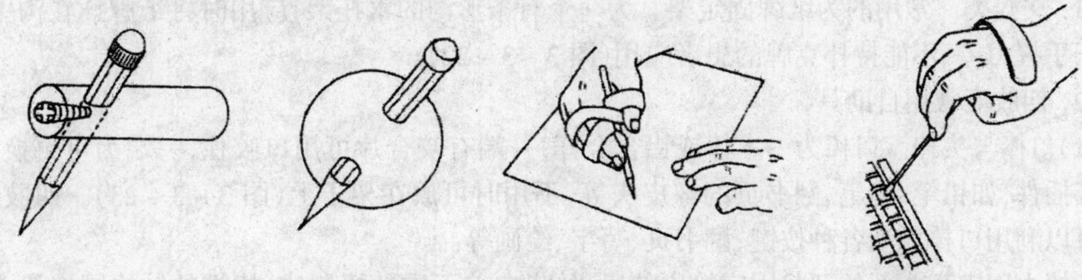

图 3-3-18　书写和打字自助具

等物,如图 3-3-19(a、b)所示。

9. 通讯类　带 C 形夹的电话,用于抓握困难的患者,若同时利用打字自助具可完成按键

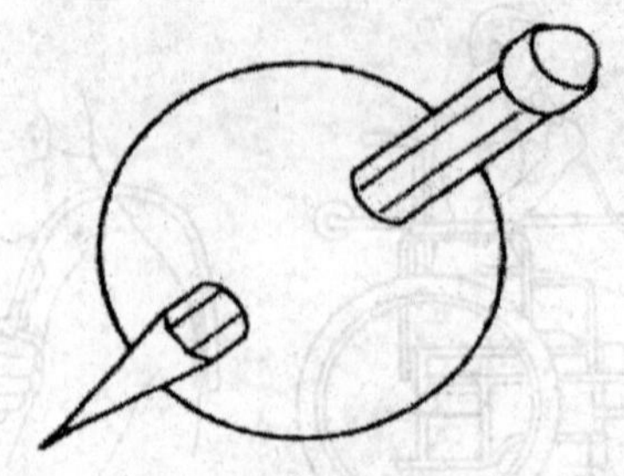

图 3-3-19 球形持笔器

(或拨号)的动作(图 3-3-20)。

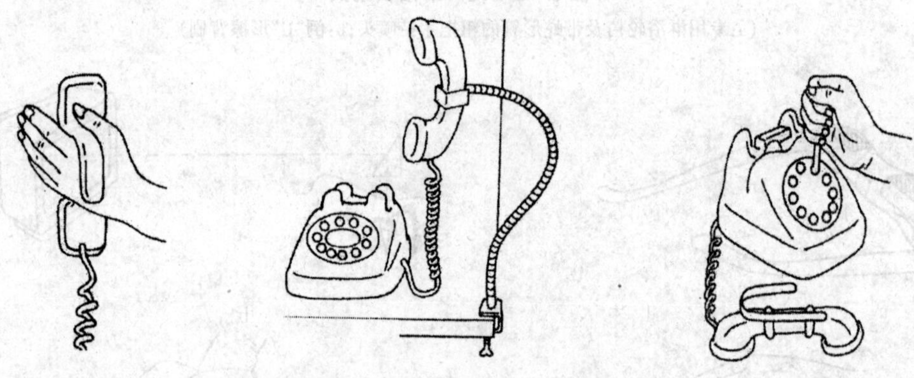

图 3-3-20 通讯用自助具

10. 炊事类 特制切菜板带有竖直向上的钉子,用于固定蔬菜如土豆、洋葱等,其边缘有的还加装有直角形挡板,防止蔬菜滑出。刷柄固定在吸盘上的刷子,应用时将杯口向下套入刷中转动,即可刷洗杯子,适用于仅一手有功能的患者。开瓶盖器,将一 V 形条固定于板上,再将板固定在悬吊柜的底部,应用时将瓶子或罐头的盖子卡入"V"形口内旋,即可打开瓶盖。包饺子器为一个有饺子模型的活页夹子,应用时将饺子皮放入,再放入馅,合上,即压出有花边的饺子(图 3-3-21)。

11. 文娱类 常用的为纸牌固定架。为一个有条形沟的木托架,应用时将纸牌插在沟中,适用于手握力差、不能持扑克牌的患者应用(图 3-3-22)。

12. 四肢瘫常用自助具

(1)口棒与头棒 口棒为一木棒或铝合金杆,一端有咬合片可用口咬住,一端为可更换的多个接插件,如铅笔、毛笔、翻书页的橡皮头等,不用时可放在架子上(图 3-3-23)。四肢瘫患者可以利用口棒触动各种按键、翻书页、写字、绘画等。

头棒由固定于头部的环状固定箍中伸出、并指向前下方的棒制成,棒端的结构同口棒,应用对象与用口棒的类似,惟独操作时不用口而用头。

(2)环境控制系统 这是一种自动控制系统,可以利用手指、口棒、呼吸(通过一根吸管)、声音等方式,触动各种按钮,对周围环境中的电灯、电话、收音机、电视、电动门、电动床、电动窗

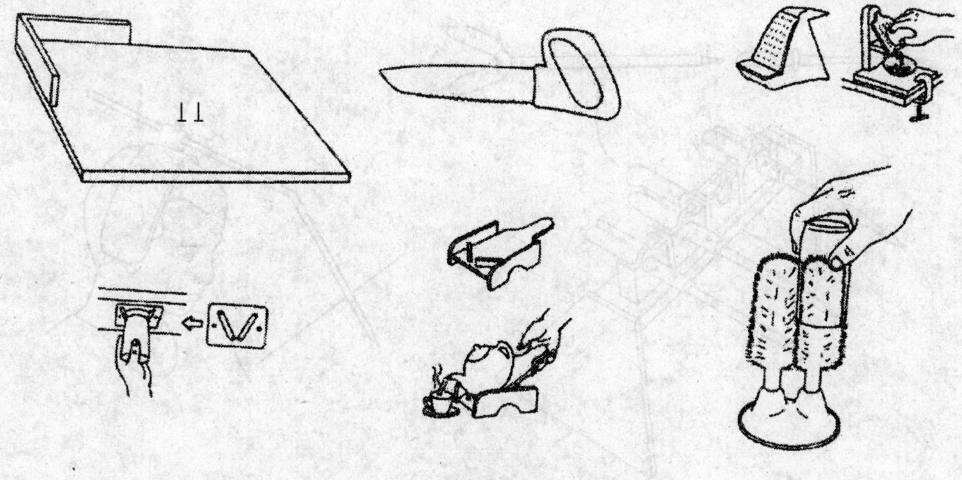

图 3－3－21 厨房用自助具

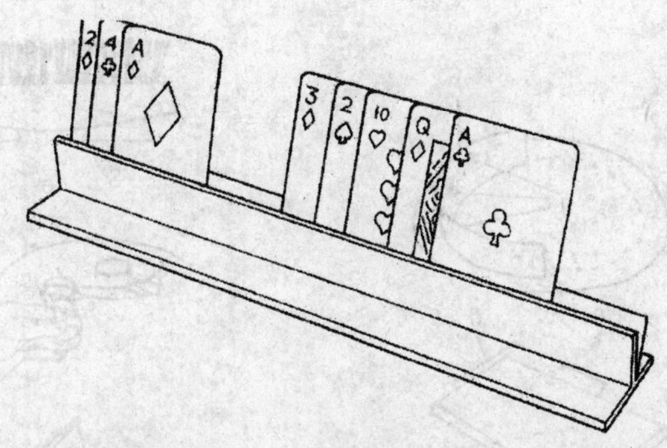

图 3－3－22 娱乐用具

帘等进行控制的系统，适用于四肢瘫痪、但可应用头棒或口棒的患者，和手指功能很差、仅能触动按键的患者。在环境控制系统中，触点与终端电器之间的连接，可以是无线的也可以是有线的。有线的更可靠且价廉，在我国以采用有线连接为多见。

13．偏瘫患者常用的单手作业用具 偏瘫患者常用的单手作业用具概括如图 3－3－24 所示。图中 a 之 G 为碟挡，固定在碟的一侧，当一手沿箭头方向舀食物时，由于有 G 的作用而不致把食物推出碟外；b 为单手用切菜板，其中 G 的作用与 a 中的相仿；其中之 N 为两根头朝上固定在板子上的钉子，可将食物插在钉上固定以便单手去切；c 为刀叉合用的餐具；d 为叉匙合用的餐具；e 为背部有吸盘(S)的刷子，把这种刷子固定在洗手池的内侧，即可把要刷的东西用单手在其上刷洗；f 为带吸盘的牙刷，将之固定在洗手池边即可用来刷假牙；g 为固定木板上然后再固定在桌子上的指甲钳，R 为环，可延长，由健足操作，这样就可给健手剪指甲；h 为扣纽扣环，将 C 从纽扣孔穿入，伸向纽扣，然后用 C 将纽扣套上，拉入扣孔，再退回 C 处退出。

单手操作的自助具还有不少，治疗师可以根据患者的需要自行设计，以方便患者的实际应用。

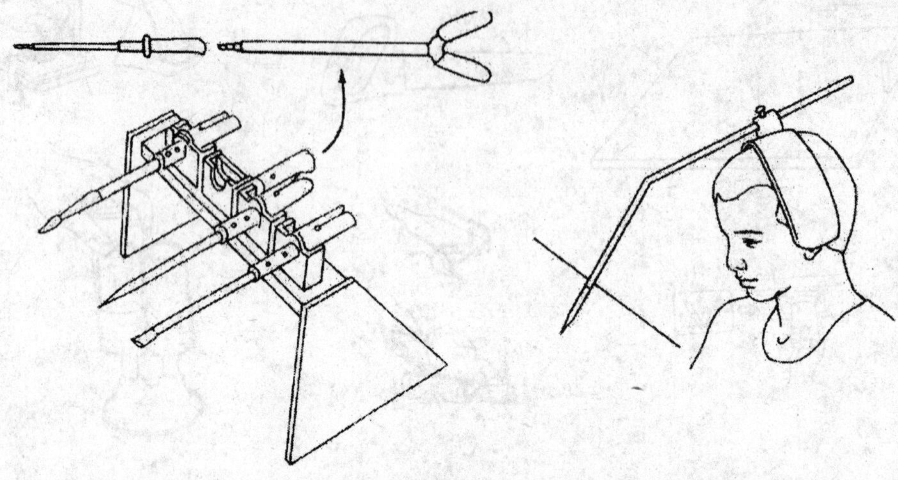

图 3-3-23 口棒和头棒

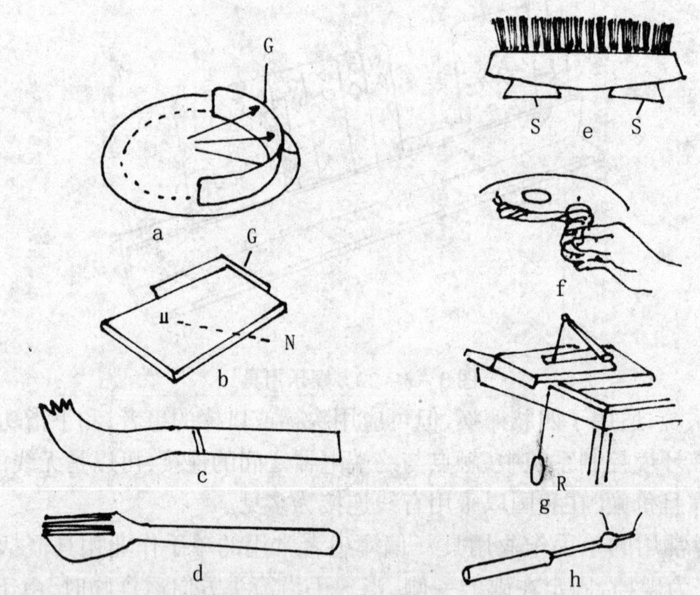

图 3-3-24 偏瘫单手操作自助具

三、矫形器和其他辅助器具的应用

(一)矫形器

矫形器主要用于预防、矫治肢体和躯干的畸形,保护残留肢体的功能和进行功能补偿。矫形器分为固定式和功能性矫形器两大类。前者主要用于矫形和保护;后者主要是发挥残留肢体的功能。上肢常用的有指间关节伸展矫形器、欧本海姆夹板、托马斯夹板、手屈曲或伸展功能夹板等。躯干有脊柱侧弯矫正支具。下肢有长腿支具、短腿支具、踝支具等。详细内容参见相关书籍和章节。

(二)辅助器具

1. 保持站立姿式的辅助器具　直立床分手动和电动两种,可使患者被动地从水平位变为不同的垂直位。站立台是一种木制高桌,可以辅助截瘫者保持站立位,同时在桌上做些活动,用于身体的固定或平衡不够稳定的患者,借此既能进行双下肢负重,又可进行双上肢的作业活动。

2. 上肢悬吊架　利用头上方的悬吊或弹簧的弹性,冲消重力对上肢重量的影响,使难以活动的上肢易于活动和易于进行训练(图 3-3-25)。

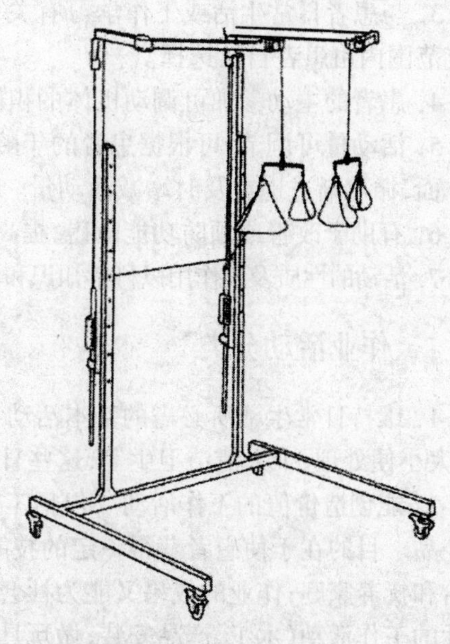

图 3-3-25　上肢悬吊架

3. 个人转移辅助器具　有手杖(1点式、2点式、3点式)、腋杖、助行器(交替式、抬起式、前轮式等)、助行架、各种不同类型的轮椅(普通轮椅、电动轮椅、偏瘫轮椅等)。详细资料参见相关书籍。

4. 搬运机　利用机械升降设备将患者托起搬运到不同的地方,这样既可以减轻患者和治疗师的负担,也方便治疗。常用的搬运机有移动式搬运机和落地式搬运机,如前述图 3-2-15、3-2-16。目前有一种挂壁式搬运机,搬运机可沿房顶的轨道,将患者移动到需要去的地方。

第四节　作业活动分析

作业活动分析是逐步分析一种活动中所需的基本技能成分,是作业治疗中一项最基本的内容,也是作业治疗师必须掌握的最基本技能。虽然分析过程复杂而耗时,但只有通过治疗师对作业活动进行分析,观察和了解每个作业活动的基本动作组成和顺序,找出适合每个患者需求、兴趣和生活习惯的治疗性作业活动,分析作业活动中所需经费、环境条件、材料设备、人员投入,观察患者完成作业活动的能力(如协调、平衡、耐受能力等),才能使作业治疗内容能与患者的日常生活活动、家务活动、工作和休闲活动协调一致。让患者充当作业角色,配合治疗师完成作业治疗的每一步骤,熟悉和掌握活动技能,形成适合自身角色的行为模式。

作业活动分析能揭示患者复杂的功能问题,检查患者的学习技巧、概念形成、神经肌肉的控制和协调能力、感觉、关节的稳定性、解决问题的能力、创造力以及选择性接受信息的能力。

一、治疗性作业活动特点

作业治疗中应用的作业是一些有目的性的活动,患者参加这些活动要付出一定时间和精力,并要集中一定的注意力。具体地说,能被选为作业治疗的活动具有以下特征:

1. 治疗目标明确,有助于改善或预防患者躯体和心理功能障碍,提高患者生活质量。

2. 选择性作业活动是科学的、合理的,是以作业疗法的理论为基础的。根据治疗师的专业经验,在活动分析和功能评定的基础上,选择性的开展能适合患者功能状况的作业活动。

3. 与患者日常生活或工作学习有关,符合患者兴趣和需求,能被患者接受。活动方式在一定范围内由患者自己选择。

4. 患者的主动参加可调动机体的积极性,并可从作业结果中得到一定满足。

5. 活动量可调节,可根据患者的年龄、功能情况,从活动时间、活动强度、间歇次数和时间等方面,循序渐进地或及时增减活动量。

6. 有助于改善或预防功能障碍,提高患者生活质量。

7. 活动的性质及其作用以科学知识和治疗师的专业经验作为依据,不是盲目的、不合理的。

二、作业活动分类

1. 维持日常生活所必需的基本活动　包括运动、自理、交流和家务活动,如穿衣、进食、行走、大小便处理、个人清洁卫生等,这些日常生活作业是生活自理和保持健康所必需的。

2. 能创造价值的工作活动　包括工艺和园艺等活动,通过从事这些作业活动,可以生产出产品。目的在于使患者获得一定的技能,从中得到心理满足。同时可以取得报酬,在经济上自给和抚养家庭;作业的成果又能为社会提供服务或增加精神财富和物质财富。例如各种职业性的工作活动(木工、产品安装、做玩具、缝纫等)。

3. 消遣性作业活动　包括文体和娱乐活动,如集邮、养鱼、听音乐、看电视、下棋、打球、游戏等。这类活动主要在闲暇时间进行,其目的在于满足个人兴趣,消遣时间,保持平衡的、劳逸结合的生活方式。

4. 社交性作业活动　包括患者与家人、亲戚、朋友、同事的交往。通过电话、电脑、书信、交谈的方式进行交流,处理和协调各种人际关系,以各种方式显示自身在社会上的地位和作用。

三、作业活动技能成分

为选择适于患者的作业项目,最重要的是对作业活动技能进行分析。此种分析能使作业活动不会变成单纯的兴趣或消遣,而是作为医学治疗手段,帮助患者了解自身,改善功能,发挥其康复治疗作用。在作业治疗中,不能盲目选择作业项目让患者进行活动,要分析患者进行作业的各种技能因素之后再选定。这需要丰富的基础知识和相当的经验。每一种活动都含有机体本身存在的技能成分,或称为生理上或心理上所具备的素质,主要包括以下 5 个方面:

(一)运动技能和素质

包括肌力、肌张力、耐力、协调性、灵敏性、粗大运动(姿势反应、头的平衡、翻身、坐、站、爬、走、单脚跳和双脚跳等)、精细运动(手指各种精细动作,如抓握、对指持物等)、关节的活动度、稳定性和柔韧性等。当进行活动分析时,应从患者的位置(姿势及肢位)、物体的位置以及活动过程中患者和物体位置之间的关系,活动中哪些关节、肌肉参与,参与活动的肢体(单侧或双侧)、动作的活动范围、肌收缩的力量、阻力、耐力、协调、灵敏性(粗大运动和精细系运动)以及活动的速度、节律、重复性和准确性等几方面进行观察。还要对使用材料、工具和作业项目的实施过程进行分析。可应用单一活动或以最类似的动作方式进行，要不断研究、探讨，制订出最佳的方案。总之，从肌力运动、关节运动上对其连续动作进行部分的或整体的动态掌握，判断其中的哪一部分对治疗有效。同一作业项目，由于患者肢位、姿势或用具、材料，甚至作业手技不同，进行动作分析可使其结果有很大差异。以木工作业为例，拉锯作业、刨子作业、凿子作业、锤子作业为代表性活动。将这些作业区分地应用或系统地应用于肘关节伸展肌力强化时，对关节活动度、运动、肌力、协力、协调性等因素进行分析、组合时，可出现多种不同结果。以拉锯作业为例，推锯和拉锯对上肢屈伸肌力和躯干屈伸运动的影响是不同的。拉锯需要上肢屈肌及躯干伸肌的力量；推锯需要上肢伸肌及躯干屈肌的力量，其结果不同。

（二）感觉技能和素质

包括视（图形/背景辨认、空间结构、形状和色彩的辨别）、听（语言理解、声音信号、选择性注意）、嗅（特殊气味等）、味（烹调活动中的各种味道、食欲）觉，温、痛、触觉，本体感觉（对身体姿势、肢体位置、关节屈伸程度和运动速率等的感觉，包括运动觉和位置觉），感觉运动觉（同时运用运动觉与其他感觉以感知事物的能力。如闭眼向前伸手触摸放在身前一定距离的物体，借助实体觉可知物体的性质、大小、形状，借助运动觉可知该物体在身前的大概距离，然后让受试者睁眼挑出刚才摸过的物体，即可测出其感觉运动觉能力）、实体觉（通过触摸对物体的质地、形状、大小、硬度等的感觉）、平衡觉（对静态平衡、动态平衡及负重平衡的感觉）、前庭觉等。

（三）认知技能和素质

包括主动参与能力（兴趣和潜能）、学习能力（记忆力、注意力、模仿力、计算和书写能力、理解力）、解决问题的能力（推理、抽象思维和想象力、决策力）、交流能力（口头和文字的语言交流、非语言交流及思想表达）、逻辑思维能力（综合、分析、抽象、逻辑推理等）、融会贯通能力（运用自己已经学过的知识和经验，创造性地完成新的作业任务）、组织能力（计划、实施、指挥、总结等）、判断力、空间定向力、安排和利用时间能力等。

（四）心理技能和素质

包括独立性或依赖性、顺应能力（包括对自然条件、家庭关系、社会处世等方面的适应性或灵活性）、积极性（对事物有无兴趣，有无发明和独创性，破坏和进攻性，个人主动参与的程度等）、务实性、自制力、自尊心、情感表达等。

（五）社交技能和素质

包括集体精神和合群性（可适应在集体中工作和劳动）、社交和公关能力、合作共事精神（同级间、上下级间相处的关系如何，能否互助）、价值观念、生活地位等。

四、作业活动分析的内容和步骤

作业治疗师必须掌握作业活动分析技能，才能有效地进行作业活动。分析的方法和途径各有不同。分析中必须确定作业活动的类型，区别该作业活动主要是属于体力性的还是脑力性的；是日常活动还是职业活动或娱乐活动；明确选择的作业活动主要涉及哪方面的技能和素质（对训练哪几方面的素质有帮助）；该作业活动主要涉及哪几项具体的技能和素质；该作业活动是否符合患者功能恢复的需求。目前采用的分析的内容包括：

(一)简单分析法

1. 明确活动的方式　分析活动的基本动作和过程，是否借助器具，活动需要的位置、运动的类型和反应，认知功能状态。

2. 选择活动类型　分析哪种适合患者需要，能解决问题和引起患者兴趣。

3. 分析选择活动的理由　选择的活动应与训练目的、治疗目标紧密相连，不仅要满足患者躯体实际功能需要，还要满足患者心理、认知、工作和社交需要。

4. 确定活动的场地　选择一个患者可以进行活动的场地进行分析和治疗。

5. 参与对象　除患者和治疗师外，可以选择相应的助手或家人参加治疗。

6. 确定时间　进行活动的时间，应符合患者的需要和遵循患者的生活习惯。

治疗师在进行分析的过程中，还可以询问患者的一般感觉、活动量大小，是否需要分级，是否重复动作，能否耐受噪音，能否吸引患者的兴趣，有无职业和教育的价值等问题，以掌握更多的资料和信息。

(二)详细分析法

此法较复杂，除了考虑环境、年龄、性别、职业、文化教育背景、趣味性、适应性、安全性、时间和经费外，还要按前面提到的活动技能从运动、感觉、认知、心理、社交多方面进行综合分析。这里以日常活动作业分析为例，说明作业活动分析的内容和步骤。一位上肢安装假肢的中年男性患者，长期从事脑力工作，有渴望饮茶的主动性，平时有饮茶的嗜好，常与父亲、妻子共享，喜欢熬夜，朋友聚会以茶待客。表3-4-1列举了这位患者需要准备热饮料作业活动的详细分析步骤。

表3-4-1　日常活动作业分析举例

动作组成\技能	动作成分	运动分析	感觉分析	认知分析
进厨房	持物行走	下肢粗大运动、肌力、协调性、关节活动、躯干和骨盆的控制、平衡控制、直立姿势	下肢本体感觉、运动觉、视觉、前庭感觉	有喝水的要求，能进行社会交往，能做决定，能辨别方向和目标
准备饮料用具	从柜中取出茶叶打开，取杯洗干净	同上，弯腰/伸手取物、上肢粗大和精细活动、协调控制、上肢和手关节活动范围、手的抓握(球状和柱状抓握、侧捏)	本体感觉、视觉与触觉	记忆力、理解力、逻辑思维和操作顺序、空间结构、图形和背景的辨别能力，有无失用、失认
烧水	开关壶盖、开关水龙头、灌水、提放水壶、点火烧水	同上，与上肢肌力、关节活动范围、协调控制、稳定性、灵活性密切相关	眼-手协调，温触觉、压力觉、肢体位置觉和运动觉、听觉	安全性、注意力、记忆力、工作程序、合理安排，其他同上
放茶叶	开关茶盖、取放茶叶	同上，抓握方式(侧手抓握、球形抓握、三指捏)	同上，立体感觉	估计剂量
冲茶	提起水壶冲水入杯	同上	同上，触觉、温度觉、嗅觉	同上
喝茶	端杯子放到嘴边，饮茶、吞咽	上肢运动技能、口腔活动、吞咽控制	温度觉、味觉、嗅觉	成功后的满足感、人际交流的技能

对于创造性或工作性活动和社交性活动的分析步骤基本同上。首先,要对患者进行一般性情况的分析;明确活动的动作组成成分;逐一分析患者完成这些动作所需要的技能和素质,如运动、感觉、认知、心理等;除考虑上述四方面技能和素质、标准外,还要根据患者性别、年龄、文化程度、个人兴趣、设备条件等进行选择。女患者在家务、车缝、针织等方面有基础,且有兴趣。儿童患者可多通过游戏、有趣的作业活动、集体活动进行治疗。老年患者不宜做劳动强度较大的作业,且须注意安全,防止意外。书法、诗、画、音乐欣赏等活动,一般更适宜于文化程度较高的患者。对社交活动的分析还要进一步了解患者的社会状态、环境影响因素、独立性、文化和经济背景等。明确患者的功能要求和作业活动选择标准;采取与目标相适应的作业治疗技巧。

总之,活动分析是从肌力运动、关节运动上,对其连续动作进行部分的或整体的动态掌握,判断其中的哪一部分对治疗有效。作业活动分析的结果,是帮助治疗师选择合适的、有治疗效果的作业活动,以便在开始制订作业治疗处方时能做到心中有数,通过作业治疗改善患者的功能。作业治疗的作业项目,要考虑到患者所有因素之后再选定。表 3-4-2 是对一位脑血管意外偏瘫患者作业活动分析后,进行作业项目选择的示范。

表 3-4-2　作业活动分析示范

作业技能和素质	功能要求	作业选择标准	作业活动技巧
运动技能和素质	增大关节运动范围,提高关节稳定性,增强肌群力量和耐力,改善肢体协调控制能力	肩肘屈伸训练	木工(如刨木、拉锯)、砂磨、投球运动
		肩外展内收训练	油彩、书法(写大字)、绘画、乒乓球
		手腕活动训练	油彩、粉刷、木工(锤打)、乒乓球、绘画、捏泥粘土塑像、陶土工艺、编织、刺绣、装订、弹琴、书法
		手指精细动作训练	插板、健康球运动、打字、珠算、分捡、组装、结绳、下棋
		髋膝屈伸训练	自行车运动、上下楼梯(梯级较高)
		足踝活动训练	脚踏缝纫机、脚踏风琴练习、自行车、模拟驾驶汽车、足磋圆木
心理及精神	消除抑郁,改善心理及精神状态	转移患者注意力,防止退缩心理	木工、绘画、手工艺(扎花、插花、贝壳造型)、养金鱼、养鸟、游戏、社交活动、协助别人工作、书法、下棋
		镇静安定、减轻烦躁及过度兴奋。采用简单、重复作业	针织、刺绣、编织、简单纺织、弹奏或倾听优美轻柔节奏缓慢的乐曲。在作业中宜选用质地柔软的材料,避免红、紫、褐等刺激性颜色

（续表）

作业技能和素质	功能要求	作业选择标准	作业活动技巧
		创造性作业	从作业成果中增强自我价值观念、自信心、自爱心和自豪感，多选用艺术性作业及手工艺劳动：绘画（水彩画、碳笔画、蜡笔画、着色粉笔画）、陶土工艺（制模、塑像、陶器上绘画、上釉）、织造（针织、刺绣、编织、缝衣、编制地毯、玩具、缝制衣服）、首饰制作（珍珠、银制品、串珠）
		宣泄明显的过激情绪	锤打作业（金属工艺、陶土工艺）、户外重体力劳动（园林工作、除草、铲雪、锯木、砍木、剪枝）、木器工艺（木工、木刻）、穿孔、打洞作业（皮革工艺、织造）、剪除作业（剪图、剪开布料、剪开皮革）、竞技性游戏（乒乓球、羽毛球、排球、网球、下棋、桥牌、桌球）
		减轻罪责感（精神症状）	协助清洁、保养作业疗法室及设备、简单的（不需要想象力）手工劳动如打结、磨砂
社会生活技能和素质	适应社会，重返工作岗位	培养集体生活习惯合群性，集体作业	在车间从事集体劳动、从事集体性游戏或球类活动、集体性文娱活动，如音乐、戏曲表演
		培养时间观念、计划性和责任感	计件作业、有明确的质量检查标准的生产性作业、协助治疗师安排作业治疗计划

第五节　作业疗法计划制订

作业治疗计划的制订是作业治疗实施的核心部分。治疗计划是根据对每个患者的动作缺陷和特定情况进行分析后制订的。这对治疗师来讲有难度，但也是挑战。一个有效的治疗计划，取决于治疗师认真地进行评定和病史采集，仔细地分析和总结评估资料。治疗师、患者及有关人员，应制订一个明确的、贯穿始终的治疗目标和目的，选择合适的治疗方法。因此，治疗计划应包括定期评定、资料收集、长期和短期目标的制订、治疗方法的不断改进和完善。治疗计划的制订，有利于治疗师有效地实施治疗方案和观察患者取得的进步。治疗师在完成治疗计划的过程中，可使他更多地去发现、思考和解决问题，这些问题可能是：患者存在什么受限和缺损？他有哪些能力和技术？最有利于治疗计划实施的治疗途径是什么？治疗的长期和短期目标是什么？是否适合患者的需求？如果不适合应该如何修改？哪些作业治疗有利于目标的实现？患者将接受哪些作业治疗？何时目标可以实现？判断患者实现目标的标准有哪些？怎样评估治疗计划的有效性？如何估计治疗时间的长短？

总之，在治疗计划制订过程中，可以考察治疗师的能力和专业水平。计划本身有助于研究资料的获取，有利于证实作业治疗服务的目的和效果，使作业治疗体系不断发展和完善。

一、治疗计划程序

一个作业治疗计划制订的过程，如图 3-5-1 所示。治疗计划制订的过程是发现问题、解决问题的过程，可以促进患者或残疾者恢复最佳功能状态。第一步是评估、分析、发现问题，提出解决问题的方法，制订治疗目标，设计和实施治疗计划；第二步是评估治疗计划的结果，按需要修正计划；最后，当治疗计划完成后对治疗进行总结。具体过程如下：

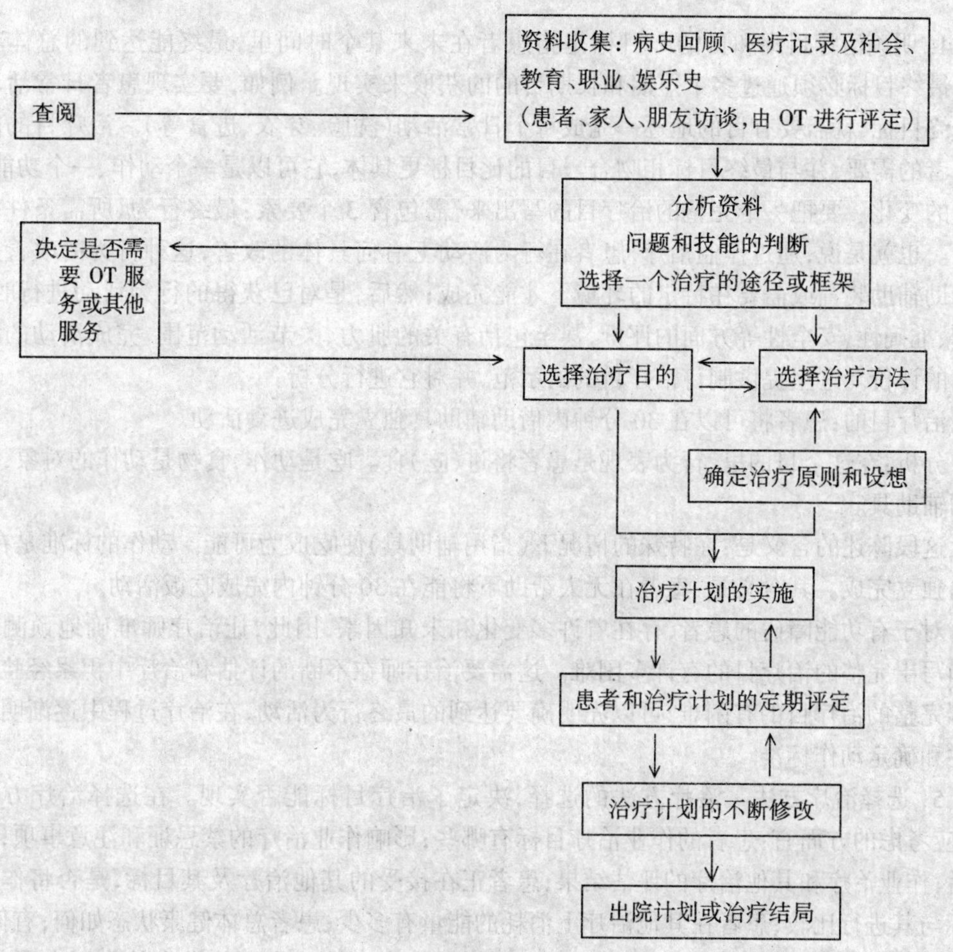

图 3-5-1　治疗计划制订的过程

1. 资料收集　治疗师通过查阅患者的医疗记录和了解其社会、教育、职业和娱乐史，与其本人、家人和朋友交谈获取资料(可参考本书第二章)。由治疗师完成评定结果。

2. 资料分析和发现问题　通过对所有资料的分析，发现患者存在的功能障碍和残留的功能，注意到那些需要作业治疗和其他治疗干预的动作缺陷或受限，充分挖掘患者的潜能，最终达到功能独立。

3. 选择治疗的路径或框架　治疗计划根据一个或更多的作业治疗框架或特殊治疗路径，

来决定哪个评定程序、治疗目标和治疗方法最适合患者。解决问题的过程受到所用治疗路径或框架的影响。可以选用多种路径,每个路径都有自己的理论体系、评估和治疗方法,它可以指导治疗师理解治疗计划的过程。例如,治疗师面对一个上肢骨折引起关节活动范围受限和肌肉废用性无力的患者,可以选择生物力学路径,进行关节活动范围和肌力的测定。治疗可以采用医疗体操和活动。如果是偏瘫的患者,治疗师可以选择神经发育技术,评定肌张力和姿势的力学改变。治疗可以通过手法、体位转换、身体负重和本体促进技术,使患者肌张力恢复正常。

4. 明确治疗目标和目的　目标是指患者在未来某个时间里,最终能达到的总体功能改善。最终目标必须通过多个短期和长期目的的获取来实现。例如,要实现患者日常活动独立的最终目标,就需要有目的地逐一完成每个日常活动(洗脸、穿衣、进食等)。治疗目的能够反映患者的需要,并与最终目标相吻合。目的比目标更具体,它可以是一个动作、一个功能、一个行为的变化。要把一个完整的治疗目的写出来,需包含3个要素:最终行为、所需条件和行为评价。也就是说,通过作业治疗,患者在行为活动上有何具体的改善,这种行为的改善是否需要借助辅助装置或需要在特定的环境下才能完成;然后,是对已获得的行为活动进行时间、活动量、准确性、安全性等方面的评价,甚至包括有关的肌力、关节活动范围、完成活动的程度和速度的评价。这里提供制订治疗目的的示范,并对它进行分析:

治疗目的:患者将可以在30分钟内借助辅助具独立完成进食活动。

分析:在这个目的里,行为表现是患者将进(吃)食。吃是动作,食物是动作的对象,条件是借助辅助具。

这段陈述的含义是:在特殊的情况下(指用辅助具)使吃成为可能。动作的标准是在30分钟内独立完成。其含义是:患者在无人帮助下将能在30分钟内完成吃饭活动。

对于有功能障碍的患者,存在着许多变化和未知因素,因此,让治疗师准确地预测康复结局和写出完整的治疗目的有许多困难。这需要治疗师在不断的评估和治疗中积累经验。如果制订完整的治疗目的有困难,可以先明确要达到的最终行为活动,在治疗过程中逐渐明确所需条件和确定动作标准。

5. 选择治疗方法　治疗方法的选择,决定了治疗目标能否实现。在选择治疗方法过程中,应考虑的方面有:患者的作业治疗目标有哪些;影响作业治疗的禁忌证和注意事项;恢复的预后;作业治疗和其他治疗的评估结果;患者正在接受的其他治疗及其目标,是否将作业治疗目标与其进行比较;患者在其他治疗上消耗的能量有多少;患者总体健康状态如何;有何兴趣、职业技巧和心理需求;患者所处的外界环境如何;患者在社区内可能发生的作用有哪些;哪种活动和训练对患者最有用;治疗如何进行分级以利于患者的恢复;治疗所需的仪器和设备是否到位。有时选择多种治疗方法实现一个目标,有时一个治疗方法适用于多个治疗目标。

6. 实施治疗计划　当目标和治疗方法确定,就可以实施计划。患者应努力按计划接受治疗,克服存在的问题,发挥其潜在技能。随着治疗的深入,在评定中不断发现问题,治疗计划也需要不断进行调整以求完整。

7. 再评定及启动治疗计划　随着治疗计划的实施,需要经常评估治疗的效果。治疗师要注意观察和询问。涉及的问题有:

(1)治疗目的是否适合患者的需要和能力。

(2)选择的治疗方法是否最适合于目标的实现。

(3)患者是否认为这些治疗方法是有价值和有意义的。

(4)治疗目标是否与患者目标相一致。

除了注意观察、询问以外,治疗师可以用开始评估的量表,重新评定患者运动功能和动作技术,与开始评定的基本功能进行比较,为治疗师修改计划做好准备。

8. 修改治疗计划　通过观察和评定可以发现患者的功能变化,治疗师针对患者的进步,需对开始制订的计划进行修改。包括治疗目的的修改、治疗量的调整,如活动时间、强度、难度的调整。可以说,整个治疗过程就是治疗计划不断评估、修改、实施的过程。

9. 出院计划　整个治疗计划,就是为了患者能够重返社区(回家庭或合适的生活场所)。出院计划,实际上是整个治疗计划的延续。随着患者在住医院期间取得的进步,应开始启动出院计划,出院计划涉及患者、家人及所有与患者相关的康复人员。出院时应考虑患者的医疗状态、辅助装置的提供、移动设备、家庭活动或训练计划、家庭环境的评估。出院计划还包括患者的教育、陪护者的教育和训练,以及帮助患者安排合适的社区康复场所、治疗人员。出院计划中,还要考虑到患者及家人对出院的心理准备。由于患者及家人对自身的能力和回家后的适应认识不足,会对从医院返回家庭产生许多顾虑。需要预先与他们进行交谈、疏通,提供相关的信息和资料,让患者知道自己现有的活动状况,回家后解决问题的最佳捷径,家庭环境改建和辅助、移动装置的使用、维护。与所在社区医疗服务部门取得联系,定期到原所在医院复查。一项治疗计划结束时,应对患者进行评估,对治疗目标完成与否下结论,这对患者出院后家庭治疗及进一步的治疗提供了依据。

二、作业治疗计划模式

作业治疗计划模式是由治疗师根据他们对患者的诊断和功能障碍的了解完成的。具体框架和内容如表 3-5-1 所示。

下面是一个病例示范,通过示范使初学者进一步理解治疗计划的全过程,可在此基础上进一步提出问题、确立目的和治疗方法,以完善该治疗计划的制订。

病例介绍:患者张女士,49 岁,已离婚,现有 2 个儿子,1 个 26 岁(已婚),1 个 17 岁,她与小儿子住在大儿子家,大儿子一家 3 口,有个 4 岁的儿子。发病前张女士与小儿子一块住。她患有格林巴利综合征,遗留四肢肌无力,一直靠轮椅代步,身体瘦弱,说话无力,缺乏自信,处于被动、顺从状态,家境不佳,不与媳妇交流,经常为孩子的事与儿子一家发生摩擦。她自感不能施展母亲的权威和表达自己的需求和情感。残疾使她不能独立,改变了她和小儿子的关系。她的媳妇认为婆婆依赖他人照料,从不试图帮助做些家务,很多时间呆在自己的房间里,她相信,如果婆婆努力,是能够做一些力所能及的事情的。张女士需要作业治疗,是为了在家中能够恢复或维持运动功能,增加日常活动的独立性。治疗计划见表 3-5-2。

表 3-5-1 治疗计划模式和指南

项 目	治 疗 计 划 指 南
个人资料	从医疗记录和病例研究中获取以下信息: 姓名　　　障碍 年龄　　　开始治疗的目标 诊断
其他服务	简要列出和描述患者所需的其他服务: 医生　　　心理/精神 护理　　　教育服务 呼吸治疗　精神咨询 社会服务　社区小组/白天照料 言语病理　家庭保健服务 物理治疗　护工 职业咨询
治疗的路径/参考框架	陈述至少1个以上的治疗路径和参考框架
OT 评估	从以下罗列中选出将要评估的动作成分和动作范围,指明哪个评估由测试或观察获得: 动作成分:感觉运动(肌力、关节活动范围、耐力、站立时间、行走时间、坐位平衡、不随意运动、运动速度、运动发育水平、平衡/防御反应、协调/肌肉控制、痉挛、强直状态、脑卒中运动恢复期、姿势反射、功能运动模式、手功能、吞咽/脑神经功能、温觉、痛觉、触觉、本体感觉、嗅觉、味觉、身体图解、运动计划、实体觉、视知觉中的视野、立体关系、空间位置、轮廓/背景、知觉恒定、视-运动协调、深度感、垂直感/水平感、眼球运动、功能性听知觉)、认知/认知整合(记忆、判断、警觉、解决问题的能力、动机、顺序、刚直、抽象思维)、功能性语言技术(言语/书写理解、表达能力、阅读、写字)、功能性计算技术(心理运算、书写运算)、社会心理/心理技术(自我辨认、自我概念、模仿技术、发育水平、对残疾的调整和认识、理想功能、交往技术(互动) 动作范围:自我照料(进食、穿衣、个人卫生、转移、社区活动)、职业活动(工作习惯和态度、工作潜能、工作耐力、家务劳动、小孩照料)、文娱活动(既往和现在的文娱兴趣、放松方式)
评估总结	对检测和观察做出总结
潜能	列出患者自己具有的、能被调用促进其最大能力独立的潜在技能
列出治疗计划	问题:列出作业需要作业治疗解决的存在问题 目标:针对问题制订具体的治疗目的 方法:写出详细的治疗方法 治疗分级:简要陈述如何循序渐进治疗促进患者进步

表 3-5-2 张女士作业治疗计划

个人资料	张女士,49岁,诊断:格林巴利综合征 残疾:四肢肌无力 治疗目标:恢复或维持运动功能,增加日常活动独立性
其他服务	医师:用药,身体健康的维持,康复程序监督 PT:肌力训练、步行和转移训练 社会服务:个人和家庭咨询 社区小组:社会化
治疗途径	作业治疗(OT)
评估	动作成分:感觉运动(肌力测试、被动关节活动范围,从观察和访谈中了解全身耐力、行走能力、行走速度,测试和观察肢体功能活动和协调性,检测温、痛、触觉和本体感觉)、认知/认知整合(观察判断力、安全意识,从观察、访谈中了解动机)、社会心理/心理技术(观察模仿、人际交往、社会交往能力,观察和访谈了解对残疾的应变能力 动作范围:通过观察和访谈了解自我照料、家务处理能力
评估总结	肌力测试显示两侧肌力对称:肩、肘、前臂肌力 $3^{+}\sim4$ 级,腕、手肌力 3^{+} 级,躯干、髋(外展、外旋肌 3^{+} 级)、膝部肌力4级、踝屈伸肌力 3^{+} 级,足部肌力 $2\sim3$ 级 所有关节活动在正常功能范围,身体耐力能进行1h上肢轻微活动,能走几步,从能量节约考虑坐轮椅,并能用手或腿推轮椅,由于肌无力引起的手精细活动不协调,程度很轻 感觉功能完整,无认知缺陷,对其残疾无可奈何,什么都不能做,只能呆在房间里 发病前,她与小儿子独立生活,因为疾病不得不住到大儿子家。自己很少有主意,很少与媳妇交流,因为小儿子的事经常与大儿子一家发生摩擦 残疾使她不能独立,改变了她在家中的地位,使她无法施展做母亲的权威,无法表达情感需求 日常生活方面她能处理个人卫生(洗脸、梳头、刷牙,穿衣需要帮助,系纽扣、拉链困难,需要辅助刷牙具,用厕和洗澡需要帮助,不能做家务,但具有摆桌、打扫灰尘、叠衣服的潜能,在相互理解的基础下,她的媳妇愿意让她做一些家务
潜能	有一些功能性肌肉力量,好的关节活动范围,有进一步恢复和良好的生活状态的潜在因素,有人帮助,感觉功能完整
问题	1. 肌肉无力　　6. 家务依赖 2. 身体耐力差　　7. 转移依赖 3. 行走能力受限　　8. 隔离和明显的压抑 4. 轻度不协调　　9. 社会交往减少 5. 自我照料依赖　　10. 缺少主见
治疗计划	问题1:肌肉无力 治疗目的:增加屈肩肌力从 3^{+} 级到 4^{+} 级 治疗方法: 适当渐进抗阻屈肩:让患者坐在特定椅内,每个肘部承受屈肩最大抗阻负荷的1/2,做10次抗阻屈肩运动,然后分别用最大抗阻负荷的3/4和全量重复10次屈肩运动 作业活动:从过头的碗橱里取杯子,把杯子放到桌上,再把杯子放回原位。将面团压成饼,上下翻转。用布擦桌子、碗柜,做出向前推拉的活动。用织布机织布 活动分级:随着力量的改善增加阻力、重复次数和时间 治疗目的:增加腕指屈伸肌力从 3^{+} 级到4级

（续表）

治疗方法:渐进抗阻训练同上
作业活动:剥蚕豆或毛豆、洗手绢、玩捏泥、做面团
分级同上

问题 5:自我照料依赖
目的:在辅助设备帮助下,能在 20 分钟内独立完成穿衣活动
方法:借助系扣器、穿袜器、穿鞋棒等穿衣辅助器或对衣、裤做适当改进或改变穿脱衣的方式以便于穿脱衣裤。教会患者使用这些辅助器和改进的衣裤,在安全、合适的方式下完成穿衣过程。例如穿裤子,患者坐在床边或轮椅上,双腿分开,身体前倾弯腰,分别将左右足放入左右裤管开口,用手慢慢将裤腿从足部拉至大腿跟部,如果患者前倾弯腰困难,可以借助钩裤棒完成上述过程,然后分别移动和抬起一侧臀部,用手将裤子拉过臀部,如果可能站起,将裤子拉至腰部,再坐下,拉上裤链(或借助拉链器),整理裤子不平整部位,完成穿裤整个过程
活动分级:逐渐增加完成自我照料活动的难度(如穿套头衫、系鞋带等)

问题 6:家务依赖
目的:在辅助具的帮助下能做家务活
方法:坐在轮椅里用简易吸尘器清扫桌面、沙发、橱柜等家具上面的灰尘,练习叠衣裤,可以与媳妇一起讨论家务计划和制订一天的活动安排表,保证每天计划的完成。在媳妇指导下做一些简单厨房劳动(洗碗筷、摘菜、开关洗衣机)。在活动中注意观察动作完成的难易,以便于治疗师进行调整
活动分级:逐渐增加家务活动种类、活动量及活动时间

问题 8:隔离与压抑
目的:减少其独自相处的时间从 6 小时到 3 小时
方法:建立一项患者可以接受的活动安排表,使其与儿子一家人在一起

（王　彤　王　刚）

第四章　脑卒中的康复

第一节　概　述

脑卒中(stroke)又称中风、脑血管意外,通常指包括脑出血、脑梗死、蛛网膜下腔出血在内的一组急性疾病。在美国分类(Ⅲ)脑卒中定义为一个包括脑梗死、脑出血、蛛网膜下腔出血等临床综合征的通用名词。世界卫生组织(WHO)脑卒中定义是:一种源于血管的急性神经性障碍,其症状和体征与脑受损部位相一致。

脑卒中是全球人口死亡和致残的首要原因。在美国城市人口中,平均每53秒就有一人患上脑卒中,每3.3分钟就会有一人死于脑卒中。在卒中后长期存活的患者中,48%有偏瘫,22%不能步行,24%~53%的患者日常生活活动(ADL)完全或部分依赖,12%~18%的患者有失语,32%有临床抑郁情况。据估计,我国脑卒中发病率为150万/年,存活者达600万,75%遗留有功能障碍,其中40%为重残,主要为运动障碍、感觉障碍、言语障碍、认知障碍等,若病后处理不当还可导致废用综合征和误用综合征。

一、脑卒中的解剖与生理

脑是高级神经中枢,是人体最重要器官,血液供应十分丰富,脑重量只占体重的2%~3%,但安静时心脏每搏输出量的1/5进入脑,约750ml,其中220~225ml由基底动脉流入,其余流经颈内动脉。成年人平均脑血流量为55ml/〔100g脑组织·分(min)〕。实际脑血流分布并不均匀,白质脑血流量为14~25ml/(100g·min);大脑皮质为77~138ml/(100g·min)。脑血流量还随体位、活动、年龄而变化。人脑组织利用了全身氧耗量的20%~25%,葡萄糖的75%。脑组织的氧、葡萄糖和糖原贮备甚微,一旦完全阻断血流,6秒钟内神经元代谢将受影响,10~15秒内意识丧失,2分钟脑电活动停止,几分钟内能量代谢和离子平衡紊乱,这样持续5~10分钟以上,细胞就发生不可逆损害。所以,脑血流供应正常是保持脑功能正常和结构完整的首要条件。

脑血流供应来自两个动脉系统:颈内动脉系统和椎基底动脉系统。颈内动脉系统供应额叶、颞叶、顶叶和基底节等大脑半球前3/5部分的血流,故又称前循环。椎基底动脉系统主要供应脑后部的2/5,包括脑干、小脑、大脑半球后部以及部分间脑,故又称后循环。两大动脉系统的分支大体分为二类:一类为穿通支,又称深支或中央支、旁中央支;另一类为皮层支或旋支。供应壳核、丘脑、内囊部分的中央支及供应桥脑的旁中央支是高血压性脑出血和脑梗死的好发部位。

虽然颈内动脉系统与椎基底动脉系统是两个独立的供血系统，但彼此之间还是存在着广泛的侧支循环，其中最重要的是脑底动脉环（Willi 环）。两侧大脑前动脉由一短的前交通动脉互相连接；两侧颈内动脉和大脑后动脉各由一后交通动脉连接起来，共同组成脑底动脉环。脑底动脉环可发生多种先天变异，有可能使侧支循环不能迅速、有效地发挥作用，这是脑梗死发生的重要影响因素之一。

二、脑卒中的病因

脑卒中的病因较多，其主要病理过程是在血管壁病变的基础上，加上血液成分及/或血流动力学改变，造成缺血性或出血性卒中。

血管壁病变是大多数脑血管疾病发生的基础，所以称为脑“血管”病。其主要原因有：高血压脑小动脉硬化，脑动脉粥样硬化，先天性发育异常和遗传性疾病，各种感染和非感染性动、静脉炎，中毒，肿瘤等。血液成分改变包括：血液黏稠度增高、凝血或纤溶系统功能障碍。血流动力学因素为高血压或低血压、心脏功能不全、血容量不足等。

由此可见，高血压是脑卒中的主要和基本病因，脑动脉粥样硬化是脑卒中的重要病因，脑动脉硬化是脑卒中的主要病理基础。

三、临床常见的脑卒中类型

1．脑出血　目前国内外普遍认为，自发脑出血中绝大多数为高血压性脑出血，高血压是其主要病因，而脑出血在我国约占脑卒中的21%～48%。

2．腔隙性脑梗死　占缺血性脑卒中20%～78%的腔隙性脑梗死，也普遍公认高血压为其主要病因。

3．蛛网膜下腔出血　老年人的蛛网膜下腔出血有相当比例是由高血压致脑表面小动脉硬化管壁变薄或微动脉瘤破裂引起。

4．动脉硬化性脑梗死　动脉硬化性脑梗死约占全部急性脑血管病的35%～50%，其病因主要为动脉粥样硬化。近年研究一致认为高血压是动脉粥样硬化的主要促进因素。

四、临床诊断要点

1986年中华医学会第2次全国脑血管病学术会议，对各类脑血管意外的诊断要点进行了第3次修订，如表4－1－1。

表 4-1-1　脑卒中的诊断要点

疾　　病	诊　断　标　准
缺血性脑血管疾病	
脑血栓形成	1. 常见于安静状态下发病 2. 大多数无明显头痛呕吐 3. 发病较缓慢,多逐渐进展或呈阶段性进展,多与脑动脉粥样硬化有关,也可见于动脉炎、血液病等 4. 一般发病后 1～2 天内意识清楚或轻度障碍 5. 有颈内动脉系统和/或椎基底动脉系统症状和体征 6. 腰穿脑脊液一般不含血 7. 鉴别诊断困难时,如有条件可做 CT 或 MRI 等检查
脑栓塞	1. 多为急骤起病 2. 多数无前期症状 3. 一般意识清楚或有短暂性意识障碍 4. 有颈内动脉系统和/或椎基底动脉系统症状和体征 5. 腰穿脑脊液一般不含血,若有红细胞可考虑出血性梗死 6. 栓子的来源,可分为心源性或非心源性,也可同时伴有其他脏器、皮肤、黏膜等栓塞表现
腔隙性梗死	1. 发病多由于高血压动脉硬化引起,呈急性或亚急性起病 2. 多无意识障碍 3. 腰穿脑脊液无红细胞 4. 临床表现都不严重,较常见的为纯感觉性卒中、纯运动性轻偏瘫、共济失调性轻偏瘫、构音不全-手笨拙综合征或感觉运动性卒中等 5. 有条件时应进行 CT 或 MRI 检查
出血性脑血管疾病	
脑出血	好发部位为壳核、丘脑、尾状核头部、中脑、桥脑、小脑、皮质小白质(脑叶)、脑室及其他,主要是高血压性脑出血,也包括其他病因的非外伤性脑内出血。高血压性脑出血诊断要点如下: 1. 常于体力活动或情绪激动时发病 2. 发作时常有反复呕吐、头痛和血压升高 3. 病情进展迅速,常出现意识障碍、偏瘫和其他神经系统局灶症状 4. 多有高血压病史 5. 腰穿脑脊液多含血且压力增高 6. 脑超声波检查多有中线波移动 7. 鉴别诊断有困难者,若有条件可做 CT 检查
蛛网膜下腔出血	主要为先天性脑动脉瘤破裂、脑血管畸形和脑动脉硬化出血等引起 1. 发病急骤 2. 常伴剧烈头痛、呕吐 3. 一般意识清楚或有意识障碍,可伴有精神症状 4. 多有脑膜刺激征,少数可伴有脑神经及轻偏瘫等局灶体征 5. 腰穿脑脊液呈血性 6. 脑血管造影可帮助明确病因 7. 有条件时可进行 CT 或 MRI 检查

第二节 功能障碍特点

一、运动功能障碍

脑卒中后所出现的运动功能障碍，取决于病变的血管和由此所产生的受损部位，见表4-2-1。

表4-2-1 脑卒中后常见功能障碍与病变部位及有关动脉损伤的关系

功能障碍	病变部位	支配血管
1. 单瘫（下肢）	对侧运动皮质	大脑前动脉
2. 偏瘫	对侧皮质运动区、脑干、内囊后支	大脑中动脉主干或皮质分支或椎基底动脉
3. 交叉性瘫	脑干	椎基底动脉
4. 四肢瘫	两侧大脑半球、脑干	椎基底动脉、两侧颈内动脉系
5. 偏身感觉缺失或减退	对侧皮质感觉区、内囊后支、丘脑、脑干	大脑中动脉主干或其皮质以及深分支、大脑后动脉或椎基底动脉
6. 深感觉丧失	对侧皮质感觉区、内囊后支、丘脑、脑干	大脑中动脉皮质支、深支、大脑后动脉或椎基底动脉
7. 实体觉丧失	对侧顶叶或丘脑皮质束损伤	大脑中动脉主干或其皮质分支
8. 体像障碍	顶叶，特别是次侧	大脑中动脉主干或其皮质分支
9. 视觉失认	主侧半球枕叶	大脑后动脉
10. 视觉失定向力	主侧半球枕叶	大脑后动脉
11. 一侧性空间失认（单侧忽视）	次侧顶叶	大脑中动脉、大脑后动脉
12. 双侧性空间失认（Gerstmann）综合征	主侧顶叶后部与颞叶交界处	大脑中动脉主干或皮质支
13. 共济失调	小脑中脚、小脑下脚、对侧额颞叶	椎基底动脉、大脑中动脉皮质支
14. 同向性偏盲	对侧颞叶、顶叶深部视放射（多为象限偏盲）、枕叶距状裂、两侧纹区皮质	大脑中动脉主干或其皮质分支、大脑后动脉后其皮质分支
15. 运动性失语标	主侧额下回后部（Broca区）	大脑中动脉主干或其皮质分支
16. 感觉性失语	主侧颞上回后部（Wernicke区）	大脑中动脉主干或其皮质分支
17. 传导性失语	缘上回皮质	大脑中动脉
18. 命名性失语	主侧颞中回后部或颞枕交界处	大脑中动脉
19. 经皮质运动性失语	主侧半球额叶Broca区的前部或上部	大脑中动脉
20. 经皮质感觉性失语	主侧脑后顶部、颞或颞顶分水岭，颞顶结合区	大脑后动脉或大脑后中动脉边缘带
21. 失读、失写症	主侧顶叶后部角回、缘上回	大脑中动脉
22. 失读症	主侧角回	大脑中或后动脉
23. 失写症	主侧缘上回或颞下后部	大脑中动脉
24. 意念性失用	主侧顶叶	大脑中动脉

（续表）

功能障碍	病变部位	支配血管
25. 意念运动性失用	主侧顶叶	大脑中动脉
26. 运动性失用	额叶中央前回皮质或运动前区皮质	大脑中动脉
27. 结构性失用	任一侧顶、枕叶交界处	大脑中动脉
28. 穿衣失用	次侧顶叶或枕叶	大脑中动脉
29. 步行失用	次侧顶叶	大脑中动脉
30. 精神障碍	由顶到枕结合部的半球皮质特别是额叶、颞叶	大脑前动脉、大脑中动脉
31. 两眼同向侧视障碍	额中回后端刺激时两眼向病灶侧侧视，损伤时视向病灶侧	大脑中动脉、基底动脉
32. 癫痫发作	额叶及颞叶为主的刺激和病损	大脑中动脉
33. 排尿、排便功的障碍	旁中央小叶、顶叶	大脑前动脉
34. 假性延髓麻痹	半球与脑干双侧皮质脊髓和皮质延髓束损伤时	大脑中动脉、椎基底动脉
35. 第7到第12对脑神经功能障碍	脑干、对侧皮质脊髓或皮质延髓束损伤可引起第7到第12对脑神经麻痹	大脑中动脉皮质支及深支、椎基底动脉

通常在早期出现相应肢体和/或面部肌肉的弛缓性瘫痪，大约在一至二个星期以后，肌张力逐渐增高。早期即使被动关节活动范围正常，但随着肌张力的增高，主动关节活动范围也将逐渐受限，并出现异常的运动模式，这种异常的运动模式是由于脑卒中后神经系统受损，肢体的屈肌和伸肌出现一种在进化过程中保留下来的类似于两栖类动物运动姿势的原始模式。在大部分患者表现为：上肢以屈肌共同运动为主，下肢以伸肌共同运动为主，如表 4-2-2，最后直至出现肢体的挛缩和变形。

表 4-2-2　脑卒中后肢体异常的运动模式

部位	异常运动模式	部位	异常运动模式
上肢		下肢	
肩胛带	后缩、肩带下垂	髋关节	伸展、内收、内旋
肩关节	外展、外旋	膝关节	伸展
肘关节	屈曲	踝关节	跖屈、内翻
前臂	旋后（旋前）	足趾	跖屈
腕关节	掌屈伴有一定尺侧偏		
手指	屈曲，拇指屈曲、内收		

二、感觉障碍

包括浅感觉（痛、温、触觉）、本体感觉、立体觉的丧失，详见表 4-2-1。感觉的缺失将影响到信息的传入，从而影响运动功能以及运动功能障碍的恢复，而且两侧的整合功能也受到感觉缺失的影响。

三、交流障碍

不论其瘫痪在哪一侧,在发病的早期均有交流障碍,但优势半球的病变会对语言区产生持久的影响,从而导致感觉性、运动性以及书写、阅读等方面的语言障碍。如果影响到与言语有关肌肉的肌肉、肌张力、协调功能,还会造成发音器官的运动方面控制功能障碍,即构音障碍。另外,交流障碍还可以表现为言语的失用,它是一种特殊的运动功能障碍,其特点是患者没有运动和感觉方面的缺陷,但不能完成有目的的动作。详见表 4-2-1。

四、视觉和知觉障碍

主要表现为复视、偏盲、忽视,观念性、观念运动性等失用症以及失认症。如常见的半侧忽视,表现为患者不能看见左或右侧的物品;或患者仅能读半边文章等现象。详见表 4-2-1 和第五章第二节。

五、认知障碍

患者生活独立能力的恢复程度或预后,取决于他所能接受学习和行为中所需要的信息及其构成有关。由于语言的表达和理解障碍,患者多有抽象思维的障碍;其程度取决于患者听觉、视觉、触觉的残存功能。通过听、读、模仿、示范来学习,与这些功能有关的感觉障碍会妨碍学习的效果。除了思维外,由于病变的部位、患者的年龄等因素,患者还可能出现其他方面的认知障碍,可参见本书第五章第二节。

六、日常生活能力降低

由于认知、语言、肢体等功能的障碍,造成了患者日常生活能力的降低。如右侧大脑半球病变,对其欲望、知觉、判断、感觉整合区域影响较大;而左大脑半球病变,患者往往会出现患肢失认、视觉和感觉的忽视或否认,运动和空间关系概念的扭曲,运动行为概念的丧失,缺乏向上的欲望,而这些障碍远较其运动障碍对其日常生活的影响大。全面准确的分析造成日常生活能力降低的因素,在功能康复的同时,及时正确的指导以改善患者的日常生活自理程度,将有助于患者的康复。

七、心理和社会影响

由于脑卒中是一突发性疾病,其造成的各方面障碍不仅给患者,而且也给其家庭、社会带来了许多负面的影响。往往使患者感到自己所拥有的一切全失去了,自己的人生已近终点。而且,在临床上患者往往易出现脑卒中后抑郁(post stroke depression, PSD),据统计其发病率约为 30%~65%,以左大脑半球前部病变为多见。患者往往表现为情绪抑郁、满脸愁容、悲观失望、动作迟缓、失眠等现象,处于抑郁状态的患者,是不可能对康复治疗方案有足够的主动性和积极性,因而势必影响其康复过程。

第三节　功能评定

就脑卒中患者而言，进行的评定是一个复杂和贯穿患者整个治疗的过程。而对于涉及作业治疗的评定，应遵循以患者为中心的总原则。具体应包括以下的概念：

1. 作业治疗师应尊重治疗者，并和其建立伙伴关系。

2. 在确定患者的治疗目标和预后时，应让患者有更多自主性。

3. 在评定的过程中，应充分考虑患者的家庭环境以及其所扮演的社会角色，兴趣和文化背景等方面。

4. 允许患者是"问题主义者"，以便接下来患者成为"问题的解决者"。

5. 认识到患者在治疗过程中自我的重要性。

6. 认识到决定职业的需求中患者选择的必要性。

因作业活动涉及患者的躯体功能与心理功能的各个方面，故其评定的内容应包括：运动、感觉、知觉、认知、心理、日常生活活动、社会交往、功能独立性等各方面的评定；同时，还应充分考虑患者在生活、工作、社会活动中所遇到的障碍，因此应对其所在生活、工作环境的设施情况作详细的调查了解，从而找出不利于患者生活的设施问题和改造的可能。由此可见，以患者为中心选择和实施作业评定，实际是提供了作业治疗的一种方法。

一、日常生活能力评定

具体常用的方法包括：在躯体的 ADL 方面，宜选用修改后的 Barthel 指数，称为 MBI（modified Barthel index），它除能评定 PADL 外，尚可预测以后的恢复，该量表总分为 100 分，60 分为是否能独立的分界点。100 分以下～60 分以上为轻度残疾；60～41 分为中度残疾，需大量帮助；40～20 分为重度残疾；低于 20 分为完全残疾。在工具性 ADL 方面，宜选用修订后的功能活动问卷（FAQ），评定后分数越高说明障碍越重，正常标准为低于 5 分，≥5 分为异常。当需全面评定 PADL 及 IADL 时，可采用功能独立性测定（FIM）量表，以上评定方法可参见本书第二章第二节。

二、上肢功能评定

对偏瘫手功能的评定，如图 4－3－1。还可选用偏瘫侧上肢功能检查表等。

在偏瘫手功能的检查评定中，如果患者能完成全部检查动作为实用手 A；能完成 4 个动作为实用手 B；能完成 1～3 个动作分别为辅助手 A、B、C；一个动作都不能完成则为废用手。

三、感知觉的评定

参见本书第二章第二节。

四、认知功能的评定

参见本书第二章第二节。

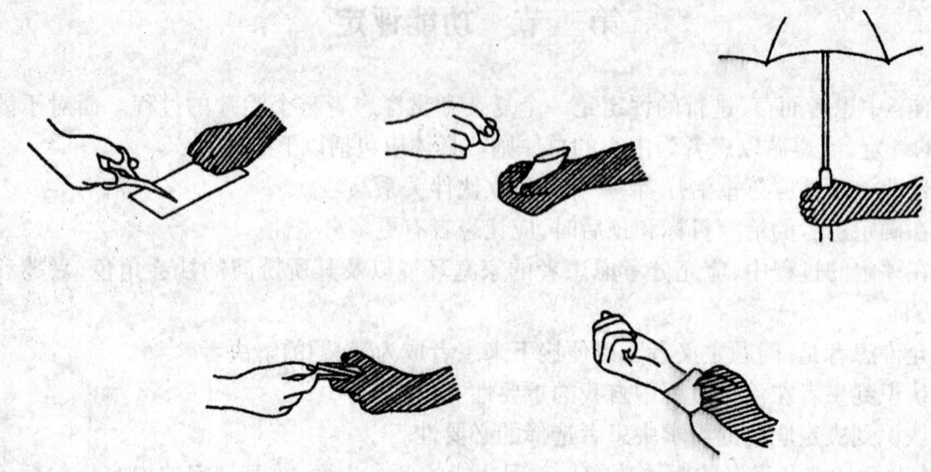

图 4-3-1 偏瘫手功能检查法

五、运动功能评定

参见《临床运动疗法学》一书。

六、其他评定

可选用专供评定脑卒中患者社会活动和自理能力的 Frenchay 活动指数等相关量表，具体方法参见本书第二章第二节。

七、预后的预测

在功能预后的预测方面，由于预后与许多因素有关，预测的方法亦有多种，在临床实际运用中，应综合、全面地，并结合患者的实际情况和需求来判断。

一般认为，本病运动功能的恢复可从发病后数日开始，6 个月内 90% 的患者恢复达到顶点。恢复的顺序一般为：先近端后远端。如能及时且坚持足够长时间的康复治疗，肢体功能和日常生活能力将会有不同程度的恢复。据世界卫生组织 1989 年发表的资料，脑卒中患者经康复后，第一年约 80% ~ 90% 的患者可恢复步行，60% 患者日常生活可完全自理，20% 需部分帮助，15% 需要较多的帮助，5% 需要完全帮助，约 30% 在工作年龄的患者可恢复工作。

（一）影响预后的因素

影响预后的一些因素，如表 4-3-1。

（二）症状与预后的关系

一些症状与预后的关系，如表 4-3-2。

（三）肢体功能预后预测

脑卒中患者最终残疾的程度，与病变的部位、梗死的范围和出血的量有密切关系，而患病后开始康复的时机和采用的方法是否得当、患者本身要求康复的欲望和参与治疗训练的态度如何,是能否获得最佳康复效果的决定性因素。

1. 偏瘫后手功能恢复的预测　由于大部分患者偏瘫手功能的恢复在病后3个月以内,3个月以后恢复较为困难。所以早期正确的评估手的功能状况,有利于指导治疗。偏瘫后手功能的预后预测方法,见表4-3-3。

表4-3-1　影响脑卒中预后的和康复的因素

有利因素	不利因素
1. 年轻	1. 年龄大
2. 轻偏瘫或纯运动性偏瘫	2. 严重的、持续的弛缓性瘫痪
3. 无感觉障碍或知觉丧失	3. 严重的感觉障碍或知觉丧失
4. 反射迅速恢复	4. 明显的感受性言语障碍或完全性失语
5. 随意运动有些恢复	5. 严重的认知障碍或痴呆
6. 能控制小便	6. 二便失禁
7. 无言语困难	7. 明显的抑郁症
8. 认知功能完好或损害甚少	8. 即往有全身性疾病,特别是心脏病
9. 无明显复发性疾病	9. 缺乏家庭支持
10. 无抑郁或抑郁对治疗反应良好	
11. 家庭支持	

表4-3-2　一些症状与预后的关系

1. 弛缓性瘫痪	当一侧肢体持续弛缓性瘫痪无反射达4~5日,往往不能再得到正常的功能;若腱反射的恢复不伴有随意运动的恢复,有价值的运动功能恢复差
2. 痉挛性瘫痪	肢体的痉挛通常在发病后1~3周变得明显,其预后一般比弛缓性瘫痪好,但直到出现一些随意运动前仍不能最后确定
3. 感觉缺失	单独出现少见,但位置觉损害合并运动功能障碍,常使功能恢复明显困难
4. 表达性失语	一般来说预后良好,可以恢复
5. 感觉性失语	预后差。因病人不能理解,使再训练发生困难
6. 完全性失语	预后差
7. 书写困难	预后取决于患者能否易于用正常的非优势手写字
8. 构音障碍	是言语的运用障碍,一般预后优良
9. 吞咽困难	几乎总是改善
10. 同侧偏盲	可减轻,但为永久性
11. 假性延髓麻痹	很少恢复

表4-3-3　脑卒中偏瘫后手功能恢复的预测

手指能在全ROM内完成协调的屈伸的时间	手功能恢复程度
发病当天就能完成	几乎可以全部恢复为实用手
发病后1个月之内完成	大部分恢复为实用手,小部分为辅助手
发病后1~3个月之内能完成	小部分恢复为辅助手,多数为废用手
发病后3个月仍不能完成	多为废用手

另外,在发病后4个月内,还可用下面的公式来预测手功能。如恢复到实用手,需符合下式:$N/(3+3m/4)\geqslant 1$。式中 N 为 Brunnstrom 分级,m 为发病后的月数,m 的条件为 $0.5\leqslant m\leqslant 4$。从此式可知,4个月内如恢复不到 BrunnstromⅥ级者将不可能恢复为实用手,其原因是以 $m=4$ 代入上式时,如 N 不等于 6,上式即不可能等于 1。判断将来是否为废用手可用 $N/(1+3m/4)\leqslant 1$ 的公式,其中 m 的条件为 $1\leqslant m\leqslant 4$,从此式可知,若 4 个月内恢复不到 BrunnstromⅣ级时,即可判定为废用手,因为从公式中可知,$m=4$ 时,若 N 不到Ⅳ级,该式即进入小于 1 的条件。

2. 下肢功能预后的预测　有关下肢的功能,主要为步行。具体到偏瘫患者,社区内功能性步行应符合:①5 分钟内走 350 米。②步行效率 =(步行速度/步行 3 分钟后的心率)× 100%应 > 30%。③安全。④不用笨重的助行器。⑤可在家庭周围的社区采购、上公园、散步、就诊,而无需他人帮助。在家内能行走,但步行耐力和速度达不到上述之①及②标准者,列为家庭性步行类。为判断能否有功能性步行,可采用美国 Rancho Los Amigos 医院的直立控制试验(upright control test,UCT)来评定,3 项均达不到强级者,将来难以有良好的功能步行,具体方法如表 4-3-4。简单的预测步行能力的办法可用表 4-3-5。

表 4-3-4 直立控制试验

1. 屈髋
   助手:站于患者健侧在股骨大转子处扶住患者
   试者:让患者站直,尽可能快地将病膝屈向胸部(越快越好)
   评定:强——屈髋大于 60°,且 10 秒内能完成 3 次
   中——屈髋在 30°~60°间,10 秒内能作 3 次
   弱——屈髋在 30°以下,10 秒内能作 3 次
2. 伸髋
   助手:蹲在患者的患腿后方,一手握住患股前方,另一手握住患胫前方使患膝保持中立位和使踝稳定
   试者:站在患者患侧,用手扶住患者上肢或手,先让患者用双腿站直,然后提起健腿,仅用患腿站立
   评定:强——能使躯干在髋上伸直或使躯干在髋的最大伸展范围上伸直
   中——不能完全伸直,但能控制躯干不再前倾;或躯干虽前后摇动,但不倾倒;或在髋上过伸躯干
   弱——躯干在髋上发生不受控制的屈曲或不能维持站立
3. 伸踝
   助手:于患者健侧支持躯干伸直
   试者:蹲在患腿后方,保持患膝于中立位,让患者用双腿站直。然后让他提起健腿,让患腿单足站立,进而让他足跟离地,用足前部支起全身
   评定:强——患腿能单足站,并能按命令使足跟离地,用足前部支起全身
   弱——不能

表 4-3-5　脑卒中偏瘫后步行恢复预测法

发病初期仰卧位可完成的试验	将来步行恢复的可能性(%)			
	独立步行	辅助下步行	可以步行(共)	不能步行
1. 空中屈伸膝:先仰卧伸直下肢,屈患髋 45°±,然后将膝在 10°~45°之间来回伸屈	60~70	20~30	90	10
2. 主动直腿抬高:仰卧位作患侧直腿抬高	44~55	35~45	90	10
3. 保持立膝:仰卧位,屈膝 90°±,保持下肢立于床上,不向左右偏倒	25~35	55~65	90	10
4. 上述 1、2、3 项试验均不能进行	33	33	60	33

第四节　作业治疗

一、治疗目的

针对脑卒中患者进行作业治疗的主要目的在于通过患者参与作业治疗活动,改善和维持身体、心理两大方面的功能,使患者最大限度地获得自立,最终回归家庭,重返社会。

二、治疗方法

为了达到上述目标,作业治疗必须根据患者自身特点,制定行之有效的治疗方案,而在制定具体的治疗方案和措施的时候,必须考虑以下几个方面的因素:患者发病的时间,目前所处的恢复阶段,患者的年龄,运动、感觉、认知功能等,合并症,家庭、社会、经济等方面的因素。

治疗方案中的基础部分,应该包括促进患者正常姿势反射和运动、抑制异常的反射及异常的运动模式,鼓励患者手的使用。同时在制定了治疗措施以后,应及时让患者的家属以及护理人员了解其内容,并指导他们采用正确的方法对患者进行有效的监督和指导,应尽可能地应用到日常生活中。

具体到脑卒中恢复的不同阶段,治疗的目的会有所不同,治疗方法也会有不同的特点。治疗者必须根据患者的现状、不断变化和进展的情况,随时调整治疗方案。

(一)卧床期的治疗措施

在脑卒中发病后的急性期,一旦患者生命体征稳定,疾病不再进一步发展,康复措施宜及早开始。这一时期的治疗,主要以预防并发症及继发障碍的出现,并为今后的康复训练做准备。作业治疗师应配合医生、护士及其他专业人员,做好以下几项工作:

1. 体位的变换　原则上要求每 2 小时更换一次体位,但需要根据患者的年龄、营养状况等恰当调整。这项工作主要由护士负责,作业治疗师给予配合。

2. 保持良好的卧位姿势和肢体位置　在卧床期,患者卧位时间相对比较长,在此期间必须确保患者始终采取正确的、有利于今后机体功能恢复的姿势和肢位。

(1)患侧卧位(图 4-4-1)　患侧卧位是所有卧姿中最重要的体位。由于患侧卧,增加了对患侧的知觉刺激输入，并使整个患侧被拉长，从而减少痉挛。另一个明显的好处是健手被解放出来。在此姿位时应注意以下几方面：

头部：应在上颈段屈曲，而不是后伸。

躯干：稍向后转，后背可用枕头稳固支持。

患上肢：应向前伸与躯干的角度不小于90°，前臂旋后，腕被动背伸。要检查肩胛骨确实前伸，治疗师应检查胸背部。当患者的体位正确时，肩胛骨的内缘平靠于胸壁，若前伸不充分，患者常主诉肩痛或不舒适，因为身体正压在肩上。

下肢：下肢呈迈步位。健腿髋、膝屈曲并由枕头在下面支持，同时患腿保持在伸髋、稍屈膝的体位。

(2)健侧卧位(图4-4-2)

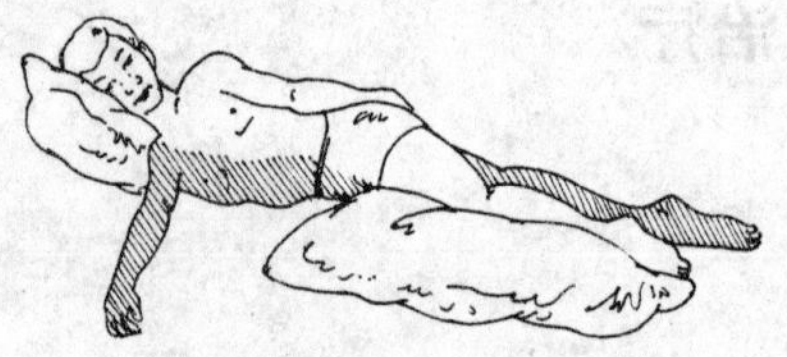

图4-4-1 患侧卧位时的正确体位

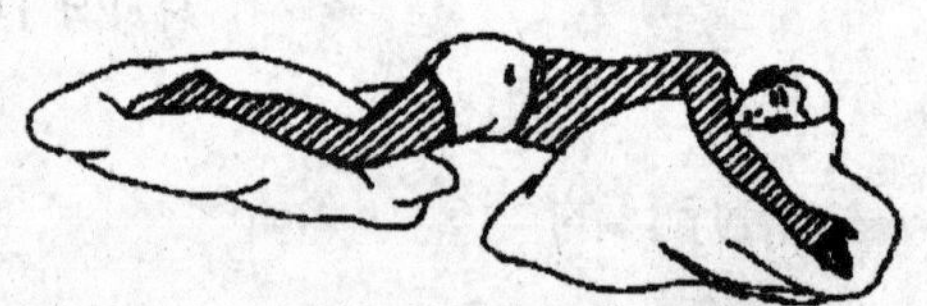

图4-4-2 健侧卧位时的正确体位

躯干：躯干与床面成直角。

患上肢：由枕头支持在患者的前面，上举约100°。

健上肢：可放在任何舒适的位置。

患下肢：向前屈髋、屈膝，并完全由枕头支持。注意足不能内翻悬在枕头边缘。

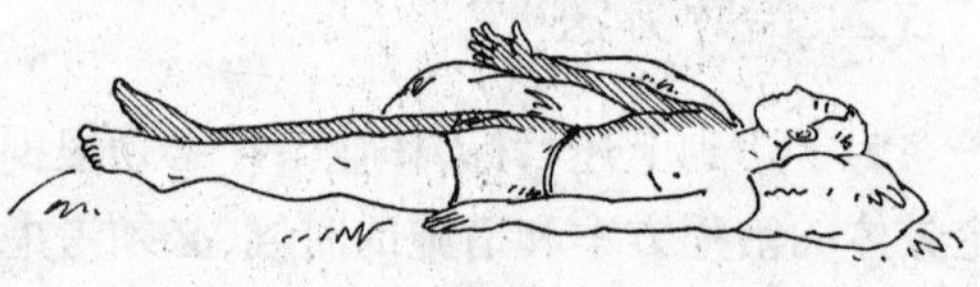

图4-4-3 仰卧时的正确体位

健下肢：平放在床上，轻度伸髋，稍屈膝。

(3)仰卧位(图4-4-3) 应尽量少用这种体位，因为这种体位受颈紧张性反射和迷路反射的影响，异常反射活动最强，并且它还易引起骶尾部、足跟外侧和外踝处发生压疮。然而，患者可能需要这种体位与其他体位交替使用。为此，使用时应注意。

头部：应由枕头提供良好的支持，注意不能使胸椎屈曲。

患上肢：在患侧肩胛下放一个枕头，使其前伸，从而使上肢处于正确、抬高的位置；伸肘、腕背伸和伸指。腕关节理想的位置是背屈30°位。可以利用腕背屈矫形器(cock - up wrist - hand orthosis)。为避免对前臂屈肌的刺激，最好制作背侧腕关节伸展支具。标准型腕关节伸展支具用热塑形材料制作，目的是将腕关节固定在功能位。

骨盆：应在患侧臀部、大腿下方放置一个枕头，使其骨盆向前，并防止患腿外旋。

患下肢：患下肢伸直，应避免用枕头在膝或小腿下支持，因为前者导致膝过于屈曲，后者可引起膝过伸或对下肢静脉不必要的压迫。

(4)体位摆放时的注意事项

1)床应放平，床头不得抬高。

2)手中不应放置任何东西，而且不能让手处于抗重力的体位。

3)最好是让患者卧床时使其身体与床边平行，而不是向通常那样斜卧。

4)枕头的大小和硬度应合适，应为患者准备一些大小和形状不同的枕头，以支持身体的不同部位。

5)不应在足底放置任何东西，试图以此避免跖屈畸形是不可取的，反而易引起或增加不必要的伸肌模式的反射活动。

6)为防止足下垂，治疗师可利用木制或金属框架置于床尾患者足部上方，被服搭在框架上而避免直接压迫患者足部。踝关节最好保持在中立位。

3. 保持正常的关节活动度　应每天对患侧肢体进行各关节全范围的被动活动，以改善肢体的血液循环，并预防关节的僵硬和挛缩。同时，治疗小组中的所有成员包括家属和护理人员，都应鼓励和指导患者用正确的方法，进行自主辅助性练习。

4. 预防和纠正单侧忽略或/和视野缺损　鼓励患者转动头部，用眼扫视环境；将床头柜放置于患者患侧的床旁，患者用健手越过患侧取物；医务人员、治疗师在患侧接触和治疗患者等。以此预防和改善这一症状。

5. 保持坐位姿势　为避免长期卧床造成的心肺功能下降，并为将来的功能恢复创造条件，在生命体征平稳，病情不再进一步发展48小时之后，只要患者意识清楚，就可以在日间患者能够耐受的时间内，采取坐位姿势，并尽可能在坐位下进食。

有效的坐姿要求骨盆提供稳定的支持，躯干保持直立位。这一姿势可以解放上肢，并且可以让患者能够观察到周围的环境。由于患者身体各部的肌紧张状况分布不均，患者经常会表现出头颈偏向患侧、躯干侧屈、骨盆倾斜的坐姿，这种姿势容易引起部分肌肉的过度疲劳，而且会逐渐失去平衡甚至跌到，治疗者必须随时纠正不良坐姿。不论何种方式的坐位都必须掌握两侧对称的原则。

(1)床上长坐位　采取床上长坐位时必须确保髋关节90°屈曲，双上肢对称地放在身体前面的小桌上，使患者上肢始终位于患者的视野之内。背部伸展，必要时可用被服或抬起的床头充分支撑。为避免膝关节的过度伸展，可以在膝下垫一小海绵垫，采取床上长坐位的正确坐位(图4-4-4)。

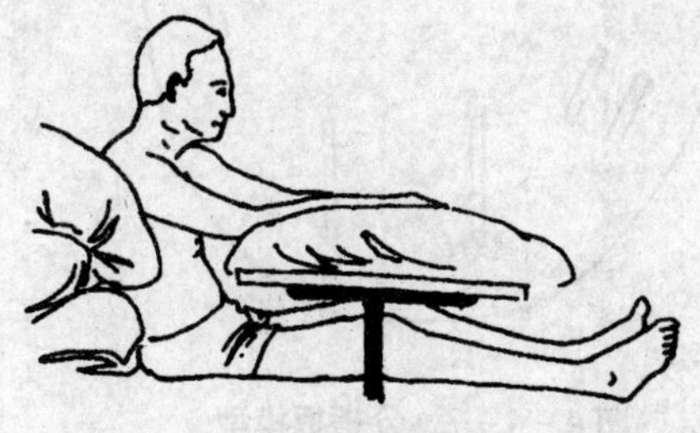

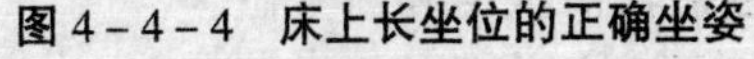

图4-4-4　床上长坐位的正确坐姿

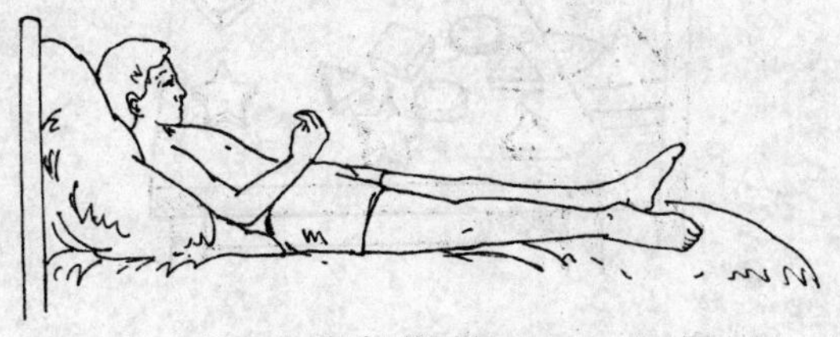

图4-4-5　不正确的床上坐姿

患者如采取如图4-4-5这样的姿位，斜靠在被服上，背部弯曲、骨盆向后方倾斜，将使髋关节长时间处于半伸展状态，从而诱发下肢伸肌的痉挛加重，阻碍下肢运动功能的恢复，必须防止发生。

每次坐起的持续时间根据患者的耐受情况而定，每天坐起的次数也以患者的承受程度为限。例如，每日清晨起床后的洗脸、刷牙、梳头等动作可以在长坐位下进行，加上每日三餐的时间也可以采取长坐位。初期如果患者感觉疲劳，可在进食的中途，随时调整患者的姿势。

(2)其他坐位　床上长坐位能够持久后，可逐步采取床边端坐位（双下肢自膝部向下垂于床缘）和轮椅坐位。

(二)离床后的治疗

一旦患者病情稳定，能够在治疗室接受系统全面的评定和康复治疗，患者就进入了恢复阶段。此阶段的治疗目标为：进一步维持和改善关节活动范围，患肢随意运动和四肢的协调性获得最大限度的增加，提高患者日常生活自理能力，为提高功能正确地运用矫形器，进行职业前训练以及取得社会心理的支持。

1. 关节活动度的维持和改善　在此阶段的关节活动的维持和改善，除了主动和被动的进行关节活动外，还可借助于一些作业活动和矫形器进行，防止由于痉挛所致的关节挛缩。

(1)作业活动　例如，砂板磨、桌面上的简单游戏，在进行这两项活动时，都可以用健侧手掌按压在患侧手掌上面，保持患侧手指的外展，同时，前伸上肢时可以达到屈曲肩关节、伸展肘关节的目的。活动方法如图 4-4-6。

(2)制作并佩戴分指板和腕关节背屈、拇指外展的矫形器　分指板的制作和使用是按照患者手的大小，切割出适当的木板，在五个手指的相应位置用线锯锯出细长的缝隙，将尼龙搭扣穿过细缝并固定在木板后面。使用时将患侧手置于木板上，并用尼龙搭扣将手指固定于板上（图 4-4-7）。佩戴分指板的同时，可以做患侧支撑等作业活动。而腕关节背屈、拇指外展的矫形器可利用热可塑性材料制作，将材料加热变软后，依患者前臂及手的形态成形，注意边缘要修整圆滑，以免割伤皮肤（图 4-4-8）。

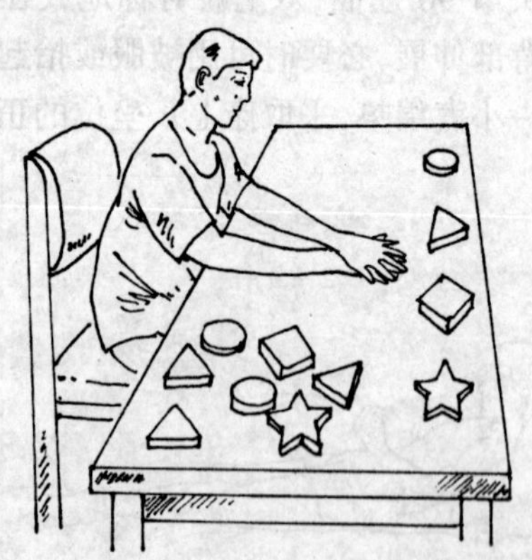
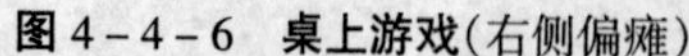

图 4-4-6　桌上游戏（右侧偏瘫）

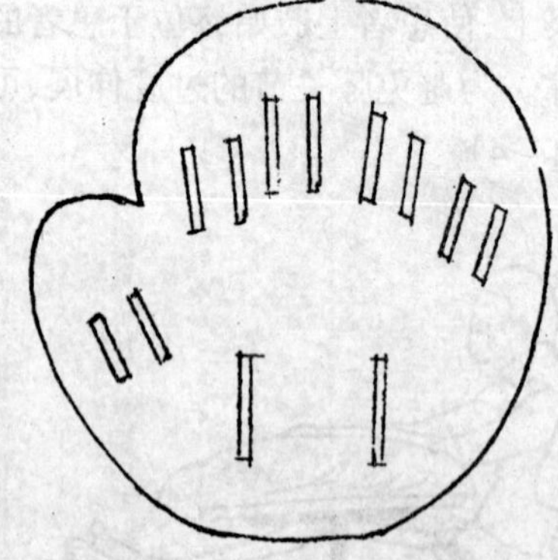

图 4-4-7　分指板模型

2. 保持正确的坐姿　离床后患者常用的坐位姿势，包括轮椅坐位和椅坐位。

轮椅坐位时，首先应选择适合患者身材的轮椅，必要时可利用海绵坐垫来调整轮椅的高度和深度；必要时还可借助背板，以保持躯干直立的坐位（图 4-4-9）。患侧下肢侧方垫海绵

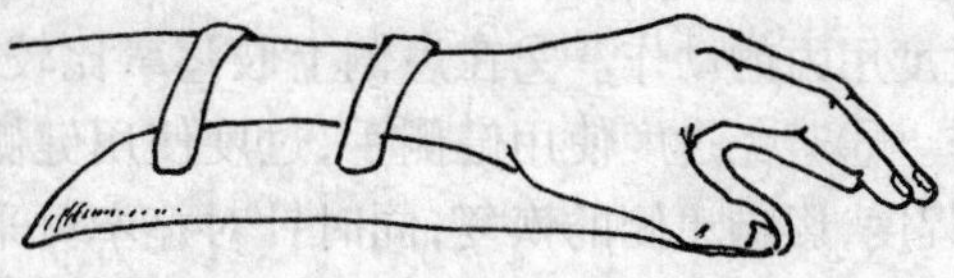

图 4-4-8　腕关节背屈及拇指外展矫形器

枕，防止髋关节的外展、外旋，当采取这种体位时，患者很少有向坐位下滑和半卧在轮椅上的倾向（图 4-4-10）。为了坐位时上肢处于一个良好的姿位，应给患者轮椅上制作和安置一个轮椅桌板，并用静止夹板将手保持于相对张开的位置上，这样做对减轻肌张力有帮助。轮椅桌板可利用木板或透明塑料板（使用透明板的好处，在于患者可以透过轮椅板看到自己下肢的状况）制作，可简单装、卸，一般根据轮椅规格制作，长度必须能够容纳肩屈曲、肘伸展后的上肢。

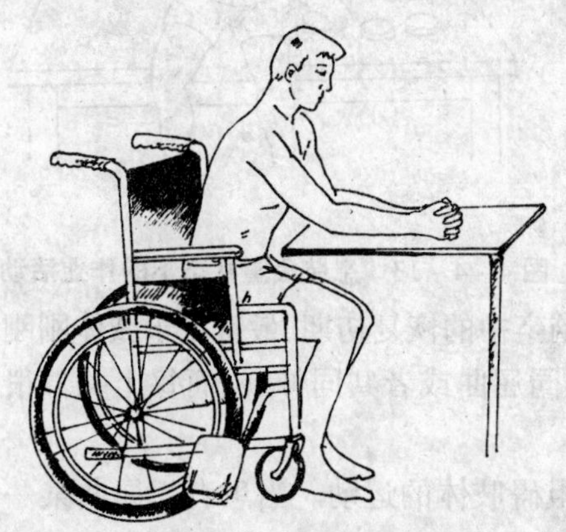

图 4-4-9　正确的轮椅坐姿

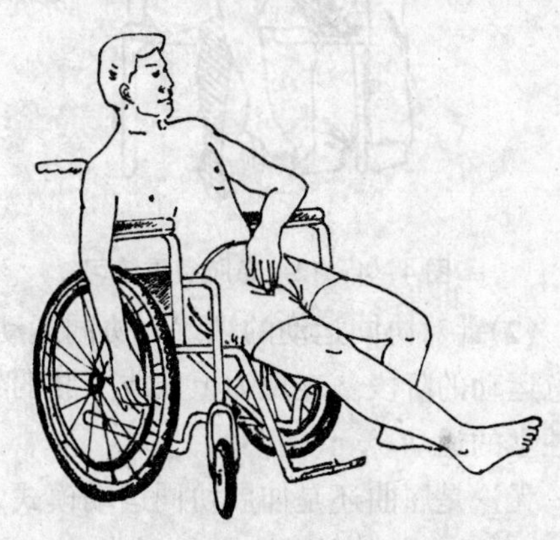

图 4-4-10　不正确的轮椅坐姿

轮椅板的主要功效是：

（1）患侧上肢置于板上，能够处于患者自身的视野之内，避免患者忽视。

（2）能够有效地防止肩部的后坠，并保持肩、肘、腕关节的正常位置，抑制屈肌的痉挛。

（3）宽大的轮椅板既能保护患侧上肢不至于滑落，而且还能在轮椅板上进食以及做些简单的作业活动等。

椅坐位时，正确的坐姿应是：左右两侧肩和躯干需对称，躯干伸展、骨盆直立、髋膝踝三关节保持 90°位，避免髋关节的外展、外旋，小腿垂直下垂、双足底着地。如图 4-4-11。

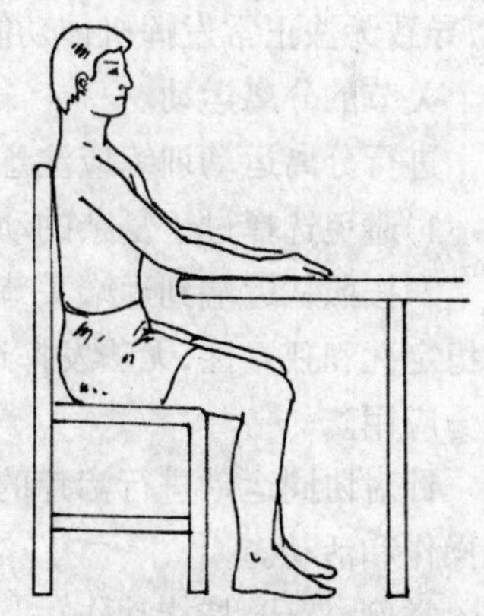

图 4-4-11　正确的椅坐位

3．功能性运动训练　随着患者病情进入稳定恢复期，临床上绝大部分患者或多或少都会出现不同程度的痉挛和联合反应，如果不及时给予抑制，会相继出现病态的肢位、姿势及异常的运动范型，极大地影响机体功能的恢复。此阶段的治疗原则包括：

(1)抑制痉挛　在针对进入痉挛期患者的治疗过程中，首先是预防，应注意：①在训练中的放松和休息，避免急速的、过度用力的动作。②在患侧上肢痉挛比较明显的阶段，避免做对手的抓握功能要求较高的动作。③避免过度使用健侧手，过度使用健侧手或健侧过分用力的时候，会加重患侧肢体的痉挛程度，影响患侧的恢复；同时针对痉挛可采用牵拉、挤压、快速磨擦等方法来降低患上肢的张力。如利用负重练习或在负重状态下的作业活动以降低患上的肌痉挛(图 4－4－12 和 4－4－13)。

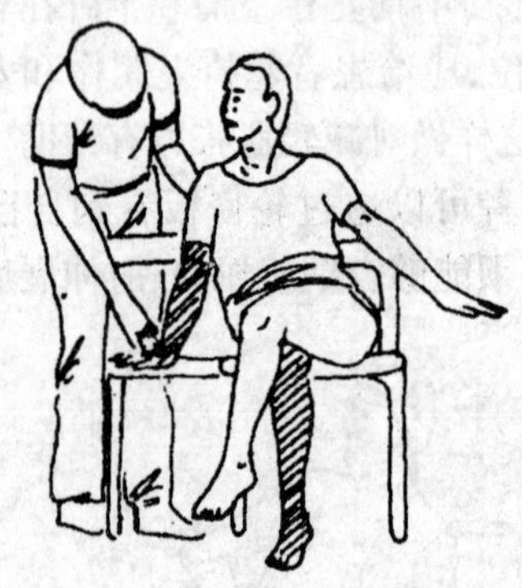

图 4－4－12　患肢负重练习

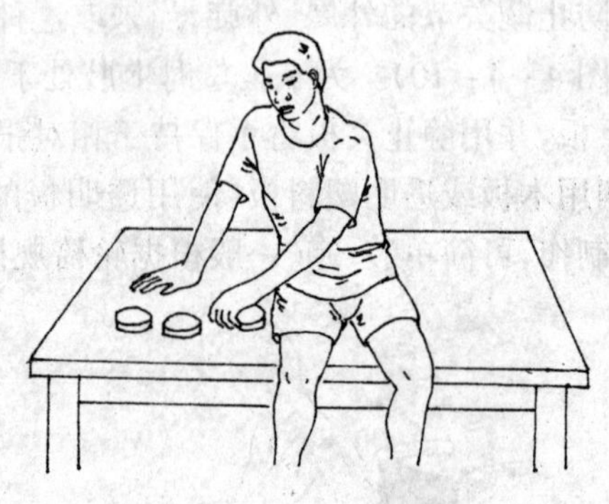

图 4－4－13　患肢负重状态下的作业活动

(2)针对协同运动的训练　协同运动多出现于脑卒中的恢复初期，最常见于肢体刚刚出现随意运动的阶段。表现为上肢或下肢的各个关节共同屈曲或者共同伸展，而每个关节很难进行独立的运动。

无论是屈曲还是伸展协同运动模式，都极大地阻碍肢体的运动。当患者想屈曲某一个关节时，上肢的其他关节也纷纷屈曲，换句话说就是在一个关节处于伸展状态时，其相邻关节无法屈曲，即关节丧失了独立运动的能力，造成在生活中无法进行关节的分离运动和选择性运动，导致无法正常发挥机体功能。因此，作业疗法必须设法打破这种协同运动模式，逐步确立各个关节的分离运动。

进行分离运动训练应注意以下几点：

1)避免选择过于复杂的动作和活动。

2)按照从近端到远端关节的顺序分别训练。因为，如果没有近端关节——肩关节的良好的稳定性和独立性，无法发挥远端关节的功能，即使远端关节——手的操作能力再强，也无法充分应用。

针对协同运动进行治疗的最终目的，就是使远端关节不受近端关节位置的影响，能够自如地操作和活动。

举例：持球、持棒动作。

持球活动是指将篮球置于桌面上，患者患侧手搭放在篮球上面，肘关节伸展，手指伸展，前臂旋前。这时上肢的肢位如下：

肩关节：屈曲。

肘关节:伸展。

前臂:旋前。

腕关节:伸展。

手指:伸展、外展。

可以看出,此时的肩关节和前臂的肢位接近于屈曲模式,而其他关节是伸展协同运动模式,因此,这个动作本身就已经打破了上肢全部关节的协同模式,患者做此动作是有一定难度的。持球过程中容易出现肘关节屈曲,致使手部自球体滑落。如果初期患者做此动作过于困难,可以降低其难度,即把球向肩关节内收方向移动,这样患者可以在一定程度上利用伸展协同运动模式来完成这个动作。相反,把篮球逐渐向肩关节外展方向移动,无形中加大了动作的难度。同理,加大动作难度的方法还有:前臂变中立位;棒替换球,增加手的抓握难度;适度加入肘关节的屈伸运动等。

(3)上肢基本动作训练　生活中的很多活动,都是由一系列独立的动作组合而成的,多数患者最初都很难完成一连串的连续动作,必须将活动的各个步骤分解开来,指导患者逐一练习,最终实现完成连续动作的目标。

以手拿起桌面上的水杯饮水动作为例,分析上肢、手的基本功能有如下几方面:①伸手向目的物(将手伸向桌面上的水杯)。②抓握(拿起水杯)。③运送(将水杯移至口边饮水)。④将目的物放置在应有的位置(将水杯放回桌面上)。

针对上肢的功能训练,作业疗法有许多活动项目可供选择,这里介绍几种以供参考,治疗者必须根据患者的实际情况,选择最有效、最适合患者的作业活动项目。

1)向前推动球体的活动:恢复初期,在患侧肩的稳定性不够充分的阶段,可以通过 Bobath 握手(Bobath 握手:两手交叉握手,注意患侧拇指在外。这个动作能够有效地抑制患侧手指的屈曲、内收痉挛),由健侧上肢带动患侧上肢(使患侧肘关节伸展、前臂略旋前,并防止肩部的后撤)运动,如果仅仅做患侧一侧的运动,那么活动的位置应该设定在较低的水平,使上肢避免在抗重力的状态下进行操作。

推球活动可以分成以下几个阶段:

A. Bobath 握手状态下在桌面上进行:在恢复初期,肩关节往往缺乏自发的随意运动,需要由他人或健侧手进行诱导。在向前推动球的动作中,包括重心转移、座位平衡能力改善作用,另外最好加上肘关节的屈、伸动作(图 4-4-14)。

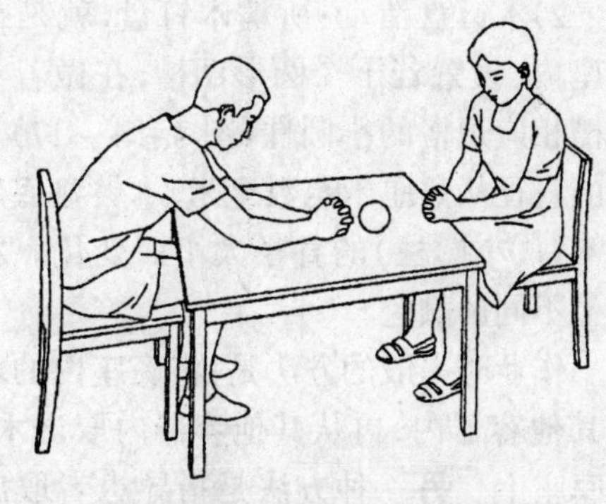

图 4-4-14　桌上推球活动

B. 桌面上向前滚动圆柱体的活动阶段:随着患者上肢功能的进步,可以用圆柱体替换球体。但是要求患者将前臂置于圆柱体之上向前滚动圆柱体。与推动球体的不同之处在于上肢不完全依重力关系置放在桌面上,而是要略微抬起前臂,使前臂放在圆柱体上,再通过肘关节的屈、伸运动向前、后滚动圆柱体。这个变化实际上加大了肩关节的控制难度,体现了肩、肘的同时分离的运动(图 4-4-

15)。

C. 地面上推动巴氏球的活动阶段:随着肩关节的稳定性逐步提高,并开始出现肩关节的随意运动的阶段,就可以进行患侧的单手训练,以促进随意运动的进一步恢复。

这时,推球活动可以改成患侧手进行。选择比较大的巴氏球,放在患者前面,患者取坐位,指导患者利用肩关节屈曲的随意运动向前推动巴氏球。治疗者可以与患者相对而坐,互相向对方推球(图 4-4-16)。

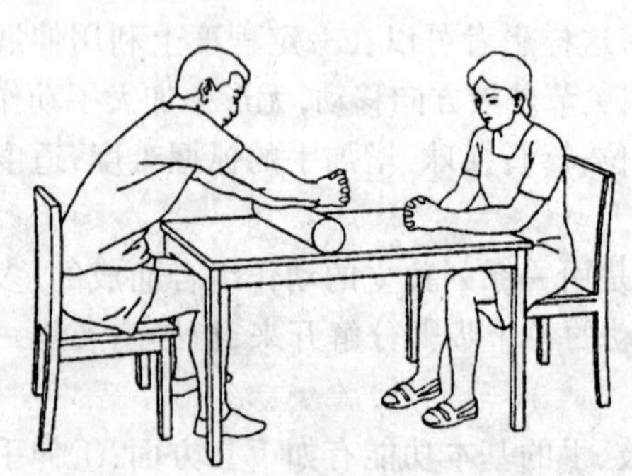

图 4-4-15　在桌面上推动圆柱体

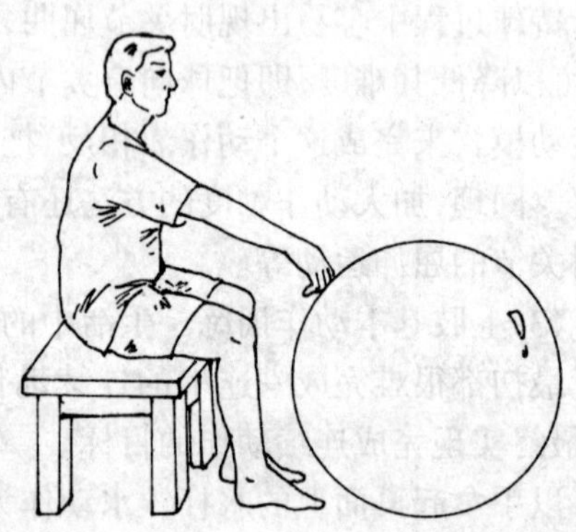

图 4-4-16　推动巴氏球的活动

此项作业活动的作业姿势设计,在两方面满足了处于恢复初期,肩关节开始出现随意运动但不够充分时的特点。其一,因为肩关节本身有了最初的随意运动,所以停止由健侧带动患侧的主动被动运动形式,而设计成由患侧做独立的运动。其二,肩关节的随意运动刚刚出现,不足以抵抗过大的阻力进行运动,所以作业姿势设计为坐位,上肢垂于体侧,将重力带来的影响降到最低。

在地面上推动巴氏球的活动本身也有难易之分,患者在肩关节内旋的状态下比在肩关节外旋的状态下,更容易做出肩关节屈曲的随意运动。因此,能够在肩关节内旋状态下较好地完成肩关节屈曲的动作之后,再加大动作难度,要求患者在肩关节外旋状态下做肩关节屈曲的随意运动。活动过程中,应避免引起腕关节的过度屈曲。当出现上肢屈肌痉挛时应随时给予抑制。

2)木钉盘活动:所谓木钉盘,就是在一个方形底座内,设置若干个圆形凹槽,在做若干个与圆形凹槽相应规格的小圆柱(图 4-4-17)。木钉盘圆柱的直径从数厘米至数毫米,木钉盘底座的规格也随木钉(小圆柱)的直径大小而变化。木钉的两端涂上不同的颜色。

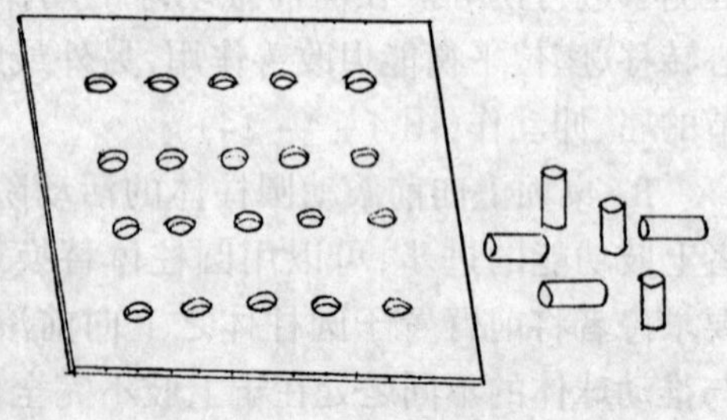

图 4-4-17　木钉盘

作业时一般的方法是:将底座内的木钉逐一移至其他容器内,再从其他容器内取出木钉,逐一插在底座上。另一种方法是指导患者取出一支木钉后,在手中翻转,将木钉掉转方向后再插回原来的位置。这就是为何将木钉的两端涂上不同颜色的原因所在。这两种方法都包含了伸手、握、放以及旋前、旋后的综合训练。

木钉盘及容器摆放的位置因治疗训练目的的不同而不同。一种作业活动可以有多种训练效果,而一个训练目的可以有多种的作业活动可以选择。因此,不能误以为木钉盘活动的目的,就是提高手指抓握能力。诚然,木钉盘活动需要手的抓握功能,但是在为患者设计进行这项活动时,可将木钉直径的选择、木钉盘摆放的位置、高度,人体的姿势、肢位等多种因素考虑进去。

例如:活动姿势设计为立位、木钉盘放置于与肩同高的位置时,就增加了立位平衡能力、立位耐久力以及肩关节活动范围改善的成分。

活动姿势设计为坐位,木钉盘底座和容器分别放在患者身体两侧时,就增加了训练躯干旋转能力的成分(图 4-4-18)。

有时为了全面训练患者肩关节在各种位置下手的抓握能力,可由治疗者手持木棒,选择不同的位置递给患者。

3)双手协调动作训练:在急性期作业治疗一节中,就曾强调过必须使患者以及两侧肢位尽量保持对称姿势,因为,这是将来双手获得协调动作的基本条件。随着恢复的进展,可以逐步增加一些由患侧肢体担当固定等辅助作用,以健侧肢体进行操作为主的项目。

例一:坐位下以患侧上肢负重,用健侧上肢进行木钉盘、拼图等活动,通过道具摆放位置的变化,练习身体重心转移时的上肢支撑能力。

例二:立位下,患者用患侧手固定桌面上的尺子,健侧手用笔画线。这个动作就是患侧手作为辅助手的最基本的例子。因为画完一道线以后需要移动尺子继续划下一道线,所以这个动作包括动态的固定、放松动作,而不是单纯的静态下固定(图 4-4-19)。

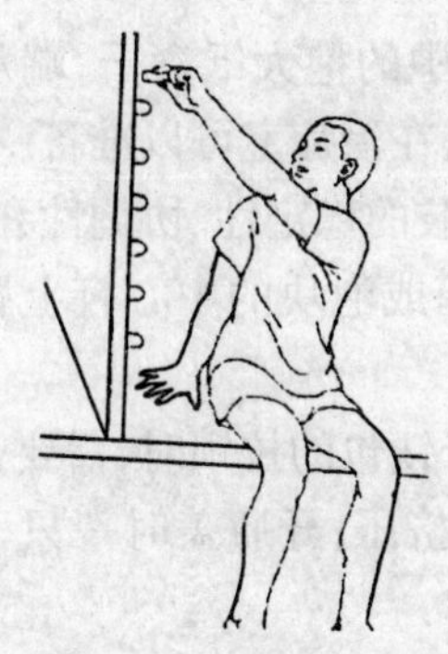

图 4-4-18 加入身体旋转动作时的木钉盘活动

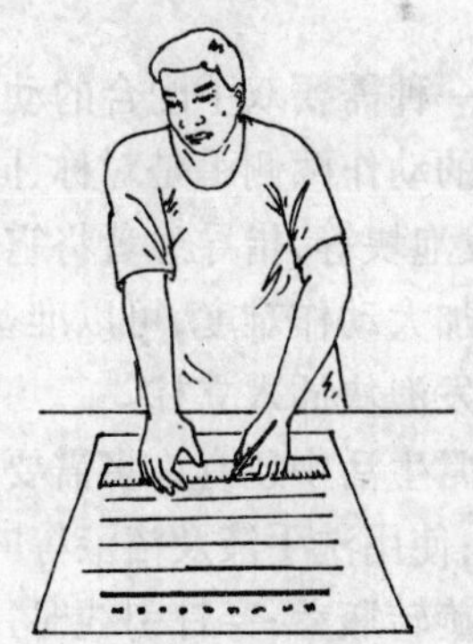

图 4-4-19 患手作为辅助手固定直尺(右侧偏瘫)

例三:简易印刷作业,这项作业活动所需要的工具和材料有:将刻好的版画或用橡胶雕制出的图案粘合在一厚板上作为模块,还有纸张、油墨或者用水彩颜料。

活动的方法是患者患侧手抓握厚板模子,健侧手将油墨或水彩颜料涂抹在版画上,然后印在纸上。

活动过程中的关键动作有两点:一是患侧手作为辅助手的应用;二是印完一幅后翻转模块

进行油墨涂抹时的动作,需要患者完成难度较大的前臂旋后动作。

患者手的抓握能力不足以抓握模子的时候,可以在模块上安装一个固定带子,使模块便于患者抓握(图4-4-20)。

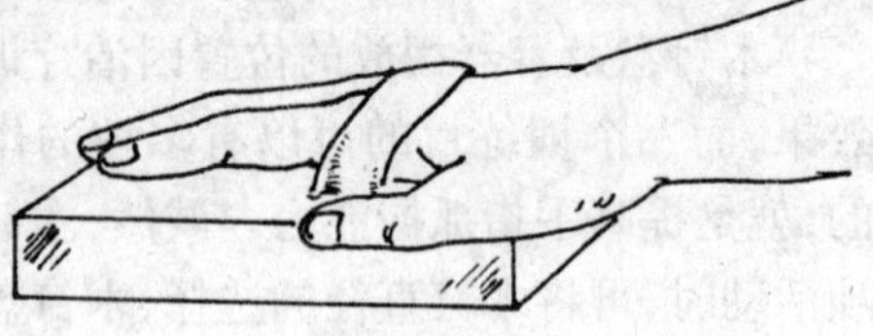

图4-4-20 模块上安装固定带

为了使模块易于翻转,减小前臂旋后的难度,可以将模块的边缘加工成弧形(图4-4-21)。

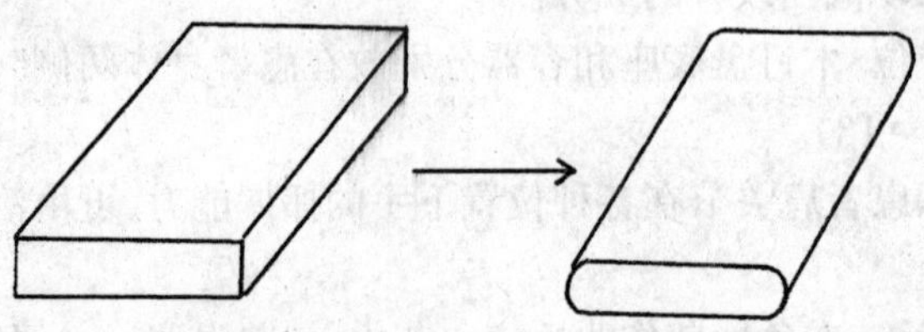

图4-4-21 将模块边缘加工成弧形

同样对前臂的旋后运动有改善作用的活动,还有翻转带有图案的木块、纸牌等,治疗者可以将其设计成简单的游戏。例如:设计成类似于记忆游戏的活动,先将各有两个相同图案的若干个木块全部翻转到背面,指导患者按照记忆寻找相同的图案。这样设计有利于吸引患者的兴趣和注意力,避免训练过于单调、枯燥,使患者在娱乐的过程中达到治疗的目的。

再进一步,为患者提供对固定功能要求更高的作业活动。例如刺绣活动,患侧手需要在无桌面支撑的空间做固定花绷子的动作,而且必须配合健侧手刺绣的动作将绣花绷子做适当的移动。

还有一种需要双手配合的动作是搬运物品,如日常生活中的抱大纸盒子,端双耳锅、端盆等。这时的动作两侧手是对称、同步的进行活动。作为训练,在治疗室可以准备一些大而轻的纸箱子、发泡块等,指导患者将它们一一摞起来,达到练习上肢的稳定性、协调性和准确性的目的。为了加大动作难度,可以准备一个高大的立柱,并将纸箱或泡块的中心打上孔,要求患者将纸箱和发泡块插入立柱。

在日常生活中还有许多需要双手配合的动作,例如:打开钱包的拉锁时,需要一手固定,一手拉拉锁;使用洗手液及浴液等时,需要一只手接住,另一手挤压;开瓶盖时一只手固定瓶身,另一只手旋转瓶盖;穿针引线时一手持针一手穿线等等。

编织活动对手的协调能力要求比较高,对于一些手的功能恢复良好且有兴趣的患者,也可以选择。

目前市场上开发出的许多成人玩具,具有既动脑又动手的功能,也能够作为训练器材选择性地使用。例如:“迷宫滚珠”就是最典型的手-眼协调,双侧手协调的练习器具。

4)训练手指抓握及精细操作的活动:临床上训练手的抓握能力的活动项目很多,几乎日常生活中所有的动作都与手的操作有关系。因此可以说,只要设计合理,所有的日常活动、文体娱乐活动都可以应用于手的功能训练上来。

选择各种规格的木钉或铅笔等,拿在手中并将其上下或前后翻转,有利于提高手的灵巧性。另外,市场上出售的儿童成套玩具,都含有手的捏、插、拔、拧、转等多方面的功能,具有一定的治疗意义。

棋类、扑克、麻将等活动既有娱乐的作用,又是训练手指对粗、细、大、小、方、圆等不同规格、不同形状的物体抓握的良好机会。必要的时候,可以根据患者的抓握水平,将棋子的形状加以调节,在棋子上固定一些小钩子或小带子,以便患者抓握(图 4-4-22)。另外,从娱乐的角度考虑,可以制作持牌辅助器,便于患者用单手就可以参加扑克一类的娱乐活动。持牌辅助器可以是木制的,也可以利用塑料板制作,这里介绍一种简单省力的制作方法。

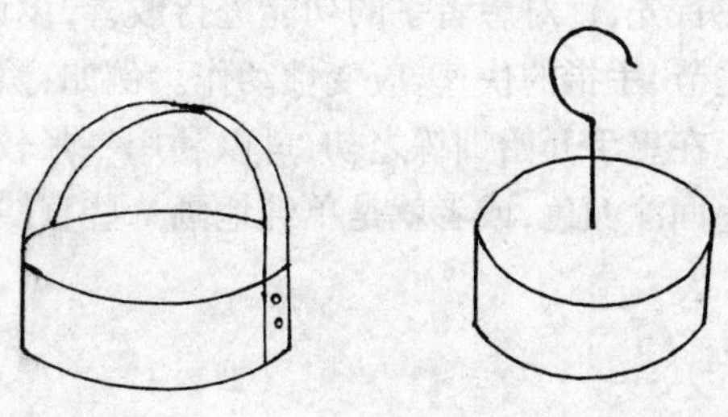

图 4-4-22　棋子上安装钩子或带子

持牌器的制作:家用食品保鲜膜用完之后取其硬芯,从剖面锯开使硬纸筒一分为二,将两部分翻转,凸面相连,再用橡皮筋在两端充分固定就可以了(图 4-4-23)。

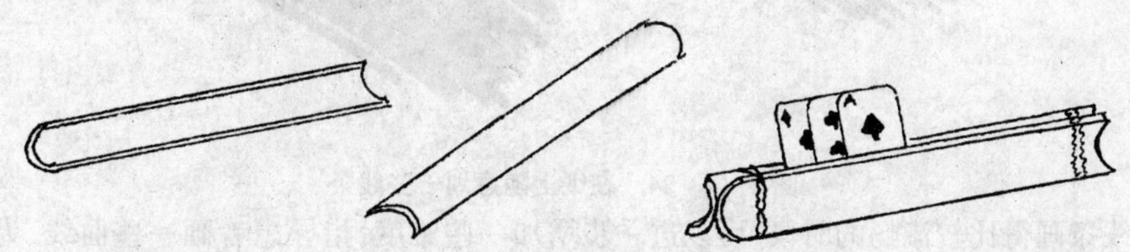

图 4-4-23　简易持牌器的制作

由于棋牌类活动需要其他人员参加,因此,患者参加此类活动能有助于他们与他人交往和交流,有利于改善不良的情绪,享受竞赛、娱乐活动带来的乐趣。

5)利手交换训练:所谓利手,就是人在日常生活中惯常使用的一侧手。脑卒中患者中的相当一部分,利手一侧的肢体运动能力受到损害。这一部分患者在患病后,惯常使用的肢体由于运动受限,已经很自然地在无意识中较多地使用了非利侧手,而且随着时间的推移,非利侧手的使用频率会越来越高,并且越来越熟练,实际上这本身就是利手交换训练的一部分。但是,诸如文字的书写、筷子的使用等,对手部的精细动作要求较高的动作,患者往往就很难掌握了,需要治疗者设计这些难度大的动作的专项训练,并且需要长时间的、反复多次的训练才有可能收到满意的效果。

是否进行利手交换,一方面,可根据患者病后 3 个月患手的功能状态;另一方面,也应根据患者的需求而定,尤其是与患者的职业关系较大时。例如:如果一位教师患者将来的目标是重返工作岗位,那么作业治疗师就有必要根据患手的恢复、情况及早考虑利手交换的书写训练,而且不仅限于书本上的书写,应该还包括在黑板上的板书。

6)文字书写能力训练:脑卒中患者尤其是利手受到损害的患者,或多或少地会在书写能力方面受到影响。虽然当今社会已经进入数字时代、信息时代,人类的书写功能的大部分功能已经被机器、电脑所取代,然而,文字是人类先进于其他物种的特征之一,书写标志着人的文化性、知识性,是人类绝对不可缺少的能力。

当脑卒中患者的书写能力出现障碍时,治疗者应该设法建立一系列有助于恢复、提高书写能力的治疗方案。

首先,针对患者手的功能进行改善,设计一些练习腕关节、手指灵活性的活动内容,尤其是腕关节、手指的快速、应变性动作。例如:擦黑板、擦桌子、拧螺丝、用卷笔刀削铅笔等动作。

在患手开始训练之初,可以利用一张较大的、粗线条的黑白图画,指导患者用粗的彩色笔在上面涂颜色,或者就是单纯地画一些直线线条(图 4-4-24)。

图 4-4-24 在纸上随意划一些线条

直线条画得比较流畅的时候,可以进一步增加一些难度,指导患者画一些曲线,为得到这些曲线,患者的腕关节必须做相应的运动(图 4-4-25)。

再进一步,练习画一些有规律的曲线,要求患者在画线的过程中,适当控制腕关节、手的运动量(图 4-4-26)。

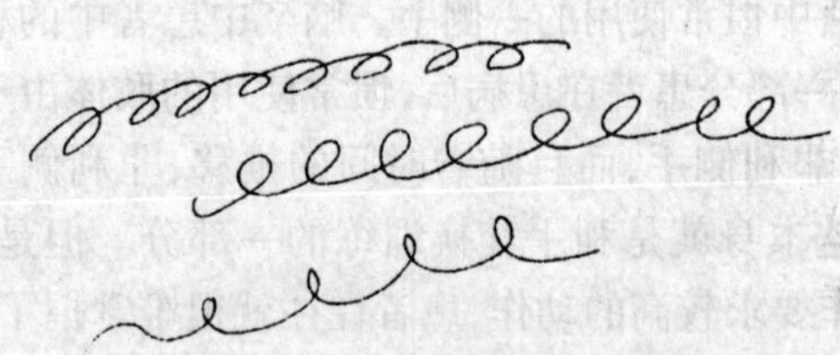

图 4-4-25 指导患者画一些曲线

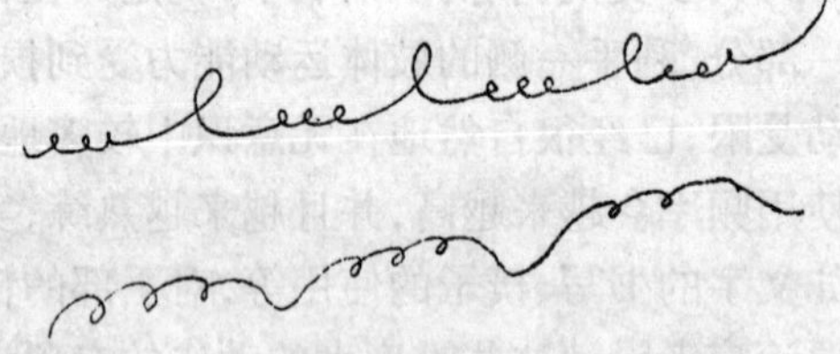

图 4-4-26 画有规律的曲线

然后,指导患者联系中文汉字的基本结构,如横、竖、撇、捺以及各种偏旁,逐步再练习汉字的书写。

在练习的过程中,为练习腕关节运动的控制能力,可以采用字帖加以辅助。最初可以使用毛笔的书法正楷字帖,然后逐渐过渡到使用硬笔书法字帖,文字的书写也由大到小。治疗室可以准备画有大小不等方格或字母格的纸张,便于为各层次的患者选择适当者使用。书写后的纸张记录书写人名称和书写日期,便于以后比较、对照。

近年来,随着信息社会的日新月异的发展,用键盘打字也越来越多的作为作业治疗的一项重要内容而被采用。

在书写训练过程中应注意以下几点：

A．保证适当的光源。

B．正确的姿势，如果是做利手交换练习，必须注意患侧上肢的位置。

C．患侧手抓握能力受限的时候，治疗者应该设法提供一些辅助用具，常见、最简易的方法就是将笔杆加粗。

D．最初患者对笔的控制不充分的时候，书写时用力不均衡，或者用力过大报纸划破，或者用力过小笔迹过轻。为此，可以先让患者使用白板笔或者粉笔，在白或黑板上练习书写。

(4)感觉障碍的恢复训练　脑卒中患者的身体运动功能能否恢复，各种治疗方法能否收到满意的疗效，在很大程度上取决于感觉功能是否正常。感觉障碍妨碍运动功能的正常发挥，尤其是触觉、运动位置觉的障碍。由于缺乏正常的感觉反馈，患者很难正常地调节、控制其运动，致使丧失双手的协调运动，而且在运动过程中，患侧手很容易磕磕碰碰，由此引起擦伤等外伤，使患者认为他是个“累赘”，越发对其无视和放弃，从而严重影响其运动功能的恢复。

由此可见，感觉功能和运动功能密切相关。为此，在训练的过程中，感觉训练和运动训练不能截然分开，必须建立感觉－运动训练一体化的概念。

1)感觉训练的原则：

A．纠正肌紧张使其正常化，抑制异常姿势和病理性运动模式。

B．避免由于施加感觉刺激而引起的痉挛加重。

C．可以选择多种类的刺激方式，但每一种刺激或者同一个动作需要反复、多次、长期地进行。

D．根据感觉障碍的程度，选择适当的训练用具和训练方法。

E．感觉训练要由易到难，由简单到复杂，循序渐进。

2)感觉训练的方法：

A．利用坐位时患侧上肢支撑体重的方法，达到同时训练运动功能和感觉功能的目的。在支撑手掌的下面，可以替换放置一些手感、质地不同的材料。例如：绒布、棉垫、木板、砂纸等，这些材料可以给予手掌不同的刺激。另外，也可在健侧进行其他操作时，将患侧上肢放置在一个能够对皮肤表浅感觉产生刺激的位置，如果患肢放在桌面上，那么桌面上可以铺垫一层绒毯等软硬不等的材料，或者利用一个大的容器，里面放入米粒、黄豆、细沙、小石子等颗粒状物，患肢置于其中可以感觉不同的刺激。

B．木钉盘活动也可以充分运用在感觉训练方面。将制作的一些木块、木棒，在其周围分别缠绕一层各种不同的材料，如丝绸、纱布、海绵等，指导患者拿放(图4－4－27)。

还可以利用各种球类，如乒乓球、网球、高尔夫球等的球，以及充当棋类游戏的棋子进行加工后使用。总之，生活中可以接触到的各种物体的刺激，都能够提供给患者。

C．患侧手指伸展平放在桌面上，向各方向滑动，会对手掌产生摩擦刺激。为便于手掌的滑动，可以在桌面上撒一些滑石粉。

D．在一个平阔的容器内放入细沙，指导患者用手指在细沙上写字、随意画一些图案，然后抹掉重来，如此多次反复。容器内还可以选择性地放入米粒、豆粒等，颗粒越大产生的刺激越

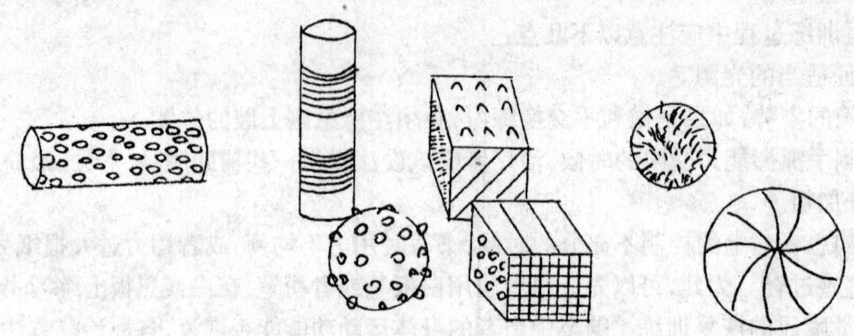

图 4-4-27 加工后的木棒、木块和球

粗糙,可根据患者的需要进行选择。

E. 辨别物体的练习:最初从练习辨别物体的一个特点开始入手,如单纯辨别比较物体的大小、轻重、软硬、形状等。具体方法是:遮住患者视线,给患者提供需要辨别的物体进行分辨。例如:给患者一块方积木和一个球,或者一个电池和一块海绵,指示患者分辨其形状或者轻重。治疗者可以通过调整辨别物体的相似程度,来灵活掌握作业活动的难易程度。

这项活动难度较大的内容是:遮住视线后,要求患者通过触觉来判断物体的名称。这个内容本身也可以从易到难分成几个阶段,最初选择一些日常生活中十分常见的、特征比较明显的物体,如塑料水杯、乒乓球拍、书本等,然而过渡到电池、铅笔、小药瓶一类小的物品,最后选择钥匙、曲别针、硬币等比较精细的物品。

难度更大的一项作业,是将各种物品放在一个口袋中,指导患者根据治疗者的要求,从袋中寻找并取出所要求的物品(图 4-4-28)。

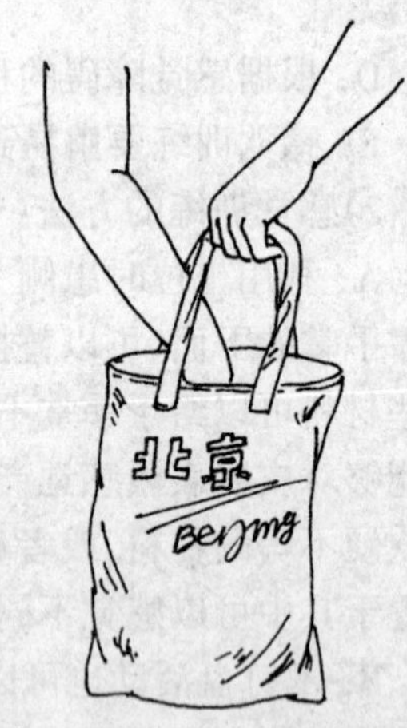

图 4-4-28 练习从袋中取出所需的物品

(5)针对患侧忽视和身体非对称姿势、动作的治疗措施 临床上经常可以看到脑卒中患者患侧忽视的现象,比如患侧上肢被随随便便甩在一旁,好像不是患者自己身体的一部,很容易造成患侧肢体及关节等的损伤,对未来的功能恢复也极为不利。因此,治疗者应随时提醒患者关注自己患病一侧的身体。另外,以下措施也对防止和改善患侧忽视有效。

1)治疗者或家属在对患者进行治疗或护理的时候,应尽量从患侧接近患者,增加患者认知自身患侧的机会。

2)在日常生活中,应注意始终将患侧上肢置于患者自己的视野之内,而且尽量保持与健侧相同的肢位。例如:在进食的时候,即使不能用患侧手,也应把患侧上肢放在桌面上。坐在椅子上的时候,患手应放在自己的大腿上,治疗者必须随时提醒患者,在患侧手从腿上滑落的时候,利用自己的健手将患侧手放回大腿上面。

3)多做健侧手带动患侧手及上肢的自助性活动。

4)避免过度使用健侧手,过度使用健侧手或健侧过分用力的时候,会加重患侧肢体的痉挛程度,影响患侧的恢复。

5)还可采用其他一些活动来改善其症状,具体方法参见第五章第四节。

(6)日常生活动作训练　日常生活的自理是作业治疗师所追求的脑卒中患者的最终康复目标,而生活起居动作又是日常生活各项活动的基本动作。起居动作包含的范围广泛,从最基本的在家居生活所需要的床上翻身,从卧室转移到客厅看电视、走向厕所等行动和动作,到从家到工作单位、到商场购物、去餐厅吃饭、去剧场看戏等活动。

1)起居动作的分类:

A. 按转移、移动的目的分类:

室内:进食、入厕、洗漱等,日常生活所必需的转移和移动。

室外:上班、上学、去医院、购物、旅行、文体活动所必需的转移和移动。

B. 按患者移动能力分类:翻身、手膝位爬行、转移、乘坐轮椅、利用拐杖步行、佩戴支具步行、独立行走。

C. 按患者所使用的交通工具分类:

患者本人操纵:轮椅、电动轮椅等。

公共交通工具:公共汽车、出租车、火车、轮船、飞机等。

公共场所的公共设施:电梯、滚梯、公共扶手、坡道。

2)起居动作训练:

A. 床上翻身动作:翻身是最具有治疗意义的活动,因为它刺激全身的反应和活动。

a. 向健侧翻身:指导患者双手 Bobath 握手,以支持患上肢,健侧足部插入患足下方,通过上肢左右摆动数次后,与下肢配合同时向健侧翻转。必要的时候,治疗者在患者的骨盆部位给予辅助(图 4-4-29)。

b. 向患侧翻身:患者抬起健侧下肢,并向前摆动,其健侧上肢也同时向前摆动,而不应鼓励患者抓住床边缘把自己拉过去。治疗师应将手放在患者患侧膝上,促进患侧下肢的外旋。在其翻身的过程中,在患侧肩给予支持很重要(图 4-4-30)。

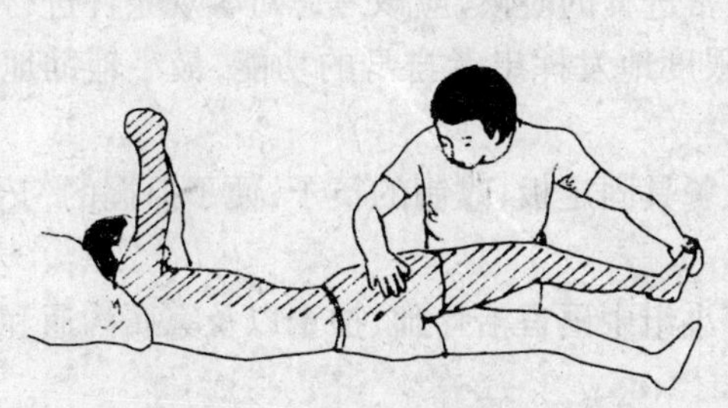

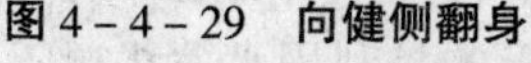

图 4-4-29　向健侧翻身

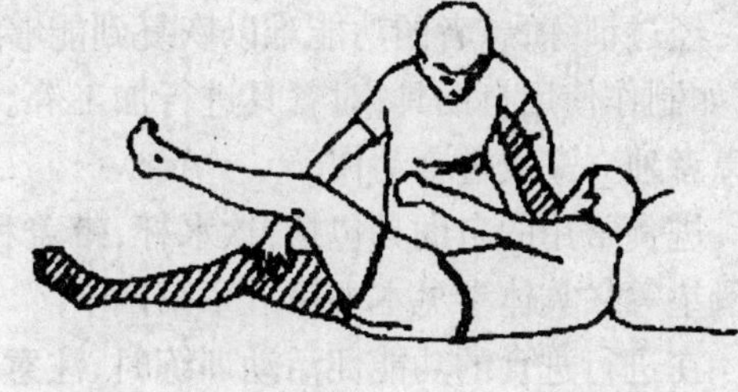

图 4-4-30　向患侧翻身

B. 床边起坐:一般应从患侧开始进行床边坐起,开始时将其患侧下肢置于床边外,使膝关节屈曲,然后,他将健手向前横过身体,在患侧用手推床,同时旋转躯干,并摆动他的健腿使其坐起。治疗师将一只手放在患者健侧肩部向下压，另一只手位于髂嵴，也向下压，以促进这一运动(图4-4-31)。

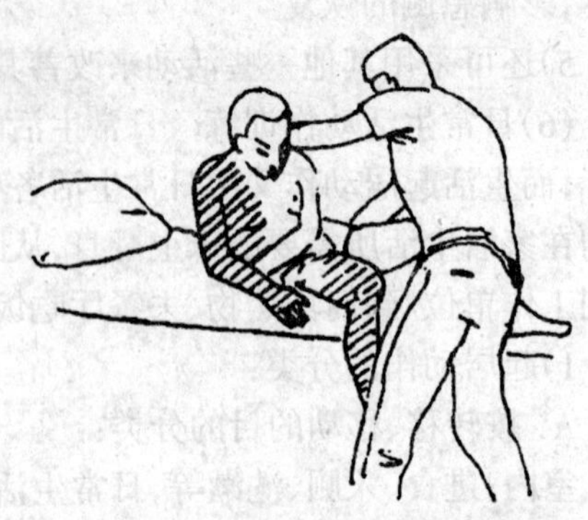
图4-4-31 前臂支撑起坐

C. 床、轮椅间的转移：在转移前需将床和轮椅的高度调节到同一高度。床、轮椅间转移的动作步骤如下：

a. 首先将轮椅与床呈30°~45°角，放置在患者健侧一侧，锁上手闸。

b. 患者取床边坐位，双脚踏地。

c. 双手Bobath握并伸直上肢，带动躯干和重心前移，使身体起立。

d. 起立后，健侧手扶向远端一侧的轮椅扶手。以健侧足为轴心旋转身体，直至臀部正对轮椅。

以上是床→轮椅的移动动作，轮椅→床的转移动作同上述原则。

D. 进食动作训练：独立的进食动作所要求的身体功能包括：

a. 姿势保持能力和持久力：要求能够保持平稳的坐位姿势，能够很好地控制头部的运动并能维持。

b. 口腔功能：必须具备健全的口唇、舌头的运动功能、咀嚼功能、吞咽功能。

c. 肢体运动功能：上肢具有稳定、协调以及选择性分离运动的能力。

作业治疗师在进行进食动作训练之前，必须反复观察、分析造成患者进食障碍的症结所在，找出影响患者正常进食的问题和原因，在治疗中着重对这些方面进行训练。

常见的问题包括：患者不能对称地坐直，由于躯干前倾，不得不向后伸颈，颈前部肌肉被拉长，舌头和咽喉的运动更加困难；由于躯干和头屈向患侧，把食物置于口腔中间困难，患者在口腔内控制食物几乎不可能；食物残渣常滞留于口腔内；患者只用健侧咀嚼食物，患侧痉挛增加；由于感觉减弱和肌张力异常，患者常意外地咬自己的颊部；吞咽有声并费力，常整块食团一次吞咽；患者常呛咳，特别是饮水时等。

经过训练，患者的功能难以恢复到能够独立正常进食的时候，应该考虑对客观条件进行改良，如制作使用自助具，对餐具进行加工等。最大限度地发挥患者自身的功能，最小辅助地帮助患者独立完成进食动作。

进食常用的自助具包括：饮水杯，带盖和吸管；餐具固定板；改制的筷子；便于抓握的勺子；防滑垫等。具体参见本书第五章第四节。

在进行进食的功能性活动训练时，注意和治疗小组中语言治疗师、护士以及家属沟通和密切配合，以便取得最好的治疗效果。

E. 洗漱动作：洗漱动作包括每日例行的洗脸、刷牙、洗手、剪指甲、洗澡等动作。

洗脸动作最大的困难是如何拧干毛巾，图4-4-32表示的是利用水龙头单手拧毛巾的方法，可以借鉴使用。另外，如果是利用轮椅完成室内活动动作的患者，应该考虑洗手池的安装方法和形状是否适合轮椅的进入，才能保证患者身体贴近洗手池独立完成洗漱动作。

利用吸盘将小刷子固定在洗手池一侧(健侧手一侧),便于清洗健侧手。

对于抓握功能不充分的患者,可以像加粗勾、叉把手的方法一样,将牙刷手柄加粗,便于患者抓握。

剪指甲动作虽然并不复杂,但是由于接触刀刃利物,具有一定的危险性,需要绝对的准确性和稳定性。一般情况下,大部分患者很难使用普通的指甲刀。但是,只要对指甲刀进行简单的改装,很多患者就能够独立完成这个动作了。

F. 入厕动作:入厕动作的主要程序是:从轮椅转移到坐便器上;穿、脱裤子;擦拭;冲洗;洗手等一系列动作。

从轮椅到坐便器上的转移动作与轮椅到床的转移动作类似,可参照转移动作要领完成。

为尽最大努力帮助患者独立完成入厕动作,经常需要对卫生间的环境和设施进行调整和改造,最常见的有:

a.便器最好使用坐便器:坐便器的高度选择偏高的规格,有利于患者的起、坐。如果条件有限不能将原有的蹲式便器进行更换的话,制作一个坐便器的金属或木制框架,架在便器上方使用(图 4-4-33)。目前市场上有有关产品的成品出售。

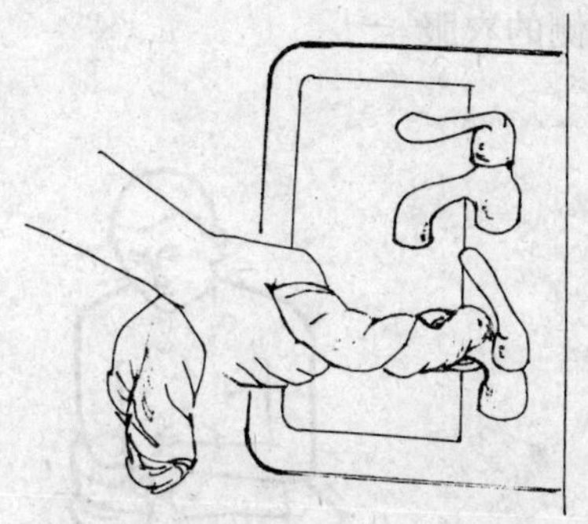

图 4-4-32　利用水龙头单手拧毛巾

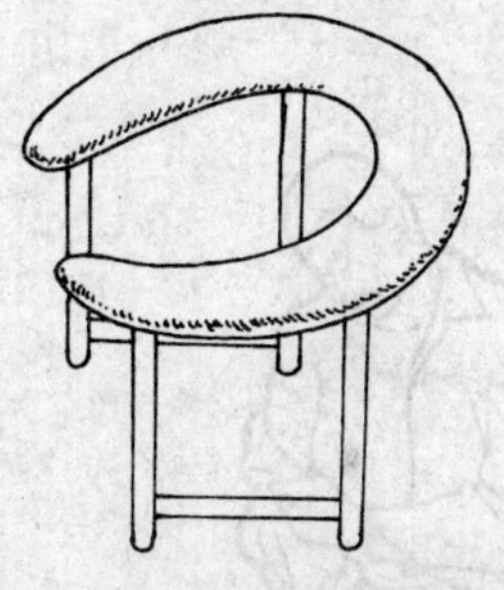

图 4-4-33　坐便器框架

b.在需要的部位安装横向或纵向的扶手。

c.冲水马桶的扳手种类很多,最好选择离身体较近、规格较大、无需用较大力量就可控制的品种。

d.必要时,选择携带式便器,置于患者床旁。

G. 更衣动作:首先应选用宽松、简单的衣物,以使他们能够更容易、更快捷地学会穿衣的步骤,必要时可对现有的服装略加修改以帮助患者穿脱。如将纽扣换成挂钩、拉锁或尼龙搭扣;需要系皮带的裤子改成松紧口休闲式裤子等。如图 4-4-34 所示,用尼龙搭扣替换纽扣的功能,而纽扣仍然缝在外面起装饰作用,这样既不影响服装的美观性,又方便了患者的操作。其次应选择稳定性好的坐凳进行,以增加其稳定性。

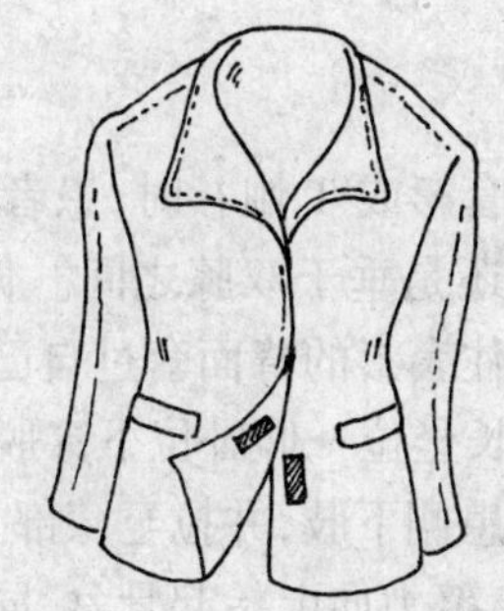

图 4-4-34　用尼龙搭扣代替纽扣

a.穿上衣的方法和步骤(图 4-4-35):①取坐位。②将衣服内面朝上平铺在双膝之上。③用健侧手抓住衣领及对侧肩部,将袖口自患侧上肢穿过,并将领口部分拉至肩部。④健侧手沿衣领将衣服从头后绕过，并将健侧上肢穿进袖口。⑤系纽扣、拉拉链或者粘上尼龙搭扣。⑥将衣服各部整理平整。

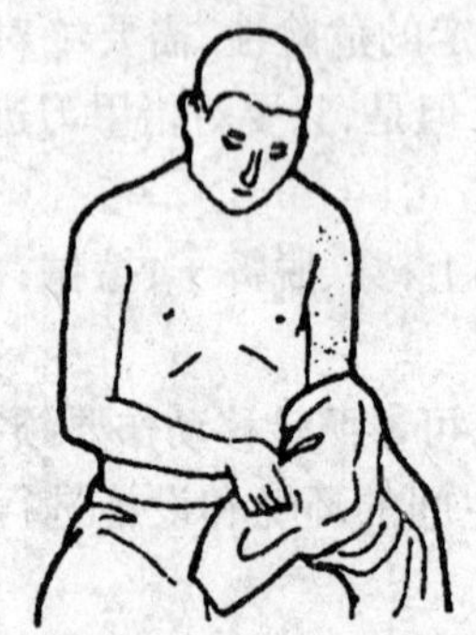
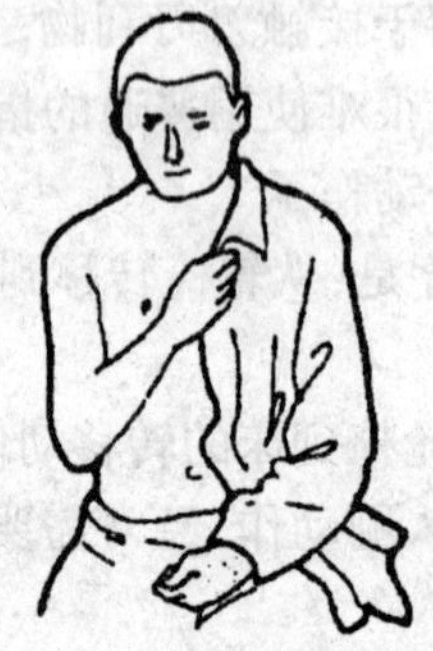
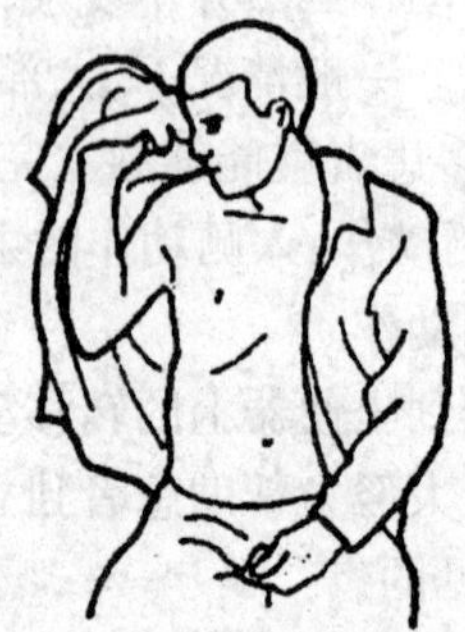

图 4-4-35 穿上衣的方法

b.脱上衣的方法和步骤(图 4-4-36)：①先将患侧衣服自肩部褪至肘部以下。②自肩部脱下健侧的衣服。③用完全脱下衣袖的健侧上肢脱掉患侧的衣服。

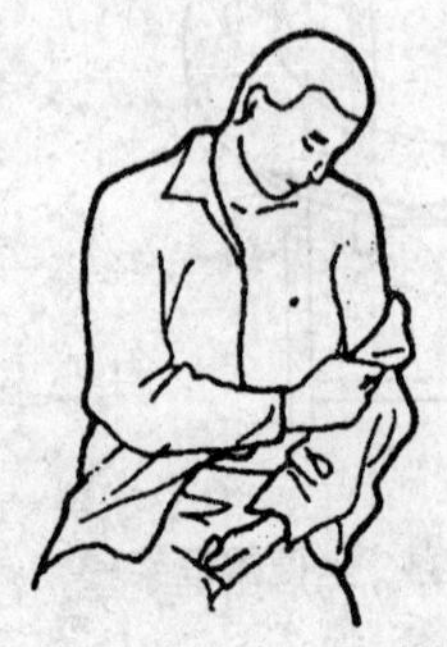
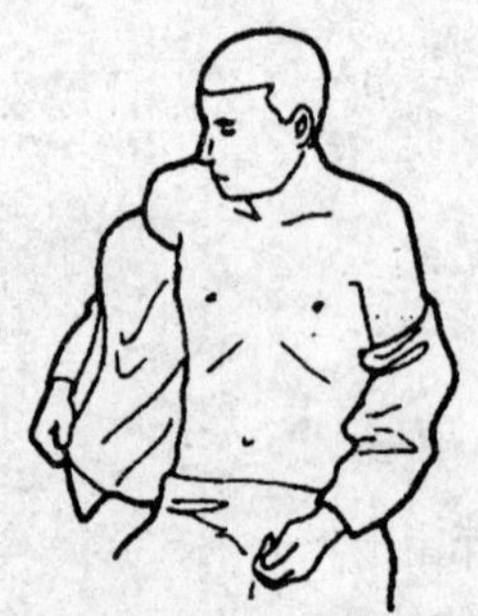
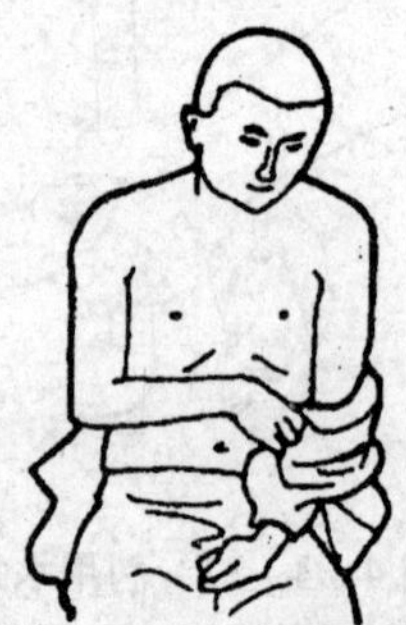

图 4-4-36 脱上衣的方法

穿套衫或 T 恤衫时，患者在双膝上整理好衣服，使领子在远端，颈部的标签在上方。患臂的袖子还是垂于双膝之间。偏瘫手臂伸于袖子里，健手将袖子拉到肩，然后健臂穿入另一袖子。抓住套衫的背面套过自己的头，同时身体前倾使患侧手臂保持伸直。

c.长坐位→仰卧位下穿脱裤子的方法(图 4-4-37)：①长坐位。②用健侧手先将患侧裤腿穿过患侧下肢，并拉至膝部上方。③健侧下肢穿入另一侧裤腿。④改变为仰卧位，健侧膝关节屈曲，努力向上抬起骨盆，同时用健侧手向上提拉裤子至髋，系皮带并整理。⑤最后系纽扣，拉拉锁，系皮带并整理。

d.坐位下穿脱裤子的方法(图 4-4-38)：①椅子坐位，患侧下肢交叉搭在健侧膝上。②用健侧手将裤腿穿过患侧足部并拉至膝部。③放下患侧下肢，健侧下肢穿过另一侧裤腿。④起立，继续将裤子向上提拉至髋、腰部。⑤系纽扣、挂钩、拉锁等，整理。坐位下脱裤子的方法，做以上相反顺序动作。

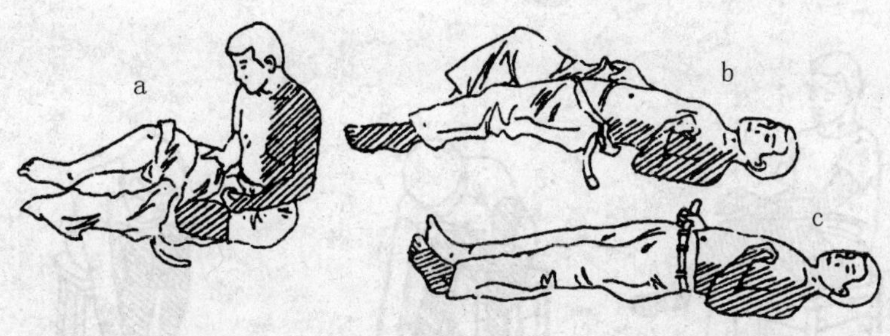

图 4－4－37　长坐位→仰卧位下穿脱裤子的方法

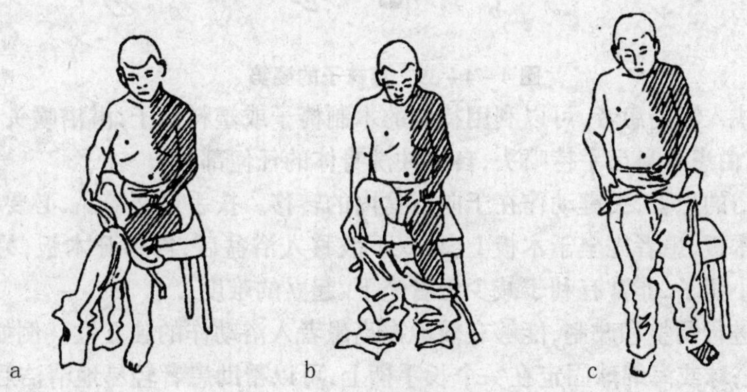

图 4－4－38　坐位下穿脱裤子的方法

对女士而言，穿戴胸罩可能是个麻烦。一种方法是，在胸罩后面缝上一条富有弹性的松紧带，将它系紧，然后向穿套头衫那样穿上胸罩。一些患者可以在双臂穿过带子之前将胸罩的后面转到前面来系紧。

单手穿脱衣服有许多不同的方法，决定用什么方法在于各个治疗师。重要的是患者在完成穿衣的过程中无需过度用力，也不要出现联合反应，并遵循一个简单的原则，每种方法都以偏瘫侧肢体先开始。

对于由于认知障碍，患者不能正确判断衣服正反、内侧外侧的情况，可以在服装的特殊部位设置明显的标志，例如，用红色油笔在服装内侧的缝边上画上明显的记号，告知患者必须把有红色记号的一面穿在里面。另外，脱掉衣服或脱衣服后把衣服放好，也应包括在患者的训练程序之中。

e.穿袜子的方法(图 4－4－39)：①患者叉握双手，将患下肢抬起交叉在健腿上。②患者用拇指和食指张开袜口，向前倾斜身体把袜子套在脚上。③穿健下肢时用同样的程序。

穿袜子时，应注意切不可用健手抓握患下肢成交叉放置，因为这将引起偏瘫侧在痉挛模式下强烈后缩。套袜子之前，患者要使自己偏瘫手臂向前，肩前伸并伸肘。

H. 入浴动作：目前，中国人习惯的洗浴方式有两种：淋浴或者盆浴。无论任何一种方式，在浴室内的关键部位，都必须安装便于患者扶握的扶手，安装的位置根据浴室的结构和患者的习惯而定。

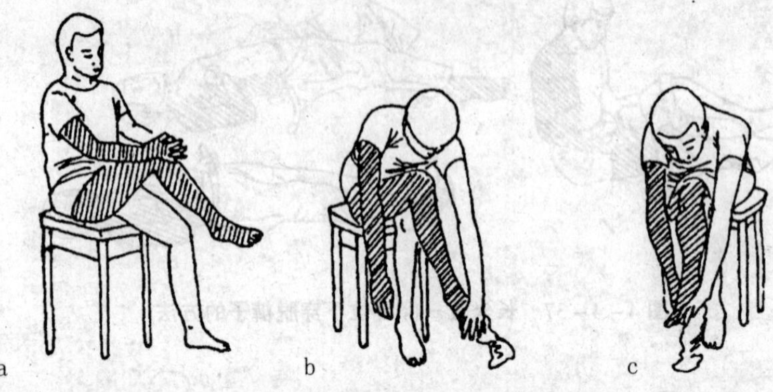

图 4-4-39 穿袜子的姿势

利用淋浴方式入浴的患者,可以利用特制的木制椅子或塑料椅子,淋浴喷头不要固定在墙壁上,而是应可以由患者自己手持喷头,自由冲洗身体的任何部位。

利用浴盆洗浴的患者,关键动作在于向浴盆内的转移。扶手是必需品,必要时可在浴盆一侧上面放置一块木板,患者先坐于木板上,将双下肢移入浴盆后,再移开木板;另外,浴盆内放置一个塑胶块或小凳子,非常有利于减少患者坐下、起立的难度。

对洗浴用具进行调整和改制,能够有效地提高患者入浴动作的独立性。例如:

a. 将普通的浴球或海绵球固定在一个长手柄上,可以帮助患者轻易地清洁后背。

b. 将普通毛巾的一侧安装一个环套,洗浴时将环套在患侧手腕处,洗后背时,患侧手放置于后腰部,健侧手抓住毛巾的另一侧,在肩的后部上下拉动毛巾即可(图 4-4-40)。同样,套住毛巾套环的患侧手,也可以放置在身体前面,而健侧手绕到体后拉动毛巾。

c. 患者自己洗澡时,用线穿住一块肥皂挂在颈部,可使患手能将肥皂擦在洗澡巾上或健手上(图 4-4-41)。

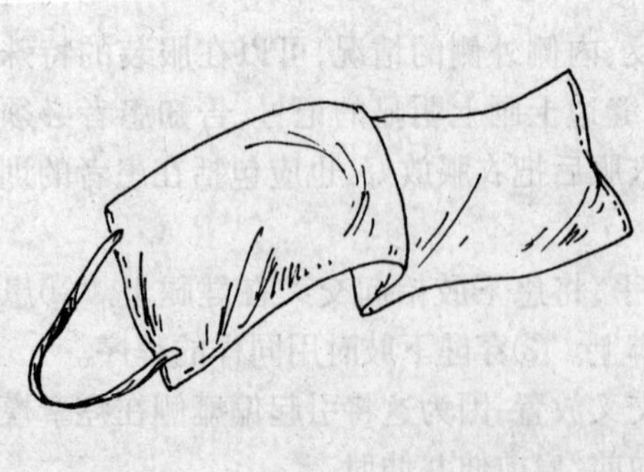

图 4-4-40 毛巾的一侧加安一个环套

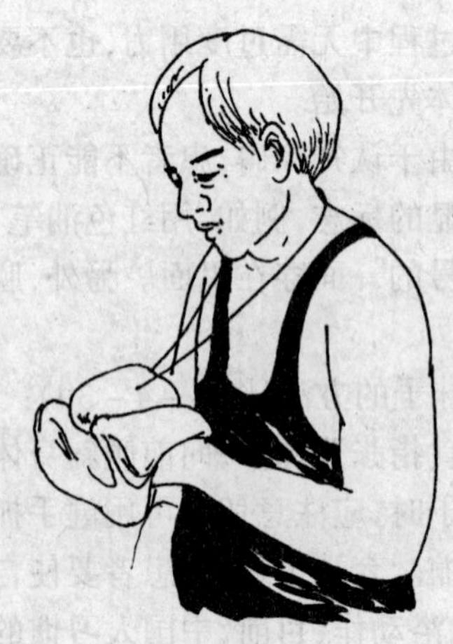

图 4-4-41 用线拴住的肥皂

I.家务活动:家务就是家庭内务,既简单又复杂。包括照顾小孩、洗衣、做饭、购物、收拾整理房间、打扫卫生、家庭财务管理,甚至还包括家庭成员的健康管理工作。

a.自身的卫生清洁:①经常洗澡。②换下的衣服随时清洗。③自身外观的整洁。包括:梳理头发、刷牙、洗脸、随时剪指甲、刮胡子、适宜合体的着装、服装的整理等。④床铺整理。每日起床后立即整理床铺,经常晒被子。⑤经常打扫房间卫生。⑥经常清理冰箱内存放的食物,并做好冰箱除臭。⑦按季节分类整理服装。

b.金钱管理:按照预算,最初交给患者1周或者3天的零用钱,定时确认患者的花费情况。必要时要求患者详细记录每日的流水帐。这项工作主要目的,是为了某些出院后只能一个人独立生活的患者。他们可能依靠退休金生活,所以必须合理消费,避免过度的节俭和毫无计划的消费。

c.烹饪:烹饪这个工作对每个患者都是有必要的。首先,独立生活的患者必须学会自己照顾自己。第二,如果是与其他家庭成员共同居住的患者,也必须学会这项工作。因为家人外出上班后的中午饭,最好由患者自己解决。另外,如果可能的话,给家人准备好晚餐,那将对患者的心理会有很大的支持作用。

最基本的几项工作是:①用电饭煲做米饭。②煮面。③简单的蔬菜汤。④蛋炒饭。⑤用微波炉加热、加工食品等。

应该了解的基本知识包括:①会使用煤气灶、微波炉等等。②了解食品保鲜、解冻的方法。③营养均衡的饮食。④预算内开支等。

作业治疗部门经常利用特有的设施,对患者进行烹调动作训练,甚至实际操作真正做出菜肴。烹调活动的组织方法灵活,根据需要既可以以小组活动的方式进行集体创作,也可以做单人的个别训练;既可以选择烹调活动过程中的一个环节进行加强性训练,也可以进行烹调的全部过程,甚至可以从制定菜单、列出购物清单、超市购物到清洗、制作、进食、清理收拾等进行一系列的活动。

另外,可以根据患者的功能水平,对其相应烹饪用具进行改造。如将水龙头和煤气灶的开关更换为简单操作方式的类型;炒锅固定金属架,便于患者单手操作;砧板上的钉子,可以固定蔬菜、水果等,用以单手削皮、切块等。

为确保安全,必须首先让患者掌握煤气灶的安全使用方法,以及其他电器的正确操作方法。

日常生活活动中的其他项目,比如上街购物、乘坐公共汽车等,需要治疗者带领患者在实际场面进行应用性训练。因为在医院内,虽然可以利用训练室的坡道、阶梯等设施进行训练,但是实际生活中的环境状况要复杂得多,比如:地面会有凹凸不平的情况,还会遇到交通信号灯、拥挤的人流等,所以待患者的情况允许到医院之外的实际生活环境进行适应性训练的时候,必须实施实地训练。

目前在国际上,康复医学的目标已经不仅仅停留在最大限度地获得患者生活的独立,而是提高到了提高患者生活质量的高度。提高生活质量就不仅仅满足于活着,而是要更有意义,更充实地活着,包括:患者在家庭中的地位作用;到社区参加一些社会、娱乐活动;休闲时间的合理安排,从事一些有关兴趣的活动等等。这些工作都有待于康复工作者、作业治疗师共同去摸索、探讨,如何用他们的努力去帮助残疾人士充分享受作为人的权利,并从心理上及身体上,最大限度地获得最高质量的生活。

(7)心理社会的调节　作业治疗师一个重要的作用,是帮助患者适应医院生活,更重要的是适应残疾状态。治疗师要建立极大的耐心和鼓励的方法。患者已经经历了一个毁灭性的和危及生命的疾病,并因此导致患者生活中的角色和表现的突然的戏剧性改变。治疗师必须认识到正常的调整过程,必须调整训练方法和对任务完成预测,以适应患者调整的水平。患者常常直到残疾发生的数月后,才会全心全意地准备进行康复训练。

许多患者希望能够完全恢复所有功能的可能性,所以需要让他认识到,有些功能障碍是可能永远存在的。治疗师应通过脑卒中患者功能恢复预后的客观情况,来讨论处理这种可能性的问题。当然,应以真诚的但不打破所有希望的方法来做。

作业治疗的训练计划应重视患者的技能和能力。通过动作的完成,使患者的注意力集中于残存的和新学的技能上。作业治疗的训练计划也可包含针对社会化的治疗性集团活动,分享常见的问题及他们解决的方法。当患者发现自已残存的能力可能出现新的技能,以及成功完成最初认为不可能完成的许多日常生活技能和活动时,患者的精神健康就能改善了。

家庭成员的教育在整个治疗过程中都是极其重要的。如果家庭成员了解有关的残疾知识,并懂得它的含义,那么家人就可以很好地配合,使患者尽快地进入到现实状态中来。

(三)常见并发症的处理

脑卒中后的并发症有许多,其中以肩关节半脱位和肩-手综合征多见。

1.肩关节半脱位　多见于脑卒中早期,发病率高达60%~70%,尤其在整个上肢处于迟缓性麻痹状态下,在开始坐或站时,常由于重力作用而自然发生。一旦发生肩关节半脱位,可采取以下方法予以矫正:

首先,应保持肩关节的正常活动范围,这些活动不但包括肩胛骨和上肢的被动活动,而且还涉及床上运动,或向椅子上转移以及卧位与坐位的姿势摆放。

其次,应加强肩周围稳定肌群的活动及张力。治疗师一手支持住患臂伸向前,另一只手轻轻拍打肱骨头,使三角肌和冈上肌的肌张力和活动性增强(图4-4-42);另外,治疗师一手握住患者上肢并向上举,一手用手掌由患肩向远端快速摩擦(图4-4-43);或是患者取坐位,患上肢肘关节伸直,腕关节背屈,患手放在臀部水平略外侧,然后让躯体向患侧倾斜,利用患者体重使患肢各关节受压及负重(图4-4-12)。这些活动都将有利于肩周围稳定肌群的活动以及张力的改善。

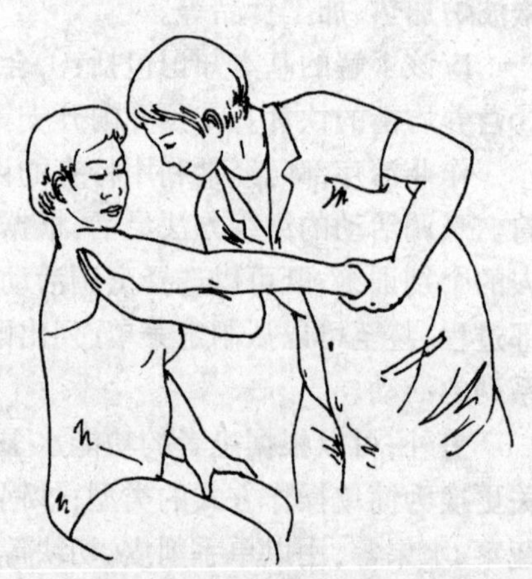

图4-4-42　刺激肩关节稳定肌的活动

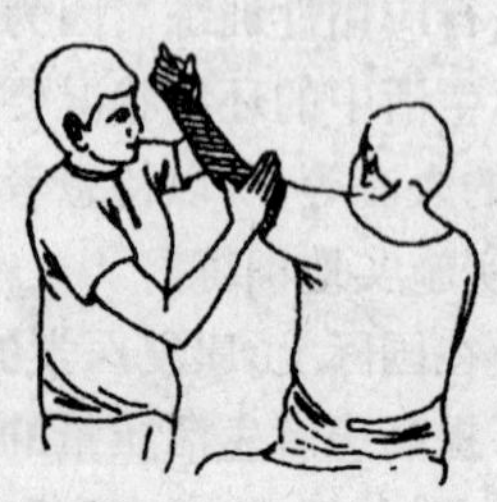

图4-4-43　由近端向远端的快速摩擦

另外,应注意矫正肩胛骨的姿势,所以无论是白天还是晚上,良好的体位摆放都很重要,同时,多鼓励患者经常用健手帮助患上肢做充分的上举活动。

需注意的是，在活动中，肩关节及其周围结构不应有任何疼痛，如有疼痛则表明某些结构受到累及，必须立即改变治疗手法。另外，肩吊带并不能减轻半脱位，反而干扰了体像，使上肢制动，增加了屈肌张力，并妨碍正常步态，所以一般不主张使用。对脑卒中患者来说，早期正确的处理可以预防肩关节半脱位。

2. 肩－手综合征　多见于脑卒中后1～3个月内，症状为突然发生的手部肿痛，水肿以手背为明显，皮肤皱纹消失，肿胀处松软、膨隆，但通常止于患手腕部。手的颜色也出现异常，呈粉红色或淡紫色，下垂时更明显，肿胀的手触诊时有温热感。患手指甲较健侧变白或无光泽，掌指关节、腕关节活动受限。如果未能及时治疗，症状会逐渐加重，X线检查可见骨质疏松改变。后期患手肿胀消失，手呈典型的屈曲畸形，手掌变平，鱼际萎缩，手的运动功能永远丧失。这种现象常由于腕关节长时间屈曲受压，对手关节过度牵拉以及意外损伤等原因所致。为此，肩－手综合征应及时发现，及时治疗，一旦进入后期，将很难改变手的挛缩和功能丧失。

具体治疗措施：保持良好的坐、卧姿位，避免长时间手下垂。如果患者患手肿胀明显，可采用上翘夹板24小时使腕关节保持背屈位，以利于静脉回流，并防止腕关节屈曲（图4－4－44）；加强患上肢的被动和主动活动，以防止关节挛缩。对于肿胀的手指可采用向心性压迫性缠绕法，通常是用直径1～2mm的线绳由远端向近端缠绕手指，缠绕开始于指甲处，并做一小环，然后快速有力地向近端缠绕至指根部不能缠绕为止，缠完后治疗师立即从指端绳环处迅速拉开缠绕的线绳（图4－4－45）。每个手指都缠绕一遍后，最后缠手掌。该方法大多令人满意，而且简便、安全。另外，也可采用冰水疗法。方法是：冰与水按2:1混合后放在容器内，将患者的手浸泡3次，两次浸泡之间有短暂的间隔，治疗师的手一同浸入，以确定浸泡的耐受时间（图4－4－46）。除了以上方法外，必要时可口服强的松。

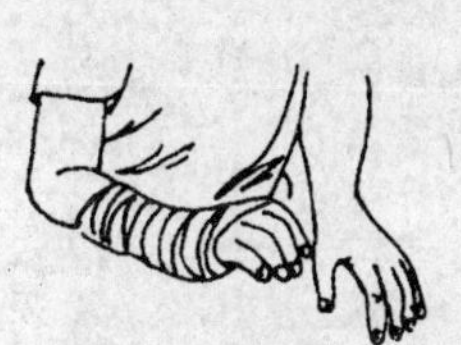

图4－4－44　上翘夹板保持腕关节背屈位

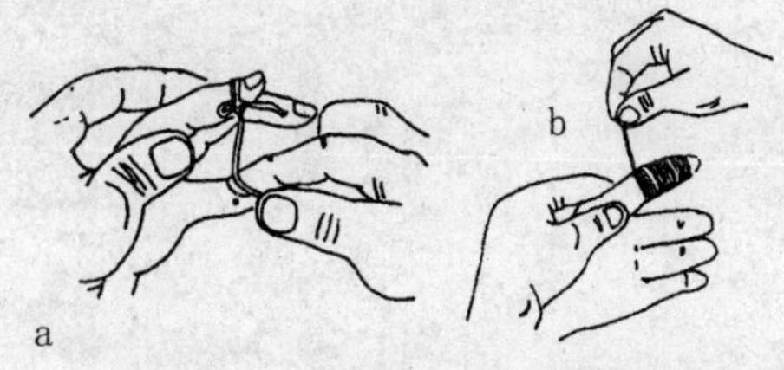

图4－4－45　压迫向心性缠绕

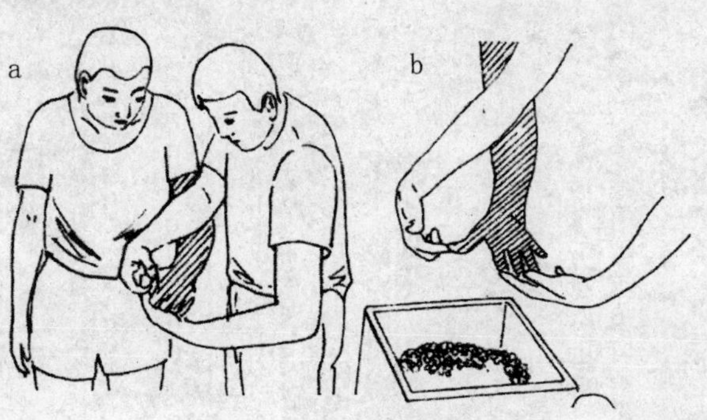

图4－4－46　冰水疗法

三、其他治疗措施

在恢复期,脑卒中患者的其他治疗措施,主要目的在于针对病因加以治疗以防复发,并通过各种有效的措施促进神经功能的恢复。

(一)药物治疗

以调整血压,治疗心律失常、心肌病变,稳定心脏功能,纠正血液中的异常等目的的药物为主,同时也可应用一些改善和促进神经功能恢复的药物。

(二)高压氧治疗

用2个大气压的高压氧舱治疗1.5~2小时,每日1次,10次为1疗程,对部分患者有一定疗效。

(三)手术治疗

动脉瘤引起的出血性卒中,可根据动脉瘤的具体不同情况,选用瘤颈夹闭术、孤立术、瘤壁加固术、瘤内填塞或凝固术等。此外,亦可作间接手术结扎颈动脉。另外,对阻塞性脑积水必要时也可考虑行脑室引流术。

除了以上治疗措施外,运动疗法也是患者功能康复中的一项重要的治疗措施;另外,也可采用我国传统的针灸、推拿、按摩,以及运用中药活血化瘀通经活络类药物进行治疗,必要时还可开展有针对性的物理治疗,具体可参见临床运动疗法学、中国传统康复治疗学和物理因子疗法。

(王　刚　陈晓梅)

第五章　颅脑损伤的康复

第一节　概　述

颅脑损伤(head injury,HI)或脑外伤(traumatic brain injury,TBI)是一组因外因、火器造成脑组织损伤,常导致意识、认知、感知觉和肢体功能的障碍,在创伤中发病率仅次于四肢的损伤。其原因有多种,战争时期多由于火器、利器伤、爆炸形成的高压气浪冲击等;和平时期则多由于交通事故、工伤、运动损伤、坠落等所致。根据北京神经外科研究所的统计,在我国颅脑损伤发病率为55.4/万人口/年;患病率为783.3/万人口。男女比例大致为2:1。关于发病年龄,美国有些统计表明:10~29岁最高,占62%;其次为30~39岁,占12%;40~49岁,占8%。

颅脑损伤是一种严重的创伤性疾病,往往伤情复杂严重,死亡率高。经抢救治疗,大部分患者虽然幸存下来,但常遗留有不同程度的神经功能障碍,如意识、运动、感觉、言语、认知功能等方面的障碍。这些障碍都将影响到患者的生活和工作,给患者及家庭带来痛苦和困难,同时也给社会造成很大负担,而且在颅脑损伤患者中,再次脑损伤的几率达到15%~26%。但是,如果颅脑损伤患者经过积极的康复训练,约有1/3可以重新获得生活的能力。因此,对颅脑损伤病人进行早期和积极的康复治疗,使患者受损的功能得以最大限度地恢复和代偿是很重要的。

一、颅脑损伤的分类

1. 根据损伤的方式可分为闭合性和开放性两类　直接和间接的暴力作用于头部而引起头皮、颅骨、硬脑膜破裂、脑组织均有损伤,而且脑组织与外界相通,称为开放性颅脑损伤(open head injury,OHI);而没有脑组织与外界相通的称为闭合性颅脑损伤(closed head injury,CHI)。各类损伤又进一步分为若干亚类,如图5-1-1和图5-1-2。

2. 根据损伤机制和病理改变可分为原发性和继发性两类　前者系外力作用于头部后立即产生的脑组织损害,可引起的病变为脑震荡(concussion)、脑挫伤(contusion)和脑裂伤(laceration);后者为在原发性损伤的基础上渐次出现的病变,常见的病变有脑水肿、出血和血肿等。继发性损伤主要是脑水肿、脑缺氧等因素引起。

颅脑损伤可根据以上方式进行分类,但在临床上也可根据昏迷的特点来确定损伤的类型,其区分的原则如图5-1-3。

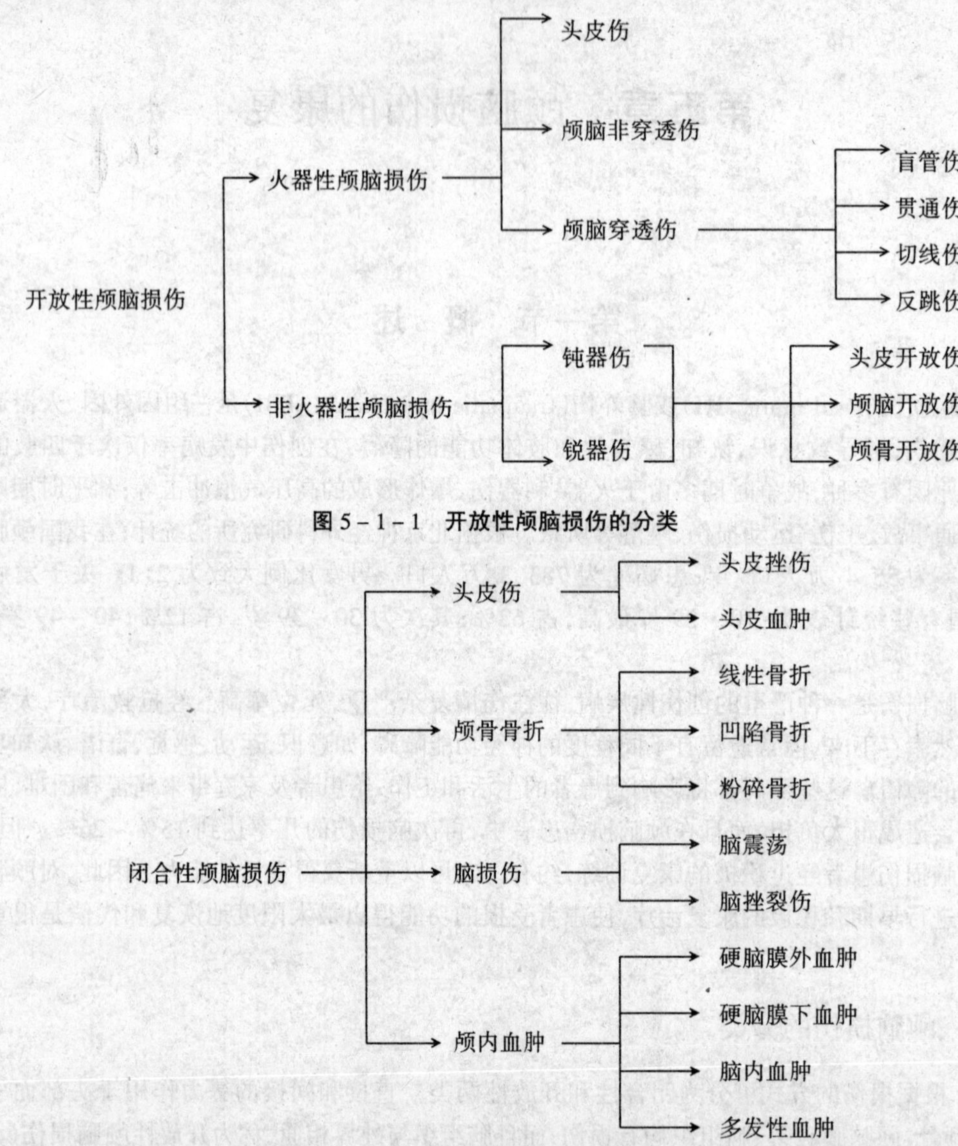

图 5-1-1 开放性颅脑损伤的分类

图 5-1-2 闭合性颅脑损伤的分类

二、颅脑损伤的诊断

诊断颅脑损伤应明确损害的程度及类型，以便决定治疗对策。故在病史询问时，应重点明确事故的性质，发生的时间，暴力作用的情况，有无昏迷及昏迷所经历的时间，有无中间清醒期、恶心呕吐及抽搐。在体检时，应对头部受伤部位重点检查，并注意患者的呼吸、脉搏及血压情况。神经系统检查，重点检查患者意识状况，判断昏迷程度，瞳孔大小，对光反应，眼球的位置与活动及四肢活动情况。辅助检查对进一步明确颅脑损伤的类型是有帮助的，但这必须在

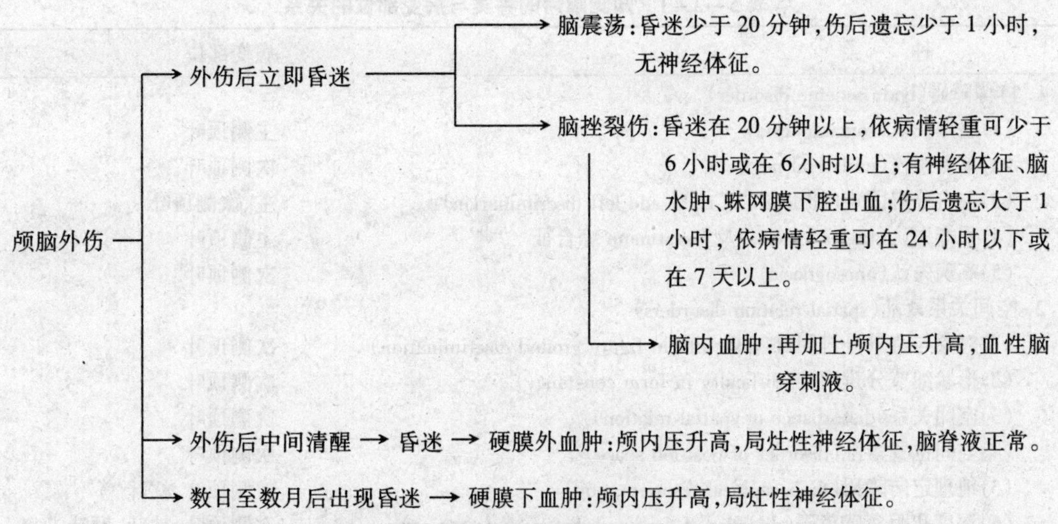

图 5－1－3　颅脑损伤类型的简易鉴别方法

不影响急性期治疗的条件下权衡利弊后进行。目前，诊断颅脑损伤最迅速可靠的检查为 CT 和 MRI。严重颅脑损伤时，脑干诱发电位（BAEPs）有较高的诊断价值，尤其是有两侧性脑损伤，去脑强直发作、脑干伤时，能够提示脑干功能有无损害及受损的程度。

第二节　功能障碍的特点

一、运动功能障碍

颅脑损伤的患者运动功能障碍表现可以是多方面的，如肌力的减弱、关节活动度受限、耐力的降低、共济失调、姿势不良、异常运动模式、运动整合能力丧失等。一些障碍形成的原因和特点与脑卒中的障碍相类似，而另一些具有特殊性。这些特殊性往往是由于其认知、行为和情绪障碍所致。

二、感知觉障碍

感知觉是一种人们了解外界事物的活动，即知识的获得，组织和应用，它是一个体现功能和行为的智力过程。感知觉可分为：视觉、躯体觉、运动觉和语言觉。当颅脑损伤时常可造成患者感知觉功能障碍，感知觉功能障碍多发生于右侧大脑半球受损时，有时左侧大脑半球受损时也可见。知觉障碍具体表现四大类型：体像障碍（body scheme disorder）；空间关系紊乱（spatial relation disorders）；失认（agnosia）和失用（apraxia）。患者常表现为以下特征：不能独立完成简单的任务；主动和全部完成某项任务很困难；从一件任务转到另一件任务很困难；对于完成任务的必要目标不能很好地加以辨认。其各种类型的知觉障碍与病变部位的关系如表 5－2－1。

表 5-2-1 知觉障碍的种类与病变部位的关系

种 类	病变部位
1. 体像障碍(body scheme disorder)	
(1)躯体失认(somatagnosia)	主侧顶叶
(2)单侧忽视(unilateral neglect)	次侧顶叶
(3)左右分辨困难(difficulty in right and left discrimination)	主、次侧顶叶
(4)手指失认(finger agnosia)及 Gerstmann 综合征	主侧顶叶
(5)疾病失认(anosognosia)	次侧顶叶
2. 空间关系紊乱(spatial relation disorders)	
(1)对象与背景分辨困难(difficulty in figure ground discrimination)	次侧顶叶
(2)形状细节分辨困难(difficulty in form constancy)	次侧顶叶
(3)空间关系(disturbance of spatial relation)	次侧顶叶
(4)空间位置紊乱(disorder of position space)	次侧顶叶
(5)地理定向障碍(topographical disorientation)	次侧顶叶、枕叶
(6)深度和距离感障碍(disorder of dept and distance perception)	次侧顶叶、枕叶、颞叶
(7)垂直定向障碍(vertical disorientation)	次侧顶叶
3. 失认(agnosia)	
(1)颜色失认(color agnosia)	主、次侧枕叶
(2)颜面失认(prosopagnosia)	主、次侧枕叶
(3)麻痹性凝视(simultagnosia or Balint's syndrome)	主侧枕叶
(4)听失认(auditory agnosia)	主侧颞叶
(5)触觉失认(astereognosis)	次侧顶叶
4. 失用(apraxia)	
(1)意念运动性失用(ideomotor apraxia)	主侧顶叶
(2)意念性失用(ideational apraxia)	主侧顶叶
(3)结构性失用(constructional apraxia)	主、次侧顶枕叶
(4)穿衣失用(dressing apraxia)	次侧顶叶或枕叶
(5)步行失用(walking apraxia)	次侧顶叶

在脑损伤疾患中较为常见的知觉障碍,包括在失认症中发病率较高的半侧视空间失认、疾病失认和 Gerstman 综合征;在失用症中发病率较高的结构性失用、运动失用和穿衣失用。

1. 半侧视空间失认(unilateral spatial agnosia) 也称之为半侧不注意、一侧空间忽视、单侧忽略等。在选择感觉信息阶段产生的半侧视空间失认,是知觉型半侧视空间失认;在选择运动阶段产生的半侧视空间失认,是运动型半侧视空间失认。从自身角度来看,可从躯体轴心划分左右,或从视野分左右,或从头的位置分左右,来确定自己的坐标系;若从视对象角度看,则能建立起将物体分为左右的坐标系。一般以左半侧视空间失认多见,这种失认不仅仅是局限于身体的左半侧,也会发生于所注视的空间左侧。临床表现为:脑损伤后部分患者虽然眼睛的视线可自由转动或者头部也可自由转动,但却不能感觉出由病灶对侧来的刺激,不能做出反应,也多不将眼睛转向这一方向,如当从左边呼唤患者时,患者会从右边寻找呼唤者;生活中仅穿一侧衣服,剃一侧胡须,读一页纸上的一半字,吃剩左侧的食物;患者多忽视轮椅左侧刹车,走动时碰到左侧物体等。半侧视空间失认程度重时,患者的视线多向右而向左注视困难。

半侧视空间失认主要是右半球的顶下小叶病损所致，也与左顶叶，丘脑，基底节，背外侧额叶，扣带回有关。

从注意障碍的范畴来看，将半侧视空间失认称为单侧忽略，对单侧身体的忽略可能是感觉处理、身体图像缺陷或注意障碍所致；而对对侧空间的忽略是注意障碍或向对侧空间、运动计划的精神再现障碍。这是注意障碍的特殊形式。

有半侧视空间失认时，可能伴有偏盲等视野缺失，但视野缺损并不会加重视空间失认症状。对于视野缺损患者，可通过转头等调整视野的办法来代偿。

2. Gersaman 综合征　主要是以"四失"，即手指失认、左右失定向、失写、失算为主。手指失认包括有相对手指名称的选出障碍及手指的称呼困难，无论对自己还是别人的手指辨认都会有困难，多为双侧性；左右失定向不仅对自体，且在辨认他人肢体时也不能分别左右，但对周围环境的左右定向却不一定有影响；失写症主要表现为写字发生困难，但阅读或抄写时可以不出现障碍；失算症以笔算障碍明显。四失征也不一定都出现，可部分或单独出现，其中以手指失认症最多见。病损部位主要涉及角回、缘上回以及顶叶移行至枕叶部位的病变。

3. 疾病失认　表现为在患病状态下，患者否认自身疾病的存在，并常捏造出病情所致障碍的"理由"。病损部位多位于次侧顶叶。

4. 结构性失用　是一种结构活动(包括排列、建筑、绘画)障碍，特别是涉及空间关系部分的障碍。此症不是纯粹一种执行或失用方面的障碍，患者在感受或认识方面亦存在问题。其特点为：患者对各个构成部分有认识，对各个构成部分的相互位置关系也有所了解，但在构成整个完整体时空间的分析综合，尤其是综合的能力，处于失常的状态。

左右半球的颞、顶、枕及皮质下结构的病变均可产生结构失用症，非优势半球的顶叶更重要。左半球的结构失用时，整体的方向性好但描绘易出现问题。右半球的结构失用时，整体方向性差，局部描绘好。

5. 运动性失用　为最简单的失用现象，仅限于肢体，通常为上肢。表现为：对一般简单动作并无困难，但因患者对运动的记忆发生障碍，引起动作笨拙，失去精巧动作之能力，被动执行命令、模仿及主动运动均受影响，但患者对动作的观念是完整的。重症者往往不能做任何动作，对于治疗师的要求他做出的是毫无意义的若干运动。如让患者拿起杯子，他举起手来，而后伸开各指，或者停住不动。患者不能扣上钮扣，亦不能做擦燃火柴等精细动作。

运动失用症可以认为是一种感觉综合及运动表达性缺陷，见于缘上回后部受损，动作的分析与综合活动失调，但大部分患者的运动区(4 及 6 区)，以及该区发出的神经纤维或者胼胝体前部出现病变。

6. 穿衣失用(dressing apraxia)　这是由 Brain 于 1941 年提出的，患者不能认知衣服与人体的空间关系、无法穿衣的现象。由次侧颞顶枕叶联合区损伤所致，与视空间定向障碍有关。穿衣时常弄错左右、里外、上下。自己不能将手穿过袖口，不能系领带，可出现将两脚均穿入一侧裤腿中，或仅穿右半侧衣服等现象。自己不能有目的地主动穿衣服。有部分穿衣失用患者合并有半侧视空间失认、结构失用、体像障碍等。

表现出穿衣失用的情况有两种：①单侧性穿衣失用：见于左侧偏瘫，合并有左侧身体失认，仅穿右半侧，忽视左半侧。②两侧性穿衣失用：左右、表里混淆，可伴结构失用。

也有研究者认为穿衣失用是从属于其他失认、失用的症状,或因其他失认、失用而出现的结果。

三、认知障碍

认知是知觉、注意、记忆、思维、言语等心理活动。当颅脑损伤时常可造成患者认知功能障碍,最常见的功能障碍包括:

(一)注意力降低

这时脑损伤的患者,常常失去了集中精力一段时间和从周围环境中去除干扰的能力。当患者进行谈话时,他会发现周围人的谈话(环境中的其他人)会合并到他自己说话的句子里去。精力的不够集中将影响工作学习能力和完成ADL的能力。尽管注意力降低可随着康复的进程而改善,但这种缺陷可能将以各种程度伴随患者一生。

(二)记忆减退

记忆受损是脑损伤患者认知功能损害最常见的一种,并可能伴随患者一生。记忆损伤包括:不能重复刚听到的几个词(瞬时记忆),忘记昨夜家里人来看他(短期记忆),忘记损伤前几年的事件(长期记忆)。尽管经过系统的康复,一般脑损伤患者仍然有短时记忆的障碍,但患者经常能回忆起几年前发生的事情。

(三)动作开始、终止能力受损

动作起始和终止能力受损影响动作的开始和结束。开始活动必须有人协助,这将严重影响患者的独立生活的能力。相类似地,患者可能存在动作终止障碍,表现为:在活动时动作的坚持不懈,有时这种坚持包括另一个思想的过程,患者不能集中思想,因为他正在坚持想另一件事情必须被完成。

(四)安全感降低和判断能力受损

额叶损伤易造成患者判断能力和动作结果的预见性的受损和丧失。例如,患者可能会尝试着从轮椅站起来,但却没有锁上闸或没有挪起脚踏金属板;或者穿越马路时不注意交通信号灯等现象。

(五)反应迟钝

大多数脑损伤患者,都有不同程度的对外界环境信息的反应障碍。治疗师应认识到反应迟钝,并与功能缺失的反应延迟区分开来。外界环境信息的反应迟钝可以包括视觉、听觉、感觉和知觉等方面。

(六)执行功能困难和抽象思维能力障碍

执行功能包括:计划能力,确立目标,理解动作的结果和修改个人行为与环境相协调。抽象思维能力是用概念、判断、推理的形式,来反映事物的思维的能力。许多脑损伤患者存在思维混乱,他们只能在文字水平上去解决问题。例如,一个执行和抽象思维功能损伤的患者,只能够一步一步地按照所提供的东西准备一顿饭,如果调节做饭的温度的指示不明确,患者可能把饭做糊,因为他无法预见将锅一直放在炉子上的后果。

(七)概括归纳

将新学的东西加以归纳是学习新任务,并将其转化为完成任务所需的动作的能力。执行能力、抽象思维和短时记忆,对概括新学知识是非常重要的。例如,一个学习使用全自动洗衣机的患者,可能不能够将这个能力转向使用非家用自动洗衣机上。这常发生于具备具体思维而抽象思维丧失的情况。虽然全自动洗衣机的应用方式是固定的,但患者不能够认识到这一点,在环境改变时,患者不能够应用相似的非家用洗衣机。概括新知识能力的损害,是阻碍患者获得社会生活独立能力的一个重要问题。

对于认知障碍的患者来说,这种障碍往往持续很长时间,不仅影响患者的日常生活和社会生活,还直接影响患者的康复治疗。故在其康复过程中尤其应引起重视。

四、性格、情绪和器质性精神障碍

(一)性格障碍

性格障碍在颅脑损伤患者的恢复期较为常见,其发生与脑损伤有着直接的关系。例如,在恢复期,患者经常是焦急、易怒的攻击状态,他们可以不知疲倦的大声尖叫,持续地口头和肢体攻击。这种激动既没有目的,也不持久,而更多地是由于患者不能够正确的理解身边环境中所发生的事情。发生过后很快就遗忘了。这种不受控制的行为,可能是由于额叶前部调节行为控制中枢受损所致。颅脑损伤患者常见的性格障碍,如表 5-2-2。

表 5-2-2 颅脑损伤患者常见的性格障碍

反应性问题:
焦虑、抑郁、神经过敏、不相信他人、绝望、无援、发怒、恐惧、不愿参加社会活动等
神经心理上引起的问题:
易冲动、妄想狂、焦躁、情绪不稳定、不适合社会的议论或动作、幼稚行为、对缺陷缺乏自知力、误解他人的意图或动作、明显地缺乏主动性,难以唤醒
性格方式的问题:
强迫性或超乎寻常的行为、不可靠、多疑、不愿内省自身和讨论个人问题、乐于使别人烦恼、乐于依赖他人、常表现抗议或挑战

(二)情绪障碍

情绪障碍也多由于脑损害所致。常表现为:沮丧、情绪不稳定、焦虑、抑郁、淡漠无感情、呆傻、神经过敏等。在患病的早期,由于事发突然,患者往往处于身体和精神的麻木之中,对如此巨大的打击多表现为沉默或无明显反应,在经过抢救脱离危险后,常有"死里逃生"的庆幸。但对于自己的病情和可能终生残疾的可怕后果却缺乏认识和心理准备,而是认为自己还能够完全恢复。患者常常否认肢体、认知、社会心理等方面的缺失,患者此时处于否认期。否认可能妨碍治疗的进行,患者可能拒绝接受治疗,认为那是无效的。否认会随着患者认识到生活活动时能力的不足而消退。愤怒或抑郁期随之而来,患者随着对自身缺欠的认识提高以及随着治疗和康复的进行,患者逐渐领悟到自己所受的创伤将造成长期或终生残疾,而变得沮丧、悲观和生气等。患者在充分认识到自身的残疾后,有时会出现心理和行为的倒退,表现为对他人过多的依赖,缺乏积极独立的谋取生活的心理和行为,不积极参与治疗,也不愿出院,这阶段称为对抗独立阶段。在患者可能真诚地接受现实,改变个性、技能和生活方式,并且开始重新建立新生之前,一般要用几年时间。在这期间,如果患者身体功能、生活环境的改变,都会造成否认、沮丧等时期的重复出现。左侧大脑半球受损的患者,常出现沮丧和情绪不稳定;而右侧大脑半球受损的患者,常有一种奇怪的陶醉感并对损伤反应淡漠。

(三)精神症状

主要表现为:谵妄、妄想和幻觉,遗忘以及痴呆。颅脑损伤造成的器质性脑综合征,如图5-2-1。

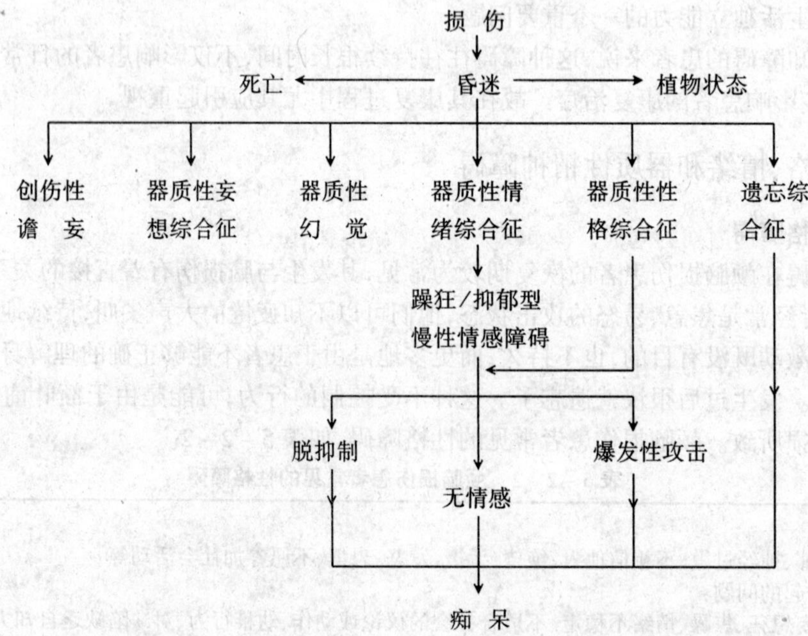

图5-2-1 器质性脑综合征

五、脑神经损伤

颅脑损伤的患者经常造成第Ⅰ、Ⅱ、Ⅲ、Ⅵ、Ⅶ、Ⅷ脑神经损伤,其原因是它们在颅骨中的位置所决定的,并造成相应的功能障碍。颅脑损伤后常见的视损害,如表5-2-3。

表5-2-3 颅脑损伤后常见的视损害

损 害	机 制	症 状
1. 复视	眼外肌控制减弱,如第Ⅲ脑神经受损导致 两眼不能同时视一物体	患者视物时看见的是复像
2. 集合能力下降	集合调节反射不佳:内直肌收缩不良,睫状肌活动不能使晶体变厚	近看物体时复视或视力模糊、深度感下降
3. 视力模糊	聚焦肌支配受损	近看及远看均模糊
4. 眼震	脑干、小脑损伤	眼有异常震动以致视物模糊
5. 视野丧失	右或左颞叶或顶叶、视神经、视辐射或视交叉损伤	偏盲点或象限盲
6. 视运动技能下降		
A. 视跟踪	合并或不合并脑干损伤的任一侧半球损伤	难或不能跟踪移动的物体
B. 快速扫视缺陷	额叶8区损伤	快速阅读困难

六、社会心理障碍

研究发现,患者在受伤一年或多年后,最影响患者重新获得满意生活质量的因素是社会心理的损害。当其他损害不再进展时,患者和家属的社会心理观念,甚至比其他方面的障碍给患者造成的影响更大。通常包括以下几个方面:

(一)自我观念

自我观念是人对自身内在的印象,包括个人的身体印象,个人的力量和限制,个人在家庭中、在周围人群和社区中的位置等。颅脑损伤患者最困难的社会心理后遗症之一是患者自我观念的转变。颅脑损伤的患者虽然短时记忆受损,但往往长时记忆却保持完整,患者对他以前的生活有着清楚的记忆。所以,建立正确或现实的自我观,在颅脑损伤患者的治疗中有着重要的意义。

(二)独立生活状况

由于颅脑损伤造成患者的肢体、认知、社会心理等方面的后遗症,许多患者发现他们需要他人的帮助来安排自己的生活,或者需要同父母生活在一起。而独立生活能力的丧失,进一步加强了其依赖感和个人控制能力的下降。由于患者生活角色的缺失,他们常常感到精疲力竭,不能重新融入社会。颅脑损伤的患者尤其是18~30岁之间的患者,正处在由青春期向成年转变的过程,这个过程被中断常导致患者不能获得成熟稳定的性格。沮丧、冷漠、消极等情感障碍常常出现,这可能是由于自我观念尚不充分,渴望社会角色的欲望消失。

(三)社会角色

自我观念的获得,很大程度上取决于患者在家庭、周围人群和社区中所扮演的社会角色。通常患者伤后会缺失大部分以前的角色,并失去支持此角色的能力。家属和朋友在患者受伤后的早中期治疗中是非常乐观的,但是随着病程的进一步发展,家属和朋友对患者越来越缺少包容,使患者觉得孤独并且被遗忘。许多患者指出:感到孤独和建立、维持社会关系能力的丧失,是困扰他们的主要问题。日常生活角色的缺失,常使患者不能重建新的生活;而工作角色的缺失往往与支持能力不足、情感依靠以及自控能力缺乏关系密切。

第三节　功能评定

一、颅脑损伤严重程度的分级

(一)急性期颅脑损伤严重程度的分级

急性颅脑损伤的病变类别虽有不同,但其临床表现大多类同。为了便于估计患者的预后,制定治疗措施,评定治疗效果,应对颅脑损伤的轻重有统一的标准。1974年英国Glasgow神经科学研究所南方医院神经外科Teasdale和Jennett制定了一个昏迷计分表,用以测定脑损伤的程度并预测预后。并于1976年再次修订为格拉斯哥昏迷分级法(Glasgow Coma Scale,GCS),具有代表性,它是在睁眼、言语和运动三种不同反应中,共进行15项检查,如表5-3-1。

表 5-3-1 格拉斯哥昏迷分级法

项目	试验	患者反应	评分
睁眼反应	自发	自己睁眼	4
	言语刺激	大声向患者提问时患者睁眼	3
	疼痛刺激	捏患者时能睁眼	2
	疼痛刺激	捏患者时不能睁眼	1
运动反应	口令	能执行简单命令	6
	疼痛刺激	捏痛时患者拨开医生的手	5
	疼痛刺激	捏痛时患者撤出被捏的手	4
	疼痛刺激	捏痛时患者身体呈去皮质强直(上肢屈曲、内收内旋;下肢伸直,内收内旋,踝跖屈)	3
	疼痛刺激	捏痛时患者身体呈小脑去皮质强直(上肢伸直,内收内旋;腕指屈曲,下肢与去皮质强直相同)	2
	疼痛刺激	捏痛时患者毫无反应	1
言语反应	言语	能正确会话,并回答医生它在哪儿、他是谁及年月日	5
	言语	言语错乱,定向障碍	4
	言语	说话能被理解,但无意义	3
	言语	发出声音但不被理解	2
	言语	不发声	1

此表最高得分为 15 分,表示为正常状态。如颅脑损伤在伤后 6 小时的 GCS 计分低于 5 分者,属严重颅脑损伤;低于 8 分者,为重度损伤;9~12 分,为中度损伤;13~15 分,为轻度损伤。计分小于 8 分,预后不良;伤后 6 小时内“眼开启”项计分小于 3 者(除外面颌部及眼受损者),伤后 6 个月会有 40%~50%死亡或变为植物人;伤后 72 小时“最佳运动反应”项仅 1~2 分者,死亡或变为植物人的可能性很高。

该量表主要用于急性损伤期,它能简洁、客观、定量地评定昏迷及深度,但它有一定的局限性。1982 年 Born 等把 GCS 和脑干反射结合,提出了一种新的分级方法——Glasgow Liege coma scale(GLCS)昏迷量表。它在原有的基础上增加了眼轮匝肌反射(5 分)、垂直性头眼反射(4 分)、瞳孔对光反射(3 分)、水平性头眼反射(2 分)、眼心反射(1 分)、无反射(0 分)。从而在一定程度上提高了 GCS 的准确性,同时使无法判断率也有所下降。

(二)在恢复颅脑损伤恢复期严重程度的分级

在颅脑损伤患者的恢复期,其伤情严重程度的分级,主要依据伤后遗忘(post-traumatic amnesia,PTA)的时间、HRB 神经心理学测试和 LOTCA 等方法来评定。

1. 伤后遗忘的时间　是指受伤后记忆丧失到连续记忆恢复所需的时间。对于患者是否仍处于 PTA 之中,还是已恢复了连续记忆,常用 Levin 提出的 Galveston 定向遗忘试验(Galveston orientation and amnesia test,GOAT)。该试验主要通过提问方式了解患者的记忆情况,患者回答不正确时按规定扣分,将 100 减去总扣分,即为 GOAT 分。100 分为满分,100~75 为正常,74~66 为异常边缘,低于 66 分为异常。一般认为,达 75 分才能认为脱离了 PTA,如表 5-3-2。

表 5-3-2 GOAT 内容及评分标准

问 题		答错扣分
1. 你姓什么？叫什么名字？		-2(姓-1,名-1)
你何时出生？		-4
你住在哪里？		-4
2. 你现在在哪？	如答不出城市名	-5
	如答不出在医院	-5
3. 你是哪一天入院的？		-5
你是怎样到医院的？	如答不出运送方式	-5
4. 伤后你记得的第一件事是什么(如苏醒过来等)？		-5
你能详细描述一下你伤后记得的第一件事吗？(如时间、地点、伴随人等)		-5
5. 伤前你记得的最后一件事是什么？		-5
你能详细描述一下你伤前记得的第一件事吗？		-5
6. 现在是几点几分？	至多	-5 (与正确时间每相差 0.5 小时 -1)
7. 现在是星期几？	至多	-5 (与正确日期每相差 1 日 -1)
8. 今天是几号？	至多	-5 (与正确日期每相差 1 日 -1)
9. 现在是几月？	至多	-15 (如正确月份每相差 1 月，-5)
10. 今年是哪一年？	至多	-30 (与正确年份每相差 1 年 -10)

有证据表明,PTA 持续时间的长短与患者的预后呈高度的相关性。根据 Russell 和 Smith 的研究,提出了依据 PTA 的严重性的分级标准,共分为四个级别:PTA 少于 1 小时为轻度;1~24 小时为中度;1~7 天为重度;>7 天为极重度。以后 Jennett 将之细化,如表 5-3-3。

表 5-3-3 伤后遗忘(PTA)时间与脑损伤严重性的关系

PTA	严重性	PTA	严重性
<5 分钟	极轻	1~7 天	重
5~60 分钟	轻	1~4 周	很重
1~24 小时	中	>4 周	极重

2. Halstead-Reitan 成套神经心理学测验 参见本书第二章第三节。

3. 认知功能的评定 由于认知功能涉及面较广,目前认知功能的检查评估的方法也较多。但是在颅脑损伤的认知评定过程中,应遵循以下一些原则:首先,不宜仅用 IQ 的评定来取代 Halstead-Reitan 成套神经心理学测验(Halstead-Reitan battery,HRB),因为前者不能真实地反映脑损伤的程度;其次,也不应使用 MMSE 等来代替思维的检查,因 MMSE 不能评定高水平的思维;另外,应注意在 PTA 没消退以前,不宜作与记忆有关的检查,更不宜作 WAIS 和 HRB 等成套的测验。

目前作业疗法中,对于颅脑损伤、脑卒中以及中枢神经系统发育障碍等原因引起的认知功能障碍的评定,多采用 LOTCA 成套测验,详见本书第二章第二节。在此,介绍另一种简易的认知功能标准量表 RANCHOS LOS AMIGOS 量表。

RANCHOS LOS AMIGOS 量表,是测量感知觉和认知功能的标准量表。它可以在损伤后的任何时候，用来评估患者的感知觉和认知功能水平，而且它不是一个预测量表，其简易量表如表5-3-4。

表5-3-4 RANCHOSLOS AMIGOS简易认知功能评定量表

1级：没有反应，对所有刺激都没有反应。
2级：基本反应，不能确定部位，不协调，无目的性反应，一般只对痛觉有反应。
3级：局部反应，可以对各种刺激发生相关的发应，但仍不协调并且反应迟缓。
4级：兴奋混乱，运动状况有所提高，但是混乱没有方位感，可以有积极的行为。兴奋是由于内在的功能混乱所致。
5级：适宜反应，表现出注意力，对简单命令做出反应，同时注意两件事，但不能集中注意作一件任务。对外在刺激反应亢进，语言功能差，不能够学习新的信息。

认知能力的评估除了常用的一些检查表格外，也可以通过一些功能活动来了解。例如，治疗师可以通过让患者准备一餐午餐，这要求患者应具备以下能力：①可以完成2步或3步口头或写出来的指示；②正确的顺序和步骤；③精力的集中；④有良好的安全感和判断能力。在评价时，治疗师可以通过：①计算正确和错误的次数；②给予帮助或暗示的次数；③活动完成的总量比。

在评定一个患者认知功能的时候，应充分考虑其他因素对评定的影响也很重要。这包括：语言障碍、视觉、感知觉不足、药物的影响、教育和文化水平背景、以前对这项任务的经验等。

二、感知觉障碍的评定

有关失认症、失用症的评定参见本书第二章第二节。

三、颅脑损伤后的运动、情感、言语和吞咽障碍的评定

参见《临床运动疗法学》以及《康复疗法评定学》。

四、日常生活能力的评定

由于颅脑损伤患者多有认知障碍，故评定BADL时，宜选用含认知项目的评定量表，具体见本书第二章第二节。

五、预后的预测

(一)依据症状、体征、检查和用药的预测

此方法的具体内容，见表5-3-5。

(二)Glasgow Liege coma scale(GLCS)昏迷量表

Glasgow Liege coma scale(GLCS)昏迷量表，不仅能用于评定损伤的严重程度，而且也能预测预后。通过前述得出GLCS分，再依据患者的年龄即可按下列公式推测患者6个月后的预后。

推测预后的公式：

死亡(D)% = es × 0.724

持续植物状态和严重残疾% = es′ × 0.724

表 5-3-5　依据症状、体征、检查和用药的预测

预后较佳	预后较差
昏迷<6小时	昏迷>30天
PTA<24小时	PTA>30天
GCS>7	GCS≤5
为局限性脑损伤	为弥漫性脑损伤
颅内压正常	颅内压升高
无颅内血肿	有颅内血肿
脑室大小正常	脑室扩大
无脑水肿	有脑水肿
无颅内感染	有颅内感染
无伤后癫痫	有伤后癫痫
无冲撞引起的凹限性骨折	有冲撞引起的凹限性骨折
无需应用抗惊厥药物	不能停用抗惊厥药物
无需应用影响精神的药物	不能停用影响精神的药物
EEG正常	EEG异常
EVP正常	EVP异常

$$\text{中度残疾和恢复良好}\% = \frac{1}{[1 + es + es']}$$

求 $s = 10.00 - (1.63 \times \text{GLCS分}) + (0.16 \times \text{年龄})$

$s' = 6.30 - (1.00 \times \text{GLCS分}) + (0.08 \times \text{年龄})$

六、颅脑损伤结局的评定

有关颅脑损伤结局的评定，至今仍用 Jennett 和 Bond 提出的著名 Glasgow 结局量表（Glasgow outcome scale，GOS），此表内容见表 5-3-6。

表 5-3-6　Glasgow 结局量表（GOS）

结　局	简称	特　征
1. 死亡（death）	D	死亡
2. 持续性植物状态（persistent vegetation state）	PVS	无意识、无言语、无反应，有心跳呼吸，在睡眠觉醒周期的觉醒阶段偶睁眼，偶有呵欠、吸吮等无意识动作，从行为判断大脑皮质无功能。特点：无意识，但能存活
3. 严重残疾（severe disability）	SD	有意识，但由于精神、躯体残疾或由于精神残疾而躯体尚好而不能自理生活。记忆、注意、思维、言语均有严重残疾，24小时均需他人照顾。特点：有意识，但不能独立
4. 中度残疾（moderate disability）	MD	仍有记忆、思维、言语障碍和性格障碍，以及轻偏瘫、共济失调等，可勉强利用交通工具，在日常生活中、家庭中尚能独立，可在庇护性工厂中参加一些工作。特点：残疾，但能独立
5. 恢复良好（good recovery）	GR	能重新进入正常社交生活，并能恢复工作，但可遗留有各种轻的神经学和病理学缺陷。特点：恢复良好，但仍有缺陷

值得注意的是,近年来有认为认知和行为虽有严重缺陷,但日常生活活动(ADL)能自理,也应列入良好恢复的范畴。

第四节 作业治疗

一、治疗目的

颅脑损伤患者,在身体功能以及心理的障碍方面大部分与脑卒中患者相似,但是,在智能水平、行为、性格和情感等方面的变化,其损害的程度明显严重。例如,在时间、地点的认识方面经常出项混乱,或者合并人格变化、健忘,甚至出现攻击性的情感反应。因此,颅脑损伤患者在临床上的表现非常复杂。

针对颅脑损伤患者的康复,人们正在不断地摸索更适合、更有效的方法,但是有几点是肯定的,对于颅脑损伤的治疗,需要多学科、多种专业人员共同努力和配合,才能收到理想的效果。

作为治疗小组中的一员,作业疗法的目的:就是要系统、细致地评价患者在进行各种作业活动时的障碍,以及残存的功能,帮助患者最大限度地发挥、利用这些功能,提高和改善生活质量。

具体的目标,是尽可能地在以下几方面有所改善和提高:

1. 提高随意运动的能力和耐受力。
2. 增强运动和感觉功能的统合。
3. 提高言语交流能力。
4. 提高注意力、思维、记忆力、解决问题等方面的能力。
5. 改善和提高日常生活自理能力。
6. 学习必要且合适的各种代偿方法。
7. 提高生活、职业技能,回归社会。

二、治疗方法

在制定作业治疗计划时,必须首先经过细致周到的评定,对患者的全身状态加以了解和掌握,然后根据患者所处的阶段,制定不同的治疗方案,并选择相应的治疗手段。

治疗师在治疗的过程中,应该随时密切观察患者的各方面的变化,及时与小组其他专业人员沟通信息,随时调整治疗方案和手段。

对于颅脑损伤患者的作业治疗,一部分可以参照脑卒中的治疗方法。但是,由于颅脑损伤的患者有时并不仅仅是一侧肢体的瘫痪,而是出现双侧肢体都有功能障碍,加之高级脑功能障碍造成的理解能力下降、记忆力减弱、空间识别能力下降,以及情感障碍等多方面的因素,训练过程较之脑卒中患者会遇到更多的困难和更加复杂的状况。因此,治疗者必须具备高度的责任心、持久的耐心和必备的专业知识,并在治疗、评价的过程中,不断摸索最佳方案。

作业治疗可以根据颅脑损伤的临床特征大致分成几个阶段:

第一阶段:昏睡或对外界事物有意识和反应,但难以处理。

第二阶段:对自身变化难以接受,情绪波动大,对现实状态不适应。

第三阶段:逐渐接受,适应现实。

(一)第一阶段的治疗

1.功能评定 第一阶段患者的评定,应该可以在较短的时间内完成,因为患者功能水平太低。评定的内容主要包括:

(1)认知 患者反应如何?能否响应简单的口头命令,如“握我的手”;患者能否用语言或眼神来交流?

(2)视觉 患者能否用眼睛注视某物或治疗师?能否在听到声音时睁开眼睛?

(3)感觉 患者能否对外界刺激做出反应,如疼痛或寒冷做出反应?

(4)关节活动度 患者是否有关节活动度受限?是因为去皮质或去大脑强直肌张力增高或痉挛所致,还是关节挛缩。

(5)肌力 张力不变的情况下,患者肌群是否软弱无力?

(6)运动控制 患者是否有去皮质或去大脑强直?是否有张力增高、痉挛或是低张力状态?是单一肢体、单侧肢体或是双侧肢体受累?是否存在原始反射?

(7)吞咽状况 患者是否自己进食?是否有呛咳?患者是否能闭合嘴,而不外漏食物和流口水?

(8)社会心理和行为 患者是否安静、激动或者情绪不稳定?

第一阶段患者的评定,一般借助量角器、徒手肌力检测法、传统神经系统检查法和临床观察来完成。GCS昏迷量表和RANCHOS LOS AMIGOS量表常用来评定这一时期患者的认知水平。

2.作业治疗 一般情况下,第一阶段的患者作业治疗的目标是:提高患者的反应水平和对自身及环境的认识。其内容包括:良姿位、知觉刺激、正确的坐姿、矫形器的应用、咽下困难的处理、行为情感的处理和家属陪护的教育。

(1)良姿位和关节活动度的维持 在患者处于发病初期昏睡状态的情况下,很可能会由于弛缓或痉挛、原始反射、异常姿势的存在、骨折、医疗性处置以及一些人为的动作,如清洁卫生、做神经学检查等原因,使患者很难维持良好的姿势。不良姿势一方面可造成皮肤的受损形成溃疡,另一方面,由于肌紧张程度的不均衡,易造成关节挛缩、变形和异常姿势。

基于以上原因,采取良好的卧位姿势,定时变换体位,被动和辅助下的主动关节活动,都是行之有效的方法,具体方式可参见本书第四章第四节脑卒中的治疗。

(2)知觉刺激 在颅脑损伤患者患病初期,作业治疗还有一个重要的工作,就是通过可控制的知觉刺激,提高和改善患者的意识水平。知觉刺激可以从患者早期半昏睡状态或昏睡状态下就开始实施。知觉刺激的方式多种多样,一般可采用视觉、听觉、触觉等方面的刺激。

1)视觉:让患者靠坐在床上或者坐在轮椅上,这个动作本身就可以使患者脱离只有天花板的视觉环境,对周围环境注视的本身,就是最基本的视觉功能的训练。下一步就是指导患者注意观察周围环境的人或物。

2)听觉:利用铃铛、拨浪鼓等发声物体在各个方位发出声响,练习对听觉刺激的反应。一般情况下的反应是将头偏向发出声响的方向。有时视觉刺激和听觉刺激可同时进行。

3)触觉:以表浅感觉为例,利用粗糙或者细软等不同质地的布,在患者皮肤表面磨擦,指示患者指出磨擦的部位。

知觉刺激训练之前,治疗师应当了解患者受伤之前的生活、性格和兴趣爱好,这样可以给予他更有意义的感知觉刺激。患者对家人的语言要求、抚摸和气息易产生反应,而对专业人员则较难。为此,从一开始治疗起,治疗小组中就应该包括一名家庭成员,这对患者的治疗效果是很有帮助的。随着训练的进展,应从单一刺激逐步过渡到多种复合刺激。对感觉刺激和口头命令有反应的患者,可以应用功能接近的感觉刺激加上训练。

(3)正确的坐姿　坐姿是非常重要的。因为不论是床上坐位还是轮椅坐位,都为患者提供了一个身体向上的姿势来与周围环境直接接触的机会。正确的坐姿可以防止压疮和关节挛缩,促进肌张力,抑制原始反射,并且可以提高患者的认知功能,具体要求和注意事项可参见本书第四章第四节脑卒中的治疗。

(4)夹板和矫形器的使用　夹板和矫形器在早期阶段的使用主要用于:①痉挛限制了患者功能活动并造成 ADL 的依赖。②存在关节活动受限。③潜在有发生软组织挛缩的可能。手和腕关节的夹板常用来在休息的时候维持其功能位和降低肌张力,具体可参见本书第四章第四节脑卒中的治疗。正确的使用夹板是 2 小时交替穿戴。护理人员和陪护人员应掌握穿戴夹板的正确方法,并学会定期检查皮肤是否有受损的情况。

(5)吞咽困难　昏迷患者的进食可通过胃管进行。一旦患者适应并能合作,医生可决定何时拔除胃管,这时吞咽障碍的评定就可开始了。其训练往往在患者情况进一步好转后开始。

(6)行为和情绪的处置　当患者开始逐渐熟悉认识他周围的环境后,经常显出一种混乱、情绪不稳定或者淡漠的表现。对于初期的患者治疗师要从容耐心,要对患者作再介绍,说明治疗师的职责,患者目前的状况。如果患者情绪不稳定,应给患者充足表达感情的时间,使患者感到他的需求被治疗人员在用心聆听。当患者的混乱状况减轻、合作能力增强后,对其开始的治疗应在一个安静的环境中进行,而且要有至少一个家属在场。

(7)家属和陪护人员的教育　在治疗小组中,包括家属和陪护人员是一种有益的方式,从患者住院那天起家属就应包含在治疗小组中,争取在康复中家属的帮助和合作是非常重要的。他们可以为治疗提供信息,帮助感觉刺激过程,维持适当的床上姿势,并且参与关节活动训练。当患者清醒并能活动时,他们也参与到轮椅姿势、进食和 ADL 的训练过程之中。在对家属和陪护人员进行指导的同时,治疗师也应给他们提供信息和感情上的支持。因为,家属和陪护人员也可能出现恐惧、感情失控等,治疗师应尊重家属表达其感情的需要,让家属感到他们的忧虑被治疗师所理解是非常重要的。

(二)第二阶段的治疗

第二阶段患者是清醒的,但经常表现出混乱、动摇和不适宜的反应。对于这期患者的评定与第一阶段的患者相似,包括肢体情况、吞咽情况、感知觉、认知功能等都要进行。另外,这期患者还要求进行更广泛的 ADL、工作能力和回归社会能力的评定。评定过程中由于患者注意力不能持久,可能需要多次才能完成。

这一阶段的治疗手段主要包括两个方面:康复模式和代偿模式。前者是以神经可塑性理论为基础;后者通常通过合适的装备、环境的改造,以及健侧代偿来完成。

1. 肢体情况　其评定包括关节活动度、感知觉、运动功能,以及活动的控制能力等。正常运动的先决条件包括:正常的姿势张力、伸屈肌可控制的整体平衡、接近正常的稳定状态和实行选择性运动模式的能力。由于痉挛、软组织挛缩、原始反射的出现、姿势反射的减弱或消失、肌力的减退和感觉的损伤等,都将影响患者独立进行活动和正常的控制能力。

颅脑损伤患者肢体运动功能康复训练的一般原则包括:促进肌群从近端到末端的控制,促进姿势的对称保持,促进双侧肢体在活动中融为一体,并且获得正确的感觉体验。其治疗方法参见本书第四章第四节脑卒中的治疗。

2. 吞咽状况　评定患者的吞咽状况,应包括临床观察和影像学检查两个方面。临床检查可以为检查者提供:吞咽困难是情绪冲动引起(患者是否狼吞虎咽,造成呼吸不畅,噎住了),还是口部运动引起(患者能够运动食物,还是用口兜住食物;患者是否能够处理进食时产生的唾液,还是明显流口水;患者是双侧都参与咀嚼,还是一侧代偿另一侧的功能)。临床检查还可以为治疗师提供患者认知功能情况(患者是否知道餐具的用途和食物的种类);感知觉能力(是否有单侧忽略),以及语言功能(患者是否能说出餐具的名称,有无失语或构音障碍)。

影像学的检查是必须的。通过影像学的检查,可以确定是否有结构性或生理性的口、咽喉和食管的病变影响了吞咽,从而判断患者是否有处理固体、液体食物的能力,这些信息可用来设计饮食计划。

所需注意的是,不适当的姿势、行为混乱、认知和感知觉功能的损伤,都会影响到患者的吞咽功能。

针对上述吞咽方面的问题,治疗师需要与临床医师以及语言治疗专业人员配合,根据情况采取必要的措施。例如:在吸吮能力不足的情况下,可采用奶嘴等物品,轻刺激口唇周围以诱发吸吮动作;另外,在口腔放入少量带有酸味的食物,有助于诱发吸吮反射的出现;舌的各个方向运动对于食物的嘴嚼、吞咽动作起至关重要的作用,没有舌的适当运动,食物无法转移到利于嘴嚼和吞咽的位置。在舌肌运动不良时,可利用冰糕或者在患者口角等部位涂抹果酱一类黏稠食物,指导患者用舌头去舔这个动作,非常有利于促进舌部的运动功能;患者吞咽功能减弱时,可将食物准备成混合、湿润的小团块就比较容易吞咽了。

3. 知觉障碍的处理　包括一些常见的失认和失用症的治疗。

(1)半侧视空间失认　半侧视空间失认的作业治疗分两个阶段,即卧床期和离床期。

1)卧床期:首先采取床边作业治疗的方法。治疗半侧视空间失认的基本出发点,是如何使患者认识失认的空间。最简单的方法就是治疗师从患者的失认侧打招呼和做训练,也可让患者进行阅读,也可提示目标物体于视野内,令追踪视线向失认侧移动的物体,可在不转动头的情况下,用手指随视线追指目标物。可以向患者的失认侧,予以触觉、扣打、按摩、冷等感觉刺激。也可让患者自己活动瘫痪侧,或刺激瘫痪侧,还可让患者活动肢体过中线到对侧去取故意放在患者失认侧的急需物品。鼓励患者向健侧翻身,用患侧上肢或下肢向前探,可以用健手帮助患手。可以利用位于患者失认侧的颜色鲜艳的物体,或手电筒光提醒患者对患侧的注意。

适合于床边展开的作业治疗内容有:①所有治疗有关人员尽可能从失认侧与患者打招呼,交谈。②听广播时将收音机放在失认侧,给患者以听觉刺激。③可以让患者阅读书报,可就有关内容展开话题等。④进行适度的关节活动范围训练。⑤进食时旋转餐盘180°,以引起患者对失认侧食物的注意。⑥指导家属及陪住,要从失认侧同患者打招呼,交谈。

2)离床期:在患者能到治疗室开始训练后,在作业治疗室展开更有针对性的治疗内容,具体如下:

A.促进功能恢复及重组的方法:具体有通过视觉探寻桌面上或屏幕上对象的训练;向失认侧移动木棒的训练;绘图及拼图的训练;拿起并摆放纸牌的训练;推沙板磨的训练;关节活动范围训练;将投环从健侧移动到失认侧的训练;抛接海绵球训练,训练时有意将球偏向失认侧;转移训练,主要练习床至轮椅及轮椅至床的动作;有关躯干旋转运动的手法训练等。

有半侧视空间失认的患者,在做转移动作时若仍采用常用的健侧转移,常会出现仅靠健侧发挥作用,而失认的瘫痪侧无所作为的情况。如患者从轮椅转移到床时,患者的健侧肌力充分,即使患脚在踏板上、患侧不发挥作用,则患者仅凭健侧发挥也可完成转移动作。如果患者从患侧开始做转移动作,则会由于患侧的问题而难以完成转移动作。但通过让患者向患侧做转移,可以使患者注意到患侧,使患者认识到患侧不运动就不能完成转移。若患侧肢体的运动功能在 Brunnstrum 分级为3级以上状态时,患者就可以进行向患侧的转移动作训练,并有可能完成。

B.整合的方法:按照患者半侧视空间失认的程度,将多种训练方法整合至具体治疗阶段中,形成阶段性治疗,以实现分阶段治疗目标。治疗时可选择单人间或安静地点来进行,为有效阻断向右空间探索来促进向左侧的探索,可让患者健侧靠墙,治疗师位于失认侧来选择刺激进行治疗。具体有如下几种方法:

a.感觉间整合:这是通过利用各种感觉刺激来达到整合目的的方法。

视觉分步训练:从狭窄范围的一条横线逐渐演变成平面课题,并将所探索的空间范围从健侧空间逐渐分步扩展到失认侧空间;通过控制探索空间内对象的大小及数量来分步进行;在寻找对象的训练中,通过控制寻找对象的难度分步进行;将在探索空间内按顺序连续追踪的治疗课题,逐步发展到在探索空间内追踪,且眼球向各个方向进行不连续并且大幅度运动的治疗课题。

听觉及躯体感觉的训练:同样也按程度逐渐进行强化训练,以提高对失认侧的认识。可通过向失认侧翻身及仰卧位下向左右方向的重心移动,使失认侧负荷体重来强调感觉,提高对身体的认识能力。通过坐在椅子上及站立时失认侧的负重来促进肌肉收缩,同时也可提高对身体的认识。

b.不同种感觉间整合方法:通过强化感觉来扩大知觉空间的同时,也可联合不同种感觉来提高对失认侧空间的认识。

听觉与视觉:在做探索空间的积木训练时,可分步施加听觉刺激来促进失认侧空间的扩大,从失认侧发声有助于促进向失认侧的视觉探索。

躯体感觉与视觉:在向失认侧移动体重的同时,通过视觉探索来促进视觉;在视觉探索和手的够拿动作训练中,加入头部运动及上肢操作来促进向失认侧的视觉及视空间认识,并且通过姿势控制来诱导向失认侧的视觉认知。

通过视觉与躯体感觉的正确整合,来促进正常的姿势反应,再通过适当地强化听觉刺激来正确地反馈感觉,更能有效地改善半侧视空间失认。

将各种感觉间整合的结果有效地泛化到PADL及IADL中,提高日常生活的完成能力。

C. 代偿方法:在患者的功能难以完全恢复时,可采用代偿的方法。

a. 利用提示促进失认侧的注意:在视觉探索对象的训练中,阅读训练时及进食的餐具和过道的失认侧加上红色提示物,来促进失认侧注视。

b. 难以促进失认侧注意时的方法:就患者可认识的健侧空间为中心设定日常活动的状况。如将电灯开关,电视,呼叫器均放在健侧,用胶带贴在地面指示好回病房的路线,将门做好标志等。患者尚未完全恢复功能时可用此类代偿的方法。

D. 前庭刺激法:前庭的多种刺激方法都可以改善患者的症状,如左侧经皮神经电刺激、颈部肌肉的本体感觉性刺激——左颈后肌的振动、不同方向的转颈运动对前庭均有刺激作用,有助于改善症状。记忆障碍中的视觉意想技术也对本症状有效。

E. 日常生活活动方面:反复练习日常生活活动的项目,将患者的日常生活活动予以详细分解,同时让患者自述关键步骤,以此做提示方法来练习完成日常生活活动。用摄像机将患者平时进行的日常生活活动录下,放给患者看,就其错误所在清楚地及时反馈给患者,并予以具体改正。

视空间失认的患者所合并的运动障碍轻时,其日常生活活动易恢复到自理水平,而在运动障碍重时,则常只能恢复到部分日常生活活动自理的水平。

F. 环境方面:包括三个方面。

a. 用品及器械:穿衣时可选择前后左右标志明显的衣服,或缝上明显的标志;若患者常忘记刹左侧轮椅闸,抬左侧脚踏板时,可将左侧手闸加长,在左侧脚踏板做好标志;患者能向病床移动但不能放好位置时,可在轮椅应停放位置做好标志。

b. 生活环境及设备:对半侧视空间失认患者要入住的病房,床的位置,电灯开关与床的位置关系,电视的位置等要酌情调整。可根据半侧视空间失认对患者的影响程度,来相应调整摆放的位置等。

c. 周围的人文环境:要密切地同其他治疗师,护士,护工,家属沟通,以有利于评定和加深了解。根据评定结果确定患者所处的状态,由作业疗法士带头与有关的人员共同决定治疗方针及实施方法。

G. 家属及患者方面:对于家属要给予指导与援助。家属可经常陪伴患者,并随时予以刺激,这在治疗上有重要的辅助意义。要指导和帮助家属,首先要他们理解患者,并掌握最好的处理方法。治疗师也要注意对患者家属予以精神上的支持与疏导,对患者也要逐步促进其对自己疾病及障碍的正确掌握,尽可能使其在实际生活中能注意到自己存在的问题。

H. 游戏活动:也可以通过拼图类、拼插类、棋类等游戏活动,来进行有关半侧视空间失认的针对性训练。通过引导其注意力的方式,使患者逐步正确地完成游戏活动。

近年来有关半侧视空间失认症治疗的尝试有:①Caloric stimulation:1985年Rubens首先报道了利用冷水刺激左耳或温水刺激右耳来诱发出向右的眼震,同时也会诱发出向左的眼震慢相,以此改善了半侧视空间失认的症状。此后又有Cappa,Vallar,Rode等多名学者的有关报道。②刺激视运动:由视运动诱发眼震改善半侧视空间失认。1990年Pizzamiglio L报道:采用等间距的并列线条向一个方向活动，可诱发出视运动性眼震，通过诱发出慢相的向左眼震，可改善半侧视空间失认。③配戴棱镜：棱镜的作用是将对侧视野移向中间，有报道患者配戴四周后，视知觉活动获得明显改善。④眼罩：健侧配戴眼罩或同时予以失认侧刺激，可达到有益的效果。⑤录像反馈法：利用录像监测患者的作业活动，如在厨房中的烹调，然后通过放在右侧的荧光屏幕，把诸如馅饼皮放在烘箱托架上的作业程序反馈给患者，患者通过看自己完成这些活动的录像带，可重新学习到完成这些作业活动的更多方法。由此，可建议在一些危险的工作地方，如厨房可安装一面镜子，将左侧失认的情况反射到右边，让患者注意到，避免烧伤、烫伤等情况的发生。

(2)Gerstman 综合征　包括 4 个方面：

1)左、右失认：治疗师在治疗时经常提供左右方向的暗示，以帮助患者辨认在他左或右方的物体；将衣服、鞋子等的两侧用不同的色带标记；在进行作业活动时，相应地喊出左或右的方向；在选定的一侧手上加以额外的触觉或本体感觉刺激，如在右腕上系上重量带等以帮助患者分辨，选定一侧后不宜变换。

2)手指失认：给患者手指以触觉刺激，同时呼出该手的名称，反复在不同的手指上进行。

3)失算：提供患者一些数的运算，可从单位数的笔算开始，然后逐步增加运算难度；之后可给患者能自动出现数目的作业，让他辨认和熟悉其中的数字，如玩扑克牌、投骰子等，以训练患者的数目知觉，提高心算能力，改善患者的数目失读。

4)失写：辅助患者书写，并告之写出材料的意义，若健肢有可能书写，应着重训练健肢在这方面的功能。

(3)疾病失认　治疗很困难，要经常加以提醒和监护，不过该症状多于 3～6 个月内自愈。

(4)结构性失用　对结构失用的患者，可采取让患者反复进行简单抄写或模仿的课题练习。对于左侧大脑半球损伤的患者，用带标记的抄写或模仿课题，从简单图形开始进展到标志逐渐减少的课题，再发展到复杂图形。可从平面图形发展到三维立体图形。对于右侧大脑半球损伤的患者，先用简单文字或图形的抄写或模仿训练，再逐渐发展到复杂图形的抄写训练。其他的治疗措施还有：

1)搭积木练习：可利用积木块做练习。按照治疗师给出的模式，模仿搭出图形，先从 2～3 块开始，逐渐增加数量，并从简单组合逐渐发展至复杂组合。并可从平面组合的水平逐渐达到立体组合的水平。

2)火柴杆的拼图训练：利用火柴杆，按照治疗师给出的图形模仿搭出。先从 2～3 根火柴杆的拼图开始，逐渐向复杂图形过渡。

3)搭木钉的训练：可利用木钉，按照治疗师给出的模型，模仿搭出图形。

4)将平面图案转换成立体结构的训练：这是将画在纸上的平面图案提示给患者，让患者利用木块或木钉等组合成立体结构的训练。

5)拼板训练：将画在板上的图案分割成几块，将搞乱的各分块组成图案的训练。

6)拼图训练：利用市场上出售的较简单的拼图来做训练。以内容简单且与日常生活关系密切的为好，过于复杂多会招致患者产生混乱。

训练中应注意：只有患者能够较好的完成课题后，才可发展到更难课题的训练。

(5)运动性失用　由于该失用以精细动作完成困难,故应加强以精细动作练习为主,并在练习过程中大量给予暗示、提醒或治疗师手把手的指导患者。改善后再减少暗示、提醒等,同时增加活动的难度。

(6)穿衣失用　穿衣失用的训练是作业治疗中的重要训练项目。治疗师要对患者以往的穿衣习惯予以充分了解,尽量找出与患者发病前相似的穿衣方法,建立具体步骤,按确定步骤每天反复练习至患者掌握为止。治疗师要教患者识别服装的左右、前后、里外,必要时可将左右、前后、里外做上标志。若患者不能正确扣钮扣时,指导患者从最下方的钮扣开始扣起,直至最后一个钮扣。可将最下方的钮扣与扣眼染上特殊颜色,以便患者识别。扣钮扣动作困难时,指导患者用手指握住钮扣穿过扣眼,用手指体会扣钮扣的感觉。穿衣训练中可根据患者的具体情况,有效地使用语言命令。训练中也要注意环境因素对穿衣的影响。也可以借助录像带帮助训练。

穿衣失用患者多伴有半侧视空间失认,半侧身体失认,结构失用等。伴半侧视空间失认、结构失用的穿衣失用,可参照半侧视空间失认、结构失用的治疗。

4. 认知能力　认知障碍的表现是多方面的,在此主要介绍注意、记忆和思维障碍的治疗。

(1)注意障碍　注意障碍虽然它只是认知障碍的一个方面,但其康复却是认知康复的中心问题,只有纠正了注意障碍,记忆、学习、交流、解决问题等认知障碍的康复才能有效地进行。

1)训练中应遵循的原则:

A. 每次训练前,在给予口令、建议、提供信息或改变活动时,应确信患者已注意,如果可能,要求复述刚才说过的话。

B. 多应用功能性活动治疗,在丰富多彩的生活活动中,提高注意能力与应变力。

C. 训练中应避免干扰。运用环境能影响活动执行这个概念,治疗应先在一个安静、不会引起注意力分散的环境下进行,逐渐转移到接近正常和正常的环境中进行。脑损伤患者工作时,干扰应严格限制到最低限度,如开始时只允许几个人和他在一起,在某个时间段,也可一个人进行治疗活动。如果可能,可将其活动安排在他自已的房间里,使环境变化最小。

D. 当患者注意改善时,逐渐增加治疗时间和任务难度。教会患者主动地观察周围环境,识别引起潜在的精神不集中的因素,并排除它们或改变它们的位置,如电视机/收音机位置或开着的门等。

E. 强调按活动顺序完成每个步骤,并准确地解释为什么这样做。

F. 与患者及家人一起制定目标,实施训练计划。鼓励家人、照顾者参与训练,使其了解患者的情况及照顾技巧,鼓励他们在非治疗时间,应用训练时所学到的技巧督促患者。

G. 在注意训练的同时,应兼顾并有效处理其他认知障碍的康复,如记忆力、定向力、判断力及执行功能等。

2)训练方法:

A. 信息处理训练(information process training):

a. 兴趣法:发现患者有趣的东西和用熟悉的活动刺激注意,如使用电脑游戏,画面开始在一棵枝繁叶茂的大树下,猴子在戏耍,当患者注意并感兴趣时,逐步深入到新奇复杂的情景中。然后让患者自己操作,不要轻易扩大刺激量,直到掌握为止。训练中要注意观察有无精神疲劳。

b. 示范法：示范你想要患者做的活动，并用语言提示他们，以多种感觉方式展现要做的活动，这有助于使患者了解你想让他们集中注意的信息。如打太极拳，一边让患者看到刚柔相济、舒展流畅的动作，一边抑扬顿挫地讲解动作要领，使患者视觉、听觉都调动起来，加强注意。

c. 奖赏法：用词语称赞或其他强化刺激，增加所希望的注意行为出现的频率和持续的时间，当希望的注意反应出现之后，立即给予奖励。因此，在注意等认知训练时，治疗师可准备一些毛公仔、巧克力、各种卡通小贴片等作为小奖品，激发患者的热情。

d. 代币法：这也是一种奖赏方法。让训练者用简单的方法在30分钟的治疗中，每两分钟一次地记录患者是否注意治疗任务，连记5日作为行为基线。然后在治疗中应用代币法，每当患者能注意治疗时就给予代币，每次治疗中患者得到的代币数要达到给定值才能换取患者喜爱的食物，当注意改善后，训练者逐步提高上述的给定值。

e. 电话交谈：在电话中交谈比面对面谈话更易集中患者注意力，这是由于电话提供的刺激更有限。因此，应鼓励不同住的家人、亲友和朋友打电话给患者聊天，特别是他所感兴趣的问题，可以无话不谈，无所不包。

B. 以技术为基础的训练(skill – based training)：

a. 猜测游戏：取两个杯子和一个弹球，让患者注意看着由训练者将一杯反扣在弹球上，让其指出球在哪个杯里。反复数次。如无误差，改用两个以上的杯子和一个弹球，方法同前；成功后可改用多个杯子和多种颜色的球，扣上后让患者分别指出各颜色球被扣在那里。

b. 删除作业：在白纸上写汉字、拼音或图形等，让患者用笔删去指定的汉字、拼音或图形，反复多次无误差后，可增加汉字的行数或词组，训练患者。或在白纸中部写几个大写的汉语拼音字母 KBLZBOY(或汉字、图形、数字)，让患者用笔删去训练者指定的字母如“B”。改换字母的顺序和规定要删除的字母，反复进行数次，成功后改用两行印得小些的字母，以同样的方式进行数次。随着治疗的进展，可进一步增加训练的难度，如改为三行或更多行的字母、纸上同时出现大写和小写字母、穿插加入以前没出现过的字母等。

c. 时间感：给患者秒表，要求患者按训练者指令开启秒表，并于10秒内自动按下停止秒表。以后延长至1分钟，当误差小于1~2秒时改为不让患者看表，开启后心算到10秒停止，然后时间可延长至2分钟，当每10秒钟误差不超过1.5秒时，改为一边与患者讲话，一边让患者进行上述训练，要求患者尽量不受讲话影响分散注意。

d. 数目顺序：让患者按顺序说出或写出0到10之间的数字，或看数字卡片，让他按顺序排好。反复数次，成功后改为按奇数、偶数或逢5的规律说出或写出一系列数字。数字可以从小到大，或从大到小反复训练，还可以训练加减法、乘除法，增强难度。如训练者提供一系列数字中的头四个数，从第五个数字起往后递增时每次加一个数目如“3”等，每次报出加后之和，反复数次，成功后改为每次递增时从原数上乘以另一数值或除以另一数值。

e. 电脑辅助法：电脑游戏等软件，对注意的改善有极大帮助。通过丰富多彩的画面，声音提示及主动参与(使用特制的键盘与鼠标)，能够强烈吸引患者的注意，根据注意障碍的不同成分，可设计不同程序，让患者操作完成。如产品质量检验软件，即可训练注意、警觉性、视知觉等。

C. 特殊训练(specific process training):其目的是提高患者不同难度的注意力。操作方式多以纸笔练习形式进行,要求患者按指示完成功课纸上的练习,或对录音带、电脑中的指示做出适当的反应。内容按照注意力的分类,可分为连续性、选择性、交替性及分别性注意力训练。在连续性注意治疗活动中,除删除作业外,还可以给予动听悦耳的音乐,予以声音刺激,需要大量精神控制和信息处理的竞赛性活动,如击鼓传球游戏;在选择性注意训练活动中,将引起注意力分散或无关信息合并,如在视觉删除活动中,用塑料遮盖住引起注意力分散的图样;播放有背景噪音的磁带,找出要听的内容;交替性注意训练中,可采用的方法也很多,如删除偶数后删除奇数,纸牌按不同颜色分类,正在看报纸时要求接电话,看电视时将频道间隔一定时间更换一次;分别注意训练时,让患者听写是一个好方法,在穿衣训练时同患者谈论时事。根据注意障碍成分的不同,分清轻重缓急,精心设计与安排,原则上每天进行。

D. 综合性训练(comprehensive process training):这是借助日常生活活动的一种综合训练方法。要处理或代偿的策略,取决于脑损伤患者在日常生活中所面对的特殊挑战。例如,一个接待员需要学习在工作环境中,怎样消除分散注意力的技能,保持任务直到活动被完成为止,双向检查已收到信息的准确性并且改善组织技能;另一方面,对于一个在校学生,则需要学习上课期间如何改善记笔记和做指定作业策略,滤掉课堂背景噪音的同时集中听讲,组织和学习准备考试的材料,参加考试。由此可见,日常生活活动中的注意力训练,因人而异。

E. 融入社会:注意康复的目的是透过有目的的活动、教导、辅助技巧和器材、以及环境配合,协助脑创伤患者重新获得所需之日常生活能力,从而使患者重新融入社会 (community integration)。其实经过长时间的训练,通过不断重复强化,及将步骤方法简化,配合环境辅助,患者将学习掌握到一定的技能。

家属应鼓励患者有恒心地接受长期性的康复治疗,在日常生活活动中继续训练并加以应用;另一方面,家属给予支持,但不应过分呵护,患者可照往常一样参与社交活动,例如,到酒楼饮茶、逛街或协助家人做一些简单家务;帮忙买东西、跟家人一起去银行、乘搭交通工具等。患者及家属可以加入到本地的社区或互助组织中,在团体活动中互相支持,促进社交活动的参与,籍此,鼓励患者在日常生活强化巩固注意能力及其他认知功能。通过扩大生活圈子,重拾信心,为今后重新工作或投入社会创造条件。家属也可从中认识及学习更多相关技巧,以便更好照顾患者。

(2)记忆障碍　近年来,记忆康复的作业疗法分为 3 大类,即环境适应、新的技术和新的学习。从治疗观点看,前两类均是代偿性训练,也称之为外在性训练策略或创新性方法;后一类要求患者学习一些帮助记忆的方法,可称之为内在性训练策略或传统方法。

1)环境适应(environment adaptations):适用于记忆系统失去了足够功能的患者。通过环境的重建,满足他们日常生活的需求。此外,若使用适当,对严重智力障碍者也是惟一的解决方法。例如:家用电器的安全,如通常使用的电水壶、电炊具、电灯等,设计隔一段时间可自动关闭装置,避免健忘者使用时带来的危险;避免常用物品遗失,把眼镜架系上线绳挂在脖子上,把手机、电子助记产品别在腰带上,可有效地预防把它们遗失在某处,而很快忘记掉;简化环境,物品放置井井有条,突出要记住的事物;在前门的旁边设立一个"记事栏",安装一个壁柜,将你第 2 天需要记住带走的东西记在"记事栏"里,并在壁柜里专门放上这些物品;在生活中养成习惯,每天以同样的次序收集衣服和穿衣服,在同一个地方脱鞋子,这样就知道在哪里找到它们了。对于有记忆障碍的患者,通过有条理的物品放置可提高工作效率。

2)外在记忆辅助工具(external memory aid):利用身体外在辅助物品或提示来帮助记忆障碍者的方法,对于功能性记忆障碍者也许这是最有用的策略。适用于年轻、记忆问题不太严重,并且其他认知障碍较少患者。常用的辅助工具有以下几种。

A. 记事本:这是一种最通用有效的方法。在日常生活中,建议参考及运用记事本,减轻因记忆力下降而带来的问题。患者通过问卷方式去学习有关记事本的目的、内容、名称、每一项目的使用方法等等。在患者能阅读,最好也能写时应用,可以记下约会、地址、电话号码、交通路线,列出要做的事等。开始使用时要求患者能挑选出主要成分、关键词。开始每15分钟为一段作记事,记忆能力提高后酌情延长,并在实际生活中学会使用。治疗师每天应在不同的时间给予患者充分练习使用记事本的机会,以建立患者使用记事本的习惯和熟习使用方法、时间,例如,预约患者在某日开会,请他于某时会面,为他人庆祝生日等。注意要一人一本,适合装在衣袋里,随身携带,放在固定地点。

使用电子记事本等数码产品来代替传统的记事本,对于经济条件好的患者来说会有更大的帮助。对某些人而言,家中的挂历、台历也是很有用的记事本。特别在脑受伤前就习惯使用的那些患者,他们可以将一些特殊的活动、计划要做的重要事情记在上面,随时查阅。

B. 活动日程表:将有规律的每日活动,制成大而醒目的时间表贴在患者常在的场所,如床头边、卧房门上。开始时要求家人经常提醒患者看日程表,让他知道什么时间应作什么。若活动规律变化少,则较易掌握。

C. 学习并使用绘图:适用于伴有空间、时间定向障碍的患者。用大地图、大罗马字和鲜明的路线表明常去的地点和顺序,以便利用。

D. 记忆提示工具:包括清单、标签、记号、录音机提示等。

a. 清单:治疗师或家人为患者列出要记住的事情清单,患者按清单完成任务。

b. 标签:在厨柜、衣柜、及抽屉、房门上用易粘贴纸条作标签,写上内置何种物品及其位置,补偿记忆丧失。对于那些忘记物品放在家中何处,不知道哪间房属于自己的记忆障碍者而言,则是一个有效的方法。

c. 记号:在日历牌上作记号,以刺激患者记住重要约会和事情。

d. 言语或视觉提示:口头提示有关的问题,同时让他看有关的图画等。

这些代偿方法需要额外的训练,这样患者才能记住去用它们,否则记忆障碍者很难记住去使用这些外在的记忆辅助工具;同时,还要纠正患者及其家人的错误观念,即使用这些辅助具会延缓记忆的自然恢复。内部和外部提示方法都需要用,在决定哪种提示用于哪个患者时,治疗师需要了解患者的兴趣、动机、情绪及情感、意志与决心等非智能因素;另外,患者的体能和文化程度也应充分考虑,如把一个笔记本给一文盲的患者是无用的,给一个偏瘫患者不能写。

当患者需长期用这个系统时,确定使用哪种记忆帮助,患者及其家属都应在场,充分的协助非常重要。

3)创新性技术(new technology):向许多其他领域一样,新技术的发展正在给记忆康复带来益处。实际上这是环境适应和外在记忆辅助工具在高新技术方面的延续。举例如下:

A. 智能屋（smart house）：这是计算机和与显示器连接在一起的摄像机组成的装置。用来监控认知功能严重障碍患者的生活环境，目的是增加患者的生活独立性和活动性，进而提高生活质量。具有跌倒倾向、定向力障碍、需要急救、家务管理受限者均可利用此装置。还可通过下列一般家庭所拥有的设备，使智能屋更加完善。

a. 使用电话：在患者网络中，把10个重要成员的照片贴在电话按键上，每个按键编上程序，要打电话给其中某人，按贴有照片的键即可，省却了记住电话号码；患者家中和照顾中心或主要帮助者之间提供可视电话连接；一个大的红色帮助按键提供给患者，以便呼叫照顾中心或亲戚。

b. 进出住宅：在前门安装一盏泛光灯，当有人走进来时，灯会亮；一个运动探测器连接到词语信息器上，当某人正要进来可以显示；提供远红外线钥匙供开门用；安装环境控制系统，可以做到远距离开关屋门。

c. 温度控制：一套适合控制淋浴和浴缸的系统，可以保证水温既不太热也不太冷；中央控制可用来调节室内温度。

d. 报警系统：当炊具或其他电子设备放在那里并且一段时间没有使用时，可发出警告声音；为了防止迷路，当某人离开屋内时，报警系统可发出声音；在着火或其他紧急情况下，报警系统或照顾中心的警铃会响，一个语音信息会转发给患者，告诉他/她由于紧急情况尽快离开这所房子。

有人预计，随着技术的发展，智能屋未来会变得更重要。

B. 神经传呼机（NeuroPage）：这种装置借用了今天广泛使用的寻呼机传呼系统。最初由美国加州一位工程师（一位脑外伤患者的父亲）与神经心理学家一起研制而成。这种装置简单，携带方便。它是记忆康复有效的替代工具。其工作原理大致如下：配有调制解调器（modem）的电脑、电话与传呼公司联接，给每个人的留言和提示的时序安排被输入到电脑中，在适当日期和时间，NeuroPage自动地把留言信息传送到传呼公司，传呼公司再把信息传到个人呼机上，典型的留言包括"现在该服药了"，"今天是……"，"确信您已戴了眼镜"，"检查煤气是否已关好"等等。

这种装置的最大优点是，为记忆障碍者免除了使用代偿性辅助具和策略时面临的许多困难。例如，记忆障碍者有时会忘记使用辅助具，有些需要编程序的辅助具对他们来说可能太复杂或太难，甚至在公共场合下求助辅助具而显得很尴尬。NeuroPage有一个很大的控制钮，即使有运动困难的人也能按下，携带在身上有语音和震动两种提示供用户选择，解释信息时刻陪伴着。向传呼机一样，它是高贵身份的象征，而不会显得尴尬。实践证明这种装置可明显改善脑损伤后的记忆障碍。同时也适用于正常老年人，以及有记忆问题的儿童、早发性痴呆。

C. 交互式活动指导系统（Interactive Task Guidance System）：这是正在开发的另一项新技术，这个系统利用电脑提供一套指令，指导患者按部就班地进行日常活动，如烹调、清洁等。电脑作为代偿装置提供分步指导，使用者要略懂电脑的操作。通过这个系统的使用，患者自我满足感增强，沮丧情绪下降。有人认为随着人机界面的改进，电脑在记忆康复中将越来越发挥重要作用。

4）新的学习（new learning）：尽管外在辅助工具和环境适应对记忆障碍者帮助很大，但这种方法不可能对日常生活需要的方方面面提供足够的支持。例如,虽然一个人的名字可记在笔记本上,当在社交场合下向某人问候时,不可能通过翻看笔记本寻求帮助。在这种场合下翻看笔记本,将严重影响自然交流并令人尴尬。因此,在某些情况下,记忆障碍者需要学习新的信息。

学习的基本原则是记忆康复不能从头开始,凭空而起。绝大多数患者并不是所有的记忆都丧失了,通常只是在某些时候记不住一些事情。在记忆重建过程中,帮助最大的是强化仍留在记忆中的东西,这是一个自然渐进过程,试图促进建立新的脑功能系统;另一个原则是在学习过程中要考虑特异性。一般说来,脑损伤后记忆缺损有两种类型:非特异性与特异性改变。后者是指脑局部损伤所发生的局限于某种感觉性记忆障碍,如左颞叶损伤后,可发生听-词语性记忆的改变,而记忆的非特异性变化基本上与边缘系统的损伤有关,涉及到任意一种感觉性记忆的改变。

A. 无错性学习(errorless learning):顾名思义,无错性学习就是在学习过程中没有错误的学习。我们大多数人可能从错误中学习或吸取教训,因为我们可以记住并在以后的努力学习中避免再犯错误。但是片段性记忆障碍者不能记住他们的错误,也难以纠正错误。如果行为是错误的,患者在从事这种行为活动中有可能会强化它。因此,应保证严重记忆障碍者要强化的行为是正确的。大量的研究表明,遗忘症患者能够正常或接近正常的学习一些东西,即使他们不会有意识地回想所学内容。例如,在词汇学习中,应给予正确的意思,避免猜测,以防出现错误。

B. 助记术(mnemonic devices):助记术是有助于学习和回忆已学过知识的技术,它也是一个使人们更有效地组织、储存和提取信息的系统。

a. 常用方法:

①图像法(imagery,也称之为视觉意象 visual image):即将要学习的字词或概念幻想成图像,这是如何记住姓名的好方法。将一个人的形象、独特的面容特征和他的名字结合起来有助于记住他的名字。对遗忘症者而言,这种方法优于其他方法。

②层叠法:将要学习的内容化成图像,然后层叠起来(visual structure)。如要记住雪茄、青蛙、苹果、酒这组单词,要求学习者去想象:在一只大青蛙的嘴里含着一支大雪茄,这只青蛙坐在一个又红又亮的苹果上,而苹果正好放在一瓶昂贵的法国酒上。要求学习者记住这幅图像而不是单词。

③联想法:当试图回忆一件事或一个事实时,想到有关的信息,或将新学的信息联系到已存在和熟悉的记忆中,在大脑里产生一个印象有助于记住它们,也称之为关联法。如别人介绍一位新朋友相识,这个新人与他以前熟悉的老友同名,一想到老友的音容笑貌,也就记住了新朋友的名字。要记住电话号码:"87335100"要求学习者想象8个73岁的老人,爬到3座山上去看5位100岁的老和尚。如要记住地址工业大道北12号,要求学习者想象一个小男孩向北朝工业大道走12步。

④故事法:将所要记忆的重点转化为故事,通过语义加工,让患者为了记忆而产生一个简单故事,在这个故事中包括所有要记住的内容。中国的成语一般都有典故,在开发儿童的学习与记忆力时,就是采用故事法。在此方面有大量素材可以利用。

⑤现场法：是通过创建一幅房子的视觉图像来帮助记忆。例如，一个人想记住买汽水、薯片和肥皂，他可以想象屋子里的每个房间，看见在厨房里汽水溢出来撒到地板上，在睡房里薯片洒落在床边，在浴室的浴缸里布满了肥皂泡泡。在百货商店里，他可以想象在屋子里漫步，并且看到了每个房间里物品的情景。

⑥倒叙法：倒回事件的各个步骤，找到遗漏的物品或回忆一件事。假如，不慎将购物清单留在家里，通过想象购物清单写在什么纸上，在纸上的具体位置，写清单当时的情景等，均有助于回忆起购物清单的具体内容，免除了再回家里取购物清单之苦。

⑦关键词法（key words）：也称为首字母组合法，这是另一种助记术。如果需要记住某一活动的特殊顺序或同时有许多事要做，关键词法大有帮助。如某人买车时，要检查很多系统，按顺序记住每个英文单词的第一个字母，创造一个新的单词 litebrace，look and listen（看外观、听声音），ignition（点火装置），electrical（电机），brakes（刹车装置），rear end（车尾部），air condition（空调系统），cooltant（冷却润滑），exhaust（排气），依次检查时则不会遗漏。如要记住地方、大海、物理、博览这组词，可用地大物博这个词帮助记忆。

⑧自问法：当回忆一件事时，问自已一些问题，开始是一般性的问题，探索情景时，要多问一些特殊的问题。

⑨数字分段：这是一种有效记忆数字的基本方法，如门牌号码和电话号码的记忆等。例如87335100也可以分为 8733，5100 或 87，33，51，00 等几组数字记忆。一个"天河路 1132 号"门牌号码，可以直接将它记为"1132"，也可以将数字组合成"11 和 32"。

b. 注意事项：Wilson 认为，在记忆康复中，助记术是指所涉及学习材料的精神处理方法，如视觉意象等。这种通过创建一幅视觉图像，以及将其与思维定位相联系的认知行为，不仅是一种有效的助记术，也是一种高级而又精密的记忆编码过程。在临床实践中，让患者学会并应用这些方法并非易事，因为脑损伤患者很难自发地使用它们。为了有效地应用助记术，下列几点也值得注意：

①助记术的真正价值，是用来教记忆障碍者新信息，患者的家人、亲戚、照顾者以及治疗师，必须采用这种方法鼓励患者去学习。

②记忆障碍者在采用视觉意象时，最好让他们看到纸上或卡片上的图画，而不单纯依靠精神想象。

③双重编码，即用两种方法比单用一种方法学习更有效。

④要学习的信息应该是现实的，并且与患者的日常需要有关。因此，最好教患者去想他们真正需要知道的东西，而不是来自操作手册中的材料。

⑤个人风格、需要和爱好应当被组织，并非每一个人从同一个策略中受益。

⑥泛化问题应被强调，不要以为有记忆障碍的人教过怎样使用助记术后，在一个新情况下他们就会使用它。因为脑损伤患者很难自发地使用助记术。

C. 书面材料的学习：

a. PQRST：PQRST 是预习（Previewing）、提问（Questioning）、评论（Reviewing）、陈述（Stating）和测试（Testing）的英文缩写，这是记忆书面材料的一种完整理想的学习方法，即理解性记忆。实践证明比单纯死记硬背效果好得多。

b. 信息检索法:下列是一些常用的策略与步骤:①主动地浏览要记住的材料,查看各个方面,确定整个背景或者主题。②自发地把注意焦点转移到不同的刺激点上,如认为是最重要的信息或要记住的细节上。③把注意力保持在要学习的材料上，然后对自已一遍又一遍地重复要学习的信息。④将新的事实与熟悉的东西联系起来，把类似的东西归类或组合在一起。⑤把一些事实变成押韵诗或悦耳的曲调，帮助记忆。

(3)思维障碍　思维障碍包括脑部疾患引起的推理、分析、综合、比较、抽象、概括等多种认知过程的障碍。后者常表现为解决问题的能力差,对于这些患者,训练其解决问题的能力,就是改善其思维障碍的有效方法。简易有效的方法如下。

1)提出信息:取一张当时的报纸,让患者找出尽可能多的不同种类的信息,如表 5－4－1。

表 5－4－1　提取信息训练

信息内容	提取正确时的得分(%)
报纸名称	10
日期	10
头版头条新闻	10
天气预报	10
患者感兴趣的栏目	10
电视节目	10
体育节目	10
电影节目	10
保健或化装品广告	10
家用电器广告	10

给患者报纸后,先让患者自己述说其内容,不完全时,再按表中的项目提问。提问时要稍加扩大,以核实患者是否真正了解。对真正了解的项目给相应的分。再次训练时,如分数增加,即可看出进步。

2)排列顺序:让患者排列表 5－4－2 中的有序数列。

表 5－4－2　排列顺序训练

序列	范围	排列正确时的得分(%)
数目	1 ~ 20	20
字母	A ~ Z	20
星期	1 ~ 7	20
月份	1 ~ 12	20
年份	1991 ~ 2001	20

将上述内容制成独立的卡片,每次一组,打乱后让患者重新排好,正确时给相应的分。

3)物品分类:表 5－4－3 中有 5 大类物品的卡片,每类各有 5 种,打乱后让患者分类。在每组内,如排列不完全对时,可按每对一小项给 4 分计算。

4)从一般到特殊推理训练:方法是向患者提供一类事物的名称,让患者通过向治疗师提问的方式,推导出究竟为何物。如告诉患者为食物,患者可以问是不是蔬菜? 如回答是,患者可以再问是叶子？茎类？还是根类？如回答是根类，患者可以再问是长的还是圆的？如回答是长的，患者可以再问，是红的还是白的？如回答是红的，患者即可推导出是胡萝卜。患者提的问题越准确、问题的次数越少即可推导出，得分越高。事物的类别，如表 5－4－4。

表 5－4－3　物品分类训练

类　别	内　　容	分类正确时的得分(%)
食物	胡萝卜、青椒、鸡蛋、土豆、香肠	20
家具	写字台、沙发、书柜、茶几、椅子	20
衣物	衬衣、长裤、上衣、背心、鞋子	20
家用电器	电视机、收音机、电扇、电冰箱、洗衣机	20
梳洗用品	牙刷、牙膏、肥皂、梳子、毛巾	20

表 5－4－4　从一般到特殊推理训练

类　别	目标事物	推理正确时的得分(%)
食物	土豆	20
工具	钳子	20
植物	柳树	20
职业	医生	20
宠物	鸟	20

5)解决问题能力训练：可以由浅入深地让患者解决设想中的问题，训练患者解决问题的能力。训练方法如表 5－4－5。

表 5－4－5　解决问题能力的训练

问　　题	操作或回答正确时的得分(%)
刷牙	20
煎鸡蛋	20
丢了钱包怎么办？	20
出门回来忘了带钥匙怎么办？	20
到新地方迷了路怎么办？	20

6)计算和预算训练：让患者进行简单的计算，并做出一个家庭预算，如表 5－4－6。

表 5－4－6　计算和预算训练

项　目	例	回答正确时的得分(%)
加法	54 + 47	10
减法	67 − 39	10
乘法	15 × 6	20
除法	90 ÷ 15	20
家庭预算	每月工资用在房租、水电、伙食、衣物、装饰、文化、娱乐、保健、医疗、预算外支出等方面的分配是否合理	40

在计算方面，可以先是笔算，每道题限时半分钟，以后可改为心算，最后即便心算也将规定的时间缩短。在家庭预算方面，视其合理性如何？所需时间是多少？为增加难度，可假设某月因故有较大的预算外开支，将余下的钱让患者重新分配，视其克服困难的能力如何等。

以上各种训练，均应得分达到80%或以上，方可增加难度或更换训练项目。上述所有训练并非要在一日之内做完，而可以每日选择其中的两至三种进行训练，视患者的耐受和反应而定。

5. 日常生活动作训练　患者的意识状态和运动功能有所改善的时候，可以开始考虑进行日常生活动作的训练，为将来患者生活自立、回归家庭和社会打下基础。

日常生活动作训练并不是孤立的单项训练，它与患者的参与欲望（心理状态）、身体功能、认知水平、生活环境等方面，都具有密不可分的关系。因此，在设计日常生活动作的训练项目和过程的时候，必须充分考虑到各方面的因素，尽可能地做到利用残存的功能，开发新的代偿方法，讨论生活环境的调整和改造等，多方位地周全考虑，利用所有的资源为患者的生活自立创造条件。

(1)进食动作　可以想象，依靠他人喂食和自己进食，其食物的味道一定是不同的。对于习惯了使用传统筷子进食与使用刀、叉进食的感觉也是有区别的。作为作业治疗师，必须站在患者的角度来思考问题，一切为了患者着想。以进食动作为例，不能仅满足于有家属喂食能够满足生活所需，而是应该想尽一切办法，创造患者独立进食的条件，让患者能够享受到饮食这一乐趣。而且，尽可能地达到接近患者患病前的进食习惯，或接近健康人的进食的方式。一般情况下，首先考虑改善患者上肢功能和手的抓握能力，尽量按照我国的传统习惯，使用筷子进食。在使用筷子受限的情况下再考虑用刀、叉、勺等替代。

在针对患者机体进行功能训练的同时，应该根据患者的功能状况，设法对进食工具、餐具等进行改良，使其能够适应患者的需求，便于患者使用，详细介绍可参阅本书第三章第三节。

(2)更衣动作　可参照本书第四章第四节更衣动作训练。

值得注意的是，治疗师必须首先明确患者的全身功能和身体平衡的水平，并据此来选择和确定采取哪一种更衣办法。另外，从患者的认知水平、记忆力等方面考虑，有必要将更衣动作分解开来，分阶段地教给患者，一个动作反复练习直至掌握，再继续下一步动作的分解，否则会引起患者的混乱。

(3)移动动作　移动动作包括行走（独立步行、拐杖、支具、轮椅等方式）、转移（床上的移动、床轮椅、轮椅便器、浴缸、坐汽车等）动作。

当然在学习这些动作之前，必须做好充分的基本动作的训练，例如，床上起坐、搭桥动作、床上翻身、坐位保持等动作；另外，坐位平衡能力的获得是进行移动动作训练的先决条件。在移动动作训练过程中有以下几个方面值得注意：

1)实际训练之前和练习过程中，应不厌其烦地向患者解释动作要领和注意事项，按照一定的程序，反复多次的进行练习。

2)向浴缸的转移动作训练，可以利用作业治疗室的备用设备。实际在患者家庭中实施此动作并入浴时，必须提醒患者家属动作的顺序。首先，患者转移到浴缸之后再向浴缸内注水。洗浴结束后，将浴缸中的水放空并擦干患者身上的水之后，再从浴缸中转移到轮椅或椅子上，避免水迹造成湿、滑，引起跌倒等危险。另外，患者家庭应选择有防滑装备的浴缸，或者在浴缸内、外铺垫防滑垫，并且在专业人员的指导下，在需要的位置安装扶手。

3)向汽车座位上的移动动作，需要先在作业治疗室经过基本动作训练之后，再进行实际演练，根据患者的状况和汽车的车型，在实际训练的过程中，可以进一步考虑是否需制作辅助器具，而更加便于患者转移的可能性。

具体的移动技术和功能训练见本书第三章第二节以及《临床运动疗法学》。

(4)洗漱活动　参照本书第四章第四节洗漱活动动作训练部分。

值得注意的是，在针对日常生活动作进行指导时，应遵循一条原则，就是治疗小组的成员应该统一对患者功能水平的认识，统一指导思想，统一指导方法，使得患者在各个治疗部门接受治疗时，针对同一个问题能够得到同样说明，针对同一组动作能够获得一致的指导意见。这样一来，患者对这些动作的步骤和要领就比较容易接受和理解，不易引起混乱。同时，动作的目的及要领和方法也应向患者家属说清楚，使得家属能够按照正确的方法和要领对患者给予帮助，这一点对于患者掌握方法，提高能力也是十分重要的。

6. 针对交流困难可以采取的措施　部分颅脑损伤患者会出现严重的语言障碍，导致无法与他人交流与沟通，难以表达自己的要求和意愿。在这种情况下，作业治疗师不能轻易放弃与患者交流的机会，因为那样就意味着剥夺了患者作为一个人表达个人思想的权利。不仅如此，作业治疗师还应与语言治疗的专业人员沟通，了解可能采取的有效措施，积极做出各个方面的努力，设法尽快建立与患者沟通的方式。

首先，治疗者应端正态度，消除居高临下的思想，以尊重患者的姿态，平和、亲切和友善的语气，反复地尝试，最终探索出交流、沟通的方式。以下是治疗师和语言障碍者交流的基本原则：

(1)治疗者使用的语言一定要简洁、易懂，句子结构和解释应简单。

(2)一次仅一个人和患者对话，避免其他的声音干扰所产生的混乱。

(3)使用简明的句子，最好是可以用"是"和"不是"能够直接答复的提问方法。这种时候，就可以比较容易地利用皱眉、点头、摇头或抬起手等肢体语言来代替。

(4)谈话时尽可能伴随使用视觉提示和手势帮助患者理解。

(5)给患者回答的时间，决不要强求一种回答。

(6)不要匆忙地进行交流，因为这会增加患者的沮丧情绪，降低交流效果。

另外，一些简单的交流方式也能够充分应用到患者的日常生活之中。例如，制作一些诸如喝水、上厕所等卡片，在患者需要这些日常需求的时候，利用他的残存功能，或者用手指出，或者由他人逐个摆在面前，利用点头等特定动作进行选择。

对手有部分功能的患者，还可以制作一种简单的电池驱动设备，在设备表盘上标示着代表入厕、饮水、进食、开电视、开窗户等日常生活中常见的需求文字、符号或图标等，将连线开关置于手边，通过按动开关，光标按顺序移动，一直移动到患者所需求的位置，这种方式也可以容易地使患者表达自身的愿望。

7. 心理照顾　当患者逐步对外界事物产生反应，但是对于诸如强烈的光线、突发的噪音等刺激的适应能力还很差时，针对这一阶段的治疗，应尽量避开强烈的视觉、听觉等方面的刺激，随着患者对这些刺激的适应能力不断增加，再进一步训练患者在任何情况下都能集中精力的耐受力。而且尽量在一定的时期内，保持治疗时间、地点、方法等的“固定化”，帮助患者缓解对时间、空间认识的混乱。

患者的意识完全恢复以后，往往容易出现情绪波动等心理问题。从以往一个完全独立的人，突然变成一个生活完全依靠别人照顾的人这一事实，很难在短期内让患者顺利的认可，这种角色的转变，就连家属也一时难以接受，甚至造成家庭结构的变化。在这种情况下，作业疗法工作者必须注意配合心理医生，帮助患者树立信心，重新认识自身价值。

在与患者接触的时候，治疗师不能因患者接受、反应慢而不耐烦甚至轻视患者，而应用患者容易理解的词汇，采用患者容易接受的语气和声调，不厌其烦地反复、强调说明，消除患者紧张不安的情绪。

另外，获得家庭、朋友的理解和配合，也对能否达到预期的效果起着至关重要的作用。患者的康复程度如何，与患者本身对康复的信心和参与治疗的态度是密不可分的，但家庭和朋友的作用有时也是任何药物、治疗手段取代不了的。

（三）第三阶段的治疗

这一阶段的患者反应适宜，适应现实。其治疗主要是针对患者尚存在的问题，使之进一步改善，并为出院做好准备。

1. 肢体运动功能　这一阶段的患者已经有了相当完整的运动控制能力，但是仔细观察可以发现，精细的躯干和四肢活动能力仍然欠缺，协调性和运动速度不足。故其治疗的目的在于：提高患者的运动速度时维持良好的协调性，同时加强功能的整合。可根据患者的具体情况，充分利用作业活动来改善其功能状况，如本书第四章第四节中所介绍各种手工艺活动。

2. 认知功能　患者可能存在精细认知功能不足，如组织、计划顺序和短时记忆等方面。提高认知功能训练计划，可以通过 PADL 和 IADL 来进行。在选择治疗项目的时候，以挑选具有挑战性、年龄适合，并且与患者实际生活需求所类似的活动。具体应从以下几个方面考虑：

(1)选择的治疗项目最好有由患者自身确定制作作品的名称、用途，或者由患者本人设计图案，确定作品的颜色等，使得患者具有发表个人意见和主张的权利。

(2)选择的治疗项目最好具有时间、资金等方面的计划和预算，使患者通过训练，学会从事某项工作时所必须的策划能力。

(3)训练初期，为避免过于繁杂的作业程序给患者造成混乱和不安，甚至导致患者对康复信心的动摇，可以选择操作过程相对比较简单，或者操作方法简便易学的活动项目，使患者建立信心并产生兴趣，这是获得治疗效果的基本条件。还有一种方法，就是将具有复杂程序的作业活动分解开来，分成若干个阶段，指导患者分步骤地进行训练，也能够收到良好的效果。

(4)指导患者有选择地参加一些集体活动项目。作业疗法经常组织一些外出郊游或者散步一类的集体活动，让脑损伤患者参加这样的活动，使他们获得与其他病友以及外部现实社会接触的机会，有助于患者对空间、人物认识能力的改善，增加参加作业治疗的兴趣。

(5)指导患者单独或以小组活动的形式，到医院周边的超市、餐厅、茶馆等地，进行购物、进餐、喝茶等活动，这样既可以享受医院以外的社会生活，而且通过现实中选择物品、点菜、交费等具体操作，有效地提高患者独立生活的能力，为回归家庭和社会打下良好的基础。

应用计算机进行认知功能训练，被许多神经心理学者和认知训练师所采用。计算机训练包括提高顺序能力、分类能力以及注意力等方面。但是这种训练在效果上并不确切，也没有显示出改善综合认知能力，提高 IADL 能力的优势。计算机治疗越来越多的应用在患者对计算机使用的需求时。

3. 生活能力的指导 随着患者在自理能力、穿衣、自我进食和移动能力的改善，以及出院回归的临近，日常生活能力的指导训练可以逐步扩展到包括出院以后的家庭生活技能，包括进餐准备、洗衣、清洁、财务管理、家庭修理、社区购物等方面。训练的地点可从医院扩展到其社区。在受保护的康复医院环境中取得独立能力的患者可能发现，社区重建具有更大的挑战性。为此，患者出院前应由治疗师(或者是家属)，在自然环境中练习 IADL，进行社区旅行、从银行或 ATM 存取款、乘坐公共交通工具、列购物清单并在商定购买等，以为患者重建生活技能提供机会。这些活动都可以促进患者重返社会。

同时，孩子的照顾也应在治疗中加以考虑，如果父亲或母亲有效地发挥了其作为父母和夫妻的角色，这对家庭来说具有决定性的意义。如有可能可在医院为出院前患者建立家庭套间，可以让患者在出院前，练习家庭生活技能和当父母的角色，这也为家庭提供了一个机会，收获更多的爱和需求，共同经历从医院到家的转变。

4. 社会心理的支持 患者在颅脑损伤一年甚至几年后，社会心理的损伤是建立一个有意义的伤后生活体系最大的障碍。患者常会感到一种深深的孤独。生活角色的缺失，如伙伴、夫妻、工作者或学生，独立家庭的维护者，朋友、社会成员等等，都会让患者感到迷失了自己。这一阶段帮助患者重建职业和社会角色是非常重要的。作业治疗师帮助患者通过适应、代偿、综合性再学习等手段接近这些目标。还应帮助患者提高人际关系、自我表达、社会适应、时间管理和自控等方面的技能。在再学习的过程中采用集体治疗是有益的，因为患者会遇到有同样问题的病友(这可使患者减少孤独)，并可以通过与已解决同样或相似问题的病友交流，促进自身问题的解决。在群体中治疗过一段的患者又可以变成新成员的好顾问，帮助别人，分享经验，互相受益，可以使患者感到自己还有能力、还有用处，从而提高了对生活的满意度。

5. 出院前计划 患者出院，离开系统作业治疗的计划从最初评定就已开始，并且持续到治疗的最后一天。出院计划的组成包括：家庭安全评估、装备评价和订购、家属和陪护人员的教育、职业再教育和工作技能的建议。

(1)家庭安全 如果患者出院回家，治疗师应进行家访，建议家庭环境所需改造的部分，以提高患者生活自理能力和安全性。例如，如果患者有平衡障碍，那么应该在卫生间、淋浴室、走廊，以及其他患者所需去的地方安装扶栏；低视力的患者家里还应提高房间的亮度，以防摔倒。针对患者的能力还应对以下问题提出建议：使用锋利的物品、火炉或燃气灶、水龙头等用具时的注意事项。

(2)装备的评估和订购 患者如果即将从康复医院出院，那么应该对下一步所需要的装备进行评估。因为，许多在初期和中期恢复中合适、并有价值的东西，可能在现在或者患者出院后不合适，如患者最初由于缺乏站立平衡，可能需要一个淋浴凳来完成淋浴，现在这个患者在康复期间有了明显的进步，在站立淋浴时只需要一个扶手。

(3)家属和陪护人员的教育 由于家属和陪护人员从一开始就作为治疗小组的一员，全面参与了患者的治疗全过程，出院前，可对家属和陪护人员布置家庭练习并建立信息联系，以便随患者的需求进行改变。

(4)职业训练和工作技能的建议　颅脑损伤的职业训练，是一个需要职业治疗师和职业顾问指导的延续过程。作业治疗师作为治疗小组的一员，除了治疗过程中开展一些有针对性的治疗外，应将患者整个治疗过程中的相关信息提供给他们，以供其参考。

三、其他治疗措施

颅脑损伤患者在急性期内挽救生命的治疗，手术治疗以及对各种合并症的内、外等科的治疗可参见相关的临床教科书。在康复期的其他治疗主要包括：药物治疗、高压氧治疗和手术治疗。

(一)药物治疗

药物治疗主要针对两个方面：一方面，主要是促进神经细胞恢复药物的应用；另一方面，针对合并症的处理。

1. 促进神经细胞恢复药物　常用到一些能改善脑血液循环，促进其代谢，从而改善脑各方面的功能，有利于 CNS 细胞恢复的药物。传统的药物有：ATP、辅酶 A、细胞色素 C、谷氨酸、三磷酸胞苷(CPT)、胞二磷胆碱等；较新研制的药物有：氢化麦角碱、盐酸氟桂利嗪、活血素、脑活素、甲磺酸双氢麦角氨、神经生长因子等。

2. 针对并发症的药物　主要是针对外伤后癫痫的药物治疗。常用的药物有：苯巴比妥、苯妥英钠、卡马西平等。一般服用抗癫痫药物至少 2 年，完全控制后仍需再服 2 年，而后逐渐减量。在服药期间有效的药物血浓度监测，可以进一步提高疗效。定期检查血象、肝功能等，遇有过敏、中毒症状，应及时停药并进行相应的治疗。有关预防性药物治疗，只有在外伤后癫痫危险因素多的情况下才应用，使用时药物应达到有效剂量并长期服用。

(二)高压氧治疗

高压氧治疗的主要作用为：增加血氧含量，提高血氧张力；增加血氧弥散量及有效弥散距离；减轻脑水肿，控制脑缺氧—脑水肿恶性循环的发展；有促进昏迷觉醒和改善生命功能活动的作用。原则上，凡颅脑损伤无活动性颅内出血或血肿形成者，均可尽早实施高压氧治疗。

(三)手术治疗

在康复期，颅脑损伤患者最常涉及的手术是外伤性脑积水的分流术，以及颅骨缺损的颅骨成形术。

1. 外伤性脑积水的分流术　外伤性脑积水一般都属于蛛网膜腔阻塞性脑积水，约有 10%的重型颅脑损伤患者发生。其临床表现为，在颅脑损伤的急性症状消退后，患者有逐渐加重的精神症状，表现为淡漠、呆滞、易激怒、语言单调、对外界刺激反应迟钝、步态不稳、共济失调、下肢僵硬、震颤麻痹样症状群等。患者诉说头痛、头昏，到晚期可发生尿失禁和木僵。当患者出现上述症状，而不符合患者病情变化规律，或不能用局部脑损伤来解释时，应考虑有外伤性脑积水的可能性，应向其主管医师反映做进一步检查。手术后患者神经症状一般都会改善。

2. 颅骨成形术　开放性颅脑损伤，尤其是颅脑火器伤做清创术后；闭合性颅脑损伤或其他原因引起的脑水肿做大骨瓣减压术后，以及颅骨病变切除术后，均可遗留大小不同的颅骨缺损。当其缺损超过3cm以上时，头部由于产生了较大的软弱区，常可合并颅骨缺损综合征。主要表现为头痛、头昏、怕声响、怕震动、注意力不集中、易疲劳、焦虑、抑郁等。局部有胀痛、缺损边缘疼痛以及不能忍受的局部脑搏动。为此，原则上在原有伤口已经完全愈合后3个月，即可考虑行颅骨成形术。

（四）文娱治疗

针对颅脑损伤患者，当其认知水平达到一定程度时，可通过球类活动、扑克牌、电子游戏机或者规则简化的游戏来进行文娱治疗，以进一步提高、改善和巩固患者的肌力、耐久力、关节活动范围、协调能力以及认知等方面的能力。

（王　刚　窦祖林　陈立嘉）

第六章　脑性瘫痪的康复

第一节　概　述

脑性瘫痪(cerebral palsy,CP)是指出生前至出生后1个月由各种原因所致的一种非进行性脑损伤综合征,主要表现为中枢性运动障碍及姿势异常,多伴有智力低下、癫痫、行为异常,症状在2岁前出现。应排除进行性疾患所致的中枢性瘫痪和一过性的运动发育落后,病因清楚者应冠以疾病名称或某疾病的后遗症。本病过去被认为是不治之症,是继小儿麻痹症后,又一个以肢体运动功能障碍为主的致残性疾病。

一、流行病学

1998年我国"九五"攻关课题报道,中国0~6岁脑性瘫痪患病率为1.86‰,据此估算,全国目前有0~6岁脑性瘫痪患儿31万例,并且每年新增4.6万例。发病率目前尚未见确切报道,一般认为1.8‰~4‰。

二、病因

多年来,一直认为脑性瘫痪的主要病因是由于早产、产伤、围生期窒息及核黄疸等,根据引起脑性瘫痪形成的时期分为:出生前因素、围产期因素和出生后因素。Vojta博士经过多年研究,非常详细地总结了脑性瘫痪发生的原因。他把引起脑性瘫痪的原因称为高危因素,共总结出43种。其中,认为最具代表性的高危因素是早产未熟儿、窒息、重症新生儿黄疸及低出生体重儿(分娩1小时内,体重小于2500g者)。此外,临床上也常见到其他原因引致的脑性瘫痪,如新生儿痉挛、妊娠早期用药不当等,也是不可忽视的重要高危因素。

近年来,一些学者认为,对脑性瘫痪病因学的研究,应转入胚胎发育生物学的领域。强调对受孕前后与孕母相关的环境、遗传因素与疾病;妊娠早期绒毛膜、羊膜及胎盘炎症;双胎等多种因素的探讨。认为这些胚胎早期发育中的异常很可能是造成早产、围产期缺血缺氧的重要原因,而且,是高危新生儿存活者以后发生脑性瘫痪的重要基础。

除上述生物学因素,还有一些社会因素,如社会经济条件差所致父母营养不良、母亲年龄小、父母滥用毒品、药品、家庭暴力等,也是不可忽视的相关因素。

三、分类

脑性瘫痪一般依据神经病理学、临床症状及体征来进行分类,目前尚无统一的分类方法。

美国脑瘫学会(Am Academy for cerebral Palsy，AACP)1956年提出的分类法，如表6-1-1所示。

表6-1-1 脑瘫的分类(AACP,1956)

按运动障碍分类	按受累部位分类
1. 痉挛型(Spasticity)	1. 单瘫(Monoplegia)
2. 手足徐动型(Athetosis)	2. 截瘫(Paraplegia)
1)紧张性(tension)	3. 偏瘫(Hemiplegia)
2)非紧张性(non-tension)	4. 三肢瘫(Triplegia)
3)张力障碍性(distonia)	5. 四肢瘫(Quadriplegia)
4)震颤型(tremor)	6. 双瘫(Diplegia)
3. 强直型(Rigid)	7. 双重偏瘫(Double hemiplegia)
4. 共济失调型(Ataxia)	
5. 震颤型(Tremor)	
6. 肌张力低下型(Atonia)	
7. 混合型(Mixed)	
8. 无法分类型(Unclassifieble)	

我国小儿神经专业及脑瘫专业医师，于1988年7月在佳木斯举行了第一届小儿脑性瘫痪座谈会，会上提出脑性瘫痪的分类建议，如表6-1-2所示。

表6-1-2 脑性瘫痪的分类

按临床表现分类	按瘫痪部位分类
1. 痉挛型	1. 单瘫
2. 手足徐动型	2. 截瘫
3. 强直型	3. 偏瘫
4. 共济失调型	4. 双瘫
5. 震颤型	5. 三肢瘫
6. 肌张力低下型	6. 四肢瘫
7. 混合型	7. 双重偏瘫
8. 无法分类型	

四、诊断与鉴别诊断

由于康复医学的发展，各国学者十分关注脑瘫的早期诊断，究竟什么时间诊断脑性瘫痪为早期诊断，学者们的意见尚未统一。有的学者认为，生后6个月或9个月内做出脑性瘫痪诊断为早期诊断。脑性瘫痪诊断时，必须遵守以下三大原则：

1. 有引起脑损伤的原因，指高危因素。
2. 有脑损伤时的神经发育异常，包括姿势异常、反射异常、肌紧张异常及Vojta反射异常。
3. 有脑损伤时的症状，包括早期症状及临床表现。

脑性瘫痪常需要与婴儿进行性脊髓性肌萎缩症、GM神经节脂病、异染性脑白质营养不良、三体综合征、先天性松弛症和孤独症相鉴别。

第二节　功能障碍的特点

脑性瘫痪的主要表现是中枢性运动功能障碍与姿势异常。功能障碍的特点表现为运动发育、反射、姿势、肌张力的异常等方面，但根据作业疗法的目的与任务，可将其功能障碍特点归纳为以下几个方面：

一、运动发育异常

发育异常主要表现为发育落后(delay)和解离(dissociation)。脑性瘫痪、智力低下、先天性神经和肌肉疾病等患儿，发育落后几乎是必然的症状，这些可以作为诊断参考条件之一。Vojta认为：落后3个月以上则为异常。Cardwell的资料显示了脑瘫患儿运动发育项目的平均出现年龄，见表6-2-1。

发育的解离，是指发育过程中各个领域的发育阶段有很大差距而言。脑性瘫痪患儿会有运动发育与精神发育之间的解离，如1岁6个月患儿，智能发育正常，神经学上亦无异常，姿势反应发育也无明显落后，可是下肢抗重力肌的活动性和交替运动不发育，坐位时侧屈肌同时移动，两下肢瘫痪，只能坐着向前移行，这是步行发育迟缓儿的一种解离现象。

表6-2-1　脑性瘫痪儿运动发育项目的平均出现月龄

正常发育(月龄)	发育项目	脑性瘫痪的发现月龄(均数)	研究对象数	和正常儿的平均月龄差
1~3	俯卧位抬头	12.4	74	9.4
3~5	伸手抓东西独坐	14.5	28	9.5
6~7	爬	20.4	73	10.4
7~8	抓握	26.4	21	18.4
9~11	说单词	17.2	16	6.2
9~12	独站	27.1	65	15.1
12~13	独步	27.5	43	14.1
12~18	说2~3个词短句	32.9	57	14.9
24~30		37.4	39	7.9

二、异常的运动模式

Bobath认为，脑性瘫痪患儿不是不能运动，而是存在许多复杂和奇怪的姿势和运动。

(一)姿势和运动的特点

1. 由于脑的发育障碍而引起的运动发育迟滞或停止，即未熟性。

2. 由于上位中枢控制的解除而出现的各种异常姿势和运动模式，即异常性。

3. 相反神经支配紊乱。

(二)异常运动模式

1. 四肢、躯干的左右存在差异，呈非对称性。

2. 只以某种固定的模式运动。
3. 抗重力运动困难。
4. 分离运动困难。
5. 发育不均衡(上肢、下肢、仰卧位、俯卧位、左右)。
6. 肌张力不恒定(异常姿势的肌紧张,姿势变化时肌张力升高、低下与不定)。
7.6个月以上患儿,原始反射残存。
8. 正常感觉运动发育缺乏,异常感觉运动的存在。
9. 有联合反应、代偿运动。

三、缺乏知觉、感觉运动体验

小儿脑性瘫痪由于运动障碍影响,大多处于活动少,对周围事物难以像正常儿童那样到处走走、看看、摸摸。如果合并智力低下时,更是对外界难以定位,想要的握不住,手拿不到口中,拿到手中的东西不会玩,这样具体的体验越少,对外界了解和物品的熟悉程度就越少。

脑性瘫痪患儿还常存在因视觉障碍所致的手眼协调、图和背影、形状的恒定性、空间的位置和空间关系障碍。还可能有类似的听觉、运动知觉、触觉、嗅觉等异常。因此,这些方面都是作业治疗师应该予以援助的领域。

四、智力低下

主要是由于种种原因所造成脑的发育障碍,使其大脑皮质内在的功能联系减弱,形成条件联系的能力,特别是复杂的条件联系的能力差,条件联系的分化功能差,使得他们很难从相似的事物中区分出事物的不同点;由于保护抑制占优势,导致他们工作能力降低、极易疲劳、注意力不集中等现象。另外,智力低下的患儿还可表现为,在特定年龄段上,个体应该具备的适应行为或社会认可的行为出现较晚,缺陷行为较多。

五、言语、听力障碍

小儿的言语是随着发育和成长逐步达到完善的,如果2周岁的小儿还不会言语,应该引起注意,并密切观察。如确有言语障碍要分清楚是因为视觉、听觉、以至味觉、手的感觉异常等造成的所谓外部语言障碍,还是因为大脑思维异常所造成的内部语言障碍。

另外,在小儿由于种种原因易发生听力障碍,有由于遗传原因或妊娠期病毒感染、产伤、难产等所致的先天性聋;也有因为接触了有毒物质,如链霉素等所致的后天性聋。

六、视功能障碍

小儿患者常见的视功能障碍有眼肌障碍,如斜视、眼肌麻痹、眼睑下垂,先天性白内障,视神经萎缩,视网膜变性,角膜混浊等。

七、日常生活能力低下

儿童的生活自理能力是逐步获得的,最先得到基本自理能力的是大小便,其次是进食,然后是穿衣、睡眠,最后是个人卫生。当然,这几方面的能力是交叉发展的,在达到基本自理以后,自理能力仍在发展,即自理的水平是不断提高的。脑性瘫痪患儿日常生活能力低下,多由于患儿肢体运动能力的障碍、姿势的异常、智力的受损以及社会心理等方面所致,从而使其移动、生活自理能力明显受限或落后于正常儿童。

八、缺乏社会生活的体验

正常儿童2岁以后,能对人和周围事物具有一定的社会认识。而脑瘫患儿则由于发育障碍而和同年龄儿童接触、游戏的机会少,活动困难,不少事情依靠别人,或因治疗的影响等而缺乏社会生活体验。所以,绝大部分患儿存在人际关系不良,以及自立、意志表达或传达意见的能力差等问题。

第三节　功能评定

一、运动功能的评定

(一)肌张力的评定

正常新生儿屈肌张力较高,随着主动运动的出现,肌张力逐渐下降到正常。

了解小儿肌张力状况,可通过以下的方法:

1.姿势观察　超过3个月的正常婴儿,仰卧位时他会自然躺着,并不断对抗重力进行运动,自如地保持一定的体位和姿势。肌张力低下的患儿,如置于仰卧位,上下肢常屈曲、外展,缺乏主动运动;而肌张力增高的患儿,若处于仰卧位,往往出现不对称的异常姿势,肌张力越高,姿势就越异常,不对称。

2.触诊　上肢触诊肱二头肌,肱三头肌;下肢触诊腓肠肌,股四头肌。肌张力低下的患儿肌肉组织手感柔软、松弛,对手指的按压较少抵抗;而肌张力高的患儿肌肉组织手感紧张、僵硬,对手指的按压有较大抵抗。

3.被动运动　治疗师在对肌张力低下的肢体进行被动屈伸运动时,会感到沉重,无抵抗力,肢体缺乏控制能力;而对肌张力高的肢体进行被动屈伸运动时,会感到有明显抵抗感,这种抵抗力往往在运动开始时大于运动结束时。目前,常用 Ashworth 分级法进行量化,具体方法参见《康复疗法评定学》。另外,检查肌张力时可握住小儿的手,轻轻做被动的屈曲、伸直、旋前、旋后,以了解其肌张力。还可握住小儿肘及腕之间,摇晃上肢,观察手摆动的情况;握住膝及踝部位,摇晃下肢,观察脚活动情况。肌张力高时动作幅度小,肌张力低时活动幅度大。

4.抱　治疗师通过抱患儿的手感,可以一定程度上了解患儿肌张力的情况。肌张力低下的患儿,抱时会感到有下滑感、沉重感;而肌张力增高的患儿抱时会有强直感,抵抗感。

5.检查肢体活动范围判断肌张力的大小　如表6-3-1,表中所列的数字为角度大小。

(1)内收肌角　检查时小儿呈仰卧位,扶住小儿膝部使下肢伸直,轻轻地尽量向两外侧展开大腿,观察两大腿之间的角度(图6-3-1)。大于表中所列度数为肌张力偏低,小于表中度数为肌张力偏高。

表 6－3－1　不同年龄小儿各关节活动范围

	1～3月	4～6月	7～9月	10～12月
内收肌角	40～80	70～110	100～140	130～150
腘窝角	80～100	90～120	110～160	150～170
足跟碰耳	80～100	90～130	120～150	140～170
足背屈角	60～70	60～70	60～70	60～70

(2)腘窝角　小儿仰卧位，屈曲大腿至腹部，伸展下腿，观察小腿与大腿之间的角度(图 6－3－2)。大于表中度数为肌张力偏低，小于表中度数为肌张力偏高。

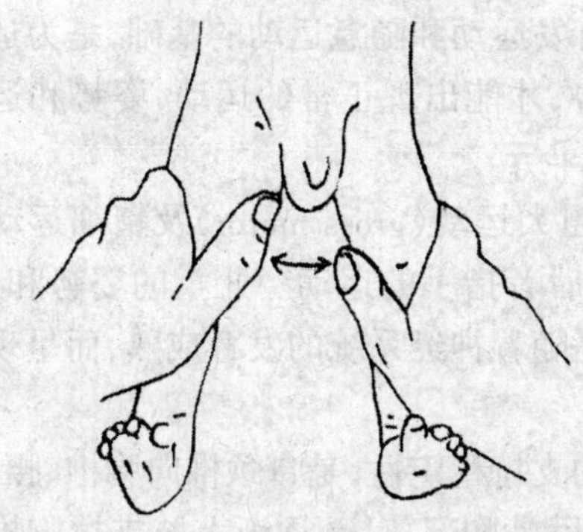

图 6－3－1　内收肌角度检测法

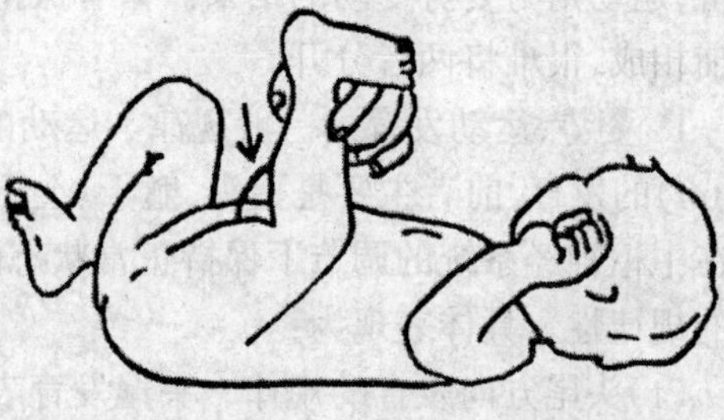

图 6－3－2　腘窝角的检测法

(3)足跟碰耳试验　小儿仰卧位，握住其一侧足趾，尽量将足向同侧耳的方向牵拉，注意腰背部不得抬离桌面，观察足跟及臀部连线与桌面的角度(图 6－3－3)。小于表中所列数字为肌张力偏低，大于表中度数为肌张力偏高。

(4)足背屈角　伸直小腿，推足底，使足尽量背屈，观察足与小腿之间角度(图 6－3－4)。小于表中数字为肌张力偏低，大于表中数字为肌张力偏高。

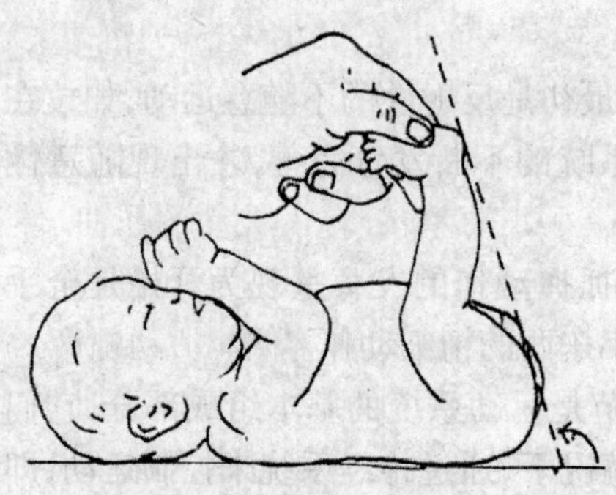

图 6－3－3　足跟碰耳试验检测法

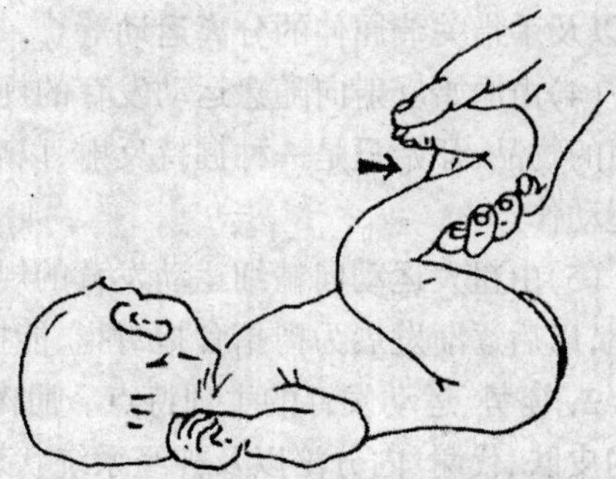

图 6－3－4　足背屈角的检测法

(5)围巾征　小儿半卧位，握住小儿一只手，横过胸前向对侧肩部尽量牵拉做围巾状，观察肘部与中线的关系，正常足月儿不能越过中线，4～6 个月时可达中线，6 个月以后超过中线。

(二)关节活动度的评定

参见《康复疗法评定学》一书。

(三)运动能力的评定

运动的发育是随着神经系统而发育。由于新生儿的大脑皮质发育不成熟,神经纤维髓鞘化没有完全形成,所以,新生儿的运动是无规律而且不协调的。随着年龄的增长,大脑皮质的功能逐渐完善,条件反射也日益增多,儿童便逐渐掌握了各种新的运动和技巧。所以儿童运动的发育,能十分准确地反映神经系统的发育情况,是客观评价中枢神经系统发育的依据。

运动的发育是以姿势为先导。所谓姿势是非自觉的、稳定的、表现身体各部位之间所呈现的一定的位置关系。也就是机体在相对静止时,克服地心引力情况下所呈现的自然位置。如仰卧、俯卧、坐位、立位等都是一种姿势。姿势是产生自发运动和随意运动的基础,是为运动做准备,运动则为姿势变动的结果。只有保持正常的姿势,才能出现正常的运动,姿势和运动是相辅相成,很难将两者分开。

1. 姿势、运动发育的一般规律　运动的发育包括粗大运动(gross motor)及精细运动(fine motor)的发育,前者主要是指头、躯干、上下肢的运动,后者指手的运动。儿童的姿势和运动,是在中枢神经系统的调节下保持正常状态的,其发育是随着神经系统的发育成熟,而呈现出一定的规律性。具体表现为:

(1)头尾方向发育的规律　头尾发育表现在脊柱的支持稳定性,是自颈椎向胸椎、腰椎、骨盆方向进行,即从头部开始,首先是头抬起与竖直,然后是胸部离床,逐渐上肢支撑胸椎与腰椎,最后才是坐位与立位的发育。

(2)近位到远位的发育规律　如俯卧位时,先有肩部的支持,然后是肘支撑,最后才是手支撑。爬行时也是如此,从腹部贴床的低位爬行,到膝手支撑的手膝位向膝立位、立位发展。在手精细运动发育之前,先有肩部的摆动,肘和腕的屈曲伸展,最后才发展到手的抓握和捏拿。

(3)联合运动到分离运动的规律　新生儿出生后神经功能不健全,髓鞘不完全,运动是由皮质下及脊髓功能控制,表现为刺激后产生总体运动。随着神经系统的不断发育,3 个月以后的小儿,逐渐出现近位关节及远位关节的分离运动,表现为脊柱的回旋动作与髋关节的分离动作,以及手指关节屈伸的分离运动等。

(4)由原始反射向随意运动发育的规律　新生儿最初是反射性的不随意运动,如放在右手掌中的物品,开始只是一种握持反射,以后随着神经系统的不断发育完善,才出现随意性的手抓握动作。

(5)由粗大运动向精细运动发育的规律　儿童手抓握动作的发育呈现为开始是全手掌的抓握,以后逐渐发展为拇指食指对指、能捏起米粒大小东西的精细动作。

2. 姿势、运动发育的生理特点　肌肉、骨骼和关节是运动系统的基本组成部分,它们在人体的皮肤、代谢、内分泌以及神经系统状态均为正常情况下,通过神经系统来控制运动,即通过锥体系及锥体外系来控制运动。

3. 头部控制能力的评定　在婴幼儿所有运动功能发育过程中,头部控制是一个重要的先决条件,只有在头部克服了重力的影响,建立了正确姿势之后,才能发展眼 - 手的控制,以及视觉的正确性和对抗重力的各种平衡,否则,他无法协调地滚翻、起坐、行走,甚至于无法采用正确方式进食。所以，头部控制的发育，预示着所有平衡运动的发展。

这项检查主要测试患儿头部空间位置抬起、保持直立、稳定性的能力。检查应由头部最稳定状态向不稳定状态进行。

(1)俯卧位 将患儿置于俯卧位，治疗师从患儿侧面观察头抬起情况。患儿可表现为：①患儿很容易将头于身体正中线抬起，并保持这个姿势。②患儿可在垂直方向将头抬起，但不能保持这个姿势。③患儿可抬头，但头不能在身体正中线上。④患儿无法将头抬起。

(2)扶坐位 将患儿置于仰卧位，治疗师双手抓住患儿前臂将他拉成坐位，治疗师从患儿前面观察其头抬起情况。患儿可表现为：①在整个过程中，患儿的头由后仰变为前屈，下颌贴近前胸。②在整个过程中，患儿的头由后仰变为稍前屈，下颌不贴近前胸。③在整个过程中，患儿有时可保持头部与身体呈一直线。④患儿不能自我控制头部与身体呈一直线。

(3)站立位 将患儿置于立位，治疗师从患儿前面观察患儿头部空间保持情况。患儿可表现为：①患儿可将头部与身体呈一条直线，并保持这个姿势。②患儿不能将头部与身体呈一条直线，但可以保持这个姿势。③患儿不能将头部与身体呈一条直线，突然后仰或前屈，摆动较大，很难维持一个固定姿势。

4. 翻身能力的评定 这项检查主要测试患儿独自完成翻身动作和获得体位变化的能力。将患儿置于仰卧位，用玩具引诱他向身体一侧翻转至俯卧位，然后再返回到仰卧位，治疗师在患儿进行体位变化的过程中，观察其头部、躯干部、骨盆、下肢的旋转情况，以及身体翻转的程度。患儿可表现为：①患儿身体各部分可较协调地翻转至俯卧位。②患儿可翻至俯卧位，但不能翻回来。③患儿仅上半身或下半身翻转，可至半侧卧位，并保持这个姿势。④患儿有翻身的意识，但无法完成动作。

5. 坐位保持能力的评定 这项检查主要测试患儿保持坐位的能力及坐姿情况。检查可在跪坐位、盘腿坐位和长坐位进行。患儿可表现为：①患儿可独自取坐位，整个背部伸展。②患儿可独自取坐位，但需双上肢支撑，背部稍弯曲。③患儿必须躯干前屈、双上肢支撑才能保持坐位，整个背部弧形弯曲呈“猿背”。④患儿不能保持坐位。

6. 坐位平衡能力的评定 这项检查主要测试患儿保持坐位后，在受到一定外力或双上肢抬起时的动态情况下的坐位维持情况。患儿取坐位，治疗师分别自患儿前、后、左、右推动患儿，或让患儿双上肢抬至身体不同高度进行观察。患儿可表现为：①患儿可承受治疗师施加的外力，或将双上肢充分伸展举过头顶。②患儿可承受治疗师施加的部分外力或部分方向的外力，或让患儿双上肢伸展，肩关节水平外展 90°。③患儿不能承受治疗师施加的任何外力，但双上肢可在身体前参与作业活动。④患儿既不能承受外力，也不能使用双手参与作业活动，只能维持坐位姿势。

7. 爬行能力的评定 这项检查主要测试患儿独自获得爬行能力、爬行姿势的情况。将患儿置于俯卧位，用玩具在其前方引诱他，让他独自向前爬。患儿可表现为：①患儿可以手膝位，四肢交替爬行。②患儿可以手膝位，但行进时双下肢不能协调运动，而是同时运动。③患儿以腹部紧贴地面，双上肢和双下肢交替匍匐爬行。④患儿以腹部紧贴地面，双上肢交替运动，双下肢不运动；被托带爬行。⑤患儿以腹部为支点，原地打转。

8. 站立 正常情况下 8 个月的婴儿，可开始拉着栏杆尝试着使自己站起来，然后逐渐独立站稳。脑瘫患儿站起时间较正常儿晚,站立时主要观察患儿对抗重力和躯体的伸展能力。

9. 行走　通过和正常儿行走发育规律的对比,了解患儿的发育水平,同时注意观察:

(1)是否能两脚左右交替地轮流支持身体重量,而使身体向前移动。

(2)是扶行,还是独立行走。

(3)独立行走时采取的姿势如何? 有无双腿交叉、双手高举、内旋、屈腕肘、双手屈曲、大腿内旋、膝过伸、步基过宽、用脚尖行走、无法直线行走、双手摆动异常等。

10. 上下楼梯　正常小儿18个月左右即可开始上下楼梯。脑瘫患儿何时可以上下楼梯,取决于他运动发育的水平。应观察患儿,在应上下楼梯时期是否能独立上下楼梯,是否需扶手,或虽能上下楼梯但姿势异常等现象。

11. 手功能的评定　手,对于每一个人来说,无疑都是非常重要的。没有了手,或者手部受伤、功能活动受限时,都会给人们的工作和生活带来很多不便。从人体的发育角度来看,人从降生之日起,就逐渐开始对外界及自己身体各部分进行认识,而第一个被认识的,就是人的手,日常生活中人们会经常看到婴儿把自己的手放在口中吸吮,这是他们对手的最初的认识,之后,他们靠手去触摸自己的嘴巴、脸和腹部,抱着自己的脚往嘴里送,这些都是婴儿逐步学会了用手去完成一些日常生活中的基本动作。如:吃饭、穿衣、写字、画图等等,最后发展到可以用手来演奏乐器,制作工艺品、打字等精细动作。手的功能评定包括以下各项:

(1)手粗大抓握能力的评定　这项检查主要测试患儿全手指的屈曲与伸展能力,整个手掌取物的能力及姿势情况。治疗师观察患儿抓取大号木钉(直径2.5cm的圆柱体)的情况。患儿可表现为:①患儿可将五指自然伸展抓住大号木钉。②患儿可抓住大号木钉,但拇指内收,只用四个手指去抓握。③患儿可抓住大号木钉,但手部掌指关节伸展,腕关节屈曲形如"猿掌样"抓握。④患儿不能抓住大号木钉,只有治疗师将木钉放入患儿手中时才能握住。⑤即使治疗师将木钉放到患儿手中,也不能握住。

(2)手精细动作的评定

1)指腹捏的评价:这项检查主要测试患儿用手指捏取较小物品的能力和姿势情况。治疗师观察患儿捏取中号木钉(直径1cm的圆柱体)的情况。

2)指尖捏的评价:这项检查主要测试患儿运用手指尖端捏取细小物品的能力。治疗师观察患儿捏取小号木钉(直径0.5cm的圆柱体)或小铁钉(直径0.1cm的细圆柱体)的情况。

(3)转移物品能力的评定　这项检查主要测试患儿将一只手中的物品送到另一只手中去玩的情况。治疗师取一个2.5cm的方形积木,观察患儿玩积木的能力。患儿可表现为:①患儿可随意自如地将这只手中的积木传递到另一只手中去玩,而不会让积木掉到地上。②患儿可完成双手间积木传递动作,但不能用一只手将另一只手中的积木抽出来。③偶尔可将一只手中的积木递到另一只手中,有时积木会掉到地上。④患儿不能用双手传递积木。

(4)双手粗大协调性的评定　患儿取稳定体位,治疗师取两块大小相同的塑料智力拼插块,让患儿将它们拼插在一起。患儿可表现为:①患儿双手可在身体前正中线,自如地将两块拼插在一起。②患儿双手可完成拼插动作,但不能在体前进行,而是在体侧完成。③患儿先将一拼插块放在体前,再用另一只手抓住另一块拼插上去。④患儿不能完成拼插动作。

(5)双手精细协调性的评定　患儿取稳定体位,治疗师取一套直径1cm的训练用螺丝,让患儿将螺母拧上去或拧下来，观察患儿双手操作情况。患儿可表现为：①患儿双手可在身体前正中线将螺母拧下来。②患儿只能一只手固定，另一只手去拧，反过来就不能完成。③患儿在体侧完成拧螺丝动作。④患儿只会双手同时转来转去，不能将螺母拧下来。

(6)手眼协调性评定　这项检查主要测试患儿手和眼的配合能力。治疗师让患儿将带孔的圆木块插到木棍上，观察患儿操作情况。患儿可表现为：①患儿可准确将圆木块插到木棍上，头部始终保持在身体正中直立位。②患儿可完成插木块动作，但头转向一侧，用眼余光视物。③患儿可完成插木块动作，但头转向一侧，患儿用手去触摸木棍的位置，然后插上。④患儿无法完成这个动作。

二、反射的评定

反射是机体在神经系统的调节下，对各种刺激的不随意运动的应答反应。神经反射与神经系统成熟的程度以及髓鞘的形成有关。儿童反射的发育，随着神经系统的发育成熟，呈现一定的规律。

新生儿时期的反射：代表的是脊髓和脑干下部水平的神经发育。这时的反射称为原始反射。

生后2个月时的神经反射：代表的是桥脑水平的神经发育，表现为紧张性颈反射占优势。

生后4个月时的神经反射：神经纤维髓鞘化的程度达中脑水平，原始反射逐渐消失，出现中脑水平的翻正反射。

生后10个月时的神经反射：神经的发育达皮层水平，这时儿童出现皮层水平的平衡反射。

翻正反射和平衡反射是构成姿势反射的重要因素，是人类维持正常姿势和运动的基础。儿童反射的发育水平，反映了中枢神经系统发育的成熟程度，是衡量其神经系统发育的一把标尺，是脑损伤判断的一个客观依据。正常儿童原始反射的出现与消失见表6-3-2。

表6-3-2　正常儿童原始反射的出现与消失

分　类	反射名称	出现时间	存在时间
原始性反射	Moro反射(拥抱反射)	出生时	6个月
	Galant反射(躯干侧弯反射)	出生时	2个月
	交叉性伸肌反射	出生时	1~2个月
	屈肌回撤反射	出生时	1~2个月
	伸肌冲出反射	出生时	1~2个月
	反射行走	出生时	6个月
	手指抓握反射	出生时	6个月
	足趾跖屈反射	出生时	9个月
姿势性反射	紧张性迷路反射(TLR)	出生时	6个月
	非对称性紧张性颈反射(ATNR)	生后2个月	4个月
	对称性紧张性颈反射(TNR)	生后4个月	10个月
	阳性支持反射	出生时	2个月

（续表）

分　类	反 射 名 称	出现时间	存在时间
翻正与保护性反射	颈翻正反射	出生时1~2个月	4~6个月
	迷路翻正反射	生后2个月	终生
	视觉翻正反射	7~12个月	终生
	躯干对躯干的翻正反射	7~12个月	终生
	躯干对头部的翻正反射	7~12个月	5年
	保护性伸展反射——向前方	6~9个月	终生
	——向两侧	8个月	终生
	——向后方	10个月	终生
	Landau反射（头、躯干、髋伸展反射）	3~6个月	1~2年
	平衡反射——俯卧位	6个月	终生
	——仰卧和坐位	7~8个月	终生
	——膝手位	9~12个月	终生
	——站立位	12~21个月	

三、感知觉的评定

感知是通过各种感觉器官，从环境中选择性地取得信息的能力。其发育对大脑其他功能区的发育，可起重要的促进作用。一般感觉的检查按临床方法进行，失认、失用等高级脑功能障碍，由于患儿年龄小，加之常伴有智力障碍，检查起来困难，准确性差，所以一般只做智力评定，不再详细检查。

1．视觉的评定　正常新生儿已有视觉感应功能，其瞳孔有对光反射，只是感觉敏锐度差。由于对晶体的调节功能和眼外肌反馈系统发育不完善，新生儿视觉只有在15~20cm距离处最清晰。而且由于眼的运动尚不协调，可有一时性的斜视或轻度的眼球震颤，但通常生后3~4周即消失。新生儿不能把头和眼的运动结合起来，当头被动转向一侧时，眼球的运动慢于头的转动，这一现象称之为“娃娃眼运动”。此反射于生后2~3个月时消失。随着年龄的增长和大脑皮层的发育，儿童的视觉功能不断完善，到6岁时视深度已充分发育，视力可达1.0。儿童视觉能力的发育，如表6-3-3。

表6-3-3　儿童视觉能力的发育

年　龄	视 觉 能 力	年　龄	视 觉 能 力
1个月	眼和头并动	5~6个月	触觉与视觉相结合
2~4个月	注视双手		用眼观察
	视线左右移动180°		不依赖转头而用双眼视物
	被鲜艳的颜色和明亮的光线所吸引	9~12个月	视线追随移动物体
	双眼视觉协调一致	12~18个月	视觉发育基本完成
		4岁	部分与整体关系的视觉概念形成

在脑瘫患儿，常见的视觉障碍为眼肌障碍，如斜视、眼肌麻痹、眼睑下垂等。

2.听觉的评定　声音的刺激通过听觉器官的感受器传至中枢。出生时由于中耳鼓室未充盈空气，并有部分羊水潴留，妨碍了声音的传导，故听觉不太灵敏，但对强大的声音可有眨眼、震颤等反应。生后3~7日听觉能力明显改善，50~90db的声音可引起呼吸改变，能区别90db和104db的声音。随着听觉的发育，约4岁时已基本完善。儿童听觉的发育，如表6-3-4。

表6-3-4　正常儿童听觉的发育

年龄	听觉能力	年龄	听觉能力
2个月	跟随声源	6个月	对母亲的话音有反应
3~4个月	听声转头	8个月	当别人叫其名字时有反应
	对声音感兴趣	9~12个月	能确定声源
5~6个月	可区别父母的声音		能区别语言的意义
	唤其名有应答表示	4岁	听觉发育已基本完善

针对脑瘫患儿，首先进行听力测试，必要时可进一步做脑干听觉诱发电位检查。

四、日常生活活动(ADL)评定

这项检查主要测试患儿生活自理的程度和完成质量的情况。测试包括以下几个方面：个人卫生动作、进食动作、更衣动作、排便动作、器具使用、认识交流动作、床上运动、移动动作、步行动作等，共50项，满分100分。具体评定内容和标准，如表6-3-5、6-3-6。

表6-3-5　ADL评定表

动作	得分			动作	得分		
	初期评定	中期评定	末期评定		初期评定	中期评定	末期评定
一、个人卫生动作				2.脱裤子			
1.洗脸、洗手				3.穿上衣			
2.刷牙				4.穿裤子			
3.梳头				5.穿脱袜子			
4.使用手绢				6.穿脱鞋			
5.洗脚				7.系鞋带、扣子、拉锁			
二、进食动作				四、排便动作			
1.奶瓶吸吮				1.能控制大小便			
2.用手进食				2.小便自我处理			
3.用吸管吸吮				3.大便自我处理			
4.用勺叉进食				五、电器使用			
5.端碗				1.电器插销使用			
6.用茶杯饮水				2.电器开关使用			
7.水果剥皮				3.开、关水龙头			
三、更衣动作				4.剪刀的使用			
1.脱上衣				六、认识交流动作			

（续表）

动　作	得　分			动　作	得　分		
	初期评定	中期评定	末期评定		初期评定	中期评定	末期评定
（7岁前）				6.物品料理			
1.大小便会示意				八、移动动作			
2.会招手打招呼				1.床到轮椅、步行器			
3.能简单回答问题				2.轮椅到椅子、便器			
4.能表达意愿				3.乘轮椅开关门			
（7岁后）				4.移动前进轮椅			
1.书写				5.移动后退轮椅			
2.与人交谈				九、步行动作			
3.翻书页				1.扶站			
4.注意力集中				2.扶物、步行器行走			
七、床上运动				3.独站			
1.翻动				4.单脚站			
2.仰卧位到坐位				5.独行5m			
3.坐位到膝立位				6.蹲起			
4.独立坐位				7.能上下台阶			
5.爬				8.独行5m以上			

表6－3－6　评定标准

动作完成情况	得　分
各项内容均可独立完成	每项2分
各项内容均可独立完成，但时间过长	每项1.5分
动作能完成但需他人辅助	每项1分
两项中完成一项	每项1分
各项内容均不能完成	每项0分

五、脑性瘫痪严重程度的分级

目前，我国尚无统一的标准，国外常用下面介绍的标准进行分级，如表6－3－7。

表6－3－7　脑性瘫痪的严重程度的分级

	轻　度	中　度	重　度
1.日常活动功能	能独立生活	在辅助下生活	完全不能自理
2.活动能力	能独立，可能需要辅助物	能自己驱动轮椅，行走不稳定	由他人推动轮椅
3.手功能	不受限	受限	无有目的的活动
4.智商	>70	70～50	<50
5.言语	能说出完整句子	只能说短语、单词	无可听从的言语
6.教育	能进普通学校	在辅助下能进普通学校	特殊教育设施
7.工作	能充分受雇	在庇护或支持下受雇	不能受雇

六、智力障碍的评定

脑性瘫痪患儿的智力评定，一般从以下几个方面着手：进行智力测验（测智力年龄与智商分数）、调查家族史、母孕情况、个人既往史、作业评定、现场观察、家长和老师介绍情况等。

脑性瘫痪患儿的智力障碍一般又称智力低下、智力缺陷、智力落后、智力发育迟缓、弱智等。脑性瘫痪患儿智力障碍水平的评定，如表6-3-8。

表6-3-8 脑性瘫痪患儿智力障碍水平的评定

	轻 度	中 度	重 度	深重度
智商				
斯坦福-比奈量表	52~67	36~51	20~35	<20
韦氏量表	55~69	60~54	25~39	<25
发育商				
格赛尔量表	52~65	36~51	20~35	<20
语言	无明显异常	语言简单	只会说少数单音节	基本听不懂话
生活自理能力	能自理	半自理	基本不能自理	完全不能自理

3岁以下患儿适用格赛尔量表（Gesell's developmental schedule）；4~6岁适用韦氏学龄前期和学龄初期儿童智力量表（Wechsler preschool and primary scale of intelligence，WPPSI）；6~16岁患儿通常用斯坦福-比奈量表（Stanford-Binet intelligence scale）和韦氏儿童智力量表及其修订版（Wechsler intelligence scale for children，WISC或WISC-R）。

七、其他方面的评定

如一般生长发育的评定、言语的评定等，参见《人体发育学》和《言语治疗学》。

第四节 作业治疗

一、治疗目的

脑性瘫痪患儿作业疗法的目的：减轻致残因素所造成的后果，通过专业化的训练、游戏、文娱活动、集体活动等，促进患儿感觉运动技巧的发展，掌握日常生活活动技能，提高言语、认知和社会生活能力，争取达到生活自理和能够接受正常的教育或特殊教育，为将来参与社会活动、劳动和工作奠定基础。

二、治疗的基本理论

人的大脑约有140亿个神经细胞，新生儿和成人数量相同。平时参与活动的只有1/3。神经细胞虽然不能再生，但脑的可塑性可以再构成。并且年龄越小，再构成代偿能力越强，治愈的可能性就越大。

神经元形成新的侧支使突触网编成，构成神经网新的反应回路。当娇嫩的神经轴突受损时，可见正常神经细胞生出新的轴索或树状突起，传导物质正肾上腺素增量，出现传递的促通现象。也有人认为，功能训练可促进髓鞘化，经常受刺激的神经，其纤维的髓鞘化作用加强。增加刺激可促进突触递质释放，增加突触电位等。

在中枢神经系统的可塑性中，最重要的是外界因素，无论是早期、中期和晚期都极有意义。功能恢复训练是通过重新学习以恢复原有功能的过程。通过与他人和环境的相互作用，练习在接受刺激时及时和适当地做出反应，以及练习适应环境，重新学习、生活、工作所需的技能。1917 年 Ogden 和 Framz 就证明，中央回损伤的恒河猴的功能恢复是与功能恢复训练分不开的。其后 Foevster 多次强调在中枢神经系统损伤的恢复中功能恢复训练的重要性。著名的 Luria 的功能重组理论也正是因为强调功能恢复训练而被称为再训练理论，1897 ~ 1991 年 Feeney 和 Sutton 研究对感觉运动皮层损伤动物的功能恢复时，再度证明功能训练的必要性。功能训练之所以重要，其原因大致为如下几点：①为提高过去相对无效的或新形成的通路和(或)突触的效率，重复的训练是必不可少的，即突触的效率取决于使用的频率，运用越多，效率越高。②要求原先不承担某种功能的结构去承担新的、不熟悉的任务，没有反复多次的训练是不可能的。③外周刺激和感觉反馈，在促进功能恢复和协助个体适应环境生存中有重要意义。

1990 年 Junkin 等证实，反复刷拂指尖的皮肤数日，可使皮层中代表该区的范围明显扩大。这种改变周围刺激可以改变中枢神经系统中的感受群的事实，表明在功能恢复训练中，可以从周围应用不同的刺激以达到影响中枢的目的。因此，机体必须通过反复的学习和训练，学会如何善于接受和利用各种感觉反馈。故功能训练是康复中必不可少的。对发育中的婴幼儿似乎更有意义。

应当指出，尽管中枢神经系统损伤后有多种恢复的途径，但绝不意味着中枢神经系统中的任何损伤都能够恢复。能否恢复尚与许多已知和未知的因素有关。

(一)Bobath 神经发育法治疗的理论

Bobath 治疗法，是当前世界各国治疗脑瘫和成人脑卒中后偏瘫的主要方法。它是由英国学者 Karel Bobath 和 Berta Bobath 夫妇从 50 年代起密切合作，共同创造的治疗方法。

Bobath 认为：运动功能的整合中枢包括脊髓、脑干、中脑、皮质 4 个水平，下位中枢受上位中枢控制(皮质锥体系起抑制作用，锥体外系起兴奋和抑制作用，小脑起兴奋作用)。脑损伤引起的症状，除运动发育迟缓外，必然出现上位中枢控制解除的释放症状，即种种原始反射亢进的异常姿势和运动，尤其是中脑和皮质损伤引起的立直反射和平衡反射障碍，在脑性瘫痪的发病过程中起重要作用。

Bobath 法的基本原理，是通过仔细的评定，发现患儿的发育停止在何种水平上，然后再利用反射性抑制肢位(reflex inhibithing posture, RIP)抑制异常姿势和运动，利用反射性促通肢位，来促进正确的运动感觉和运动模式。

由此，而产生二种基本的治疗原则：

1. 异常姿势和运动模式的抑制，特别是对异常紧张性姿势反射的抑制。

2. 正常姿势和运动模式的促通，特别是对精细动作有高度综合能力的立直反射和平衡反射的促通。

Bobath 强调,要想促进正常运动必须首先抑制异常姿势,如紧张性迷路反射、对称性和非对称性紧张性颈反射等引起的异常姿势。同时,也强调一定要按小儿神经发育的顺序及规律促进运动发育,如从头至尾和从近端到远端的发育顺序。因此,Bobath 法又称为通过反射抑制和促通,而实现的神经发育学治疗法。

为此,对脑性瘫痪的治疗,必须要抑制原始反射支配的异常姿势,促进正常的自动反应和运动能力。在具体训练方法上,强调按正常婴幼儿运动发育的各个阶段来进行训练,如抬头→翻身→坐→爬→跪→站→走。

Bobath 认为,脑性瘫痪患儿的临床症状至少在青春期以前是进行性的,并且多伴有视觉、听觉、感觉、智力、性格等各种症状。因此,Bobath 也强调要从全人发育障碍的角度出发,进行广泛、多方面的长期治疗,包括语言训练、作业疗法及日常生活能力训练等,这也是很重要的。

(二) Vojta 诱导疗法的治疗理论

Vojta 法是西德学者 Vojta 博士在总结前人经验的基础上发展起来的。是通过对身体一定部位的压迫刺激,诱导产生全身性的反射性运动的一种疗法,所以又称诱导疗法。

Vojta 认为:正常儿童对姿势的反应有一种天生的能力,他称这种现象为自动的主动反应。为了测试姿势反应的能力,他设计了一套包括 7 个运动姿势反射的测试系统。如果在测试中有 3 个反射出现异常反应,则应考虑这个孩子有异常的可能,如果在测试中有 5 个或 5 个以上的姿势反射异常,则这个孩子必须进行系统的治疗。

Vojta 认为其生理学机制有:

1. 脑的可塑性　神经组织虽然不能再生,但完全可以再构成,即神经元与神经元之间可通过轴突和树突建立新的联络,恢复兴奋传递,发挥代偿作用,并且年龄越小再构成的代偿能力越强,治愈的可能性也就越大。

2. 促进髓鞘化　经常受到刺激的神经,其纤维的髓鞘化作用加强。

3. 促进突触传递作用　增加刺激可促进突触递质释放,增加突触电位。

4. 正反馈回路机制　刺激引起的结果(运动反应模式),又作为第二刺激信号,经深部感觉传入中枢,如此反复刺激、反复强化(Vojta 诱导疗法),可使运动模式得到记忆和加强,进而达到治疗目的。

5. 促进皮层内运动代表区(神经核团)的形成和完善,如头、手、唇、足等。

6. 空间和时间性易化机制　当给予单个诱发带和短时间刺激不引起阈上兴奋时,给予多个(空间性)和长时间(时间性)刺激,即可引起阈上兴奋而出现相应反应。

7. 肌肉收缩方向的转换　脑性瘫痪患儿肌肉收缩的方向多为向心性,正常儿为离心性。Vojta 法治疗可促进向心性收缩向离心性方向转换。

Vojta 发现,反射性移动运动是在系统发生和个体发生过程中形成的,在正常新生儿和脑性瘫痪患儿中同样存在。新生儿在自然生长发育过程中,可以将反射性移动运动综合为协调的复合前进运动,即随意运动。脑性瘫痪患儿的这种综合能力发生障碍,但是,通过诱发带诱发的反射性多种运动的反复规则的出现,完全可以恢复和促进这种综合能力的发展。

Vojta 法的基本原理是利用诱发带的压迫刺激,诱导产生反射性移动运动。通过这种移动运动反复规则地出现,促进正常反射通路和运动,抑制异常反射通路和运动,达到治疗目的。

Vojta治疗手法有两种:反射性腹爬运动(Beflek - Kxiecnhen,R - K)和反射性翻身运动(Refl - exumchr ehen,R - U1,R - U2)。进行训练时,先摆好始发肢位,然后由治疗师压迫刺激主诱发带(如额面侧、上肢的前臂、内侧髁、下肢股骨内侧髁等)和辅助诱发带的刺激点(如肩胛骨内缘、上下颚骨等),引起患儿局部肢体肌肉的活动,远隔应答反应在对侧肢体或躯干。各主诱发带的刺激数量增加会更有利于正常姿势的发展,反复刺激时间的延长,使应答运动更赋活化,从而使中枢性协调障碍和脑瘫患儿经治疗正常化和防止病情加重。

(三)Petö 疗法的治疗理论

Petö 又称为集团指导疗法或引导式教育法,它是匈牙利学者 Petö Andras 教授创立的。Petö 教授认为:人类的正常功能是在种系发生中早就存在的,即使发生了脑损伤,这种功能也是潜在地存在的,可以通过引导教育,重新诱发出这种潜在的功能,重现正常化动作。这就是 Petö 教授认为运动障碍者可以复归社会、走向康复的神经生理学基础。

然而,由于各专业治疗师在各自的训练项目中所强调的重点和观念的不同,对患儿的要求也不同,这样必然使患儿的心理造成某种混淆。为了避免这种混淆,Petö 与众不同地提出:一个患儿所需要的各种训练治疗和教育应由同一个人,在同一个居住环境中授予,这个人被称为引导者(conductor)。

引导者应事先设计出许多课题,这些课题必须与患儿年龄适应,与患儿障碍程度适应。患儿通过引导者的引导帮助,经过教育学习与自己的主观努力,完成课题。通过反复的课题刺激,患儿将逐渐掌握正常的运动功能,其中最重要的是学会进食、排泄、移动、穿衣等人类生存的基本功能。

治疗时,按患儿疾病程度分成不同的组,分别进行训练,将训练的内容再分成多个单一动作,使患儿分别地掌握每个单一动作,然后再串联起来,完成整体动作。在训练单一动作时,引导者要用简洁的语言进行提示,让患儿边做动作,边学着说。这样对患儿来说又接受了语言训练。Petö 还对患儿的家具包括桌、椅都进行了特殊的改进,使患儿便于抓握,便于进行日常生活功能训练。

Petö 疗法受到世界各国学者的重视,逐渐被各国所采用并向前发展。

除上述的 3 种方法以外,用于脑瘫患儿的治疗还有 Temple Fay 法、Doman Delacato 法、Bobeith 法等,他们都是在系统研究正常小儿神经生理发育的基础上,对脑性瘫痪所表现的各种异常现象进行了长期、细致的观察分析,分别做出了独特的解释,并各自创造了一套卓有成效的治疗方法。

三、治疗方法

脑性瘫痪的治疗原则为:综合性康复,早期发现、早期干预和全面康复。综合康复包括物理治疗,作业疗法,语言治疗,康复工程学,传统康复,康复护理,心理康复,社会康复等。在针对婴幼儿脑性瘫痪的现代康复治疗中,物理治疗师和作业治疗师常常并不严格区分,可相互代替。所以,作业治疗师既要掌握提高患儿生活自理能力的训练方法,也应和物理治疗师一样,掌握促进脑瘫患儿运动功能发育的训练方法。同时,在治疗中应充分发挥患儿父母的作用,重视应用各种矫形及辅助器具,重视使用玩具游戏作为治疗手段。在此,我们主要介绍 Bobath

神经发育学的治疗方法。

(一)促进运动功能的发育

1. 头的控制能力训练　正常小儿的发育顺序都是从头到足,因此,头部的控制能力是所有动作开始的基础,头部能抬起,并维持在身体的正中线上,才能使身体得到平衡,进一步控制躯干和腰部的伸展,再发展到四肢的活动能力。脑性瘫痪的儿童头、颈、躯干经常出现一些不正常的动作模式,只有将这些动作控制住,患儿的发育才有机会趋向正常。

(1)痉挛型　治疗师将患儿置于仰卧位,再将双手放在患儿头部的两侧,把患儿颈部向上方拉至水平位,并用双前臂将患儿的双肩向下压,以增加向上的拉力,然后用双手抓住患儿的肘关节,将患儿手臂抬高并外翻拉至坐位,这样可促进患儿头的抬起(图 6-4-1)。

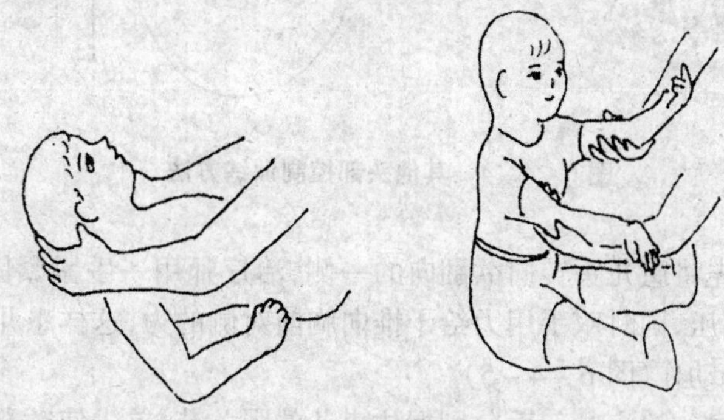

图 6-4-1　痉挛型脑瘫患儿头部控制训练方法

(2)手足徐动型　治疗师将患儿置于仰卧位,再用双手抓住患儿的肘关节,将患儿双上肢伸展并内旋,然后稍稍往下压,以增加稳定性,再慢慢将患儿拉成坐位,这样可促进患儿的头保持直立抬高,面向前(图 6-4-2)。

(3)弛缓型　治疗师用双手抓住患儿的双肩,并用双手拇指在患儿胸前施加压力用以增加支持力,同时其余四指将肩关节做内收动作,这样可以给患儿较大的稳定性以协助抬头,并保持在身体正中位(图 6-4-3)。

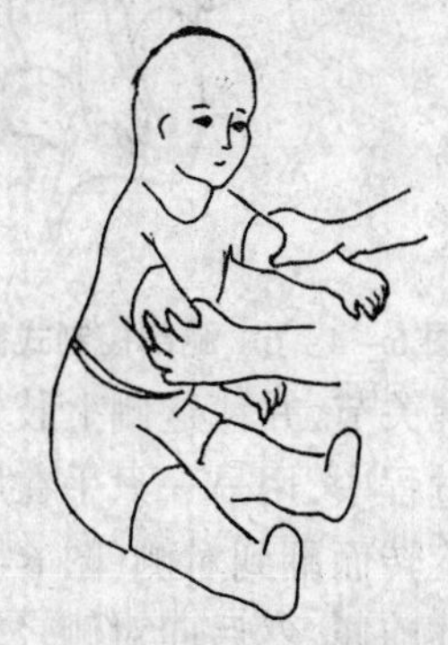

图 6-4-2　手足徐动型脑瘫患儿头部控制训练方法

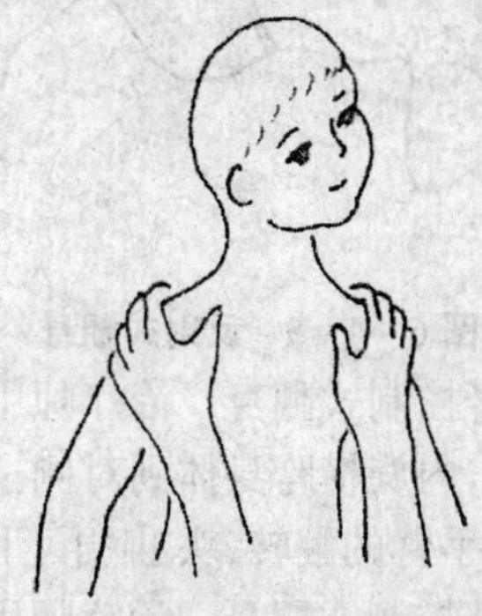

图 6-4-3　弛缓型脑瘫患儿头部控制训练方法

(4)其他　若配合康复训练器械、音乐、玩具等，以听、看、玩的方式训练，效果更好。让患儿以手膝位趴在高度适合的滚筒上，用带声响的玩具在其前方逗引他，使患儿头部上下左右地看，还可让患儿趴在治疗球上，双手玩玩具，也能促进其头的抬起(图 6－4－4)。

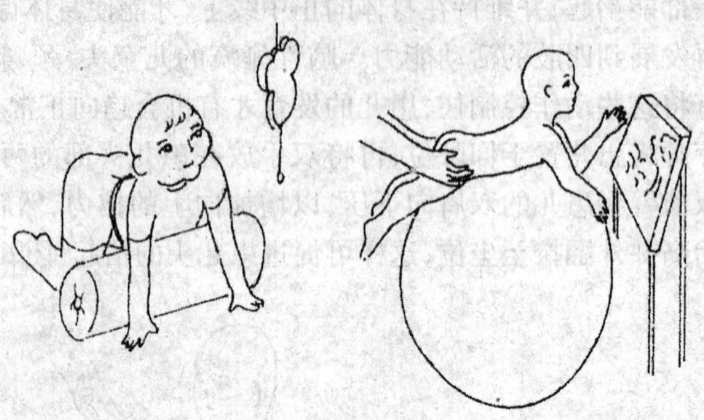

图 6－4－4　其他头部控制训练方法

2．翻身训练

(1)反射式翻身　先将患儿头转向欲翻向的一侧，治疗师用一手紧紧固定患儿下颚，另一手在患儿胸骨中部往下压，同时双手用力给予推向胸前对侧的力，这样患儿的躯干旋转带动骨盆诱发出反射式的翻身动作(图 6－4－5)。

(2)腿部控制式翻身　治疗师双手分别握住患儿的踝关节，首先使欲翻向侧的下肢伸展并外展，另一侧下肢屈曲并内收，内旋转到对侧。这样由于双下肢的旋转，带动上身翻转至对侧，就完成了腿部控制式翻身(图 6－4－6)。

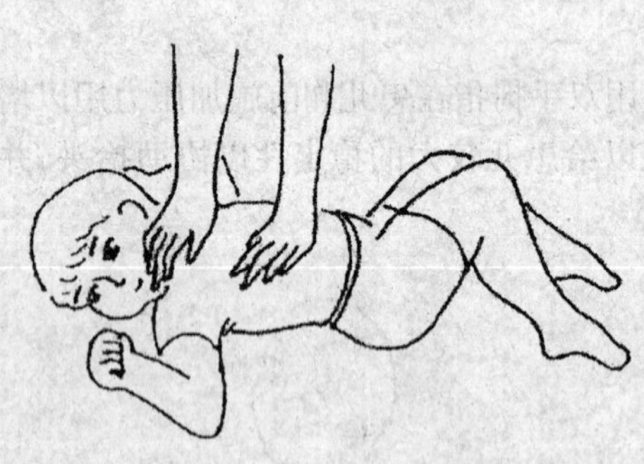

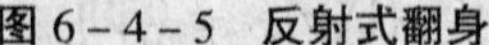

图 6－4－5　反射式翻身

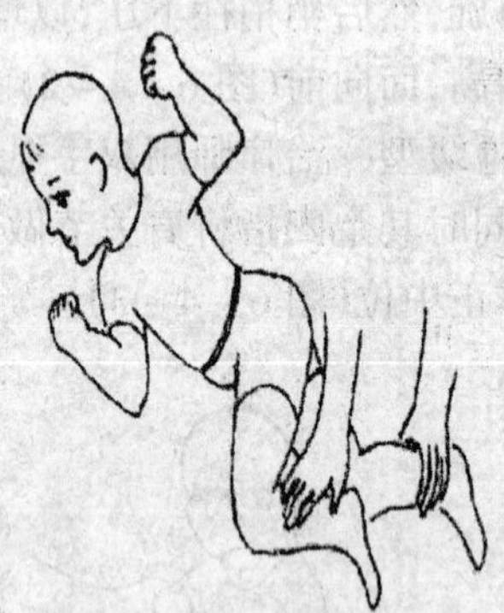

图 6－4－6　腿部控制式翻身

(3)手臂控制式翻身　治疗师用一手握住患儿一侧的腕关节，并使这侧上肢先伸展，外展，继而再内收、内旋横跨身体到对侧。治疗师可在患儿翻转过程中，用另一只手在肩部给予一定帮助。由于手臂的翻转，头、躯干、下肢就会自然随上肢的旋转而翻到对侧(图 6－4－7)。

(4)头部控制式翻身　治疗师用双手将患儿头部抬高并前屈，然后向对侧轻轻转动。这样患儿的肩、躯干、下肢会自然被带动而翻转过去。在进行这个动作时，一定要小心，注意防止患儿颈部扭伤(图 6－4－8)。

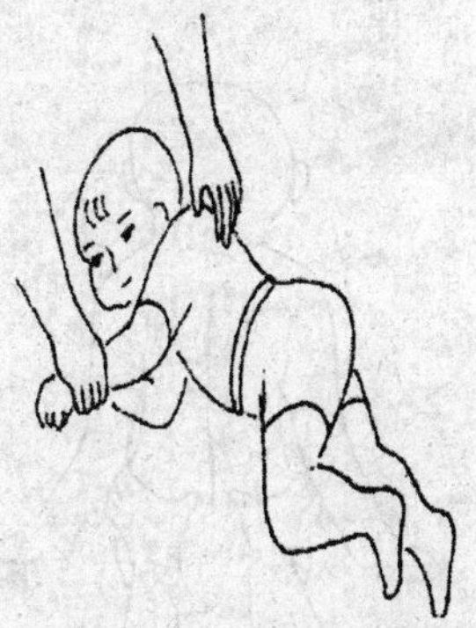
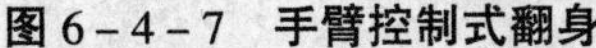

图 6-4-7　手臂控制式翻身

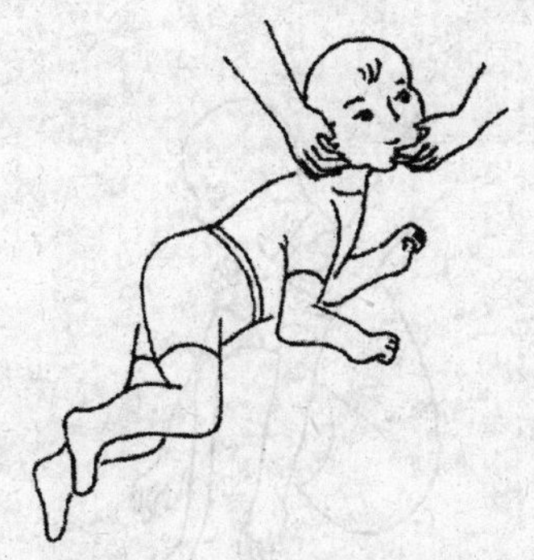

图 6-4-8　头部控制式翻身

3. 坐位保持训练　当患儿的头部可以保持抬起，并在身体正中位，躯干的控制能力也较好时，就可以开始进行坐位保持的训练。

(1)痉挛型　治疗师首先使患儿髋关节屈曲后再坐下，坐下后治疗师用双手将患儿双下肢外展，外旋，并使其躯干前弯以促进髋关节充分屈曲，最后再将患儿膝关节伸展。这时治疗师要不断用语言提示患儿学习独自向前弯腰，以保持坐位(图 6-4-9)。

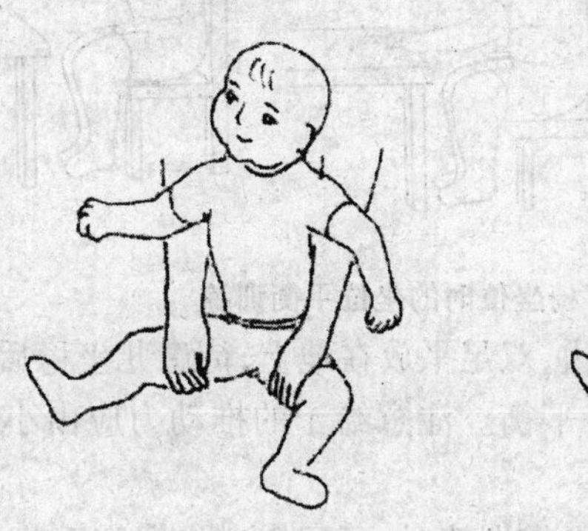
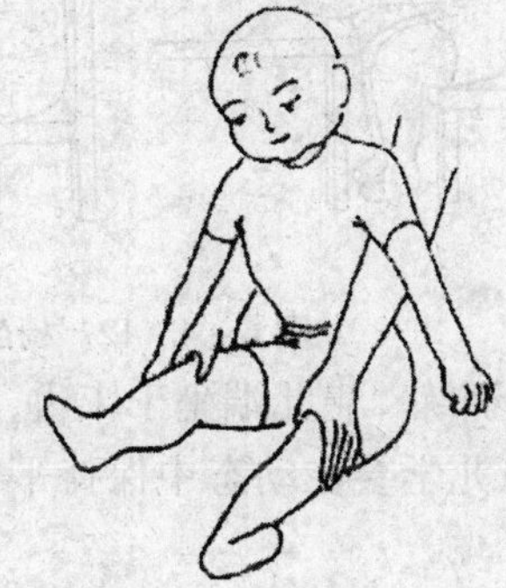

图 6-4-9　痉挛型坐位保持训练

(2)手足徐动型　治疗师必须先将患儿的双下肢并拢且屈曲于胸前，再用双手扶住患儿肩部，使其肩关节向前，向内侧做内收、内旋动作，这样可以使患儿双手能支撑在身体两侧维持坐位(图 6-4-10)。

(3)弛缓型　治疗师在患儿坐下时，用一手在其腰骶部施加向下的压力，并用双手大拇指压放在脊柱两旁，给予固定的支持力，以促进头及躯干的伸展，以维持坐位(图 6-4-11)。

4. 坐位平衡的训练　坐位平衡的训练，必须以坐位保持稳定为基础。坐位平衡的训练可选择椅坐位，端坐位或长坐位进行。

(1)椅坐位时的训练　取一高度适中的椅子让患儿坐在上面，身体前放置高度适中的桌子。让患儿双手放在桌子上，双肘关节伸展。治疗师要让患儿学会不要躯干前倾以免跌倒。不要用约束带将他绑起来。在回答问题时，让患儿举一只手表示他知道答案，另一只手则用来固定身体维持平衡。在唱歌敲节奏、拍手、模仿小动物时，让患儿举起双手，这有助于促进他的坐位平衡的提高(图 6-4-12)。

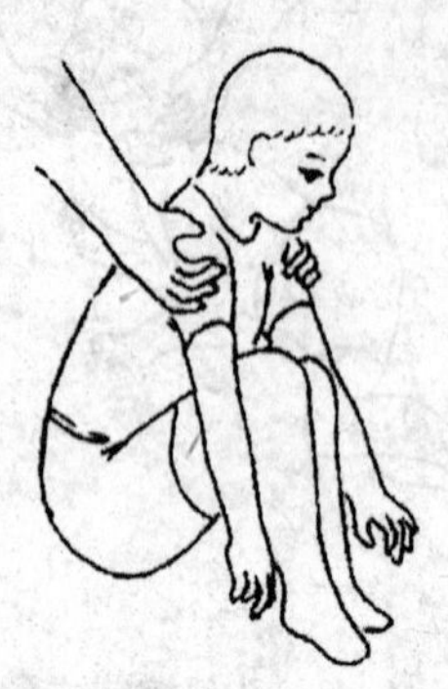

图 6-4-10 手足徐动型坐位保持训练

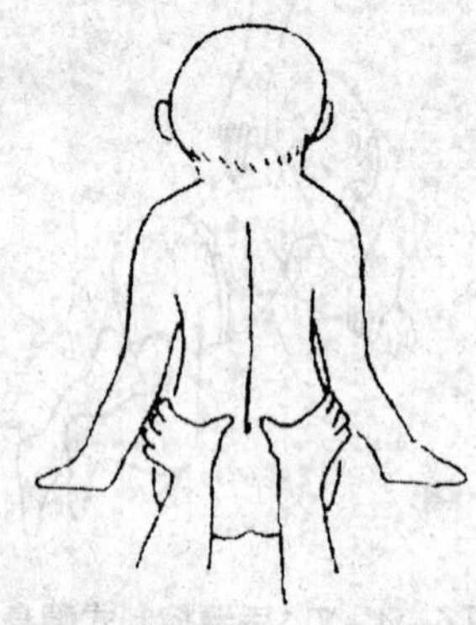

图 6-4-11 弛缓型坐位保持训练

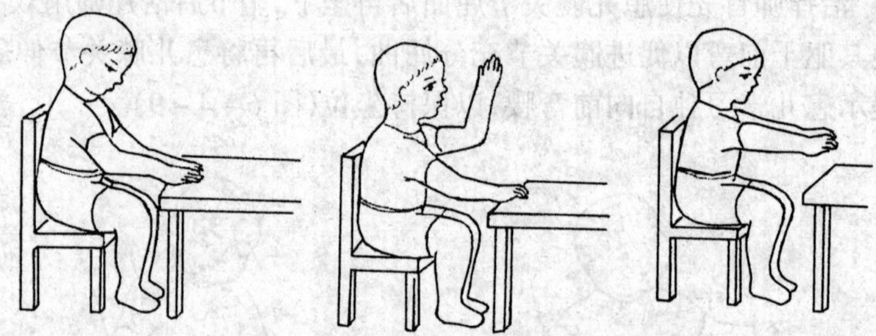

图 6-4-12 椅坐位时的坐位平衡训练

(2)端坐位时的训练　患儿端坐于床边,双足平放在地上,待患儿坐稳后,治疗师可将其向前后左右推动,让患儿学会在动态中保持平衡。注意给予的推动力应由小到大,患儿可以承受。

(3)长坐位时的训练　在长坐位进行平衡训练时,可配合一些作业活动。可增加患儿的兴趣及提高配合能力。待患儿在长坐位坐稳后,治疗师令其用一手持笔在身体前的调色盘中蘸上颜料,涂到体侧墙上的白纸上面,这样通过躯干旋转,重心的移动,让患儿学会维持平衡。这时患儿手的运动幅度较小,高度很低。随着平衡能力的提高,可适当增加作业活动的难度。治疗师可令患儿将与身体不同方向、不同高度的玩具拿到身体的前或侧方。最好的方法,是与治疗师一起进行投接球游戏,最后是平衡板上训练(图 6-4-13)。

5. 爬行训练　爬行运动是直立运动的基础,脑性瘫痪患儿进行爬行训练,不仅能改善上下肢的运动功能,而且可使患儿的上下肢动作变得协调,运动和姿势显得更对称。爬行训练的基本条件,是患儿在俯卧位时能抬头和双上肢负重。爬行训练可分为以下 4 个阶段进行:

(1)手膝跪位保持阶段　让患儿取手膝跪位,注意其双上肢要充分伸展支撑在地面上。双下肢屈曲,头自然抬起,此时若用玩具在前面逗他,他的上身也会伸展而抬起,头跟着玩具的移动而左右转动。但是许多脑性瘫痪患儿不能独自保持这个姿势,需要治疗师给予不同程度的辅助。

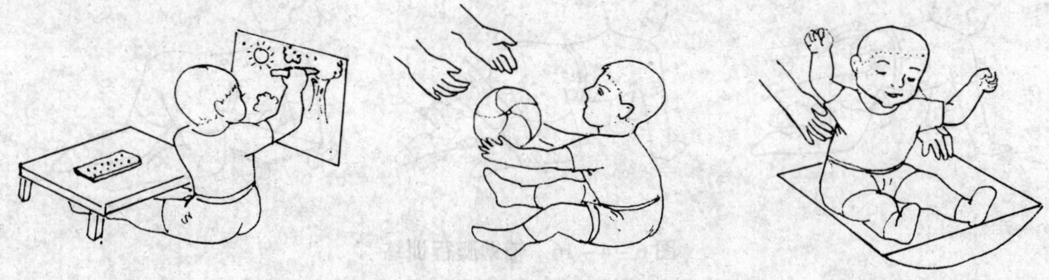

图 6-4-13　长坐位时的坐位平衡训练

对于双重性偏瘫的患儿，双上肢的支撑能力都较弱，此时，治疗师应在其双肘关节处给予向前、向下的压力，以增加其双上肢的支撑能力。单侧瘫的患儿，可用健侧承受大部分体重，而不会将重心移到患侧。治疗师应在适当支持患侧的同时，有意让患儿用健手跨过患侧，将患侧玩具拿到健侧去玩。

双瘫的患儿常因髋、膝关节过度屈曲而习惯将臀部坐在小腿上，有时即使能保持手膝位，由于缺乏平衡能力，只要重心稍有变化，肌张力增高，患儿将无法维持平衡。此时，治疗师应用双手控制患儿骨盆并轻轻上提给予辅助。对于四肢瘫的患儿不能独自维持这个姿势，此时，治疗师应在患儿胸下垫长木给予辅助（图 6-4-14）。

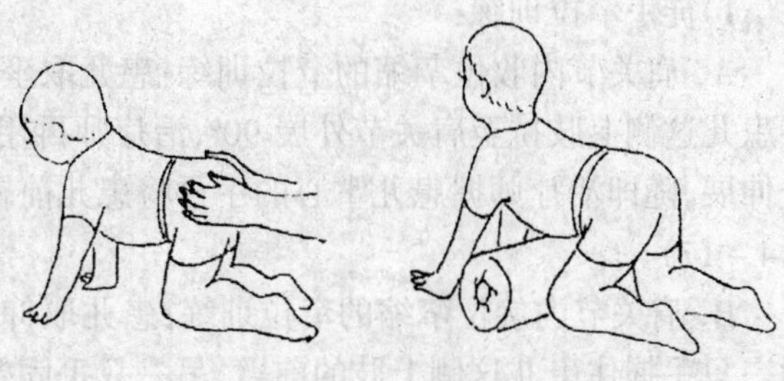

图 6-4-14　手膝跪位保持训练

(2)重心转移的模拟爬行阶段　这一阶段治疗师可将小球左右交替地放在患儿左右手旁，以使患儿左右手交替抬起将手边小球掷出。待其双上肢交替运动非常协调后，再进行双下肢交替运动，最后进行四肢的交替协调运动（图 6-4-15）。

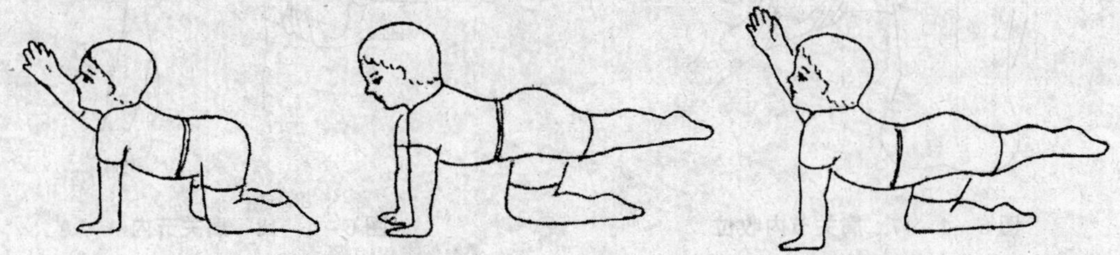

图 6-4-15　模拟爬行训练

(3)辅助爬行阶段　治疗师用双手控制患儿骨盆，将腰部两侧交替轻轻上提，并推进，这样有助于患儿爬行；用双手控制患儿踝关节，并在治疗师“左右，左右”的口令引导下向前推进；还可利用爬行训练器进行训练（图 6-4-16）。

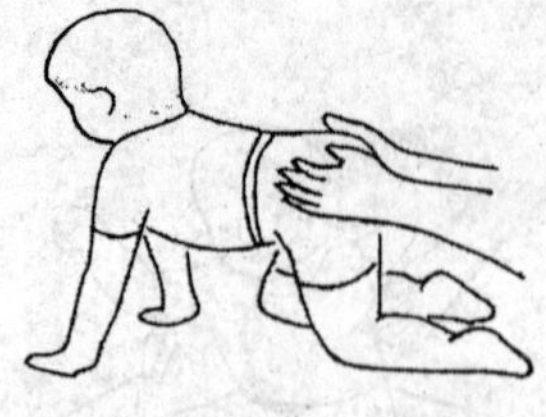
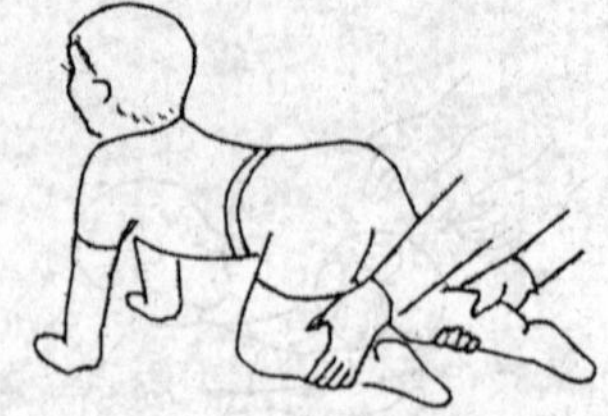
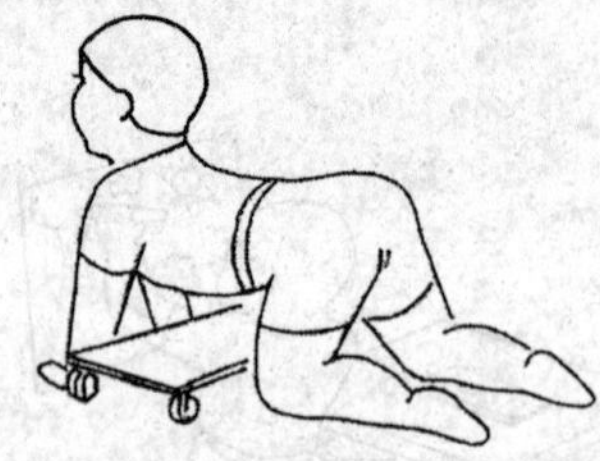

图 6-4-16 辅助爬行训练

(4)独自爬行阶段　患儿刚开始独自爬行时，可能会以左手左脚、右手右脚的方式进行，渐渐地随着熟练程度的提高，就会变为左手右脚的交替方式，姿势也会更自然、更轻松。

6. 上肢的运动功能训练

(1)上肢关节挛缩的牵拉训练　痉挛型的患儿由于肌张力过强，限制其主动运动，而且是痉挛越强，主动运动越少，所以，这些患儿极易出现关节挛缩、变形等问题。常见的上肢挛缩主要以肩关节为主，其次是肘关节和手。

1)徒手牵拉训练：

A. 肩关节内收位挛缩的牵拉训练：患儿取坐位，治疗师用一只手通过患儿掌心握住，然后将患儿这侧上肢拉至肩关节外展 90°，治疗师再用另一只手辅助患儿这侧上肢肘关节，使其充分伸展，随即治疗师握患儿掌心的手再将患儿前臂旋后，并保持这个姿势数秒，反复训练(图 6-4-17)。

B. 肩关节内旋位挛缩的牵拉训练：患儿取仰卧位，治疗师首先将患儿肩关节外展 90°，然后一只手握住患儿这侧上肢的前臂，另一只手固定其上臂，并以肘关节为轴进行肩关节外旋动作，并在动作终了时保持数秒，反复训练(图 6-4-18)。

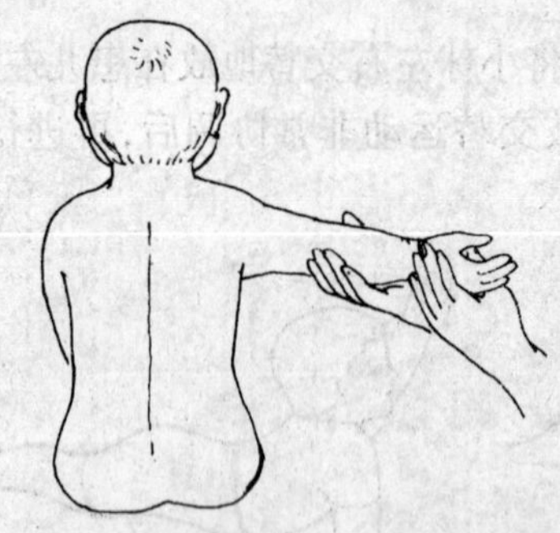

图 6-4-17　肩关节内收位挛缩的牵拉训练

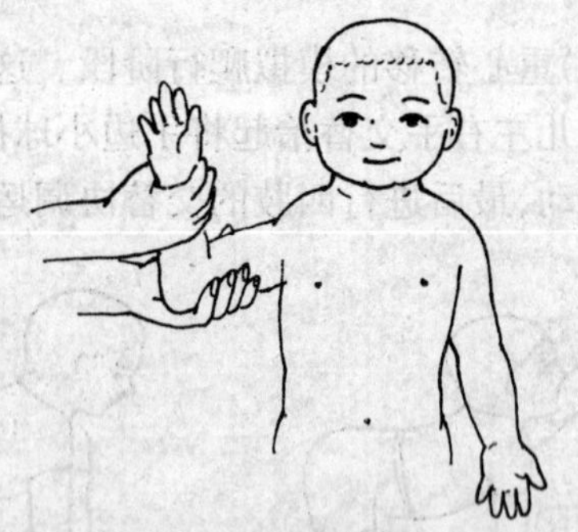

图 6-4-18　肩关节内旋位挛缩的牵拉训练

C. 肘关节屈曲位挛缩的牵拉训练：患儿取坐位，首先治疗师用一只手通过患儿掌心握住，将其肩关节拉至前屈 90°，然后治疗师另一只手辅助其肘关节使之充分伸展，随即握患儿的那只手将患儿腕关节背屈 90°，同时提示患儿向前推，并在这个姿势下保持数秒钟，反复训练。

D. 手屈曲挛缩的牵拉训练：治疗师首先对患儿手背部由尺侧向桡侧轻轻敲击，待手部张力稍缓解后，治疗师用一只手握住患儿拇指向外牵拉，另一只手握住其余四指，使其伸展（图6－4－19）。

2）负重训练：

A. 对肩关节内收、肘关节屈曲位挛缩的负重训练：患儿取坐位，治疗师位于患儿体侧，用一只手通过患儿掌心握住他的手，将这侧上肢拉至外展45°，用另一只手辅助患儿肘关节使其充分伸展；然后，用辅助其肘关节的那只手，握住患儿这侧手的大拇指，使拇指伸展并外展。其余四指伸展平放在患儿体侧的台子上，最后将对侧上肢抬起，使重心移向支撑侧的上肢。

B. 对手屈曲、内收位挛缩的负重训练：治疗师辅助患儿取手膝跪位，将其大拇指外展，其余四指外展并伸展，肘关节充分伸展支撑在治疗垫上，若拇指内收较强，可在拇指、食指之间加一个大号木钉，在这个姿势下保持数分钟，对手部屈肌张力过强者，治疗师可考虑使用手指分指板辅助（图6－4－20）。

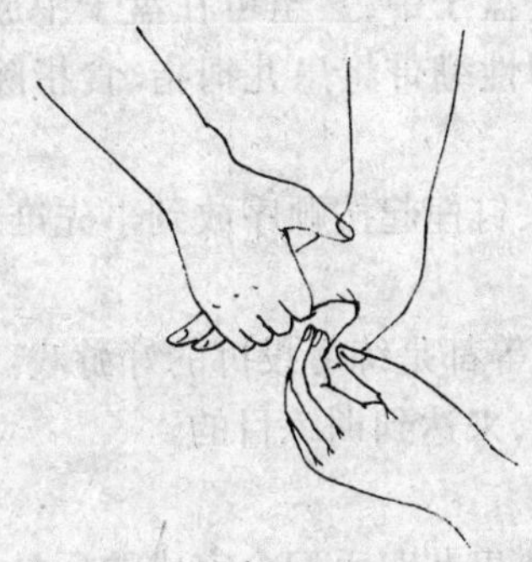

图6－4－19　手屈曲挛缩的牵拉训练

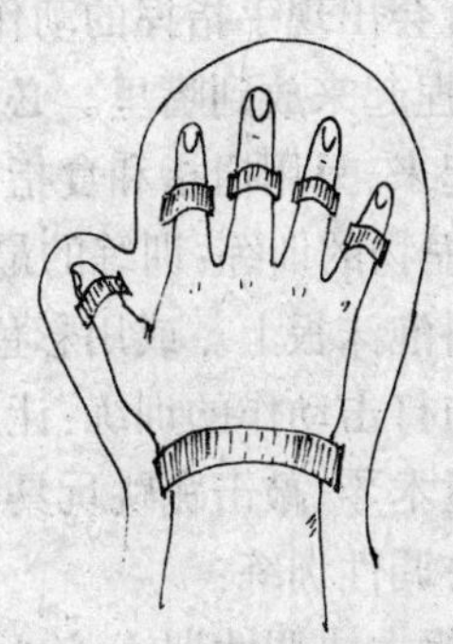

图6－4－20　手屈曲、内收位挛缩的负重训练

（2）上肢支撑能力的训练

1）俯卧位姿势下的支撑训练：患儿俯卧位，用双上肢支撑身体，治疗师将其双下肢托起，待保持平衡后，患儿用双上肢交替前行。

2）坐位姿势下的支撑训练：患儿取坐位，在其小腿前放小凳子，指导患儿用双上肢支撑站起来。

（3）手功能的训练方法　手部动作的发育是由握到伸，从笨拙到灵巧。因此，手部动作的训练，必须按发育的顺序去进行。手部训练的基本原则，是以功能较好的手为中心进行，不可勉强患儿一定要使用右手，以免增加训练的难度。

1）拿起东西的训练：许多患儿总是拇指内收，其余四指屈曲，手呈“握拳”状。由于手指不能伸展，所以很难抓住东西，这时治疗师可作以下训练：

A. 将其拇指桡侧外展，其余四指就容易伸展了。

B. 用一只手将患儿掌心握住，然后将腕关节背屈并施加一定压力，保持数秒钟。待患儿手伸展后，治疗师可以把小玩具放到他手中，并稍用力握患儿的手，这样可促进患儿拿住玩具。当患儿学会握住东西后，治疗师可选择较轻、易抓握的东西放在手上，鼓励患儿主动去拿。

2）放下东西的训练：许多患儿一旦抓住东西，就越抓越紧，很难放下，治疗师可先让患儿抓住东西，然后做以下训练：

A. 轻轻敲击其手臂指总伸肌腱，再由腕部向手指方向轻擦，同时配合"手打开，手打开"的语言提示。

B. 将患儿的手抬高至头以上，并使肘关节伸展，腕关节掌屈，利用"腱效应"也可促进手的伸展。

当患儿学会放开手后，治疗师要常常用语言提示他练习张开。例如，让他将手中的东西放到治疗师手上。

3)拿起并放下东西的训练：在前面训练的基础上，治疗师可安排一些拿起并放下东西的连续动作让患儿练习。例如，套圈游戏、投掷沙包等。

4)手指动作训练：

A. 指腹捏物的训练：训练最好的方法是用彩色黏土，将患儿五个指头插入黏土中，当其手抽出时自然就会出现手指捏的动作。或用小豆教患儿捏进盘子中，甚至可在盘子中放几颗葡萄干粒，让他捏起来放到嘴里。必要时，治疗师可考虑用弹性绷带将患儿拇指、食指除外的其余三指约束起来，只用拇指和食指去捏取小东西，反复训练。

B. 指尖捏物的训练：训练的最好方法，是让患儿将大头钉捏起按顺序放到事先准备好，带有图案的塑料泡沫板上。或用彩色小塑料块进行拼图游戏。

5)投掷与打击动作的训练：让患儿投掷小垒球、小沙包等都是练习投掷的好游戏。用小木槌去敲击儿童木琴、敲击蹦跳玩具等，都是患儿喜欢的游戏，来达到训练目的。

6)双手协调性训练：

A. 双手粗大协调性训练：治疗师要选择体积较大，需要患儿双手配合完成的玩具或游戏。可让患儿将带有尼龙搭扣的大萝卜粘贴起来，更可充分发挥患儿的想象力，让他用大块塑料拼插块拼插出喜欢的东西。年龄较大的患儿还可以配合编织，铜板工艺进行训练。

B. 双手精细协调性训练：治疗师要选择体积小巧，需要患儿双手配合完成的玩具、游戏、作业活动等。可让患儿拆装小型变形金刚，拧训练用塑料小螺丝，也可配合蛋壳、马赛克工艺进行训练。

7)手眼协调性训练：在进行这项训练时，必须以头部在空间保持直立为基础，治疗师要选择需要用眼和动手的玩具或游戏，可让患儿进行串珠子、走迷宫、传递球类的游戏活动，把混合在一起的红豆和绿豆分开，甚至对年龄稍大一些的患儿进行钉纽扣的训练。

8)各种综合性手部动作训练：手部动作训练的最终目的，是可以做综合性、连续性、具有功能性的动作，达到用手做事的目的。使用拼插的组合性玩具、折纸、布贴工艺、弹琴等各种丰富多彩的游戏，可促进手部连贯动作的训练。

(二)促进感觉知觉运动功能的作业疗法

以运动障碍为主要症状的脑性瘫痪患儿，多数不能自由地在空间活动，这是因为患儿缺乏感觉与运动相互作用的体验，缺乏感觉与运动的协调活动。因为，感觉和运动的综合功能与多方面的因素有关，与患儿的智力、视觉、听觉、触觉、嗅觉的障碍程度有明显的关系。这些患儿因智力低下，又存在着各种问题，所以，对图形的识别、背景的判断、空间的位置以及学习运动都存在一定的问题。因此，从运动发育与感觉运动发育需协调与逐步提高的观点出发，应该进行作业疗法训练，提高脑性瘫痪患儿的作业活动能力，使患儿能自由地完成日常生活动作。

在未进行作业训练之前，应先进行感觉运动功能检查，包括视觉功能、图像觉、形状感觉、空间位置觉、空间关系等多方面检查。然后，从运动和感觉方面，对患儿的平衡功能、肌肉收缩、身体认识、空间认知、触觉、视觉、听觉、节律性等进行具体训练指导。例如，区别身体的左右，辨别自己周围的空间，可通过作业活动，强化运动感觉和肌肉感觉，使其了解自己在空间的位置以及与空间的关系。训练师应该丰富地、多方面地训练患儿，促进感觉运动功能的迅速提高。

感觉统合失调主要表现在5个方面：①身体运动协调障碍。②结构和空间知觉障碍。③前庭平衡功能障碍。④听觉语言障碍。⑤触觉防御障碍。

针对感知觉障碍患儿的治疗，是以感觉统合理论为理念，通过一系列器具游戏来弥补儿童所缺乏的感觉体验、运动协调、结构和空间知觉、身体平衡、听觉、触觉等方面的不足，提供计划性和适宜的感觉输入，增强并改善脑神经的组合分析处理能力。其特点是：①充分利用游戏，将一些输入不佳的感觉信息用游戏的方法加以有效组织。②养成儿童参与活动的兴趣。③让儿童感觉到轻松、快乐，摒弃一切指责和恐惧，重建自然情绪。④让儿童在一天中获得爬、趴、侧、仰、摇等多种活动感受不同的重力体验，帮助他们控制身体感觉，健康发展。

感觉统合失调治疗器具包括：触觉刺激物，如跳床、软垫、泥沙等；视觉运动与手眼协调物，如迷宫、拼插组装玩具；大运动器械，如滑梯、滑板、平衡木、治疗球等；悬吊器械，如秋千等。

感觉统合失调治疗方法已被许多研究者采用。研究表明，感觉统合失调治疗可改善儿童的运动技能、运动计划，对儿童的粗大动作、精细动作及双侧协调能力均有明显促进作用。

1. 知觉运动领域

(1)范围　粗大运动的计划性、平衡、身体形象、身体位置觉、运动觉、触觉和其他浅表感觉，视听觉性、两侧性的认识与统一，空间位置、方向和距离觉。

(2)训练举例　如横步，单腿立，跳绳，上台阶，做体操，使用平衡棒，用棒敲家具、墙壁等，推拉重物，用棒滚动球等。以达到促进功能发育，抑制异常反射，促进迷路立直反应和平衡反应的目的。

(3)促通性刺激　浅感觉、深部感觉性——主动运动和被动运动的目的动作，包括抗重力在内的抵抗运动、叩击、抚摸；视觉性——在镜前逗视，叫小儿模仿治疗师的动作、玩彩色玩具；听觉性——让患儿玩出声玩具、听音乐或发声逗弄他；心理性——玩玩具、听音乐、交谈和说话(18个月以后用)。

2. 改善身体形象　此项包括视觉、运动觉及对身体部位的认识。

(1)训练实例　通过叩击、敲打、触摸及轻按关节等，也可用刷子刷患处，玩黏土做泥人，玩布娃娃玩具，画人脸和身体，以改善障碍部位的功能。

(2)促通性刺激　通过钢琴、打字机、电子琴来增强浅感觉、深部感觉性。

针对患儿改善身体形象的训练，还可采用小组训练的形式，小组训练通常以5~6名患儿为一组，患儿扇形排坐在治疗师面前，治疗师利用人物模型，如娃娃或动物模型，指定部位后让患儿读该部位的名称；在白纸上让患儿画人物画，可以每个患儿分别画，也可以轮流并分别画人物的不同部位；还可以指导每个患儿为娃娃穿脱衣服等。

3. 方向、距离、位置关系的认识

(1)范围　自己左右侧的认识和协调,空间上对自己身体位置、方向认识,如上、下、前、后,以及手活动的协调性,手眼协调性和运动的计划性。

(2)训练实例　训练可使用平衡棒,做体操、做各种移动性训练、坐三轮车等;也可以做向各方向投球等游戏。或者以自己身体和其他物体比大小、高低;手的训练则可做手工、制作玩具、折叠纸、拼图等。

(3)促通性刺激　浅感觉性——可以使身体接触物体、床面,取不同表面材料的物品,使其摸、触或使用冰袋、水浴等;深部感觉性——做手操、托沙袋、玩哑铃,也可以按压关节和进行敲打刺激;视觉性——可以使用不同彩色标记左右袖口,照镜子训练,叫其模仿治疗师的动作,如拉动睡床等;听觉性——听各种音响,令其找发音方向。

(三)日常生活活动训练

脑瘫患儿的日常生活活动自理,是其作业疗法的最终目的。上述促进运动发育和上肢功能、感觉、知觉和认知功能改善训练,必须和日常生活活动训练结合进行。日常生活活动训练实际上从家长抚育小儿即已开始,如抱的方法、协助进食、衣服的穿、脱等。因此,指导家长对脑性瘫痪患儿进行家庭教育,也是作业疗法的重要内容。家长是最好的老师,治疗师应就具体内容给予指导。

1. 正确的卧位姿势

(1)痉挛型　以侧卧位为主,侧卧位不仅有利于阻断原始反射,有利于痉挛状况的改善,还有利于患儿姿势和动作的对称。侧卧位时,在针对存在非对称的痉挛型患儿,应使患儿双上肢在身体前方,双下肢屈曲;还可以在患儿背部加放枕头稳定姿势。也可考虑给患儿使用“耳枕”以稳定头部。

仰卧位的姿势使用较少,因为仰卧位时极易出现角弓反张现象,仰卧时可以用毛巾被等物品垫在肩下面,以使患儿肩部前倾和内旋,这样可以使患儿四肢的肌紧张得到缓解;也可用一个大围巾或宽布条,将患儿双肩往前拉,扣在胸前;还可以用一个特制的布套将患儿双手固定在胸前。对角弓反张表现异常强烈的患儿,上述仰卧位的措施效果不明显时,最好的办法是,让患儿睡在吊床上。宽松的床面中间凹陷的形状,使患儿过度伸展的躯干变成屈曲;同时悬吊床也能控制患儿头部背屈或向侧面旋转的倾向,促使患儿将头部保持在中线位置。如果在床的上方悬挂一些色彩鲜艳的玩具,将更有利于吸引患儿的头部保持在中线位置,并刺激他将手放到胸前中线位置。

在俯卧位时,不要垫枕头．让患儿的脸直接贴在床上,头转向一侧,双上肢屈曲、外展。采取这个姿势时,要经常观察患儿的呼吸是否通畅。此姿势有利于患儿抬头功能的发育,也有利于身体各部分的姿势对称(图 6－4－21)。

(2)弛缓型　弛缓型患儿肌张力过于低下,缺乏抗重力和姿势维持能力。因此,最好采用仰卧位睡姿,还可在患儿肩部、髋部加放枕头给予支持。

(3)偏瘫型　偏瘫型患儿也可采取侧卧位,但是注意尽可能采用健侧卧位,避免长时间压迫患侧,在上的患肢可自然屈曲,并在下面放一个枕头,有利于患肢血液循环和防止患儿关节过度内收。

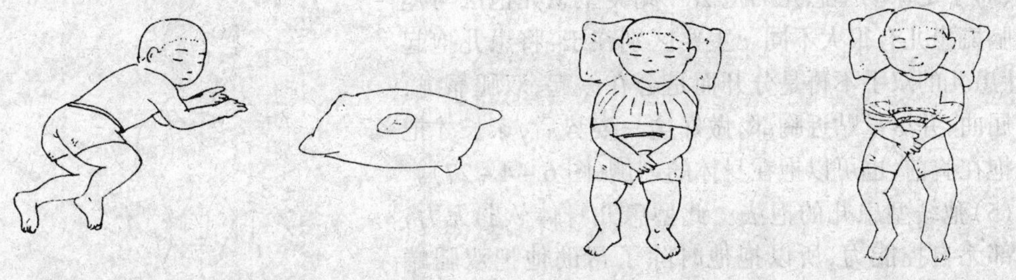

图 6-4-21　痉挛型患儿的正确卧姿及“耳枕”

2. 脑瘫患儿正确的抱法

(1)抱起方法　目的是容易抱起并预防异常体位。方法为将他滚向一侧并扶着他的头，弯腿，抱起他靠近你的身体，用同样的方式放下他(图 6-4-22)。

(2)抱着　用可以纠正异常体位的方式抱着他。方法为将患儿双上肢放前，尽量抱得直一些，头竖直以便眼看四周，所有类型都可以如图 6-4-23 这样抱着。

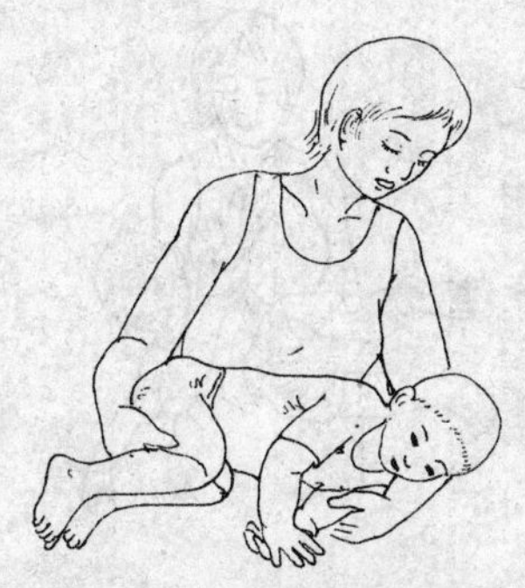

图 6-4-22　脑性瘫痪患儿正确的抱起方法

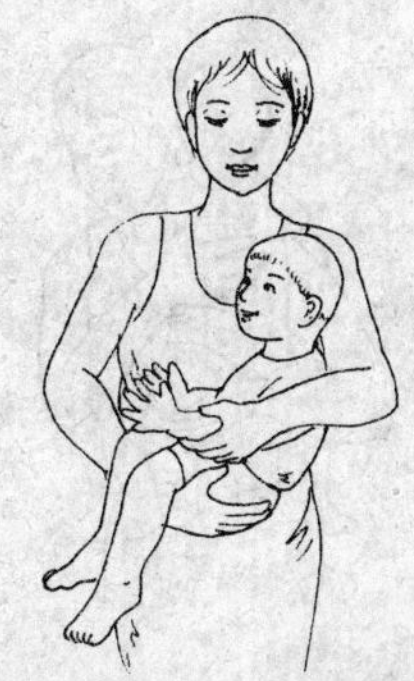

图 6-4-23　脑性瘫痪患儿正确的抱法

(3)痉挛型患儿的抱法　躺着时经常呈现双臂屈曲、两腿处于伸直状态的患儿，抱的方法应是：让患儿双臂伸直，髋部和膝盖弯曲，将他滚向一侧并扶着他的头，抱起靠近家长的身体，使患儿的双臂围着家长的颈部或伸向背部，把孩子的双腿分开放在自己的腰部两侧(图 6-4-24)。

长期处于僵直状态的患儿，抱的方式应是：先把孩子蜷曲起来，也就是把患儿双腿先分开，再弯起来；双手分开，头略微下垂；也可以让孩子把头枕在家长肩上，这样可以不断地加强家长与患儿的感情交流(图 6-4-25)。

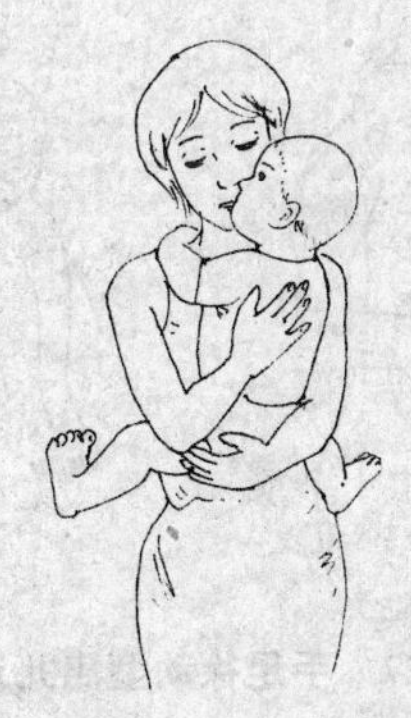

图 6-4-24　痉挛型脑性瘫痪患儿正确的抱法

双下肢交叉的痉挛型儿童亦可用如图 6-4-26 方法抱着。图 6-4-26a 的抱法，可使患儿背部肌肉得到充分伸展；图 6-4-26c 方法，可使痉挛型儿童身体得以伸展。

(4)手足徐动型患儿的抱法　此类型患儿抱法与痉挛型脑瘫患儿有很大不同。主要区别在于:将患儿抱起前,让患儿的双手不再是分开而是合在一起,双腿靠拢,关节屈曲,并尽量贴近胸部,做好这一姿势后,家长才把患儿抱在胸前,也可以抱在身体的一侧(图6-4-27)。

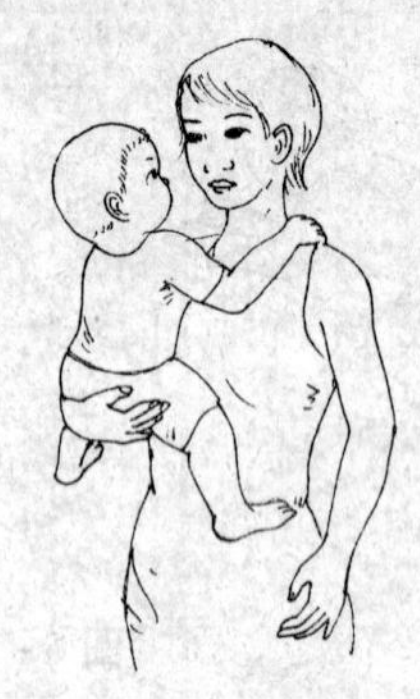

图6-4-25　长期僵直患儿正确的抱法

(5)弛缓型患儿的抱法　此型患儿身体软弱无力,头颈部无自控能力,所以抱他时除了帮助他把双腿蜷起,头微微下垂外,最重要的是给他一个很好的依靠。亦可先用徐动型脑瘫患儿抱法,家长也可以把手从患儿腋下穿过,手掌托住他的臀部(图6-4-28)。这种抱法使患儿双手活动范围增大了,同时还可诱导患儿伸手取物的意识,达到患儿双手自主活动的目的,同时躯干的控制能力也会得到提高。如果将儿童背在家长背上,患儿需要更多的支撑或他的头竖不起来,可将他背在你的侧面(图6-4-29)。

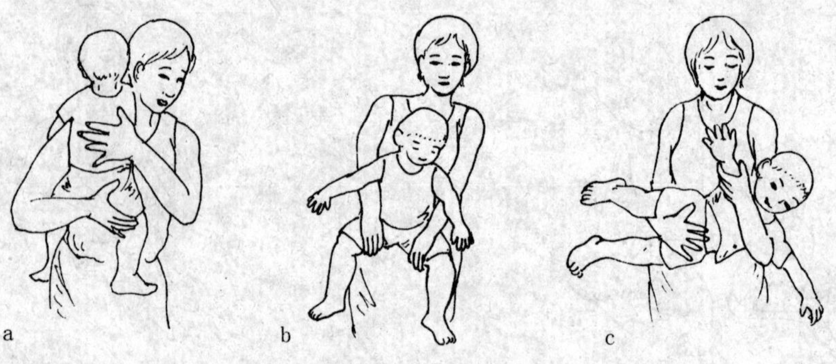

图6-4-26　双下肢交叉的痉挛型患儿正确的抱法

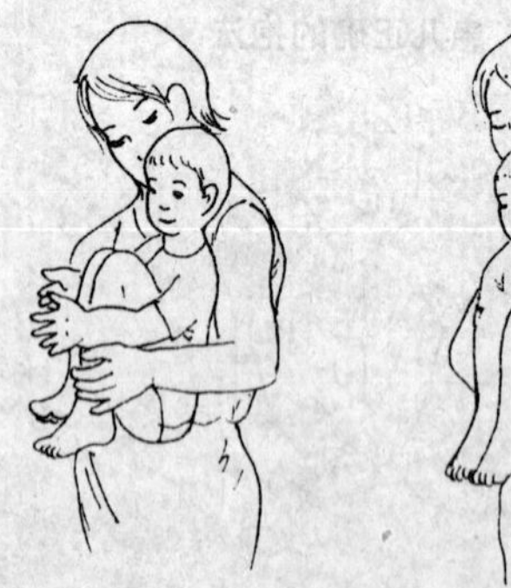

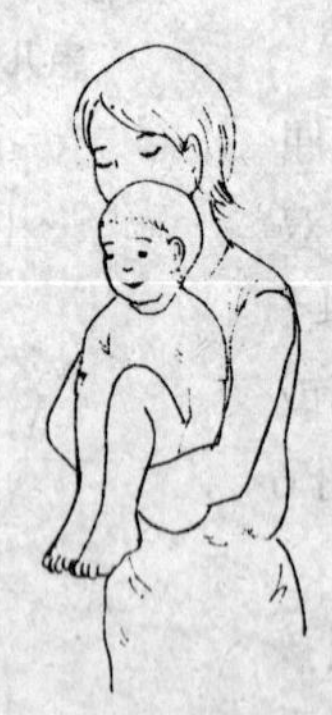

图6-4-27　手足徐动型患儿正确的抱法

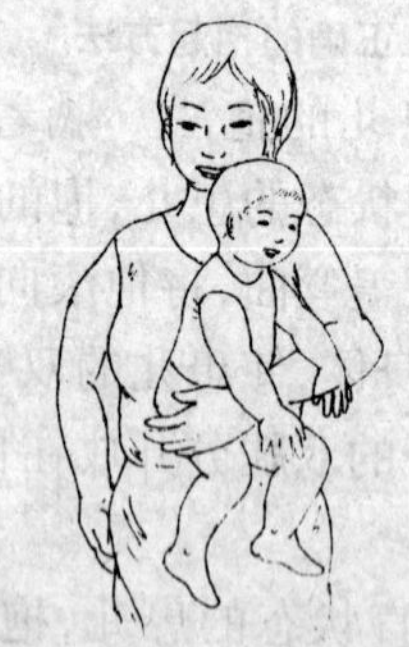

图6-4-28　弛缓型患儿正确的抱法

只有按上述方法进行抱起和抱着,对患儿今后发育和体位姿势纠正大有益处,教给家长并要求其一定要坚持去做。

3.摄食训练　小儿的摄食训练应分阶段进行。

(1)喂食训练　首先应进行姿势选择,喂食训练时控制患儿的姿势十分重要。首先,让患儿坐稳，肩及手臂略向前，并控制其下颌和嘴唇。最重要的姿势选择是，让患儿头、肩、手臂略向前倾，髋、膝关节屈曲。临床实际上是根据患儿的类型对姿势进行选择。

1)痉挛型：痉挛型患儿最重要的姿势选择，是让患儿头、肩略向前倾，双手放在体前，髋关节屈曲大于90°，并外展骑跨在治疗师大腿上，膝关节屈曲。这样可以有效缓解患儿头后仰，双上肢屈曲挛缩，双下肢伸展交叉的僵直状态(图6-4-30)。

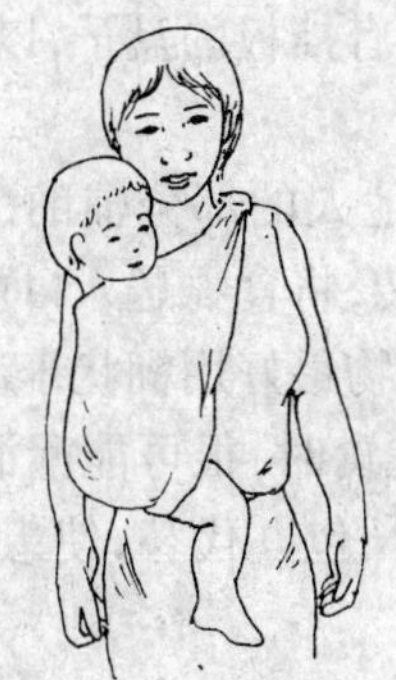

图6-4-29　弛缓型患儿侧方抱法

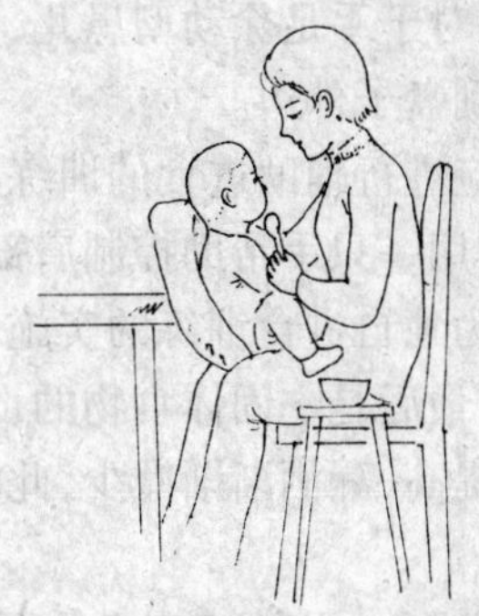

图6-4-30　痉挛型患儿的喂食方法

2)手足徐动型：手足徐动型患儿最重要的姿势选择，是保持患儿头、双肩、躯干的稳定，双下肢髋、膝关节屈曲并内收靠拢(图6-4-31)。

3)弛缓型：弛缓型的患儿最重要的姿势选择，是支持患儿头部和躯干，使其保持直立状态，双下肢自然屈曲(图6-4-32)。

其次，是嘴部控制方法的训练，对患儿嘴及其附近区域加以适当控制，可以改善患儿的吸吮吞咽反射，有利于患儿顺利进食。其方法是，利用大拇指压患儿耳前下颌关节，食指压在下嘴唇与下颏之间，中指放在下颏后面。这样给予嘴部稳定持续的压力。

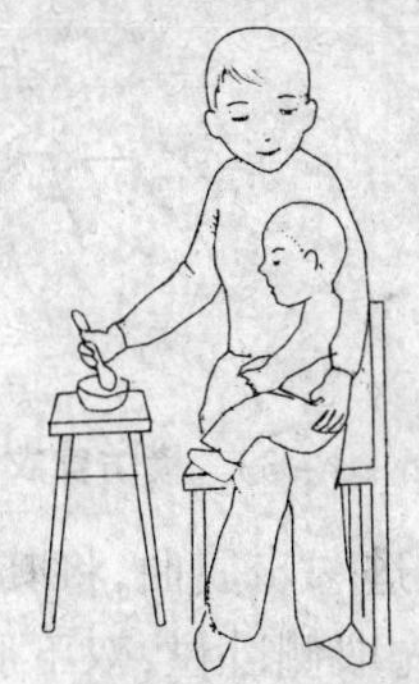

图6-4-31　手足徐动型患儿的喂食方法

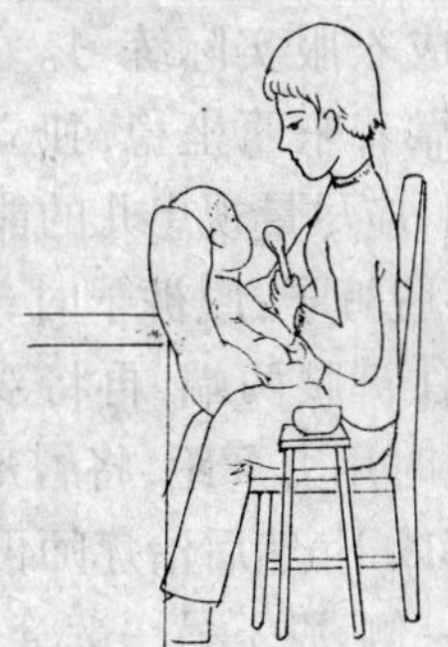

图6-4-32　弛缓型患儿的喂食方法

第三，应进行喂食训练的实际操作，在选择好喂食姿势和掌握了嘴部控制法后，就可以喂食了，喂食时要用平浅的勺子，这样可以用勺子底部压患儿舌尖，以便将食物放入嘴中，取出勺子时，利用嘴部控制法，帮助患儿将嘴闭起，以促进吞咽。

(2)独自进食训练　第一步进行进食前的准备工作。根据不同的年龄、身高选择大小适合的桌椅，使患儿坐上去，躯干可伸直，髋、膝、踝关节屈曲90°，双脚平放在地上。根据不同患儿手的抓握情况，选择适当的勺子。对手粗大抓握能力较差的患儿，可选用较长较粗把柄的勺子；对于前臂主动运动受限的患儿，可选用旋转方向勺或弯把把柄勺；对于手抓握困难，能力极低的患儿，可选用万能袖带。根据不同患儿双手的配合能力及控制能力，选择适合的盘子和碗。对于偏瘫型患儿，可选用带吸盘或防滑垫的盘子和碗，或将盘子和碗固定在桌子上，可协助患儿进食；对于手足徐动型患儿，可选用较大、较深的碗及边缘有挡板的盘子，以防止患儿将盘内食物弄到盘子外边。

第二步应进行辅助进食的训练。开始进食时患儿往往需要他人的部分辅助，治疗师可站在患儿体侧，用一只手帮助控制肩部，另一只手协助患儿前臂旋转，将食物送入口中。

第三步为独自进食训练的实施。开始用勺子独自进食时，食物最好用糊状半流食的，以后再训练喝汤，最后是吃固体食物的训练。患儿在刚刚学会独自进食时，很可能漏洒很多，随着进食能力的提高，漏洒渐渐减少，此时，治疗师切不可心急，让家长包办代替，使患儿失去了练习的机会。

4．更衣训练　脑性瘫痪患儿要学习更衣，必须配合坐、立、手部动作等训练的进步，才能逐渐进行，而且还必须要患儿能理解和配合。更衣训练可分为以下三个阶段进行。

(1)认识阶段　更衣训练时要选择吸汗，不易皱而又富有弹性的衣服。颜色要单一，不要花花绿绿，这样可使衣服的领、袖、扣都清清楚楚，让患儿好辨认。衣服的领口要宽大，尽量以拉链或尼龙拉扣代替扣子，裤子也要宽大，并采用松紧带式，治疗师要教会患儿区别衣服的上、下、前、后、领口、袖子各部位。

(2)模仿穿衣阶段　这个阶段，治疗师可先让患儿用圈圈练习穿脱的动作，反复练习直到熟练(图6-4-33)。

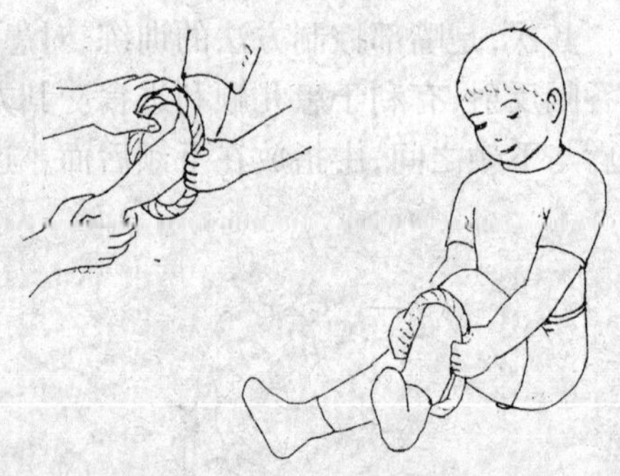

图6-4-33　模仿穿衣训练

(3)实际更衣练习阶段　当患儿熟练掌握了穿脱动作后，可换成衣服实际练习。更衣训练的体位可选择仰卧位，靠着东西坐稳，独立坐位、立位等进行。训练的原则，应尽量视患儿的能力而定。

1)仰卧位穿脱裤子：脱裤子时，治疗师让患儿取仰卧位，双手抓住裤腰两端，再将双下肢屈曲，双足平放在床面上同时用力下蹬，将臀部抬起，此时双手将裤子脱至臀部以下，然后治疗师再指导患儿翻至侧卧位，下肢进一步屈曲，将其中一个裤管脱下，再翻至另一侧，脱下另一裤管。穿裤子时，治疗师让患儿先取侧卧位，双下肢充分屈曲，用一只手抓住裤子最靠自己的一端的裤腰，将同侧下肢伸进裤管，再指导患儿翻至另一侧，将另一下肢伸进裤管，然后翻成仰卧位，双下肢屈曲，双足用力下蹬将臀部抬起后，双手抓住裤腰两端同时向上拉至腰部穿好。

对于不能双足同时下蹬抬起臀部的患儿，治疗师可指导患儿用左右翻转身体方法，一步一步完成穿脱动作(图6-4-34)。

2)靠着东西坐稳，穿脱套头衫：脱套头衫时，治疗师让患儿靠着坐好，指导患儿用双手抓住

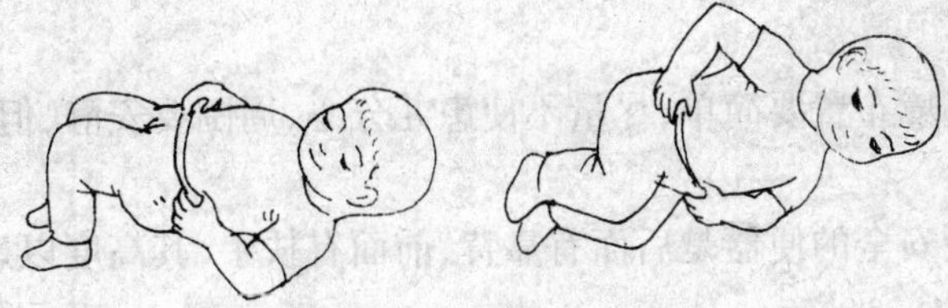

图 6－4－34　仰卧位穿脱裤子的方法

套头衫领子的两端，令患儿头部、躯干尽可能前屈，同时双手先向上拉动衣衫，既而双手同时向下将衣衫拉过头部，然后将左右上肢脱出。穿套头衫时，治疗师应指导患儿，将头、躯干稍前倾，先将衣领套好，然后将左右上肢伸进左右袖子穿好。

3)独自坐位穿脱开衫：脱开衫时，治疗师让患儿取椅坐位，并协助患儿将扣子解开，指导患儿双上肢交叉，用一只手抓住对侧上衣的衣袖，向下拉，同时这侧上肢向上向后从衣袖中抽出，再指导患儿用同样的方法脱去另一袖子。穿开衫时，让患儿仍取椅坐位，治疗师指导患儿用双手抓住衣服领子的两端，双上肢肩关节前屈 90°，肘关节伸展、双手用力向后，将衣服披在身上，然后再指导患儿用左手拉住衣服右侧前襟，将右上肢穿进袖子，再用右手拉住衣服左侧前襟，将左上肢穿进袖子。

对于偏瘫型的患儿，治疗师应指导患儿脱衣服时，先脱健侧，再脱患侧。方法是，治疗师协助患儿将扣子解开，用健手将健侧衣服拉至肩下，再将健侧上肢从袖子中抽出。然后用健手将患侧衣袖脱下。穿衣服时，治疗师应指导患儿先穿患侧，再穿健侧。方法是，指导患儿先将衣袖套到患肢上，然后向上拉动衣袖至患肩以上，再用健手从颈后绕过抓住衣领，拉至对侧的健肩，最后将健肢穿好。对于偏瘫型患儿或手部精细动作较差，协调性不佳的患儿治疗师应考虑用按扣、尼龙拉扣代替普通钮扣，也可考虑使用系扣自助具，以方便患儿穿脱，使他最大限度地达到自理。

4)立位穿脱裤子：治疗师让患儿扶物站稳后，指导他用一只手抓住裤腰的一端，将这侧下肢伸进裤管，再用这只手扶物，用另一只手抓住裤腰另一端，将另一下肢伸进裤管，然后，左右手交替将裤子拉至腰部穿好(图 6－4－35)。

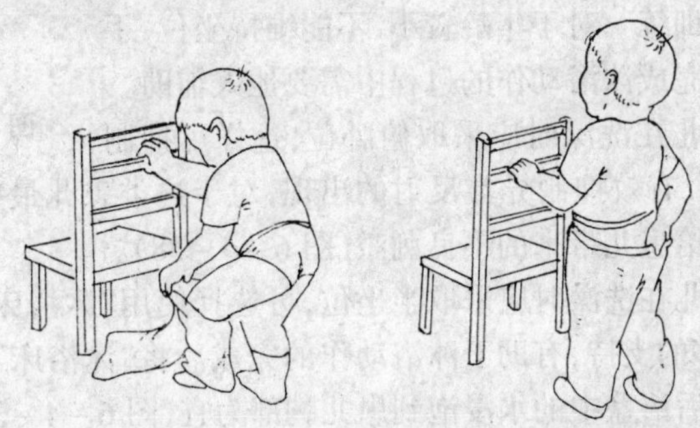

图 6－4－35　立位穿脱裤子的方法

5. 入厕动作训练

(1)小便的训练

1)环境的选择:环境布置要简单,尽量不使患儿分心,周围要安静,但可以播放一些轻松的音乐。

2)便器的选择:最安全的便器是后面有靠背,前面有扶手,其高度以患儿坐上去,双足可平放地板上为宜(图 6-4-36)。

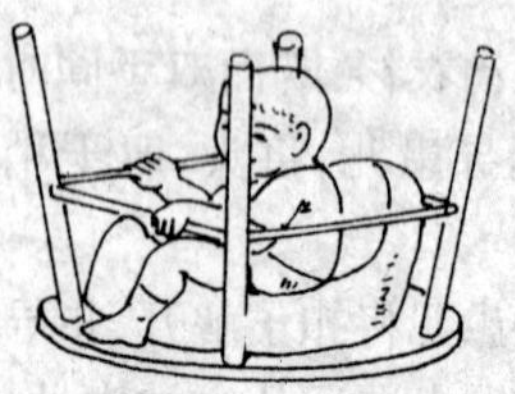
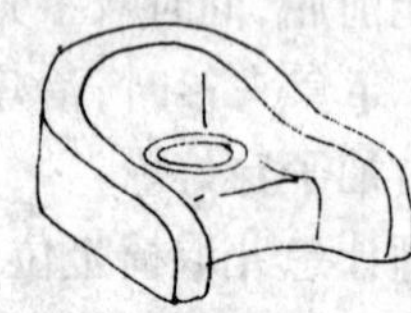
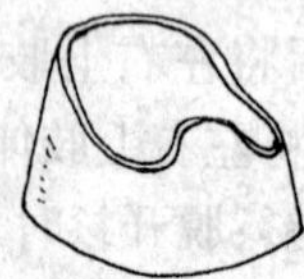
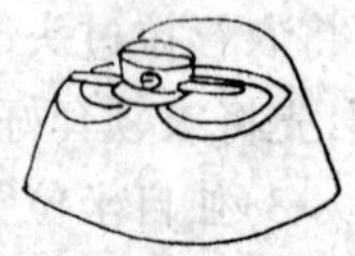

图 6-4-36 各种形式的便器

3)小便训练的实施:训练时间,应视患儿饮水的多少来调节,一般 1~2 小时让患儿解小便一次,要定时把患儿放在同一便器上,再加上"嘘嘘"的声音配合着,可以促进排尿直至养成习惯,主动示意他人要小便为止。

(2)大便的训练

1)环境的选择:除与小便训练相同外,卫生纸应放在患儿伸手容易取到的地方。

2)便器的选择:与小便训练相同。

3)大便训练的实施:训练最好定时在进食后半小时进行,让患儿双下肢外展蹲坐在便器上,配合"嗯嗯"用力的声音促进排便,对于年龄较小的患儿,治疗师可指导母亲,由母亲抱着患儿采取蹲坐式以利于患儿解出大便(图 6-4-37)。

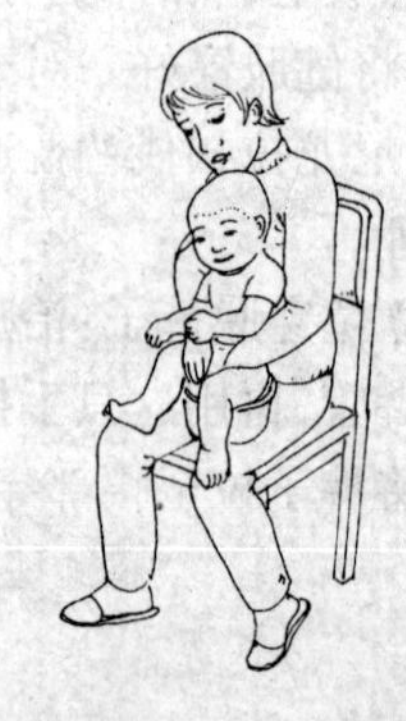

图 6-4-37 排便训练

6. 沐浴训练　脑性瘫痪患儿的年龄不同,障碍情况不同,洗澡时所采取的体位也不尽相同。必须选择一个舒适、稳定安全的体位,患儿才能顺利完成沐浴动作。

(1)辅助患儿洗澡的训练　对于年龄较小、不能维持坐位、手功能极度低下的患儿,在完成沐浴动作的过程中需要他人辅助。

1)痉挛型:痉挛型患儿在洗澡时应采取俯卧位,这样可抑制伸肌高度紧张,易化屈肌,有效抑制异常反射的出现,对于这类患儿最好选择盆浴,水温要适度,避免淋浴和水温不适给患儿带来的不良刺激(图 6-4-38)。

2)弛缓型:弛缓型患儿在洗澡时应采取半坐位,可选择使用"沐浴床"进行训练,这样可给予其头部、颈部、躯干足够的支持,有助于沐浴动作的完成。将"沐浴床"安装在配套使用的长圆形浴盆上,让患儿坐上后浴盆中的水浸泡到患儿胸部为宜(图 6-4-39)。

3)手足徐动型:手足徐动型的患儿在洗澡时应尽可能采取坐位,并采取躯干加固定带的方法,这样有利于沐浴动作的顺利完成(图 6-4-40)。

(2)独自沐浴的训练　对于平衡能力和手功能尚可的患儿,可让他自己练习洗浴。为了安全和提供方便的角度考虑,可在浴盆周围安装扶手及特殊装置(图6-4-41)。

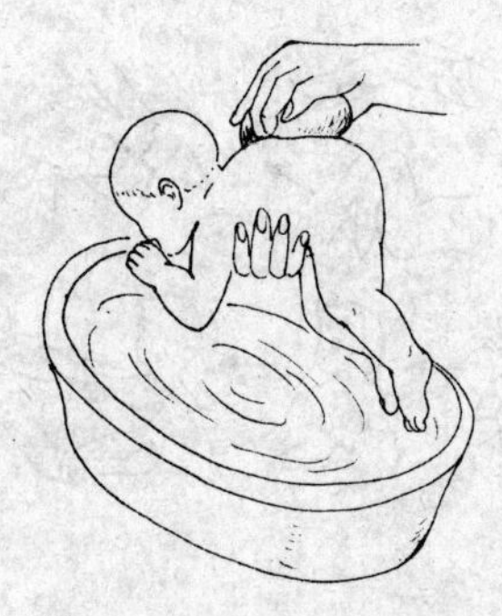

图6-4-38　痉挛型患儿沐浴方法

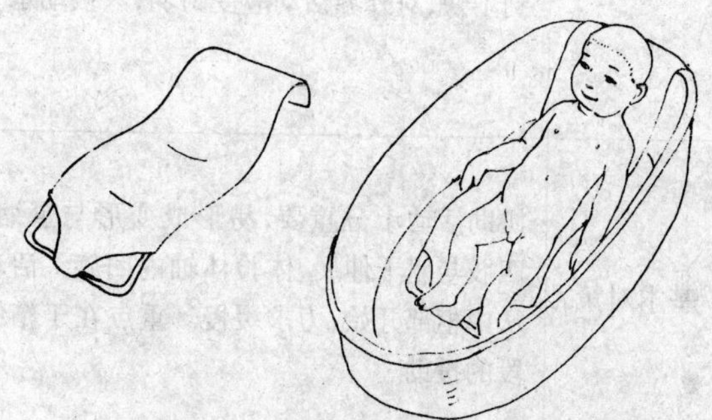

图6-4-39　弛缓型患儿沐浴方法

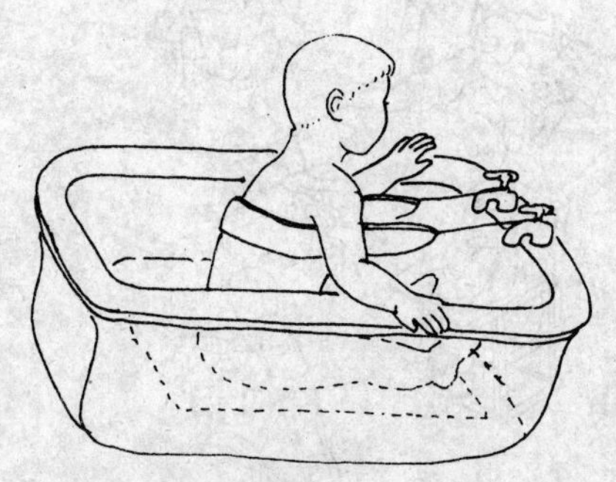

图6-4-40　手足徐动型患儿沐浴方法

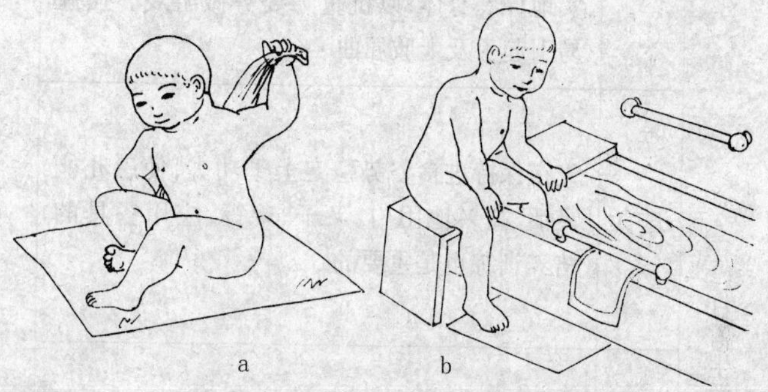

图6-4-41　患儿独自沐浴方法

a. 独立沐浴;b. 沐浴时的安全装置

7. 书写动作　脑性瘫痪患儿学习时,应注意铅笔要粗大易握,以使用圆珠笔为好,也可以在笔上套胶皮套便于持握,并设法固定笔记本。训练中,必须同时改善患儿的认知、识别功能。书写练习可从画纵线、横线、方块、四边形着手,然后再根据其具体情况,练习写大字,再写小字,书写练习过程中注意书写速度,练习时最好配合图片、实物教学。

对手足徐动型脑性瘫痪上肢功能明显障碍者,有条件者可用电脑作为交际手段。手指变形、无力者,也可以将棒固定在头上、足趾间来叩击键盘。

各型脑性瘫痪患儿一些日常生活动作的训练方法归纳,如图6-4-42、6-4-43、6-4-44、6-4-45。

特征		手、足、肢体痉挛，活动受限，对姿势变化感到不快，对外界活动应变力弱，只被动承受 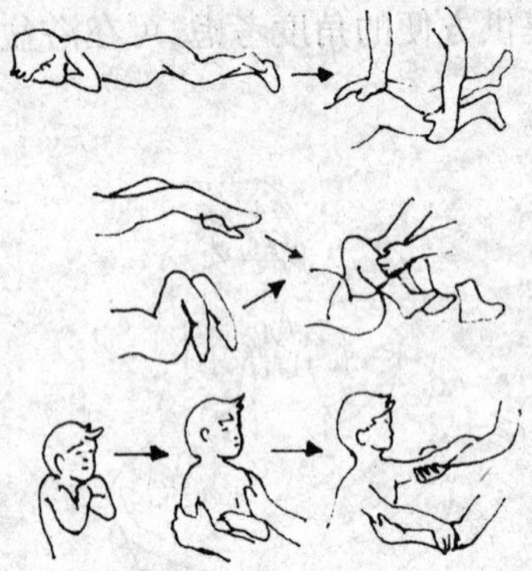
基本对策		协助活动十分重要，易形成变形与挛缩，使四肢与躯干伸展，体验体轴内回旋。活动要从中枢部开始，力求缓慢。重点在于精细阶段的援助
日常生活动作	育儿游戏	使之体验各种姿势、习惯活动，逐渐适应与人交往。游戏中要慢慢地期待反应，一边协助并增加他能做的项目，让其获得自信，确实地伸展身体，以抗重力姿势做游戏。强握易引起手及上肢屈曲 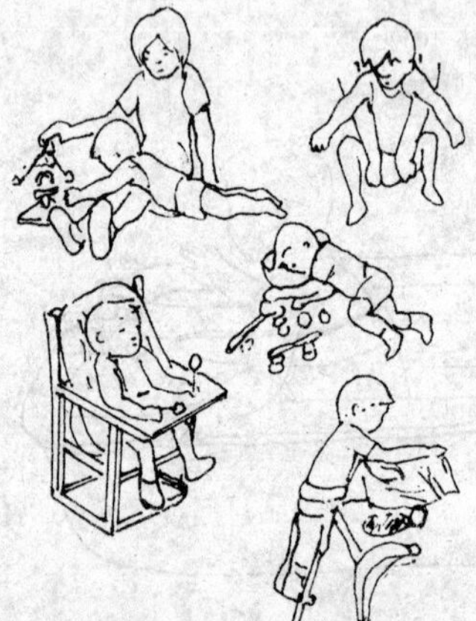
	进食	先在保持进食姿势稳定上下功夫，使患儿能灵活、高兴地用勺、叉子、碗等，应用餐具的培养训练也是重要的
	更衣	要一边训练穿衣，一边提示其动作中经常保持的不良姿势，训练伸展、外展、回旋、抗重力姿势。可用声音指导他从会穿的部分来开始练习
	移动	培养自己移动的经验，如推三轮车、电动车、轮椅等 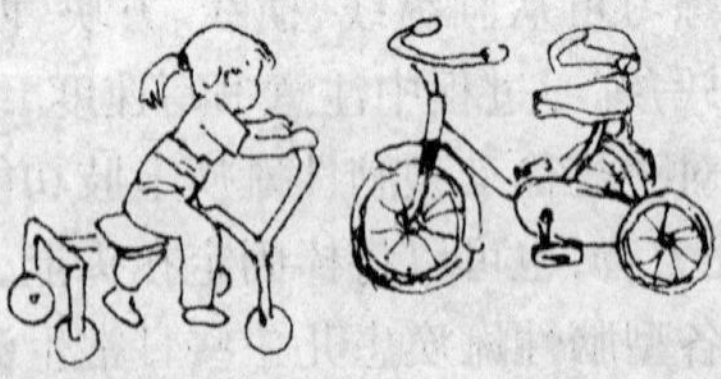

图 6-4-42 痉挛型四肢瘫患儿日常生活中的训练方法

<table>
<tr><td colspan="2">特征</td><td>无论是运动、感觉都表现左右非对称性，不注意瘫痪侧
非瘫痪侧可充分游戏，但经验少，不能满足游戏，呈过度运动倾向(多动)</td></tr>
<tr><td colspan="2">基本对策</td><td>使之有对称的感觉、运动经验，要设法使瘫痪侧肢体参加运动，不要增加联合反应。最好设定集体游戏环境与课题</td></tr>
<tr><td rowspan="4">日常生活动作</td><td>育儿游戏</td><td>可从正面以声音呼唤，提高对称的姿势中的两侧活动，要让瘫痪侧进入视野。控制非瘫痪侧的过度努力活动。游戏场地宜隔离，注意不玩绕转游戏。宜做适当大距离的抓握、松开动作。要用两手玩</td></tr>
<tr><td>进食</td><td>保持对称姿势(瘫痪侧手放桌上)，使用比较重和易抓握的食具以防止滑动</td></tr>
<tr><td>更衣</td><td>穿脱衣服先从瘫痪侧开始，以不加强联合反应的程序、姿势为好</td></tr>
<tr><td>移动</td><td>患儿几乎都能独自步行。可考虑用三轮车、带辅助的自行车来训练对称性的移动</td></tr>
</table>

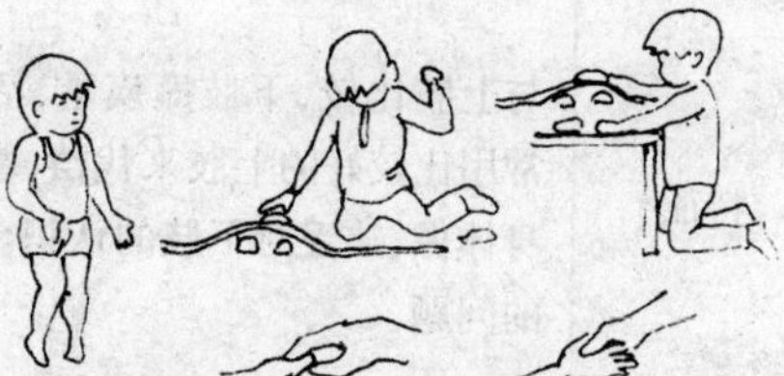

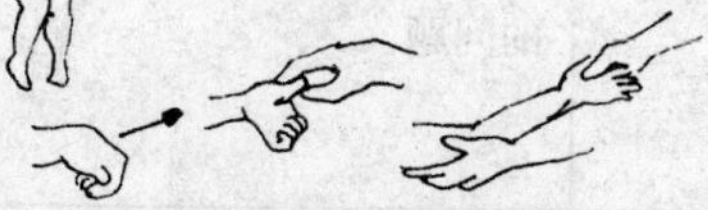

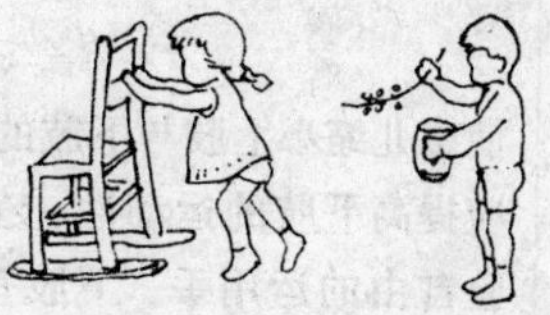

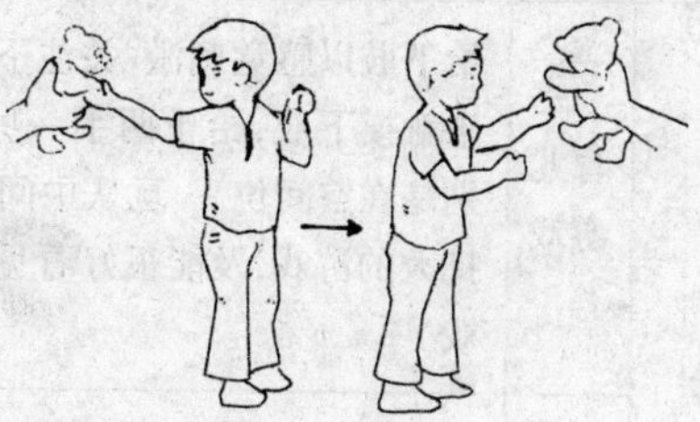

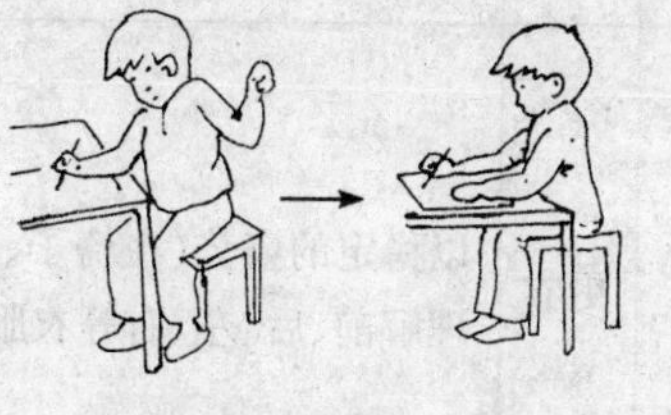

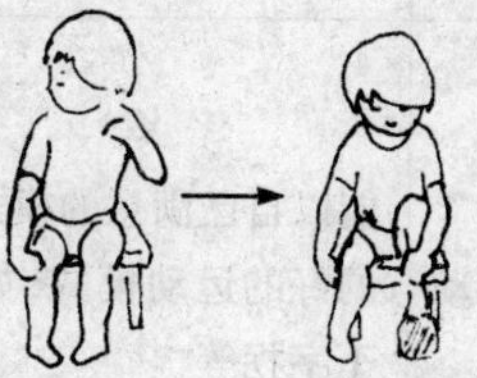

图 6－4－43　痉挛型偏瘫患儿日常生活中的训练方法

特征		与上肢比较,下肢瘫痪重,活动受限。为此常用比较好的上肢来代偿,掌握了不正确的身体像,缺乏对下肢的认识。多数具有视觉的问题	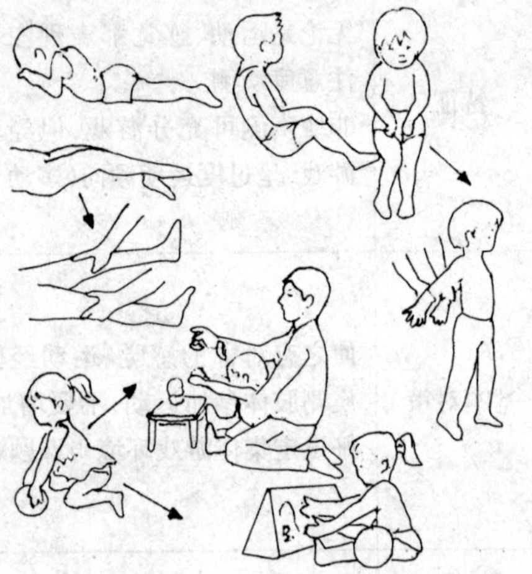
基本对策		使患儿缩小上肢与下肢的差距感十分重要。应提高下肢的运动性、支持性,尽早使之体验自由的运用手。下肢宜做多样运动。训练视觉和运动的统一,促进手眼的协调	
日常生活动作	育儿游戏	给下肢以感觉刺激,关注下肢的活动。用手来触摸下肢,给予两手一些活动的经验(特别是在空间位)。玩从中间开始尽量向周围扩大的游戏,及能很好看见并进行操作的游戏	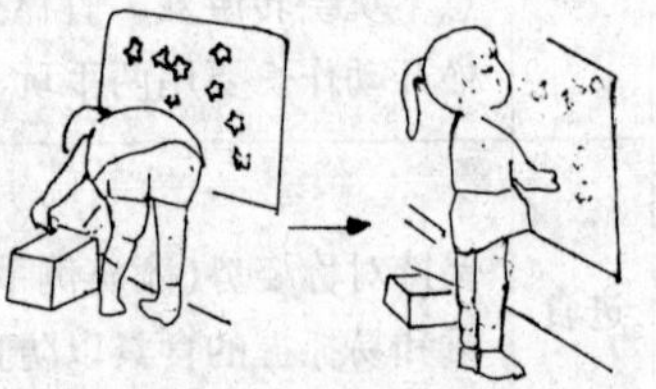
	进食	两手不要离口太近,在正中线上使用。从早期开始选用适于患儿的刀、叉、筷子	
	更衣	以稳定的姿势(在椅子、床上)更衣。使患儿理解前、后、左、右等衣服的方向	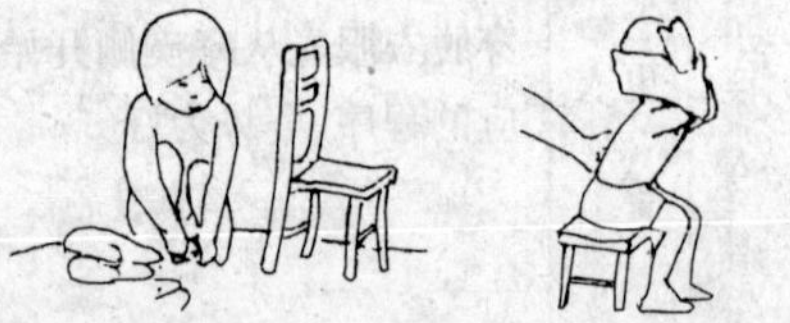
	移动	能以自己满意的模式移动,尽可能诱发下肢的好的运动模式,如三轮车、电动车、椅子、丁字拐等	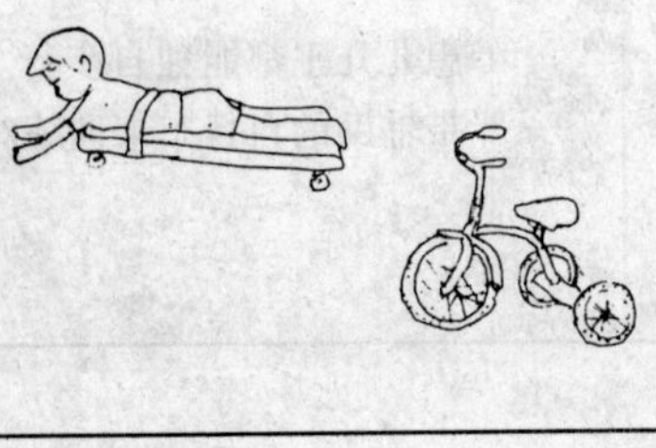

图 6-4-44 痉挛型双肢瘫患儿日常生活中的训练方法

特征		运动缺少必要的稳定，有不随意运动（上肢比下肢功能差），头难以保持正中位，注视困难。手和手、手和眼协调困难。由于感情、思想的影响，常变化很大	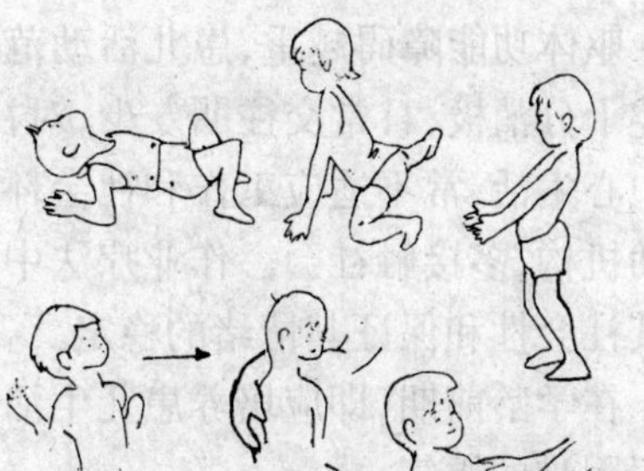
基本对策		应保持对称的、持续的姿势，使头部、上肢指向正中位，重心置于前方（下方），促进持续的注视与抓握动作。对年长儿应训练自己控制自己	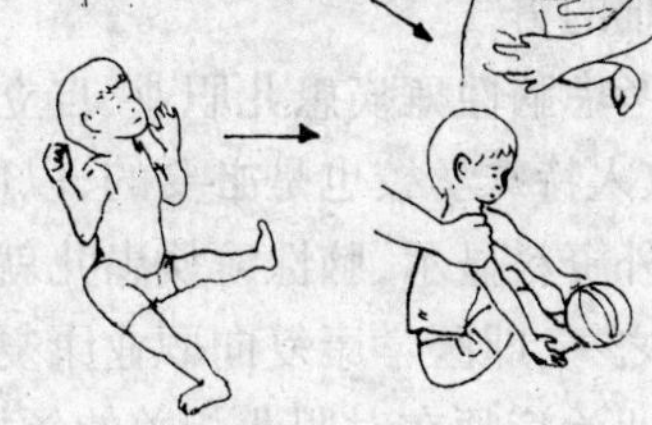
日常生活动作	育儿游戏	从婴儿期起要反反复复地参与功能活动。将玩具摆在视线下、正中线内。选择惹眼的有大的操作活动的玩具，促进注视。为了看出其技能和智能方面的能力，应着重观察应激反应	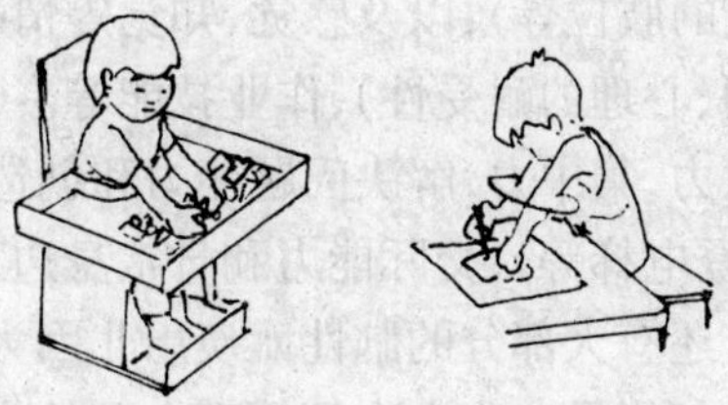
	进食	注意重心向前方的姿势。勺柄要粗，可装胶皮，使勺不离手以便固定食器。若一侧上肢向后方背时，可使用固定带等	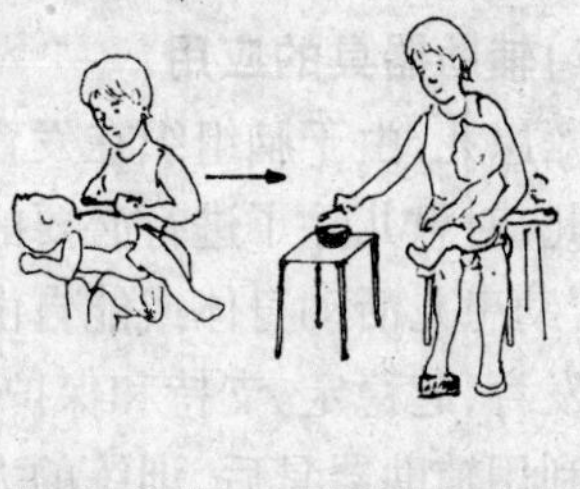
	更衣	可利用椅子来协助做更衣动作。注意不要诱发全身性伸展形态（角弓反张）。从后方来脱，不触碰颜面	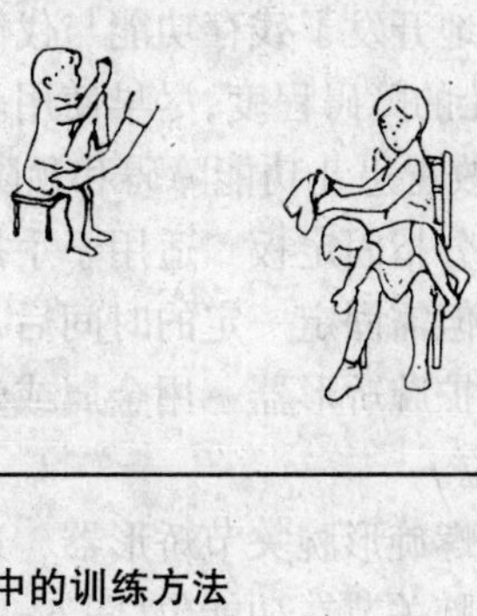
	移动	可利用电动车、椅子、步行器、拐杖。应最大限度地保持头、上肢的对称性，发展现有的移动水平	

图 6-4-45　手足徐动型脑瘫患儿日常生活中的训练方法

(四)社会的适应性

躯体功能障碍越重,患儿活动范围越受限。由于经验不足,或过于被照顾,参加社会活动兴趣十分消极,日常交往朋友少,对社会的理解不够,缺少社会性,这样脑性瘫痪患儿多以自我为中心生活,常不适应工作和社会环境。所以,要注意自幼儿期起调整其社会环境,争取进入托幼机构,多接触社会。作业疗法中不仅侧重于个别指导,而且还要通过游戏、集体活动来发挥其社会性和保证其情绪的稳定。

在学龄前期,即应培养患儿生活的乐趣和人生的乐趣,创造条件,使患儿树立生活信心和克服困难的勇气。

在考虑脑性瘫痪患儿职业、自立生活时,应争取其享受义务教育的权力。能上普通学校最好,争取入特殊学校也是必要的,以便争取未来的劳动就业机会。

国外资料显示,脑性瘫痪患儿就业率约为15%。其就业前评价和训练,也是作业治疗师的任务之一,即医学康复向职业康复的过渡。

作业治疗师在对职业相关的领域评定时主要侧重以下四个方面:①躯体的能力:手的功能(粗大动作、精细动作、手眼的协调、双手或单手动作、握力等),灵敏性,躯体的耐受性(疲劳度、作业的肢位等),以及感觉、知觉等情况。②作业能力:作业态度,作业习惯,作业的耐受性(躯体的、心理的耐受性),作业技能等。③一般能力:知识能力,指示的理解力,表现力,学习能力,注意力,集中力,解决问题能力和创造性等。④日常生活动作能力:通勤能力,移动能力(上台阶、登电梯等),交际能力和日常身边事物处理能力等。

还有大部分的脑性瘫痪患儿因为就业困难,需要在家中或福利设施中生活。所以,在社区中如何指导这些人自己管理自己的生活,也是作业治疗师的责任。如安全管理能力,金钱管理能力,趣味活动能力,余暇活动,家事活动等;以及自助具、辅助用具的制作和使用。促进患者在社区、家庭中生活愉快,有利于逐渐恢复健康。

(五)辅助器具的应用

脑瘫患儿,由于脑组织在发育过程中受损伤,使移动运动功能障碍,给生活带来极大的困难。因此,对患儿除了进行必要的训练治疗外,还应该根据患儿的障碍情况,尽早使用辅助器具,以帮助患儿活动身体或能自由行动,参加文化学习。辅助器具的使用不仅可促进患儿运动功能的发育,起稳定、支持和保护作用,而且对患儿的心理也是极大的安慰,特别是年长儿或学龄儿童利用辅助器具后,训练的力度加大,训练时间延长,而且训练以外时间的活动增加。因此,极大地开发了残存功能与代偿功能,对患儿能参加集体生活、走向社会十分有利。所以,应根据患儿的障碍程度,尽早使用。

1. 改善患儿功能障碍和预防矫正畸形的辅助器具

(1)分指固定板　适用于手指屈曲挛缩的患儿。将手指固定在伸直位,帮助改善手指的屈曲挛缩,但需固定一定的时间后,松开分指板进行手指的功能训练。

(2)护腕矫形器　用金属或塑料板制成的,可使腕关节固定在背屈20°~30°,偏向尺侧10°的功能位。

(3)螺旋形腕关节矫形器　这种矫形器呈螺旋形,从手掌开始经过手背到前臂环绕呈螺旋状,固定腕关节在功能位(图6-4-46)。

(4)指间关节伸展矫形器　用金属条、钢丝或塑料板制成,可使指间关节伸展,用在指间关节挛缩的屈曲状态,使之伸展(图 6-4-47)。

(5)腕关节伸展矫形器　在螺旋式各种护腕的基础上增加一弹性橡皮筋,使腕关节伸展,矫正掌屈腕下垂(图 6-4-48)。

(6)腕关节外展矫形器　在前臂与手掌之间,用橡皮筋相连固定在手掌尺侧,可矫正腕关节内收及向桡侧偏斜(图 6-4-49)。

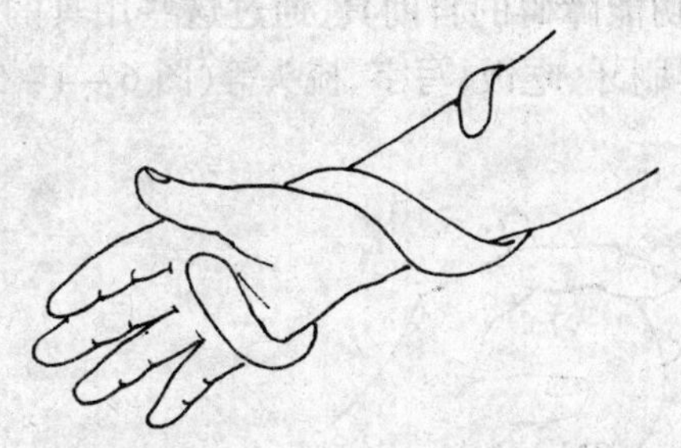

图 6-4-46　螺旋形腕关节矫形器

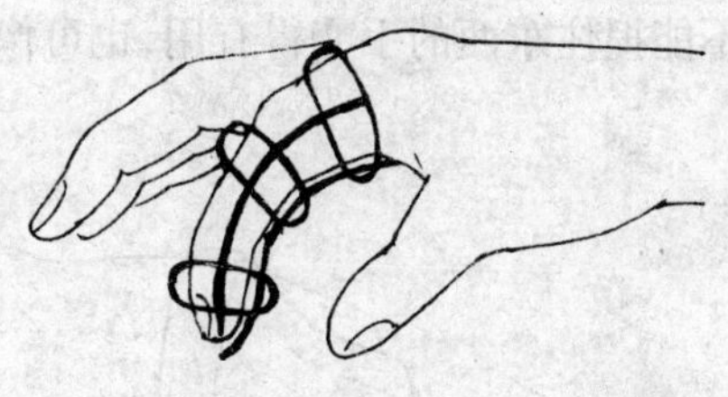

图 6-4-47　指间关节伸展矫形器

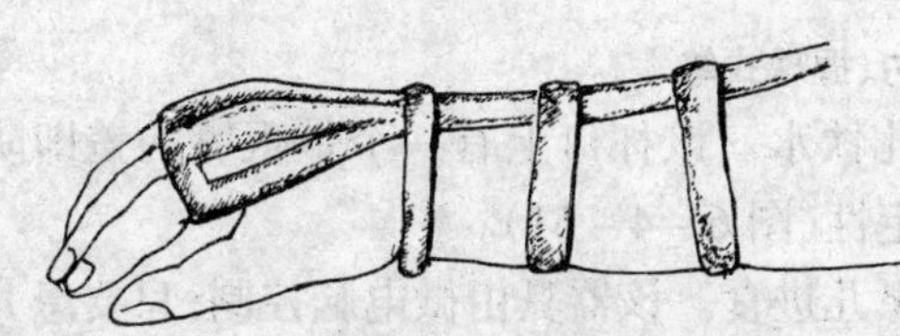

图 6-4-48　腕关节伸展矫形器

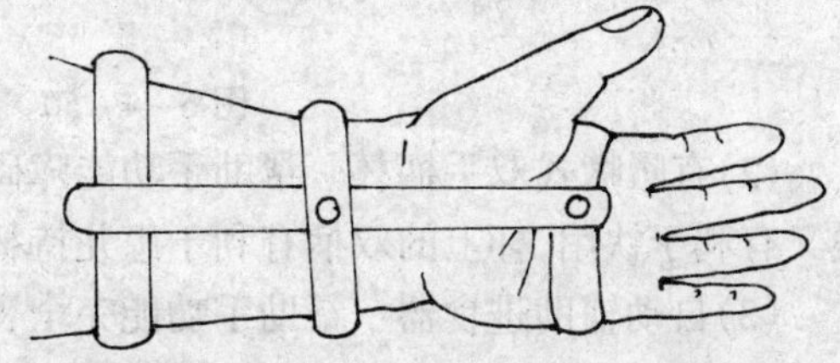

图 6-4-49　腕关节外展矫形器

(7)双股内收畸形矫形器　若患儿双股内收畸形,两腿交叉,行走时可成交叉步态,影响患儿站立、行走及会阴部护理。此时,可采用双下肢外展矫形器,分开双腿。

(8)膝部畸形矫形器　膝屈曲畸形需采用能固定膝关节的膝、踝、足矫形器。其上部固定于股部,超越膝关节,故可起到矫正膝部畸形的作用。患儿穿戴后可进行站立及行走训练。

(9)尖足畸形矫形器　对小腿三头肌紧张所致的垂足畸形,如使用手法即可矫正,或患儿于入睡时则畸形能够消失,可以使用热塑性材料制作踝足矫形器,并可将水平部分穿在患儿鞋内。如足畸形较重,需较强的外固定方可维持矫正位时,则需应用金属及皮革等材料制作的能连带固定小腿的踝足矫形器。

(10)外翻扁平足畸形矫形器　应用踝足矫形器时,在矫正鞋内的足底内侧部位放置长条的半月形软垫,以垫起内侧足弓,使足被动内翻、放平。

(11)内翻足畸形矫形器　与(8)类似,也应用踝足矫形器,但鞋内加垫方向相反,在矫正鞋内的足底外侧部位放置长条形软垫,以垫高足底外侧,使足被动外翻、放平。

2. 改善患儿日常生活能力的辅助器具

脑性瘫痪儿童由于存在着不同的功能障碍,使得日常生活(如进食、洗漱、入厕、读书、写字、外出、娱乐等)很难自理,为了改善他们的生活自理能力,人们设想了许多的办法,设计了满足残障条件下使用的辅助器具,通过辅助器具的帮助来减轻对他人依赖。但是,这些辅助器具不是一拿来就会使用的,它有一个残障适配的过程,需要不断的训练才可提高他们的生活自理能力。这类辅助器具通常是个人必备的代偿用具,且在需要时使用。

(1)套掌式勺、握球式笔　这是一组适用于手指功能障碍的自助具,通过这些用具的帮助使本不能捏住东西的手变得有用,也可像健全人一样刷牙、吃饭、写字、梳头等(图 6-4-50)。

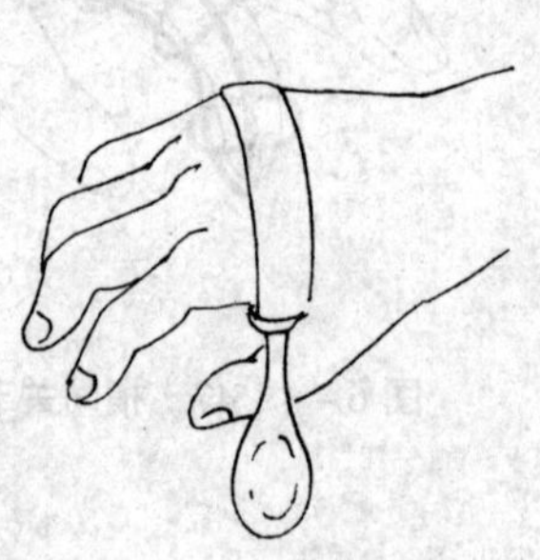

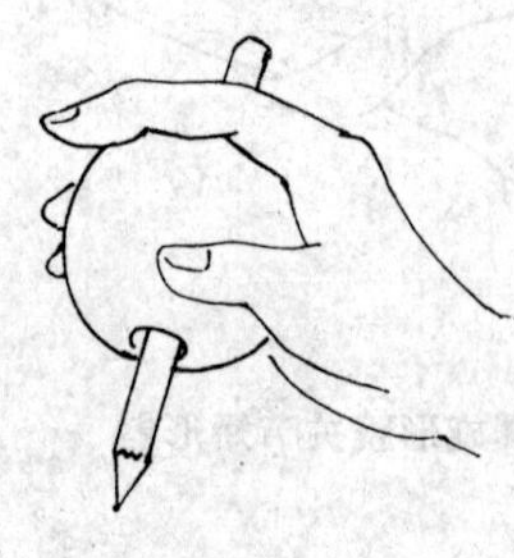

图 6-4-50　套掌式勺、握球式笔

(2)有啜嘴式双手柄杯　帮助手功能障碍的患儿饮水。该杯口上有一个带啜嘴的盖即防溢又有利于饮用,杯上的双柄有利于患儿持杯的稳定性(图 6-4-51)。

(3)自动辅助进食器　帮助手功能完全丧失的患儿进食。该器具由微电脑控制,只要患儿用手轻轻地触动控制仪即可自动地完成取食、喂食等动作,从而减轻家长的负担。

(4)磁力书写辅助器　帮助手功能障碍的患儿练习写字用;该器具有一带磁性的圆盘,通过其上面的绑带将手腕部固定在桌面上,增加手的稳定性,辅助患儿进行书写(图 6-4-52)。

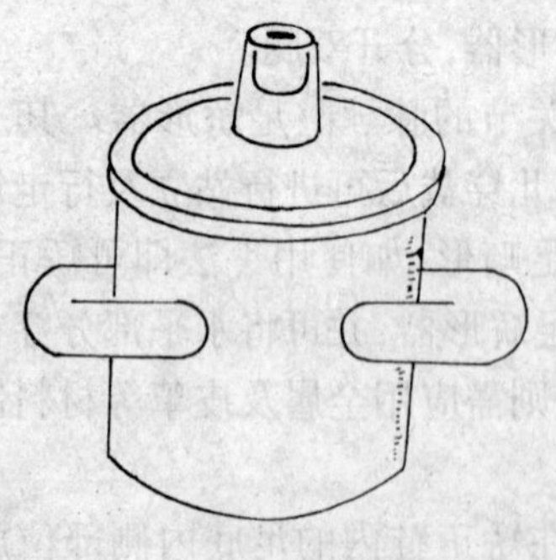

图 6-4-51　有啜嘴式双手柄杯

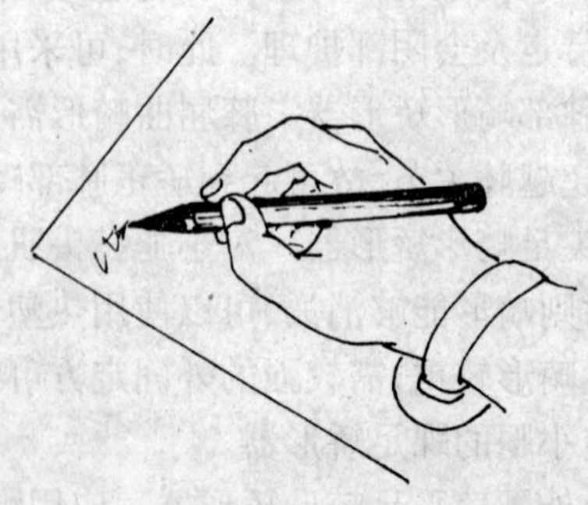

图 6-4-52　磁力书写辅助器

(5)扑克牌辅助器　帮助手指功能障碍的患儿也像健全儿一样的玩牌,同时训练思维能力(图6－4－53)。

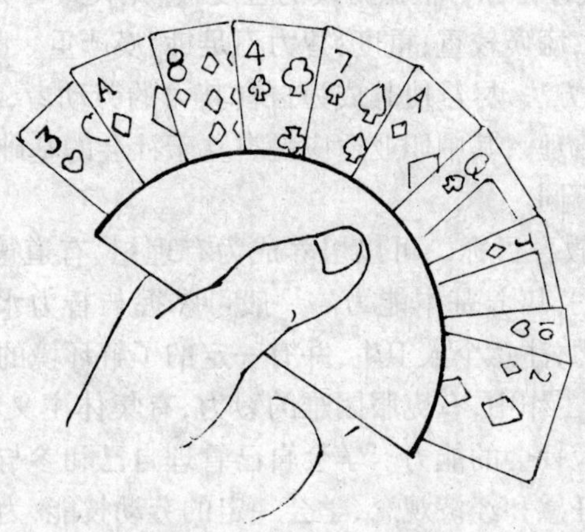

图6－4－53　扑克牌辅助器

此外,考虑到患儿的肢体残疾和平衡功能差、易摔跤的特点,家居环境也要作无障碍改造。如采用木地板或铺软垫板,在墙壁、柱子、地面等,以及所有有凸起棱角处均用软垫材料覆盖,防止二次创伤。

常用于脑瘫患儿的矫形器,如表6－4－1。

表6－4－1　常用于脑瘫患儿的矫形器

问　题	目　的	矫　形　器
撞头:有意或无意	保护头、脸	安全帽
张口:流涎、进食、言语困难	促进闭合	下颌托靠弹力带连接到轻质头带上
手握拳	维持功能位	二指长手套型板
腕手固定屈曲畸形	防止进一步畸形	支撑前臂腕手、手指掌侧于功能位的矫形器
固定肘屈曲畸形	同上	全臂长圆筒套
不能保持肘伸展	使肘支撑负重	全臂长圆筒绑套
不能主动伸腕影响手功能	促使腕伸展	抑制腕屈曲的矫形器
不能主动外展拇指影响手功能	使拇指外展	使拇指保持于外展位的矫形器
意向性震颤影响手功能	减少震颤	加有重量的腕带
躯干控制不良和非对称性姿势	保持直立对称性坐位	可调式有肩带或腹股沟带的躯干矫形器
双髋内收	获得满意的姿势	可调的髋外展矫形器
膝固定屈曲畸形	支持站立时膝伸展	长下肢矫形器
尖足步行	促足背屈足跟着地	短下肢矫形器(AFO)
足畸形	保持正常姿势	矫形鞋

(六)教育康复

脑性瘫痪患儿除了运动功能障碍外,智力水平亦多低于正常水平,且伴社会适应行为缺陷,但随着年龄的增长和脑的发育,运动功能和智力有一定程度的提高,本着“用进废退”的生理原则，对脑性瘫痪患儿进行早期干预，并运用有系统和有组织的教育和训练，以起到补偿矫治作用，是脑性瘫痪患儿的重要康复途径之一。

1．脑性瘫痪患儿的教育目标　根据瘫痪的程度，患儿大致可分为3组。轻度：智力正常，瘫痪轻度；中度：智力不足，瘫痪较重；重度：智力不足，瘫痪严重。脑性瘫痪患儿教育的总目标是通过特殊的教育与训练方法，尽量使其成为自食其力的劳动者，即职业的适应、社会的适应和个人适应（指个人生活自理），其中职业适应是自立于社会的基础，是最终目标。但病情程度不同，具体培养目标有所不同。

（1）轻度脑性瘫痪的教育目标　可以培养成为有理想、有道德、有文化、有纪律的社会公民。具体目标要达到：第一，培养基本能力。一般可掌握与智力水平相适应的文化知识和技能，有一定的生活处理能力，注意个人卫生，并有一定的了解环境的能力。第二，培养良好的思想品德和个性。在学习和工作中，有克服困难的毅力，有集体主义精神和集体荣誉感，有较稳定的情绪。第三，培养适应社会的能力。学会自己管理自己和参与社会活动，能尊重别人并友好相处，有一定的社会责任感和经济观念，学会一定的劳动技能，为就业做准备。

（2）中度脑性瘫痪教育目标　应着重体力和心理能力的康复与补偿，培养良好的思想品德、习惯、社会适应能力和劳动技术，尽量使其能达到生活自立。具体目标是：第一，培养良好的思想品德和个性，学会关心他人和集体；学会与他人友好相处。第二，发展与人交往的能力，在协助其多与人交往的同时，指出不适当的行为，及时改正，逐渐发展社会交往能力。第三，培养独立生活和适应环境的能力，学会照顾个人起居饮食，培养处理日常生活中遇到的简单问题的能力；尽量减少照顾程度。

（3）重度脑性瘫痪的教育目标　加强护理，尽量减少别人的监护和照顾程度。

2．脑性瘫痪患儿教育的基本原则　脑性瘫痪患儿的主要特征，是无法与同龄儿一样灵活迅速的学习，必须配合其本身的发展速度，应用正确的原则与技术来协助他们进行有系统的学习，以下是使他们接受教育与训练更为有效的一些基本原则。

（1）矫治缺陷、为教育与训练奠定基础　脑性瘫痪患儿常常伴有功能障碍、营养失调或其他疾病与缺陷，应当在教育训练之前，对他们进行矫治。如积极开展运动康复，伴有癫痫者，应当先控制癫痫发作，以便使他们的躯体在较为健康的状况下进行学习，取得更好的效果。

（2）早期发现、早期干预　医疗和教育训练是否能够取得效果，关键在于早期发现与早期干预。

（3）热爱儿童，严格要求　脑性瘫痪患儿在学习上会遇到许多困难，行为上往往有种种问题，情绪和个性方面也常出现一些不良表现，教师要以满腔热情去理解他们，耐心和细心地启发诱导，决不能表现出厌恶和嫌弃。凡是教学计划内应该学习的任务，则应严格要求，不能随意降低或减少。总之，通过教学与协助，能够使他们体会到教师的热爱和关怀。

（4）激发学习积极性，体验到成功的喜悦　脑性瘫痪患儿缺乏学习的积极态度和主动性，他们在家庭、学校或同伴中往往是失败者，种种挫折使之失去信心，形成心理上的压抑，对任何事都没有兴趣，因此他们不会主动地努力学习。教育训练时，要明确学习目的性，安定其情绪，培养多方面兴趣，并在组织教材中，缩小回答的选择范围，使其获得正确答案，体验到成功的喜悦，激励学习积极性。

(5)从实际出发,因人而异制定学习计划　脑性瘫痪患儿个体差异很大,接受能力很不相同。在确诊和评定临床等级之后,还必须对他们在感知、动作、语言和社会适应等各个方面做出评价,然后从实际出发,因人而异制定教育训练计划,最大限度地以个别化原则来进行有针对性的教育,使每一个接受教育训练的患儿潜力得到充分的发挥。

(6)教育内容要有系统性,循序渐进　脑性瘫痪患儿的教育训练内容不同于普通儿童,从整个学科到各章节乃至每堂课的教学内容,都应该有其系统性,也就是前后需有联系,循序渐进,才有利于理解、记忆和应用,有利于他们的智力进一步发展。

(7)加强直观性教育,注意教学活动的变化　注意运用脑性瘫痪患儿的多种感官和已有的经验,通过各种形式的感知和富有变化的教学活动,不但使其学得生动活泼,有趣味性,而且有助于形成概念,获得知识,提高认识能力,具体做法如下:

1)多利用活动和游戏方式,使教学趣味化,并能通过亲自尝试,从中获得实际经验。

2)多利用形式多样化的教具和教学资源,如实物、图像、模型、幻灯、电视和电影等直观手段,留下深刻印象和记忆,加深对课文的理解。

3)尽量利用实际事例,以及日常生活中的有关资料为教材,使之感到与己相关,学会灵活运用,有所变通。

4)教师在教学中要语言形象、具体、生动和有趣,并可应用手势和身体动作示范,协助理解和掌握所学的内容。

(8)强调目标训练,学习步调不宜过快　这就是要把训练内容分解为若干个细小步骤,按预定的目标,一步一步有计划地进行训练,最后达到训练目标的实现。对轻度脑性瘫痪患儿,分解的步子可以粗一些,大一点,注意他们的接受程度,或采用"回归主流"的方式,在普通班与正常儿童一样接受教育;对中、重度患儿,分解的步子则要更细小一些,以便减少其混淆和失败感的产生。

(9)反复练习,不断巩固　脑性瘫痪患儿的心理特征之一,是识记缓慢,遗忘快,保持不巩固。所以,在指导他们学习时,必须运用多种方法,使他们留下鲜明的印象,并且通过反复练习,不断巩固之后,他们才有可能加以运用。

(10)提供反馈,增强正确的反应　脑性瘫痪患儿亦应了解自己所做的反应是否正确,有助于学习。反馈形式包括:教师让他们知道自己学习结果的正误,如反应正确,给予正向增强后,此行为再度出现的频率将会有所提高。增强必须及时和明显,通过增强法,逐渐培养他们的良好行为或消除不良的行为。

(11)鼓励家长的合作和参与　要提高教育训练效果,家长的合作与参与必不可少,参与教育训练的家长,首先要接受一定时间的有关指导方法与教材的讲习,让家长尽早参与指导自己的子女,并且协助患儿心理状态的健康教育。

3. 脑性瘫痪患儿教育的课程重点　脑性瘫痪患儿的学习能力与需要具有极大的个体差异性,很难列举一套适用的课程模式。不过,按照轻、中、重度不同病情程度的脑性瘫痪,可将其所需课程做出概括性归类。以下分别介绍一些轻、中、重度脑性瘫痪患儿所需课程的重点。

(1)轻度脑性瘫痪患儿的课程重点　轻度脑性瘫痪患儿必须学习的课程重点包括:算术、社会沟通、安全、健康、职业、动作与课外活动等方面的技能。归纳起来,主要包括职业、社会与个人适应能力等几个方面，旨在培养其日后能在社会上有效地生活与工作的能力。

学前教育的课程编制重点，应当放在语言发育、动作发育和感知训练等方面。教育训练前，应以不同年龄基线测试每一个儿童，再按其缺欠方面进行有计划的训练。如感知训练，包括视、听、触、味、嗅等，其基线为：

1)低基线(0~2岁)：①运用拇指、示指拾起细颗粒物体。②叠砌4块积木。③插桩钉。④撕纸。⑤逐页翻书……

2)中基线(2~4岁)：①剪直线。②对角、斜角折纸。③按模型、周界粘贴图案。④在图案范围内填色。⑤印画……

3)高基线(4~6岁)：①用纸粘贴成图案而不交叠。②填色时注意细微部分，避免出界。③画人像。④摹仿写简单文字。⑤模仿组合图案及模型……

4)小学和中学阶段(6~14岁)：课程重点除小学读、写、算、自然、美术、劳动和体育等技能科目外，加强社会适应、语言、知觉、动作和自理等训练，要使之学会说话和书写技能，并运用语言理解能力学习其他知识，以应付生活所需。

(2)中度脑性瘫痪患儿课程重点　学前及小学阶段的中度脑性瘫痪患儿课程，似应以生活自理和动作技能训练为主，兼以社会适应、沟通与实用技能等。在具有此等技能的相当程度基础之上，方能到中学阶段进行职业训练。

1)自理课：主要培养照顾自己生活需求能力，如饮食、大小便、穿着、梳洗和安全等。

2)沟通课：培养与他人有效沟通的能力，包括运用语言、手势等和别人进行适当的沟通，不仅能听懂，也可以自我表达。

3)社会适应课：学习如何自我控制情绪，乐于助人，并且发展其热心和诚实等品质，以及对异性的适当态度。

4)实用技能课：即是将有限的读、写、算等技能，用于日常实际生活中去，使之适应与满足日常生活的需求。

5)职业与经济技能课：在辅助器具的协助下，尽量掌握一些就业技能，培养工作态度及兴趣爱好。

(3)重度脑性瘫痪患儿的课程重点　重度脑性瘫痪患儿往往伴有多种障碍，对医疗服务的需求相当迫切。过去认为他们只需终生养护，不具备学习能力，如今一般认为只要教导得法，也能学习一些基本生活技能，其中，最需学习的是饮食、穿着、梳洗与大小便等生活自理技能。由于许多重度脑性瘫痪迟滞儿童伴有明显的注意力、知觉、动作和头、手、脚的控制障碍，以及沟通障碍，需在实施训练之前，设计合适的训练方案，选择适当的辅助器材，如易拿握的餐具、沟通板、行动辅助器等，并采取必要的激励措施，矫治其身心缺陷，然后方可学习生活自理技能。

4．脑性瘫痪患儿的教育与训练方法　教育与训练脑性瘫痪患儿，比简单的传授知识与技巧需要更多的方法。而且，单纯强调其中的任何一种方法都是有害的，应当根据具体情况，灵活掌握，综合运用。现简要介绍几种教育与训练方法。

(1)循序渐进法　主要是把各种课程系列地加以划分为小型的、具有逻辑顺序的学习单元，然后循序渐进地教学。例如，课题是春天，可以划分为：春天的月份、春天的天气、春天的花朵和春天的蔬菜与水果等若干个小单元,通过学习唱春天的歌,在日历上找出春天的月份,到室外找春天的花草,尝春天的蔬菜及水果,充分运用视、听、味、嗅、触等各种感觉器官去体验春天。

(2)诊疗教学法　是一种典型的个别教学,其主要目的是根据教学诊断资料,为个别脑性瘫痪儿童,设计适合其独特需要的特殊教学方案。在诊疗教学过程中,教师不仅要了解患儿能做什么,不能做什么,还要了解其失败原因,和如何才能取得成功的有关心理过程与发展线索,作为施教依据。诊疗教学是"教学—测验—教学—测验"的交替过程,并由诊断、计划、实施教学、评估和修正等5个阶段,周而复始,循环不已地构成5个相同等分的诊疗循环图。

诊疗教学形式多样,最常应用的形式为下列3种:

1)个别指导:即一对一地个别指导。通常最能依照儿童的能力施教;保证其有效地学习,师生关系与相互沟通亦较密切。

2)小组教学:将学习问题相类似或学习程度相近的儿童,组合成一个小组进行教学。通常为4~6名患儿一组,由一个教师任教。

3)独立学习:这是一种自学活动,教师把教材内容按序编成细目,让学生循序渐进自学。这种教学的特点是,患儿对呈现的教材须主动做出反应,学习结果可及时反馈,并充分适应患儿的个体差异。

(3)任务分析法　所谓"任务分析",即是运用行为分析技巧,把教学任务作详细的分析,重点放在分析学习的操作方面。具体说,就是把患儿学习的终结目标行为作为主题,然后将它分解为一连串的小步骤动作行为,让患儿逐个学习小步骤的动作行为,最终完成目标行为的学习。任务分析有各种不同的具体方法,较常用的有下列4种:

1)链锁法:大多用于学习自理技能。将一个目标行为分解成一串相连的小步骤,例如,教患儿喝水,可以分成以下5个环节的连锁行为(能力较差患儿,可分成更多环节):右手(或左手)拿起杯子——把杯子送到嘴边——喝一口水——咽下水——把杯子放下。

链锁法可分为整个链锁、前链锁和后链锁三种。整个链锁法,即练习从链的开端,一直到末尾,每次都要教完所有的步骤,并让其做完之后,再予强化。用前链锁法时,最先教链锁行为中的第一个步骤或环节;后链锁法,则是最先教最后一个环节,亦可在弄清楚患儿最喜欢的那一个环节教起。患儿依照选用的链锁法,逐步学习,教师协助的程度则逐渐减少,直至患儿能自己完成整个目标行为的要求为止。

2)塑形法:主要用于增加一些从未做过的行为。通过对近似目标的行为做出鼓励,正性强化,以及随需要变更教具,使患儿逐渐掌握目标行为。运用此法,分解成小步骤的不是目标行为,而是不断变更其接近目标行为的反应与教具。从开始到完成目标,患儿都学着同一个目标行为,只是学习行为不断改变,教具亦随之更易。例如学习穿珠,教师可以用大孔木珠和胶管开始,逐渐依照患儿表现更改所需的木珠和穿线,直至达到会穿珠的目标。

3)辨别学习法:多用于概念方面的学习,包括两个原则:第一,目标物与非目标物愈来愈近似;第二,非目标物的数目渐增。

4)渐消法:这是逐渐减低某个行为的协助程度,或改变提示形式,以及性质的更改,缓慢减少对协助的依赖,直至患儿能自己做出该项行为。如教患儿沿黑点线画圆,开始用较深色的黑点线画圆,逐渐变成很浅色的黑点线,教师可分6个步骤,从握着患儿手沿点线画,直至只给口头指示,由患儿独自画圆。

(4)行为矫正法 脑性瘫痪患儿往往伴有某些行为问题,或特殊功能障碍。若按奖惩学习原则,对其进行行为矫正,常能取得较好的效果。一般可采用阳性强化法、阴性强化法、间歇强化和惩罚等行为矫正法。

现代科技在脑性瘫痪患儿的教育与辅导上,贡献最大的要数电脑辅导教学。它可以让患儿按一个字键,或触摸荧光屏上展示内容的某一部分,即可完成应答,并立即获得答案对与错的反馈。这种辅助教学不但能按患儿各自程度进行学习,而且颇能维持患儿的学习兴趣。

另外,可应用语言合成声电动符号沟通板等,以增强其与别人沟通的能力。

脑性瘫痪患儿伴有注意力缺陷时,可设计附带在他们衣服的感应器,一旦分心,即将有关生理信息传送电脑处理,并发出有关信号,提醒他们。对于他们的记忆力缺陷,也同样可以设计自动提醒装置,督促从事一些例行事项。为增进重度脑性瘫痪患儿的生活技能,已陆续设计出一些协助进食、排泄和沐浴等活动的器具。

四、其他治疗措施

(一)药物治疗

目前尚无治疗脑瘫的有效药物。但对肌紧张所致的肌肉痛,不眠、精神不稳定而造成肌紧张亢进的恶性循环,仍需要给予抗痉挛剂。对痉挛型可用氯苯氨丁酸(baclofen)、硝苯呋喃(dantrolene)等肌紧张松弛剂。但必须注意,癫痫患儿不能用此药。对于手足徐动型脑瘫常配合使用安坦(artane)、美多巴(madopar)等多巴胺类药物。合并癫痫者给予抗癫痫药物,也可使用促进脑代谢的药物。

(二)手术疗法

近年除了传统的矫形手术,包括髋关节屈曲、内收、内旋畸形,髋关节内收合并膝关节屈曲畸形,膝关节、踝及足的畸形,肘关节屈曲畸形,前臂、腕关节和手畸形的矫正手术外,主要采用选择性脊神经后根切断术(selective posteri rnizotomy, SPR)。在此主要简单介绍选择性脊神经后根切断术。

1. 手术适应证 严重痉挛和僵直,影响日常生活和康复训练,而保守治疗无效的患儿。其他条件还有:①单纯痉挛性脑瘫,肌张力在3级以上。②肌张力虽高,但固定挛缩较轻。③术前有一定的运动功能,仅因痉挛致步态异常者。④智力正常或接近正常,利于配合术后训练。⑤严重痉挛和僵直,影响日常生活、护理及康复训练者。⑥虽为混合型,但以痉挛为主,手术可使功能改善者。

2. 手术禁忌证 ①智力低下,不能配合康复训练者。②肌力低下,运动功能较差者。③手足徐动型、共济失调、扭转痉挛及重度混合型脑瘫。④严重的肢体固定挛缩畸形和脊柱畸形、腰骶部不稳定者。

3. 治疗效果 所有接受腰骶段SPR术的患者,术后皆出现明显的肌张力及肌力下降,2周之内逐渐恢复至接近正常水平。肌力通常下降1级左右,但灵活性却明显提高;剪刀式步态消失,马蹄足畸形减轻或消失;下肢各关节活动范围增大;浅感觉及本体感觉无明显减退。随访8～24个月效果不变。颈段SPR术后上肢肌痉挛消失，肌力仅轻度下降，各关节活动范围明显增大，但手部精细动作功能改善不明显。

本手术的关键在于“选择”，它有三种含义：其一，是病例的选择，即手术适应证选择。其二，是手术节段的选择，上肢痉挛选择颈段手术，下肢痉挛可选择胸腰段手术或腰骶段手术。胸腰段手术损伤小，对脊柱稳定性影响小，但操作困难；腰骶段显露充分，损伤大，操作相对容易。可根据患者情况及术者熟练程度来选择。其三，是术中进行电刺激选择，用电刺激仪测定各后根束阈值，选择阈值较低的神经束切断。这三者缺一不可，是手术疗效优劣的关键。

（三）物理治疗

水中运动是通过患儿在水中利用水的浮力进行的辅助运动、支托运动、抗阻运动等，以改善平衡、步行、全身协调、肌力、体位变换、ROM等能力，还可帮助患儿发展身体形象和空间关系感知，使患儿了解身体和四肢的存在、位置及其关系。水重游戏尚有益于儿童的身心健康。另外，生物反馈疗法、功能性电刺激和痉挛肌电刺激有减低痉挛，增强肌力的作用。

（四）言语矫治

言语矫治也是脑瘫患儿重要的治疗内容，原因是在脑瘫患儿中言语障碍的发生率达30%～70%。在脑瘫患儿中，最多见的言语障碍为构音障碍和言语发育迟缓，两者均需由专业的言语治疗师在言语治疗科室进行，具体治疗措施参见《言语治疗学》。

（五）传统医学康复疗法

传统医学康复疗法主要包括针灸法、按摩法、中医中药、埋线法与穴位注射法，详见《中国传统康复治疗学》。

（李　林　王　刚　顾　越）

第七章　脊髓损伤的康复

第一节　概　述

脊髓损伤(spinal cord injury,SCI)是由于各种不同伤病因素引起的脊髓结构/功能损害,造成损伤水平及以下运动、感觉、自主功能的改变。脊髓损伤的原因大部分可从X线平片的影像显示出来。在和平时期,屈曲型损伤所致的脊柱骨折脱位是脊髓损伤的常见原因;战争年代,则以火器伤为脊髓损伤的常见原因。脊髓损伤多发生于年轻人,80%为40岁以下的男性,好发于颈椎下部,其次为胸腰段脊柱部。涉及两下肢或全部躯干的损伤称为截瘫(paraplegia);四肢、躯干部分或全部均受累者称为四肢瘫(quadriplegia)。

一、脊髓损伤的分类

(一)根据病理变化

不同脊髓损伤可分为:原发性脊髓损伤和继发性脊髓损伤。

1. 原发性脊髓损伤

(1)脊髓休克(spinal shock)　患者受伤后,脊髓功能处于暂时性抑制状态,称为脊髓休克。是由于被横断的脊髓突然失去了高级中枢的调节,特别是大脑皮质、脑干网状结构和前庭核对脊髓的易化作用所引起。患者的临床表现为:受伤后损伤平面以下的感觉、运动、反射及括约肌功能丧失,可为不完全性,即使表现为完全性者,常在数小时至数天后,脊髓功能开始恢复,最后可完全恢复。

(2)脊髓挫伤　从脊髓的轻微挫伤到脊髓广泛的软化断裂都属之。轻度挫伤者可见于脊髓表面,中度挫伤者可见于脊髓中央,重度损伤者可见于脊髓整个横断面。其病理改变可随时间的推移而有所发展。

(3)脊髓断裂　分为部分和完全断裂。随着时间的推移,其受损实质发生病理性改变,这种变化在伤后72小时达到最大程度。

2. 继发性脊髓损伤

(1)脊髓水肿　外力作用于脊髓,使之发生创伤性反应,脊髓缺氧以及脊髓受到的某种压力突然解除时,都可使脊髓出现不同程度的水肿。

(2)脊髓受压　脊柱损伤以后,移位的椎体及骨折片、破碎的椎间盘组织等可压迫脊髓,造成患者瘫痪。如果脊髓没有受到损伤,当压迫因素很快解除时,其功能可望全部或者大部分恢复。

(3)椎管内出血　人体受伤后,硬膜内或者硬膜外的小血管破裂出血,使椎管内压力升高而压迫脊髓,患者可出现不同程度的继发性脊髓受压损害的症状。

(二)按脊髓损伤的程度

分为完全性脊髓损伤和不完全性脊髓损伤。

1. 完全性脊髓损伤　在损伤平面以下,所有运动、感觉和括约肌功能均消失,包括解剖的和生理的功能的横断,后者如在恢复过程中出现某些功能的恢复,则应划为不完全性损伤。

2. 不完全性脊髓损伤　在损伤平面以下,仍有部分运动、感觉和括约肌功能存在。

(三)按脊柱骨折部位

可分为上颈段脊柱骨折,下颈段脊柱骨折,胸段脊柱骨折,胸腰段脊柱骨折和腰骶段脊柱骨折。

1. 上颈段脊柱骨折(颈 1～4)　脊髓损伤亦为相同节段。

2. 下颈段脊柱骨折(颈 5～7)　脊髓损伤为颈 5～8 节段。

3. 胸段脊柱骨折(胸 1～10)　脊髓损伤为胸 1～腰 1 节段。

4. 胸腰段脊柱骨折(胸 11～腰 2)　脊髓损伤为腰 2～骶 1 节段,以及马尾神经上部。

5. 腰骶段脊柱骨折(腰 3～骶骨)　为马尾神经下部分损伤。

二、临床表现及诊断

脊髓损伤以后,应进行全面系统的神经检查,包括感觉、运动、反射、括约肌功能及自主神经功能检查,结合影像学以及其他必要的辅助检查。一般来说,脊髓损伤的诊断并不困难。脊髓损伤由于受伤部位,损伤原因和损伤程度的不同,可出现不同体征。如:脊髓半侧损害综合征(又称为 Brown－Sequard syndrome)较常见,为脊髓损伤偏于一侧,损伤平面以下同侧肢体的运动和深感觉消失,损伤的对侧表现为痛觉、温度觉消失;中央索综合征(central cord syndrome)是由于皮质脊髓束的排列是从中央向外依次为颈、胸、腰、骶,故此综合征表现为上肢受累重而下肢受累轻的现象。其他综合征还有前索综合征、后索综合征、圆锥综合征等。

早期应经常检查瘫痪平面有无改变,平面下降为恢复的表现,平面上升为椎管内有活动性出血的表现。所需注意的是,检查过程中应明确受损的部位、性质和程度,如表 7－1－1、表 7－1－2 和表 7－1－3。正确判断脊髓损伤是完全性还是不完全性损伤,如表 7－1－4,对于确定患者的预后具有重要的作用。

表 7－1－1　脊髓损伤部位与截瘫部位的关系

损伤部位	脊柱损伤部位	截瘫上界(脊髓节段)
上颈段	C1～2	C1～3
下颈段	C3～7	C4～8
上胸段	T1～5	T1～4
下胸段	T6～12	T5～11
胸腰段	T12～L1	T12～L2
腰段	L2～S1	L2～S5
圆锥上型		L3～5
圆锥下型		S1～5

表 7-1-2 上、下运动神经元瘫痪的鉴别诊断

瘫痪种类	瘫痪范围	肌张力	肌萎缩	皮肤营养障碍	腱反射	锥体征	电变性反应
上运动神经无瘫痪	以较完整的动作障碍为主	增高(折刀样)	轻微	多无	亢进	阳性	无变化
下运动神经元瘫痪	以个别肌肉或肌群瘫痪为主	降低	明显,早期即出现	常有	减退或消失	阴性	不完全或完全变性反应

表 7-1-3 脊髓各节段完全性横断的鉴别诊断

部位	损伤组织	感觉改变	瘫痪性质	受累肌肉	反射改变	膀胱功能	自发性疼痛	阴茎勃起及射精
颈段脊髓	脊髓	损伤平面以下完全丧失	先弛缓性,后痉挛性	上肢以下全部肌肉	消失	早期丧失,晚期建立反射性膀胱	多无	仍存在
胸段脊髓	脊髓	损伤平面以下完全丧失	先弛缓性,后痉挛性	躯干及双下肢	多消失	早期消失,晚期建立反射性膀胱	多无	仍存在
脊髓圆锥	脊髓圆锥	感觉分离,痛温觉丧失,触觉存在性	痉挛性或弛缓性	双下肢	跟腱反射存在或消失	早期丧失,晚期建立建立反射或自律性膀胱	多无或局限于会阴及臀部,经痛	保留或消失
马尾神经	周围神经	各种感觉均丧失	弛缓性	双下肢	膝腱及跟腱反射消失	自律性膀胱	双下肢剧痛	减退或消失

表 7-1-4 晚期脊髓完全性损伤与不完全性损伤的鉴别诊断

损伤情况	下肢畸形姿势	下肢位置	刺激足底反应	全部反射	肌张力	感觉改变
完全损伤	屈曲,恢复胚胎原始状态	稍屈曲	常为各趾跖曲	刺激下肢任何部位均可引起	大部分增高,少部分减退	完全消失
不完全损伤	伸直,如防御反射	伸直	常为各趾背伸,巴彬斯基征阳性	膝上不能引起	增高	部分消失

第二节 功能障碍的特点

一、运动障碍

受损平面以下运动功能障碍在急性期呈弛缓性瘫痪,可持续6周以上或更长时间,然后进入痉挛期。但L1椎体下缘的损伤不会出现痉挛,表现为肌张力低下,肌肉萎缩。脊髓不同平面损伤引起的运动障碍,如表7-2-1。

表7-2-1 脊髓不同平面损伤引起的运动障碍

脊髓损伤平面	运动障碍
C4以上	正常肌肉:仅限于脑神经支配诸如胸锁乳头肌、斜方肌、颈阔肌
	减弱肌肉:膈肌(在C4平面损伤者)
	瘫痪肌肉:膈以下,整个上、下肢及颈以下的躯干肌肉
C4~5	正常肌肉:膈肌、斜方肌、胸锁乳头肌
	减弱肌肉:提肩胛肌、菱形肌、冈上肌
	瘫痪肌肉:三角肌、二头肌以下上肢诸肌
C6	正常肌肉:提肩胛肌、菱形肌、冈上肌
	减弱肌肉:三角肌、二头肌
	瘫痪肌肉:肱三头肌、胸大肌、背阔肌、肩胛下肌及肘以下诸肌
C7	正常肌肉:提肩胛肌、菱形肌、冈上肌
	减弱肌肉:三角肌、二头肌
	瘫痪肌肉:肱三头肌、胸大肌、背阔肌、肩胛下肌及肘以下诸肌
C8	减弱肌肉:屈腕肌
	瘫痪肌肉:手内在肌
T1	正常肌肉:伸腕、屈腕、伸指、伸拇、屈指、屈拇诸肌
	减弱肌肉:手内在肌
	瘫痪肌肉:肋间肌以下诸肌
T2	正常肌肉:上肢诸肌
	瘫痪肌肉:肋间肌以下
T7	正常肌肉:上方1~6肋间肌
	瘫痪肌肉:腹以下诸肌
T11	正常肌肉:上、中部肋间肌
	减弱肌肉:下部腹直肌
	瘫痪肌肉:髋以下诸肌
L1	正常肌肉:腹以上诸肌
	减弱肌肉:腰方肌
	瘫痪肌肉:髋以下诸肌
L2	正常肌肉:腹以上诸肌
	减弱肌肉:髂腰肌、缝匠肌、股薄肌
	瘫痪肌肉:膝以下诸肌

（续表）

脊髓损伤平面	运 动 障 碍
L3	正常肌肉:髂腰肌、缝匠肌以上诸肌 减弱肌肉:股四头肌和内收肌(1～3级) 瘫痪肌肉:膝以下诸肌
L4	正常肌肉:髂腰肌、缝匠肌以上诸肌 减弱肌肉:股四头肌和内收肌(3～4级) 瘫痪肌肉:膝以下诸肌
L5	正常肌肉:股四头肌 减弱肌肉:臀中肌与阔筋膜张肌(1～2级)、胫前肌、胫后肌 瘫痪肌肉:半腱肌、半膜肌、二头肌、腓肠肌
S1	正常肌肉:股四头肌、胫前肌 减弱肌肉:臀中肌与阔筋膜张肌(3～4级)、胫后肌、半腱肌、半膜肌 瘫痪肌肉:股二头肌、屈趾、屈踇肌
S2(圆锥型)	正常肌肉:臀中肌、胫前肌、胫后肌 减弱肌肉:伸趾伸踇、屈趾、屈踇肌 瘫痪肌肉:足内在肌、括约肌
S3	正常肌肉:下肢诸肌 减弱肌肉:括约肌 瘫痪肌肉:括约肌
马尾神经	正常肌肉:股四头肌以上诸肌 减弱或瘫痪肌肉:股四头肌以下诸肌及括约肌

二、感觉障碍

根据损害的部位和损伤的程度不同,损伤后感觉障碍的表现不一。在完全性损伤,紧接损伤平面以上可有感觉过敏,而在损伤平面以下所有感觉完全消失。而不完全性损伤,损伤部位靠前,则受损平面以下的感觉障碍为痛觉、温度觉障碍;损伤部位在后,则为触觉及本体感觉障碍;损伤部位在一侧,则为对侧的痛觉、温度觉,以及同侧的触觉和深部感觉障碍。脊髓不同平面损伤引起的感觉障碍,如表7－2－2。

表7－2－2 脊髓不同平面损伤引起的感觉障碍

脊髓损伤平面	感 觉 障 碍
C4以上	除头、面、枕、颈部以外,感觉均消失
C4～5	感觉正常:颈及第二肋间以上 感觉减退:肩部 感觉消失:躯干第二肋间以下与肩部以下的整个上肢
C6	感觉正常:肩及上臂外侧 感觉减退:前臂外侧 感觉消失:前臂外侧中部以下

（续表）

脊髓损伤平面	感觉障碍
C7	感觉正常:肩上臂和前臂外侧 感觉减退:前臂中部、食指 感觉消失:前臂尺侧三个手指
C8	感觉正常:肩、上臂、前臂桡侧与1～2指 感觉减退:前臂尺侧三个手指 感觉消失:肘内侧以下
T1	感觉正常:肩上臂、前臂、桡侧与尺侧及手 感觉减退:上臂内侧 感觉消失:腋窝以下
T2	感觉正常:整个上肢肌肉 感觉减退:腋窝以下 感觉消失:乳头以下
T7	感觉正常:剑突以上 感觉减退:剑突至肋弓 感觉消失:肋弓以下
T11	感觉正常:肋弓以上 感觉减退:肋弓至脐 感觉消失:脐以下
L1	感觉正常:腹股沟以上 感觉减退:腹股沟区 感觉消失:大腿中、下1/3以下
L2	感觉正常:大腿上1/3以上 感觉减退:大腿中1/3 感觉消失:大腿中1/3以下
L3	感觉正常:大腿中1/3以上 感觉减退:大腿下1/3 感觉消失:膝以下
L4	感觉正常:膝以上 感觉减退:小腿内侧 感觉消失:小腿外侧以下
L5	感觉正常:小腿内侧以上 感觉减退:小腿外侧 感觉消失:小腿及鞍区
S1	感觉正常:小腿外侧 感觉减退:小腿后侧、足底 感觉消失:大腿后侧及鞍区
S2(圆锥型)	感觉正常:除大腿后方及鞍区以外均正常 感觉减退:大腿后方 感觉消失:鞍区
S3	感觉正常:除鞍区以外均正常 感觉减退:鞍区 感觉消失:鞍区
马尾神经	两侧对称或不对称,大腿后方、小腿后方、足部与鞍区感觉减退或消失

三、呼吸功能障碍

在正常情况下,延髓网状结构中的呼吸中枢控制呼吸的节律和深度,通过位于颈部脊髓腹外侧的网状脊髓束及脊髓前角细胞支配呼吸肌而产生呼吸运动。高位脊髓损伤后,不仅肋间肌麻痹,受颈3~5神经支配的膈肌及辅助呼吸肌,如胸锁乳头肌、斜角肌亦将减退,呼吸时,胸廓可呈反向运动,致胸腔负压下降,肺容积和气体交换受到影响。膈神经失去大部分或全部功能,使膈肌功能减退。又由于交感神经受累,使迷走神经占优势,从而导致气管、支气管内腔收缩变窄,同时由于咳痰能力减弱,支气管内分泌物不能排出,易发生肺部感染。

一般而言,损伤平面愈高,对呼吸的影响愈重。损伤平面在颈4以上时,膈肌完全瘫痪,不及时采用人工呼吸机常造成死亡。

四、排尿障碍

在不同时期的脊髓损伤中,可出现不同类型的神经原性膀胱。在脊髓休克期,表现为无张力性膀胱,休克逐步恢复时,表现为反射性膀胱和间歇性尿失禁。前者见于T10~11以上脊髓横断者,骶髓排尿中枢完好,逼尿肌反射恢复,膀胱充盈后可完成反射性排尿,又称尿失禁。后者则不能通过反射完成排尿动作,需通过加压耻骨上腹壁,完成排尿,为尿潴留。当脊髓恢复到出现反射时,刺激下肢皮肤即可产生不自主的反射性排尿。晚期则表现为挛缩性膀胱。当患者出现总体反射时,可表现为无抑制性膀胱。

五、性功能障碍

女性脊髓损伤的患者,不论节段平面和受损程度,除生殖器官的感觉丧失外,其卵巢功能很少发生长期紊乱,大部分患者伤后6周左右即恢复月经,可以正常怀孕和分娩。男性截瘫患者大部分发生阳痿。在阴茎能勃起的患者中,约1/3能成功地进行性生活,只有5%~7%具有生育能力。尽管如此,患者的性欲和生理、心理性行为的需求并未因脊髓损伤而改变。但是移动障碍、功能依赖、性无能的体像,以及合并的医疗问题和伴侣与社会的态度,影响着社会和性别角色、方法、兴趣、满意度。一些患者缺乏基本的性教育,而另一些患者因为他们的残障和高度的自尊心,便对两性关系不感兴趣,脱离开同龄人。因为这些原因,性教育和建议必须满足患者和他或她的性伴侣的实际需求。作业治疗在提供信息和场所处理这一项工作中起着重要的作用。

六、自主神经功能紊乱

高位脊髓损伤后,早期由于失去交感神经的控制,可出现心率减慢、血压偏低、体温不升、反应迟钝以及定向力差等现象,损伤平面以下发汗、寒战及竖毛反射均消失。四肢瘫痪的患者可出现自主神经反射亢进,常为身体内在或外在刺激所诱发,其中以空腔脏器的充盈胀满为最常见原因。临床表现为阵发性高血压、心动过缓、心律不齐、出汗、抽搐、视野缺损等症状。损伤平面以上可有血管扩张,以下则为血管收缩。

当患者出现阵发性血压升高、心动过速、头痛、视力模糊、出汗、竖毛反应等症状时,应考虑是交感神经的全部反射(mass reflex)。其原因是全身性交感素释放异常所致。

七、体温调节障碍

高位脊髓损伤后,体温常异常,多为体温升高,其原因为:体温调节中枢的传导通路受到破坏;机体产热量不受调节;皮肤汗腺失去交感神经支配;病态性肌肉收缩做功;一些合并症导致的感染性高热。而体温降低多由于肌肉瘫痪不能收缩,产热量减少;而交感神经功能丧失以后,肢体血管扩张,散热增多亦可引起。

八、心理障碍

突然而至的横祸,使一个健康、充满活力的正常人突然之间变成一个只能依靠他人生活的残疾人时,心理上受到的沉重打击是可想而知的。脊髓损伤患者的心理反应从受伤起同样也要经历休克期、否认期、愤怒期、悲痛期和承受期这样的心理历程。但近年来的研究表明,上述有关过程的分期理论并不是绝对的,脊髓损伤后的适应过程并没有固定的模式,每个人都以自己独有的方式完成这一过程。

第三节　功能评定

对于脊髓损伤患者的评定是一个持续的过程,从入院开始,持续到出院以后,并可作为门诊随诊的基础。无论患者是急性期入院并已接受康复训练,还是门诊患者或是家庭治疗,作业治疗师都应坚持评定患者功能进步的情况,以及治疗和辅助具的合适度。一个精确的、综合的、正规的初期评定,对于确定基本的神经科的和临床的功能状态,并由此制订治疗计划及切实的治疗进度是极为重要的。开始收集的资料来源于医疗表格,它提供了个人资料、医学诊断和其他相关医疗信息史。从多学科小组提供的信息增强了作业治疗师准确预测康复时机和最好康复结果的能力。

在开始的评定过程中,就要为患者将来出院的计划做准备。因为患者的社会和职业史,以及过去和将来预期的生活情况,对于制订一个能满足于患者持续需求的治疗计划是必要的。

一、损伤水平的确定

神经损伤水平是指运动、感觉功能仍然完好的最低脊髓节段水平。例如:C6 损伤,是指颈 6 及其以上节段的脊髓功能完整,而颈 7 及其以下脊髓功能障碍的脊髓损伤。在不完全性损伤时,可能会出现损伤几个节段的情况,有些脊髓功能可能是部分或完全完整的。例如:C5 ~ 6 是指 C5 是功能完整的最低水平和 C6 是脊髓不完全性受损,以及 C6 以下神经功能丧失。临床上为了迅速地确定损伤水平,常常做一些关键肌肉和感觉点的检查。如果关键肌有多个节段支配,以其最头端的节段为它所代表的节段。例如:肱二头肌由 C5 和 C6 支配,则取 C5 为其代表节段。表 7 – 3 – 1 和表 7 – 3 – 2 是脊髓损伤平面与运动和感觉的关系。

表 7－3－1 脊髓损伤平面与运动的关系

损伤平面	代表性肌肉	运 动
C1～3	头运动肌	转头运动
C4	膈肌	呼吸
	斜方肌	耸肩
C5	三角肌	外展上臂
	肱二头肌	屈肘
C6	腕伸肌	伸腕
C7	肱三头肌	伸肘
C8～T1	手指肌	握拳
L2	髂腰肌	屈髋
L3	股四头肌	伸膝
L4	胫前肌	踝背屈
L5	踇长伸肌	伸踇
S1	腓肠肌	踝跖屈肌

表 7－3－2 脊髓节段和皮肤感觉区的关系

运动脊髓节段	皮肤感觉区
C2～3	枕、颈部
C4	肩胛部
C5～7	手、前臂、上臂桡侧
C8～T2	手前臂、上臂尺侧
T4～5	乳头水平
T7	肋弓水平
T10	脐水平
L1～5	下肢前后面
S4～5	会阴、肛门周围

二、完全与不完全损伤的确定

完全或不完全性损伤的确定，对于脊髓损伤患者的诊治及预后有着重要的意义。完全性损伤的患者不存在骶残留，如有部分保留区也不超过三个节段。所需注意的是，完全性损伤的确定，必须在脊髓休克期消逝后才可做出。至于脊髓休克的消逝，可依靠球海绵体肌反射的恢复来评定，此反射的重新出现就意味着脊髓休克期已过，此时如仍无肛黏膜皮肤反射和/或肛指诊反射，即可评定为完全性损伤。但必须指出，球海绵体肌反射在正常人中，也有 15%左右不出现。此时损伤平面以下肌肉痉挛的出现，也可以作为评定脊髓休克消失的指征。至于不完全性损伤，在脊髓休克消失后，有明确的骶残留和部分保留区超过三个节段即可确定。

三、损伤完全程度的分类

现在已用美国脊髓损伤协会（ASIA）分类取代了过去的 Frankel 分类方法。其 ASIA 分类法，见表7－3－3。

表7－3－3　脊髓损伤程度分类(ASIA,1992年)

A. 完全性损伤:无感觉、运动功能,亦无骶残留
B. 不完全性损伤:损伤水平以下保留感觉功能,肛黏膜皮肤反射存在
C. 不完全性损伤:损伤水平以下保留运动功能,肛指诊反射存在,其关键肌的肌力小于Ⅲ级
D. 不完全性损伤:损伤水平以下保留运动功能,肛指诊反射存在,其关键肌的肌力大于Ⅲ级
E. 正常:是指运动、感觉功能正常

四、ADL评定

(一)截瘫患者的ADL评定方法

可用改良的Barthel指数,其评定内容及标准参见本书第二章第二节。

(二)四肢瘫患者的ADL评定方法

对于四肢瘫患者,无论是用Barthel指数,还是用Kenny自理评定法进行评定,都欠敏感。现常用的是Gresham提出的四肢瘫痪功能指数(quadriplegic index of function,QIF)评定法。QIF评定法,如表7－3－4,表7－3－5。

表7－3－4　QIF的评定内容和评分

项　目	具体动作	评　分	折算法	评分范围
A. 转移	a. 床到轮椅	各0~4分	32÷2=	0~16分
	b. 轮椅到床	共	0~16分	
	c. 轮椅到厕所/便桶(盆)	0~32分		
	d. 厕所/便桶(盆)到轮椅			
	e. 轮椅到交通工具			
	f. 交通工具到轮椅			
	g. 轮椅到淋浴/盆浴			
	h. 淋浴/盆浴到轮椅			
B. 整容	a. 刷牙	各0~4分		0~12分
	b. 梳头	共		
	c. 刮脸(女性用吹发器)	12分		
C. 入浴	a. 洗/擦干上身	各0~4分	16÷2=	0~8分
	b. 洗/擦干下身	共	0~8分	
	c. 洗/擦干足	16分		
	d. 洗/擦干头发			
D. 进食	a. 用杯饮水	各0~4分	32×0.75=	0~24分
	b. 使用叉/匙	共	0~24分	
	c. 切开食物(肉)	32分		
	d. 倒出饮料			
	e. 开罐头/广口瓶			
	f. 面包上抹黄油等			
	g. 准备便饭			

（续表）

项　目	具体动作	评　分	折算法	评分范围
	h. 使用适应性的厨房用具			
E. 更衣	a. 穿户内用上衣	各0~4分	a、b项分×1.5	0~20分
	b. 脱户内用上衣		=8×1.5=12分	
	c. 穿户内用裤裙		余7项×4=28分	
	d. 脱户内用裤裙		以上共	
	e. 穿户外用较重的上衣		0~40分	
	f. 脱户外用较重的上衣		再÷2	
	g. 穿脱袜子		=0~20分	
	h. 穿脱鞋			
	i. 扣钮扣			
F. 驱动轮椅	a. 转弯	各0~4分		0~28分
	b. 后退	共28分		
	c. 刹车闸			
	d. 在粗糙/不平地面驱动			
	e. 驱动轮椅上斜坡			
	f. 在轮椅上移动和调整姿势			
	g. 保持坐位平衡			
G. 床上活动	a. 仰卧到俯卧	各0~4分		0~20分
	b. 仰卧到长坐位	共20分		
	c. 仰卧到侧卧			
	d. 侧卧到侧卧			
	e. 在长坐位保持平衡			
H. 膀胱功能	依下列不同情况评分			
	a. 随意排空膀胱	取所选用项的	最高为	
	(a)在厕所	最高分乘以7	4×7=28分	0~28分
	(b)在便桶(盆)中			
	b. 间隙导尿			
	c. 自主膀胱的处理			
	d. 留置导尿			
	e. 回肠替代术后			
	f. 挤压排尿			
I. 直肠功能	依下列不同情况评分			
	a. 完全控制	取所选用项的	最高为	0~24分
	(a)在厕所	最高分乘以6	4×6=24分	
	(b)在便桶(盆)中			
	b. 使用肛门栓剂			
	(a)在厕所			
	(b)在便桶(盆)中/床/垫上			
	c. 用手指清除大便			
	(a)在厕所			

（续表）

项　目	具体动作	评　分	折算法	评分范围
	(b)在便桶(盆)中			
	d. 用手指或机械刺激			
	(a)在厕所			
	(b)在便桶(盆)中或床上			
J. 护理知识	a. 皮肤护理	各 0～4 分	40÷2=20 分	0～20 分
	b. 饮食与营养			
	c. 药物			
	d. 器械			
	e.ROM			
	f. 自主神经反射紊乱的控制			
	g. 上呼吸道感染			
	h. 泌尿道感染			
	i. 深静脉血栓			
	j. 取得服务机构的帮助			

表 7－3－5　QIF 各项评分标准

A.A 至 G 项评分标准为

0 分:完全依赖,患者完全不能活动

1 分:需要一名看护人员抬起患者或患者身体的一部分

2 分:只需要旁人看护,可以有或无身体接触;看护人员不必上举患者肢体

3 分:借助器具可独立完成动作,不需旁人看护;患者能自己穿上辅助器具

4 分:动作完全独立完成,不需要辅助器具

B.H 项的评分标准为

a. 随意排空膀胱

(a)在厕所中

4 分:患者能完全独立完成,如转移、穿衣、便后处理等均不需任何帮助

3 分:患者转移时不需帮助,但穿衣或便后处理需帮助

2 分:患者转移时不需帮助,但穿衣和便后处理均需帮助

1 分:患者转移时需帮助,且穿衣或便后处理也需帮助

0 分:完全依赖,上述任何动作均不能完成

(b)在便桶(盆)内

3 分:独立完成,如独立转移至便桶上,且穿衣和便后处理不需帮助

2 分:穿衣和便后处理中的一项需帮助

1 分:穿衣和便后处理均需帮助

0 分:上述任何动作均不能完成

b. 间歇导尿

3 分:可独立完成所需用具的准备、定位及操作,且能独立穿衣和作便后处理

2 分:可独立穿衣,但下列之一需帮助:所需用具的准备、定位、处理、便后处理

1 分:上述动作均需帮助,但患者能指导辅助者如何进行

（续表）

0分：对膀胱的有关情况一无所知

c. 自主性膀胱

3分：可独立完成，如准备用具、穿衣、便后处理均能独立完成

2分：可独立穿衣，但下列之一需帮助：准备用具、便后处理

1分：上述动作均需帮助，但患者能指导辅助者如何进行

0分：上述情况均不能办到

d. 留置尿管

3分：独立完成穿衣、换尿袋和尿管、定位和便后处理

2分：下述动作最多有两项需帮助：穿衣、准备尿管、换尿袋、定位、便后处理

1分：上述动作中有3项或2项以上需帮助，但能指导辅助者如何进行

0分：不能完成上述动作，也不能指导他人

e. 回肠替代术

3分：独立完成穿衣、换尿袋和便后处理

2分：上述动作之一需帮助

1分：上述动作2项以上需帮助，但能指导辅助者如何进行

0分：上述各项均不能完成

f. 挤压排尿

3分：独立完成穿脱衣服、准备物品、操作及便后处理

2分：上述动作之一需帮助

1分：上述动作2项以上需帮助，但能指导辅助者如何进行

0分：不能指导他人

C. I项的评分标准

a. 完全控制

(a)在厕所中

4分：完全独立完成，如转移、穿衣及便后处理均能独立完成

3分：转移能独立完成，但穿衣或便后处理需帮助

2分：转移能独立完成，但穿衣和便后处理均需帮助

1分：转移需辅助，且穿衣或便后处理也需帮助

0分：上述动作均需帮助

(b)在便桶(盆)中

3分：完全独立。如穿衣、转移到便桶上、便后处理均能独立

2分：能转移到便桶上，但穿衣或便后处理中有一项需帮助

1分：能转移到便桶上，且穿衣和便后处理均需帮助

0分：完全依赖

b. 使用肛门栓剂

(a)在厕所中

4分：完全独立。如转移、穿衣、使用栓剂、便后处理均能独立完成

3分：能独立完成转移，但下述动作之一需帮助：穿衣、使用栓剂、便后处理

2分：转移能独立，但下述动作中有2项均需帮助：穿衣、使用栓剂、便后处理

1分：上述动作均需帮助，但能指导辅助者操作，或能转移但其余动作均需辅助

(续表)

0分:完全依赖,如大便失禁

(b)在便桶(盆)上或在床上或垫子上

3分:能独立准备物品、使用栓剂和便后处理

2分:使用栓剂或便后处理需辅助

1分:使用栓剂及便后处理均需帮助,但能指导辅助者如何进行

0分:完全依赖

c. 用手指清除大便

(a)在厕所中

4分:能独立转移、穿衣、自己清除大便并作便后处理

3分:可独立转移,但下述动作之一需帮助:穿衣、自己清除大便、便后处理

2分:能独立转移,但下述动作之中有2项需帮助:穿衣、自己清除大便、便后处理

1分:全需帮助,但能指导辅助者操作;或独立转移,但其他动作全需帮助

0分:完全依赖

(b)在便桶(盆)或在床上

3分:能独立准备物品,清除大便、穿衣及作便后处理

2分:上述动作之一需帮助

1分:上述动作之中有2项需帮助

0分:完全依赖

d. 用手指或机械刺激

(a)在厕所中

4分:完全独立,如转移、穿衣、刺激及便后处理

3分:能独立转移,但下述动作之一需帮助:穿衣、刺激、便后处理

2分:能独立转移,但下述动作之中有2项需帮助:穿衣、刺激、便后处理

1分:上述动作全需辅助,但能指导辅助者操作;或能转移,但其他动作全需帮助

0分:完全依赖

(b)在便桶(盆)或在床上

3分:完全独立,如完成刺激、穿衣、便后处理

2分:能独立完成刺激动作,但穿衣或便后处理需帮助

1分:上述动作均需帮助,但能指导辅助者如何进行

0分:完全依赖

D. J项的评分标准:在让患者接受充分的脊髓损伤后的护理知识教育后,让患者回答下列选择题,根据患者的答案正确情况评分

ⅰ. 选择题

ⅰ)皮肤护理

A. 经多长时间给皮肤减压一次

a. 轮椅上每隔15min,床上每隔2h　　b. 轮椅上或床上都需每隔2h

c. 轮椅上每隔2h,床上每隔4h　　d. 一日三次

B. 你不应用下述哪一种方法来减压

a. 空气垫　　b. 轮椅垫

c. 像皮圈　　d. 羊皮

（续表）

C. 预防压疮不适宜的一种方法是
a. 定期减压　　b. 在皮肤发红的地方经常检查
c. 长期坐位　　d. 保持皮肤干燥和清洁
D. 检查皮肤、定期减压、加强皮肤护理的主要责任者是
a. 护理人员　　b. 家庭成员
c. 你的朋友　　d. 你自己
ⅱ)饮食/营养
A. 合理的饮食/营养对脊髓损伤患者是很重要的,因为它能
a. 保证直肠功能　　b. 预防深静脉血栓
c. 预防上呼吸道感染　　d. 减轻皮肤压力
B. 下列食物中你不需要的是
a. 谷物、面包、面团　　b. 炸面饼、糕点、冰淇淋
c. 水果和蔬菜　　d. 肉、鱼、家禽
ⅲ)药物
A. 请举一例目前你正服用的药物的名称、用药目的、剂量、服法
名称:　　目的:
剂量:　　服法:
B. 按处方给的药已服完时怎么办
a. 停止服药　　b. 只要能找到的药就接着服用
c. 告诉医生另开处方　　d. 自己动手制作相似的药物来服用
ⅳ)矫形器
A. 矫形器用于
a. 保护双手免受外伤　　b. 防止肌肉挛缩
c. 把关节、肌肉、韧带保持在功能位　　d.b 和 c
e.a 和 b
B. 取下矫形器后皮肤发红的部位说明已经受压,你应该过多长时间告诉 OT 重新调整夹板
a.1h 以后　　b.1 日以后
c.20min 以后　　d. 立刻
C. 可以用来清洗塑料夹板的是
a. 温和的肥皂和凉的或微温的水　　b. 热水和强力清洁剂
c. 热水和温和的肥皂　　d. 开水
D. 如果夹板断裂或丢失怎么办
a. 从药店里买一个相似的　　b. 与 OT 联系
c. 叫匠人重新做一个　　d. 与地方安全部门联系
E. 轮椅修理的地方是
a. 自己或在自己的监督下　　b. 家庭成员或朋友
c. 卖主　　d.a、b、c 均可
F. 改装矫形器应通过
a. 由医生处方,OT 推荐后购买　　b. 卖主处直接购买
c. 由医生处方,OT 制作　　d.a 和 c

（续表）

G. 夹板在热天遗留在汽车上会

a. 裂开　　b. 熔化

c. 被偷　　d. a、b、c 都不是

ⅴ)关节活动

A. 关节活动的益处是

a. 增强肌肉　　b. 助于循环

c. 预防感染　　d. 保持软组织和肌肉的长度

e. b 和 d

B. 关节活动的关键是

a. 定期进行　　b. 从手到脚趾都活动

c. 出现问题及时找专业人员　　d. 关节活动的每个动作终了时应轻轻用力

e. a~d 均应遵守

C. 可能造成关节活动受限的原因是

a. 高血压　　b. 膀胱感染

c. 上肢或下肢肿胀　　d. 脊髓休克

D. 下肢痉挛时活动关节的方法

a. 快速用力活动　　b. 慢速、缓慢地用力活动

c. 痉挛停止后再活动　　d. 根本不能活动

ⅵ)自主神经反射过度的控制

A. 自主神经反射过度的意思是

a. 活动亢进难以控制　　b. 活动减退易于控制

c. 通常发生在 T6 平面以下脊髓休克过后　　d. a~c 的全部含义

B. 反射异常的原因是

a. 膀胱过于扩张　　b. 直肠过于扩张

c. 痉挛、感染、膀胱结石　　d. a~c 均可引起

C. 反射异常的表现

a. 头部跳痛　　b. 脉缓

c. 血压上升　　d. 包括 a~c 的全部症状

D. 反射异常发生时，应该

a. 坐起来测一下血压　　b. 检查膀胱是否排空

c. 检查粪便排空情况　　d. a~c 均应进行

e. a~c 均无需进行

ⅶ)上呼吸道感染

A. 上呼吸道感染的表现有

a. 一般有病的感觉　　b. 低热

c. 可能肌肉酸痛　　d. 心慌

e. a~d 的全部症状

B. 深呼吸和辅助咳嗽为什么有预防作用，因为

a. 增强胸肌　　b. 增强腹肌

c. 增加回心血量　　d. 使气道开放和通畅

（续表）

C. 截瘫为何诱发上呼吸道感染
a. 肺活量下降，分泌物积聚　　b. 增加膀胱结石
c. 肺功能受损　　d. 咳嗽无力
e.a和d
D. 当怀疑有上呼吸道感染时何时去看医生
a. 病情严重或长期经常发病时　　b. 胸痛
c. 咯血　　d. 痰堵
e. 高热　　f. 出现a～e的症状均应去
ⅷ)泌尿道感染
A. 泌尿道感染的表现是
a. 发热　　b. 寒战
c. 尿混浊，有臭味　　d. 痉挛加重
e.a～d的全部症状
B. 当可疑有泌尿道感染时
a. 留尿样送检　　b. 增加活动量
c. 停药　　d. 增加饮食
C. 为预防泌尿道感染，不应该
a. 每日在不同的时间插尿管以训练膀胱　　b. 有规律饮食
c. 定期服药　　d. 全错
ⅸ)深静脉血栓
A. 下肢肿胀时
a. 卧床　　b. 叫医生
c. 抬高患肢　　d. 全对
B. 深静脉血栓起因于
a. 不活动　　b. 吃得多
c. 饮水少　　d. 训练
C. 有预防意义的是
a. 使用弹力袜　　b. 下肢关节定期活动
c. 合适体位　　d.a～c的全部内容
e. 全错
ⅹ)如何获得别人的帮助
A. 下述哪个问题可就近求助于脊髓损伤康复中心
a. 各种矫形器　　b. 抑郁感觉长期不好转
c. 膀胱或直肠功能问题　　d.a～c的全部内容
B. 下述哪种情况不能为健康保险提供经费
a. 医疗保险　　b. 保险公司
c. 医疗技术　　d. 按规定需自费的项目
C. 当你突然患病但找不到主管医生时不应该
a. 到最近的急诊室　　b. 叫救护车送你上医院
c. 到最近的康复中心急诊室　　d. 强忍着，一直到找到原来的主管医生
D. 有助于四肢瘫患者社区生活的机构是
a. 家庭护理机构　　b. 职业康复机构
c. 社区保健机构　　d.a～c的任何机构

（续表）

e. 全错
E. 购置矫形器付款时应得到有关部门的"事先批准"以防止
a. 被骗　　b. 医生的经济损失
c. 购置的矫形器不适合用　　d. 自行其事的处理自己的事
F. 你遇到自己不能解决的问题时，应该
a. 积极与合适的人或机构取得联系　　b. 不告诉任何人就放弃
c. 想办法惩罚那些对你漠不关心的人　　d. 不去想它，希望这件事自然会解决的

ⅱ. 正确答案

ⅰ)皮肤护理 A.a;B.c;C.c;D.d
ⅱ)饮食/营养 A.a;B.b
ⅲ)药物：A. 会答问题正确；B.c
ⅳ)矫形器：A.d;B.c;C.a;D.b;E.d;F.d;G.b
ⅴ)关节活动：A.e;B.e;C.c;D.b
ⅵ)自主神经反射异常：A.a;B.d;C.d;D.d
ⅶ)上呼吸道感染：A.e;B.d;C.e;D.f
ⅷ)泌尿道感染：A.e;B.a;C.a
ⅸ)深静脉血栓：A.b;B.a;C.d
ⅹ)获得别人的帮助：A.d;B.d;C.d;D.d;E.c;F.a

ⅲ. 评分方法和标准

ⅰ)对于"皮肤护理、关节活动、自主神经反射异常、上呼吸道感染、获得别人的帮助"这5个项目，按答对的题目数量给分。如果4个题全对，给4分；如果只答对3个题，给3分，依次类推。

ⅱ)对于"泌尿系感染和深静脉血栓"这两个项目，计分方法如下：
3道题回答正确 = 4分
2道题回答正确 = 3分
1道题回答正确 = 2分
全错 = 0分

ⅲ)对于"矫形器"这一项目，计分方法如下：
7道题回答正确 = 4分
5～6道题回答正确 = 3分
3～4道题回答正确 = 2分
1～2道题回答正确 = 1分
全错 = 0分

ⅳ)对于"饮食"这一项目，2题全对给4分，1题对给2分

ⅴ)对于"药物"这一项目，评分方法：
所有题都正确给4分
B题正确，但A题部分正确给3分
A题正确，但B题不正确给2分
B题正确，A题错误给1分
A题和B题都错误给0分

评出总分后按下式算出QIF分：　$QIF = \frac{总分 \times 100}{200}$

五、神经源性膀胱的功能评定

随着尿流动力学检测技术的发展和完善以及联合同步 X 线或 B 型超声电视摄像的应用，为了解逼尿肌、膀胱颈部、尿道内、外括约肌各自的功能、形态及其在贮尿、排尿过程中的相互作用，提供了较全面的客观依据，1979 年 Krane 主要依据尿流动力学的检测结果，提出了有利于指导正确治疗方案的分类方法，如表 7－3－6。

表 7－3－6　排尿障碍尿流动力学分类

逼尿肌反射亢进	逼尿肌无反射
括约肌协调正常	括约肌协调正常
外括约肌协同失调	外括约肌痉挛
内括约肌协同失调	内括约肌痉挛
	外括约肌去神经

新的分类方法主要是依据尿流动力学检测结果制定，不仅分别揭示了逼尿肌及尿道内、外括约肌功能障碍的情况，而且还反映了它们相互之间的协调关系，从而能提出更具有针对性的治疗方案。

六、运动、感觉、心肺等功能的评定

运动、感觉评分可采用 ASIA 的运动指数和感觉指数评定法，详见《康复疗法评定学》；心肺功能的评定也可参见《康复疗法评定学》的有关章节。

七、脊髓损伤水平与预后的关系

脊髓损伤的预后与损伤的水平、程度、早期的处理、有无并发症等因素有关。不完全性损伤时，变异很大，无法定出一个统一的预测标准。但对于完全性损伤，功能障碍较为恒定，可以根据损伤水平推断出预后。但由于预后涉及多方面的因素影响，故它也只能作为估计预后的一种参考，如表 7－3－7。

表 7－3－7　不同节段完全性脊髓损伤与预后的关系

四肢瘫				ADL 活动	截瘫			
C4	C5	C6	C7～8		T1～8	T9～12	L1～2	L3～5
				1. 进食				
			+	(1)独立进行	+	+	+	+
	±	+		(2)利用自助具进行				
				2. 穿衣				
			+	(1)独立进行	+	+	+	+
	±	+		(2)利用自助具和专门修改过的衣服能进行				
				3. 简单的个人卫生				
			+	(1)独立步行	+	+	+	+
		+		(2)少部分需要帮助				

（续表）

四肢瘫				ADL活动	截瘫			
C4	C5	C6	C7~8		T1~8	T9~12	L1~2	L3~5
	+			(3)大部分需要帮助				
+				(4)完全需要他人帮助				
				4. 阅读				
			+	(1)能独立翻书页	+	+	+	+
		+		(2)用自助具翻书页				
				5. 用手写字				
			+	(1)独立进行	+	+	+	+
				(2)独立进行,但速度和准确性均差				
		+		(3)用自助具能进行,速度和准确性均差				
				6. 咳嗽				
				(1)独自进行有功能的咳嗽		+	+	+
		±	+	(2)能自己用手帮助咳嗽	+	+	+	+
			+	7. 独立给自身关节作 ROM 活动	+	+	+	+
				8. 给皮肤减压				
			+	(1)能用双手做支撑减压	+	+	+	+
	±	+		(2)前额减压(借助系于轮椅背柱上的套索)				
+				(3)利用电动的斜靠背轮椅减压				
				9. 床上转移				
			+	(1)独立进行	+	+	+	+
	+	+		(2)用头上方悬吊架能独立进行				
				10. 向厕所转移	+	+	+	+
				11. 向浴盆转移				
		±	+	(1)移动到架在浴盆上方的凳上	+	+	+	+
				(2)进入浴盆底部	±	+	+	+
				12. 从轮椅转移到地板		±	+	+
				13. 驱动轮椅				
		±	+	(1)用标准的手轮圈	+	+	+	+
	±	+	+	(2)用表面有加大摩擦力材料的手轮圈				
	+	+	+	(3)用有突出手柄的手轮圈				
	+			(4)气控、手控电动轮椅				
+				(5)颏控、舌控、颊控电动轮椅				
				14. 站力和步行				
				(1)治疗性站立和步行	+	+	+	+
				(2)家中功能性步行			+	+
				(3)社会功能性步行			±	+
				15. 文体活动				
				(1)几乎所有轮椅上的文体活动	±	+	+	+
		+	+	(2)选择性的适合于残留功能的文体活动				

注:+:能完成(+号右方各水平均能完成);±:有些患者能完成,主因年龄、性别、体格差异。

第四节 作业治疗

一、治疗目的

脊髓损伤发生以后,常导致感觉、运动、呼吸、排尿、排便以及性功能障碍,而且,容易引起以下一些继发病症,例如:体位性低血压、体温调节功能下降、压疮、异位骨化、关节活动受限以及不安、烦躁等不良的心理状态。

作业疗法的目的就是要将上述各种障碍抑制在最低限度,努力避免并发症的发生,并最大限度地发挥残存的功能,从而获得高质量的生活。

一般情况下,脊髓损伤患者作业疗法的长期目标是:促进患者尽快接受伤害现实;达到最高程度的身边处理能力,最大限度地生活自立;恢复与家属、朋友的人际关系,重新独立地、充实地开始有意义的生活;重新开始教育和职业的活动和计划。

二、治疗方法

由于脊髓损伤是不可逆的病变,故对于脊髓损伤患者而言,康复是一个终生的过程,它要求在生活中的每个方面都要重新调整。作业治疗关系到使患者容易获得最理想的独立性和功能性成果。由此可见,作业疗法师作为康复小组中的一员,在脊髓损伤患者的整个恢复过程中起着重要作用,其重点领域是有效肌肉组织生理性恢复,学会独立生活的技巧,正确评估短期和长期器材的需求以及教育、工作和休闲活动,并在整个治疗的过程中,帮助患者社会心理的调整。

根据损伤的程度不同,一般情况下,完全损伤的患者由于其损伤是不可逆的,所以作业疗法是以强化残存功能、预防继发病变以及对生活环境、生活用具进行调整和改造为主。而不全损伤的患者,在受伤以后的6个月以内,都具有功能改善的可能性,但通常开始恢复的时间越长,恢复的可能性越小。所以,作业治疗的重点早期放在促进功能的恢复,同时针对残存功能进行开发、强化、应用方面的训练上。

为了达到上述目标,在针对脊髓损伤患者制订作业治疗的计划时,尤其应注重以下几方面的治疗:①通过主动和被动的ROM训练、夹板固定和良姿位摆放,维持和扩大关节的活动度,预防关节挛缩和变形。②通过应用可完成的、有目的的活动,增强所有有神经支配和部分神经支配肌肉的肌力。③通过功能性活动增强生理的承受力。④在自我护理、移动以及家政和尽父母职责等技能的所有方面,最大程度地独立完成。⑤探索休闲兴趣和就职的潜能。⑥帮助心理上适应残疾状态。⑦在持久的医疗和适当的器械使用和护理中评定、建议和训练患者。⑧通过家庭改造建议,保证安全和独立的家庭生活。⑨传授患者社会技巧,培训陪护者安全协助的知识。

另外,在对于脊髓损伤患者进行治疗的过程中,需要在以下几方面加以注意:

首先,要全面了解患者全身肌力的分布情况、痉挛的程度以及容易引起痉挛的动作和操作,因为痉挛是造成关节活动范围受限的主要原因之一,而关节活动范围受限,在很大程度上影响患者将来生活的独立性。所以,必须注意极力避免引起痉挛的动作。

其次,患者在运动能力受限的同时,损伤神经水平以下的身体部位还会出现感觉障碍,并且容易由此引起压疮的发生。因此，在治疗、移动患者的过程中，必须注意对皮肤的保护，尤其要注意防止剐伤、蹭伤患者的臀部、足跟和脚踝等部位。

第三，部分患者伴有疼痛、异位骨化、排尿障碍等情况。在治疗的过程中，必须设法避免这些症状加重，并防止其他异常情况的发生。

在此，将脊髓损伤的作业治疗大致分为3个阶段：第一阶段是以医疗管理为主的卧床阶段，此阶段以床边训练为主；第二阶段是以恢复功能、获得各种能力为主要内容的功能恢复阶段；第三阶段则是应用所掌握的能力，学习如何适应家庭、适应社会，过有意义的生活，是回归家庭、回归社会的基础训练。

（一）第一阶段——卧床阶段作业治疗的主要内容

此阶段的患者基本上都处于受伤后的急性期，由于受伤的脊椎尚处于不稳定阶段，所以，一般都禁止做损伤部位关节的运动，以及受伤部位负重或者需要做抵抗运动的动作。例如：颈椎受损时，严禁做颈部的屈曲、伸展、旋转等动作。在此期间，作业治疗以预防关节挛缩、浮肿变形等继发病症为主要内容。

1. 良姿位保持　在患者的卧床期，全身姿势和夹板的需求的评定就应该开始。例如：四肢瘫痪的患者肩胛骨上抬，肘关节屈曲可导致潜在的疼痛和ROM受限。上肢应间断被置于外展80°、外旋、肩下沉、肘关节完全伸展位，以帮助减轻这个常见的问题。因患者有旋后挛缩的危险，前臂应置于旋前位。在下肢，由于常发生髋关节屈曲、内收挛缩，膝关节屈曲挛缩，下垂足等问题，也应注意良姿位的保持。作业治疗师必要时应选择适当的夹板类型，并准确地组合和使夹板适合患者的功能需求。

2. 卧床时体位的变换　对于卧床期的患者应定时变换体位，一般每2小时翻身一次，每次翻身时应注意检查皮肤有无压红，以防止压疮形成。

3. 关节活动度的维持　包括主动和被动的ROM训练。

(1)主动的ROM训练　早期就应开始培养患者自主训练的习惯。

(2)被动的ROM训练　做除严禁活动部位外的所有关节的所有方向的运动。由于骨折所致的脊髓损伤患者，在骨折固定期内，应慎重进行被动的ROM训练。应先从远端逐步开始，然后逐渐向接近损伤部位发展，活动量也是从小到大。

其中需要特别注意的是，对于具有腕关节伸展能力的患者，必须保持手指的正常活动范围，因为，在利用肌腱固定术而获得抓握功能的时候，手指屈曲的活动范围不受限制是基本条件之一。而且，在运动的时候需要注意，保持腕关节伸展状态下的手指屈曲和腕关节屈曲状态下的手指伸展同等重要。

4. 预防手部浮肿　手部的浮肿容易引起掌指关节和指间关节的屈曲受限，影响手的抓握功能，必须早期开始积极预防。方法之一是卧床时利用枕头或悬吊装置将上肢托起，使上肢位置高于肩部。

5. 肌力维持、强化训练　患者的肌力水平，在很大程度上影响到功能恢复的程度，必须从初期在不对损伤部位造成不良影响的前提下，就开始在许可的范围内进行训练，对于哪怕是有一点恢复可能的患者，也要进行肌肉功能的再训练，特别是应注重强化上肢的肌肉，为将来移动身体、使用轮椅以及持拐步行做准备。出现自主运动的患者，可行徒手辅助的自主运动和自主运动。

在确保脊椎稳定的前提下,要尽早利用铁哑铃、弹簧拉力器等进行抗阻力自主运动;也可在仰卧位进行编织、捏黏土、叠纸玩具等动作以利用肌肉的等长收缩。而且,在恢复和训练的各个阶段,需要反复进行肌力检查,密切注意和掌握肌力的变化情况,随时检测训练的效果,必要时对训练方法进行调整。

6. 自助具的制作　患者卧床期间,应根据需要制作一些为患者提供方便的辅助用具,并对环境进行必要的调整。例如,呼唤铃的操作方法,需根据患者的功能水平进行改制,设法将其尽可能接近患者,并将开关设计为利用按动、呼吸等方式以便患者操作;另外,最好将电视、收音机、阅读台及阅读灯等的开关也设计成为患者能够自行控制的形式。

7. 心理支持　受伤之后,大部分患者都会经历从休克→期望恢复→失望、苦恼和混乱→逐步接受现实并进行康复训练→适应生活环境等几个过程,而且在其中的几个过程容易出现反复。与通常认为的观点相反的是,损伤平面并不是重要因素,截瘫和四肢瘫痪患者将经过同样的心理历程。初期,治疗者要特别注意观察和了解患者情绪的变化情况,接触患者之前,应首先与主管医生联系或者通过阅读病历,了解患者的一般状况,掌握患者对自身预后情况的理解程度,允许并鼓励患者表达沮丧、愤怒、恐惧和其他情感,使其压抑的心情得以宣泄。

(二)第二阶段——获得各种功能阶段作业疗法的主要内容

这一时期的患者能够坐在轮椅上,开始形成直立的承受力,为此,这个时期最重要的是减轻坐位压力,以达到预防坐骨、股骨粗隆和骶骨骨性突起部位的压疮的目的,并在此基础上安全地开展相适应的各种功能和日常生活能力的训练。

1. 从卧床到坐位的适应性训练　患者最初从长期卧床状态坐起或站立时,通常会引起体位性低血压,一般表现是面色苍白、出冷汗、眩晕等。所以,进行站立训练的初期,应避免将起立台调整到过大的角度,并随时观察和询问患者的状况,遇到情况做到能够及时调节直立的角度。每次的训练时间需根据患者的适应情况逐渐增加,最初以30分钟一次为宜,每天有规律地进行1~2次。这样也有利于预防压疮、泌尿系合并症等的发生。

高位颈髓损伤的患者,最好使用可调节靠背角度的轮椅,患者坐在轮椅上出现上述症状时能够立即调整靠背角度,如果使用的是普通轮椅,应采取将轮椅向后倾斜(借助支撑物,如床)使双下肢抬高。

2. 关节活动度的维持、扩大训练和肌力强化训练　关节运动情况和肌力恢复的水平,对脊髓损伤患者将来各种能力恢复的程度起决定性的作用。例如,肩关节运动范围的受限,影响更衣动作完成的质量;踝关节的挛缩或变形,会影响鞋的正常穿着并妨碍正常的站立;肩部的内收、旋转、肘关节伸展等肌肉,是做上肢支撑并进行转移动作的关键,而支撑是避免局部皮肤长时间受压的基本动作;腕关节的伸展、指长屈肌的功能,以及手指屈曲的正常关节活动度是抓握能力的关键等。应指导患者养成日常进行维持关节活动度的基本练习,如自主地利用上肢对下肢的关节活动、双上肢上举伸展躯干的运动、双上肢支撑抬高臀部的动作等。

另外,在这一阶段应根据患者的功能评估,开展有针对性的治疗。在站立台上或站立柜内,可开展一些手工艺和使用上肢的游戏动作;能坐到轮椅上之后,可开始学习使用手压黏土粉碎机,用锯锯东西,以及使用木工用的锤子等;作为一种游戏,可进行撞圆盘、打乒乓球等项目。当下肢可以利用时,还可做含有下肢动作的作业。例如,踏板式治疗器、脚踏式线锯,以及伴有大动作的立位木工作业(如锯开长板、推刨子动作等)。

3. 功能性训练　单纯的肌力增强或肌肉牵张都不会提高患者的功能。所以,功能性训练就成为康复训练计划中的重要内容。通过训练,脊髓损伤患者可以学会利用残存肌力的代偿和一些运动技巧,来完成身体的移动、自理生活及适应环境。

功能性训练应尽早开始,而不应把它拖至肌力和关节活动范围提高到最大限度之后。早期的功能训练有巨大的心理效果,它能使新受伤者在能自己完成一些实用动作后,体会到通过努力在通往最终康复目标的过程中能有确实的进步。当患者掌握及学会使用更多的技巧后,其活动水平的提高就可以更快地提高肌力和柔软性。

在进行功能训练时,通过掌握从简单到复杂的功能性活动中各种姿势下的运动控制能力,为患者建立良好的功能性活动的基础条件。很多功能性活动是由一个相当复杂的动作系列组成的。因此,在试图完成一个复杂活动之前,可先把这个动作分解成几个组成部分来分别学习掌握,一旦患者掌握了各个不同部分的运动步骤,即可把这些运动步骤组合起来,以完成一个完整的功能性活动。

以轮椅乘坐训练为例:一般情况下,脊髓损伤后3~4个月,非外伤性截瘫一个月,当患者被动起坐能保持15~30分钟时,即使坐位保持不了平衡也可在辅助下进行轮椅乘坐练习。轮椅动作的训练大体上分基本动作、移乘和应用动作几个步骤。

基本动作:分四个部分,轮椅坐位平衡训练,在轮椅上练习用双臂支撑身体,将下肢移到地上的动作,驱动轮椅。

移乘动作:包括从轮椅到床,从轮椅到椅子、地面与轮椅的移乘。

应用动作:在轮椅上开关门、从轮椅到卫生间的移乘,从轮椅到洗澡间的移乘,从轮椅上站起(需用支具)。

一方面,可根据患者具体情况分阶段实施;另一方面,这个时期的脊髓损伤患者在进行轮椅乘坐练习时,坐骨结节部易发生压疮,应利用海绵垫、压疮减压板或羊皮保护臀部,同时注意坐位时的体位变换。

4. 矫形器的选用　四肢瘫痪患者参照后续颈髓损伤的作业治疗部分;截瘫患者依据损伤的节段的不同,可选用背支架、膝踝足矫形器(KAFO)、踝足矫形器(AFO)等。

下面以颈部脊髓损伤患者的作业治疗为例,介绍其具体实施内容和方法。

(1)生活完全不能自理的C4损伤患者　C4损伤的患者仅仅残存颜面部、颈部的运动功能以及上举肩胛骨的能力。上肢的操作以及坐位平衡能力丧失。作业疗法的重心放在以下几个方面:

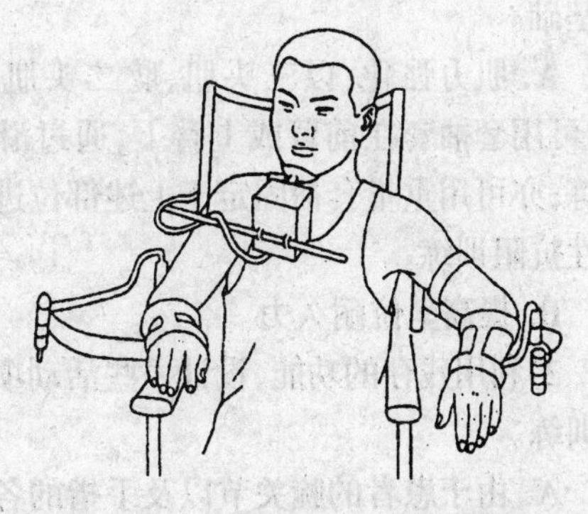

图7-4-1　下颌控制电动轮椅颌控部分

1)强化颈部周围肌群的肌力。

2)设计、改制能够保持平衡坐位的轮椅并提高坐位耐久能力。

3)尝试使用利用下颌控制的电动轮椅(图7-4-1)。

4)环境控制系统(environmental control unite,ECU)的利用。

5)利用口棒或者头棒,进行电脑键盘操作、调控电视遥控器、阅读翻页等(图7-4-2)。所谓“口棒”就是制作一只15~20cm的小木棒,指导患者将其含在口中,对各种物品进行操作。如患者牙齿不佳或咬合功能不好,亦可用头棒代替。头棒就是将小木棒固定在一个头圈上,利用头颈部的运动进行操作(图7-4-3)。在木棒的顶端固定一个橡皮头,可以起到防滑的作用。

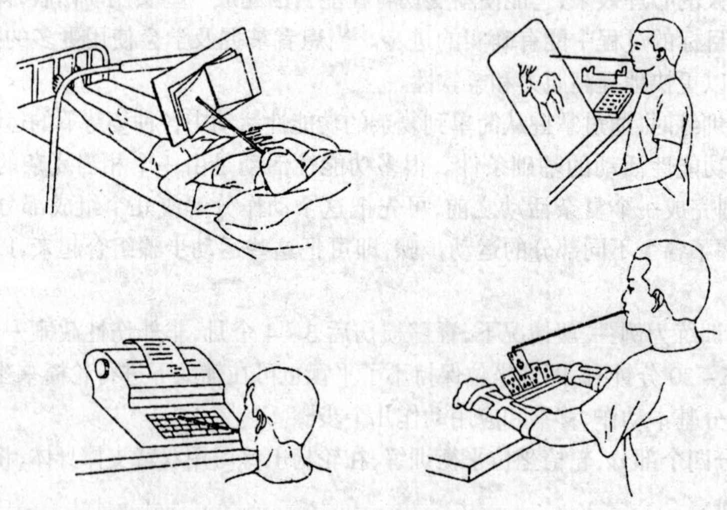

图7-4-2 口棒的使用情形

(2)基本上不能生活自理的C5损伤患者 C5损伤的患者,仍然具有肩关节外展、伸展、屈曲、内外旋的功能,以及肘关节屈曲、前臂旋后的功能。作业疗法应注重在以下几方面进行练习。

1)强化残存的功能,为进一步获得更多的能力打下基础。

A. 肌力强化:以三头肌、肱二头肌等的训练为主,可用套袖套在前臂或上臂上,通过滑车重锤进行训练;亦可用重量套袖固定于上述部位进行抗阻或渐进性抗阻训练。

B. 提高坐位耐久力。

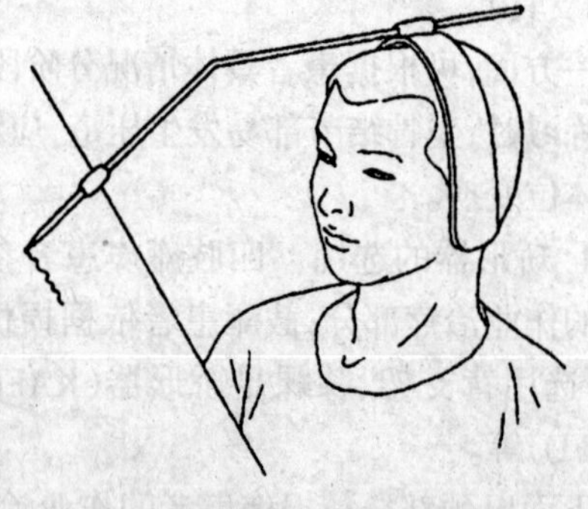

图7-4-3 用头棒写字

2)利用残存的功能,设计一些活动项目,进行坐位身体平衡、双手把持物体、驱动轮椅等能力的训练。

A. 由于患者的腕关节以及手指的各种功能受到损害,所以双手的把持动作十分重要,与日常生活动作的独立性有十分密切的关系。例如,患者可以通过双手把持口杯以及牙刷、剃须刀等物体,独立进行饮水、刷牙和刮胡子等动作。为此,可采用双手夹住塑料球或其他物体,并将其移动到另外的位置,可根据患者恢复状况调整把持物体的重量及难度,以帮助提高腕及手的功能。

B. 大部分患者能独立地完成臀部的减压动作。可指导患者学会使用系于轮椅靠背柱子上的套索进行前倾式臀部减压(图 7－4－4)。

C. 学习利用滑板做各种转移动作:利用滑板做床到轮椅转移的情况(图 7－4－5)。转移时轮椅与床平行,前轮尽量向前,锁住车闸,拆去靠床侧扶手,架上滑板,放好双下肢,用一系列撑起动作将臀部移到滑板上,再利用撑起动作,将臀部从床移到椅子上,其他转移类似。

D. 在轮椅的手轮表面缠绕胶皮带或用驱动圈上有凸出把手的轮椅,同时患者戴上胶皮防滑手套,进行驱动轮椅的训练。C5 损伤的患者通常只能限于平地上驱动轮椅。一般患者还是需用有操纵杆式开关的手控电动轮椅,年老、体弱者甚至需要气控轮椅。

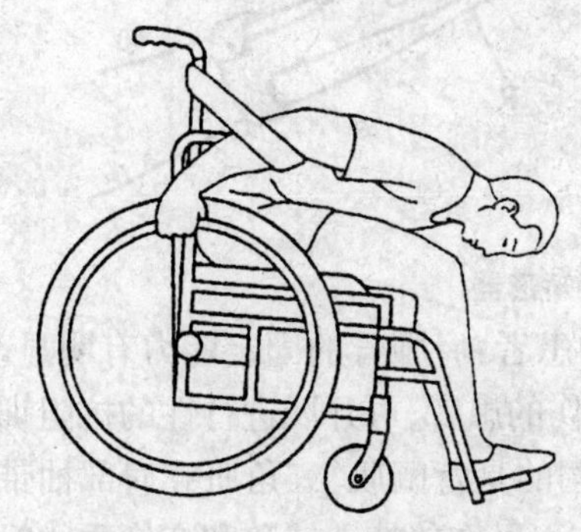

图 7－4－4　前倾式臀部减压

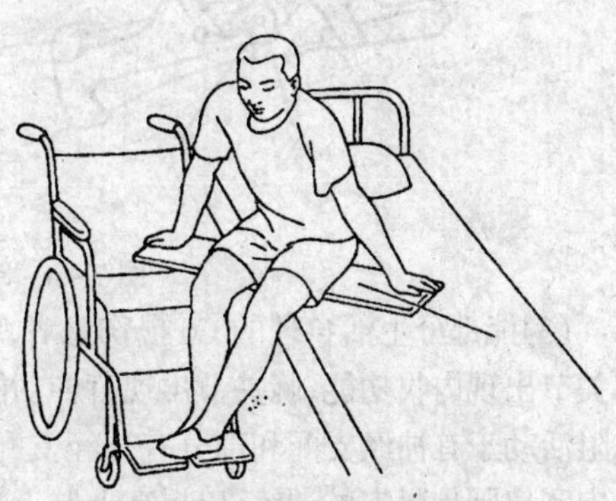

图 7－4－5　利用滑板做床到轮椅的转移

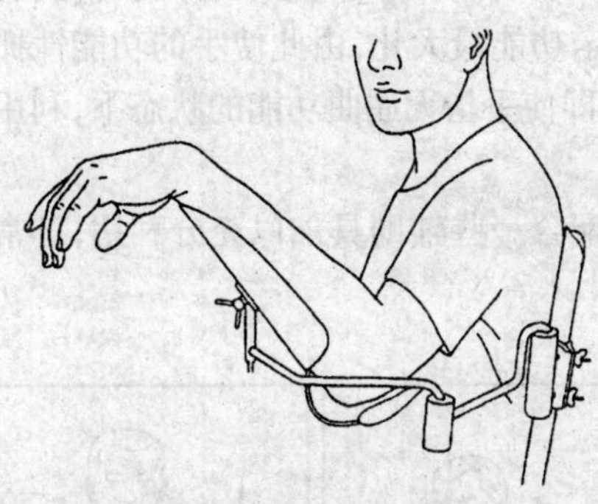

图 7－4－6　前臂平衡矫形器(BFO)

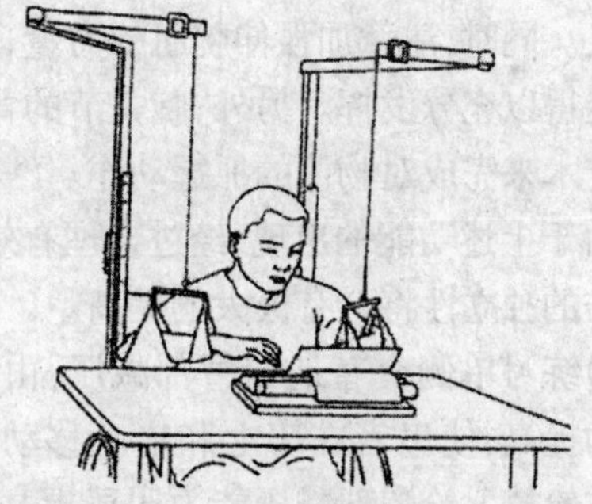

图 7－4－7　悬垂吊带前臂运动装置

D. C5 损伤的患者通常利用前臂平衡矫形器(balanced forearm orthosis, BFO)和上肢悬吊装置(图 7－4－6,图 7－4－7),帮助患者对上肢和前臂的控制,使得手向口和头方向的移动变得容易,从而使患者有可能完成打字、进食、个人卫生、上衣穿脱动作,而穿裤子则较困难。为使 BFO 能充分发挥作用,评定 C5 患者时要充分注意:屈肩、屈肘有无Ⅱ和Ⅲ级肌力;躯干是否稳定,如不稳定要使用安全带固定躯干;为使前臂能充分做从桌面到口或头的动作,肩外展和屈曲的被动关节活动度应有 0°～90°,肩内旋应达到 0°～80°,肩外旋应达到 0°～30°,肘屈曲应为 0°～140°。同时制作腕关节固定支具,既可保持腕关节及手指的功能位置,还可以在支具上固定铅笔和勺、叉等进餐工具,做书写、键盘操作及进餐练习。

E. 学习使用有齿轮结构的腕手矫形器(ratchet wrist hand orthosis, RWHO):此矫形器的构造如图 7-4-8。手指伸、屈肌均无力的患者,戴上此矫形器后,将手指的背部轻碰对侧手或附近的物品时,即能完成抓捏动作。需松开时用另一手碰(B)即可完成。训练时先捡拾物品,以后可练习拾取更小的花生、钥匙等,最后训练患者持笔写字练习。

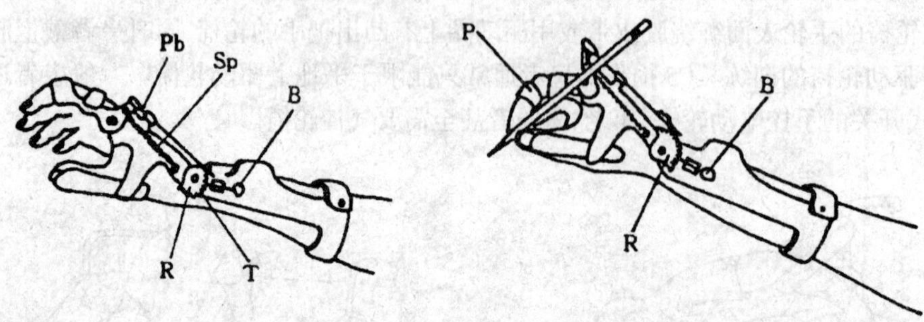

图 7-4-8 齿轮结构的腕手矫形器

(3)能部分生活自理的 C6 损伤患者 C6 水平损伤的患者,肩胛骨的固定能力有明显改善,肩关节出现内收功能,腕关节出现背伸功能。这个水平损伤的患者,可开展进行性的抗阻训练和抗阻活动于有神经支配和部分有神经支配的肌肉。要强调的是背阔肌、三角肌和肩部袖带剩余肌肉和肩胛骨肌肉的训练,以提高上肢近端肌肉的稳定性,以及在轮椅上转移和变换重心时的能力。肘关节的挛缩是绝对应避免的。肘关节完全伸展状态下,患者可以利用肘关节"锁"的功能,在前臂旋后的状态下做双臂支撑动作,这个动作对于皮肤的保护,特别是转移动作的获得具有重要意义。同时,注意加强伸腕肌的力量,使自然的肌腱固定功能最大化,由此使手的功能性抓握和伸展得以充分发挥。另外,腕关节的背伸动作也可以在即使手指无屈曲功能的状态下,利用肌腱固定术来完成对物体的抓握动作。

由于上述功能的出现,经过合理有效地强化训练,并配合一些辅助具加以充分利用,日常生活动作的独立性将会有极大的提高。

1)练习单侧交替地给臀部减压:由于肩胛骨稳定性的提高,使患者在床上和垫上移动时抬起身体以及在轮椅上给臀部减压能力明显提高。在轮椅上给臀部减压时,可将一侧上肢后伸至轮椅靠背的后方,利用轮椅把手卡住上肢上抬同侧臀部(图 7-4-9)。每 15~20 分钟进行一次,每次抬起持续的时间约 15 秒。

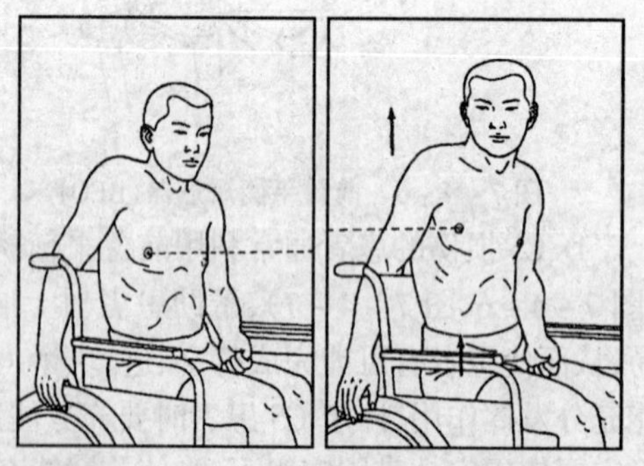

图 7-4-9 C6 损伤患者的右臂减压法

2)坐位平衡训练:坐位平衡训练从长坐位→轮椅坐位→椅子坐位逐步过度。从双手支撑→单手支撑→无需手部支撑。采取坐位的过程中,可以通过旋转躯干,做一些手部的操作等活动,来增加平衡的难度,使患者不断提高坐位平衡的能力。

3)移动动作训练:通过训练,患者能够利用上肢的支撑做床上的移动以及床与轮椅间的移动,床和轮椅间的移动可用或不用滑板进行同一平面上的独立转移,很多患者还可进行轻度不同平面上的转移。出现困难时,应分析造成困难的原因,针对原因加以处置。常见的问题有:患者本身支撑能力偏弱、床与轮椅之间的高度不等或间隔过大。常用的处置方法是制作海绵垫,弥补过大的间隔和高度的差别;另外,在患者进行移动时,在移动部位铺垫一块质地非常爽滑的面料,能够有效地减少阻力,有助于患者的移动。

4)轮椅驱动练习:C6的患者利用胶皮缠绕轮椅手轮或者佩带防滑手套中的任何一项,就能够独立完成驱动轮椅的动作。作业治疗者应该鼓励患者尽早开始进行驱动轮椅的练习,并积极应用于日常生活中。

5)日常生活动作训练:C6损伤的患者通过训练大多能完成基本的日常生活和自我护理动作。这些动作包括:洗脸、洗手、刷牙、梳头、刮胡子、剪指甲、穿脱衣服、吃饭、自我导尿或运用外用集尿器。完成这些活动所必须的动作能力包括:移动能力、坐位或者立位平衡、上肢运动功能等。但总的来说,除吃饭和喝水外都需要一些适当的辅助设备。如坐位平衡能力有所改善以后,可开始进行更衣动作训练。对服装的要求:选择材料比较爽滑、轻便、样式简单、比较宽松的服装为宜(尤其是鞋子和袜子)。另外,在拉锁、袜口部位安装环扣十分有利于患者使用,裤子等使用松紧带最便于患者使用。

6)辅助具:虽然利用肌腱固定术能够获得初步的抓握,但是为了获得更加具有实用性的抓握功能,需要制作辅助具,最常用的是腕驱动的抓握矫形器(wrist - driven flexor hinge splint)(图7-4-10)。也有患者利用万能袖带、书写辅助具等,就可以独立完成进食、刷牙、书写等动作。C6、C7损伤患者适用的书写自助具、键盘操作自助具和剃须自助具(图7-4-11和7-4-12)。

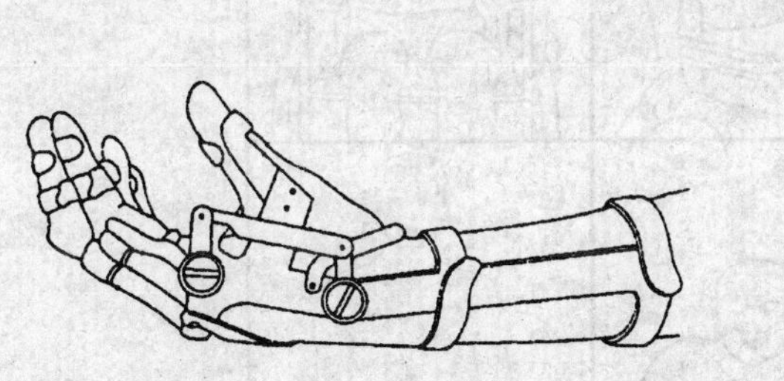

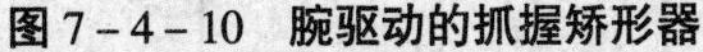

图7-4-10 腕驱动的抓握矫形器

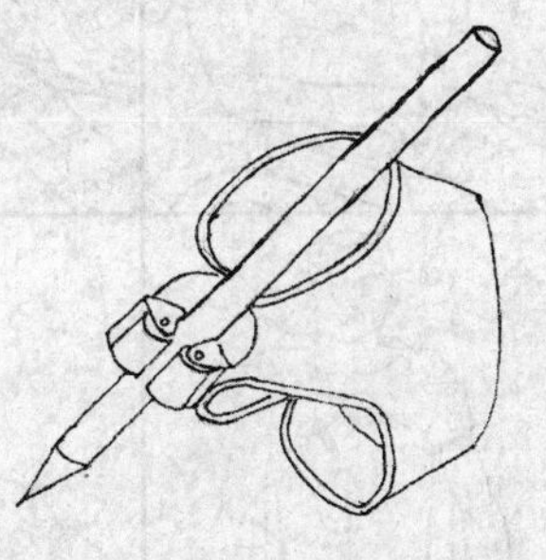

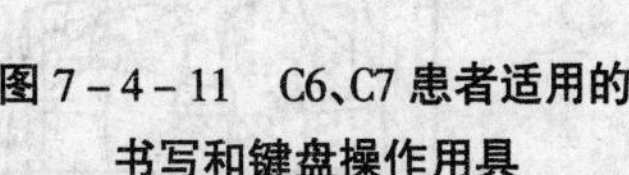

图7-4-11 C6、C7患者适用的书写和键盘操作用具

(4)基本上能生活自理的C7、C8损伤患者 这两个节段损伤的患者,肩部、上肢的运动能力和支持功能都比较充分,平衡能力也明显高于C6损伤的患者,其肌力训练的重点应放在三角肌、胸大肌、肱三头肌,特别是有重要意义的背阔肌上(图7-4-13)。而且,C7损伤的患者腕关节的伸展能力进一步加强,手指出现伸展功能,只要充分维持良好的手指各个关节的屈曲运动范围,进行简单的抓握还是有可能的。而C8损伤的患者,手指的屈肌出现收缩,可以积极地进行抓握

功能训练。抓握力弱的患者仍可学习用腕驱动抓握支具和耐力训练。

由于肱三头肌有部分神经支配，有可能完成伸肘功能，故可做撑起动作，为此，可通过如图7－4－14方式给坐骨结节区减压。三头肌有功能使得患者能完成不同平面上很大距离的转移，而且很多患者能完成地板到轮椅的转移。

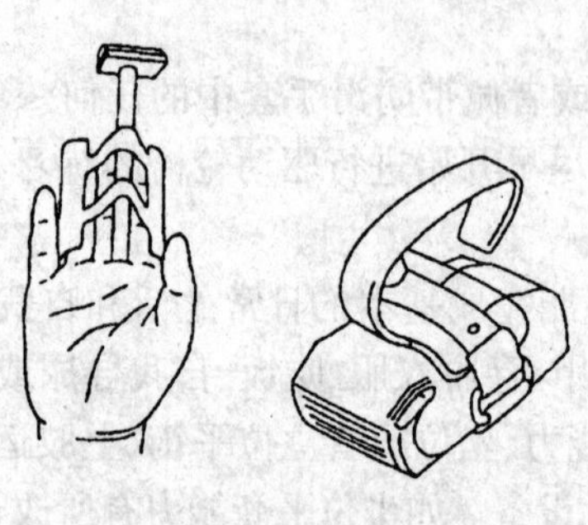

图7－4－12 C6、C7患者适用的剃须刀辅助器

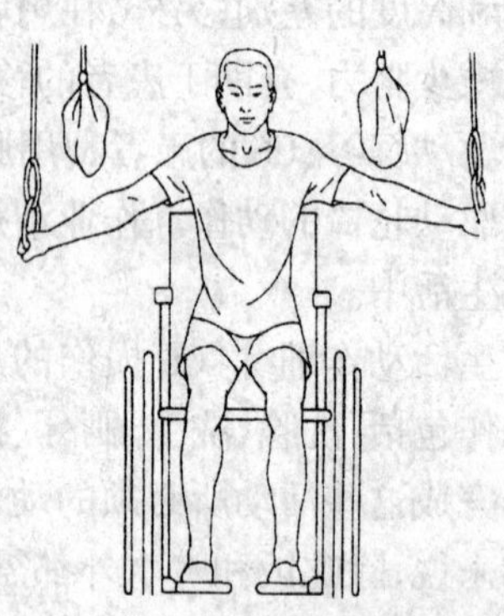

图7－4－13 重锤滑车式背阔肌训练器

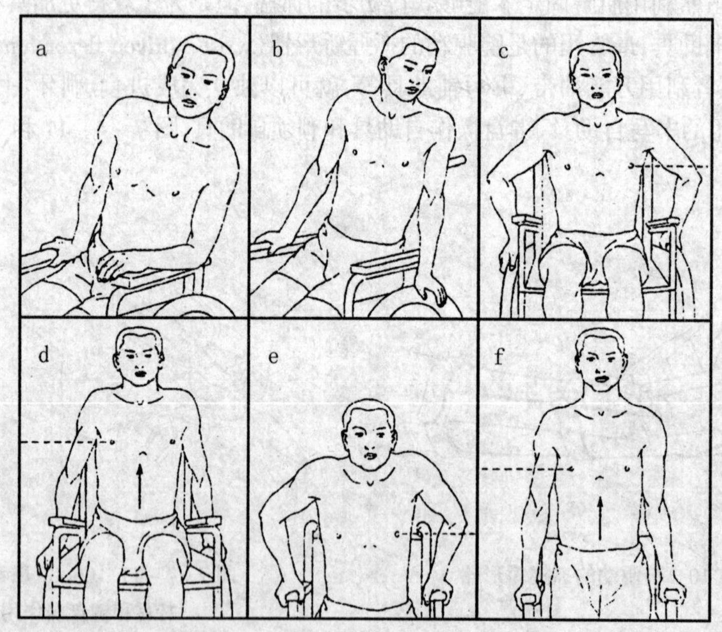

图7－4－14 C7、C8损伤患者臀部减压方法

另外，由于C7、C8患者的日常生活的独立性大幅度提高，外出参加社会活动的机会也随之增加，轮椅的操作能力就显得十分重要，因此，需要指导患者在各种环境和条件下进行轮椅操作训练，必要时到院外进行实地训练。例如：崎岖不平的路面、坡道、人员密集的街道、狭窄的路段等，

甚至练习上下台阶。为此，也起到了丰富患者的生活，培养兴趣和爱好的作用，这也是作业治疗的重要内容之一。

综上所述，经过合理的训练以及对生活环境的改造，C7、C8 损伤的患者可以实现利用轮椅的条件下生活自立。患者在床上能自己翻身、坐起和在床上移动；能自己进食，检查容易产生压疮部位的皮肤；能独立穿衣和进行个人卫生动作（但不能自换导尿管）；能独立进行各种转移；能利用上肢给下肢做 ROM 活动。

颈髓损伤作业治疗时的注意事项：由于颈髓损伤患者其功能损害涉及的范围较广，故在开展作业治疗时应在以下几个方面尤为注意：

(1)疼痛、出汗、烦躁、面色苍白、失神等症状，是过度劳累的表现。所以要注意患者的疲劳程度，不要使其陷入过度疲劳状态。

(2)要避免瘫痪部位受压及磨擦，预防压疮发生。

(3)不适的体位难于做动作，且易疲劳，故在作业活动时应保持正常、舒适的体位。

(4)有导尿管的患者应避免作业活动时影响或阻塞尿管。

(5)有呼吸功能障碍的患者为防止发生呼吸系统并发症，要避免和有呼吸道感染的患者接触，同时避开刺激性气体和尘埃。

表 7-4-1 为日本学者米仓提出的颈髓损伤不同时期的作业治疗方案。

表 7-4-1　颈髓损伤的作业治疗方案

治疗阶段	重 度 障 碍	轻度障碍及不全瘫
卧床期	1. 精神疗法：理解患者心理，精神鼓励	1. 同左
	2. 支持疗法：会话、读书、朗读欣赏、听收音机、看电视	2. 同左
	3. 支具：防止手变形支具，将肢体固定于功能位	3. 支具：背屈位固定支具，功能性把持支具
	4. 自助具及其装置：口棒、书架、镜子、特制呼叫器等	4. 背位握器、吸烟器、其他同左
	5. 功能训练：关节活动度的维持和增大，增强肌力，被动运动，呼吸训练	5. 自我辅助运动，呼吸训练，棋类游戏亦可利用呼气进行的简单游戏
离床前期	1. 精神疗法：根据需要进行	1. 精神疗法：根据需要进行
	2. 支持疗法：同上	2. 支持疗法
	3. 防止手部变形支具：将肢体固定于功能位支具 起支持作用的手部支具：背屈位固定支具	3. 功能性手部支具：背屈位固定支具 起支持作用的手部支具：功能性把持支具
	4. 口棒	4. 前臂吊带的使用，在没有功能性把持支具时用铅笔把持器
	5. 自我辅助运动	5. 自我辅助运动→逐渐增加抵抗运动，日常生活活动能力（吃饭基本动作训练、刷牙、刮脸、擦脸、梳头、写字）训练，必要时使用吊带
离床期	1. 同上	1. 同上

（续表）

治疗阶段	重 度 障 碍	轻度障碍及不全瘫
离床期	2. 同上 3. 功能性支具:功能性把持支具 4. 滚珠轴承输送机 5. 自我辅助运动:为达到调整全身的目的,利用倾斜台进行起立练习→用直立桌练习起立(躯干上部需要固定) 日常生活活动能力:吃饭动作、刷牙、写字、使用电话(利用手部支具) 作业项目:瓷砖工艺、打字、锯木头(固定手部,利用吊带)	2. 同上 3. 功能性支具:功能性把持支具 4. 根据需要使用输送机 5. 肩关节屈曲、外展、外旋,肘关节屈曲,重点放在腕关节伸展上。逐步增加抵抗运动,练习起立(倾斜台→直立桌) 日常生活活动能力:吃饭动作几乎不需辅助即可进行,更衣动作,化妆、刮脸、打电话、操作轮椅、根据需要用轮椅做家务 作业项目:简单的手工艺(皮革工艺、马赛克砖镶嵌工艺、锯木头、铜板工艺),针织、打乒乓球、台球、打字等
恢复期	依靠自己的力量不能移动轮椅,有时也可操纵轮椅。但徒手进行是困难的,有必要设法使用特制手套或在轮椅驱动轮上安装手柄之类。将来若不能操纵轮椅,有必要使用电动轮椅。有时在操作方法上需要设法改进	立位进行上述动作,反复练习,增加耐力,尽量使用下肢。可以步行。根据需要进行职业训练

(三)第三阶段——回归家庭、回归社会的准备阶段作业治疗的主要内容

患者经过治疗和训练,终究有一天会离开医院,回归家庭或者重返工作岗位。因此,在医院的治疗期间,必须针对每一个患者的功能水平、恢复情况和其他特点,进行综合评价,有的放矢地进行针对性训练。

1. 家庭的回归　对于回归家庭的患者,为了保证他们能够尽可能多地独立完成日常生活动作,治疗者必须根据患者的功能水平、动作特点等,设法对患者的生活环境加以改造,或者对患者家属提出建议,为患者提供最大的便利。一般情况下,针对脊髓损伤患者的生活环境,需要做下几方面的调整:

(1)洗手池的下方,需要足以容纳坐在轮椅上的双下肢的空间,便于患者的身体更加接近洗手池。

(2)水龙头需要进行相应的调整和更换。根据患者的手的功能情况,选择便于使用的水龙头的类型,例如,市场上有售的触摸式、感应式,以及各种形状的开关把手。

(3)剪指甲以及梳头等动作,一般需要使用自助具。例如,将梳子或牙刷的把手加粗加长,便于患者抓握和使用,指甲刀的一侧固定在木板上,另一侧加大加宽,非常便于患者使用。

2. 心理、社会支持　康复的目的是帮助患者重新回到尽可能正常的生活中去。仅教会一些身体动作以便独立生活并不能达到目的,生活并不仅限于上、下床及大、小便,因为这些不是生活而只是生活的基本条件。作业治疗师的工作决不仅限于功能训练,还要强调患者在心理社会方面的适应,这包括在他悲伤的时候提供必需的社会支持和帮助他重塑自身的形象,形成新的生活方式和对世界的重新认识,重新设计未来的计划,帮助患者在社会中找到自己应有的位置。

同时，应该认识到脊髓损伤后的社会适应并不仅限于患者本人，患者的家庭成员也面临着很重要的适应问题。当家庭成员需要适应这些改变时，治疗师就应该为其家庭提供很好的帮助和支持，家庭成员的适应，反过来也能够为患者适应残疾生活提供很好的社会支持。

为此，为使患者能顺利地完成康复治疗并获得预期的效果，治疗师在一开始时就应该将患者和其家属吸收为治疗小组中的一员，通过患者和家属积极参与分析问题，寻找解决问题的方法，并对结果进行评定。在患者学习功能性活动、掌握日常生活自理的方法、选择各种器械设备、决定各方面的护理问题时，都按照这一要求去做。通过积极参与解决问题，能逐步培养脊髓损伤患者独立解决问题的能力。这种做法对患者在康复过程中及以后的独立习惯的形成都有非常重要的作用。

3. 职业准备　如果一位患者出院后将重新就职，需要每天到单位上班，那么，作业治疗者必须从患者的角度出发，针对患者 24 小时的生活和工作进行全方位的分析，预测患者在哪些环节容易出现问题，必要时进行实地检测，力争在问题出现之前预先准备好对策。

一般来说，患者重新就职，不仅仅限于身体方面的功能，还包括精神持久力、精力集中的程度、时间观念、心理状态、与他人交往合作的能力等等多方面的因素，这些问题需要整个康复小组进行全面综合的调整。

以乘坐轮椅出勤为例，作业治疗者需要确认患者以下几方面的能力：

(1)日常生活完全自立　包括更衣动作、床和轮椅间的转移动作、洗漱动作(女性包括适当的化装)、入厕动作、洗衣、做饭、吃饭、收拾、整理房间等。

(2)家与单位之间的移动　可能有多种形式，距离近的可以直接驱动轮椅出勤，然而需要进行实地训练，学习如何处理实际情况下的人流、交通指示灯、台阶等问题。而距离较远需要驾驶汽车者，就必须经过驾驶培训获得有效资格。目前，在我国还没有明确的残疾人驾驶汽车的法规，相信随着残疾人参与社会的逐步普及，残疾人用车的配套工程的出现和完善，残疾人驾车上路将成为事实。这种情况下，在作业治疗部门需要做的工作是，指导患者学习轮椅和汽车座位之间的转移动作以及如何将轮椅折叠并送入汽车内。

(3)基本的职业能力　包括与他人交流、计算、书写、打字、电脑操作等能力。

(4)单位内公共设施的利用能力　单位的公共设施指单位的水房、厕所、食堂等设施，患者必须能够运用自如。治疗者应前去观察了解，注意有无台阶、取餐柜台的高度、厕所的坐便器的样式等，是否会成为患者的障碍，必要时需要与单位的有关部门联系，进行安装扶手、改台阶为坡道等改造。

(四)脊髓损伤患者并发症的处理

1. 皮肤破损或压疮　脊髓损伤的患者由于运动感觉的缺失，长时间一个姿位引起的压力和剪力，加上有时使用夹板和其他矫形器，易引起皮肤有骨性突起的地方破损或形成压疮。治疗师必须每日检查患者的皮肤，并教会患者应用镜子或护理员帮助，检查是否有形成皮肤问题的征象。避免易受损的皮肤过度处于剪力、潮湿和过热的环境中。同时有必要经常做重心转移、更换体位或用特制的床垫和轮椅坐垫保护骨性突起部位，以达到预防压伤的目的。

2. 肺活量的降低　肺活量的降低，是颈部和胸部脊髓损伤患者常常遇到的一个问题。其原因在于：患者的隔肌、肋间肌和背阔肌的肌力减弱或麻痹。肺活量的降低会影响活动时患者的耐力。为此,增强胸锁乳头肌和膈肌的肌力,手工辅助咳嗽以及深呼吸,对于保持最佳肺活量是必要的。

3. 直立性低血压 由于患者腹部和下肢肌力的缺乏,可引起血液在这些地方滞留,从而导致血压的降低。治疗师在变换患者体位时,应循序渐进,避免直立性低血压的症状出现。也可利用腹带、腿部缠绷带、抗栓塞袜和药物治疗的办法,减轻其发生和症状。随着时间的推移,当坐位承受能力和活动水平提高时,这种问题就会减少了。

4. 自主反射障碍 是一种在 T4~T6 以上水平损伤患者常常见到的现象。它是自主神经系统对一些刺激,如来自膀胱、直肠的刺激,热或疼痛的刺激等产生的反射活动所引起。症状是急发的撞击样头痛、焦虑、大汗、面部潮红、寒战、鼻塞、阵发性高血压和心动过缓。

自主反射障碍是一个医疗急症并危及生命。应将患者立即置于直立位,去除任何限制性物品,如腹带、弹力袜,以降低血压。治疗这种情况应给予膀胱导尿或 Legbad 管检查寻找阻塞物,血压和其他症状应受到监测,直到恢复正常。作业治疗师必须认识这些症状和处理方法,因为反射障碍可在伤后任何时候发生。

5. 异位骨化 异位骨化也称异位骨,是在异常解剖位置形成的骨。它最常见于髋和膝关节周围的肌肉内,偶尔也可在肘和肩部见到。常常在伤后 1~4 个月发生。先期出现的症状有关节肿胀、皮温稍高和关节活动度下降。早期诊断、早期治疗可将这种并发症降至最低程度。在骨形成的早期,治疗包括药物和保持关节正常的活动度、保持在轮椅上良好的体位。如果异位骨化发展到髋关节屈曲严重受限的阶段,那么当保持坐位时,容易发生骨盆倾斜,从而导致躯干变形,伴有随之出现的坐骨结节、股骨粗隆和骶骨部位皮肤的破溃。

6. 痉挛 痉挛几乎是全部脊髓损伤患者的并发症。它是损伤平面以下肌肉不自主的收缩,是由于缺乏高位中枢抑制的结果。痉挛的模式在一年多的时间内都会有变化,通常在头 6 个月升高,伤后约一年达到稳定状态。中等程度的痉挛在脊髓损伤患者的整个康复中是有帮助的。它可帮助保持肌肉的体积,有利于关节活动,并且在轮椅和床的转移和活动中起到辅助作用。痉挛突然加重可提醒治疗人员患者可能出现了其他的医疗问题,如膀胱感染、皮肤破溃或发热。

严重的痉挛不利于患者的康复。除了积极的康复治疗措施以外,可以应用各种药物进行更有力的干预。在一些特别的例子,局部注射和外科手段(神经阻断或脊髓神经根切断术),有利于某些患者。

7. 废用性骨质疏松症 因为长骨的废用,骨质疏松症很容易在脊髓损伤患者中发生。骨质疏松症可以继续发展,可在受伤后一年发生病理性骨折。病理性骨折最易发生在股骨髁上部、胫骨近端、胫骨远端、股骨髁间部位和股骨颈。每天安排一定的时间使患者处于站立位,可以减缓骨质疏松的发生。

8. 深静脉血栓 深静脉血栓在脊髓损伤患者中发生率较高,多发生于股静脉、髂股静脉或腘静脉,多由于患者缺乏运动所致。临床上,如瘫痪肢体出现肿胀,又伴有原因不明的发热及白细胞计数增高,应怀疑有深静脉血栓。通过 125I 纤维蛋白原扫描或肢体深静脉造影均可明确诊断。

深静脉血栓重在预防,应经常测量肢体周径,观察有无肿胀,及时进行 125I 纤维蛋白原扫描及血液流变学检查。平日多鼓励患者积极活动肢体。一旦血栓形成,应禁止剧烈活动,但还可以做少量被动活动,以防止血栓脱落引起肺栓塞而致猝死。

一般认为,在伤后4~12周为血栓形成活动期,血栓容易脱落。可适当应用抗凝药物预防血栓的形成。已有血栓形成者,可应用尿激酶、潘生丁、阿司匹林或右旋糖酐静脉点滴,肢体肿胀多可在2~3周消退。

三、其他治疗措施

(一)药物治疗

90年代后,明确治疗脊髓损伤的药物有甲基强的松龙(methyl prednisolone, MP)、TM(Tirilazad Mesylate)、神经节苷酯(ganglioside, Gg,商品名为GM-1)和神经生长因子(nerve growth factor, NGF)。这类药物的主要作用在于保护细胞膜,减轻组织水肿,减少其对神经细胞的毒性损伤和促进轴突生长。目前,早期实施药物治疗已成为大家的共识,其治疗的黄金时间是伤后6~8小时内。

(二)功能性电刺激治疗

将电刺激用于兴奋瘫痪肢体的神经或肌肉,不但起到了治疗作用,并且使之恢复功能,因而被称为功能性电刺激(functional electrical stimulation, FES)。近几年来有关这方面的研究颇多,有用硬膜外电刺激控制下肢肌肉痉挛;用神经肌肉电刺激改善括约肌压力;用硬膜外脉冲电刺激激活神经细胞的功能,促进轴突再生的报道。这表明,功能性电刺激对脊髓的修复有一定作用,可提高脊髓损伤的恢复率。但不是所有的脊髓损伤患者都适于功能性电刺激,其先决条件是上神经单位受累的广泛程度。另外,软瘫也不适于用功能性电刺激进行康复。

(三)减压和内固定

减压的时机,在90年代后趋向于早期采取措施,具体的减压方法:颈椎爆裂骨折行前减压,胸椎和腰椎段可有两种选择,从侧前或后方入路减压;对于骨折脱位,一般应行后入路,整复脱位进行减压及内固定。内固定与植骨融合在90年代发展迅速,出现了多种用于脊柱创伤骨折内固定的设计,并在脊柱不稳定、活动多的部位行植骨融合,从而加强了内固定的效能,有利于康复治疗及早和安全地开展。

(四)功能重建

90年代后主要开展的功能重建有手功能和排尿功能的重建。在C5损伤后,前臂及手失去功能,亦无可转移的肌腱,可行前臂和手肌内置刺激和返回电极,由计算机控制,该手可有握物与放下功能。C6损伤时,国外学者采用旋前圆肌或其他肌肉行拇指对掌功能的重建,获得了较好的效果,四肢瘫痪患者手功能重建的一般方法,见表7-4-2。有关排尿功能的重建,我国学者对脊髓损伤患者行损伤平面以下神经根修复S2神经,重建膀胱排尿反射弧,以手抓搔该神经皮肤支配区,可引起排尿反射。

(五)文体治疗

文体治疗也是脊髓损伤患者康复的一个重要方面,它对进一步改善和巩固脊髓损伤患者的生理功能,使患者充分发挥残余功能的潜力,提高其反应速度、力量、耐力、灵敏性和协调性有着重要的作用,它不仅有利于提高患者日常生活和工作能力,使残疾人自身的能力和价值观得以体现,也可激发出自强不息、奋发向上的精神,同时通过参加文体活动也提高了生活的乐趣。

表 7-4-2 四肢瘫痪患者手功能重建的一般方法

损伤部位	手 功 能	方 法
C5	伸肘	将三角肌后部肌腱固定到肱三头肌腱上
	侧捏(拇、示指持扁钥匙状)	将肱桡肌腱固定到腕伸肌上,并将拇长屈肌腱固定在桡骨掌面,同时固定拇指的指关节
C6	伸肘	同 C5
	侧捏	将拇长屈肌腱固定在桡骨掌面,固定拇指的指关节
	粗抓握	将桡侧腕长伸肌固定在指屈肌上
C7	粗抓握和伸腕	将指深屈肌腱固定在桡骨上
	粗释放和屈腕	将指总伸肌和拇长伸肌腱固定在桡骨上
	粗抓握	将桡侧腕长伸肌腱固定在指深屈肌上
	屈拇	将旋前圆肌固定到拇长屈肌上
	拇指对掌	将肱桡肌固定到拇指对掌肌上
C8	拇指对掌	将尺侧腕伸肌固定到尺侧腕屈肌上,再利用指浅屈肌腱,将它固定在拇指上
	屈掌指关节同时伸近端指关节	用掌长肌将桡侧腕长伸肌接到蚓状肌附着点上

英国著名的脊髓损伤专家 L. Guttmann 于 1948 年创立了国际轮椅运动联合会(International Stoke Mandeville Wheelchair Sports Federation, ISMWSF),主要是为因脊髓损伤而致残的人士开展体育竞赛。1948 年在英国伦敦附近的斯托克·曼德维尔(Stoke Mandeville)举办了首次轮椅运动比赛,以后世界轮椅运动会每年举办一次,是历史悠久、开展最好、影响最大的残疾人运动会。

除了以上治疗措施外,运动疗法、物理因子的应用以及我国传统的康复治疗方法,也是脊髓损伤患者的重要康复手段。其具体内容详见相关书籍。

(王 刚 陈晓梅)

第八章　退行性神经病变的康复

退行性神经病变(degenerative diseases)属于慢性进行性变性疾病,病变的发展及其并发症的出现会引起身体多功能的损害,导致残疾程度进行性加重,使患者丧失生活自理能力和工作能力。本章将重点介绍几种常见的退行性神经病变的作业评估和作业治疗方法。主要包括帕金森病(Parkinsons disease, PD)、多发性硬化症(multiple sclerosis, MS)、进行性肌营养不良症(progressive muscular dystrophy, PMD)、肌萎缩侧索硬化症(amyotrophic lateral sclerosis, ALS)、脊髓灰质炎后综合征(post polio syndrome, PPS)。肌无力是这些疾病共有的特征。通过定期的作业评估,可以了解患者功能损害的严重程度,分析作业活动中存在的问题,为明确作业治疗目标和制订作业治疗方案提供依据。这类患者作业治疗的主要目的是减缓退行性病变的发展速度,尽可能维持患者原有的功能水平,使其日常生活基本达到自理。因此,作业治疗主要针对减轻症状、防治并发症、预防和矫正畸形、实施功能补偿和替代,以维持患者在作业活动各个领域的独立性而展开。

第一节　帕金森病的康复

一、概述

帕金森病(PD)是以肌肉强直、随意运动和情绪活动缓慢、静止性震颤为表现特征的大脑基底节病变。由于个体情况,每个患者的表现都不相同。

(一)病因学与病理学

1. 主要病因及机制　根据病因不同帕金森病分为原发性帕金森病及继发性帕金森病两种,后者又称帕金森综合征。此病可以由脑血管病、感染、药物、中毒以及其他神经系统变性性疾病引发。其发病机制主要包括:①由于中脑黑质的多巴胺能神经元退化、变性,使通过黑质纹状体束,并作用于纹状体的神经递质多巴胺减少,纹状体内多巴胺储存明显减少。②纹状体中多巴胺受体病变和在基底节中的多巴胺破坏加速,也可造成纹状体内多巴胺储存减少。多巴胺是纹状体的抑制性神经递质,在正常状态下,与乙酰胆碱处于拮抗平衡状态,乙酰胆碱在短轴纹状体神经元间的活动受到多巴胺神经能系统的抑制,因此,当多巴胺减少而乙酰胆碱相对增加时,由于过度兴奋的输出,影响到皮质脊髓束、网状脊髓束、红核脊髓束径路,导致骨骼肌和梭形肌运动的活性普遍增高,其结果患者可表现出肌强直和运动缓慢。震颤的产生则与基底节内的5-羟色胺水平降低有关。

2. 病理生理学　帕金森病的主要病理改变在相对集中于脑干的某些含色素的神经元,如黑质的多巴胺神经元、蓝斑的去甲肾上腺素(NA)神经元、脑干的中缝核中含5－羟色胺(5－HT)的神经元,以及迷走神经背核、下丘脑、苍白球、尾状核等部位。其主要病理改变为神经细胞变性、空泡形成和缺失,细胞浆中出现嗜酸性玻璃样同心形的包涵体,其中以黑质破坏最严重,肉眼可见色素消退,镜下可见神经细胞缺失,黑色素细胞中的黑色素消失,伴不同程度的胶质增生,其中苍白球、尾状核的变性较强。

(二)诊断标准

凡中年发病,具静止性震颤、肌强直、运动缓慢、姿势反应异常四大主征中两项以上,而找不到确切病因者,即可临床诊断为帕金森病。实验室检查无特异性,故无诊断价值,CT无特异性,MRI在少数病例中可见基底节,黑质部位有萎缩性改变,呈对称性低信号。有用的附加诊断标准为:①单侧发病。②在疾病程度方面持续地表现出不对称性。③对L－dopa反应良好。绝对除外的标准:①症状出现前的1年内服用过精神安定药或接触过这类药。②有小脑或皮质脊髓束征。③过去有嗜睡性脑炎或伴有球运动危象的病毒性脑炎的历史。④有逐步进展的多发性脑卒中的历史。⑤有交通性脑积水或幕上肿瘤。⑥有严重的早期的自主神经衰竭。⑦有严重的早老性痴呆。⑧对大剂量L－dopa呈负性反应。

二、功能障碍的特点

(一)肢体静止性震颤

典型的静止性震颤为非意向性,常在患者肢体不活动时出现,应激状态下加重,疲劳时减轻,睡眠中消失。开始发生在手和足,以后扩散到整个肢体,并随着肢体的运动而减少。有些患者在随意运动中虽伴随震颤,但其与脑性震颤不同,它并不造成功能受限,且可以在活动中被克服而不影响活动的完成,但它会影响动作的整体效果和美观。使患者丧失双手的协调性、手操控物件的能力与手的灵活性。用抗胆碱能药和多巴胺类药物后震颤可以减轻。

(二)运动障碍

这类患者最主要的运动障碍就是运动缓慢及运动困难。患者因丧失与躯干肌肉功能相关的粗大运动功能,而出现躯干的旋转、分节转动的困难。由于丧失自主的运动顺序,患者在执行连续性运动时发生困难,并且不能随意控制运动速度。一般而言,基底节区的作用可以使身体原有的姿势反射逐渐完善,并自动处理已获取的运动计划。由于患者大脑皮质功能正常,所以这类患者能保留简单的运动方案及选择正确的运动反应,但对整个运动程序的自动处理则发生紊乱,表现出运动启动延迟,运动过程缓慢,整个活动不能按顺序平稳转换,不能在注意力集中的同时完成两个动作。运动缓慢的特征表现为活动启动慢、犹豫不决,动作一旦启动又不能立即停止,活动中的伴随动作减少,动作完成缓慢。患者在从坐位转换至站位的活动中可表现出动作缓慢,不会挪动下肢及将身体重心向前转移,一旦站起,身体呈向前弯曲状,类似于“猿人”站姿。身体的转动往往不伴随躯干的转动。面部运动的减少使患者表情刻板呈模具脸。患者还可表现出不能安静地躺与坐。

(三)肢体肌肉强直

主要出现在躯干和肢体的屈肌。患者表现为头和躯干向前弯曲,肘、髋、膝关节屈曲,拇指向手掌屈曲,掌指关节呈屈曲状但手指伸展。颈部、躯干、前臂因肌张力增高而出现僵硬,快速被动屈伸肘关节，有"齿轮"样牵拉感，意味着牵拉过程中活动有多次细微停顿，是基底节病变肌肉强直的特有体征。由于肌肉强直的持续存在，限制了关节的活动，而引起关节、肌肉的挛缩。挛缩的进一步发展会影响患者的姿势维持、下肢负重行走和上肢功能活动，导致躯干、肢体的畸形，从而加重患者的功能障碍程度。

（四）行走异常

患者可出现拖行步态，并随着步行的继续而逐渐加剧。由于运动缓慢，患者表现出启动迈步困难、犹豫不决，或一旦启动，即呈现快速、小碎步的慌张步态，头和躯干前倾而不能自控，上肢摆动，下肢的髋、膝、踝关节的屈伸动作减少，足蹬地力量减弱，骨盆横向移动及骨盆与躯干之间的转动也明显减少，使步幅降低。此外，行走中突然停止困难，刹不住，容易跌倒。随着病情的加重，行走障碍将进一步加重，最终，患者会丧失行走能力。

（五）平衡功能异常

主要表现为跌倒。患者由于运动缓慢、困难而表现出动作减少、身体重心转换困难及慌张步态；由于丧失调正反应而出现姿势不稳；由于平衡反应障碍对直立、行走、转身的稳定性的影响，加之躯干、肢体屈肌、强直导致的"猿人"样站姿及姿势反射调节受损等，而导致姿势不稳，甚至跌倒。跌倒常发生在患者体位转换和活动转换过程中。跌倒除以上主要原因外，还与本体感觉减退、痴呆、心脏病或用抗高血压药有关。对于年龄偏大、病情偏重、病史较长、Schwab and England 评分较差、严重肌强直、手足灵活性差、不能从椅子上站起以及步态异常的 PD 患者更容易发生跌倒损伤。此外，有学者发现跌倒与使用左旋多巴类药物明显相关。

（六）高级脑功能异常

由于发音肌肉的强直、少动，帕金森病患者可出现以构音障碍为主的言语功能障碍。其主要表现为：说话音量低而含混不清，单音调，严重时可出现低声细语及缄默。此外，帕金森病患者还可以出现记忆力障碍、空间定向能力丧失、集中力和注意力缺乏、信息处理能力低下及神经心理障碍。患者的神经心理障碍主要表现为丧失自信，表达无用和无望感，以及因为逐渐增加的残疾而出现抑郁、对社会活动缺乏兴趣，甚至有自杀倾向。高级功能障碍是影响康复治疗效果的重要的不利因素。

（七）吞咽功能障碍

患者因舌头回缩运动减少，食物在喉部停留时间延长，唾液分泌功能紊乱而出现吞咽功能障碍。因会厌软骨关闭减少而引起的吸入性肺炎，可导致患者死亡。药物左旋多巴可使吞咽困难会加重。

（八）自主神经功能紊乱

可以表现为多汗、皮肤油腻、皮肤发红及膀胱括约肌功能异常。患者还可出现体位性低血压、心动过速及便秘、失禁等自主神经功能障碍的症状而影响日常生活能力及质量。体位性低血压也是导致患者易跌倒的原因之一，严重的可导致患者终身卧床不起。

（九）活动受限和参与受限

PD 的早期，患者处在临床分级的 1～2 级，仅表现为手足震颤，姿势的改变，并不影响患者的日常生活活动能力。随着病情的发展，震颤、强直、运动迟缓、平衡功能异常会不同程度地限制患者的日常活动。临床分级 3～4 级的患者可以出现活动受限，5 级的患者出现参与受限。

在疾病的不同阶段,如果出现一系列并发症,将会导致患者活动受限和(或)参与受限。帕金森病运动障碍的一大特点是易产生疲劳,患者表现为难以持久性活动,活动时间一长就出现全身无力、无精神,如反复活动,开始运动很有力,多次以后力量逐渐降低。易疲劳对康复治疗不利,使患者难以接受一定强度的训练,这种疲劳经过休息或睡眠可以得到恢复。帕金森病的运动功能障碍主要表现在组合的、复杂的运动方面,而单纯的运动常不受影响,这一运动障碍的特性是影响康复治疗效果的因素之一。

(十)继发性功能障碍

主要包括由于少动及强直所继发引起的一系列功能障碍。最常见的继发性功能障碍有:肌肉萎缩、无力,关节缺乏柔软性及挛缩。一般说来,这种情形首先发生在肢体的近端,然后是远端,先是单侧,后是双侧。挛缩常发生在旋转肌,腰、背、髋、膝、颈、肘、腕、指及趾屈曲肌,髋外展肌,肩外展、内旋肌及前臂前旋肌。由于这些部位相应肌肉的运动受限,患者表现为功能进行性受限。驼背畸形是最常见的姿势畸形,有些患者可发生脊柱侧弯畸形,甚至有的在走路及坐位时呈一个C字形曲线。此外,有的患者还会出现骨质疏松、体位性低血压、压疮、营养不良、下肢静脉回流不畅、循环障碍、心输出量减少及心动过速、肺活量明显降低或运动时呼吸急促等情形。

三、功能评定

在对帕金森病患者进作业行治疗前,治疗师应了解患者用药前后的症状变化及该病的临床特点和分级;必须对患者的全面状况做一综合的全面评估,这对指导患者进行作业治疗十分重要。其目的,首先是确定患者现有的各种功能能力,其次,是阐明能力障碍的原因,第三,是制定客观的康复治疗目标及措施。

(一)临床分级

1. 统一帕金森病分级指数　内容包括帕金森病体征、症状和药物相关波动状况。共包括3部分,即精神状态、日常生活能力、运动指数。每部分分为4级指数,即从0~4级。0是正常,4是严重。统一分级指数,常用于评估患者的病情进展。

2. Hoehn分级法(1992年)　共分5级。

1级——身体一侧震颤、强直、运动减缓或只表现为姿势异常。

2级——身体双侧震颤、强直、运动减缓或姿势异常。伴有或无中轴体征,如模具样面容、说话及吞咽异常。身体中轴部位尤其是颈部肌肉强直,躯干呈卷屈状,偶尔出现慌张步态及全身僵硬。

3级——类似于2级提到的所有症状和体征,只是程度加重。此外,患者开始出现平衡功能的减退,且不同程度地开始影响日常活动能力,但仍完全独立。常用的平衡检查方法,是患者在静态站立位下突然被他人向后拉,正常人仍能在原地保持平衡或最多向后退1~2步,而此期患者不能保持原位,并向后退2步以上。

4级——患者的日常活动即使在其努力下也需要部分、甚至全部的帮助。

5级——患者需借助轮椅或被限制在床上。

(二)作业能力的评定

从作业治疗的角度出发,1956 年就有学者对这类患者进行 ADL 评定,以后又出现了许多相类似的评定方法,如 Schwab and England 评分法、Northwestern University 评分法、Columbia 评分法、New York University 评分法等。这里介绍几种反映患者活动能力和残疾状态的评定方法。

1. 韦氏帕金森病评定法　评分标准为 0 ~ 3 分,0 为正常,1 为轻度,2 为中度,3 为重度,总分为每项累加分。总分 1 ~ 9 分为早期,10 ~ 18 分为中度残损,19 ~ 27 为严重进展阶段(表 8 - 1 - 1)。

表 8 - 1 - 1　韦氏综合评定量表

临床表现	生　活　能　力	记分
1. 手动作	不受影响	0
	精细动作减慢,取物、扣扣、书写不灵活	1
	动作中度减慢,单侧或双侧各动作中度障碍,书写明显受影响,有小字症	2
	动作严重减慢,不能书写,扣扣、取物显著困难	3
2. 强直	未出现	0
	颈、肩部有强直,激发症阳性,单或双侧腿有静止性强直	1
	颈、肩部中度强直,不服药时有静止性强直	2
	颈、肩部严重强直,服药仍有静止性强直	3
3. 姿势	正常,头部前屈 10cm	0
	脊柱开始出现强直,头屈达 12cm	1
	臀部开始屈曲,头前屈达 15cm,双侧手上抬,但低于腰部	2
	头前屈 > 15cm,单、双侧手上抬高于腰部,手显著屈曲,指关节伸直,膝开始屈曲	3
4. 上肢协调	双侧摆动自如	0
	一侧摆动幅度减小	1
	一侧不能摆动	2
	双侧不能摆动	3
5. 步态	跨步正常	0
	步幅 44 ~ 75cm,转弯慢,分几步才能完成,一侧足跟开始重踏	1
	步幅 15 ~ 30cm,两侧足跟开始重踏	2
	步幅 < 7.5cm,出现顿挫步,靠足尖走路,转弯很慢	3
6. 震颤	未见	0
	震颤幅度 < 2.5cm,见于静止时的头部、肢体,行走或指鼻时手有震颤	1
	震颤幅度 < 10cm,明显不固定,手仍能保持一定控制能力	2
	震颤幅度 > 10cm,经常存在,醒时即有,不能自己进食和书写	3
7. 面容	表情丰富,无瞪眼	0
	表情有些刻板,口常闭,开始有焦虑、抑郁	1
	表情中度刻板,情绪动作时现,激动阈值显著增高,流涎,口唇有时分开,张开 > 0.6cm	2
	面具脸,口唇张开 > 0.6cm,有严重流涎	3
8. 言语	清晰,易懂,响亮	0
	轻度嘶哑,音调平,音量可,能听懂	1

（续表）

临床表现	生　活　能　力	记分
	中度嘶哑，单调，音量小，乏力呐吃，口吃，不易听懂	2
	重度嘶哑，音量小，呐吃，口吃严重，很难听懂	3
9. 生活自理	能完全自理	0
	能独立自理，但穿衣速度明显减慢	1
	能部分自理，需部分帮助	2
	完全依赖照顾，不能自己穿衣、进食、洗漱和起立行走，只能卧床或坐轮椅	3

2. Yahr 分期评定法　这是目前国际上较通用的帕金森病病情程度分级评定法，它评定的是患者功能障碍和能力障碍的综合水平。评定内容与方法如表 8－1－2 所示。日本学者认为，该评定法仅对患者的运动功能及与移动能力有关的日常生活能力进行评定，没有对日常生活能力作全面评定，为此，他们在 Yahr 分级评定基础上，按日常生活能力的独立程度将疾病分为三期，即 Yahr I、II 级为日常生活能力一期，日常生活无需帮助；Yahr III、IV 级为日常生活能力二期，日常生活需部分帮助；Yahr V 级为日常生活能力三期，需全面帮助。

表 8－1－2　Yahr 分期评定法

分期	分级	日常生活能力	临　床　表　现
一期	Ⅰ级	日常生活不需帮助	仅一侧障碍，障碍不明显，相当于韦氏表总评 0 分
	Ⅱ级		两侧肢体或躯干障碍，但无平衡障碍，相当于韦氏量表总评 1～9 分
二期	Ⅲ级	日常生活需部分帮助	出现姿势反射障碍的早期症状，身体功能稍受限，仍能从事某种程度工作，日常生活有轻中度障碍，相当于量表总评 10～19 分
	Ⅳ级		病情全面发展，功能障碍严重，虽能勉强行走、站立，但日常生活有严重障碍，相当于量表总评 20～28 分
三期	Ⅴ级	需全面帮助	障碍严重，不能穿衣、进食、站立、行走，无人帮助侧卧床，或在轮椅上生活，相当于量表总评 29～30 分

3. 其他作业能力评定　包括认知技能（记忆与问题解决能力、自我认识、处理事物的能力等）、心理功能（精神状态、对疾病接受能力、焦虑及抑郁状态）、家庭与社会的支持、履行角色的能力、日常生活技巧、职业能力（工作经历、技能、兴趣和价值观）、娱乐兴趣、技能，建筑和环境的障碍的评定方法，可参照本书第二章和《康复疗法评定学》一书。

（三）运动能力的评定

包括肌肉的张力、力量（握力与捏力）、关节活动范围，随意运动的准确性和速度、精细的运动控制（双手协调、操控物件及手的灵活性）、粗大的运动控制（翻身、转弯、步行、登楼梯、坐站转换与转移）、运动速度、体能与耐力、姿势反射、平衡反应、感觉功能评定、步态分析等，具体可参见《康复疗法评定学》一书。

四、作业治疗

（一）治疗的目的和作用

帕金森疾病是一种进行性病变，治疗只是减轻功能障碍的程度，但不能改变疾病的进程。

治疗的模式,主要为感觉运动模式与感觉统合模式。治疗的目的:提高患者的活动能力,预防畸形的发生;改善运动的启动过程,增加持续运动的幅度和速度;改善患者的心理状况;改善或维持患者的独立生活能力和生活质量。治疗途径:主要包括教会患者适应疾病的症状;提供预防肌肉、骨骼损伤的指引;通过分级活动促进患者的各项功能;对环境做出适应性的改变,以使环境能提供最大程度感觉刺激的同时,利于患者最有效地发挥功能。通过作业治疗可以达到以下作用:

1. 改善关节活动度以满足功能性活动的需要,通过肌肉牵伸与放松、感觉刺激、治疗性活动,预防畸形的发生。

2. 改善患者躯干肌肉的运动、姿势控制、平衡、粗大的运动协调能力和手的操控物件的能力与灵活性,

3. 提高患者的运动及运动计划能力,促进运动的启动过程,增加持续运动的幅度、速度和灵活性。

4. 改善患者心理状况,使其达到完成功能性活动所需要的体能和耐力水平。

5. 在功能受限的情况下,发展患者完成自理性活动的惯常程序,教育和指导患者掌握独立、安全的生活技巧,增加安全意识,防止跌倒造成的继发性损伤。

6. 提供能够产生运动刺激的一系列适应性技术和具体实施办法,以使患者在疾病的现阶段,能最大程度地实现日常生活活动的独立。

7. 提供既能与患者的功能受限相适应,又能最大程度提供感觉刺激的适应性环境,改善或维持患者的独立生活能力和生活质量。

8. 使患者熟知能量节省和工作简化技术。

(二)治疗方法

治疗的手段主要为感觉运动性作业活动与感觉统合性作业活动。

1. 改善运动能力的作业活动

(1)维持或增加患者主动与被动的关节活动度,尤其是伸展性关节活动度　活动可以是:患者俯卧在垫上,在肘支撑的情况下,用另一只手做向前上方伸手取物的活动;患者取坐位,嘱其外展肩部,屈肘用手掌触摸后脑勺,再弯腰伸肘尽力触摸对侧足的足尖,左右交替进行;患者采取站立位,面靠墙,身体紧贴墙壁,双上肢沿墙壁尽量摸高,用刻度标记,逐渐增加摸高高度,或双手平举,支撑于墙面上做前后方迈步的动作。这些活动既有利于躯干和四肢的伸展,又有利于身体平衡功能的改善。

(2)牵张紧张的肌肉,预防挛缩　躯干和四肢屈肌经常的强直性收缩容易导致挛缩的发生,因此,在注意关节活动的同时应注意加强紧张肌肉的牵伸。活动可以是:患者取坐位,双上肢后伸,双手横握一根木棒,治疗师将木棒缓慢向后拉至有紧张感时保持 10~20 秒,重复 20 次左右,牵拉过程中要求患者保持躯干挺直并抬头;患者取坐位,双上肢交叉并尽力前伸置放在大巴氏球上,然后,将双上肢顺着球面向球的两侧移动,并用双手抱球过头;俯卧位下,由肘支撑过渡到手支撑,挺起上身而骨盆以下紧贴床面等。

(3)维持肌肉力量的训练　可利用木工(如刨木、拉锯、锤打)、磨砂板、投球运动、自行车运动、上下楼梯(梯级较高)等作业活动,为患者提供抗阻、抗重力的主动运动机会,而达到维持或

增加肌肉力量的目的。

(4)改善躯干、肢体运动的协调控制能力　通过治疗性活动，提高手的灵活性，控制和减少手颤抖，改善躯干的转动、肢体的摆动。具体的活动是：患者坐在与胸平高的桌面前(图 8－1－1)，在桌上一字排开地放上一些圆木块，用拇指分别与其他各指的指腹对捏、夹住圆木块，分别从左向右或反方向拿放。还可以让患者采用两手合夹的方式，将面朝下的纸牌一一翻起；让患者向上抛、接网球或用手抓住一根短棒的下端，通过抓、松手，让棒分次、一段一段地从手中下滑；捡拾不同大小与形状的物件，如玻璃球、蚕豆、黄豆、米粒、硬币、钮扣、回形针等；练习打字、弹琴、写字、折纸、双手穿珠等活动。

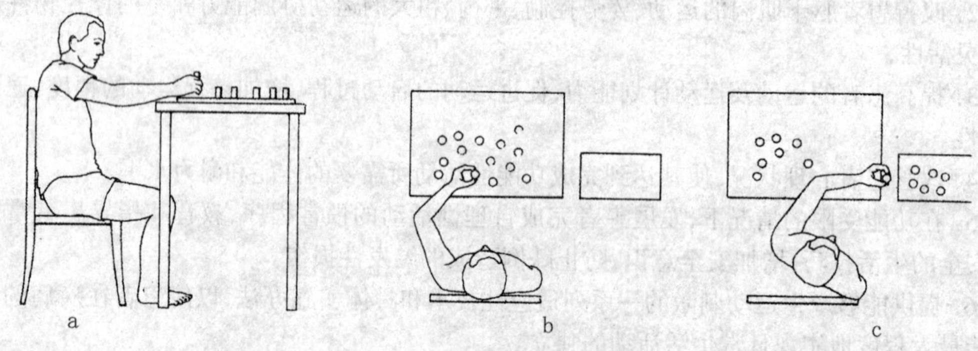

图 8－1－1　患者坐位下移动木块

(5)平衡训练　训练中注意增加患者对自身姿势与平衡方面所存在问题的意识，给出预防跌倒的具体建议和办法，如撤除地毯，爬楼梯时使用扶拦，穿平底鞋等。训练平衡的活动可以是：与患者手拉手、单腿站立，做身体前后的晃动，或走“一”字步；坐或站位下，让患者用单手或双手进行躯干双侧的木钉盘摆放作业；坐位下跟着一定的节奏向左、右同向晃动双下肢，或转动头颈和躯干向四周眺望等。活动中可采用音乐或打拍子的方式以提供患者练习姿势与平衡性运动的节奏或韵律。在小组性训练活动中则要注意提供患者实践动、静态平衡能力的机会。为了改善头部的位置控制，促进胸廓的伸展，应教会患者深呼吸的方法，体会躯干挺直的感觉，并在要求视觉跟踪和上身控制的动态性活动中，如放风筝、抛接球等，反复练习和巩固这一运动模式。

(6)步行练习　步行涉及患者身体的姿势、下肢的协调运动和平衡控制能力。治疗师应指导患者如何放松，保持一个良好的垂直体位以利于步行。步态中强调增加步幅、支撑面，增加髋屈曲度，减轻慌张步态，促进交替的上肢摆动，改善动作的启动、停止与转身。活动可以是：让患者背靠墙站立，做向左、向右的侧向行走；站立位下，嘱患者双手平举，支撑于墙面上，做前后方迈步的动作；在治疗师指导与帮助下，进行实地步行练习。在步行练习过程中，治疗师不时发出停止步行、转身等口令，并通过让患者抓住治疗师的前臂的方法，以帮助患者恢复平衡，同时，治疗师要密切注意患者行走中的姿势，及时纠正其“猿人”样站姿。患者手部和前臂所获得的本体觉暗示，可提供大脑足够的信息，从而促进姿势的直立与平衡。在患者的肩前部和下腰部适当加压，通过感觉反馈，促进患者胸廓的伸展，从而改善其姿势的控制。为了防止患者步行中突然发生冻结，可以用一根绳子，一端固定于鞋，另一端穿过裤子放于裤口袋中，当迈步困难时患者可以拉动绳子启动迈步。语气坚定的“抬腿”、“大脚趾朝上”、“迈大步”、步行中配合节拍或口哨等,都有助于患者预防或打破冻结状态,向前迈大步。在地面上划线,通过视觉提示帮助患者克服步行中突然冻结,这样做还可以帮助患者增加步幅(图 8－1－2)。

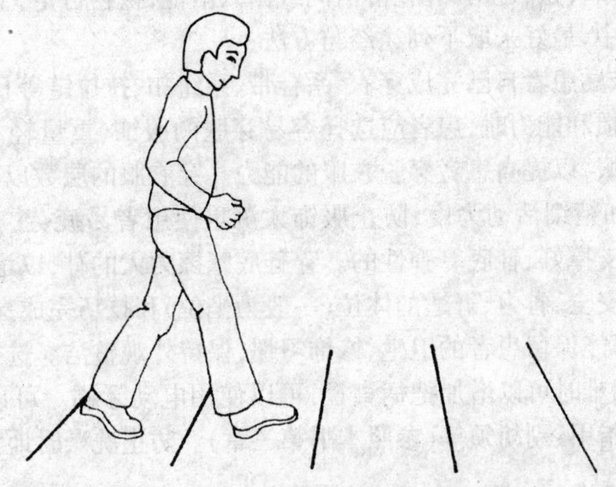

图 8－1－2　地面上划线帮助患者步行

还可以通过韵律操、音乐、唱歌、跳舞启动运动以维持活动能力,减少患者在行走中身体肌肉的紧张性,改善行走活动的协调性。通过增加视觉提示如看着他人或对着镜子,增加听觉提示如喊口令、打拍子,或通过治疗师的口头建议和提示,来改善患者运动计划能力与运动速度,指导患者完成行走动作的启动、停止与转身。上下楼梯比在平面上行走更容易防止突然出现动作冻结,故有时可以让患者倒退下楼梯增加安全性。患者到了疾病的晚期,步行会相当困难,这时主要是增加步行的安全性,尽可能保留患者活动的空间,让患者逐渐适应所处环境,加强照顾者和家人对患者的保护,必要时轮椅代步户外活动,尽量消除环境中妨碍步行或轮椅活动的障碍物。

(7)采用本体神经肌肉以促进技术改善患者的运动模式,尤其是躯干的旋转能力　活动可以是坐位下,跟着一定的节奏向左、右同向晃动双下肢,同时用一只手向对侧身体侧方的容器内递送物件;在坐位下,节奏缓慢地、反方向地同时转动双肩;在仰卧屈膝位下,用十指交叉的双手完成身体左右侧搬运物件或插积木的活动,但注意,当上身往左侧转动时,双下肢需向右侧转动,当上身往右侧转动时,双下肢则要向左侧转动。具体参考本章第二节。

(8)放松训练　教会患者通过深呼吸与想象促进身体放松。方法包括缓慢的躯干、骨盆、肩胛带摇晃,被动翻转体位和其他能减低肌肉张力的抑制性技术。

(9)通过增加视觉提示(如看着他人或对着镜子)、听觉提示(如喊口令、打拍子),或通过治疗师的口头建议和提示,来改善患者的运动计划能力与运动速度。如要求患者按口令调整在椅子中的位置,伸手伸脚等。

(10)吞咽功能训练　见《言语治疗学》一书。

2. 改善和维持生活自我料理能力　由于患者肌张力异常、肢体震颤、平衡障碍等,生活自我料理能力将不同程度受限,并将随病情的进展而逐渐加重。因此,生活自我料理能力的训练分为两个阶段:

(1)早期训练　疾病的早期治疗,尽可能通过调整维持其粗大和精细协调活动、肌力、身体姿势和心理状态实现日常活动自理,保留自己的习惯、兴趣和爱好,与家人、社会正常交往。重点选择穿脱衣服,坐、站转换,进出厕所、淋浴间或出入浴池,携物行走,上下车等活动作为训练内容。但在训练过程中,最好采取下列途经与方法:

1)穿脱衣服:要鼓励患者自己完成穿衣、系鞋带、系纽扣、拉拉链等日常活动。当疾病影响到患者以往的穿衣习惯和能力时,患者应选择容易穿脱的服饰(重量轻、舒适、保暖耐寒、易伸缩),穿宽松易脱的衣服,以提高患者穿脱衣服的能力。穿衣服的层数以不影响关节活动范围、协调活动、坐站转移和精细活动为度,防止服饰太沉重使患者易疲劳。鞋子应选择穿脱方便(如松紧鞋等)、舒适、支撑好、鞋底有弹性的。穿鞋底摩擦力大的鞋,以增加步行的稳定性。治疗中要指导患者选择安全、省力、舒适的体位(一般为坐位)和技巧完成穿脱衣服。

2)个人卫生:尽可能保留患者的卫生、修饰习惯,保持外观整洁。选择舒适、安全的体位洗澡。抓握牙刷、梳子困难时可以增加把柄直径,可以使用电动牙刷。可以选择一些辅助具,帮助患者洗澡、梳头、剪指甲、剔胡须等(参照本书第三章)。防止洗澡时地滑摔跤,可以铺防滑地毯,在浴室周围安装扶手。

3)入厕:包括移入厕所、脱裤、坐下、站起、局部清洁、整理衣裤、冲洗等过程。患者用药后易便秘,故每天应保证 3L 饮水量。坐站困难者,可用电动升降坐厕或在坐厕四周安装扶手,卫生纸、冲厕开关尽量置于患者易于获取之处。

4)进食:肌强直影响腕指关节活动,肌肉协调运动障碍妨碍咀嚼、切割运动,上肢、躯干、头、下颌部的震颤妨碍了吃饭、饮水和吞咽,导致患者进食困难。患者进食速度会减慢,但只要能完成应鼓励其自己进食。进食困难者,注意调整食物的质地,选择易于咀嚼、吞咽的温热食品,少量多餐。教授患者适应性技术,以减少震颤的影响,即如何在上肢不靠身体的情况下使用双手端茶杯;如何以肘部作为活动轴,完成将勺子从盘子到放入口中的动作。餐具适当调整,要易于操作,配合必要的辅助具(参见本书第三章)。与言语治疗师合作,帮助减轻患者早期吞咽困难。

5)移动和转移:步行、上下楼梯等移动能力训练前面已介绍。这里主要涉及转移技术。①座椅转移:座椅选择最适合患者身体放松、进食、伏案工作的高度,有坚实支撑大腿的底座,牢靠的椅背可以支撑头部,鼓励患者头部向后靠住椅背,有支撑前臂、方便撑起的扶手。座椅转移困难者,可以适当升高座椅后腿高度,使坐椅稍向前倾斜,便于患者站起。在椅子上坐下到站起,如图 8-1-3 练习步骤。坐下:患者背对椅子,大腿后部触及坐椅前缘,双手支撑坐椅扶手支撑身体向后坐下;站起:将臀部移至坐椅前缘,头向前移(使鼻尖超过足尖),两足稍分开,其中一足后移,膝屈曲向前,双手支撑推压扶手站起。②床上转移:患者床的高度要适当,床垫硬度适中,睡衣要轻便不影响身体的转动。床上翻身,如图 8-1-4 顺序操作。首先向翻身的方向转动头部,然后屈曲腿用足支撑床面,转向侧对侧的手跨过躯干,用力抓住转向侧床缘,随着骨盆的转动完成翻身。从卧位转移到坐位,可在图 8-1-4 的基础上继续按图 8-1-5 完成动作,即一手抓住床缘,双下肢移向坐起侧床边,双小腿自然垂于床边,同侧肘用力撑起上身,对侧手用力拉住床边保持身体稳定坐起。坐转卧与上述动作相反即可。还可以抬高床头或在床尾结一根绳子供患者牵拉,以提高患者的起床能力。

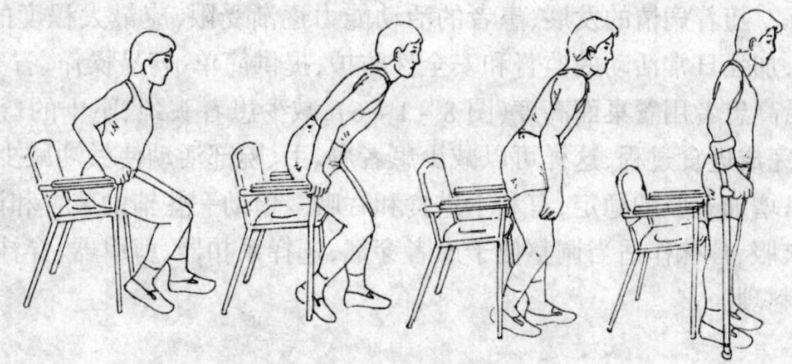

图 8-1-3　患者坐站练习步骤

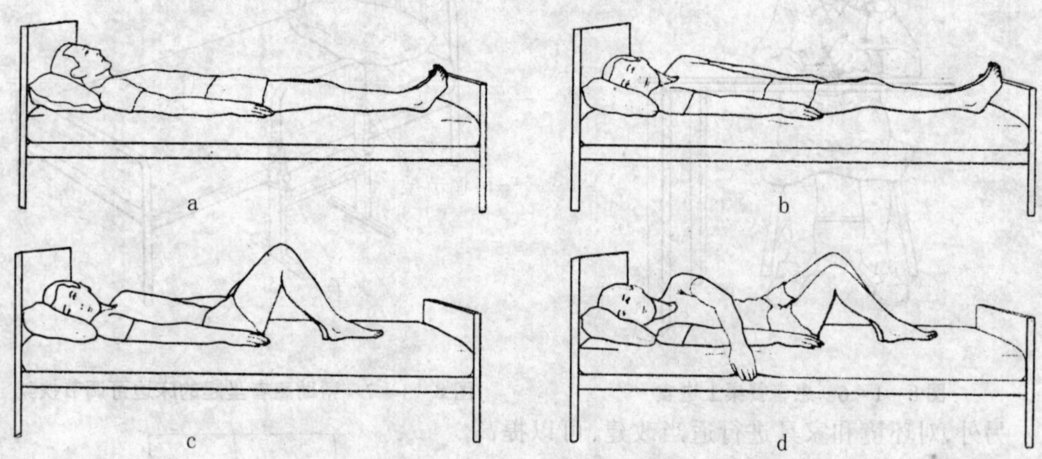

图 8-1-4　患者床上翻身步骤

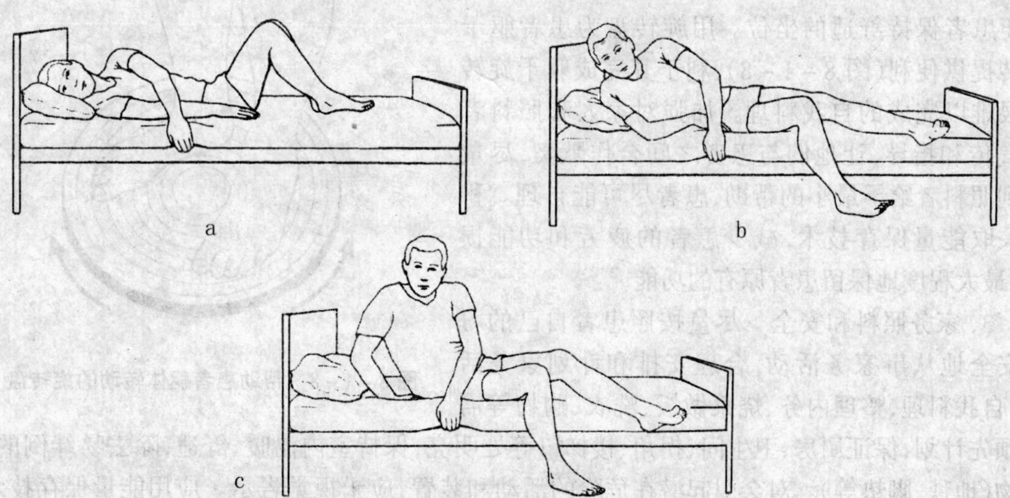

图 8-1-5　患者卧位转坐位步骤

(2)后期训练　随着病情的发展,患者的活动能力逐渐受限,应最大程度的维持其原有的功能和活动能力,加强日常活动的监督和安全性防护,提供简单、容易操作、省力的方法完成各种活动。例如,抬高患者用餐桌面高度(图 8－1－6),减少患者头颈、躯干的弯曲,用肘支撑桌面仅凭借肘屈伸完成进食过程,这样可以减少患者肩、手、腕部活动使做功减少,还可以保持躯干的伸展和稳定,增加上肢的稳定,有利于进食和吞咽。借助一些辅助装置和设施帮助患者完成活动,例如对衣服、鞋袜作适当调整便于患者穿戴,选择系扣器、剪甲器、穿袜器、取物器等方便患者完成自我料理。

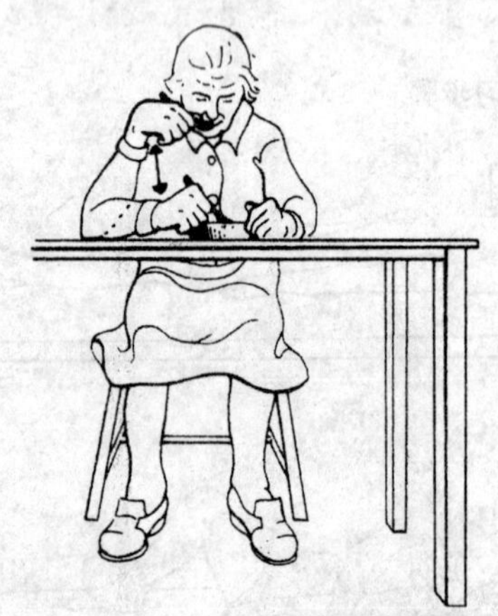

图 8－1－6　患者餐桌上进食

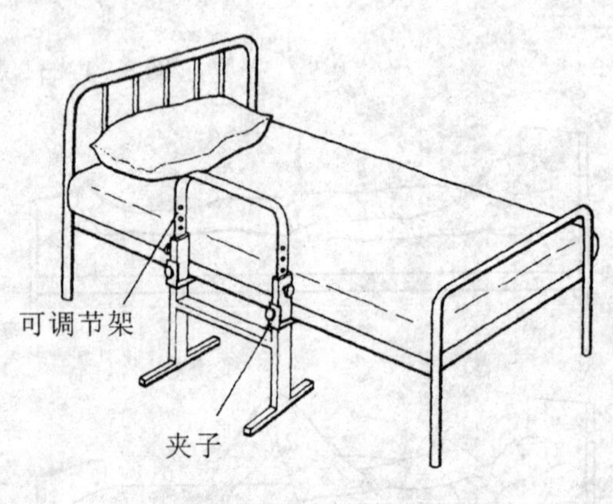

图 8－1－7　帮助患者坐起的床边可调节扶架

另外,对环境和家具进行适当改建,可以提高患者自我料理的能力。例如,采用可调节床边扶架(图 8－1－7),方便患者从床上转移。用腿支撑架方便患者保持舒适的坐位。用旋转盘为患者躯干旋转提供便利(图 8－1－8),利于其完成躯干旋转受限难以完成的自我料理。加强对家人和照料者的宣传和指导,让他们与患者之间合作默契,尽量做到照料者给予最小的帮助,患者尽可能自理。积极采取能量保存技术,减少患者的疲劳和功能损害,最大程度地保留患者原有的功能。

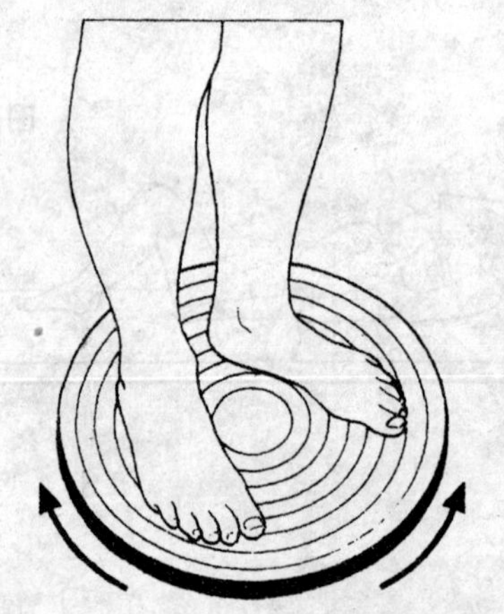

图 8－1－8　帮助患者躯体转动的旋转盘

3. 家务照料和安全　尽量按照患者自己的习惯安全地从事家务活动,合理安排和计划家务活动,自我料理、整理内务、烧菜做饭、洗衣、购物等需要预先计划,保证厨房、卫生间、拐角、楼梯口等处明亮,保持室内温暖、舒适,除去易绊倒的障碍物(地毯、脚垫等)。对会引起潜在危险的活动和装置,应予视觉告示。应用能量保存技术,尽量取坐位放松体位完成家务活,充分利用家用电器和辅助装置减少患者家务负担。如果患者手颤抖影响食物加工准备,可以使用食物固定器、防滑垫或夹子等。

4. 改善高级脑功能的作业活动　可参考本书第五章第四节相关部分。

5. 提高患者的交往能力

(1)鼓励家庭参与治疗工作,并对家庭提供必要的支持,包括指导家属更好地与患者合作,完成治疗活动。

(2)通过小组活动和训练,调整患者的情绪,增加其社交能力。

(3)鼓励患者发挥自身在家庭与单位中所起的作用,尽可能多地保留原有的工作和活动,但要放弃不安全的活动。

6. 保持患者的娱乐活动能力

(1)在体能许可的情况下,鼓励患者继续保持原有的娱乐兴趣。

(2)如不能安全地继续原有的娱乐兴趣,可鼓励和支持患者发展新的娱乐兴趣,以改善身心功能,促进健康恢复。常用的文娱项目包括划船、钓鱼、养鱼、养鸟、棋艺、看电影、唱歌、跳舞、操琴、书画、球类活动等。

7. 维持就业能力

(1)鼓励患者尽可能长时间地保持工作。

(2)如不能再继续从事以前的工作,要进行再就业能力的培养和训练。

8. 辅助装置的应用和环境改造　为预防畸形,需让患者穿戴必要的矫形支具;穿衣困难可以借助穿衣辅助器;为防止患者跌倒,给患者配备合适的助行稳定用具,注意调整助行器的高度,不要让患者驼背;鼓励患者坐位时尽量保持腰部挺直,不要长时间团坐在软沙发内;睡硬板床;写字、打字桌面高度要正好适合患者在直腰和保持头颈部稍屈曲(10°)位下工作;尽量去掉房间内的地毯和垫子,防止患者被绊倒;卫生间尽量无障碍,墙壁上安装把手。

9. 注意事项

(1)让患者充分了解治疗目的,使其相信通过治疗,可改善功能独立的能力。

(2)治疗环境要舒适,治疗过程中让患者感觉安全,能耐受治疗所提供的感觉刺激。

(3)在治疗姿势不稳的患者时,治疗师应预先告知患者任务与要求,以帮助其计划适当的运动反应,然后,治疗师通过刺激单关节周围功能相反的肌肉,或刺激身体对应端参与活动的肌肉(如颈伸肌和踝屈肌),以维持这运动反应。

(4)通过强化性的特殊感觉刺激,促进反馈环的建立,或通过讨论患者的感觉期待和现实的感觉反应,提供认知刺激的输入。应在规划过的或熟悉的环境中,让患者练习简单的姿势控制,以减少不利因素的干扰。

(5)患者的日常生活惯例应与固定的服药时间相结合,使在药物发挥最佳作用时,完成日常生活惯例性活动。

(6)观察患者有无药物副作用的迹象,有无严重的抑郁迹象。

五、其他治疗措施

药物左旋多巴(L－dopa)可以纠正病征,其他一些药物可起到对症处理和治疗并发症的作用。

康复治疗必须在药物基本控制疾病的症状后开始。随着康复治疗效果的产生,药物治疗剂量可以逐渐减少。物理治疗参照《运动疗法技术学》一书中的肌力训练、关节活动范围训练、耐力训练、肌肉牵伸技术、医疗体操、平衡练习、步态训练、放松训练以及配合一些理疗及中医的中药、针灸和按摩治疗,可为保证患者完成作业治疗奠定基础。

(王 彤 戴 玲)

第二节 运动神经元病的康复

一、概述

运动神经元病(motor neuron disease, MND)系上、下运动神经元变性引起的进行性、退行性疾病。病变累及脊髓前角、脑干、运动皮质区域及其他运动神经元。临床表现:严重程度不同的运动、言语、吞咽或呼吸功能障碍,但仍保留精神、感觉、括约肌功能。该病至少可以分为4个类型:同时侵犯上下运动神经元的肌萎缩侧索硬化症(amyotrophic lateral sclerosis, ALS),出现皮质脊髓通路退行性改变;只侵犯脊髓前角细胞的进行性脊髓性肌萎缩症(progressive spinal muscular atrophy, SMA);只侵犯脑干运动神经核的进行性球麻痹,以及只侵犯上运动神经元的单纯性侧索硬化症。因迄今无特效药物治疗,所以维持功能和功能恢复成为康复的一个重要部分。运动神经元病的发病年龄平均为57岁,发病率为1~1.5/100000人,大部分为散发病例,男性发病率高于女性,男女发病比例为11:2。运动神经元病这一名称,常被用来描述肌萎缩侧索硬化症一类的上下运动神经元都受累的疾病。在美国,运动神经元病和肌萎缩侧索硬化症已成为等同的名称。这里,主要介绍的是肌萎缩侧索硬化症的临床和康复问题。

(一)病因学和病理学

发病原因不明,但与以下因素有关:①家族遗传因素。有家族发病倾向提示本病与遗传有关,且有5%~10%呈常染色体显性遗传或隐性遗传。近年来,发现本病的某些生化缺陷与基因异常有关。②某些环境因素引起的中毒。如接触铅、砷、汞等有毒物,使局部地区的发病率明显增高。也有学者发现,与一些自主毒素如木薯中毒有关,中毒不同程度地影响了中枢神经元的正常代谢,从而引发退行性改变。③一些代谢因素,如糖利用异常。④病毒感染。以脊髓灰质炎病毒感染最为严重,使发病率升高几倍。⑤自身免疫功能导致迟发性疾病。⑥目前尚未确定的神经毒在体内发生作用。

主要神经病理学改变:是皮质中央回以及 Brodmann 的第3、5层的大锥体细胞的变性和缺失。此外,在颅神经的运动核和脊髓前角运动神经元中也有神经元缺失,皮质脊髓束和皮质延髓束呈弥漫性变性,受累肌肉呈典型神经源性肌萎缩表现。

(二)诊断标准

本病根据发病年龄,结合上、下运动神经元损害的特有表现,通过摄片、CT、MRI、肌电图检查,排除其他疾病的基础上可以做出诊断。在成人,若出现广泛的上运动神经元体征,尤其是出现巴氏征阳性和阵挛,几乎可以诊断运动神经元病。即使这些明确的上运动神经元体征缺乏,如果上臂肌肉无力、萎缩、肌束震颤存在,同时腱反射亢进、霍夫曼征阳性,诊断仍然成立。本病无特征性诊断技术，表现有神经元性损害时肌电图检查有一定的诊断价值。肌电图的神经元性损害表现主要有：肌肉松弛时出现纤颤、正相电位，并有显著的束颤电位，轻随意收缩时运动单位电位时限增宽，电位升高，多相电位增多，重收缩时运动单位电位数量减少。运动感觉神经传导速度大多正常。

二、功能障碍的特点

（一）运动功能障碍

ALS患者运动功能障碍进展缓慢，开始表现为肌肉沉重、易疲劳，关节活动度减低。远端肌群受累比近端重，如手部肌群的萎缩比肩部明显，经过一段时间，手、前臂和肩带肌出现对称性肌萎缩，但也有患者病情进展不对称。多数患者早期症状包括肌萎缩引起的肌无力、痉挛和自发性肌束震颤，不同程度地影响了患者肢体的功能活动，患者可表现为无法承受物体乃至肢体的重量，肌痉挛限制了患者的关节活动范围，肌束震颤影响了患者的随意控制和精细活动。病变部位最初可以累及手部肌肉、上肢和肩部肌肉，而出现相应肌肉的肌力减退和进行性肌肉萎缩。在手部可见大小鱼际肌、骨间肌萎缩，伸肌群肌力较屈肌群肌力差。大部分病例仅以手肌萎缩、力弱起病，然后病变逐渐扩展，波及上臂、前臂肌肉。中年人出现无痛性系纽扣困难或开锁困难，往往就是不详之兆。在疾病的后期，可出现下肢活动能力受限，因大腿部肌肉痛性痉挛而导致跌倒。少数患者亦可从下肢波及上肢，或自近端肌肉波及远端肌肉，下肢可因小腿三头肌、股四头肌无力出现足下垂。

（二）言语和吞咽功能障碍

有些患者一开始的表现为颅神经运动核损害，出现构音障碍、舌肌萎缩、舌肌纤维颤动和悬雍垂运动障碍，也可见面肌无力和萎缩。具体表现在说话、咳嗽、吞咽及呼吸无力，呈进行性加重。延髓球麻痹表现为舌肌萎缩、纤维性颤动，可有声音嘶哑、吞咽困难、咀嚼肌无力。上运动神经元病变的患者，可表现为构音障碍、吞咽困难（假性球麻痹），且在悬雍垂运动时尤其明显，此外，还可出现吸允反射阳性，及由于软腭反射和吞咽反射亢进导致的自主吞咽困难。

（三）呼吸功能障碍

晚期波及呼吸肌时，患者可出现呼吸困难、缺氧症状。由于吞咽困难导致的误吸和肺部感染。因为长期卧床引起的排痰不畅、肺不张及肺栓塞都会不同程度地影响呼吸功能。患者往往因窒息、吸入性肺炎、呼吸衰竭、制动引起的肺栓塞等因素导致死亡。

（四）活动和参与能力受限

不管肌肉累及的部位从何处开始，病变都会迅速向其他肌群蔓延，且肌肉无力的情形逐渐加重。随着身体更多部位受到影响，患者的生活依赖逐渐增加。早期主要影响以上肢、手部动作为主的日常活动，如系扣、刷牙、洗脸、梳头、穿衣、持物等，然后逐渐影响到写字、打字、打电话、做家务。此时，以上肢活动为主要工作的患者，会因此影响工作的速度和进度，甚至丧失工作能力。到了后期，待病变累及到下肢时，可因下肢肌力减退而出现足下垂，影响患者的步行能力。因为体能的限制，患者往往不能继续从事工作，不能参加体育活动和继续从事需精细运动功能参与的乐器弹奏等娱乐性活动。常常退出社会交往。

(五)心理障碍

长期的疾病缠身,使患者渐渐丧失生活自理能力、工作娱乐与社交能力,这种情形极易造成患者精神上的抑郁、无助,甚至绝望。

三、功能评定

(一)一般功能评定

包括肌肉围度的测量,12对颅神经、腱反射、病理反射的检查,感觉功能、言语功能的评定。具体方法可参考有关书籍。

(二)作业能力评定

1. 综合ADL评定(表8-2-1)。

表8-2-1 运动神经元病功能障碍评定

ADL活动	1级	2级	3级	4级
躯体向左右侧转				
卧位起坐				
躯体后伸				
弯腰并双手触地或触及鞋、袜				
下床坐立				
下床入厕				
蹲位起立				
起坐站立				
步行				
登楼梯				
骑车				
家务活动				
工作				
购物				
其他如持物、系扣、穿衣等				

注:凡能独立进行上述活动的为4级,需要扶持者为3级,需要他人帮助者为2级,需要他人最大帮助者为1级。

2. 肢体ADL评定(表8-2-2)。

3. 感觉运动能力评定　包括肌力、肌张力、关节活动度、疼痛、体能与耐力、姿势控制与平衡、感觉功能、吞咽功能等内容。具体方法参见《康复疗法评定学》一书。

4. 其他评定　评定还应包括:患者解决问题和做出决断的能力;自我感觉、情绪、记忆力及对安全的判断力;社交技能、娱乐兴趣和技能;个人工作经历、工作技能及个人承担的角色;个人兴趣与价值观以及对建筑和环境方面的评估。可参见本书第二章第二节。

表 8-2-2　肢体 ADL 评定

上肢 ADL(穿脱衣服及洗漱)	下肢 ADL(行走)	评分
1. 正常功能阶段(10~9分)	正常行走功能阶段(10~7分)	
正常功能。病人否认上肢无力及疲劳感,检查无异常所见	正常步行。病人否认无力或疲劳,检查无异常	10分
感觉疲劳。病人在做体操时有疲劳感,不能像正常人一样维持很长时间,但在检查时没有发现上肢萎缩	感觉疲劳,早期行走困难。病人有无力或疲劳感,特别是在下肢运动后	9分
2. 独立和完全照料阶段(8~7分)		
缓慢地自身照料。病人能穿脱衣服及洗漱,但动作比正常缓慢	在高低不平的地上行走困难。当病人长距离行走、登楼梯及在高低不平地上走时感到困难和疲劳	8分
用很大努力才能自身照料。病人需要比正常双倍或更多时间和努力完成自身照料,检查时发现有肌无力	可看到步态变化。病人步态明显改变。当上楼时要用扶手或支柱	7分
3. 间断地协助阶段(6~5分)	协助下行走(6~5分)	
多半独立。病人穿脱衣服或洗漱动作笨拙,中间需要休息一下。不能做复杂的洗漱及穿脱动作,需在别人帮助下完成	在机械装置协助下行走。病人需要使用拐杖协助行走或在他人协助下行走,用轮椅代步	6分
	在拐杖和他人帮助下行走。没有他人帮助就不能行走,行走距离仅限在 50m 以内,不能上楼	5分
4. 他人照料下自己完成阶段(4~3分)	有限功能运动(4~3分)	
部分他人照料下进行。必须在他人照料下进行穿脱衣服及洗漱的每一个动作	能支持站立 。在他人帮助下拖着移动几步	4分
全部在他人照料下进行。差不多病人的每一动作都要在他人照料下进行,包括进食	可随意移动下肢,病人不能迈步。但是在他人的帮助下可移动下肢的位置,在床上可随意移动下肢位置	3分
5. 全部依赖阶段(2~1分)	没有下肢运动(2~1分)	
仅能做微弱运动。病人仅自我感觉有微弱运动,不能移动上肢	微小运动。病人仅自我感觉有下肢运动。不能独立安置腿的位置	2分
全瘫。呈松弛性瘫痪,不能运动上肢	截瘫。松弛性截瘫,不能运动下肢	1分

四、作业治疗

(一)治疗目的和作用

康复治疗对运动神经元变性直接引起的肌肉萎缩、肌力减低、运动障碍虽然无效,但对于四肢不活动造成的废用性运动功能低下,进行适当的康复治疗,多数患者可获运动功能的一时性好转,至少也能延迟运动功能的减退。对这类患者作业治疗的目的在于:尽可能维持其日常活动能力的时间,保持基本活动的自理,延长生存期限。为此,作业治疗处方一定要根据每个患者功能状况、个体差异来制订。应用一般康复手法,施行肌力增强训练、抗阻性活动等,可能反而会使症状加重。所以,所有的训练活动要和缓,以不引起疲劳为限,能达到防止挛缩,维持肌力即可。还要尽量提供一些辅助用具及自助具,以保护患者残存的功能和代偿丧失的功能,使其尽可能维持日常生活活动。作业治疗的作用归纳如下：

1. 维持与疾病所处的水平相一致的肌肉力量、耐力及日常生活活动能力。

2. 通过适当的体位摆放技术和关节活动范围的练习，维持关节活动度，预防关节的挛缩和畸形。

3. 提供适应性的器具和自助性辅助用具，并教会患者正确使用。

4. 教会患者恰当地运用能量节省、工作简化和安全方面的知识，从而能最大限度地完成与所承担角色相关的活动。

5. 给出家居环境的改良或改造建议，以减少建筑及环境方面的障碍，利于患者更好地发挥现有的功能。

作业治疗分早期和后期。早期因患者的主要表现为手严重无力，肌力不平衡，易疲劳和功能性活动能力减低，患者可发生日常生活困难，甚至出现由于言语困难而导致的交流障碍。所以，此期的主要治疗目的是：定期回顾和评估患者困难的方面，满足患者家庭的需要，帮助患者应付每天和每周的功能变化，并与患者讨论其生活方式和环境方面的改良、适应与调整办法。后期主要表现为进行性肌肉无力和移动能力减退，治疗目的是：尽可能地维持患者的功能独立。

(二)治疗方法

1. 早期治疗

(1)维持和改善运动能力，减轻疼痛　具体方法有：①有肌肉痉挛和肌束不自主收缩者，应教会其如何采取能减轻痉挛的体位，如何经常更换体位，避免增加痉挛的体位。②有咀嚼和吞咽困难者，应注意进食量、进食速度、进食体位、食物的形状，因为这都将会影响患者的进食功能。软食或糊状食物，可以减少患者咀嚼的次数并便于吞咽。嘱患者缓慢、小口地进食，选择小块食物，减少每餐进食量而增加每日进食次数，以及采取坐位下进食等，对患者都将是非常有益的。③疾病的早期阶段，可通过游泳、骑自行车等运动，以维持患者的体能与耐力。④对于伴有疼痛的患者，可帮助其处理疼痛。⑤适当的运动计划和活动方案，对维持患者关节活动范围、体能与耐力以及平衡能力十分重要。

(2)日常活动能力的训练　对手部肌肉无力患者，确保早期给予辅助和劝告，以保护肌肉，尽可能维持患者的日常活动能力和习惯，并帮助患者计划未来。解决问题的途径包括：完成方法和技术的改变；由照顾者提供帮助(何时、何处需要)；向患者提供必需的用具与设备。具体做法有：①穿衣：衣服宜宽大、轻便、保暖、舒适、易穿脱与清洗。衣服应放在容易获取、宽敞的地方。教会患者最容易穿脱的方法。②进食和饮水：可建议患者使用长柄、轻型的进餐用具。喝水用重量轻的广口杯，带吸管或双把柄的饮水杯。定期访视，注意患者的进食体位。如果患者上肢无力，需要双臂或单臂支撑在桌面上，选择有扶手的椅子可使患者更安全稳定，更能集中注意力进餐，而不必考虑平衡和身体的位置。③洗手：为维持独立洗手，患者可取坐位，在洗手盆内洗手。④洗澡：可使用防滑垫、横杠把手及必要的洗澡自助具，以给患者额外的支持与功能和安全方面的保证。⑤刷牙：为保证患者自己刷牙，可向其提供把柄合适的牙刷，或让其使用电动牙刷。⑥上厕所：如果患者下肢无力，可在厕座旁安装把手和使用加高的厕座。⑦移动：如果症状影响下肢，作业治疗师应和物理治疗师一起共同评估患者的移动能力，讨论并提出最合适于患者移动的方式，推荐需要的移动设备和使用指导。开始时，可以使用手杖、腋杖以提供身体的支撑，后来，在室内可以用助行器，在室外用轮椅。用轮椅对患者和照顾者是个人生活中一个巨大的转变，应向他们仔细介绍轮椅的使用和用途。

(3)家务料理方面　继续保持适合于患者及其家庭的室内设置，鼓励患者自己完成先前所承担的家务，必要时可以配备搭档。随着病情的进展，可以通过家庭重新装修来满足患者功能上的需要，尤其在家人无法帮助的情况下。教导患者注意不要过度疲劳。与患者讨论如何容易地完成活动，并制订家务活动计划和活动时间表。建议患者尽可能多地使用节省活动的设施如食物加工器、电饭煲、冰箱、微波炉等。

(4)娱乐和交流能力的训练　具体方法包括：①通过电脑游戏、手工艺活动、唱歌、跳舞等小组活动，提供患者成功展示自我的机会，以增强其自信心，减轻抑郁等不良情绪与心理。②对娱乐活动进行改良，如使用辅助用具或改变活动规则等，以使患者能继续参与此类活动。与患者一起探索在体能许可范围内的新的娱乐活动。③交流能力的训练，当患者的言语交流能力受到影响时，应尽早请言语治疗师进行评估，并给出训练指导。有严重构音障碍者，可考虑变更交流的方式，如使用写有单词、图画或字母的语言交流板。④帮助患者选择和训练交流性辅助用具。包括不同类型的电话机，改良后的电脑控制装置等。与患者及家人参与自助小组，讨论并重新定位患者的家庭角色与责任。

(5)心理和情绪调整　作业治疗师所提供的心理咨询和支持性技术的实施对患者及其家庭十分必要。治疗师需要耐心倾听患者的愤怒、忧虑和担心，与患者及家人讨论患者的病情、功能现状及需求，鼓励患者以客观和积极的方式面对由疾病可能带来或已经带来的生活改变。

(6)矫形器与辅助具的应用　在患者疾病的各个时期均需要。最经常使用的矫形器与辅助具有：手部功能位夹板、踝足矫形器、软颈围、踝支具、轮椅等。另外，扣纽器、拉拉链器、双把杯、带有护边的盘子、可插入调羹的腕带，及加长把手的进食、洗漱等自助性用具，对患者也将非常有用。

(7)环境调整与改造　培养患者足够的安全意识，给出减少环境限制的具体办法，如调整家具摆放的位置，安装扶手装置，沐浴时使用淋浴椅等。使用遥控装置，如灯、电视机、收音机的遥控器，对患者将十分有用。对工作环境作尽可能的改良或改造，以使患者继续保持工作状态。

(8)宣传与教育　向患者及家庭成员介绍疾病相关的知识，教授控制疾病进展的办法，及工作简化与能量节省技术。

2. 后期治疗　在早期治疗的基础上，保持患者最大程度的生活自理。治疗重点如下：

(1)自我料理方面　①穿衣：随着穿衣独立性的逐渐降低，治疗师需要找出最合适的方法，使患者能独立或在照顾者的帮助下完成穿衣。②进食：尽可能延长患者独立进食的能力，长柄自助餐具和辅助具的使用，可以帮助患者独立进食；后期进食困难者，可采用鼻饲管进食，以维持患者的营养和防止误吸。进行性球麻痹的患者因伴有吞咽和梗阻问题，必须对其进行饮食调整，以维持平衡饮食。另外，头的位置和头部支撑也对患者的进食能力产生影响。③洗澡：可应用适当的辅助用具及洗澡自助具。严重者，可用升降机搬运患者至浴缸内洗澡。④上厕所：随着病情的发展，患者上厕所越来越困难，合适的坐便器与便纸夹持器对患者也许十分有用。⑤刷牙：抓握牙刷困难者，可以通过改变牙刷柄的粗细、长短和形态，以保证患者能自己刷牙。⑥体位转换与搬运：为了容易进行体位转换与搬运和保证安全，可使用电控床和移动的升降装置。

(2)家务料理方面　疾病后期，患者完成家务的能力逐渐降低，治疗师应鼓励患者尽可能履行其在家中的角色义务，积极参与家庭计划，必要时请求外界支援。

(3)娱乐与交流能力的训练　进行性的肌肉无力和球麻痹，使得患者言语交流的能力越来越有限，治疗师可以指导患者借助黑板、卡片、计算机表达意思，鼓励其继续进行或帮助其调整娱乐爱好，建议经常通过听音乐和看电视，以保持与社会的接触和精神上的享受。

(4)支具与辅助具　由于轮椅常成为后期患者的主要移动工具，因此，为患者选择合适的、适用于室内或室外使用的轮椅十分重要。严重者可以选择电动轮椅。

(5)环境改造　住房和房屋的设置必须全面考虑患者病情的严重程度、预后和最终的结局。医生、治疗师和患者及其家属应在一起认真讨论和计划，以达到既能使患者感到舒适、方便，又最小程度地破坏现有设施。必要时，进行适当的环境改造，如扩宽出、入口通道，建造斜坡等。

3. 注意事项

(1)治疗过程中，通常不会采用渐进抗阻法来增加患者的肌力，因为这一训练方法并不能改变疾病的进程，反而会加重患者肌束的不自主收缩和疲劳。

(2)密切观察有无呼吸功能减低的征象。

(3)训练活动中要避免疲劳。

(4)在选择辅助用具时，要充分考虑其价格、外观，以及患者和家属的接受程度等因素。

五、其他治疗措施

一些试验性治疗表明，免疫抑制剂、免疫增强剂、血浆交换、淋巴结射线照射、谷氨酸拮抗剂、神经生长因子、抗病毒药均无效果。谷氨酸抑制剂利鲁唑(rilutek)是美国食品与药品管理局惟一批准的治疗 ALS 的药物，据称可以延长患者 3～6 个月的寿命，但无功能改善和提高生活质量的作用。药物治疗的主要作用在于，对症处理和营养支持。除作业治疗外，对患者肌力下降、呼吸障碍及吞咽障碍有训练作用的医疗体操、太极拳、有氧步行训练、关节活动范围练习及呼吸训练等，都有利于患者的功能维持。

(王　彤　戴　玲)

第三节　多发性硬化症的康复

一、概述

多发性硬化症(MS)是一种青壮年时期(20～40 岁)发病的中枢神经系统脱髓鞘疾病。女性较男性多见。常以共济失调和意向性震颤为主要症状。MS 主要发生在北半球寒冷地带和温带地区,加拿大、北欧、北美高发,我国为低发区,发病率小于50/100000人。

(一)病因学与病理学

疾病的发生原因不明,可能与环境、家族因素有关。促发因素有流感、上呼吸道感染、怀孕、手术、拔牙和电休克。近年来的研究发现,该病可能是一种幼年期病毒感染(肝炎病毒、麻疹病毒)引起的后遗症,患者成年期被某种继发因素激活而发病。也可能与免疫系统应答过度合并中枢神经系统白质遭到选择性攻击有关。目前尚无证据予以证实。

疾病的主要病理特点:中枢神经系统内节段性、局灶性脱髓鞘与炎症,而轴突连续性相对保留。脱髓鞘斑块散在分布于脑室周围、脑干、小脑脚、视神经、脊髓白质等部位,围绕静脉分布。急性、早期病变表现为:静脉周围炎症,伴淋巴细胞和浆细胞套形成,出现早期脱髓鞘变及巨噬细胞局灶性浸润,少突胶质细胞常减少,常伴有明显的间质水肿及血脑屏障破坏。晚期病变有,脱髓鞘变、少突胶质细胞丧失、星形胶质细胞增殖、胶质增生及变硬,轴索可有广泛变性,斑块及其周边部位淋巴细胞、星形及小胶质细胞溶酶体酶活性增高,从浸润的浆细胞分泌 IgG 寡克隆带(oligoconal band,OCB)增加,均与病变的扩展或继续有关。病变常波及脑室周围白质、小脑、脊髓白质传导束及视神经等颅神经,但病灶部位的神经细胞和脱去髓鞘的轴突并未受到损害。

(二)分型与诊断

本病不同病型之间其病程差异很大,根据病情的发展趋势分为下列4型:

1. 良性型　发病时病情轻,以后即完全或近于完全缓解,无或仅有最轻程度的功能障碍。
2. 病情加重—缓解型　病情加重后,后继的缓解期可持续几十年,仅稍有功能障碍。
3. 慢性复发型　病情持续发展,缓解期随之越来越少,而功能障碍则相应增多。
4. 慢性进行型　起病隐袭,进行性发展。

(三)诊断标准

1. 从病史和神经系统检查所收集的资料,足以表明中枢神经系统白质内同时存在两处以上的病灶在1年以上。
2. 有两次以上缓解与复发加剧交替发生的病史,两次发作间隔至少1个月,每次持续24小时以上。
3. 病程慢性进行性逐渐加重,至少在6个月以上。
4. 起病年龄在10~50岁之间。
5. 其症状和体征不能用其他疾病来解释。

如果符合以上5项,则可诊断为“临床确诊的多发性硬化症”。如果缺少1、2两项中的一项,则诊断为“临床很可能是多发性硬化症”。如果仅有一个好发部位,首次发作,则诊断为“临床可能”或“临床可疑”的多发性硬化症。如果有条件开展诱发电位、CT、MRI、脑脊液免疫球蛋白的单克隆区带的检测,则所发现的临床下病灶亦作为一处病灶计算,脑脊液 IgG 指数异常或有单克隆区带,则诊断为“实验室可能”或“实验室支持确诊”的多发性硬化症。

二、功能障碍的特点

(一)运动协调功能异常

主要由脑部病灶引起的脑控制障碍和小脑的共济失调。常见的征象为:周期性的共济失调和步态障碍,可表现出蹒跚步、动作不协调、辨距不良、协同运动困难、运动共济失调(表8-3-2)。在完成目标性活动中,出现肢体颤抖,使患者精细作业活动难以完成。运动共济失调使患者无法保持躯干、肢体的平衡稳定性,造成行走不稳、步态异常、各种姿势的控制困难。

(二)无力与痉挛

脑部、脊髓病变引起的肌无力和痉挛可引起截瘫、四肢瘫痪、偏瘫、痛性强直性痉挛、小便失禁。病变主要侵犯脊髓下段时,则下肢功能受限明显。持续肌无力和肌痉挛,可导致肌萎缩、肌挛缩,影响患者下肢负重步行和维持躯干的正常姿势,并使肢体的关节活动范围受限。

表8-3-2 多发性硬化症运动障碍与共济障碍的发生率(%)

障碍肢体	运动障碍		共济障碍
	文献1	文献2	文献1
0	37.7	36.1	50.1
单肢瘫:单上肢	3.6	1.2	2.6
单下肢	7.8	5.2	1.9
双上肢瘫	0.9	0.2	3.9
截瘫	22.8	30.2	25.4
偏瘫	9.7	3.6	1.7
三肢瘫	4.0	11.0	2.3
四肢瘫	13.4	12.5	12.0

注:文献1引自军医丛书,文献2引自Muller文章。

(三)耐力降低易疲劳

是这类患者的常见问题。由于病情一天之内经常波动,早上较好,午间疲劳感最重,晚上又有所改善,因此,患者在白天工作期间易产生疲劳,影响工作效率。此外,疲劳的程度还受气温的影响,高气温及温水浴可加重患者的疲劳,而冷水浴因会增加患者肌痉挛,反而使其感到有精神。

(四)感觉功能障碍

病变通过侵犯感觉通道传导束而引起感觉障碍。常见的感觉障碍有:身体束带感,节段性触觉、痛觉、温度觉消失,本体感觉、振动觉和实体觉部分或完全丧失。视觉障碍表现为视力减退、视物模糊或视觉丧失,部分或完全性色盲。如病变侵犯到脑干,则出现眼球活动障碍、复视、眼球震颤和对眼凝视。由于感觉障碍,降低了患者对外界活动变化做出反应的敏感性,患者极容易发生身体的损伤。

(五)认知功能障碍

患者病变急性期可有嗜睡、意识障碍。病变部位在大脑前叶,可引起痴呆,表现为缺乏判断力,智力丧失,近期遗忘,患者容易走神或注意力集中的时间过短,学习和获得新知识困难,新概念形成困难,解决问题能力减弱。患者常常今天能做的事,到明天什么事也不能做。

(六)言语和吞咽障碍

主要表现为构音障碍和扫描性语言。因说话含糊、咬字不清,影响到与他人的相互交流。肌肉的疲劳是引起吞咽困难的主要原因,此外,咽喉部肌肉收缩减少、吞咽反射延迟、会厌软骨及咽喉部敏感性降低均影响吞咽功能,导致患者饮水时常出现呛咳。

(七)精神和心理障碍

一些患者伴有精神症状,如情绪不稳定,有欣快感或失落感,焦虑、抑郁、易激惹。情感淡漠或对事物明显的漠不关心。情绪的不稳定,加上病变的反复发作会加重患者的心理负担,使其对生活、工作、事业丧失信心。患者对治疗和康复采取消极甚至抵触的情绪,又将进一步加重功能障碍程度,从而导致恶性循环。

(八)活动受限与参与受限

随着运动协调控制障碍,肌无力与痉挛,关节僵硬、挛缩与活动度降低,感觉与认知功能障碍,言语障碍和精神障碍的反复发作、进行性加重,会逐渐影响到患者的日常生活自理,患者可由生活部分需要依赖发展到生活完全不能自理。在肌力恶化期间,患者可表现出高度依赖。此外,视力问题也会影响患者对自理性活动的完成或活动中易跌倒。患者常因功能不稳定或病情加重,而不得不放弃工作,也常因为阶段性的运动、感觉功能障碍,而不能参与或安全地参与娱乐活动。

三、功能评定

(一)作业能力的评定

1. 综合功能障碍的评定 采用 Cailliet 障碍程度分级评定(表 8-3-3)。

表 8-3-3 多发性硬化症障碍程度的分级(Cailliet)

分级	标准
0	神经系统检查正常
1	无功能障碍,轻微客观体征(巴氏征阳性,指鼻试验不准,震动觉减退)
2	轻度功能障碍(肌力稍弱,不灵活,轻度步行障碍,轻度视力障碍)
3	中等度功能障碍(不完全性单瘫,中度偏瘫,中度膀胱或眼症状,或合并各种轻度障碍)
4	重度功能障碍,但能步行,日常生活尚能维持,性生活正常
5	有步行障碍,但可以短距离步行
6	需持杖、拐,借助支具步行
7	只能坐轮椅生活,但自己能驱动和移乘
8	卧床不起,上肢可以活动
9	终日卧床,不能做任何动作
10	死于多发性硬化症

2. 残疾程度的评定 可采用 Kurtzke 的残疾评定量表,评定方法如下:

0 级:神经学检查正常(上述检查各项均为 0 级)。

1 级:无残疾或仅有轻微体征,如巴氏征阳性或震动觉减低(上述检查有 1 项为 1 级)。

2 级:轻度残疾,如轻度无力或步行、感觉和视力轻度障碍(上述检查有 1~2 项为 2 级)。

3级：中度残疾（如不完全性单瘫，中度共济失调或少数几项功能障碍的组合），但可独立步行（上述检查有1～2项为3级，或有几项为2级）。

4级：较严重的残疾，可独立步行，每日可活动12小时以上（以上检查有1项为4级，或几项≤3级）。

5级：重度残疾，如不采取特殊措施则影响工作能力，只能短距离独立步行（以上检查有1项为5级，或几项≤3级）。

6级：步行需借助手杖、拐杖或支架等（以上检查有1项以上≥3级）。

7级：依靠轮椅生活，但自己可驱动及上下轮椅（以上检查有1项以上≥4级，少数情况下仅锥体系1项5级）。

8级：卧床不起，上肢可以活动（以上检查有几项≥4级）。

9级：终日卧床，生活能力全部丧失（以上检查多项≥4级）。

10级：死于MS。

附：MS患者详细残疾程度评分表

早年Kurtzke提出过一个残疾状态量表（disability status scale，DSS），1982年修改为扩充的残疾状态量表（expanded disability status scale，EDSS），并被广泛采用（表8－3－4）。评定主要以现存症状为基础，通过Ⅰ～Ⅷ个不同功能系统（FS）对患者进行评分，然后根据FS得分，在EDSS基础上分为20级（即由0、1、1.5～10共20级）。评出Ⅰ～Ⅷ8个FS的评分后，对应EDSS20级的标准即可评出相应EDSS级，级数越大残疾越重。

表8－3－4　MS患者详细残疾功能系统（FS）评分表

Ⅰ．锥体系功能
0 正常
1 异常体征不伴残疾
2 轻度残疾
3 轻或中度的截瘫，或轻偏瘫、严重的单瘫
4 明显的轻截瘫或轻偏瘫、中度的四肢瘫或单瘫
5 截瘫、偏瘫或明显的四肢轻瘫
6 四肢瘫
v 不知道

Ⅱ．小脑功能
0 正常
1 异常体征不伴残疾
2 轻度共济失调
3 中度躯干或肢体共济失调
4 所有肢体严重共济失调
5 由于共济失调，不能完成协同运动
v 不知道

Ⅲ．脑干功能
0 正常
1 仅有体征
2 中度眼球震颤或其他轻度残疾
3 重度眼球震颤，明显眼外肌无力或其他脑神经的中度残疾
4 明显的构音困难或其他残疾
5 吞咽或说话不能
v 不知道

Ⅳ．感觉功能
0 正常
1 仅1或2个肢体震动觉或图形觉减退
2 触觉、痛觉、位置觉中度减退和（或）1或2个肢体震动觉中度减退，或有3～4个肢体震动觉单独减退
3 触觉、痛觉、位置觉中度减退和（或）1～2个肢体震动觉基本丧失；触觉和痛觉轻度减退和（或）3～4肢体的本体感觉中度减退
4 触觉、痛觉明显减退，或单独或1～2个肢体本体感觉丧失，痛觉触觉中度减退，或多于2个肢体的本体感觉严重减退
5 1～2个肢体的感觉基本丧失，或触觉和痛觉中度减退，或（和）头以下身体的多数本体感觉丧失
6 头以下的感觉基本丧失
v 不知道

（续表）

Ⅴ. **大小便功能**	在20、60或以上
0 正常	5 5级加上好眼最大视力在20、60或以下
1 轻度尿频、尿急或尿潴留	v 不知道
2 中度尿频、尿急或大小便潴留，或稍有尿失禁	有暂时性苍白时加 # 号
3 经常尿失禁	Ⅶ. **大脑功能**
4 需要持续导尿	0 正常
5 小便功能丧失	1 仅情绪改变
6 大、小便功能丧失	2 轻度的智力下降
v 不知道	3 中度的智力下降
Ⅵ. **视觉功能**	4 明显的智力下降(慢性脑病综合征)
0 正常	5 痴呆或慢性脑病症状严重或无能
1 盲点眼(矫正)视力好于20、30	v 不知道
2 盲点眼最好视力(矫正)在20、30～20、59之间	Ⅷ. **其他功能**
3 坏眼盲点较大或中度视野减小，但最好视力在20、100～20、200之间；3级加上好眼最大视力在20、60或以上	0 没有
4 坏眼最大视力低于20、200；4级加上好眼视力	1 有关MS任何神经病学发现
	v 不知道

MS患者详细残疾功能系统(FS)评分标准：

0＝神经学检查正常(所有FS为0级，大脑1级)。

1＝无残疾，1个FS有轻度症状(即1级，不包括大脑1级)。

1.5＝无残疾，1个以上FS有轻度症状(多于1个1级，但大脑1级除外)。

2.0＝1个FS有轻度的残疾(1个FS为2级，其他的为0级或1级)。

2.5＝2个FS有轻度的残疾(2个FS为2级，其他的为0级或1级)。

3.0＝虽然完全能步行，但1个FS有中度残疾(1个FS为3级，其他为0级或1级)。

3.5＝完全能行走，但1个FS有中度残疾(1个FS为3级)，或1～2个FS为2级；或2个FS为3级；或5个FS为2级(其他为0级或1级)。

4.0＝不要辅助器完全能行走：尽管有相对严重的残疾，但患者完全能自己行走，每天12小时，1个FS为4级(其他为0级或1级)；或由超过前述各评分段的较轻等级组合而成，但不要辅助器或休息后仍能行走500m。

4.5＝不要辅助器完全能行走，每天的多数时间行走，能全天工作，也许所有的活动有一些受限或需要最小的帮助，但特征仍是相对严重的残疾，常常是1个FS为4级(其他为0级或1级)；或由超过前述各评分段的较轻等级组合而成，不要辅助器或休息能行走300m。

5.0＝不要辅助器或休息能行走200m，严重的残疾足以影响每天的活动(通常1个FS是5级，其他为0级或1级，或由超过4.0分段较轻的等级组合而成)。

5.5＝不要辅助器或休息能行走100m，严重的残疾足够妨碍全天的活动(常常1个FS等于5级，其他为0级或1级或由超过4.0分段较轻的等级组合而成)。

6.0＝行走100m时不论需不需要休息都间歇性或单侧性地持续需要帮助(手杖、拐杖、支架)(常常2个以上的FS为3级以上)。

6.5＝不需休息行走20m时持续性地需要双侧帮肋(常常2个以上的FS为3级以上)。

7.0＝在帮助的情况下，不能行走5m以上，基本上限制在轮椅上，但自己能驱动标准轮椅，且能独自转移，每天12小时(常常1个以上的FS为4级以上，极少数锥体功能为5级)。

7.5＝几步都不能走，受限于轮椅上，转移需要助具，在标准轮椅上不能全天自己驱动，需要电动轮椅(常常1个以上的FS为4级以上)。

8.0＝基本卧床或坐轮椅，或乘轮椅移动，但一天的多半时间能起床，保留许多自理功能，一般能有效地使用双臂(常常多个FS为4级以上)。

8.5＝一天的多数时间基本卧床，双臂能部分有效地使用，保留一些自理功能(常常多个FS为4级以上)。

9.0＝无希望的卧床患者，但能交流和进食。

9.5＝完全无希望的卧床患者，不能进行有效的交流、进食和吞咽。

10.0＝死于MS。

(二)日常生活活动能力评定、职业评定、环境评估

参照本书第二章第二节相关部分。

(三)运动能力的评定

涉及到肌力，肌耐力，肌张力，关节活动度，协调功能，静、动态平衡及姿势控制，步态检查，锥体束，小脑，脑干，感觉(两点辨别觉、实体觉)，括约肌，视觉以及高级脑功能(言语和认知)的检查与评定，可采用Kurtzke综合功能评定量表。详细评定内容参照《康复疗法评定学》及《临床运动疗法学》等书有关部分。

作业评定注意事项：评定中应避免患者疲劳，因为患者的疲劳和应激均会加重症状；评定中间适当安排休息；尽量让患者采取合适和舒适体位接受检查，各种体位保持的时间不宜过长。作业治疗前视觉功能的评定非常重要，将决定患者采取何种途径接受作业治疗。此外，作业治疗师必须全面掌握患者的运动能力和作业能力，对存在的问题进行小结，为制订作业治疗的目标奠定基础。

四、作业治疗

(一)治疗目的和作用

作业治疗的目的必须实用，能直接解决患者所存在的功能问题。治疗的作用：重点在于延缓病情进展和复发；维持和(或)改善现有的作业能力和功能水平；预防各种并发症和继发性损伤；最大限度地提高患者的生活质量。作业治疗的目的具体包括：

1. 在作业活动中改善患者的协调控制能力，保持其良好的身体力线和姿势。
2. 在疾病的进展阶段，保持患者最大程度的肌肉力量和耐力。
3. 治疗中注意预防挛缩和压疮等多种并发症。
4. 加强患者对残疾和疾病认识的情绪调整。
5. 在作业治疗的过程中改善患者的认知和精神状态。
6. 改善和维持患者的日常活动能力，使其学会使用适应性器具，掌握能量节省及工作简化的知识。
7. 患者能根据自身的体能状况，对每日的自我料理、生产性活动和娱乐活动的活动内容做出合理的安排。
8. 了解和参与社会活动，在家庭和社区发挥作用。
9. 实施代偿性技术，弥补视觉、触觉等感觉功能的缺失。

10. 建立或增加患者在活动中的安全意识。

(二)治疗方法

由于多发性硬化症患者的病情各不相同,因此,所表现出的问题也会各异,这就决定了各个患者的治疗方法也不会完全相同。下面所叙说的治疗方法仅是就这一疾病群体所发生的问题而设立,在治疗某一个具体的患者时,则要根据他所实际存在的问题而加以选择。

1. 提高运动能力 目的在于:增加关节活动范围,增强肌力和耐力,掌握实用性动作技巧。

(1)提高肢体力量和协调控制能力的作业治疗 在疲劳限度内,通过渐进性抗阻训练,维持或增加患者上肢的肌力。作业活动可以是:①增强肩肘屈伸能力:木工(刨削、拉锯)、磨砂板、划船、投球等活动。②增强肩外展内收能力涂油彩、写书法(写大字)、绘画等。③增强腕关节活动能力:涂油彩、粉刷、木工(锤打)、绘画、打乒乓球等。④增强手指精细活动能力:编织、刺绣、捏橡皮泥、弹琴、打字、穿珠、打绳结、下棋等。⑤增强髋膝关节屈伸能力:步行爬坡、踩自行车、上下楼梯(梯级较高)、跪爬游戏(儿童用)等。⑥增强踝关节活动能力:踏踩缝纫机、风琴、自行车,驾驶模拟汽车等。

(2)改善全身耐力的训练 由于这类患者容易疲劳,运动量过大不利于恢复。原则为少负荷、多重复,活动时间适度。根据患者的功能状况和兴趣爱好选择较容易、简单的作业活动,如简单的家务劳动(洗菜、整理房间、拖地、叠衣服等),园艺和工艺活动(种花、浇水、剪枝等),使其逐渐胜任一般的日常活动量,然后向较难、较复杂的活动过度,如参加一些文娱和游戏活动(跳舞、钓鱼等),做一些简单的工作。可采用踏踩功率自行车,走运动平板,跳健身舞等有氧训练的方式提高患者的耐力,但应注意休息与活动交替,以不引起疲劳为度。

(3)徒手或利用器械牵伸变紧的肌肉和改善关节活动范围,以预防关节、肌肉挛缩。具体方法参考本章第二节。

(4)神经肌肉促进技术 应用神经生理学理论和神经肌肉促进技术,调整患者感觉和运动神经的兴奋性,改善外周肌肉的张力,引出正常的运动反应,抑制不必要的肌痉挛。该技术主要是在 PT 技术中阐述,作业治疗中应用该技术,主要是帮助作业治疗师指导患者顺利完成日常活动训练和作业性活动,克服患者在治疗中出现的肌肉无力或肌痉挛。活动可以是:将一物体放在患者身体的一侧,让其注视此物品,并通过翻身、伸手去触之;患者取站立位,在不移动脚的前提下,完成由低到高和由高到低的、向身体侧方搬运物件的活动;鼓励患者自己完成穿衣、进食、洗漱、梳头等日常活动。

(5)吞咽功能训练 吞咽功能训练常常是由言语治疗师或作业治疗师来完成。治疗前常规进行动态食道钡餐造影,将患者整个吞咽过程动态拍摄下来,然后分析吞咽困难发生的时期和部位,以指导治疗师制订训练方案。吞咽障碍的治疗一般采取综合性措施,主要是试图控制吞咽过程中食物团的流动和防止误吸。具体方法可以是:将食物放在患者能看到的地方,保持环境安静,减少对患者的干扰;将患者的躯干与头部置于合适的位置,如果患者有一侧声带麻痹,应将其头转向病侧,并向喉肌无力侧倾斜;控制食物团块的大小、性状、冷热与酸碱度,酸、冷的团块有利于刺激吞咽,碎、糊状平滑而柔软的食物易于吞咽(汤、冷麦糊、西瓜等),流质或半流质可以控制食物流动的速度和阻力,小团块食物易于吞咽,但不利于刺激吞咽反射,大团块食物不易吞咽但易引起吞咽反射；选择适当的进食用具，可用长把勺子或婴儿奶嘴进食，并将食物团块放在口腔偏后部和功能好的一侧。至于食团进入口内的频率，患者的进食频率和数量，则应根据患者的具体情况来决定。

目前，临床常采用 Supraglottic 吞咽法和 Mendelsohn 吞咽技术。Supraglottic 吞咽法包括两种方法：①深吸一口气并保持，在吞咽时屏住呼吸，然后呼气或咳嗽。②将食物保留在口中，通过鼻子吸气后屏住，做 1～2 次吞咽动作，呼气或咳嗽。Mendelsohn 吞咽技术就是在无食物情况下，让患者准备吞咽但并不咽下，保持舌骨在抬高位置 3 秒钟，然后完成吞咽动作。该技术能增加舌骨的上抬，增加整个吞咽的协调功能，详细的方法可参照相关书籍的介绍。

2. 改善感觉功能

(1)感觉再训练　可以采用周围神经损伤感觉再训练的方法进行治疗。感觉再训练必须在安静的环境中进行，以使患者能最大程度地集中注意力。训练的具体内容，取决于治疗师对患者目前感觉功能的评定结果，所选择的训练活动，主要考虑完成某一活动需要具备什么样特别的运动功能，患者目前是否已具备完成这一活动所需要的运动功能。训练活动的设计，尽量考虑能让患者独立完成。训练的基本方法共分 4 个步骤进行：第 1 步是让患者闭眼尝试做某一活动，第 2 步是让患者睁眼检查所完成的活动是否正确，第 3 步是如果不正确，让患者睁眼重复相同的活动，以实现视觉与感觉经验的统合，并行记忆储存，第 4 步是再次让患者闭眼，重复做相同的活动，以强化睁眼时所获得的经验。具体方法如下：

1)定位能力的训练：因为在感觉恢复过程中，先恢复钝觉，后恢复敏锐觉，所以，在进行刺激的定位能力训练时，起初应采用靠深压觉来传递的钝性刺激。随着功能的改善，渐将刺激变得依靠轻压觉传递的越来越轻微的刺激。但是，永远不要采用尖锐的刺激。治疗师可以借助患者的另一只手的手指，或铅笔的橡皮头等物作为刺激源。

2)识别能力的训练：让患者闭眼触摸不同大小、形状的物品，并加以描述和比较，回答有误则睁眼感觉，如此反复进行。也可以让患者在口袋里触摸各种大小、形态、质地不一的物体，训练实体感觉。要求其仔细体会抓取动作带来的感觉。让患者借助水、冰、沙子、捏泥、石块、海绵等感受不同温度和触觉。

3)质地觉训练：起初让患者触摸质地差别较大，品种、数量较少的一组刺激物。随着功能进展，逐渐缩小质地的差别，扩大刺激物的品种和数量。刺激物可以选用质地粗细不一的砂纸和质地、柔软度不一的纺织品。

4)实体觉训练：让患者通过触摸识别物体、物体的形状与质地。可以选择日常生活中经常使用的物件，如水龙头开关、纽扣、钥匙、钱币、螺丝(母)、衣夹、别针等物。起初宜选择体积大、形状不相似的物件，然后，逐步升级至体积越来越小、形状越来越相似的物件，并要求患者在限定的时间内完成。也可以将一些小物件藏匿于沙堆中或装于一只不透明口袋内，让患者用手摸出指定物件。

(2)感觉替代练习　增加患者的触觉技能以代偿其视觉丧失。由于视觉和触觉的精确性、辨别能力的减弱，患者需具备足够的安全知识和避免损伤的防范措施。

3. 日常生活活动能力的训练　由于患者肌肉无力和共济失调，不同程度地影响日常活动的完成，为提高 ADL 能力，常采用以下措施：

(1)恢复日常生活活动能力　如果是优势手功能受损,可尽早鼓励患者用非优势手练习写字和进食。如手部抖动厉害,可以让患者在腕部佩戴长条形沙袋,或腕部戴上重手镯。感觉功能差者,在完成日常生活活动时要确保其安全,避免意外损伤的发生。

(2)提供适应性的辅助器具　应教会其使用,如教会患者使用轮椅、拐杖和生活自助具。患者如使用轮椅,治疗师在教会掌握轮椅操控技术的同时,还应教会其对座椅及其零部件进行日常保养。

(3)环境改造　为保证患者活动方便和安全,应对居住环境作适当调整,如浴室内安装把手和使用防滑垫,楼梯安装扶手,不使用地毯。厨房宽敞、明亮,布局合理,减少不必要的往返,地面防滑,工作台面高度适当。

(4)指导患者在日常活动和工作中建立能量节省和工作简化概念　充分利用食物加工器、洗碗机、微波炉、洗衣机,减少家务负担。活动中注意劳逸结合。

4. 改善高级脑功能　可以参考本书第五章第四节相关内容,但训练中应强调:

(1)提供多次重复的机会,练习新学的知识,以代偿记忆和学习方面的障碍。

(2)帮助患者预先计划和安排活动内容,确立现实生活目标,监督患者康复计划的实施。

(3)调整紧张情绪,提高心理承受能力。要让患者正确认识身体的残疾,并在治疗师指导下学会一些能改善情绪、调整心理紧张的活动方法。根据患者的意愿和能力,给出娱乐性活动的建议,帮助其探索娱乐兴趣,发展新的可能从事的娱乐、文体活动,如养花、下棋、玩牌、看电视、听音乐、学画等活动,以代替因为残疾而不能继续从事的活动,转移其对残疾的注意力,从而摆脱生活的单调与乏味,提高生活乐趣,增加战胜残疾的信心。

(4)建议患者参与小组活动,与他人分享提出问题与解决问题的机会。

(5)言语功能训练　可参照《言语治疗学》一书。

5. 加强社会交往　鼓励其家庭成员参与到康复计划中来,以争取家人的合作与支持,鼓励患者与外界和他人的相互交流。可以通过打电话、郊游、聚会、舞会等形式吸引患者参加社会交往性活动。

6. 提高工作能力

(1)为了促使患者更好地完成家务料理性活动,可对其家居或生活环境改造给出建议。

(2)为了患者能够继续工作,可对其工作环境给出改良建议,提出改良任务完成的具体方法。

(3)在疾病发作期间,如果不能继续工作,鼓励患者做自愿者,参加一些课程的学习,或帮助料理家务,以保持参与工作的能力,为疾病缓解期重新参加工作做好准备。

(4)增加安全知识,避免工作中的意外损伤。

尽管上面介绍了一些治疗方法,但目前尚无很好的技术被证明对改善 MS 患者的脑功能障碍、运动控制和协调功能有效。疾病缓解并不意味着功能也会突然和完全恢复,患者和治疗师都应明白,每一次疾病的发作都必定伴随着功能的进一步衰减。所以,必须仔细研究每一个患者,以决定哪一种技术可减轻患者的震颤和改善患者的总体功能情况。

五、其他治疗措施

(一)急性期或复发期的治疗

为了及时控制病情的发展,一般采用促肾上腺皮质激素,必要时加用免疫抑制剂硫唑嘌呤,一些药物和理疗可以有效地减轻症状和保护神经的功能。此外,保持环境安静、整洁,患者适当地卧床休息,正确的体位摆放,以及做好患者的心理疏导,预防各种并发症也是十分重要的。

(二)缓解期治疗

在作业治疗的同时,还应配合诸如平衡、步行、协调控制、言语、吞咽、膀胱等功能的训练。具体方法参照有关书籍。

(王 彤 戴 玲)

第四节 脊髓灰质炎后综合征的康复

一、概述

脊髓灰质炎后综合征(post - polio syndrome, PPS)是指脊髓灰质炎患者在发病病情稳定30~40年后,又出现以进行性肌无力、萎缩,乏力或疲劳,关节、肌肉功能障碍和疼痛为主要症状的新综合征。症状多发生在以往患病的肌群,使患者原有的残疾程度加重,原有的活动能力进一步减退,并因此引起患者的精神紧张。个别患者同时伴有呼吸障碍、吞咽障碍和畏寒。发病年龄在60~90岁之间,发生率约占小儿麻痹患者的25%~60%,多见于神经肌肉损害较重的病例。该病例最早报道是在1979年。近30年来国外发病例数逐年增多,引起学术界的高度重视,成为当前小儿麻痹研究的最热门方向。我国目前虽尚无此症的临床报告,但仍需引起临床和康复医师的高度重视。

(一)病因学及病理学

PPS发病尚无确切病因。从临床、形态学和电生理学方面的研究推测,发病机制可能是残存的运动神经细胞因代谢率过高,长期承受过重的负荷导致提早衰老或凋亡;也可能由于神经细胞轴索末梢的退行性改变,而使神经终板的数量减少所致。此外,由于脊髓灰质炎病毒的"复燃",即潜伏或休眠的病毒重新激活所引致的新的神经元损害。这些机制都可以导致肌肉纤维失神经支配,从而使肌力减弱,肌肉萎缩。

(二)临床表现和诊断

发病通常为隐袭性,例如在跌倒、扭伤等"意外"后,突然出现或"诱发"原受损肌肉无力加重,肌肉在活动后很容易出现疲劳而且不容易恢复,原病变部位肌肉、关节疼痛,活动后加重。症状甚至波及正常肌群和关节,并呈慢性进行性加重。体检发现肌肉压痛明显,肌萎缩加重,肌力进一步减退,有关节活动痛和关节活动范围受限。

诊断主要依赖排除性诊断,即排除可引起上述症状和体征的其他原因,才可以诊断PPS。

血清学检查、肌肉活检、肌电图等均无特征性表现。

二、功能障碍的特点

(一)肢体运动能力进一步减低

由于肌肉萎缩和肌力进一步减退,关节周围肌力失平衡,关节承重面或脊柱重力线异常,常常引起肌肉、肌腱、韧带的劳损、退变和损伤,患者可出现肌肉自发性收缩、肌阵挛和疼痛,不同程度地影响患者的肢体用力和关节活动,使其移动能力日益降低,特别是登楼梯的能力,进而限制患者步行、日常生活活动及工作活动的实施。

(二)畸形的加重

小儿麻痹患者常见的畸形为瘫痪肢体、脊柱及胸廓等的畸形。由于PPS患者的肢体运动能力进一步减低,这些畸形将进一步加重。

(三)身体耐力进一步减退

少数患者,由于伴有呼吸肌麻痹后呼吸障碍、胸廓畸形,导致肺通气功能降低,肺膨胀不良或受压,产生呼吸困难。长时间体力活动的缺乏,使患者心肺功能减退的同时,耐力性运动能力也受损。

(四)感觉功能受损

受影响肢体的温度觉丧失,肌肉、关节和腰部疼痛过敏。患者对冷敏感,缺乏抗寒能力。可有吞咽困难和呛咳。

(五)心理障碍加重

以往遗留的残疾,在生活、教育和工作等方面遭遇的困难往往已给PPS患者造成程度不同的心理障碍,现今,随着瘫痪、疼痛的进一步加重,无疑会进一步加重其心理障碍。

(六)活动和参与受限

患者在完成日常生活活动方面日益困难,尤其是在完成洗澡、洗漱以及涉及到需要在建筑物内或两座建筑物间奔走的任务性活动时。因为耐力的降低,患者对社会活动的参与日渐减少。因为肌力减退和日益增加的疼痛,患者常不能继续从事先前的娱乐活动。

三、功能评定

(一)一般评定

包括肌力、肌张力、关节活动范围、身体耐力评定及疼痛评分。通过肌力评定,配合肌电图检查,可将病情的严重程度分为5级。

Ⅰ级:无肢体软弱,肌力正常。

Ⅱ级:无肢体软弱,或很久前有软弱感,但已彻底恢复,肌力正常,肌电图显示曾有前角细胞病。

Ⅲ级:曾有肢体软弱,但有一定程度恢复,无新近软弱出现,肌力下降。肌电图显示曾有前角细胞病变。

Ⅳ级:曾有肢体软弱但有一定程度恢复,出现新的肢体软弱,肌力下降。肌电图显示曾有前角细胞病变。

Ⅴ级：肢体有严重软弱史，几乎无恢复，肌力严重下降，肌肉萎缩，肌电图显示仅有极少运动神经元。

(二)作业评定

包括日常生活活动能力、兴趣爱好、就业经历、个人技能、价值观、娱乐技能与兴趣、环境和建筑等方面。熟悉患者家庭、社会、工作角色。

四、作业治疗

(一)治疗目的

1. 采用适度的作业活动，改善患者的功能独立性。

2. 通过能量节约技术、改变生活方式和适当环境改造，维持患者现有生活能力处于最佳发挥状态。

3. 通过辅助具的应用防止畸形等并发症的进一步加重，保持最大程度的功能独立。

4. 调整患者的心理状态，减轻患者的心理压力，取得患者对各项治疗的最大程度上的积极配合。

(二)治疗方法

因为小儿麻痹后综合征近年来才有报道，所以，对此征的治疗模式尚未能很好地建立。通常采用神经发育学、生物力学和矫形学的方法。

1. 改善感觉运动能力　采用有氧运动，如游泳或坐位下的小组性运动锻炼，以增加肌力，但应避免疼痛和疲劳。训练患者在工作环境和家居内使用轮椅或踩踏有动力装置的小轮自行车。运动功能的改善方法，可参考进行性肌营养不良综合症的治疗。生物反馈也许对增加患者的温度觉有帮助。

2. 提高生活自我料理能力　根据处方和提供的训练活动选择自助性辅助用具，以提高患者的生活自理能力。教会患者使用新调整的矫形器，对已使用多年的辅助用具，应对其进行检查，判断其是否还能发挥作用？合适与否？是否为完成某些任务性活动所必需？是否是完成某项任务性活动的最佳解决办法？为长期使用手杖、助行器或轮椅而产生压迫性损伤的患者提供厚手套或肘垫。

3. 能量节约技术　教会患者能量节省和工作简化技术，这对于PPS患者的日常生活或工作十分重要，要引起高度重视。能量节约技术是指在日常生活或工作活动中，尽量采取省力的方式，完成特定的任务。可建议患者使用手推车移动重物；长距离行走改用轮椅替代；能在坐位下完成的活动尽量取坐位完成，如在厨房坐位下做家务活；对住宅进行调整和改建以方便日常活动；尽量多使用家用电器(全自动洗衣机、自动洗碗机、电动加热器、切菜机等)以减少家务劳动量；完成程序性任务时，采用有序的物品摆放或合理的动作顺序；步行中调整步速与步态，减少重复动作等。患者也许需要建立新的饮食习惯，降低体重也是一项有效的能量节约措施。由于过分使用残存的肌肉可以导致小儿麻痹后综合征，目前，越来越强调在日常活动中采用能量节约技术，以保护患者的残存功能。

4. 矫形器和助行器应用　在出现新的症状后，应该对原先的矫形器重新评估和配置。由于肌力不平衡会导致畸形加重，应及时配制矫形器矫正膝过伸、足下垂、脊柱侧弯等。同时要考虑采用适当的助行器,必要时要增加轮椅的使用,以减少下肢肌肉的过度负荷。轮椅、助行器、矫形器的使用参照本书有关章节。

5. 加强心理调整　提供患者解决最切身问题的机会,鼓励患者向他人倾诉和分享自身感受,教会患者心理压力控制技术,包括放松练习。

6. 提高活动与参与能力　鼓励患者参加由小儿麻痹患者组成的自助小组。鼓励患者继续参与社会活动,给出活动改良建议如缩短户外步行的距离。与患者一起讨论工作任务、工作环境、所处的生活环境,并给出需要进行改变或改良的具体建议,以增加患者的安全性,并与其下降的耐力相适应。探索现有的、有可能对其进行一些改良就能允许患者参与的娱乐活动,如改良后的保龄球,驾驶小型汽车打高尔夫球等。在患者有限的体能状况下,发展新的娱乐活动。

7. 注意事项　在作业治疗中,注意教会患者实现休息与活动交替的时间控制技巧,确保患者不会过分地使用无力的肌肉。因为,过量的活动导致的肌肉紧张和疲劳,会加重损伤神经肌肉的负担,引发肌肉力量的进一步减退,并要持续数日,甚至数周才能逐渐恢复,有时甚至无法恢复。

五、其他治疗措施

消炎镇痛药对于缓解疼痛症状有直接的作用。热疗和电疗有利于缓解疼痛,改善组织血液循环。运动疗法的肌力练习、循环抗阻训练、有氧训练有助于改善患者的活动能力,但宜采用较小强度、较短时间,避免运动时疲劳。

(王　彤)

第五节　进行性肌营养不良的康复

一、概述

进行性肌营养不良(progressive muscular dystrophy)为原发性肌肉变性病,与遗传因素有关,大多有家族史。临床特征为缓慢进行性加重的对称性肌无力、肌肉萎缩,个别类型尚有心肌受累。根据遗传方式、发病年龄、萎缩肌肉的分布、病程和预后,可分为不同的临床类型。

(一)病因学与发病原理

本组疾病虽均为遗传性疾病,但遗传方式各不相同。其中对假型肥大型肌营养不良的病因学研究比较深入。近年来有了突破性的进展。早在20世纪80年代初期已确认本病的基因位点在染色体Xp21上。以后的研究证明,此基因所编码的蛋白系一种细胞骨架蛋白,称为抗肌萎缩蛋白(dystrophin,Dys),分布于骨骼肌和心肌的细胞膜,起支架作用,可保护肌膜抵抗收缩时所产生的力量而不致受损。患者因基因缺陷而肌细胞内缺乏Dys,造成功能缺失而发病。

(二)病理学

基本的肌肉病理变化,包括肌纤维坏死和再生、肌膜核内移。随着疾病的进展,肌细胞大小差异不断增加。有的萎缩,有的代偿性增大,呈相嵌分布。肥大肌细胞横纹消失,光学显微镜下呈玻璃样变。坏死肌细胞出现空泡增多、絮状变性、颗粒变性和吞噬现象。肌细胞间质内大量脂肪和结缔组织增生。心肌也可有类似病变。假肥大型肌营养不良的肌活检标本用免疫组织化学法染色,可见抗肌萎缩蛋白大量缺失,对诊断有决定性意义。

(三)诊断与鉴别诊断

根据临床表现和遗传方式,加上肌电图和肌肉病理学检查,一般均能做出诊断。在新生儿型强直性肌营养不良的诊断中,其母是该症患者为必须条件。但应与下列疾病鉴别。

1. 少年型近端型脊髓性肌萎缩症(Kugelberg - Welander 进行性肌萎缩) 属常染色体显性和隐性遗传。青少年起病,主要表现为四肢近端肌萎缩,对称性分布,貌似肌病,但有肌束震颤,肌电图为神经元性损害,肌肉病理学为群组性萎缩,符合失神经支配,因此可予以鉴别。

2. 慢性多发性肌炎 无遗传病史,病情进展较急性多发性肌炎缓慢。血清肌酶正常或轻度升高,肌肉病理学改变符合肌炎的表现,而且皮质激素的治疗效果较好,此点可资鉴别。

二、功能障碍的特点

(一)肌无力

是肌病的最常见症状。早期肌无力常出现在持久、用力活动时,如跑步速度减慢或走路时间不如正常时持久等。以后则影响日常活动,如操持家务、提物上楼等。最后则丧失生活自理能力,被迫卧床。如眼外肌受累则表现上睑下垂,视物成双。如咬肌和咽喉肌受累则表现为咀嚼无力,吞咽困难,饮水呛咳,构音困难。呼吸肌受累则表现呼吸困难。肩胛带肌肉无力表现为举臂困难,不能梳头。骨盆带肌肉无力则蹲位起立及上楼困难等。肌病的肌无力常以近端为主,而且往往呈对称性分布。肌无力起病快慢、进展速度、是否呈发作性,对不同肌病的诊断和鉴别诊断有较大价值。如起病隐袭、进展缓慢常见于肌肉变性病,如进行性肌营养不良。如起病急性或亚急性,数周内症状达高峰,常见于多发性肌炎。如肌无力呈发作性,数小时或数日内完全缓解则为周期性瘫痪。

(二)易疲劳性

所有的肌病在重复活动后均易疲劳,但某些肌病的易疲劳性对诊断有特征性意义。如重症肌无力的肌无力往往在早晨醒来时症状轻,重复活动后症状加重,故有“晨轻暮重”的特点。

(三)肌肉萎缩

随着病情的进展,往往出现受累肌群的肌肉萎缩,其分布多以近端为主,且呈对称性。肌病的肌萎缩往往不伴有肌束颤动。

(四)肌肉肥大

由于肌纤维进行性萎缩,其周围的结缔组织和脂肪逐渐填充,表面显示肌容积增大,触之坚硬,失去正常肌肉的弹性,称为假性肥大,见于进行性肌营养不良。

三、功能评定

进行性肌营养不良的患儿由于以肌无力、关节活动范围受限等功能障碍为特点,所以对其应进行综合性评定,同时也应考虑年龄因素。婴幼儿应评定其运动发育与游戏发育情况,注意观察障碍程度与发育过程的关系。3岁左右的患儿还应评定其日常生活活动(ADL)能力,以及有关功能代偿、是否需要辅助等。

患儿除进行常规的徒手肌力评定(MMT)、关节活动范围评定(ROM)、心理评定,职业前评定外,重点应进行ADL评定。

日本厚生省进行性肌营养不良对策研究班制定了该病ADL评定表(表8-5-1)。该量表共分三大类25项,计0~4分5点,现作介绍,仅供参考。如果在国内应用,还需进行信度与效度检验。

表8-5-1　进行性肌营养不良ADL评定表

姓名　　　　　　　　　　　　　　疾患类型
出生日期　　年　月　日　　　　　评定日期　　年　月　日
评定者

Ⅰ.头部、躯干功能

1.头部控制
4分 稳定抬头
3分 俯卧位头稳定,仰卧位头不稳定
2分 腹爬时头不稳定
1分 坐位时头稳定,稍倾斜头不稳定
0分 不能抬头

2.坐位姿势的保持
4分 平衡破坏后仍能保持坐位(躯干倾斜40°仍能保持坐位)
3分 躯干倾斜10~40°时能保持坐位
2分 稍不平衡就不能保持坐位(躯干倾斜10°以内)
1分 少量的支撑可能保持坐位
0分 即使支撑也不能保持坐位

3.侧卧位
4分 不用手从仰卧位至侧卧位
3分 用手支撑从仰卧位至侧卧位
2分 从俯爬位一侧至侧卧位
1分 侧卧位易倒向手支撑侧
0分 不帮助就不能保持侧卧位

4.翻身
4分 自由翻身
3分 手足翻身,稍有困难
2分 用15~30秒时间可以翻身
1分 不能翻身,但能翻至侧卧位
0分 不能翻至侧卧位

5.四肢爬
4分 快速四肢爬
3分 用手掌四肢爬时,可以向外侧爬,向前爬徐徐后退
2分 在床上用肘部爬行
1分 在床上不能用肘部爬行
0分 完全不能爬

6.坐起
4分 用手支撑立即坐起

（续表）

3分 用手支撑缓慢坐起
2分 先转成仰卧位，再坐起
1分 先转成仰卧位，用20秒～1分钟时再坐起
0分 不能坐起

7. 持续发音
4分 发a音，持续20秒以上
3分 发a音，持续15～20秒以上
2分 发a音，持续10～15秒以上
1分 发a音，持续5～10秒以上
0分 发a音，持续5秒以下

Ⅱ. 上肢功能

8. ①上肢上举（肩屈曲）
4分 坐位上肢正常上举
3分 坐位前臂能上举至肩
2分 坐位前臂能上举45°
1分 卧位时上肢能运动
0分 上肢不能运动

②上肢上举（肘屈曲）
4分 坐位时手上举与肩同高
3分 手上举低于肩高
2分 手上举45°
1分 卧位时可以屈肘
0分 肘关节不能屈曲

9. 拿茶碗饮食
4分 手持普通碗与筷子进食
3分 肘支撑持碗进食
2分 由于疲劳上述动作中途停止
1分 不能持碗，用筷子匙子进食
0分 不能拿筷子

10. 洗脸
4分 立位时双手洗脸
3分 立位时一只手支撑，另一只手洗脸
2分 坐位时两只手或一只手洗脸
1分 手能抵前额，不能洗
0分 不能洗脸

11. 拧毛巾
4分 充分拧毛巾
3分 不能充分拧毛巾
2分 拧毛巾掉水
1分 手持毛巾，但不能拧
0分 手不能持毛巾

12. 写字
4分 抬肘写字（用笔书写B4的大字）
3分 用肘与前臂写字，中等程度B5的字
2分 流利地写钢笔字
1分 不太容易写钢笔字
0分 不能写钢笔字

Ⅲ. 下肢功能

13. 站立
4分 用脚跟站立，并注意姿势
3分 足间距宽，愉快地站立
2分 即使足间距宽也不能站立30秒（穿下肢装具勉强站立）

（续表）

1分 如果扶大腿部,勉强能站立
0分 不帮助不能站立

14. 单足站立(使用习惯单足站立的一侧,不穿装具)
    4分 愉快的单足站立
    3分 只能站立15秒～1分钟
    2分 单手抓物,可以站立1分钟以上
    1分 单手抓物,站立片刻
    0分 即使他人帮助,也不能站立
15. 双足并拢站立
    4分 不需要辅助可以站立(穿装具,愉快的站立)
    3分 如果单手支撑,可以站立(穿装具,勉强可以站立)
    2分 双手支撑,不能站立(穿装具,手抓物能站立)
    1分 靠物体可能站立
    0分 不能站立
16. 爬坡(不穿装具)
    4分 爬倾斜15°坡
    3分 爬倾斜5°坡
    2分 缓慢的爬坡
    1分 没有铺装的路上步行10m
    0分 铺装路上步行
18. 上台阶(阶高20cm)
    4分 正常上台阶
    3分 手按着膝部上台阶
    2分 一只手扶住栏杆上台阶
    1分 双手平行地扶住栏杆上台阶
    0分 不帮助不能上台阶
19. 下台阶(阶高20cm)
    4分 正常下台阶
    3分 手按着膝部下台阶
    2分 一只手扶住栏杆下台阶
    1分 双手平行地扶住栏杆下台阶
    0分 不帮助不能下台阶
20. 跑步
    4分 5秒内跑10m
    3分 5～10秒跑10m
    2分 11～15秒跑10m
    1分 16～20秒跑10m
    0分 21秒以上跑10m
21. 坐椅子(椅子与膝关节同高,不穿装具)
    4分 正常坐椅子,臀部离开椅子,并能保持这个姿势
    3分 正常坐椅子,臀部离开椅子,但不能保持这个姿势
    2分 手放在膝关节处,舒适地坐着
    1分 手放在膝关节处,能坐,但不稳定
    0分 不帮助不能坐椅子
22. 从椅子上立起(椅子与膝关节同高,不穿装具)
    4分 正常立起

（续表）

3分 手按膝关节立起
2分 拿物立起
1分 弯腰立起
0分 不能立起

23. 蹲下
4分 正常蹲下
3分 手按膝关节，缓缓蹲下
2分 手抓床蹲下，可保持平衡
1分 手抓床蹲下，慢慢倒下
0分 不帮助不能蹲下

24. 穿裤子
4分 立位正常穿裤子
3分 坐位穿到大腿部，立位或卧位穿到腰部
2分 只能穿到大腿部
1分 坐位穿到小腿部
0分 不能穿到小腿部

25. 从床上立起
4分 正常立起
3分 用力前蹲后再立起
2分 手按膝关节立起
1分 从四肢爬位到手按膝关节后缓缓立起
0分 不帮助不能立起

四、作业治疗

(一)治疗目的

1. 维持和改善肌力和肌肉的持久性。
2. 维持和改善关节活动范围。
3. 维持和改善正常的姿势与运动。
4. 代偿由于肌肉无力，关节活动范围受限，运动不协调所造成的功能低下。

(二)治疗目标

1. 改善患儿的日常生活动作

(1)使用特制的饮食器具和自助具独立进食。

(2)脱下纽扣和摁扣的衣服需30分钟左右时间。

(3)利用手和容易穿脱的衣服去厕所独立完成排泄功能。

2. 增加患儿参加游戏活动的能力

(1)使用柔软的木板和容易保持体位的脚踏车在教室内进行娱乐活动。

(2)患儿与患儿或正常儿童之间进行游戏活动。

(3)患儿独立进行游戏活动。

3. 入学相关事宜的准备

(1)上课时坐位姿势的保持和姿势运动功能的调整。

(2)在书桌上进行写字活动时,必备的自助器准备。

(3)其他辅助方法的准备(交流板等)。

(三)治疗方法

1. 日常生活活动的问题点及作业疗法　进行性肌营养不良日常生活存在许多问题,尤其随着病情进展,肌无力加重,ADL活动更加困难,所以必须找准问题点,进行适宜的作业活动。ADL的问题点及作业治疗方法如表表8-5-2。

表8-5-2 日常生活活动的问题点及作业疗法

	问题点	作业治疗的方法
饮食	步行期:完全没有问题 车椅子期: 1. 为了操作车椅子,配膳、下膳困难 2. 由于上肢肌无力,手在桌子上活动困难 3. 上于上肢肌无力,调味品和摄食用具入口困难,容易洒落 4. 固体硬的食物,一大块咽下困难 5. 由于上肢肌无力,手持摄食用具进食困难 6. 由于咀嚼功能不全,常常咬不断或咬不碎 7. 保持适当的姿位困难	1. 病房的工作人员进行配膳、下膳 2. 代偿动作指导 3. 应扩大手的运动范围,利用自助具(个人用桌子、回旋式桌子和盘子、轻的汤匙) 4. 配膳时将大块切成小块 5. 用代偿动作替代 6. 将食物切成细丝状 7. 帮助患儿摆放成良姿位
整容	步行期:由于立位保持和平衡功能差,需上肢支持身体,所以不能用双手洗脸 车椅子期: 1. 手放在洗脸台上困难 2. 开关水龙头困难 3. 取香皂、打抹、洗脸困难 4. 流水洗手困难 5. 拿牙膏、牙刷困难 6. 不能用力挤出牙膏 7. 与牙的角度一致,上肢运动困难,刷臼齿困难,龋齿常见 8. 靠近玻璃杯困难 9. 上肢肌力低下,手拿梳子困难 10. 不能用剃须刀,刮胡须困难 11. 不能剪指甲,若剪指甲,则坐位保持困难	1. 利用栏杆、洗面台的边缘支撑身体进行洗脸 2. 代偿动作指导 3~4. 项困难的情况下,不能洗脸,用湿毛巾擦脸 5. 把牙膏、牙刷放到手能够到的范围 6. 使用管状物代替,困难时由工作人员挤牙膏自己刷牙 7. 定期刷牙,同时经常漱口 8. 将吸管放入杯中饮水 9. 将梳子放置手能拿到的范围或制作长柄梳子 10. 将剃须刀放置手能拿到的范围,多数情况下,应用电动剃须刀,为了安全,最好辅助 11. 将指甲刀放置手能拿到的范围,为了安全多需辅助 注:整容时由于个人的清洁程度不同会有差异
更衣	步行期:没有问题 车椅子期: 1. 前开的衬衫,不能系领部附近的纽扣,坐位保持困难,不能穿衬衫 2. 套头衫,坐位不平衡,不可能完成 3. 坐位不能保持时,穿脱长短裤困难 4. 坐位保持困难时,不能穿鞋和袜子	1. 睡眠状态可能完成 1~3. 改用容易穿脱的服装,考虑其疲劳性,最好辅助 4. 穿柔软的袜子,穿凉鞋

（续表）

	问　题　点	作业治疗的方法
排泄	步行期：由于全身肌无力，坐便、立位排便困难 车椅子期： 1. 即便利用移动便器，随着病情加重，大小便时在便器上坐位保持困难 2. 拉锁的应用，可以使用小便器，排尿后可以按小便器充洗	1. 使用栏杆 2. 为了保持坐位，利用特种材料，扩大便器面积，便器前安放支撑物（圆桌等） 3. 手应能放到小便器处 注：为了在便器上保持坐位，需进行环境设备改造
入浴	与更衣密切相关，能否入浴池，浴室内移动，洗浴时坐位能否保持等	根据患儿功能障碍特点，考虑其安全性，建造特殊的浴槽，专人监护等

2. 矫形器的使用　主要是针对患者下肢及躯干的功能障碍。其主要作用是调动残留肌肉的肌力，弥补肌肉动力学上的不平衡，以维持躯干的稳定性，维持和支持获得步行能力。

3. 教育及家庭的指导　大部分患儿可完成小学教育，以后由于行动困难常辍学。创造合适的学习环境，帮助患儿继续学习是康复的一部分，可协调学校将教室安排在一层，即使在行动困难不能上学的条件下，亦可鼓励患儿通过电视、广播学习知识。家庭的指导也是很重要的，因为国内大部分患儿是在家庭接受各种治疗和生活的。应指导家长早期帮助、监督患儿进行一定的康复训练，合理指导日常生活活动，以及合理安排患儿饮食，多吃蔬菜、水果，少食脂肪和过量的糖类，保持健康及消瘦型体型。

五、其他治疗措施

合理、有计划的运动疗法，有利于维持肌肉的正常功能。实践证明不限制运动的患者比过早限制运动的患者运动障碍出现晚。训练中的注意事项可参见《临床运动疗法学》一书。近年来，除了采用激素、钙拮抗剂等药物治疗外；国际上也在尝试开展成细胞移植疗法、抗肌萎缩蛋白基因转移疗法。

另外，若 DMD 患儿在 7～13 岁丧失独立步行能力，此间若能实施行之有效的矫正手术，尚可再恢复步行能力 2～3 年。这些手术包括：跟腱延长术、表浅的臀肌及腘绳肌切开术等。Rideau 等指出，当早期发现 DMD 患儿的脊柱侧弯症状时，及时行脊柱稳定手术，可以阻止脊柱侧弯的进展，此点已为大家所共识。20 世纪 70 年代早期，一般用哈氏棒内固定和脊柱融合术，但手术后患儿需卧床制动 12 个月，产生很多并发症。1981 年 Luque 采用节段性脊柱内固定术，矫正脊柱侧弯取得较好效果，现在认为凡 10～13 岁的 DMD 患儿肺活量不低于正常的 40%，Cobb 角小于 40°且丧失步行能力者，均应考虑阶段性脊柱内固定术，此手术危险性较小。

（王　彤　李　林）

第九章　周围神经病损的康复

第一节　概　述

周围神经多为混合神经,包括运动神经、感觉神经和自主神经。周围神经病损是指因感染、缺血、外伤、代谢障碍、中毒、营养缺乏,以及一些先天性原因引起的周围神经结构改变和功能障碍。主要表现为运动、感觉和自主神经功能障碍。根据病因不同,分为周围神经损伤、神经炎、神经病等。近年来,随着显微外科技术的发展和神经营养因子的应用,周围神经病损的临床疗效大大提高。早期康复的介入,不仅能预防或减轻并发症,而且能促进神经的再生与修复,尽快的恢复实用功能,减少残疾的发生。

一、病理学变化

无论是周围运动、感觉和自主神经元,都包含神经细胞体、突起(树突和轴突)和终末三部分。神经纤维通常指神经细胞轴突及其鞘状被膜,轴突位于神经纤维中央,多数神经纤维由髓鞘围绕,髓鞘由环绕轴突的施万细胞产生,髓鞘在轴突周围融合成一层绝缘的鞘膜。在无髓纤维,几个轴突可以裹入一个施万细胞,但没有环绕。

周围神经干是由许多平行的神经纤维束结合而成,外包一层较为疏松的结缔组织膜,称为神经外膜。各神经纤维束外又被一层较致密的结缔组织膜包裹,称为神经束膜。神经纤维束内含许多根神经纤维,每根神经纤维的髓鞘之外,由结缔组织细纤维网所构成的膜包裹,称为神经内膜,对神经纤维再生起着重要作用。

(一)原发性变化

1. 神经细胞体变化　周围神经损伤48小时内,由于逆向作用可产生细胞体的变化,包括尼氏小体分解,染色体溶解等。15~20天后,分解达高峰,一小部分细胞在分解过程中死亡,其余大部分修复,一般至80天后可恢复其原来的状态。胞体的改变有下列特点:①轴突损伤的部位愈接近胞体,胞体的反应愈重,甚至引起细胞死亡。②损伤的轴突愈粗,胞质内尼氏等物质的崩溃也愈明显。③胞体变化的性质既是损伤性反应,又是为轴突再生作积极准备的过程。

2. 神经纤维变化　神经损伤后,迅速发生形态学改变,损伤区远端的神经纤维24~48小时后即发生变性,3天后完全丧失传导功能,轴突自然分节,细胞浆逐渐消失,最后变成空管。髓鞘分裂,呈脂肪变性,最后消失。神经膜细胞(施万细胞)也同时发生核分裂。上述变化称为瓦勒变性或神经纤维脂肪变性。此变化在神经纤维切断后3周内完成。因此,在3周末进行电诊断检查,将得到确定的阳性结果。损伤区近端也发生变性,但变化只局限在断端附近短距离内(约2mm处)。大约6天后,即有多数细小的神经元纤维自该处增生。远侧断端能分泌释放一种媒介物质(扩散因子),引导近端再生神经纤维定向生长。在适宜情况下,其中一部分即沿施万细胞长入神经膜管中。再生轴芽越过损伤区或缝合区,约需4周。传导功能恢复需等到新生纤维到达其支配的器官,再经过一个生长成熟期(完成神经纤维的髓鞘化)才会完成,约需4周。儿童的神经再生速度通常比成人快;另外,近端损伤比远端损伤再生速度快,单一神经比混合神经恢复速度快。

如果两断端相距较远,或被其他组织隔开,新生的神经轴突在近侧断端无规律地长入瘢痕中,形成外伤性神经纤维瘤,远侧断端形成较小的纤维瘤,其中不含神经纤维。这时神经无法自行恢复功能,必须手术切除两端的神经纤维瘤及纤维瘤,缝合两断端,方能逐渐愈合。

在神经再生过程中,近端的运动神经与感觉神经轴突必须分别长入远端的运动和感觉施万鞘管内,不能错长,否则无法恢复功能。

3. 运动终板变化　神经损伤后3个月内无明显变化,3个月后渐成不规则形状,以后逐渐消失。一般在损伤后3年运动终板消失,此时即使神经再生,也无法再支配肌肉。

4. 肌肉变化　神经损伤后,受其支配的肌肉发生萎缩,细胞间纤维组织增生,肌肉瘫痪,最终完全丧失活动能力。

5. 感觉神经末梢变化　神经纤维损伤后,感觉末梢如感觉小体亦萎缩。若萎缩严重,将影响功能恢复。如神经在3年内未能恢复,则肌纤维和感觉末梢最后被纤维组织所代替,功能将难以恢复。

(二)继发性变化

1. 软组织变化　关节的表皮纤维化,腱鞘增厚和纤维粘连,特别是关节周围,导致关节活动范围减小;关节周围肌肉的瘫痪和(或)无力导致关节不稳;水肿和失用导致关节囊和韧带无力,使关节产生过度活动、退变和脱位,从而损伤关节表面,破坏关节完整性。负重关节的异常生物力学与拮抗肌的反向牵拉,导致关节畸形。

2. 骨的变化　与无神经损伤制动时骨的变化相似,变化程度和发生率与失用的关系更直接。成人骨结构的变化,包括骨皮质和骨小梁厚度减小、脱钙、多孔和骨髓腔直径增大,导致骨强度过度减小,骨折发生率增加,特别是负重骨。此变化在神经移植术和松解术后部分可逆。儿童生长骨在神经损伤后有一个增生期,骨早熟,生长停止,导致骨长度、直径和骨突大小明显减小,造成成年后肢体不等长。

二、功能障碍的特点

周围神经病损时常伴有多种组织损伤,如骨折、血管损害、肌肉撕裂、软组织肿胀、内脏器官损害、脑外伤和(或)感染等。无论何种原因的损伤,均会产生相似的临床现象。

(一)运动障碍

表现为受损神经所支配的肌肉主动运动消失,呈弛缓性瘫痪,肌张力降低或消失,深肌腱反射减弱或消失,肌肉萎缩,关节挛缩和畸形。在严重的失神经支配的肌腹表面皮肤偶尔可看到瞬间肌肉收缩,叫做自发性收缩(肌束抽搐)。

(二)感觉障碍

感觉障碍因神经损伤的部位和程度不同而表现不同,表现为感觉异常(如局部麻刺感,麻木,冷热感,潮湿感,震动感,刺痛,灼痛,跳痛,刀割痛,牵拉痛,胀痛,触痛,撕裂痛,酸痛,钝痛等,特别是在夜晚)、感觉减退或消失(深浅感觉、复合觉、实体感消失)、感觉过敏(即感觉阈值降低,轻微刺激即可出现强烈反应,以痛觉过敏最多见,其次是温度觉过敏)。

(三)反射性交感神经营养失调综合征

反射性交感性营养不良是一个牵涉交感神经系统功能障碍的综合征,常伴发于周围神经损伤,特别是神经撕裂伤。包括:疼痛、水肿、僵直、骨质疏松、皮肤营养变化(如皮肤干燥,苍白,头发脱落,指甲脆裂,无疼痛皮肤溃疡和受累区域伤口愈合缓慢)。血管舒缩和出汗功能改变。患者常有情感不稳,痛阈低,恐惧,敌意,依赖个性,歇斯底里。

(四)日常生活活动能力、职业能力和社会生活能力下降。

(五)心理问题

主要表现有急躁、焦虑、忧郁、躁狂等。担心神经损伤后不能恢复,承受不了长期就诊的医疗费用。常影响其与他人的正常交往,严重时可产生家庭和工作等方面的问题。

(六)继发障碍

1. 肿胀　周围神经损伤后肢体肿胀的原因往往是:伤及血管周围的交感神经,血管张力丧失;肌肉瘫痪,肌肉对内部及附近血管的交替挤压与放松停止,“肌肉泵”的作用消失,静脉与淋巴回流受阻;广泛瘢痕形成及挛缩,压迫静脉血管及淋巴管等。其后果是加重关节挛缩和组织粘连。另外,如果神经损伤是由创伤引起,水肿是一个突出的临床现象。

2. 挛缩　周围神经损伤后由于肿胀、疼痛、不良肢位、受累肌与拮抗肌之间失去平衡等因素的影响,常易出现肌肉、肌腱挛缩。其结果是影响运动,助长畸形发展。手的畸形要特别注意,可能会导致心理上的并发症。

3. 继发性外伤　周围神经损伤后,患者常有受损神经分布区感觉障碍和受损神经所支配的肌肉运动功能障碍,无疼痛保护机制,无力躲避外界刺激,其结果是造成新的创伤,且难以愈合。

其他并发症还包括骨质疏松和关节的表皮纤维化。

第二节　周围神经损伤的康复

一、概述

周围神经损伤(peripheral nerve injuries, PNI)是周围运动、感觉和自主神经由于外伤、感染、受压、中毒、缺血和营养代谢障碍而形成各种类型、各种程度的损伤和疾病。其最主要的病理学变化,是神经受损造成断裂、远端轴索和髓鞘自近及远产生变性、碎裂,其后为施万细胞和巨噬细胞吞噬,2~3周内变性过程完成,神经的兴奋和传导功能丧失。

如果神经膜未遭破坏，则逐渐形成空管，其后从近端轴索形成轴芽，逐渐向远端延伸，形成神经再生过程，速度为1～2mm/天。神经再生完成后其功能将逐渐恢复，如果再生受阻，在半年后神经膜管会因周围组织的压迫而萎缩，再生无望。

各种不同原因所形成的变化，也可能只限于节段性脱髓鞘，而轴索保持完整。

周围神经损伤按 Seddon 的观点分为三类：①神经失用（neurapraxia）。②轴突断裂（axonotmesis）。③神经断裂（neurotmesis）。三者的特征如表9－2－1。

表9－2－1 三种周围神经损伤的特征

		神经断裂	轴突断裂	神经失用症
原因		切伤和撕裂伤，枪弹伤，骨折，牵引，注射，手术，缺血等	同左，还有长期压迫，摩擦，冻伤等	枪弹伤，牵引，短暂的压迫，冻伤，手术，缺血等
病理	主要损害	完全解体	神经纤维断裂，施万鞘保持	较大纤维的选择性脱髓鞘，无轴突变性
症状	解剖的连续性	可丧失	保持	保持
	运动瘫痪	完全	完全	完全
	肌萎缩	进行性	进行性	很少
	感觉障碍	完全	完全	常无
	自主神经障碍	完全	完全	常无
电诊断	变性反应	有	有	无
	病灶远端神经传导	无	无	保存
	运动单位动作电位	无	无	无
	纤颤电位	有	有	偶见
恢复	手术恢复	主要	不需要	不需要
	恢复速度	修补后每日1～2mm	每日1～2mm	迅速、数日或数星期
	性质	不完全	完全	完全

二、功能评定

1. Tinal 征 即神经干叩击试验，是检查神经再生的一种简单方法。当神经轴突再生，尚未形成髓鞘之前，对外界的叩击可出现疼痛、放射痛和过电感等过敏现象。沿修复的神经干叩击，到达神经轴突再生前缘时，患者即有上述感觉。定期重复此项检查，可了解神经再生的速度。

2. 感觉恢复的测试 两点辨别觉测试和皱纹测试，是检测周围神经完全损伤后感觉恢复的好方法。

(1)两点辨别觉测试 两点辨别觉测试提供了感觉恢复的定量测试方法。它是应用带有钝尖的卡钳测量，无疼痛感。卡钳在患者皮肤上随机轻轻使用，以帮助治疗师检测出皮肤神经支配和失神经的区域。远端手指辨别两点的正常距离是2～4mm，两点辨别觉大于15mm，表示触觉丧失(感觉缺失)。

(2)皱纹测试 是另一项有临床意义的测试。它是将患者的手浸泡在42.2℃的清水中20

~30分钟，直到出现皱纹。此时，擦干患者的手，按0°~3°分级，照相。0°表示缺乏皱纹，3°表示正常皱纹。皱纹测试为新近周围神经部分和完全损伤的手的神经支配，提供了一个客观的测试方法。引起皱纹的生理机制还不清楚。测试对外伤患者是不合适的。无论如何，测试能有助于确定感觉再生的速度，提供失神经的记录图形。

3. 电生理学评定　对判断周围神经损伤的部位、范围、性质、程度和预后等均有重要价值。在周围神经损伤后康复治疗的同时，定期进行电生理学评定，还可监测损伤神经的再生与功能恢复的情况。常用的电生理学检查方法有：

(1)直流感应电检查法　通常在神经受损后15~20天即可获得阳性结果。观察指标有：兴奋阈值，收缩形态和极性反应等。其情况如表9-2-2。

表9-2-2　直流感应电刺激神经、肌肉的反应

	神经		肌肉	
	直流电流	感应电流	直流电流	感应电流
正常反应	在所支配肌肉中出现单个闪电样收缩，阈值低	在所支配肌肉中出现持续强直性收缩，阈值低	在该肌肉中出现单个闪电样收缩，阈值低，CCC>ACC	该肌肉出现持续强直性收缩，阈值低
部分变性反应	收缩弛缓、减弱，阈值提高	强直收缩减弱或是不全强直收缩，阈值提高	收缩弛缓、减弱，阈值提高，CCC≥ACC	强直收缩减弱或是不全强直收缩，阈值提高
完全变性反应	引不出收缩	引不出收缩	阈值大，收缩极弛缓，呈蠕动式，CCC≤ACC	引不出收缩
绝对变性反应	引不出收缩	引不出收缩	引不出收缩	引不出收缩

(2)强度-时间曲线检查法　通常在神经受损3天后即可获得阳性结果。观察指标有：扭结，曲线的位置，时值和适应比值等。正常、部分失神经支配和完全失神经支配的I/t曲线形状如图9-2-1。

(3)肌电图检查法　将肌肉兴奋时发出的生物电变化引出放大，用图形记录出来。一般可比肉眼或手法检查早1~2个月发现肌肉重新获得神经支配。正常情况下，肌肉在松弛时是静息状态，无波形出现。轻收缩时呈现单个及多个运动单位电位。肌肉最大收缩时，多个运动单位电位密集，互相干扰，呈干扰相。周围神经完全损伤早期，其所支配肌肉可完全无电位活动。2~4周后，可出现失神经的纤颤电位和正向电位，试图做肌肉收缩时，亦无运动单位电位出现。神经再生后，失神经的纤颤电位和正向电位逐渐消失，恢复新生电位，少数单个运动单位电位，最后恢复运动相以至干扰相。若神经长期未获再生，随着肌纤维被纤维组织所代替，失神经的纤颤电位和正向电位亦消失。如果运动单位电位数量渐增，说明神经再生过程在继续；如果数量不增，则提示预后不佳，应考虑手术干预。

(4)神经传导速度的测定　利用肌电图测定神经在单位时间内传导神经冲动的距离。以此可以判断神经损伤的部位，神经再生及恢复的情况。既可用于运动神经也可用于感觉神经

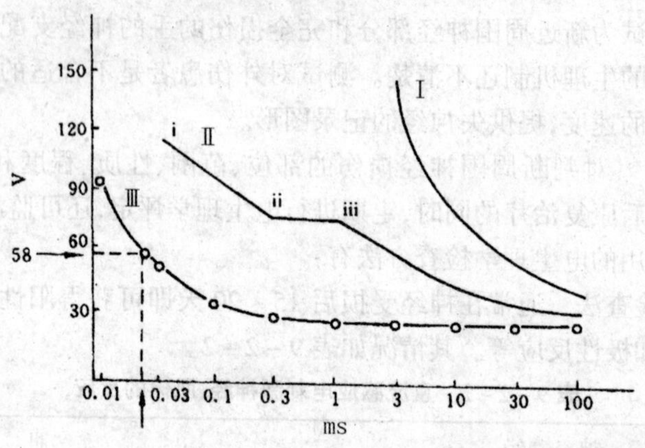

图 9-2-1 几种类型的 I/t 曲线

的功能评定,对于周围神经损伤是最有用的一项检查。正常情况下,四肢周围神经的传导速度一般为 40~70m/s。神经部分受损时,传导速度减慢。神经完全断裂时,神经传导速度为 0。

(5)体感诱发电位(SEP)检查 当刺激沿周围神经上行至脊髓、脑干和大脑皮质感觉区时,在头皮记录的电位,具有灵敏度高、定量估计病变、定位测定传导通路、重复性好的优点。其具体用法参见《康复疗法评定学》一书。

4. 运动和感觉功能恢复的评定

(1)运动功能恢复的评定(表 9-2-3)。

(2)感觉功能恢复的评定(表 9-2-4)。

表 9-2-3 周围神经损伤后的运动功能恢复等级

恢复等级	评定标准
0 级(M0)	肌肉无收缩
1 级(M1)	近端肌肉可见收缩
2 级(M2)	近、远端肌肉均可见收缩
3 级(M3)	所有重要肌肉能抗阻力收缩
4 级(M4)	能进行所有运动,包括独立的或协同的
5 级(M5)	完全正常

表 9-2-4 周围神经损伤后的感觉功能恢复等级

恢复等级	评定标准
0 级(S0)	感觉无恢复
1 级(S1)	支配区皮肤深感觉恢复
2 级(S2)	支配区浅感觉和触觉部分恢复
3 级(S3)	皮肤痛觉和触觉恢复,且感觉过敏消失
4 级(S4)	感觉达到 S3 水平外,两点辨别觉部分恢复
5 级(S5)	完全恢复

5. 预后的预测　上述介绍的一些常规电诊断技术虽然设备技术并不复杂，但确能很好地估计预后。凡直流感应电诊断和强度－时间曲线检查时呈正常反应、正常曲线者，病损为神经失用症，多在3个月内恢复；如为部分变性、呈部分失神经曲线，多为轴索断裂，病程恢复一般在3～6个月或更长，视轴索断裂的部位高低而定。如检查结果为完全变性反应，呈完全失神经曲线，则多为神经断裂或严重的轴索断裂，恢复多在6个月以上，甚至不能恢复。如常规电检查结果呈绝对变性反应，表明神经及其所支配的肌肉已完全丧失功能，恢复无望，手术也无能为力。但为了确诊，应1个月内重复检查2～3次，以免因误差而造成误判。

另外，也可通过临床表现预测恢复过程。

(1)皮肤表现　随着水肿消退，侧支血管生长，循环系统逐渐恢复正常，皮肤的颜色和质地有所改善。

(2)出现原始的保护性感觉　即对疼痛、温度、压力和触碰的总的认识。

(3)麻刺感(Tinal 征)　沿着损伤神经由远至近地轻叩，以探查恢复。如果患者感觉麻刺远至假设的损伤部位，表示神经再生；如果在损伤处感觉疼痛，表示神经瘤形成。

(4)发汗　随着自主神经系统副交感神经的再生，汗腺恢复功能。

(5)辨别觉　更多精细感觉，如识别和定位触觉、本体感觉、立体觉、肌肉运动觉，以及两点辨别觉，在此时应有所恢复。

(6)肌肉张力　随着神经再生至肌肉组织的运动终板，肌肉的软弱程度减轻，肌张力增加。

(7)随意运动功能　患者首先在消除重力的情况下活动肢体，随着肌力的增加，肢体可能进行关节全范围的活动。此时，可开始分级锻炼。

三、作业治疗

(一)康复的分期和作业治疗原则

1. Ⅰ期(伤后0～3周)　康复目的是：消炎，消肿，镇痛，促进损伤愈合，保护修复后的神经。可行理疗(超短波、微波、红外线、紫外线等)、功能位固定，可利用支具来限制关节活动，以防突然牵伸而引起神经缝合口离断。炎症期间选择高能量饮食和复合维生素B治疗。注意：神经修复术后3周，运动疗法禁忌。

2. Ⅱ期(伤后3～6周)　康复目的是：预防粘连、挛缩和继发畸形，提高神经的抗张力，改善感觉功能。可逐渐减少关节制动，开始关节活动，增加关节活动范围。可用中频电、超声波、蜡疗等软化瘢痕，松解粘连。按摩可降低皮肤、皮下组织粘连及瘢痕和神经瘤形成的机会，以防神经再生受阻。压力治疗有助于抑制瘢痕增生。进行感觉再训练，教育患者保护患肢。注意：伤肢仍然疼痛，或仍有开放性伤口，或肿胀和过敏，需要先探明原因，进行脱敏，药物如酒精注射、维生素B_{12}和酚止痛，或手术治疗，再行感觉再训练。

3. Ⅲ期(6周以后)　康复目的是：矫正畸形，增加关节活动范围，肌力、手的灵敏性和协调性，恢复手功能，提高生活质量。继续增加活动范围和增加肌力训练，系统地进行感觉再训练及功能性训练。

(二)治疗方法

1. 保持或恢复关节活动度　周围神经损伤后，正常拮抗肌过度牵拉已麻痹和萎缩的肌肉,引起神经再生出现时肌肉功能无效,或引起拮抗肌和一些活动不受对抗的关节挛缩,如正中神经麻痹时,第一指蹼间隙挛缩;尺神经麻痹时,固定爪形手;桡神经麻痹时,腕关节屈曲挛缩,故应早期使用矫形器将关节固定于功能位,维持肢体良好的肌肉平衡,在可能引起畸形期间应坚持使用。尽早进行被动或主动运动。如果已产生关节挛缩或畸形,则应采取主动、被动运动和关节功能牵引,矫形器亦可起到矫正挛缩畸形的作用。注意矫形器重量宜轻,尺寸要合适,避免压迫感觉丧失部位。

2. 改善局部浮肿 浮肿是周围神经损伤后常见症状之一。水肿引起的肿胀是创伤后必然出现的组织反应。积极消肿可减少纤维组织沉着,是预防组织粘连和挛缩的重要一环。体位性水肿可采取以下措施:①抬高患者。②用弹力绷带包扎压迫。③为患肢做被动运动或轻柔向心按摩。一般不采用冰袋冷却方法。悬吊带也不是一个好的消肿方法,反而会引起患者惰性而忽视康复训练。

3. 夹板的使用 夹板固定对周围神经损伤有一定的效果,但是必须了解每种夹板的作用。夹板的使用应达到3个目的:防止畸形。它是一种外在力量,如夹板上的橡皮带可替代瘫痪的肌肉,直至功能恢复;矫正畸形。若关节或肌腱有挛缩,动力性夹板可达到牵伸的目的;协助功能。它可提供瘫痪肌肉已失去的肌力。由于神经损伤常伴有肌腱、血管和骨骼的损伤,故夹板应是多功能的。穿戴的夹板应合适,患者应懂得为什么要用夹板,如何正确处理使用夹板,何时使用,使用多久。应注意夹板的压迫区,特别是无感觉区。不是相同的神经损伤都用一种夹板,应按具体情况采用相应的最合适的夹板。

夹板使用的时间,通常是神经修复的部位至少需在术后固定3周,使吻合处消除张力。若存在张力,应延长固定时间至6周。

4. 促进感觉功能的恢复

(1)感觉再训练 随着神经损伤的修复和恢复,感觉皮层接受到的来自于患手感觉神经的冲动刺激发生了改变。尽管感觉刺激被接受,但神经冲动的新模式不同,不能正确表达。感觉再训练的目的,是帮助患者重新正确表达接受到他意识中的不同的感觉脉冲。患者的潜在功能恢复,将通过感觉再训练计划得到促进。

感觉再训练是患者在神经修复后,通过注意、生物反馈、综合训练和回忆,提高感觉功能的训练。这种训练不是感觉的恢复,而是大脑对感觉的再学习、再认识过程。通过感觉再训练程序,可使大脑重新理解这些改变的信号。此方法强调康复要配合神经再生的时间。当触觉在手指的近节恢复时,即可开始感觉再训练程序。更确切地说,当移动轻触感恢复后,或有保护性感觉(深压觉和针刺觉)和触觉恢复时,或30Hz震动感恢复时,即可开始感觉再训练。但对于上肢近端神经损伤来说,等候期可能太长。故亦有建议提早进行感觉再训练,可在伤后3周即开始。Dellon描述的感觉再训练可分成早期和晚期,计划的改进基于恢复过程。可通过专门的感觉测试来决定神经恢复。感觉再训练的重点,是根据神经恢复的进程给予分级刺激。如触觉定位,移动性触觉,持续触觉,持续压力,震动,通过形状、质地、物体识别的触觉辨别来训练。要求患者一天中短时间训练几次。先用健侧,后用患侧,先睁眼,再闭眼。注意感觉过敏。感觉再训练计划的一个重要部分是通过视觉,听觉和触觉加强。

早期训练:当还未能分辨30Hz震动之前,即可以进行。早期训练集中在移动性触觉、持续触觉、压觉和触觉定位。①移动性触觉:可用铅笔橡皮或指尖在治疗区域上下移动。嘱患者观察刺激,闭眼,将注意力集中在刺激上,然后睁眼,证实发生的一切。并口述感觉到什么,如“我感觉到一个柔软的物体在我的手掌上上下移动”。②持续触压觉:用铅笔橡皮压在手指或手掌的一个地方,产生持续触压觉。训练程序同移动性触觉。③触觉定位:训练触觉定位,Wynn Parry 建议通过下列程序,即患者闭眼,治疗师触碰手掌的不同地方,要求患者用健手的示指指出每次触的部位。如果反应错误,患者可直接注视触碰的部位,要求患者叙述触碰部位的感觉。使用软胶棒(如铅笔的橡皮头)压于掌上,或来回移动,嘱患者注意压点,以视觉协助判断压点位置,然后闭眼感受压点的触感。如此反复练习。④触觉的灵敏:感觉减退或消失、实体感缺失者,往往很难完全恢复原来的感觉,需要采用感觉重建训练法进行训练,即训练大脑对新刺激重新认识。可让肢体触摸或抓捏各种不同大小、形状和质地的物品来进行反复训练。刺激强度逐渐从强到弱,来增加分辨能力。

训练可分为三个阶段进行:第一阶段,让患者睁眼看着治疗师用物品分别刺激其健侧和患侧肢体的皮肤,要求患者努力去体验和对照;第二阶段,让患者先睁眼看着治疗师用物品刺激其患侧肢体的皮肤,然后闭眼,治疗师继续在同一部位以同样物品去刺激,要求患者努力去比较和体会。或让患者先闭眼,治疗师用物品刺激其患侧肢体的皮肤,然后再睁眼看着治疗师继续重复刚才同样的刺激,要求患者努力去回忆和比较。第三阶段,让患者闭上眼睛,治疗师用物品同时刺激其健侧和患侧肢体的皮肤,要求患者去比较和体会。上述三个阶段的训练可依次进行,也可一天当中一起重复训练。鼓励患者一天 4 次,每次至少 5 分钟实践这些再教育技术,而不用其他东西刺激手掌,因为,这将给大脑两套感觉刺激。再训练活动有患者闭眼识别物体、形状和质地。如果反应错误允许患者睁眼看物体,用健手比较感觉,即允许触觉和视觉整合。如用质地不同的多米诺骨牌、棋子、图形,和从大到小的普通物体,藏在米或豆中或许有帮助。一天训练 3~4 次,一次 45 分钟。训练中也可用双侧活动去变换。如制陶,捏橡皮泥,编织和织花边。鼓励患者在双侧活动应用患手,和健手比较工具和材料的感觉。

后期训练:当触觉已能分辨 30Hz 震动,以及 256Hz 的震动时,或当移动性触觉和持续触觉在手指被感知时,即可开始后期感觉再教育。此期的目标是:促进实体觉的恢复,锻炼涉及到一系列的触觉辨别任务。①形状辨别:从辨别形状明显不同的大物体开始,逐渐过渡到形状只有细微差别的小物体。循序渐进地训练患者恢复精细感觉。可从熟悉的普通物体开始,先看着抓握物体,然后闭眼,将注意力集中在感知上,最后,再睁眼看物体,以加强感知。亦可嘱患者闭眼,一个木块放在患手,要求患者去感觉,并描述形状,一块木块放在健手,比较重量。如果给出不正确的反应,允许患者看木块,重新操纵,整合触觉和视觉信息。然后患者用正常的手去比较感觉体验,用不同形状的木块继续训练。②质地辨别:形状辨别掌握后,可要求患者区别表面质地不同的木块,如羊皮、皮革、丝、帆布、橡皮、塑料、毛线、毛毯和砂纸等。最后,用普通物体,要求患者闭眼识别。如果对物体或质地反应错误,允许患者看着物体操作,谈谈看到的物体感觉。物体从大到小分级,可以将物体藏在装着沙的碗里,让患者重新得到特殊的物体。用某种形状的木板放成特殊形状,或用木制的字母拼出单词。一天 2~4 次,每次 10 分钟。③日常物品辨别:训练患者闭眼识别形状和质地不同的日常物品,如果反应错误允许患者睁眼看物体,用健手比较感觉,即允许触觉和视觉整合。如用质地不同的多米诺骨牌、棋子、图形,和从大到小的普通物体,藏在米或豆中或许有帮助。一天训练3~4次,一次45分钟。训练中也可用双侧活动去变换。如制陶,捏橡皮泥,编织和织花边。鼓励患者在双侧活动应用患手,和健手比较工具和材料的感觉。

在初次评定后1个月,3个月,6个月,再次评定再训练、再教育的效果。评定训练效果的标准,是定时记录识别的物体、质地、正确定位。为避免训练影响,可用不同的物体和新的织品测试,然后用他们去训练。注意感觉过敏。

(2)脱敏治疗　皮肤感觉过敏是神经再生的常见现象。它可能是由于不成熟的神经末梢的敏感度增加,以及感觉器容易受刺激。患者常为皮肤敏感而感到困惑,不愿活动,若这种现象不克服,很难进一步作其他的康复治疗。

脱敏治疗包括两个教育措施:一是指导患者如何保护和使用敏感区,告诉患者这种敏感是神经再生过程中的必然现象和过程。待神经端修复后,敏感区会自然减轻,减少患者的恐惧心理;二是在敏感区逐渐增加刺激量。可先用无刺激的媒体,待脱敏后,可用不同的接触措施来刺激。例如,采用的方法包括震动、按摩、渐进压力、叩击、浸入疗法,或使用冰水等,待患者能耐受触觉刺激后,可选用不同质地不同材料的物品,如棉球、棉布、毛巾、毛刷、豆子、米粒、沙子等刺激敏感区,刺激量逐渐加大,使之产生适应性和耐受力。或使用经皮神经电刺激疗法,或超声波疗法等。如疼痛剧烈,可注射酒精、维生素 B_{12} 和酚来减轻疼痛。

训练计划最好是患者合作,积极,需要用他们的感觉进行日常活动。

5. 感觉再教育　患者必需了解特殊的感觉缺失,教会患者在日常生活活动中的安全知识。在有潜在危险的双侧活动中避免使用患肢。

Callahan给缺乏保护性感觉的周围神经损伤功能障碍的患者提出下列指南:①避免将受累区域暴露于热、冷和锐利的物体。②当抓握一个工具和物体时,有意识地不要用比需要的更大的力。③应小心,越小的把柄,压力在抓握表面分布越小。通过加粗把柄避免小把柄,或在可能的情况下用不同的工具。④避免要求长时间使用一种工具的工作,尤其是手不能通过改变抓握方式来适应。⑤在工作中频繁地改变工具以使受压组织休息。⑥观察皮肤受压的症状,即过分受力或重复受压后出现红斑、水肿、发热,如果症状出现要休息患手。⑦如果有水疱、破溃或其他创伤发生,尽力治疗,以免皮肤进一步损伤和可能感染。⑧保持皮肤的柔顺性,要遵循皮肤的日常护理程序,包括浸渍、油按摩,以禁闭潮湿。

由于认知功能未受损,周围神经损伤功能障碍的患者,也许比中枢神经损伤功能障碍患者更能学会和更注意代偿技术。

6. 改善作业活动能力　在运动神经细胞修复的过程中,适当地治疗性作业不仅能增强肌力和耐力,同时还能改善患肢的血运和增加关节的活动范围,掌握实用性动作技巧。应根据患者的年龄、性别、文化程度、职业、神经损伤和功能障碍的部位、程度,治疗的目标和个人爱好等,选择适宜的作业活动。上肢常用的作业活动有:木工(拉锯、刨削、砂磨、锤打),绕线,编织,刺绣,泥塑,修配仪器,分拣,组装,结绳,掷包,套圈,拧螺丝,插板,夹夹子,打字,书法,绘画,弹琴,珠算,下棋等。下肢常用的作业活动有:踏自行车、缝纫机、落地式织布机、万能木工机等。进行ADL训练,必要时可配制辅助器具。

7. 促进心理功能恢复　周围神经损伤的患者,往往伴有心理问题,可采用医学宣教、心理咨询、集体治疗、患者示范等方式，来消除或减轻患者的心理障碍，发挥其主观能动性，积极地配合康复治疗。也可通过作业治疗来改善患者的心理状态。

四、其他治疗措施

1. 药物治疗　在损伤的早期，除肌内注射或静脉点滴神经生长因子制剂以促进再生外，尚可应用维生素 B_1、B_{12}、烟酸、ATP、辅酶 A 等神经营养药物以促进再生。

2. 神经肌肉电刺激疗法(neuromuscular electrical stimulation, NES)　也是周围神经损伤后主要的康复手段之一。其主要作用是，延迟病变肌肉的萎缩；防止肌肉大量失水和发生电解质、酶系统和收缩物质的破坏；保留肌中结缔组织的正常功能，防止其挛缩和束间凝集；抑制肌肉的纤维化；改善动、静脉和淋巴循环。

NES 宜及早进行，在进行电刺激之前，均应判明肌肉是否有恢复神经支配的可能，因为，电刺激只是在肌肉仍有恢复神经支配的可能时才真正有用。

除此以外，还可应用肌电生物反馈、短波或分米波、水疗等治疗措施。

第三节　面神经炎的康复

一、概述

面神经为混合神经，主要有 3 种成分：运动神经纤维支配面部表情肌和镫骨肌；副交感纤维分布于泪腺、鼻腔、口腔黏膜、下颌下腺、舌下腺等腺体；味觉纤维分布于舌前 2/3 味蕾。面神经从脑干发出后经内耳门入内耳道，再穿过骨壁入面神经管，经茎乳突孔出颅，弯向前行进入腮腺，并发出终支到达面部。

面神经瘫痪(facial palsy)是一种影响到第Ⅶ对颅神经(面神经)的急性炎症性疾病，又称贝尔(Bell)麻痹。是原因不明的一侧茎乳突孔内的急性非化脓性面神经损害。常由受寒、病毒感染(如中耳带状疱疹病毒感染)、外伤性疾病，以及免疫功能失调引起局部营养神经的血管痉挛，使神经缺血、水肿、受压而发病。某些病例有家族倾向。病理表现为神经组织缺血、水肿，髓鞘与轴突有不同程度的变性。部分病人乳突和面神经管的骨细胞也有变性。

临床表现：任何年龄均可发病，男多于女，常为单侧，很少双侧。急性起病，部分病例在病前数日可有下颌角或耳后疼痛。症状于数小时或 1～2 天内达到高峰。临床表现为患侧面部表情肌瘫痪，额纹变浅或消失，不能皱额、蹙眉，眼裂增大，患侧眼睛会流泪，眼睑不能闭合或闭合不全，试闭眼时，瘫痪侧眼球向上外方转动，露出白色巩膜，称贝尔现象；患侧鼻唇沟变浅，口角下垂，露齿时口角歪向健侧，鼓气或吹口哨时，因患侧口唇不能闭合而漏气；由于颊肌瘫痪，进食时食物常滞留于患侧齿颊之间，漱口时，水常从患侧流出，患者可能吃饭和说话困难。

面神经受损部位不同，表现亦不同。如在茎乳突孔以上受损而影响鼓索的纤维时，有舌前 2/3 味觉障碍；如在镫骨肌分支以上受损时，产生味觉障碍和听觉过敏；如膝状神经节被侵犯时，除了面神经麻痹和听觉过敏外，还有乳头部的疼痛以及耳阔和外耳道的感觉迟钝，外耳道中出现疱疹，舌前2/3部位的味觉迟钝。

二、功能评定

1. 电生理评定（参阅本章第二节）。

2. 面肌肌力检查　面部肌肉均为表情肌，肌肉小而不强，也不引起关节运动，

不能对动作给予阻力或助力，以致达到最大面部表情肌的肌力。通常按肌力的大小，可分成下列6个级别。

0级（相当于正常肌力的0%）：让患者用力使面部表情肌收缩，检查者肉眼完全看不到收缩，手触表情肌也无紧张感，甚至受到健侧牵拉而致口眼歪斜。

Ⅰ级（相当于正常肌力的10%）：让患者主动用力时，肌肉微动。

Ⅱ级（相当于正常肌力的25%）：面部表情肌做各种运动时虽有困难，但主动运动时幅度可达健侧的1/4。

Ⅲ级（相当于正常肌力的50%）：活动时幅度约为健侧的1/2。

Ⅳ级（相当于正常肌力的75%）：收缩接近正常，但与健侧仍有差异。

Ⅴ级（相当于正常肌力的100%）：收缩正常，和健侧完全一致。

3. 严重程度的分级　国际上现行采用的严重程度分级为1984年所制订（表9-3-1）。

表9-3-1　面神经麻痹严重程度的分级

	Ⅰ	Ⅱ	Ⅲ	Ⅳ	Ⅴ	Ⅵ
一般描述	正常（100%）各方面面肌功能均正常	轻度功能障碍（99%～75%）只有在仔细检查时才可出现轻度无力	轻、中度功能障碍明显（75%～50%）两侧有明显的、但非毁容性的差别，无功能性残损，易见但不严重的联带远动，挛缩和（或）偏侧面部痉挛	中、重度功能障碍（50%～25%）明显的无力和（或）毁容性的步对称	重度功能障碍（25%～1%）只有仅可觉察到的运动	全瘫（0%）张力消失，不对称，无运动，无联带运动，挛缩或偏侧面部痉挛
休息时		对称性和肌张力正常	对称性和肌张力正常	对称性和肌张力正常	可能出现口角歪斜，两侧不对称，一侧鼻唇沟变浅或消失	
运动时		额运动部分正常或完全正常，不论力大小闭眼均正常	额运动轻微或无力，用力可闭眼但显然不对称	额运动轻微或无力，用力也不能完全闭眼，用力时口角有不对称运动	额无运动，不能闭眼，或最大用力时只有轻微的眼睑运动，口角只有轻微的运动	

（续表）

	Ⅰ	Ⅱ	Ⅲ	Ⅳ	Ⅴ	Ⅵ
继发缺陷		仔细检查时可觉察到轻微的联带运动，无挛缩或偏侧面部痉挛	患者有明显的、但非毁容性的联带运动，挛缩或偏侧面部痉挛，可定为3级，有随意运动能力则定为2级	患者出现联带运动、集团动作或偏侧面部痉挛，严重影响其功能的定为4级，不管其自主运动能力如何	通常无联带运动、挛缩、偏侧面部痉挛	

4．预后　病程通常较短，持续2～8周。几乎70%的面瘫患者经历自发的恢复，而30%的患者不能恢复。面神经麻痹后遗症：永久性面瘫，面肌挛缩，面肌阵（痉）挛，出现联带现象，如鳄鱼目综合征，咀嚼后流眼泪或耳颞综合征，颞部出汗、发红。

三、作业治疗

1．治疗目的　预防和治疗面肌萎缩和无力，促进面部功能的恢复。

2．治疗方法　Beals认为，面部的肌肉组织是受双侧皮层和皮层下中枢控制的，面部表情反映了一个高度复杂的反射活动。治疗计划应该首先强调皮层下面部的自发反应或自然反射。可通过高强度刺激来诱发肌肉活动，促进粗大表达模式。例如，用一小片柠檬刺激颊部。这种刺激通过三叉神经上颌支，传导到脑干，通过突触连结刺激面神经运动神经元。

另外，强烈的气味，如氨，引起三叉神经的感觉末梢放电，进入反射弧刺激鼻部和鼻降肌活动，通过间接突触连结经过三叉神经和嗅神经反射性地刺激面部肌肉。或通过朗读字母、阅读散文，或做各种形状的分级活动，来激活有意识的面部表情。

患者可还坐在镜前进行患侧表情肌训练。肌力达0～1级时，可用手指被动活动面部，肌力2～3级时，可做辅助主动活动或主动活动，肌力4级时，可用手指施加轻微阻力。

视觉应被强调以代偿视觉和感觉的暂时丧失。在进行正常的个人卫生时，如修面时，由于患者一侧面部感觉的缺乏，将要求患者修面时仔细地用视觉注意，必要时治疗师可给予帮助。因食物残渣聚集在患侧，故刷牙时要求用仔细视觉注意。

另外，若眼睛不能闭合，在睡眠、红外线治疗时或遇强风时应戴眼罩；一些患者也许要在患眼上戴一个罩子。

作业治疗师还可与矫形师一起制作一个暂时的面部夹板，以防止病弱的肌肉组织被牵伸。患侧面肌也能从轻柔的，向上的按摩中获益，每天2～3次，每次5～10分钟，以增加循环和维持肌张力。

除了以上措施外，还可对患者进行无热量超短波治疗以消炎；温热量、短时间的红外线局部照射，以改进血液循环和消肿等。Brown等应用肌电生物反馈来减轻面瘫，获得成功。即通过视听反馈信号，以使患者获得面部肌肉组织的功能性控制。患者用肌电生物反馈训练，锻炼面部表情和言语，同时在镜中自我观察。

另外,在急性期,可给予口服激素、抗病毒药物,维生素肌内注射等。在恢复期,可给予神经肌肉电刺激疗法。

第四节 格林－巴利综合征的康复

一、概述

格林－巴利综合征(Guillain－Barre syndrome,GBS)又称急性感染性脱髓鞘性多发性神经炎(acute infectious demyelinated polyneuritis,AIDP),是由体液和细胞共同介导的免疫性脱髓鞘性周围神经疾病,累及脊神经根、周围神经、某些病例伤及颅神经。特征是对称性弛缓性瘫痪,腱反射减弱或消失,脑神经麻痹,脑脊液中蛋白质含量增多而白细胞数正常,重症者呼吸麻痹危及生命。确切的病因尚不清楚,可能是由于病毒感染,产生免疫介导迟发超敏反应,导致下运动神经元通路斑片样脱髓鞘。一般不伤及轴突,所以通常能按预计的过程恢复。在严重病例,轴突瓦勒变性导致恢复过程延缓。在任何年龄均可发病,男女均等。病理变化有脱髓鞘、轴索变性、炎症细胞浸润等。

临床上格林－巴利综合征起病急,初期常表现为发热、疼痛、肌肉触痛,无力和腱反射减弱。随着病程进展,产生运动无力或肢体瘫痪,感觉丧失和肌肉萎缩。87.6%的患者症状高峰出现在2个星期以内。预后因病情轻重而不同。在严重病例,第7,9,10对颅神经受累,患者可能有言语、吞咽和呼吸困难。如果累及髓质生命中枢,患者可能丧失呼吸功能,需要气管切开或辅助呼吸。大多数患者在几周至几个月内完全恢复,仅留有相对少的后遗症。

格林－巴利综合征的诊断,可根据我国1993年中华神经精神杂志编委会结合Asbury的资料和我国国情提出的标准(表9－4－1)。

表9－4－1 我国GBS诊断标准

Ⅰ.进行性肢体力弱,基本对称,少数也可不对称,轻则下肢无力,重则四肢瘫,包括躯体瘫痪、球麻痹,面肌以至眼外肌麻痹。最严重的是呼吸肌麻痹

Ⅱ.腱反射减弱或消失,尤其是远端常消失

Ⅲ.起病迅速,病情呈进行性加重,常在数日至1、2个星期达到高峰,到第4个星期停止发展,稳定,进入恢复期

Ⅳ.感觉障碍主诉较多,客观检查相对较轻,可呈手套、袜子样感觉异常或无明显感觉障碍,少数有感觉过敏,神经干压痛

Ⅴ.脑神经受损以吞咽、迷走、面神经多见,其他脑神经也可受损,但视神经、听神经几乎不受累

Ⅵ.可合并自主神经功能障碍,如心动过速、高血压、低血压、血管运动障碍、出汗多,可有一时性排尿困难等

Ⅶ.病情1～3个星期约半数有呼吸道、肠道感染,不明原因发热、水痘、带状疱疹、腮腺炎、支原体、疟疾、淋雨受凉、疲劳、创伤、手术等

Ⅷ.发病后2～4个星期进入恢复期,也可迁延至数月才开始恢复

Ⅸ.脑脊液检查,白细胞常少于10×10^6/L,1～2个星期蛋白质升高,呈蛋白质/细胞分离,如细胞超过10×10^6/L,以多核为主,则需排除其他疾病。细胞学分类以淋巴、单核细胞为主,并可出现大量吞噬细胞

Ⅹ.电生理检查,病后可出现神经传导速度明显减慢,F波反映近端神经干传导速度减慢

二、功能评定

1. 临床分型　Asbury 将 GBS 分为三型：①经典的 GBS。②急性运动轴索性 GBS。③运动－感觉性轴索性 GBS。

2. 病情严重程度分级　由中华神经精神杂志编委会 1993 年提出(表 9－4－2)。

表 9－4－2　病情严重程度的分级

Ⅰ. 轻型：四肢肌力 3 级以上，可独立行走

Ⅱ. 中型：四肢肌力 3 级以下，不能行走

Ⅲ. 重型：Ⅸ、Ⅹ和其他颅神经麻痹，不能吞咽，同时四肢无力到瘫痪，活动时有轻度呼吸困难，但不需气管切开人工呼吸

Ⅳ. 极重型：在数小时至 2 日，发展到四肢瘫、吞咽不能、呼吸肌麻痹，必须立即气管切开人工呼吸。伴严重心血管功能障碍或暴发型亦并入此型

Ⅴ. 再发型：数月(4～6 个月)至十多年可有多次再发，轻重如上述症状，应加倍注意，往往比首发重，可由轻型直到极重型症状

Ⅵ. 慢性型或慢性炎症脱髓鞘多神经病：由 2 个月至数月乃至数年缓慢起病，经久不愈，脑神经受损少，四肢肌肉萎缩明显，脑脊液蛋白质持续增高

Ⅶ. 变异型：纯运动型 GBS；感觉 GBS；多脑神经型 GBS；纯全自主神经功能不全型 GBS；其他还有 Fisher 综合征，少数 GBS 伴一过性锥体束征和 GBS 伴小脑共济失调等

除表 9－4－2 提供的临床评定外，应对患者的功能水平进行全面的评定。作业治疗评定应包括肌力测试(徒手肌力测试)，关节活动范围测量，感觉测试(轻触觉、压觉、实体觉、痛温觉、本体感觉、两点辨别觉和实体觉)，身体耐力，粗大运动的控制能力，精细运动的协调能力、操作能力和灵敏性，疼痛，自我概念，日常生活技能，劳动史，技能、兴趣和价值，娱乐兴趣和技能等，应记录测试的结果。具体方法可参见本书第二章第二节和(或)《康复疗法评定学》一书的相关部分。

3. 预后和结果　大约有 10%～20%的患者死于呼吸肌瘫痪。幸存者中，大约有 95%在 6 个月至 2 年内完全恢复。完全恢复的患者可重新获得 4 级至 5 级肌力，全范围或接近全范围的关节活动，能独立行走，恢复手的基本活动功能。触觉，前庭觉和本体感觉正常或接近正常。能独立进行日常生活活动、生产活动和娱乐活动。

三、作业治疗

(一)治疗目的

维持和扩大关节活动范围，预防关节挛缩、肌肉萎缩、畸形等合并症的发生，改善和提高日常生活自理能力，促进患者回归家庭和社会。

(二)治疗方法

一旦患者病情稳定，即可开始康复治疗。作业治疗师应该与物理治疗师、护士和其他康复小组成员协调，执行一个全面的康复治疗计划。

1. 运动　当患者的运动控制能力逐渐下降时，应尽量维持患者的被动活动范围，促进主动活动范围。治疗初期，应正确摆放体位，必要时可配用夹板，以保持肢体功能位，保护软弱的

肌肉,预防挛缩和失用导致的畸形。肌力在3级或3级以下时,主动活动受限,可进行持续被动活动。被动关节活动应从近端关节开始,动作轻柔,并且只活动到痛点。鼓励患者进行轻微的活动如看电视、会客等。

随着病情改善,患者的主动活动能力和耐受水平增加,可进行轻柔的、非抗阻的主动活动和游戏,以及轻微的日常生活活动,以减轻关节僵硬,预防肌肉萎缩和挛缩,增加肌力和耐力,直到肌肉的神经支配正常。作业治疗师应将主动活动分级,使之与患者的身体耐力水平相适应。注意患者疲劳的征兆,在疲劳征兆出现后不要继续活动。也要注意代偿的征兆。

只有在徒手肌力检查3+级或3+级以上,才可进行抗阻活动,但应适度。渐进抗阻锻炼应保守的使用。随着患者肌力和耐受水平的增加,可逐渐增加活动的阻力,如皮革工作、纺织、制陶等。随着肌力和耐力的进一步增加,患者的需求和愿望增加,应包括更多的分级活动。可应用夹板和活动的上肢支持物,以避免肌肉疲劳和获得独立。可从坐位活动,过度到直立床站立、斜板站立、站立架站立的作业活动。抗阻与非抗阻活动应是多样的,以避免不适当的疲劳。可通过频繁的抓握和放松的手工活动或游戏,增加手的操作能力和灵敏性。当患者独立活动能力增加时,应尽早开始日常生活活动训练,如翻身、坐起、进食、穿衣、用厕、使用轮椅等,提高患者生活自理能力。随着肌力的增加,主动活动能力的改善,应通过作业活动来增加身体两侧的协调性和整合性。通过缓慢增加治疗和工作时间来增加身体的耐力。

在整个恢复过程中,治疗师应防止患者疲劳和感染的神经被激惹。应强调关节保护,避免身体疲劳,提供心理支持,促进自我价值感,以积极的态度,完成治疗的全过程。治疗师也应尊重患者在牵伸和关节锻炼时疼痛耐受的水平。

2. 感觉　随着患者感觉功能的恢复,应提供感觉刺激的机会,具体方法可参前述。

3. 认知　帮助患者了解病程进展,以减少患者的焦虑和恐惧。指导患者训练,教育患者能量保存和工作简化的方法。教育患者关节保护的概念。教育患者压力处理技术。教育患者避免过度用力,以免加重病情。

4. 心理　治疗师应提供心理支持,减轻患者的焦虑、恐惧,以及挫折感和无助感。提供和训练放松技术。

5. 人际关系　了解患者的兴趣,提供相应的社交机会。

6. 自理　帮助患者重新学习日常生活活动和重新获得独立。必要时提供短期使用的支持和保护夹板、辅助器。

7. 娱乐　在完全恢复以前,不能进行紧张的娱乐活动。应了解患者的兴趣,将其整合进全面的康复治疗计划。

四、其他治疗措施

可根据电诊断的结果进行电刺激,以帮助恢复运动功能;如有面神经麻痹,可按周围性面神经麻痹的原则处理,吞咽障碍可参照相关的治疗措施。

(王　刚　王蓓蓓)

第十章　四肢骨折的康复

第一节　骨折的康复

一、概述

骨或骨组织遭受暴力作用引起的骨组织部分或全部连续性中断者，称之为骨折。如果骨骼本身病变，在遭受外力时发生骨折者，则称之为病理性骨折。

根据分类的角度不同，临床上骨折常用分类有：因致伤原因不同，可分为外伤性骨折和病理性骨折；因骨折程度不同，可分为不完全性骨折和完全性骨折；因骨折后局部稳定程度，可分为稳定骨折和不稳定骨折；因骨折端是否与外界交通，可分为闭合性骨折和开放性骨折；因骨折是否伴有邻近神经血管损伤，可分为单纯性骨折和复杂性骨折。

(一)骨折诊断

骨折的诊断主要依据外伤史、主诉、体征及 X 线检查。个别难以诊断之关节内骨折，波及椎管的骨折等，尚需依据 CT 扫描或磁共振(MRI)成像技术。

(二)骨折愈合

即骨折断端间的组织修复过程，大致分为两个阶段。前期为准备阶段，包括局部出血、炎性反应和坏死、修复组织及生骨细胞的增殖以及断端间纤维组织、软骨和新骨的形成；后期包括骨痂的成熟及重建。骨折修复开始时，其表现为一般软组织损伤，但随后则是由软骨痂演变为硬骨痂。从组织学及生理学变化上，骨折愈合可分为六个阶段：①撞击期。②诱导期。③炎症期。④软骨痂期。⑤硬骨痂期。⑥重建与改建期。

骨折愈合需要牢靠的固定、充足的血液供应和有利的力学环境。临床骨折处理应在尽可能保持充足的血供条件下从最初的坚强固定逐步过渡到弹性固定，使骨折断端承受较多的生理应力，以避免应力遮挡。早期介入康复治疗，逐渐加大功能锻炼，以促进局部血液供应，防止骨质疏松和肌萎缩，有助于早期功能的恢复。骨折治疗应注意协调固定与运动之间的矛盾，使其有利于向骨折愈合发展。

骨折愈合受到多种因素影响，除周身因素外，还取决于骨折部位血运的状况、骨折类型、原始的治疗，特别是骨折固定的可靠程度和有否感染等因素。

表 10 - 1 - 1 所列的各部位骨折愈合时间，为临床观察后经统计分析所得，可供参考。

表 10-1-1 成人常见骨折临床愈合时间

上肢部位骨折	时 间	下肢部位骨折	时 间
锁骨	1~2个月	股骨颈	3~6个月
肱骨外科颈	1~1.5个月	股骨粗隆间	2~3个月
肱骨干	1~2个月	股骨干	3~3.5个月
肱骨髁上	1~1.5个月	胫腓骨	2.5~3个月
尺桡骨	2~3个月	踝部	1.5~2.5个月
桡骨下端	1~1.5个月	距骨	1~1.5个月
掌指骨	3~4周		

(三)骨折治疗原则

骨折治疗应遵循以下3个原则:①尽可能达到解剖复位,至少不能低于功能复位。②合适的固定,以维持已经整复的位置。③早期康复,恢复功能。

骨折治疗原则也是骨折康复应遵循的基本原则。

二、功能评定

(一)一般评定

评定应参考骨折复位的方法、骨折稳定程度和骨科医生的治疗方案。在作业治疗方面,除了关节活动度和肌力的一般性评定外,重点是对骨折患者的日常生活过度(ADL)能力的评定。

(二)ADL评定

ADL评定的主要内容有:①个人自理类:如穿衣、进食、梳洗、上厕所、沐浴,自理生活中的一些徒手操作。室内活动,如:家庭卫生、家务劳动、用电话、看电视、写信、操作电脑、打牌、娱乐休闲。室外活动,如:乘公共汽车、采购、旅游、社区活动和交际。②躯体活动类:如床上活动、坐、站、转移(床⇌椅,椅⇌卫生间等)、步行、上下楼梯、驱动轮椅。

治疗师采取谈话交流等形式,可以了解到患者有关ADL的具体要求和目标。从而选择最恰当的治疗性作业活动,使之能协调患者的日常活动、工作和休闲活动。

(三)骨折预后的评定

1.畸形 骨折后畸形可由畸形愈合造成,也可以是正常愈合后发育障碍的缘故。应该熟悉那些易出现畸形愈合的骨折部位及其移位方式。例如:①肱骨髁上骨折远端骨折片向内(尺)侧移位,引起肘内翻畸形。②股骨粗隆间骨折,远端内收移位引起髋内翻畸形。③胫骨平台骨折引起膝内(外)翻畸形愈合等。

2.功能障碍 ①关节内或近关节部位的骨折,容易引起关节内及关节周围粘连,影响关节运动。②骨折移位严重的,即使复位较满意,但因局部软组织损伤往往较严重,与骨折端粘连广泛,会限制肌肉运动及关节活动范围。

3.骨缺血性坏死 由于创伤对骨骼某部分血运的破坏,使该部分因缺血而发生坏死。常见的部位有腕舟骨、腕月骨、股骨头、距骨。

4.创伤性关节炎 创伤性关节炎是在关节发生创伤后的退行性变。凡是进入关节的骨折或脱位都应估计到这种后遗症的可能。

三、作业治疗

(一)治疗的原则

骨折患者康复治疗的基本原则为:整复、固定、功能训练。作业治疗的作用,主要在于加速骨与软组织的愈合,缩短疗程,并促进患者运动功能的恢复。

(二)治疗目的

随着作业治疗的发展,现代作业疗法按其应用范围、治疗目标和主要作用途径,形成了几个流派。在骨科康复中应用最多的是功能性作业疗法。其作用是:

1. 促进肿胀消退　骨折后局部肿胀是外伤性炎症反应,由于组织出血、体液渗出,加以疼痛反射造成的肌肉痉挛、唧筒作用消失、局部静脉及淋巴管淤滞、回流障碍所形成。同时因疼痛反射引起的交感性动脉痉挛而致损伤局部缺血,更加重了局部疼痛。如能在骨折复位及固定的基础上,逐步进行适度的肌肉收缩,恢复肌肉唧筒作用,有助于血液循环,促进肿胀的消退。

2. 减少肌肉萎缩的程度　功能性作业治疗可以减少骨折后废用性肌萎缩的程度,还可以保持大脑对相关肌肉的支配,无需等待石膏拆去后重新建立这种联系。

3. 防止关节粘连、僵硬　长时间不恰当地固定可造成关节僵硬。而且未经固定,但长期不运动的关节也会产生僵硬。关节僵硬原因是由于肌肉不运动,静脉和淋巴液淤滞,循环缓慢,组织水肿,渗出的浆液纤维蛋白在关节囊皱襞和滑膜反折处以及肌肉间而形成粘连。这种水肿不仅发生在骨折邻近部位的关节,也会发生在骨折以远的部位。如果从早期进行未固定关节的充分主动活动和固定范围内肌肉等长收缩练习,关节的粘连和僵硬是可以避免的。

4. 促进骨折愈合过程的正常进行　功能锻炼可以促进局部血液循环,使新生血管得以较快地生长。同时借助固定以保持骨折端的良好接触,并使骨折端产生纵向挤压,有利于骨折愈合和塑形。

5. 改善运动的协调性和灵活性,以及对运动的调整　使患者能完成日常生活活动和必需的劳动,提高生活质量,重返社会。

(三)治疗特点

骨折康复是以协作组形式开展工作的,其成员包括骨科医生、物理治疗师、作业治疗师、矫形支具师、护士等。作业治疗是其中的一个重要的组成部分。作业治疗和物理治疗各有其侧重点。物理治疗着重于恢复运动功能,应用增强肌力、耐力、关节活动度、协调平衡和心肺功能活动进行训练,与自理和生产技能的关系不密切,在康复治疗中介入较早。作业治疗侧重于恢复患者的认知、操作和生活自理能力。应用认知、自理生活、生产和文娱等经过选择和设计的作业进行训练。训练特点是认知和感知觉训练比重大,精细运动比重大,粗大运动比重小,与自理和生产技能的关系密切,注重操作和认知能力。采用训练工具有:自理 ADL 用品用具、生产性工具、文娱工具、认知训练用品、自行设计制作的矫形器支具等。训练工具在康复治疗中的介入比运动疗法晚,但是在实际工作中两者相互渗透、交叉进行,很难区分。

(四)作业活动选择的指南

1. 骨折愈合过程的不同阶段,应选择与之相适应的作业治疗项目和强度。

2. 被选择的作业活动符合患者的需求，并能被患者所接受，具有趣味性，使患者能积极主动地参加具体活动。

3. 被选择的作业活动应和患者的日常生活、休闲活动和工作有关，有助于患者恢复维持基本生活和提高必要功能的技能，有助于提高生活质量。

4. 作业活动量可调节，例如根据关节活动范围、肌力和协调性的评定情况，可从活动强度、难度和时间等方面调节，循序渐进地增加作业活动量。

5. 作业疗法应用的技术繁多，可以按照作业的功能分类，也可以按照所需的技能分类。例如单侧上肢骨折患者需要训练用单手梳洗、穿脱衣服或利用非优势手书写、掷球、开门等。人工髋关节患者需训练体位转移等技巧。对于感觉功能障碍者需要采取感觉替代等技巧。有些患者还需要用辅助器具。

6. 上肢的主要功能是手的使用。上肢任何一个关节运动受限，都会影响到手的作用发挥。因此评定上肢的骨关节损伤时，除损伤局部所属关节的评定外，其他未受伤的部位都应评定。例如前臂骨折患者除骨折部位评定外，还应对手、肘、肩关节作评定，这对老年患者尤其重要。

7. 下肢的主要功能是负重和行走，要求髋、膝、踝等关节充分的稳定和强有力的肌肉，特别是股四头肌、臀大肌和小腿三头肌。

（五）骨折固定期的作业治疗

骨折整复固定后，待患者全身状况和局部伤口条件许可，骨折断端稳定，即可开始作业治疗，但作业治疗强度应在临床医生限制的范围内，也不能超过患者的耐受程度。运动起初阶段（主动运动或被动运动）患者会感到骨折局部疼痛，但随着运动的进展，这种不舒服感觉会逐渐消失。假如经锻炼后，疼痛时间持续超过 2 小时，则提示治疗强度过大，治疗量应减半。疼痛评定可采用视觉模拟评分法（VAS），即在白纸上画一条粗直线，长 10cm，在线的两端分别附注词汇，一端为“无痛”，另一端为“最痛”。患者根据自己所感受的疼痛程度，在直线上某一点做一记号，以表示疼痛的程度及心理上的冲击。从起点至记号处的距离的长度也就是疼痛的量。它的优点是简单明白，易行易评。由于它的比率性衡量，因此对疼痛强度有量的表达。

作业治疗师强调，在保证骨折断端固定的条件下骨折邻近部位关节的活动，以预防关节僵硬和肌肉萎缩。教会患者正确地活动患肢，以完成个人生活自理、休闲活动和相关的工作。例如上肢骨折患者可推荐使用进食类、梳洗修饰类、穿衣类、沐浴类等自助具（self help devices）。或使用上肢悬吊架，从而减轻肢体和石膏重量，有利于关节早期活动。对于下肢骨折患者需要采取保护性措施，如使用长柄的穿鞋器、洗澡刷、防滑椅等。

早期运动治疗方案涉及到运动的类型、时间和运动量。一般控制下的运动练习是在重力助动或重力消除的平面进行，如利用滑板或悬吊系统装置进行锻炼。有主动助动的关节活动和主动关节活动。首先在关节活动度中间范围进行练习，逐渐进展到全范围的关节活动度。为了促进局部血液循环和骨折愈合，应鼓励患者进行超越骨折部位的肌肉等长收缩练习。对于有些患者，如肌力较弱、关节较僵硬，首先由治疗师在允许的运动弧内进行被动运动，随后要求患者主动运动，以维持经被动达到的运动范围。对于采用骨折外固定架，或固定针固定骨折的患者，应经常使用碘伏或酒精清洁针孔，以预防感染发生。对于开放性骨折的伤口处理应遵循延迟伤口闭合原则。

(六)骨折愈合期的作业治疗

治疗性锻炼通常从主动运动开始,改善伤肢肌肉的功能,例如,主动肌、拮抗肌和肌肉静态的协同收缩,重点是恢复伤肢的关节活动度、稳定性、负重和技巧。

假如患肢肿胀仍然存在,除了采取抬高患肢和主动肌肉收缩措施外,也可采用压力治疗,如压力手套、袖套以及向心性按摩。为改善关节僵硬或疼痛,治疗师可采取蜡疗、水疗、热疗与运动练习等综合措施。

对于骨折稳定而关节僵硬者,可采用关节松动术,以改善关节附加运动。并结合被动牵张,以增加被动活动。也可考虑采取夹板或持续被动运动机械来增加被动 ROM。手术切开复位及软组织修复术后的粘连或瘢痕增生也可能使活动度受限,疼痛增加,感觉改变。对此治疗师应教会患者深度按摩,连续加压治疗,例如高弹性绷带、硅胶等有利于瘢痕塑形。

(七)作业治疗的注意事项

1. 上肢是一个功能单位,主要是手的运用。治疗上肢骨折,除损伤局部外,其他未受伤的部位都应注意主动锻炼,预防继发性关节僵硬和废用性肌萎缩。

2. 正常的步态和直立姿势需要力量(肌力),协调和下肢的运动,当其中任何一个因素受到损伤,进行基本功能动作时,例如步行、坐、站、跑、下蹲、爬等可能会受到严重干扰。因此,治疗下肢损伤,治疗目的不仅是恢复身体 ROM 和肌力,而且也应该恢复平衡、协调和控制,这些对于上述功能是必需的。对于下肢功能障碍患者,治疗师应着重于矫正步行方法,使用辅助器具及转移技巧,因为不良姿势和步态会影响最大功能的恢复。

3. 无论下肢怎样残疾,当治疗时,必须考虑以下几点:

(1)尽管下肢 ROM 没有全部恢复,但下肢能进行适当的活动。这对于有效的功能、稳定是很重要的,因此治疗中,应把稳定作为优先治疗项目。

(2)患肢负重程度(如全部、部分或不负重),取决于患肢处于骨折愈合过程中的哪一期。

(3)治疗中患者应穿合适、舒服的鞋,避免穿拖鞋和有鞋跟的鞋。

(4)治疗室应配备一面长椭圆形镜,让下肢损伤患者治疗时能观察他自己的姿势和步态。

(5)如同上肢一样,下肢应视为一个功能单位来治疗,重点在损伤关节。

(6)在固定期间,没有被固定的关节应保持主动活动,以预防关节僵硬和废用性萎缩。在有些病例,例如膝关节,应当鼓励进行固定关节周围肌肉的等长收缩练习。虽然这种练习通常是在运动疗法师的监督下进行,但作业治疗师加强这方面治疗也是重要的。

(7)治疗师的工作应在主管医生的治疗方案下进行。

(8)损伤以后,必须预计到运动练习和负重中可能会出现的疼痛。治疗师可以采用双侧肢体在有节奏、温和放松气氛中,帮助患者减少疼痛。必须强调指出,有些患者采取跛行或不正确姿势可暂时缓解疼痛,但是这样会产生长期的不利影响。

(9)当肌力改善后应采用中间活动范围内的最大抗阻运动。

(八)常见部位骨折的作业治疗

1. 肩部 肩部骨折固定会很快导致关节僵硬和疼痛,因此要求骨折处理后(包括手术的或非手术治疗),在控制的范围内由治疗师进行专业化的被动活动、主动助动活动或主动活动。

重点是恢复患者的功能性活动,特别是日常生活活动(ADL)。

稳定的肩部骨折,一俟急性疼痛减轻,立即开始功能锻炼。进行轻柔的主动运动,改善肩关节的一般性活动范围,重点是肩关节的外展和前屈活动。

不稳定的肩部骨折需要切开复位钢板螺钉内固定。一般手术后2周才开始肩部活动。在保护下进行被动活动和主动助动运动练习。也可利用辅助器,如肩关节悬吊架或滑板进行练习。治疗过程中需定期拍摄X线片检查骨折愈合情况。

在术后起初的6~8周内进行肌肉等长收缩练习和肩关节钟摆运动练习。要求健手托住患侧肘部,弯腰时上肢尽量放松和下垂,作钟摆运动和顺时针及逆时针的划圈运动,可逐渐增加钟摆活动范围及划圈大小。

当肩关节运动范围改善后,其活动范围应扩大,并且减少对患肩的支持。例如,肩关节悬吊架(或滑板)原先在腰部高度的活动平面,应该增加到胸部平面的活动。鼓励患者进行肩部平面的外展和前屈。也可以采用捻线机进行肩关节旋转练习。

当石膏或夹板外固定去除后,可开始主动助动活动和主动活动,进行肩关节前屈、后伸、外展、内旋、外旋和等长肌肉收缩练习。

有设备条件的场所,应鼓励患者参与休闲娱乐活动,有助于肩关节功能恢复,例如,游泳、射箭、乒乓球、台球、日常家务劳动及园艺劳动。

2. 肘部和前臂　肘和前臂的功能主要是肘关节屈伸和前臂的旋前及旋后。对于肘部和前臂骨折的作业治疗,主要是解决因肘和前臂功能失衡引起的ADL存在的任何问题。

开始阶段的治疗包括轻柔的活动,鼓励患者主动练习肘关节屈伸,前臂旋前和旋后,手的握持动作。重点是消除肿胀和改善关节活动范围,然后是肌力和协调性的练习。

早期的作业治疗方法有:绘画、制作糕点、沙粒作业、编织、陶器作业和治疗性游戏等。

后期作业治疗应增加较大阻力及全范围的活动度练习。例如:直立织布机作业、印刷机作业、捻线机作业、肩轮作业、金工作业、木工作业等。

肱骨髁上骨折一般采用石膏或夹板外固定,维持肘关节屈曲90°~100°位,上肢用颈横带悬挂。2周后,每天去除夹板,在保护下,采用重力消除体位(即治疗师托住患肢或将患肢放置于滑板面),患者进行轻柔的无阻力的主动运动。特别强调肘关节主动活动和肘关节屈曲的重要性。禁忌肘关节暴力下的被动活动和肘关节伸直牵拉,以避免或减少前臂肌肉发生缺血挛缩或骨化性肌炎的可能。

复杂的肘部骨折需要手术切开复位,坚强的内固定。一般手术后3~5天开始主动活动练习。桡骨头骨折很少需要固定。无移位骨折或关节面完整的患者,仅需颈横带悬吊固定保护2周。鼓励患者每天主动进行旋前旋后活动,重点是旋后活动练习,因为旋后活动较难恢复到全范围的活动度。

前臂远端骨折是上肢最多见的骨折,绝大多数受伤机制是跌倒时上肢处于伸直位,这是一种保护性伸直反应。前臂远端骨折分为Colles骨折、Smith骨折和Barton骨折。这些骨折累及到桡骨和(或)尺骨以及尺桡关节。通常需要经皮穿刺的钢针固定,或骨牵引架固定。如果是远端尺桡关节广泛损伤,则上肢需采取长臂石膏固定。固定范围自掌指关节至肱骨中部,以控制前臂旋前和旋后。大多数前臂骨折需采用短臂石膏固定6~7周,固定范围从掌指关节至上臂，然后改用静态夹板固定 2～4 周。短臂石膏允许近侧和远侧指间关节屈伸，因石膏远端覆盖掌横纹，所以掌指关节屈曲受限，但拇指和小指之间可进行侧方活动。

假如患者石膏固定的远端或近端关节不能充分活动，或者石膏拆除后活动受限，需要及时治疗。治疗从主动活动开始。对于稳定性骨折可采取被动牵伸和关节松动技术。鼓励患者在耐受范围内恢复功能性活动，如 ADL 活动、治疗性游戏、工艺作业等。

外固定去除后 2 周开始力量练习。重点是恢复腕稳定性，可采用治疗泥、改锥、皮革冲压机具等进行手抓握练习。因为这些作业需要反复有力的握持和腕关节稳定。前臂骨折远端愈合后，鼓励患者进行上肢逐渐分级持重练习。

对于使用骨折外固定架的患者，应根据外科医生的医嘱，在骨折固定架的上下端的关节应早期开始主动活动。经主管医生许可后，主动运动可在漩涡池中进行，其优点是可以清洁伤口，由于水振动可以改善血液循环，由于水的浮力可在减重环境中进行活动。外科医生可能首先要求治疗师放松固定架，早期进行腕关节屈曲练习，然后待数周后再进行伸腕练习。腕关节活动范围必须在外科医生规定的范围内进行。当外固定架去除后，改换为夹板固定。此时的作业治疗方案应与夹板固定期治疗方案相一致。患者腕关节最大功能的恢复大约需要 9 个月的时间。

3. 髋　髋部骨折患者大多数是老年人，因此治疗师主要的目标是，恢复老年患者 ADL 的独立性和活动的信心。指导患者掌握穿衣及转移技巧和辅助具的使用是早期阶段的作业治疗内容。术后患侧髋关节屈曲不能超过 90°，不能旋转，术侧下肢不能交叉，不能内收。应保持髋关节外展伸直位，踝关节中立位。对于下肢不能负荷的患者，可采用半卧位进行 ADL 训练，如梳洗。当患者下肢可以部分负荷时，可教会患者在站立位及安全保护的措施下进行梳洗。需经常提醒患者：手术侧髋关节不能被动屈曲，或者手术侧下肢内收超过中线。治疗师可提供常用的 ADL 辅助具，如长柄穿衣具、鞋钩等，从而避免手术侧下肢的髋关节过度屈曲或交叉。待患者伤口拆线组织愈合良好允许淋浴时，应提供防滑垫、洗澡凳、安全扶手等设施。教会患者正确进入淋浴盆的方法：①患者的足与浴盆平行站立，手术侧下肢靠近浴盆。②将身体重心转移至健侧下肢。③抓住扶手，稳定重心。④手术侧下肢伸髋、屈膝并且外展，使手术侧下肢跨越浴盆边缘。⑤当手术侧下肢越过浴盆边缘后，伸直膝关节。⑥把足放在防滑垫上面。⑦当患者身体平衡后，将身体重心转移至手术侧下肢。⑧抬起健腿越过浴盆边缘，把足放在防滑垫上面。

有些患者站立位淋浴，为了安全还需要扶手。有些患者需要使用洗澡凳，以便节约能量及有安全感。但是，洗澡凳应该有足够的高度，保证髋关节屈曲不超过 80°～90°。

患者离开浴盆方法：患者的足平行于浴盆边缘，以便能够引导手术侧下肢。采用进入浴盆同样的方法离开浴盆。应避免髋关节内收，手术侧下肢交叉不能超过健腿，不能屈髋。

为了避免患者从坐位起立时髋关节的过度屈曲发生，指导并教会患者使用增加高度改良后的厕所坐垫或床椅。鼓励患者采取躺坐位（半卧位）姿势，在椅子靠背和椅面之间加以枕头或毛巾卷填充。教育患者身体不能前屈，坐时腿不能交叉。

如果患者坐于一般高度的有扶手的椅子，其正确的起立方法是：患者挪动臀部至椅子垫的前缘，保持手术侧髋关节伸直，然后双手向上支撑扶手，抬起身体。注意身体不能前倾。

如果患者坐于一般高度没有扶手的凳子上,其起立方法是:患者挪动臀部至凳子侧方边缘,使手术侧大腿位于椅子边缘外面,足放在椅子中线的后面,这样使手术侧髋关节外旋位,使足靠近身体重心,以致患者能趋势站立起来,而没有过度屈曲髋关节。

患者需要较多的站立和行走,而不是坐位。因为坐位使髋关节屈曲,站立和行走可以主动改善髋关节运动和力量。当允许患者 PWB 时,患者可以在厨房、浴室或家务工作台旁站立,建议患者调整工作台高度,以消除弯腰等动作,因为,这些动作会对手术侧髋关节施加较大的应力。

术后 6 周,大部分患者能使用腋杖或手杖行走,可以恢复他们原先进行 ADL 的方式。也有少部分患者因骨折严重度、全身健康状况等因素影响,骨折愈合进展缓慢,因此,限制患侧髋关节活动范围的时间较长。

患者出院后,应进行家庭访问,进行指导。重点是关心患者的上厕所、卧床、椅子等转移能力、上下楼梯、地面地毯放置及安全性,以及出入浴盆、厨房等能力。必要时指导患者改造环境、无障碍设施,预防再次滑倒骨折。通过单纯的活动和 ADL,包括站立、使用助行具的步行、烹调、治疗性游戏、工艺、园艺等,使患者保持正常步态和正确姿势。

4. 膝

(1)膝关节的稳定性,对于人体的直立姿势、正常步态、上下楼梯以及控制躯体升降、跪、蹲、跑、跳的动作是极其重要的。一旦膝关节软弱无力或者不稳定,上述动作难以进行。应特别注意有否膝关节伸直滞迟(extensor lag,即膝关节主动伸直角度小于被动伸直角度)。如果存在膝关节伸直滞迟情况,在改善膝关节屈曲角度以前,首先增强股四头肌肌力,以纠正膝关节伸直滞迟。作业治疗可选用股四头肌练习器、木工车床、编织等作业。

(2)当膝关节伸直滞迟纠正后,患者应在临床医师允许的范围内进行膝关节屈曲练习。作业治疗可选用制陶旋盘工具、脚踏线锯、木制车床、编织机和治疗性游戏,如圈和叉的游戏,并逐渐增加膝关节屈曲。患者进行上述作业时下肢可以部分负重。当允许全部负重时,治疗方案可扩大到膝关节全范围的 ROM 练习,并且最大程度抗阻练习。

(3)平衡、扭转、下蹲及倾斜练习,可选用平衡板、轮胎或治疗性游戏。应鼓励患者进行适度的体育活动,如游泳、骑自行车、爬山等运动项目。

(4)假如有些患者没有按照医嘱的要求进行练习,患膝仍僵硬、肿胀。此时治疗师采用治疗剂量不宜过大,因为这样做将会加重症状。此时治疗目标是,改善步态、平衡及工作耐力。如果膝关节屈曲能恢复到 90°,则可以满足患者大部分活动的需要。膝关节骨折的患者特别强调要纠正伸膝滞迟,膝关节尽可能稳定,预防并纠正膝关节屈曲挛缩。

5. 踝和足　由于解剖结构的特点,踝和足是非常稳定而且灵活的功能单元。踝和足的任何骨折损伤所遗留的僵硬或无力,都将会影响到步态或平衡。一个无力的踝关节,特别在通过凹凸不平的路面、转弯或奔跑时都显得很困难,而且容易受到伤害。处理原则是:消除肿胀,改善踝关节和足的稳定性和活动范围。

作业疗法可选用坐位车床作业、制陶转轮、足治疗性游戏、足板迷宫、织布机、足踏板线锯作业等。当踝关节和足的活动改善后,应进行抗阻训练,增大关节 ROM 练习。鼓励患者主动踝关节内外翻练习和足趾屈伸活动。可继续选用足踏板线锯作业,足用圆柱体或用足绘图等练习。

对于平衡和协调训练，可选用平衡板、轮胎以及鼓励患者蹲坐活动。园艺作业、爬高、舞蹈和体操等，可以增加踝关节和足的功能。强调足跟－趾步态。

四、作业治疗的辅助设备

（一）圆盘柱板（简称圆柱板）

1. 结构　木制底板，竖立三根高度不同的柱杆，与之相配的有直径从 3.5～28cm 各异的圆盘。圆盘中央有孔，可以套入柱杆（图 10－1－1）。

2. 治疗方法　将圆盘从柱杆移位至相邻柱杆，每次只能移动一个圆盘。一般将直径大的圆盘放置在下方，直径小的圆盘放置在上方。治疗师用秒表计时，评估患者每次训练时所花费的时间，以便治疗前后对照。

3. 作用

（1）伸展脊柱　把圆柱板放置在与患者眼睛同一水平面的高度进行练习，这样有助于患者的脊柱伸展。训练时，患者可采取站立位或坐位。对于老年颈椎病患者，应注意治疗强度不宜过大（图 10－1－2）。

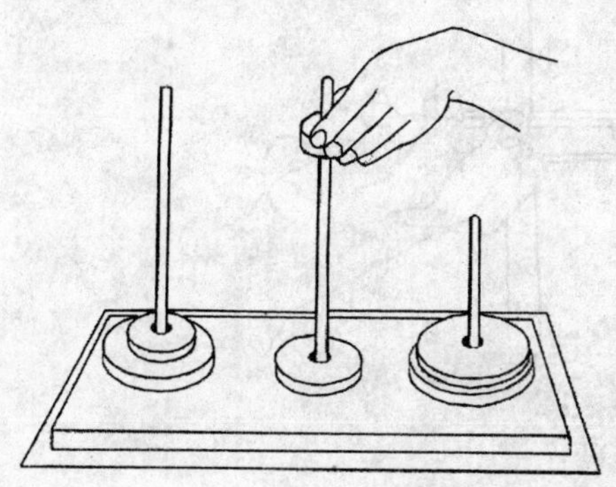

图 10－1－1　圆盘柱板

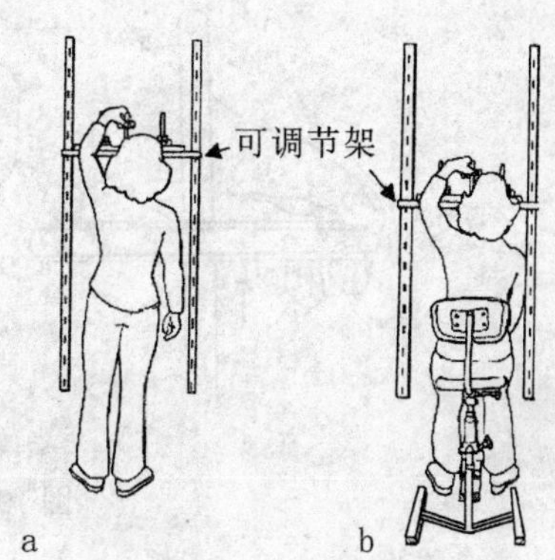

图 10－1－2　姿势与平衡

a. 站立位平衡，伸展背部；b. 下肢治疗早期阶段的平衡练习。

（2）肩部运动　将游戏盘位置升高，或者增加木柱高度（图 10－1－3）。可以改善肩关节前屈 ROM。将游戏盘放置在患者身体侧方位置进行治疗时，可以改善肩关节外展功能（图 10－1－4）。

（3）肘部运动　将游戏盘木柱升高，或增大与患者间的距离，然后进行操作，有利于患者伸肘功能。

（4）前臂运动　让患者前臂旋前位或旋后位进行操作，有利于改善前臂旋转功能（图 10－1－5）。

（5）腕关节运动　将游戏盘升高位置或降低位置，将有利于伸腕或屈腕功能训练。

（6）拇指运动　当采用大圆盘时，患者的拇指腕掌关节和掌指关节伸直，指间关节屈曲位进行操作。若采用小圆盘,患者拇指应外展对掌位。

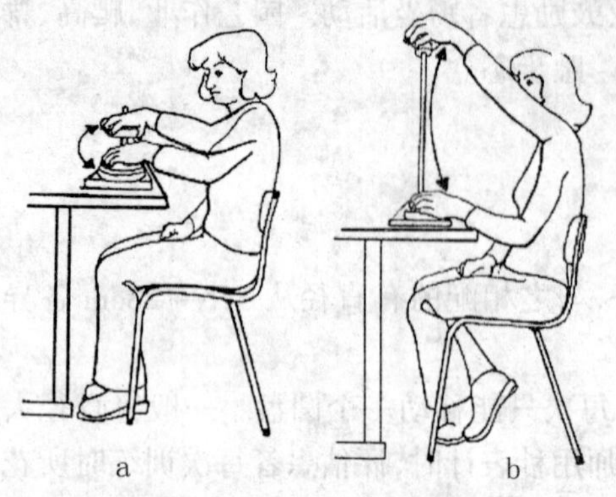

图 10-1-3 肩关节屈曲练习

a. 使用标准的圆盘柱板练习;b. 增加柱杆高度,可改善肩关节前屈活动范围。

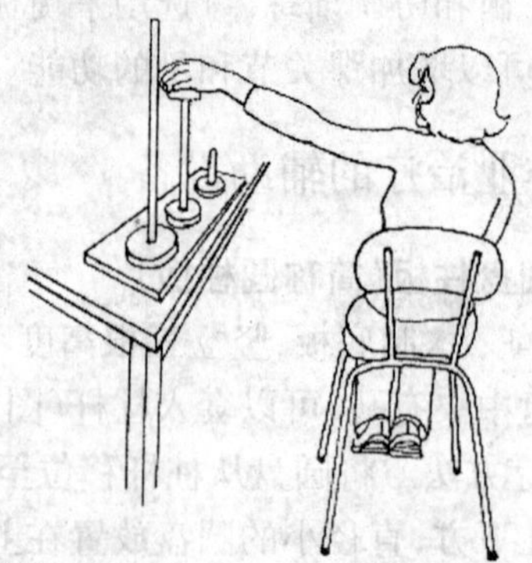

图 10-1-4 肩关节外展练习

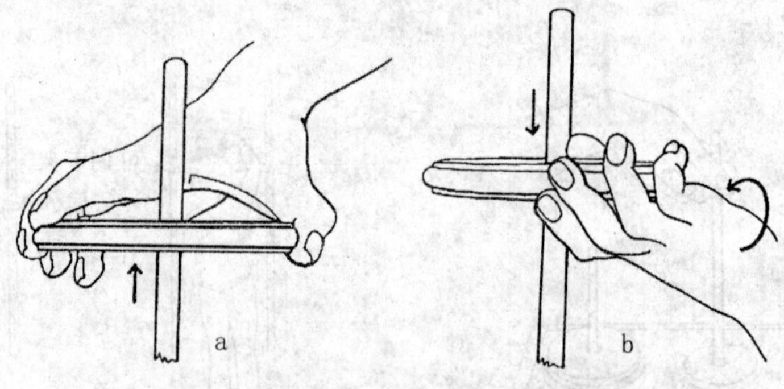

图 10-1-5 前臂运动

a. 前臂旋前位,将盘子升高;b. 前臂旋后位,将盘子降低。

(7)手指运动　当使用小圆盘训练时,患者的手掌指关节和指间关节应屈曲位。若使用大圆盘,掌指关节和近侧指间关节应伸直位,远侧指间关节屈曲位。该项治疗也可改善指蹼挛缩。

(8)其他治疗作用　包括上肢协调性训练、肌力训练以及手部感觉训练。

(二)固定式自行车

1. 结构　由固定式自行车组成,其坐垫和距离可根据需要而调节。坐垫倾斜度也可调节,扶手也可调节。

2. 训练方法(图 10-1-6)。

3. 作用　可以改善下肢各关节活动度,适用于下列情况。

(1)骨折和其他骨科疾患(例如膝关节半月板切除术后)　如果患侧下肢可以部分负重,能增加关节 ROM 和肌力。

(2)关节疾患(除类风湿性关节炎外)　例如,骨性关节炎,尤其适用于人工髋、膝关节置换

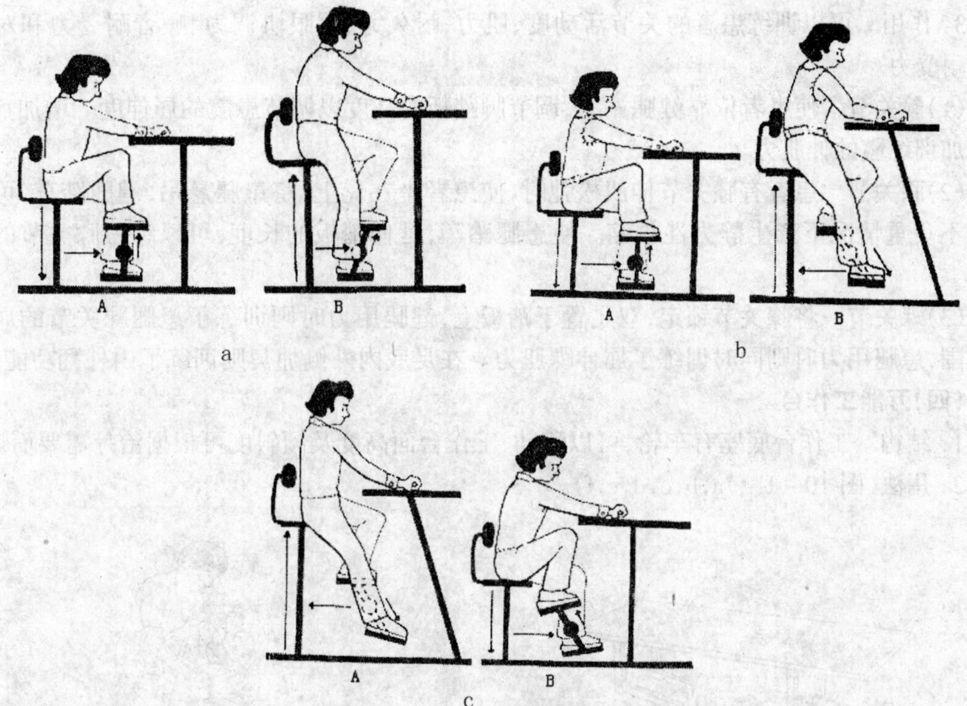

图 10-1-6　固定式自行车

a A.髋关节屈曲:坐垫降低并朝前坐,踏板曲柄增长,a B.髋关节伸展:坐垫升高并朝前坐,踏板曲柄增长;b A.膝关节屈曲:坐垫降低且朝前坐,踏板曲柄增长,b B.膝关节伸展:坐垫升高,但朝后坐,踏板曲柄增长;c A.踝关节跖屈练习:坐垫升高,朝后坐,踏板曲柄增长,c B.踝关节背屈练习:坐垫降低,朝前坐,踏板曲柄增长。

术后,可维持或改善关节 ROM,预防畸形和肌肉短缩,刺激运动以及改善肌力。

(3)脊柱损伤合并不全下肢及躯干麻痹　可维持下肢关节完全 ROM,刺激运动,增强肌力,改善平衡,刺激协调和交互步态。也适用于部分腰背损伤患者。

(4)下肢截肢　当安装假肢后,可维持截肢侧下肢关节的 ROM 和肌力,预防关节僵硬,促进协调和交互步态,改善肢体循环。

(5)进展性神经系统疾患　例如,多发性硬化症、帕金森病以及全身肌无力等。可维持下肢关节 ROM 及肌力,刺激交互步态,维持或改善下肢平衡功能,改善本体感受器传入刺激,改善肢体循环。

(6)软组织损伤　例如,肌腱损伤或烧伤,可改善和(或)增加固定期后的关节 ROM 和肌力,预防挛缩,改善循环。如果上肢软组织损伤,随着震动刺激的传入,有利于感觉的恢复。

(三)作业治疗车床

1.结构　是一种传统式的木工作坊用车床,由脚踏板、传送带、飞轮和工作台组成。工作台面有固定工作部件的装置及各种切削等刀具。

2.使用　如同脚踏缝纫机一样,脚踏踏板,通过飞轮带动待加工的木料旋转,患者可持刀具对木料进行加工成圆盘、木锥等形状。该车床车速较低,根据不同治疗的需要,可以调节飞轮阻力的大小。

3. 作用　可以训练患者的关节活动度、肌力、耐久力、手眼协调力、噪音耐受力和对旋转物的耐受力。

(1)髋关节　使患者依靠健腿站立,调节脚踏板的高度以调节患髋的屈伸度。增加负载可以增加训练髋的伸肌力。

(2)膝关节　患者有膝关节伸肌松弛时,使患者坐在凳上,将患腿悬吊,健腿踏车,可以在患腿不负重情况下产生静力性收缩。使患腿踏车,延伸踏板的长度,可以练习膝关节的屈曲度。

(3)踝关节　将膝关节锁定,双足置于踏板上,健腿用力时则训练了患腿踝关节的屈伸活动范围,患腿用力时则同时训练了屈伸踝肌力。在足底内外侧加契则训练了内外翻功能。

(四)万能工作台

1. 结构　工作台底座有车轮,可以移动,工作台面高度及倾斜度可根据治疗需要而调节。

2. 用法(图 10-1-7a,b,c,d,e,f)。

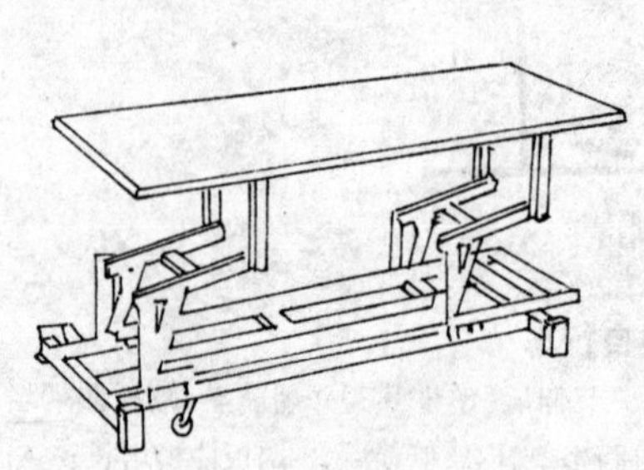

图 10-1-7a　万能工作台

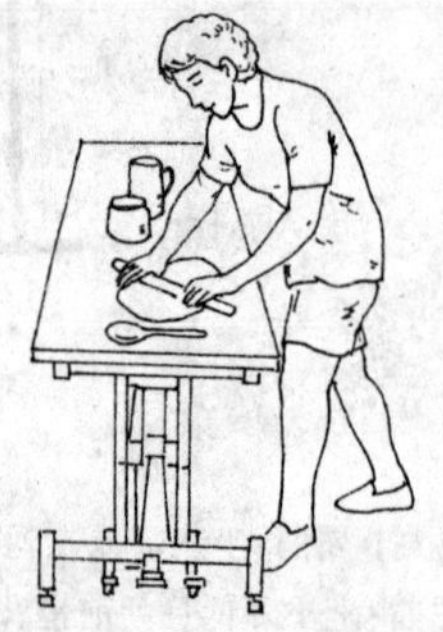

图 10-1-7b　患者在工作台备餐

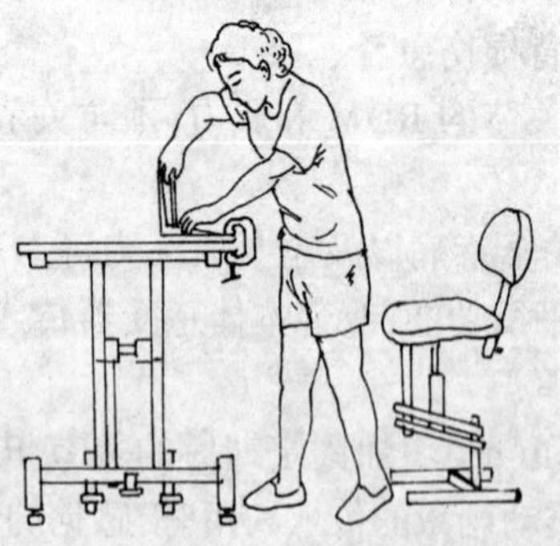

图 10-1-7c　患者拧螺丝作业

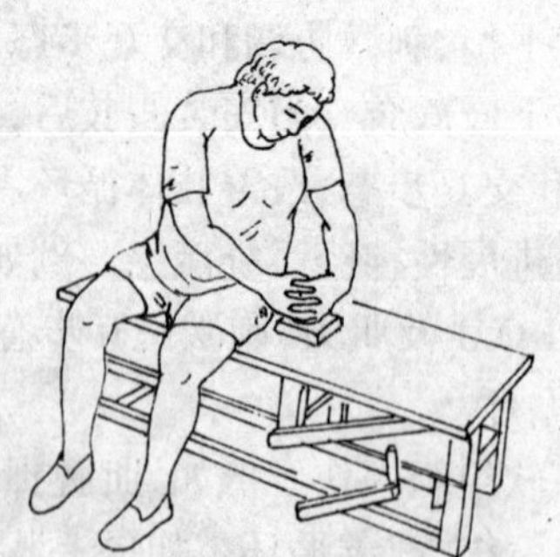

图 10-1-7d　木模印花作业

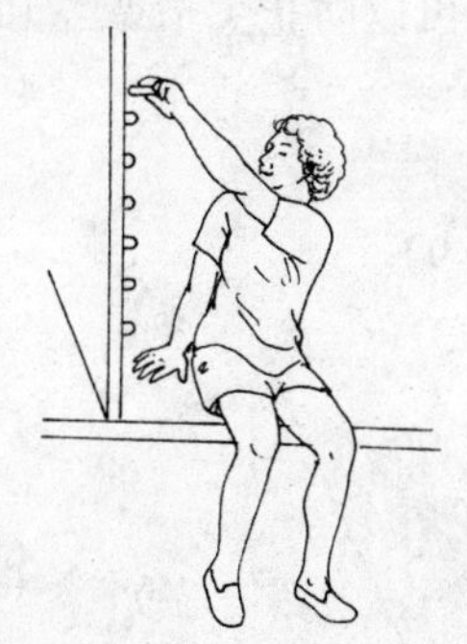
图 10-1-7e 健手操作，以训练患手的支撑功能

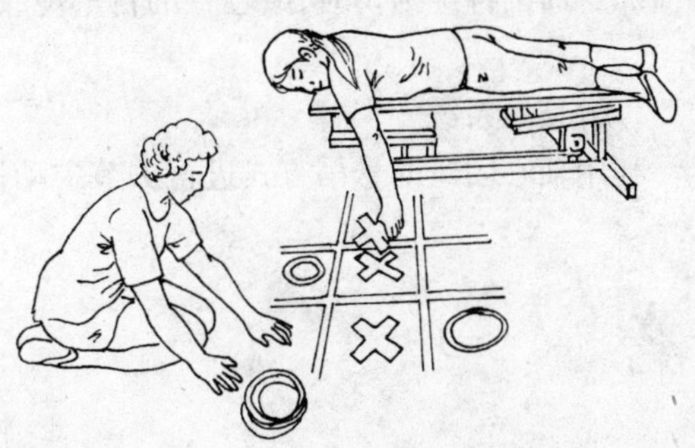
图 10-1-7f 肩关节外展前屈练习和髋、膝关节被动伸展

3. 作用 患者可在各种体位进行上、下肢及躯干的关节 ROM 和肌力训练，同时不影响机体损伤部位的组织愈合。

(五)上肢悬吊架

1. 结构(图 10-1-8)。

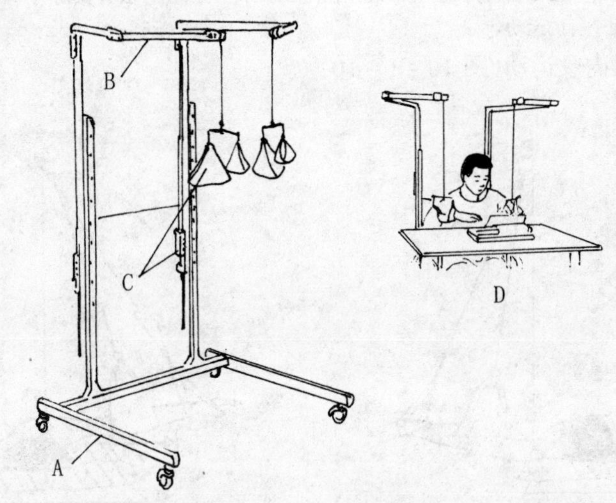

图 10-1-8 上肢悬吊架

A:有轮并可锁定的架座;B:可以伸缩、内外旋转和上下倾斜的臂;C:吊带及吊带另一端的加载架和砝码;D:使用时的情形。

2. 用法 治疗师用吊带吊起患者的前臂于适当高度，调节臂的位置以固定或限制肩关节的活动范围，调节加载架上的砝码重量，以减轻臂的自重以利患者活动。利用吊架可以进行进食、洗脸、梳头的个人护理活动，可以进行写字、击键等书写交流活动，也可以进行砂磨、治疗性游戏等上肢功能的全面锻炼；可以进行阅读、绘画、工艺等文娱活动。

3. 作用 上肢骨折和脱位时，悬吊减轻肢体和石膏重量，可使可动的关节及早活动。脊髓损伤、多发性硬化和神经元性疾病等上肢无力时，悬吊减轻肢体重量使肌力和协调力均能及早训练。周围神经损伤时，减轻臂的自重使肢体能早期活动，可以防止关节挛缩和早期训练肌力。

(六)悬吊系统

利用轴心固定的悬吊方式进行关节主动运动(图 10－1－9)。

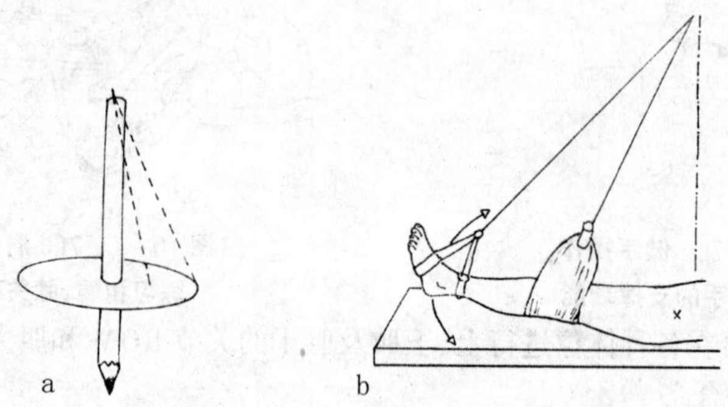

图 10－1－9 轴心固定

a. 当一支铅笔插入圆形纸正中心并旋转时，圆形纸将以平行地面的方式随之旋转；b. 所有的绳索固定于关节上方，使得肢体做出与地面平行的运动。

1. 肩关节外展及内收运动(图 10－1－10)。

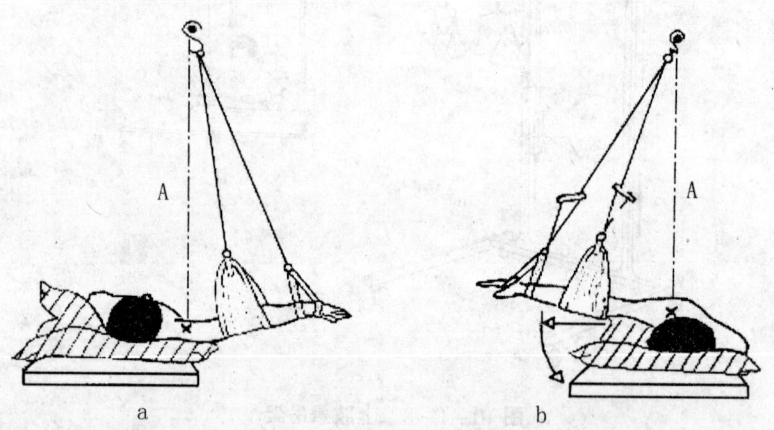

图 10－1－10 轴心固定的肩关节外展及内收

a. 仰卧；b. 俯卧，在此姿势下，可进行肩关节的外展及内收；A：轴心线。

2. 髋关节屈曲和伸直运动(图 10－1－11)。

(七)滑板(skate board；power board)

这类装置多用于髋关节术后的运动以增加关节活动度。使患者学会使用该装置，不但可以避免患者做出错误的动作，还可提高患者运动的积极性。方法是将滑板置于患肢下方。最好在足部系上滑轮鞋；若是没有滑轮，可在滑板上撒滑石粉，以降低肢体在滑板上的摩擦力。

1. 髋关节外展及内收　患者仰卧位，足尖朝上保持髋关节位于正中姿势。避免患者在做髋关节外展及内收的动作时产生外旋动作。

2. 髋关节屈曲及伸直　患者仰卧位，足部在滑板上、下滑动，膝关节也随之屈曲及伸直。髋关节不可旋转、外展及内收。替换姿势为患者侧躺，患侧髋关节在上。滑板置于两下肢中间，其下以枕头支撑。另外，滑板也可置于一较高平台上。

注意事项：若是术后侧卧位，要避免患侧髋关节呈内收的姿势。

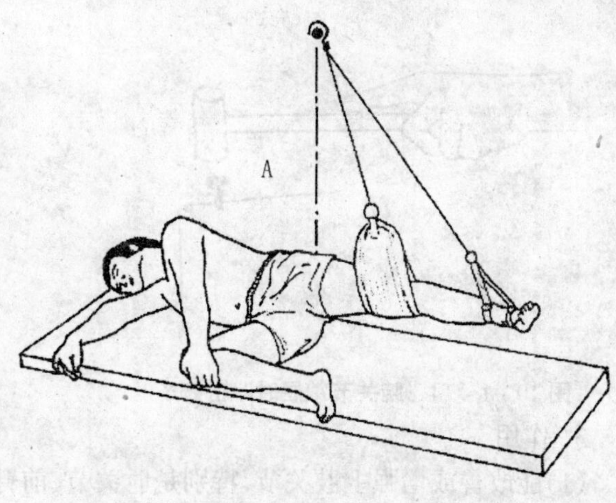

图 10-1-11　髋关节在轴心固定下的屈曲及伸直

A：轴心线。

(八)钉钉子作业

1. 结构　该作业是经典的作业治疗项目之一，由锤头、钉子和木材组成。

(1)锤头　锤头的大小、重量以及锤柄的形状和长度，应根据患者作业治疗的要求而进行分析、设计。例如，锤头大而重，锤柄长时，由于惯性和杠杆的作用，可产生很强的叩击力。但是，为了举起这种锤子却需要较强握持力。锤头小而轻，锤柄短时，虽然没有较强的叩击力，但是用较弱的肌力也能进行操作。锤柄的粗细也要适合患者手指的肌力和活动范围，使患者能够握持着锤柄。同时，要考虑到锤柄的大小、软硬度。

为此目的，必须备有能自由更换的不同锤柄和海绵弹性绷带等材料。在锤柄上包裹海绵和绷带可以调节握力。

(2)钉子　钉子越大越长，就越要求用较强的肌力叩击。相反，钉子越小越短，弱的叩击就能完成，但此时却要求有较高的灵巧性，特别是双手的灵巧性和眼睛之间的协调性配合。

(3)木材　木材质地越硬且厚，阻力就越大，要求有较强的叩击力。木材质地软而薄，弱的叩击力就能完成。

2. 方法(图 10-1-12～图 10-1-15)。

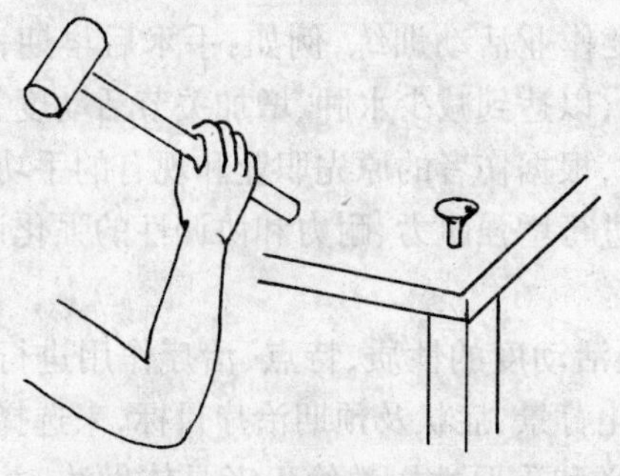
图 10-1-12　主动伸屈肘关节时叩击钉子

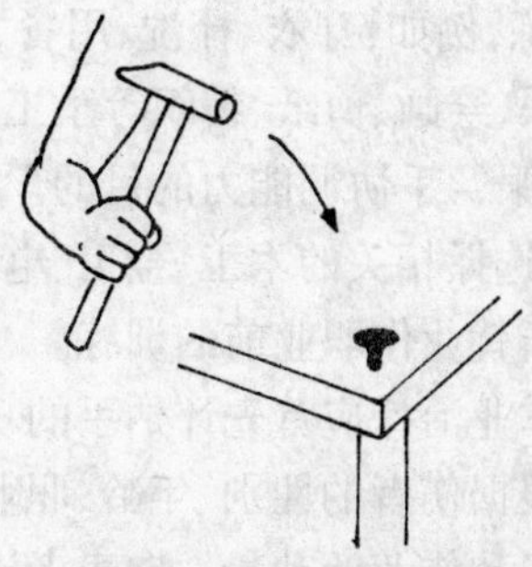
图 10-1-13　前臂旋前时叩击钉子

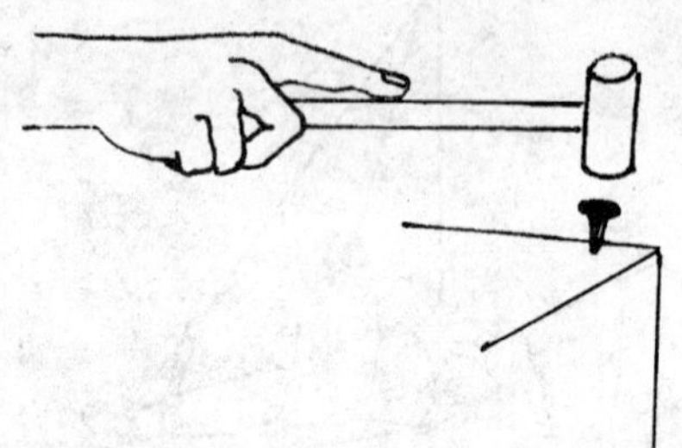

图 10-1-14 腕关节掌屈时叩击钉子

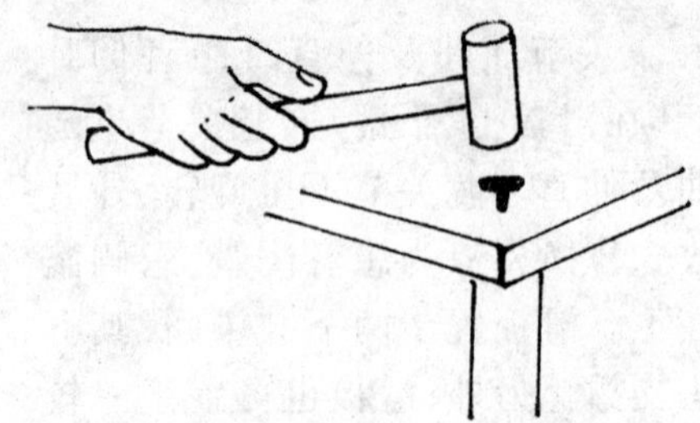

图 10-1-15 腕关节尺偏时叩击钉子

3. 作用

(1)能改善或增强上肢关节，特别是肘关节、前臂、腕关节和手部的肌力以及关节活动度。

(2)能改善或增强上肢灵巧性和眼睛的协调能力。

第二节 手外伤的康复

一、概述

作业治疗在手外科的应用是最近兴起的，在临床上和物理治疗难以分开，正发展为新的治疗体系。它是手外伤(hand injuries)整体治疗的一个部分，是针对外伤手的功能障碍，从日常生活活动(activities of daily living, ADL)、手工操作劳动和文体活动中，选出一些有助于外伤手功能和技能恢复的作业，让患者参与"适应性活动(adapted activities)"，并按指定的要求进行训练，逐步恢复外伤手最大的功能。

手外伤作业治疗的程序，可分为早期、中期和后期阶段。每个阶段都有其预定的治疗目标，根据该目标选择与其相适应的活动，从而达到治疗目的。作业治疗主要从3个方面进行：①ADL训练，例如：穿衣、梳洗、用餐、入厕等。②轻度作业活动训练，例如：手术后早期，通过治疗性娱乐、绘画、剪纸、编织等手工艺品制作等活动，以达到减少水肿、增加关节活动度、增强肌力、改善眼-手协调能力的目的。③重度作业活动，根据伤者的原先职业和现有的手功能情况，可分别选择相关的木工、金工、电器等作业活动，进行增强肌力、耐力和协调性的强化训练，为伤者重新就业作职业前的训练。

开展作业治疗应首先评估手的功能，以及对作业活动度的性质、特点、治疗作用进行必要的分析。根据伤者的性别、年龄、职业、生活经历、文化背景、症状及预期治疗目标，来选择作业治疗的项目和作业活动量。向患者讲清楚 OT 的意义和重要性。教给患者具体做法，并给予具体指导，定期评估，发现问题及时纠正。如果我们只是一般地告诉伤者应做 OT，而不说明道理，不做具体指导，则患者常因为疼痛或感到单调枯燥，而放松了锻炼，或因锻炼不得法而未起到治疗的作用。开展OT要因地制宜,就地取材,方便易行,安全可靠。用于OT治疗的项目,只要和患者的治疗目的一致,采用任何形式的活动都可以。不能说由于设备简陋,效果就差;也不能说因为有复杂精致的设备,效果就好,主要在于认真理解它的原理、使用方法和治疗效果。治疗性作业和手夹板在手外伤康复中占有重要地位,故作重点介绍。

二、功能评定

(一)一般检查

包括望诊、触诊、动诊和量诊四个部分。通过一般检查,可对肢体结构与功能变化有个总体的评价。

1.望诊　包括皮肤的营养情况,色泽,纹理,有无瘢痕,有无伤口,皮肤有无红、肿、溃疡及窦道等。手及手指有无畸形等。

在正常情况下,当手在不用任何力量时,手的内在肌和外在肌张力处于相对平衡状态,这种手的自然位置称“手的休息位”。手的休息位是,腕关节微背伸约10°~15°,并有轻度尺偏。手指的掌指关节及指间关节呈半屈曲状态,从示指到小指,越向尺侧屈曲越多。各指尖端指向舟骨结节。拇指轻度外展,指腹接近或触及示指远节指间关节的桡侧。无论在手部损伤的诊断上、畸形的矫正时或是在肌腱修复手术中,都需要用“手的休息位”这一概念作参考。

手的另一个重要姿势是手的“功能位”,手在这个位置上能够很快地做出不同的动作。手的功能位是腕背伸约20°~25°,拇指处于对掌位,掌指及指间关节微屈。其他手指略为分开,掌指关节及近侧指间关节半屈曲,远侧指间关节微屈曲。了解手的功能位对处理手外伤,特别是骨折固定和包扎时有用途,包扎固定伤手应尽可能使手处于功能位,否则将常会影响手的功能恢复。

2.触诊　可以感觉皮肤的温度、弹性、软组织质地,以及检查皮肤毛细血管反应,判断手指的血液循环情况。

3.动诊　是对手部关节活动的检查。动诊又可分为主动及被动活动。

4.量诊　包括关节活动度、肢体周径、肢体长度和容积的测定。

(二)功能评定

手部伤病致残后,常影响患者终身的生活与工作质量。社会的有关部门,包括涉及工伤事故、保险、法律等单位,常需要客观而准确的判断伤残手功能情况。因此,要求有一个统一的评定功能的标准。评定标准的原则应该是:①评定方法简便易行,要使医生、治疗师和患者都能掌握,使用方便。②评定标准尽量通用,尽可能与国际标准统一,便于国内外学术交流。③既要有较细致的、具体的一些单项指标,又要有一套能评定综合功能的标准。

1.单项功能评定　包括手的关节活动度、肌力、感觉、疼痛等。

(1)关节活动度的测量　使用量角器分别测量手指的掌指关节(MP)、近侧指间关节(PIP)和远侧指间关节(DIP)的主动及被动活动范围。

(2)手部肌肉及肌腱评定

1)肌力测试:徒手肌力检查,握力计、捏力计检查:①手的握力。②拇指分别与示、中、环、小指的捏力。③拇指与示、中指同时的捏力。④拇指与示指桡侧的侧捏力。

2)肌腱的功能评定:有数种肌腱功能评定方法,但没有一种统一的、精确可靠的方法。下面介绍几种常用的方法:

A. 测量关节 ROM 方法。

B. 测量指腹至掌横纹距离的方法。

C. 测量关节总主动活动度的方法(total active movement,简称 TAM)。该种方法能较全面地反映手指屈伸功能,实际价值大,缺点是测量及计算方法稍繁琐。

手指总主动活动度评价法:测量掌指关节,近、远侧指间关节主动屈曲度,减去上述关节伸直受限角度之和。

总主动屈曲度 - 总主动伸直受限度 = 总主动活动度

(MP + PIP + DIP) - (MP + PIP + DIP) = TAM

(3)感觉测试

1)触、痛觉检查:触觉检查属浅感觉,检查时宜用棉毛或软毛刷轻触、轻刷指腹部,所得结果较准确。手的感觉神经末梢最丰富,尤以指腹、指尖分布稠密,其中有一种神经末梢感觉器被称为伤害性感受器,主要感受疼痛觉。检查时用针轻刺指腹皮肤,以观其对疼痛的反应。用针不能过于尖锐,否则易刺破皮肤,而过于圆钝,检查结果易与深部感觉相混淆。应从感觉消失区向四周检查,所得的感觉障碍范围较准确。

2)轻触 - 深压觉检查:是一种精细的触觉检查,可客观地评定触觉的障碍程度和在康复过程中的变化。检查时一般采用 5 种型号的 Semmes - Weinstein 尼龙单丝,简称 SW 单丝法(表 10 - 2 - 1)。单丝一端游离,另一端装在手持塑料圆棒的一端上,单丝与棒成直角。测量时为免受测手移动的影响,可让患者将手背放在预先置于桌子上的一堆油腻子上。用隔帘或其他物品遮住患者双目,检查者从最小号的单丝开始试验,使单丝垂直作用在患者手指掌面皮肤上,不能打滑!预先告知患者,当患者有触感时即应告知检查者。当使用 1.65 ~ 4.08 号单丝时,每号单丝进行 3 次,施加在皮肤上 1 ~ 1.5 秒,提起 1 ~ 1.5 秒,为 1 次。当单丝已弯而患者仍无感觉时,换较大一号的单丝再试,直到连续两次单丝刚弯曲患者即有感觉时为止,记下该单丝号码,然后与表 10 - 2 - 1 对照查得结果。

表 10 - 2 - 1 S - W 单丝法测定

记录用颜色	单丝号	意义
绿	1.65 ~ 2.83	正常
蓝	3.22 ~ 3.61	轻触减弱
紫	3.84 ~ 4.31	保护感减弱
红	4.56 ~ 6.65	丧失保护感
红线	> 6.65	无法测试

3)两点辨别试验:本试验是一种常用的对神经损伤修复后判断感觉功能恢复的一种定量检查方法。

正常人手指末节掌侧皮肤的两点区分试验距离为 3 ~ 5mm。当神经损伤修复后,感觉恢复的初期阶段,两点区分试验距离较大,随着再生神经纤维的数目的增加及质量的提高,两点区分试验的距离逐渐缩小,越接近正常值,说明该神经的感觉纤维恢复越佳。为了测试两点区分试验更加准确,在操作时应注意以下几点。

A. 器械:有专用仪器供两点区分试验检查用。也可以用圆规或回形针代替,但针尖不宜太尖,否则会刺破皮肤,或因疼痛而影响测试的准确性。

B. 部位:两点区分试验是代表某根损伤神经修复后的恢复结果,一般仅指正中神经和尺神经。因此,此项检查多限于该神经在手部的单一皮肤分布区内进行。正中神经应在示、中指末节指腹处,尺神经在小指末节处检测。有时要与健侧相同部位对比测试。

C. 方法:检查以前,应与患者讲清测试方法,使其与检查者合作。检查者

要用手稳住患者手指,令其闭上眼睛或头转向另一侧。检测器两针尖沿指腹一侧纵向测试,两点之间距离从大到小,直到不能分辨两点为止。两针尖要同时触接皮肤,用力不宜过大,以针尖按压点皮肤稍发白为度。当针尖接触指腹皮肤 2~3 秒钟后即应移动针尖接触位置,重复测试。两点测试距离超过 1cm 时,表明神经恢复较差。

4)Moberg 拾物试验(Meberg pick up test):试验时在桌上放一个约 12cm×15cm 的纸盒,在纸盒旁放上螺母、回形针、硬币、别针、尖头螺丝、钥匙、铁垫圈、约 5cm×2.5cm 的双层绒布块、直径 2.5cm 左右的绒布制棋子或绒布包裹的圆纽扣等 9 种物体,让患者尽快地、每次一件地将桌上的物体拾到纸盒内。先用病手进行,在睁眼情况下拾一次,再在闭眼情况下拾一次;然后用健手按以上程序进行。计算每次拾完所需的时间,并观察患者拾物时用哪几个手指?用何种捏法? Omer 测定正常睁眼下利手拾完 9 种物品需 10 秒,非利手需 8~11 秒;在闭眼情况下,利手需 13~17 秒,非利手需 14~18 秒。

(4)肢体体积测量 测量仪包括有一个排水口的大容器及量杯。测量时,将肢体浸入容器中,容器中有水平停止杆。使肢体进入容器中的一定位置。排出的水从排水口流出。用量杯测出排水的体积,此即为肢体的体积。可测量双侧肢体,以便对比。

2. 综合功能评定 测试方法有许多种,常用的有 3 种标准测试方法:①Jebson 手功能测试。②明尼苏达操作等级测试(MRMT)。③Purdue 钉板测试(the purdue pegboard test)。3 种方法基本操作相同,即令受试者将物品从某一位置转移到另一位置,并记录完成操作的时间。手的综合功能有赖于感觉和运动的健全,也与视觉等其他感觉灵敏度有关。

Jebsen 的手功能试验由 7 个分试验组成,具体内容如表 10-2-2。

测出结果后,可按患者的年龄、性别、利手和非利手参考值,以判断是否正常。

3. 手功能失能的评定 1983 年 Swanson 等制定了手功能失能的评定(evaluation of impairment of hand function),其中包括肢体长度缺损,关节活动范围及感觉功能障碍等,单项的检查方法及评定标准。还将各单项的失能百分数通过公式计算,或查阅表格,得出总的手的失能百分比。方法比较准确,标准比较合理,结果比较实用。

(1)不同截肢(指)平面失能百分比

1)一侧上肢的截肢,伤肢是 100%失能,但只是双上肢功能的 60%失能;双上肢的截肢不能按 120%失能计,只能计 100%失能。

2)肱二头肌远端附着处以远的截肢,则上肢失能 95%。

3)掌指关节平面的截指,上肢失能 90%。

表 10-2-2 Jebsen的手功能试验

Ⅰ. 写字*:给患者一支圆珠笔,4张20cm×28cm左右的白纸夹在书写板上,桌子左方书架上放有数张13cm×20cm的写有句子但反扣起来的卡片。告诉患者每翻开一张卡片,他就要尽快抄完其上的句子。记下每抄完一张卡片所需的时间
Ⅱ. 翻卡片:在距离桌缘12~13cm处的左方一字排开5张13cm×18cm的卡片,每张卡片相距5cm(左手翻时放右方),让患者听到口令后,尽快地从最后一张卡片开始翻转,计算翻完5张所需的时间
Ⅲ. 拾起小物品放入容器内:在桌子中部离桌缘12~13cm处放一空罐头筒(直径8.5cm±,高11.5cm±),在筒的左方每隔5cm依次排列两个一分硬币,两个直径2.5cm仰着放的瓶盖,两个回形针。让患者听到命令后,尽快逐一地将上述物品放入筒内,计算放完所需的时间
Ⅳ. 模仿进食:在实验板立板上的左方每隔5cm靠立一个长1.6cm左右的落花生,一共5个,桌子中央放一直径8.5cm±,高11.5cm±空罐头筒,给患者一个不锈钢茶匙,让他一听到口令尽快用茶匙一一将上述物品舀起放入筒内,计算放完所需的时间
Ⅴ. 堆放棋子:在桌子上放四个直径3cm、厚1cm的木棋子,两个在左、两个在右,让患者听到口令后尽快将棋子在中线处垛成一堆,计算时间
Ⅵ. 移动大而轻的物体:在桌面上放5个直径8cm±、高10cm±的空罐头筒,开口超下,彼此相距5cm,离桌缘一上肢远处放上实验板。让患者听到口令后迅速地将筒一一放在实验板的水平板上,计算时间
Ⅶ. 移动大而重的物品:安排同Ⅵ,但罐头筒口朝上放,并每罐放入450g的物品,再让患者操作

*写字项中所用的句子:1. 老人似乎疲倦了;2. 老张看见一辆红卡车驶过来;3. 鲸鱼生活在蓝色的海洋中;4. 鱼跳出水面吸取空气。

4)桡腕关节平面的截肢,手100%失能。手功能是由拇指、手指、掌、腕的功能协调组成,缺少任何一部分都将影响整个手的功能。为准确估算手的失能程度,必须将100%这个手功能指数,按功能重要程度划分给手的各部位:拇指36%、示指18%、中指18%、环指9%、小指9%,掌腕部10%。

5)拇指及手指掌指关节水平截指,整个上肢也是整个手失能90%。

完整的拇、手指功能如果各为100%,则不同平面的截指,失能指数也有所不同。拇指指间关节截指,拇指失能50%,掌指关节截指,拇指失能100%。手指远端指间关节截指,手指失能45%,近端指间关节截指手指失能80%。掌指关节截指,手指失能100%。

拇指占整个手功能的36%,拇指末节是整个拇指的50%,故拇指末节截指应是整个手失能18%。示、中指各占整个手功能的18%,末节又占整个手指的45%,故示、中指末节截指,全手应是8.1%失能。同样理由,示、中指近节指间关节截指,全手应是14.4%失能。环、小指各占全手功能的9%,末节截指,全手失能应是4.5%。近端指间关节截指,全手失能应是7.2%。

(2)感觉障碍失能的百分比　手的感觉功能为全手功能的50%。全手感觉功能丧失,则手失能50%。由于拇指及各手指截指对手失能的标准不同,故拇、手指感觉障碍所引起的手失能的百分比也不一样。再者,按感觉障碍程度不同分为5级,各级对手失能影响也各不相同。为此,按感觉功能对手功能的重要程度,将手分为12个区,计算出各级感觉障碍对各区失能的百分比。

(3)运动障碍失能百分比　手部主要的运动功能包括:拇指及手指掌指关节与指间关节的屈伸;拇指的屈、伸及收、展;腕关节的屈、伸及桡尺偏。

手的关节很多,且手指有屈、伸障碍,拇指有屈、伸及收展障碍,腕关节有桡尺偏障碍及屈伸障碍之分。实际应用中必需求出整个手指、拇指或腕关节的失能百分数,再换算成整个手的失能百分数。

由于上述操作比较繁琐,国内已有学者将手功能评定标准编成计算机软件,医生只要将手功能检查测量数据输入计算机,即可得出手失能的百分数。

三、作业治疗

(一)治疗的目的

手外伤患者作业治疗的目的就是根据患者自身的条件和环境选择的目标,最大限度地恢复患者的功能,使之重返社会。

(二)治疗的原则和方法

手外伤患者的治疗是以协作组形式进行。作业治疗仅是整体治疗的一个组成部分,各成员之间的交流,正确的手术前评定和准备,精湛的手术技巧,有效及时的术后康复和患者的主动参与,是恢复最佳手功能的保障。作业治疗应遵循以下原则:

1. 制动与活动　软组织修复以及骨折关节脱位复位或内固定后,需要制动一段时间,以免修复组织断裂或骨折、再移位,而且制动也有利于组织的愈合。但是,制动也会造成软组织的粘连和关节僵硬,给后期功能恢复带来困难。因此,要根据创伤和修复的具体情况来掌握制动的时间和制动的范围。一般而言,肌腱缝接术后应制动 3~4 周,神经缝接术后若张力不大应制动 3 周,关节脱位复位应制动 3 周。骨折的制动要根据创伤程度、部位、内固定的情况等进行分析,以确定所需要最短制动时间和最小的制动范围。

当存在几种组织的制动时间发生矛盾时,不应只顾及一种组织的制动,而是要全面考虑,根据需要逐步改变制动的范围。例如前臂下段骨折合并神经肌腱损伤,手术后石膏托外固定,制动范围由肘下至指端。34 周后神经、肌腱基本愈合,应该开始活动,但骨折仍需制动。在这种情况下,可以把石膏固定范围改成由肘下至掌指关节,使手指可以早期进行主动或被动活动,骨折部位仍继续固定,待骨折愈合后,再去除石膏,进行功能锻炼。为了照顾某部位或某种组织的早期活动,过小范围或过短时间的制动,或迁就某种愈合较慢组织,过大范围或过长时间制动都是错误的。

2. 预防畸形　可采取措施:①最小范围固定。②抬高患肢,预防或消除肿胀。③主动活动。④被动活动。⑤在允许的部位进行功能性活动。⑥动力型手夹板。

3. 矫正畸形　可采取措施:①包括主动和被动运动在内的手法治疗,通常由物理治疗师进行。②系列手夹板以维持畸形矫正后的姿势。

4. 患者个人的清洁卫生和预防伤口感染。

5. 预防肿胀　几乎每个手外伤患者或手术后患者,都存在不同程度的肿胀。肿胀是造成关节僵硬、粘连和疼痛的主要原因之一,而且患者恐惧疼痛,很难配合治疗,因而控制肿胀是作业治疗的一个重点。可采取方法有:

(1)抬高患肢　患肢抬高有利于降低血管的压力,有利于渗出液、淋巴液的回流,组织压力的降低可自发地减轻手的肿胀及疼痛。当患者卧床或行走,都应维持患肢抬高体位,患者卧床,使用枕头抬高患肢是一种安全舒适的方法。注意抬高患肢时,不要过度屈曲肘关节,以免妨碍静脉回流,行走时可采用三角巾悬挂患肢,手必须高于肘部平面。

(2)患肢制动　用掌侧前臂夹板或石膏托固定患肢,夹板远端不超过手掌横纹,使掌指关节和指间关节能活动。

(3)冰敷法　将碎冰颗粒用毛巾包好,敷患处约15~20分钟。

(4)压力治疗

1)若肢体皮肤条件许可,可在伤肢抬高位作向心性按摩,促进静脉回流。

2)弹力带自指尖开始缠绕手指至指根部,然后放开,重复进行,每日数次。

3)弹力指套,适用于单个手指肿胀。

4)等张压力手套,佩带应注意指蹼部位与手套紧贴,否则指蹼区没有压力,将会成为水肿液滞留区。

(5)超短波疗法　无热量,对置法,每次10分钟,每日1次,5~10次为一个疗程。

(6)主动运动　若伤情允许,应尽早开始主动运动。主动运动有利于静脉和淋巴液的回流,不会加重炎性反应。轻柔的主动运动能自然地牵伸损伤的组织,使胶原纤维有利于生物力学方向排列。损伤组织愈合后,纤维瘢痕组织收缩,至少持续6个月,因而,需要长期的反复主动牵伸。早期锻炼包括肌肉等长收缩和小范围的等张收缩。当患手情况改善后,要逐渐增加关节活动度的练习。注意:遇有下列情况不宜早期主动运动:①严重创伤后的3~4天。②神经和肌腱修复术后3周。③关节急性炎症。④不稳定骨折。⑤手术后需延迟的抗阻运动。

6.对患者的鼓励和功能再教育　外伤或手术后患者因惧怕疼痛,不敢使用患侧手,使患侧手失去正常运动模式。为了避免上述情况发生,治疗师应鼓励患者在允许范围内,尽可能正常地使用患手。

7.手夹板和辅助器具使用　在手外伤治疗中,手夹板非常重要,尤其适合于神经损伤患者。手夹板可以提供固定支持、矫正或预防畸形,并协助主动运动。

8.手的美容及心理问题　手与脸一样,经常裸露于外部,是人们看得见的部位。尽管伤残手的功能良好,但如果外形丑陋,患者(特别是女性和年轻患者)也可能将手藏在口袋中,不愿让人看见,不便发挥手功能作用。因此治疗组成员应重视患者潜在的心理问题,尽最大努力治疗患者心理问题。

9.缓解疼痛　在手外伤中,疼痛大致分为3种:①原发性或急性疼痛。②残留疼痛。③慢性疼痛。

(1)原发疼痛或急性疼痛　所有损伤或手术的患者都感受到疼痛,这是一种正常反应。必要时可用止痛剂治疗,一般在伤后(或术后)2~3周内消除。也可采取减少水肿和缓解疼痛的理疗措施给予处理。原发疼痛也可发生在后期的被动牵伸中,这种疼痛作用短暂,一旦被动牵伸停止,疼痛也随之消失。对此,大多数患者都有思想准备,能忍受这种短暂的不舒服感觉。

(2)残留疼痛　损伤或手术后3~4周,患者仍感疼痛。其原因大多由于肢体固定时间较长,缺少正常的运动,以及遗留持续肿胀,若采取有力措施,一般能迅速见效。治疗目标不仅是针对残留问题,例如肿胀,而且要激发患者抑制疼痛的机制,从而达到减少疼痛。

(3)慢性疼痛　损伤后疼痛长时间持续存在,是一种难以治疗的继发性疼痛。大约5%的神经损伤患者感受到灼性神经痛，并且有少数患者急性发展到反射性交感神经营养不良综合征(RSD)。RSD 多见于轻度损伤的患者，如扭伤、Colles 骨折或软组织手术后，特别是在损伤早期没有治疗的患者。RSD 产生原因主要是交感神经紊乱，中枢和周围神经的抑制系统失调。

(4)缓解疼痛方法　了解疼痛最初病因，以便对症处理，病因可能为软组织损伤、肿胀、长期制动等。

1)理疗：有水疗法、运动疗法、温热疗法、作业疗法等。

2)经皮神经电刺激疗法(TENS)：TENS 仪是一种由电池供电的袖珍型电子仪器，通过皮肤将特定的低频脉冲电流输入人体，以治疗疼痛。频率较高的电流对外周神经和急性疼痛缓解较好；频率较低的电流对中枢神经和慢性疼痛缓解较好。

3)药物：例如胍乙啶(guanethidine)可用于血管平滑肌痉挛引起的疼痛。

10．定期评定　通过患者治疗前后的反复评定，可以增加患者的信心，对于评估治疗效果和制定进一步治疗方案也是需要的。

(三)作业治疗的代表性项目

1．治疗泥手锻炼　OT 用的黏土，主要采用普通的黏土或着色的橡胶黏土。根据治疗早期、中期和后期的不同治疗目的，可调节黏土的量及其软硬度。该作业有增强手指肌力、耐力及改善手指灵巧性、协调动作的效果(图 10－2－1～图 10－2－9)。

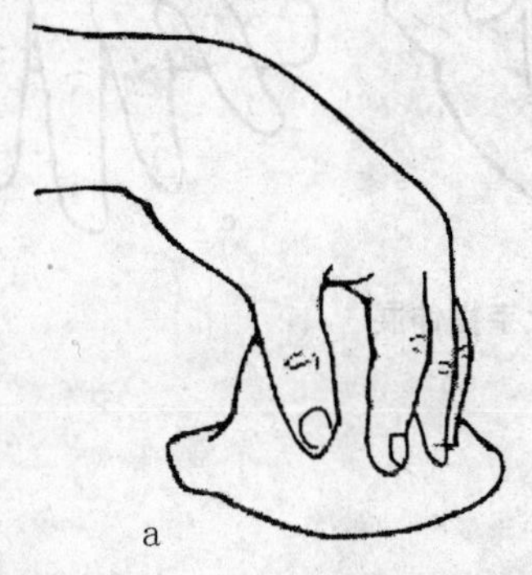

a　　b

图 10－2－1　粗大对指锻炼

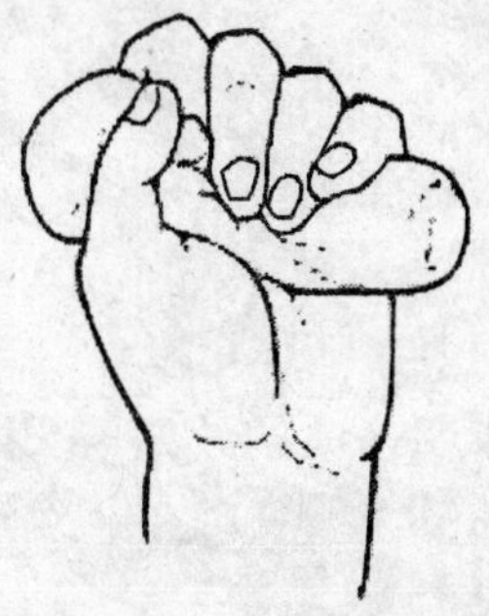

图 10－2－2　粗大手指屈曲锻炼

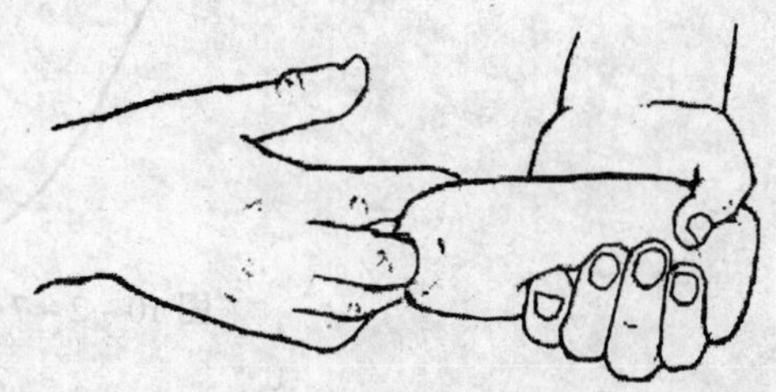

图 10－2－3　单独手指屈曲锻炼

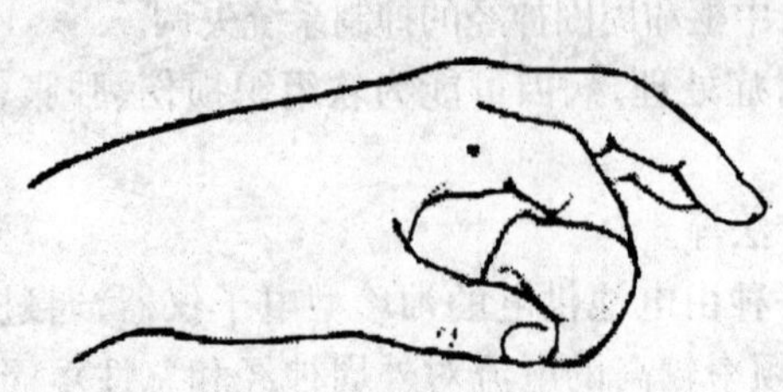

图 10-2-4 单独分指对指锻炼

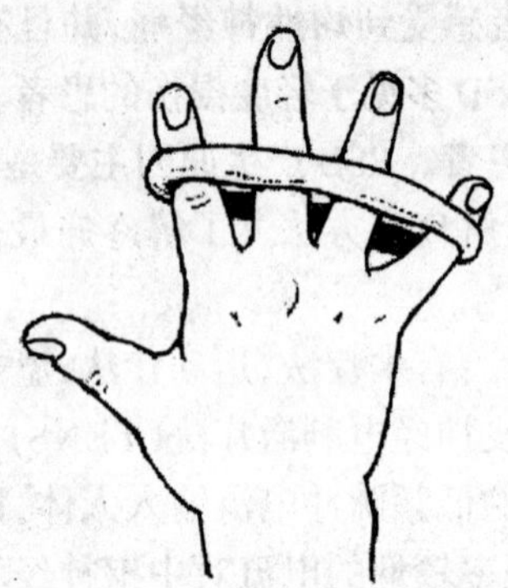

图 10-2-5 指外展锻炼

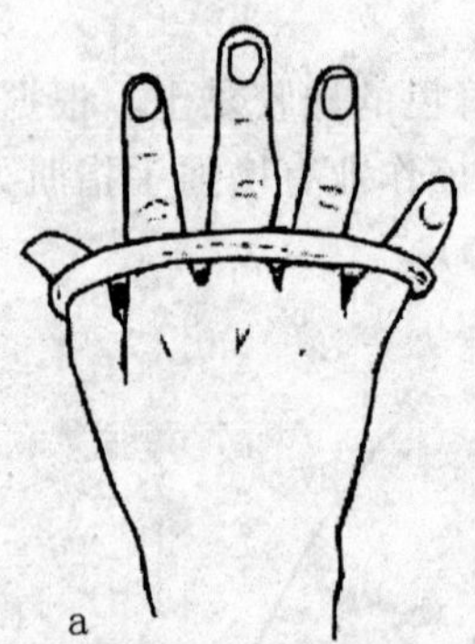

a

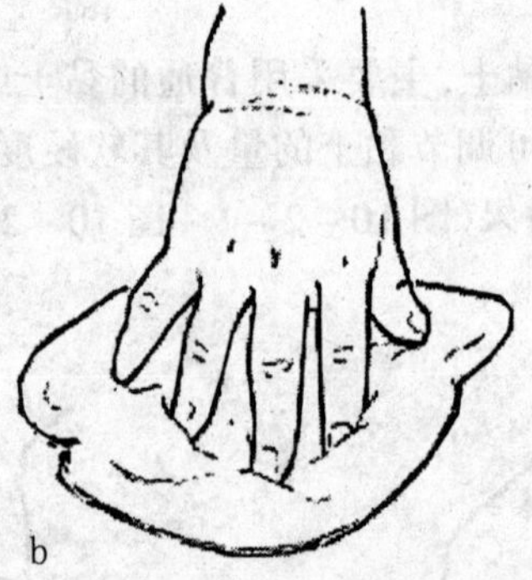

b

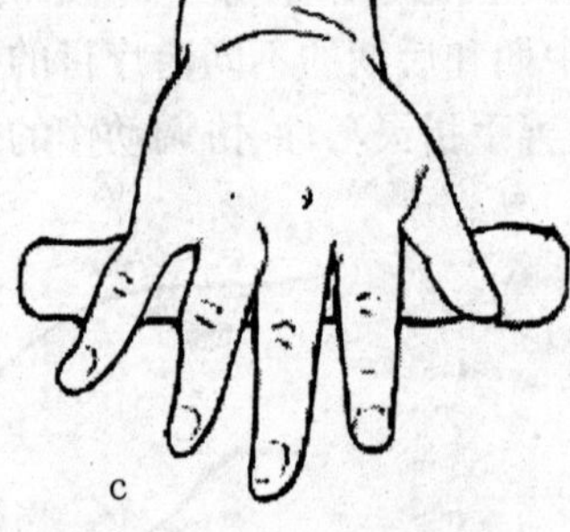

c

图 10-2-6 粗大手指伸展

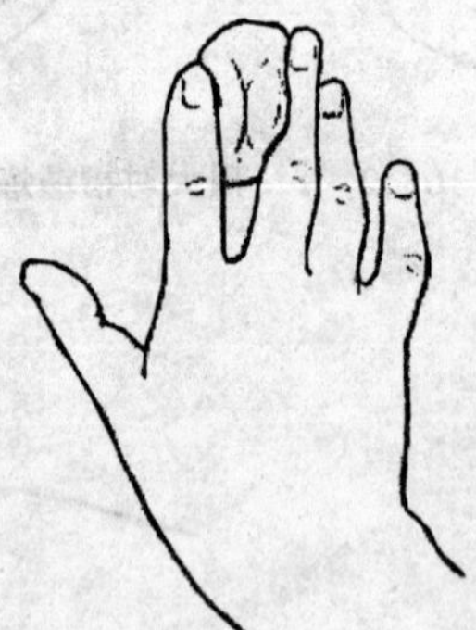

图 10-2-7 手指内收锻炼

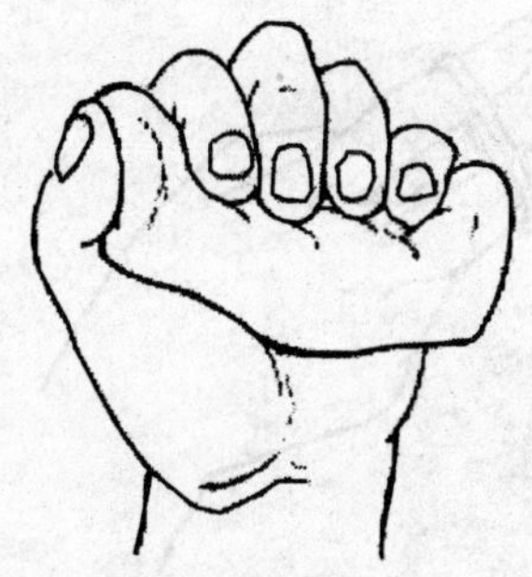

图 10－2－8　拇指屈伸锻炼

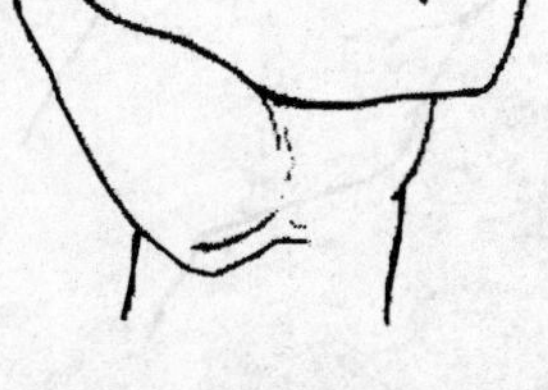

图 10－2－9　腕背伸锻炼

(1)粗大对指锻炼

1)将治疗泥捏成一锥体形粘在平面上,将手指拇指放入治疗泥,使手指在锥体上靠近。

2)将治疗泥做成扁盘粘在一平面上,将手指和拇指从圆盘上插入并向圆盘中心靠拢。

(2)粗大手指屈曲锻炼　将治疗泥放在手掌,屈曲手指成握拳状,使劲捏治疗泥。

(3)单独手指屈曲锻炼。

(4)单独分指对指锻炼　将治疗泥球放在拇指和示指之间,捏球直到手指相碰,用其他手指重复该运动。

(5)指外展锻炼　将治疗泥环放在近端和远端指间关节之间,将手指伸展分开泥环。

(6)粗大手指伸展

1)将手指和拇指放在对指位,将泥环放在掌指关节和近端指间关节之间,向外伸展手指(伸展和外展)。

2)将治疗泥扁盘按在桌上,保持手指伸展,并将治疗泥按薄。

3)保持手指呈伸展位,将治疗泥揉成一条卷。

(7)手指内收锻炼　将一片治疗泥置于两手指之间,将两手指靠拢。

(8)拇指屈伸锻炼　将治疗泥做成一圆柱状,放在一平面上,手呈中间位,将拇指向圆柱体深深按压,然后拿出。

(9)腕背伸锻炼　将前臂和肘放在桌子上,腕在桌边缘外放松,同时握住治疗泥,用另一只手抓住治疗泥的另一端,用腕部向上拉治疗泥。

2.弹力治疗带锻炼　根据弹力强度和治疗用途不同,治疗带可分为轻度、中度和强度等数种,因此,可进行分级别的抗阻力练习。在手部作业治疗中,治疗带主要用于肌力、耐力、协调性和关节活动度的训练(图 10－2－10～图 10－2－15)。

(1)伸指及指外展锻炼。

(2)拇外展及伸拇锻炼。

(3)伸指屈掌指关节锻炼。

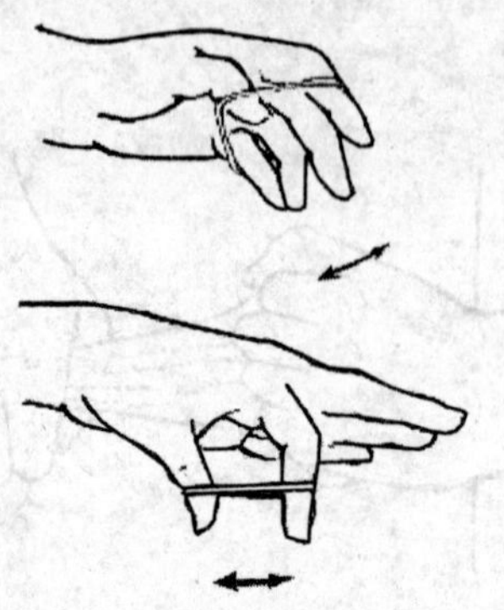

图 10－2－10　伸指及指外展锻炼

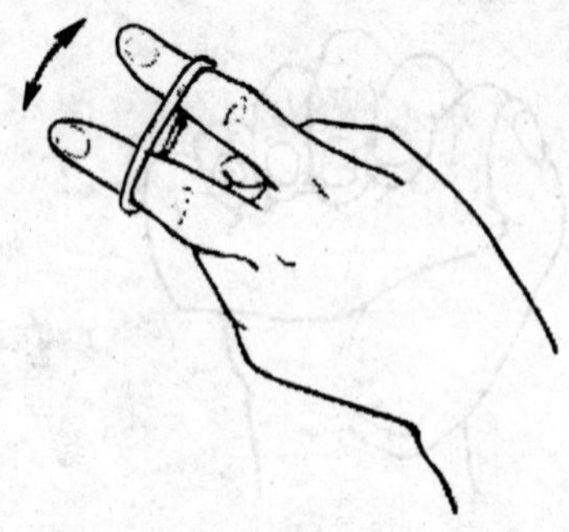

图 10－2－11　指外展锻炼

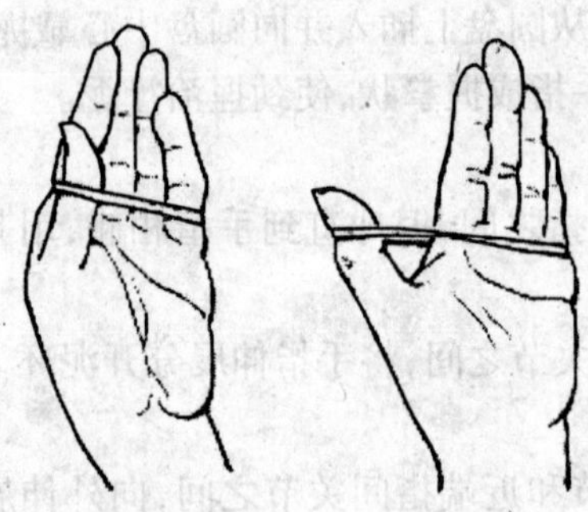

图 10－2－12　拇外展及伸拇锻炼

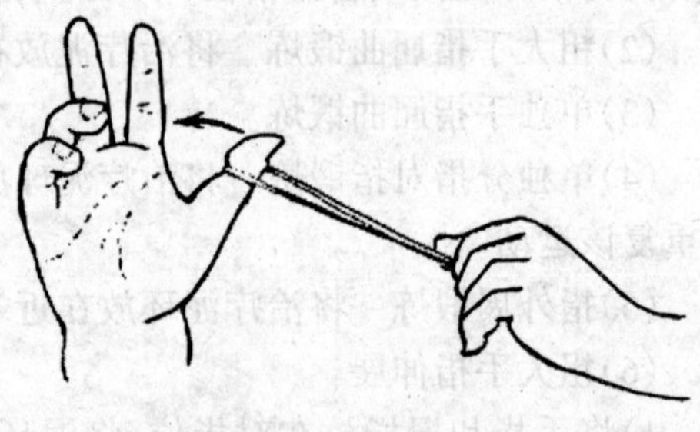

图 10－2－13　拇对指锻炼

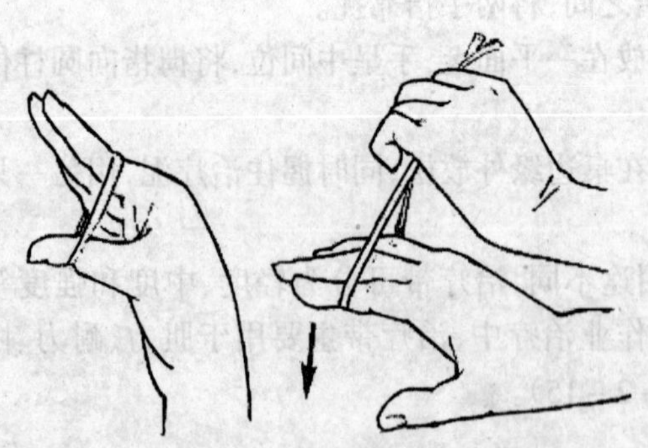

图 10－2－14　伸指屈掌指关节锻炼

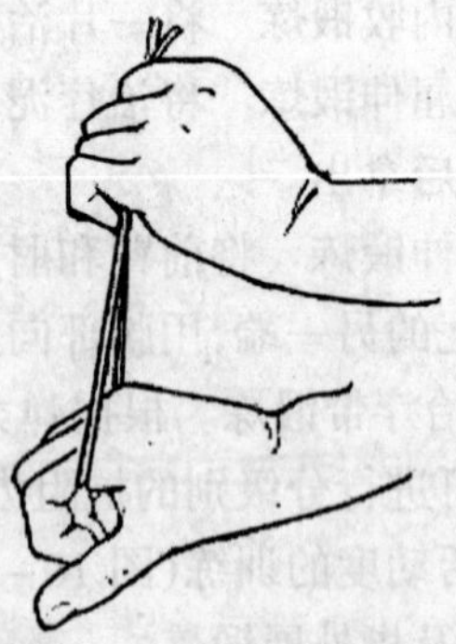

图 10－2－15　屈指锻炼

3. 娱乐性治疗　袖珍玩具和游戏机在手作业治疗中是非常有用的练习器具。它具有趣味性、治疗针对性强等优点，特别适合青少年手外伤患者的康复治疗。对于改善手的灵巧性、手眼协调、感觉训练、脱敏治疗和掌指关节、指间关节的主动屈曲有明显的治疗效果(图 10－2－16～图 10－2－21)。

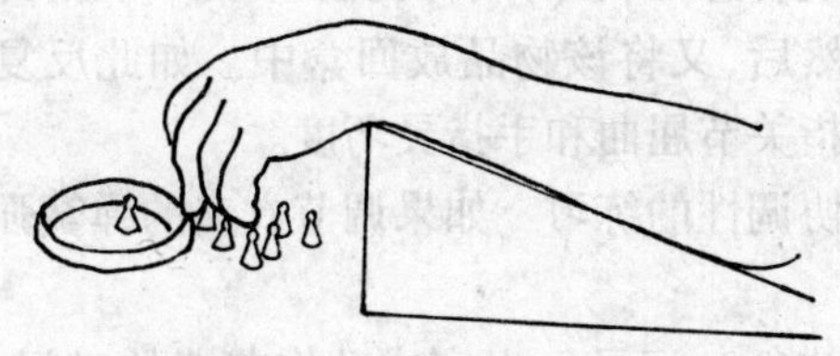

图 10－2－16　屈腕训练

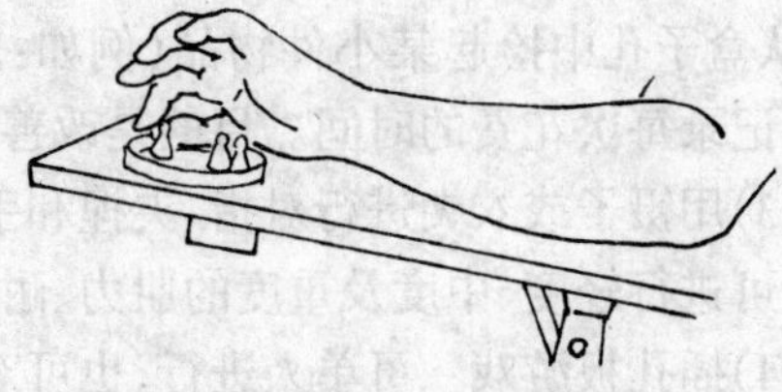

图 10－2－17　伸腕锻炼

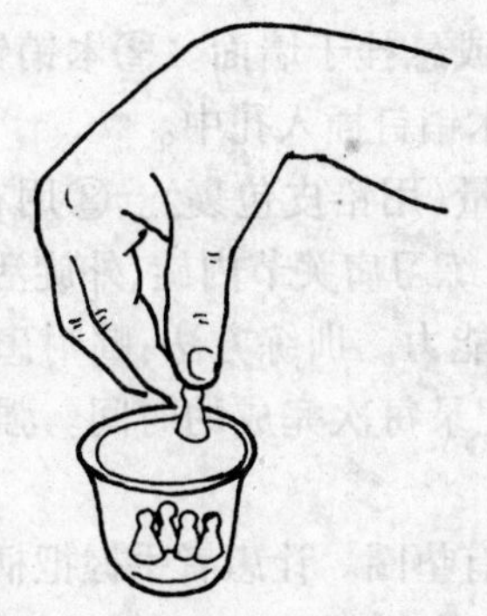

图 10－2－18　掌指关节屈曲和对指锻炼

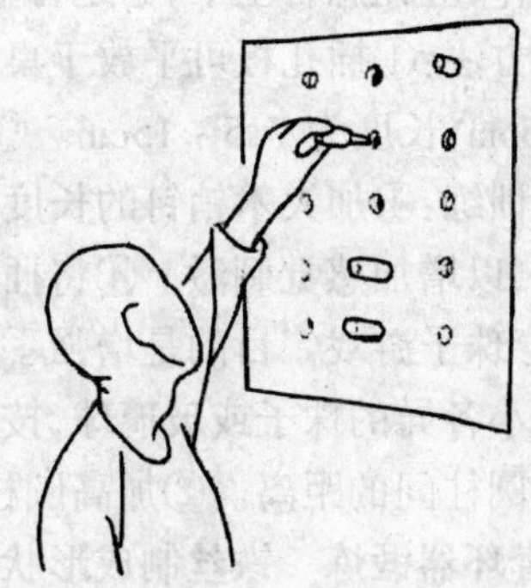

图 10－2－19　插孔板锻炼

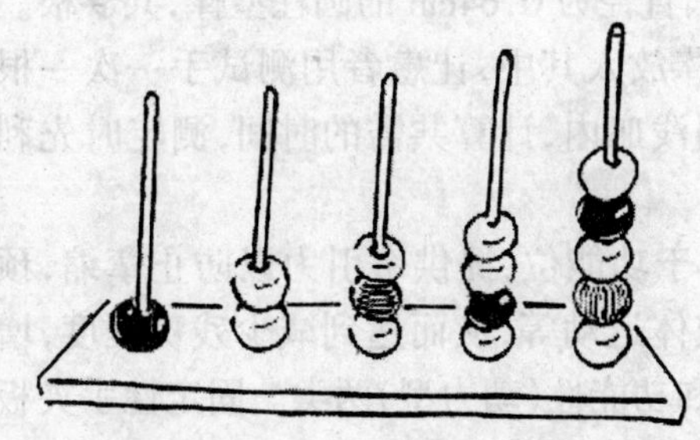

图 10－2－20　穿珠子锻炼

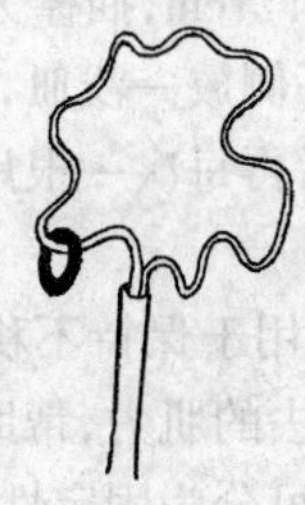

图 10－2－21　套环锻炼

(1)利用斜板支架训练腕关节屈伸运动

1)屈腕训练：①将跳棋放置于桌面，毗邻斜板高的一端。②前臂安置于斜板上，腕关节位于顶端的外方。③患者必须最大程度屈腕，才能捡起跳棋。然后，将拾到的跳棋放入另一盒中。

2)伸腕训练：①将跳棋放置于斜板的最高端。②前臂放置于斜板上，同时肘部支撑于桌面。③患者需要最大程度伸腕,才能捡到跳棋,然后将捡到的跳棋放入另一盒中。④肢体抬高也有助于消肿。

3)旋前/伸腕训练:患者前臂旋后,将跳棋放入邻近盒中,当跳棋放回原位时,便训练了前臂旋前伸腕动作。

(2)掌指关节屈曲和对指练习　用以改善掌屈,或者感觉训练,或者脱敏训练。训练方法:伤手从盒子孔中捡起某小件物品(例如:玻璃球)。然后,又将该物品放回盒中。如此反复进行,并记录每次花费的时间。目的是改善腕关节、掌指关节屈曲和手指灵巧度。

(3)用镊子或衣夹进行对指、夹捏和手的灵巧和协调性的练习　如果调节衣夹的弹簧强度不同,可进行轻度、中度及重度的肌力、耐力训练。

(4)插孔板游戏　可单人进行,也可双人或多人进行。记录每人完成动作花费的时间,花费时间短者为优胜者。练习目的是:消除肿胀,主动活动肘关节、肩关节。为了防止身体侧弯的代偿动作,应让患者坐下,稳定骨盆。

训练方法:①插孔板可平放于桌面,也可斜置于桌面,或悬挂于墙面。②木销钉口径可制成2.5~5cm,长度为7.5~15cm。③嘱咐患者,按要求将木销钉插入孔中。

强化训练:①加大木销钉的长度。②增加木销钉的重量(用铅皮包裹)。③用布带蒙住患者的眼睛,以增加感觉刺激。④将插孔板放置于各个方向,练习肩关节内旋、外旋活动。

(5)穿珠子游戏　目的是增强手的灵巧性和眼手协调能力。训练方法:嘱咐患者,将木质制成的大小各异的珠子或玻璃球,按要求穿在圆柱上,并记录每次完成的时间。强化训练:①可增大各圆柱间的距离。②加高圆柱的高度。

(6)套环器锻炼　铁丝制成形状各异的环圈。铁丝上有垫圈。让患者手握把柄,设法让垫圈从铁丝的一端移动至另一端。目的:腕关节屈伸、旋转练习。

(7)手灵巧度练习　用测定手-指协调的9孔插板进行。9孔插板如无市售商品,可自制。9孔插板和插棒:9孔插板为一块13cm×13cm的木板,上有9个孔,孔深1.3cm,孔与孔之间间隔3.2cm,每孔直径0.71cm,插棒为长3.2cm、直径为0.64cm的圆柱型棒,共9根。练习方法:在插板旁测试手的一侧放一浅皿,将9根插棒放入其中,让患者用测试手一次一根地将木棒插入洞中,插完9根后再每次一根地拔出放回浅皿内,计算共需的时间,测定时先利手后非利手。

4.手夹板　手夹板主要用于保持不稳定的肢体于功能位,提供牵引力以防止挛缩,预防或矫正肢体畸形以及补偿失去的肌力,帮助无力的肢体运动等,从而达到减少残疾程度,增进功能的目的。夹板按其功能可分为固定性(静力型)和功能性(动力型)两类。固定性手夹板没有可动的组成部分,主要用于固定肢体于功能位,限制异常运动,故常用于治疗手部骨折脱位、关节炎、手术后暂时性制动等。功能性夹板允许肢体有一定程度的活动,从而达到治疗的目的。手夹板是手外科治疗的重要组成部分,被广泛应用于临床。下面仅介绍临床常用的各种手夹板用途及适用证。

(1)静力型手夹板(图10-2-22~图10-2-25)

1)手休息位夹板:功能及用途:维持腕和手的功能位或休息位。

2)抗痉挛夹板:功能及用途:维持痉挛手于最佳姿势,预防畸形。由手休息位夹板和背托夹板组成。

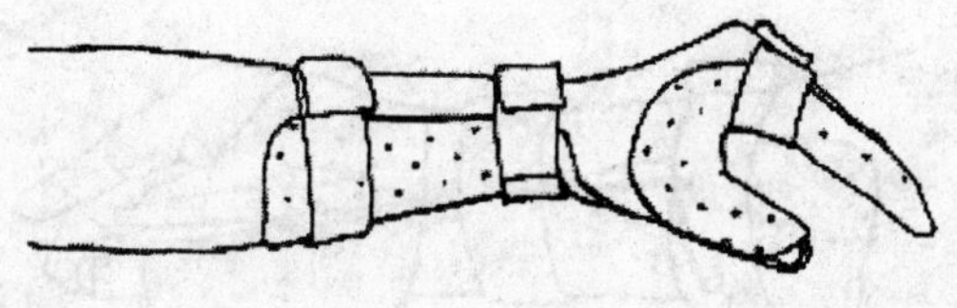

图 10-2-22　手休息位夹板

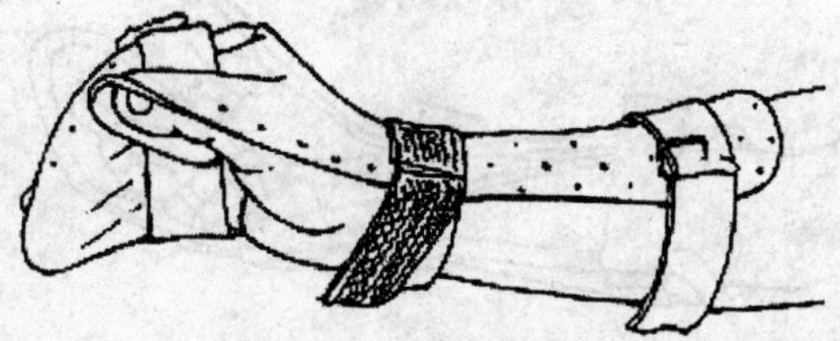

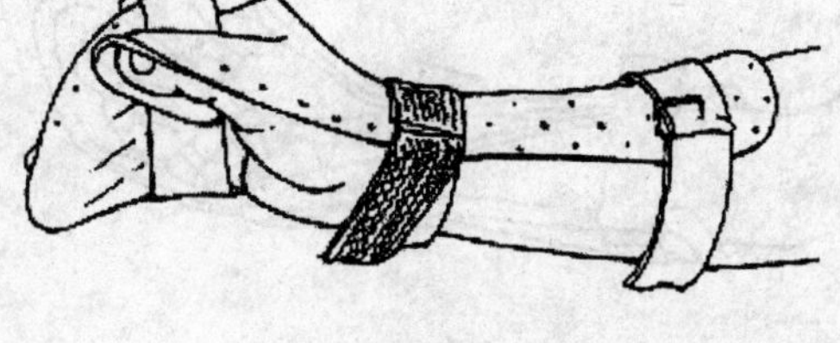

10-2-23　抗痉挛夹板

图 10-2-24　手舟骨固定夹板

10-2-25　伸腕固定夹板

3)手舟骨固定夹板:功能及用途:①固定舟骨骨折。②允许腕拇指腕掌关节及掌指关节活动。

4)伸腕固定夹板:功能及用途:①固定腕关节。②预防腕偏斜。③预防及矫正腕关节挛缩。④缓解疼痛。

(2)动力型夹板(图 10-2-26~图 10-2-31)

1)Kleinert 夹板:功能及用途:①适用于腕以远的拇长屈肌腱,屈指浅、深肌腱断裂修复术后固定。②夹板维持腕关节 30°屈曲,掌指关节 70°屈曲。③在夹板控制范围内可主动伸指间关节、利用橡皮筋被动屈曲指间关节。

2)动力型伸肌腱夹板:功能及用途:①适用于Ⅱ、Ⅲ、Ⅳ、Ⅴ、Ⅵ、Ⅶ区的拇长伸肌腱和指伸肌腱修复术后的固定。②夹板维持伸腕 40°位。③可逐渐主动屈曲指间关节,在保护下被动伸指间关节。

3)动力型伸腕夹板:功能及用途:①逐渐被动牵伸关节至伸直位。②渐进地抗阻屈腕。③牵伸腕,附加屈指牵引装置后可被动屈指。

4)动力型正中神经和尺神经麻痹夹板:功能及用途:预防因正中神经和尺神经麻痹所产生的畸形。夹板维持拇对指位,指间关节自然伸直位,防止掌指关节过伸。

5)动力型尺神经麻痹夹板:功能及用途:环、小指的指间关节伸直时,防止掌指关节过伸。

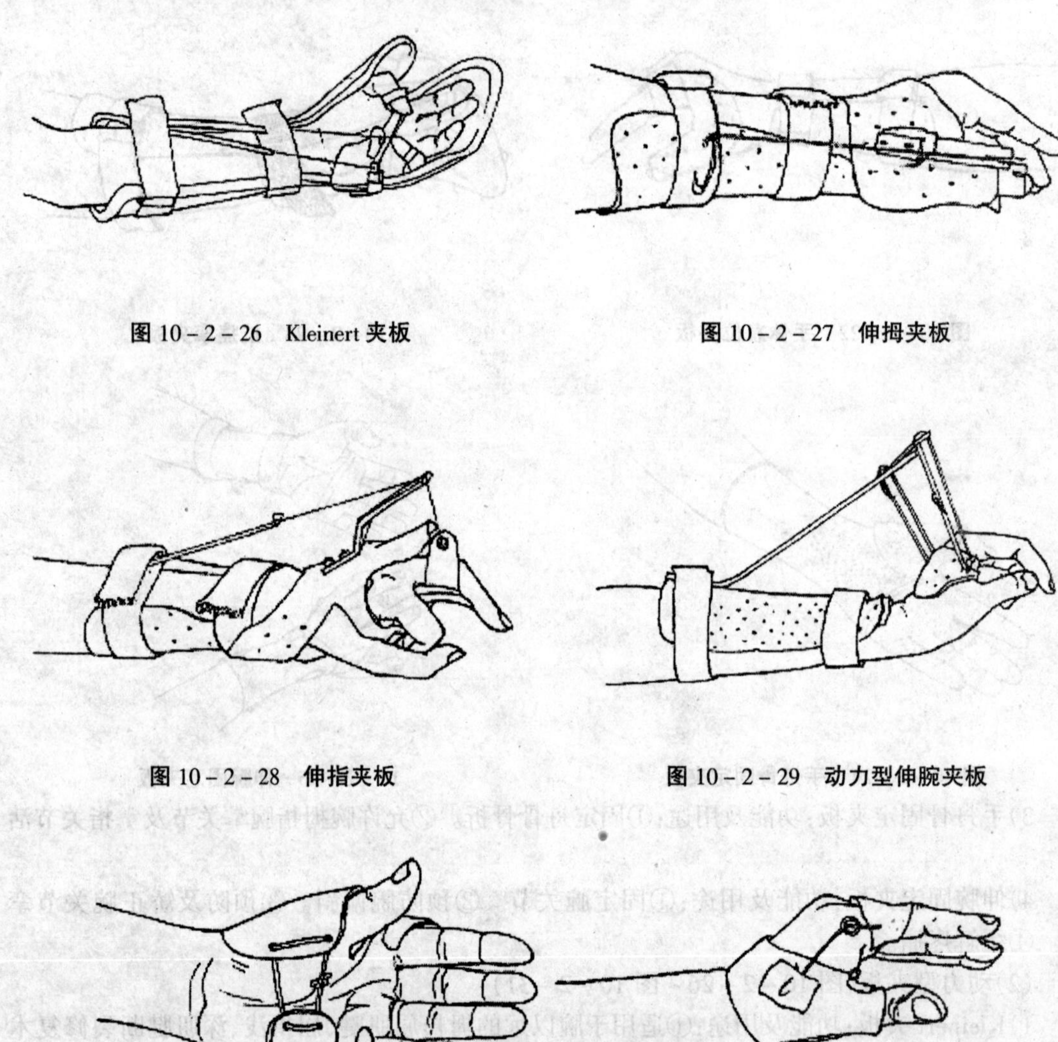

图 10-2-26　Kleinert 夹板

图 10-2-27　伸拇夹板

图 10-2-28　伸指夹板

图 10-2-29　动力型伸腕夹板

图 10-2-30　动力型正中神经和尺神经麻痹夹板

(四)治疗的方法

1. 骨折关节损伤

(1)骨折作业治疗任务是　①根据不同部位骨折和手术后的需要,制作相应的手夹板。患手尽可能维持功能位。鼓励患者活动未被固定部分的关节和手指,以维持患手的肌力和活动度。②预防及减少肿胀。③经常检查手夹板是否合适,避免皮肤压疮等并发症发生。④进行

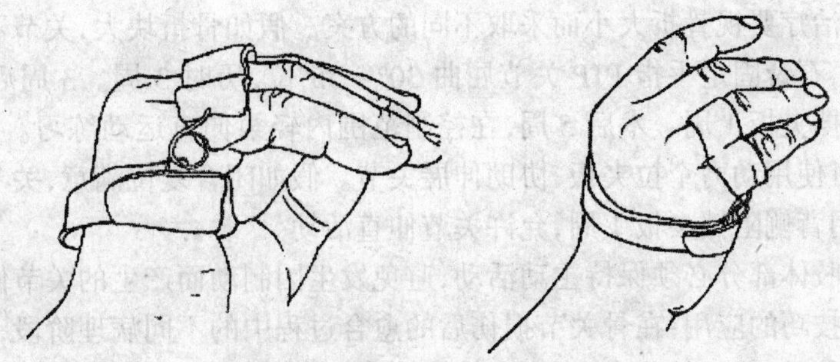

图 10－2－31　动力型尺神经麻痹夹板

作业治疗分析，根据骨折愈合不同阶段，选择相应的作业治疗，恢复患手的协调性和灵活性。

(2)关节损伤　关节损伤分为关节韧带损伤、掌板损伤和脱位。

1)关节韧带损伤的治疗：关节韧带损伤中的近侧指间关节(PIP)发生率最高，并且桡侧多于尺侧，通常伴有掌板损伤。康复治疗的目标是维持关节的活动度。韧带损伤后，需固定 2～3 周。关节固定 15°～20°屈曲。使用铝条或石膏条夹板，背侧夹板比掌侧夹板固定较好，不会松动。这种夹板可使关节掌侧活动。并且不影响掌指关节(MP)和远侧指间关节(DIP)活动。夹板固定期间，注意预防夹板并发症发生。

3 周后去除夹板，使用并指弹力指套，将伤指和邻指连在一起 1～2 周，主动练习屈伸，但禁止任何侧方活动。直至疼痛消失后，方可解除指套。

MP 关节韧带损伤通常发生于桡侧副韧带损伤。固定范围是从 PIP 关节至前臂中段。MP 关节屈曲位 45°～50°。固定 2～3 周。在 MP 关节轻度屈曲位 IP 关节可以自由活动。

拇指 MP 关节侧副韧带损伤多见于尺侧，其处理不同于其他手指，由于软组织嵌入骨与韧带之间常需手术修复。术后拇指固定 5～6 周，拇外展 45°～50°，MP 关节轻度屈曲位允许 IP 关节自由活动。去除外固定后，开始主动和主动－助动运动练习，逐渐增加到患者耐受度为止。10～12 周内韧带损伤还不稳定，伤后 6～12 个月病人会感到伤指不适及无力。因此，设计练习方案时应考虑到每个患者的具体情况，循序渐进。

2)掌板损伤的治疗：手 PIP 关节屈曲 20°位，指夹板固定两周。两周后改用背侧阻挡夹板 1～2 周，以保护掌板。在夹板控制范围内练习运动。陈旧性掌板损伤，已有鹅颈畸形，需外科治疗。

3)关节脱位：PIP 关节脱位可发生在背侧、外侧和掌侧。关节脱位常伴有软组织的损伤。背侧脱位主要累及掌板损伤，可能有小骨片撕脱。用夹板固定 3 周，PIP 关节屈曲 20°～30°。3 周后改用背侧阻挡夹板 1～2 周，在夹板范围内开始主动练习。背侧脱位如果处理不当会产生鹅颈畸形或 PIP 关节屈曲挛缩的并发症。

关节侧方脱位，常伴有侧副韧带和掌板抵止点的撕裂。用手指夹板固定两周，PIP 关节屈曲 20°位。继后，伤指与邻指固定一起，在背侧阻挡夹板保护下，练习主动运动。关节主动运动稳定，但侧方不稳定的关节需要夹板固定 3 周。

关节掌侧脱位，使近节指骨头部不全性或完全性突入伸腱装置，这种损伤采用伸直位夹板固定 4～6 周，保证伸腱装置愈合。去除夹板后主动练习屈伸动作。

骨折脱位的治疗要视骨折大小而采取不同的方案。假如骨折块大，关节不稳定，则需要手术治疗。手术后，石膏固定手指 PIP 关节屈曲 30°～35°位，历时 3 周。3 周后开始练习活动，并且佩戴背侧阻挡夹板 1 周。术后 5 周，在控制范围内轻柔伸直运动练习。假如 8 周后关节未达到伸直位，可使用动力牵拉夹板，协助伸展关节。假如闭合复位满意，关节稳定者，关节固定两周，继后改用背侧阻挡夹板 1 周，允许关节伸直活动。

伤指以外的肢体部分必须保持主动活动，避免发生因制动而产生的关节僵硬等并发症。

4）关节保护技巧的应用：在骨关节损伤后的愈合过程中的不同病理阶段，都应该遵守关节保护原则。其目的是：减轻关节疼痛，预防关节再次损伤及变形，并且提供一种代偿的方法，帮助患者解决一些 ADL 中的困难。

关节保护原则：①使用较大和有力的关节 。②避免关节长时间保持一个动作。③避免关节处于易变形位置，保持正确姿势。④注意工作与休息之间平衡。⑤及时、正确地处理关节疼痛。

关节保护原则的具体应用，如图 10－2－32～图 10－2－48 所示。

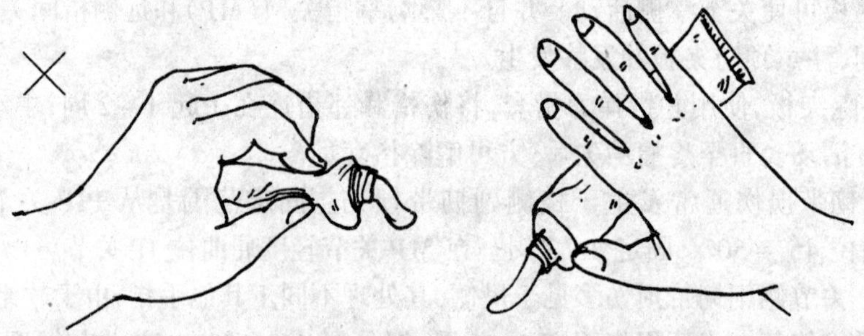

图 10－2－32　用手掌而不是手指挤牙膏

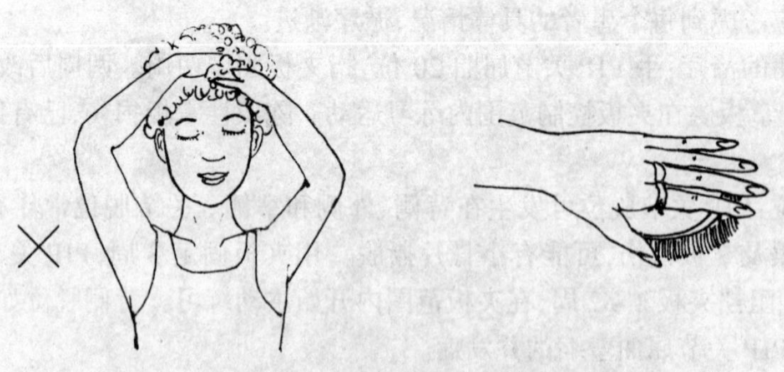

图 10－2－33　避免用手指而是用洗头刷洗头

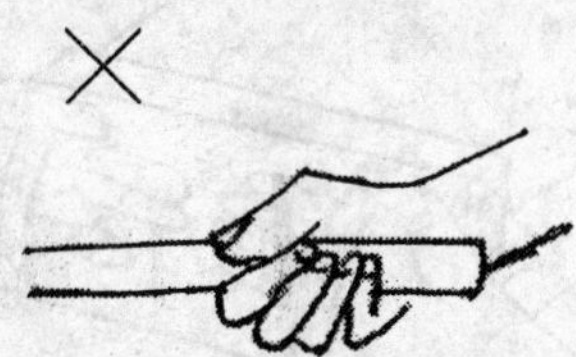

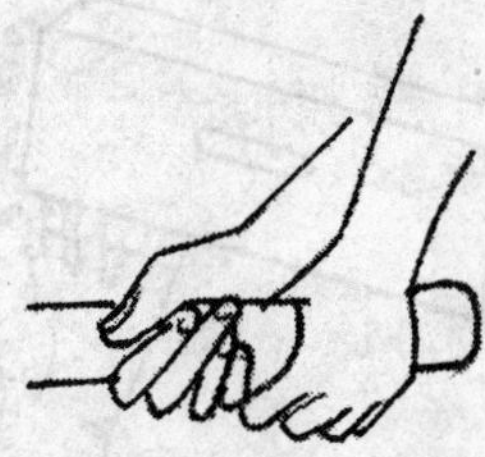

图 10－2－34　避免用单手或手指关节持重物，应用双手或掌心握持

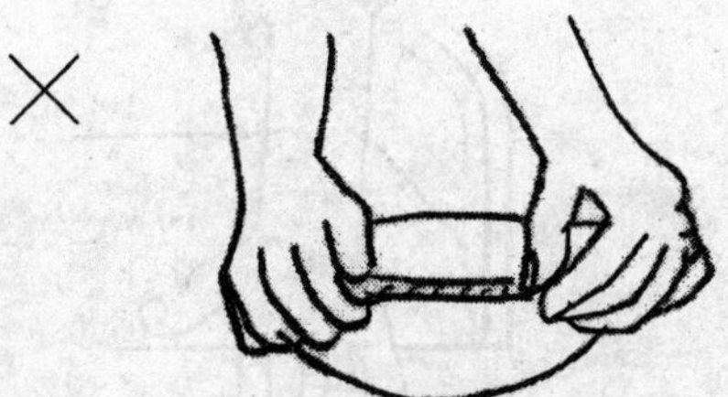

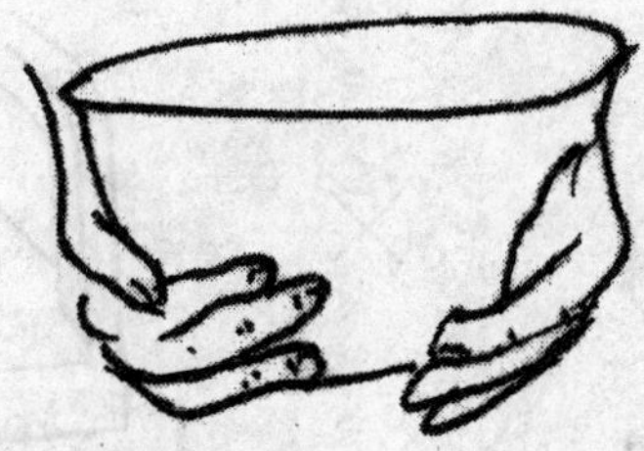

图 10－2－35　避免用手指尖托住碗碟，而应用双手托住碗碟

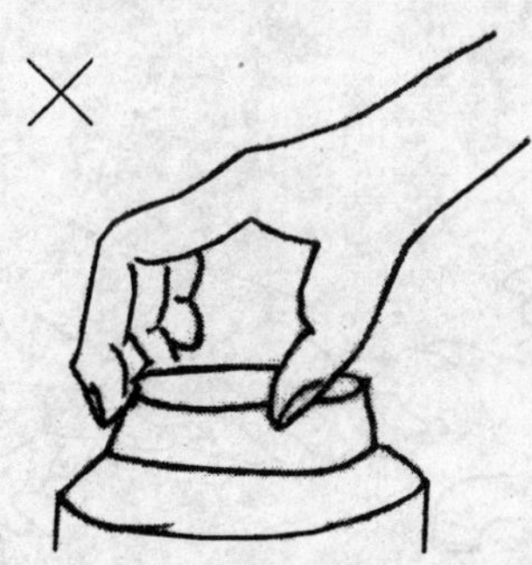

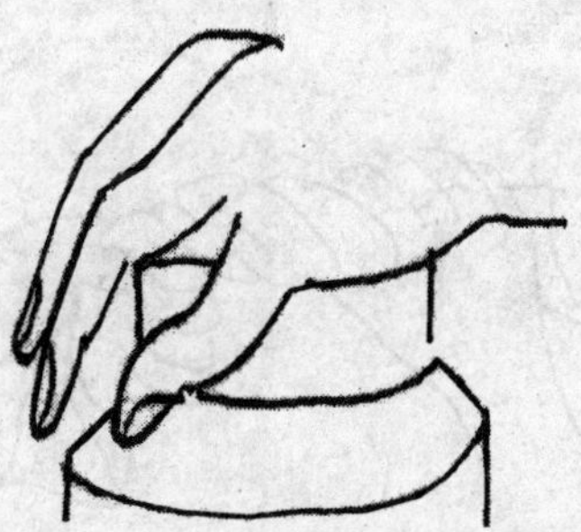

图 10－2－36　避免用手指旋动瓶盖，而应用掌心加压的方式旋动瓶盖

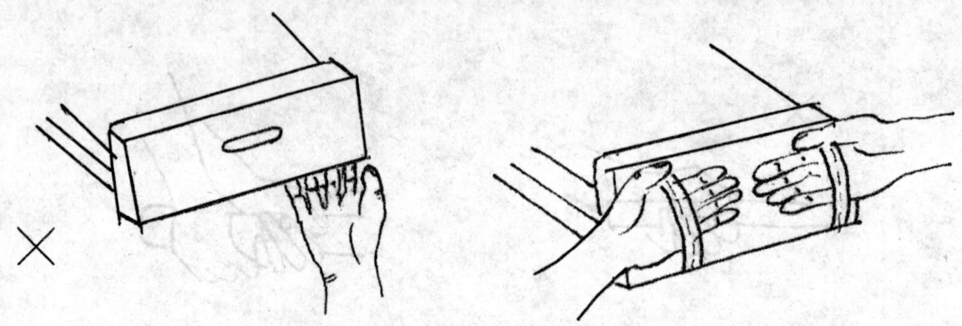

图 10-2-37 避免用手指推拉抽屉，而是用双手或辅助手柄来推拉抽屉

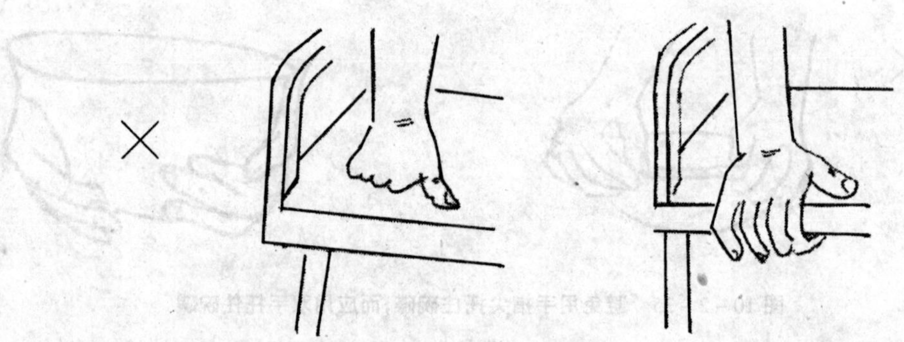

图 10-2-38 避免用手指支撑而应用手掌支撑

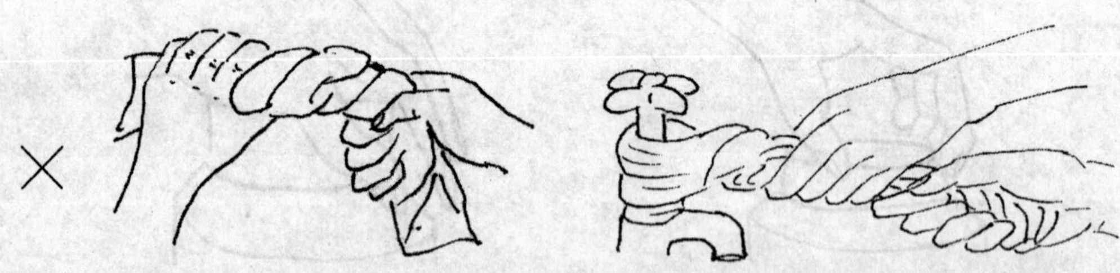

图 10-2-39 避免用手指拧干毛巾，应将毛巾套在水龙头上或用手掌加压拧干

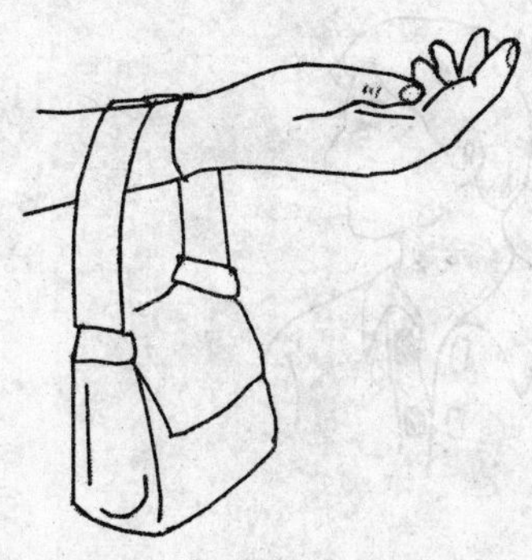

图 10－2－40　不要用手指提物，应尽可能利用大关节或强壮关节，如肘关节提物

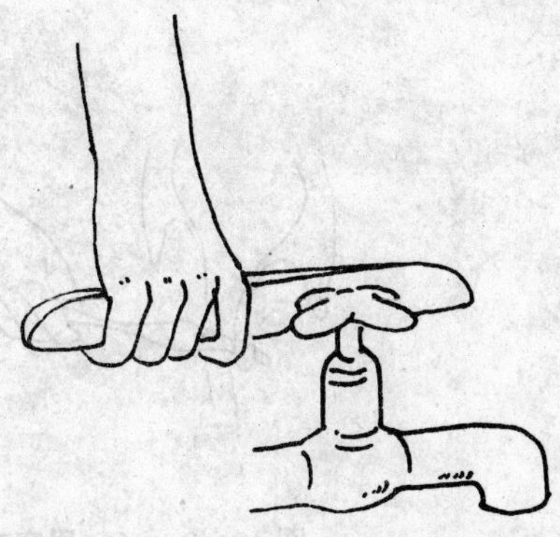

图 10－2－41　避免用手指开关水龙头，而应尽可能用工具或长柄式水龙头开关

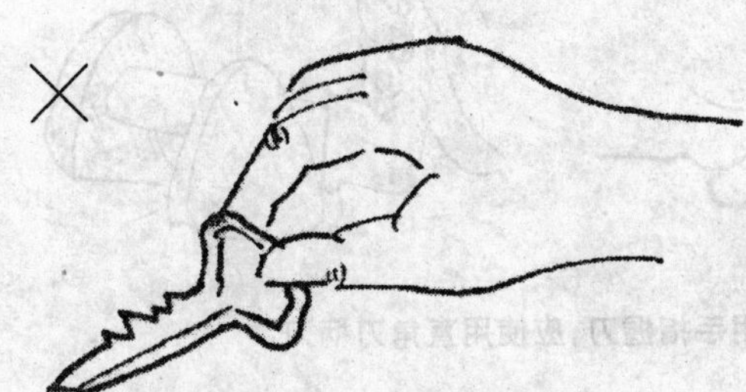

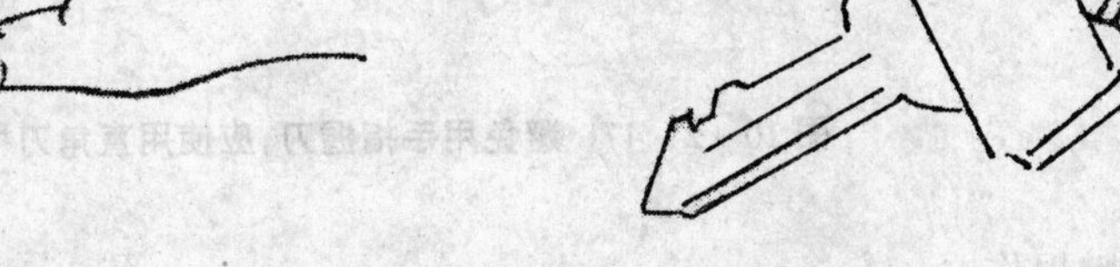

图 10－2－42　避免用手指拿钥匙开门，而应使用钥匙辅助器开门

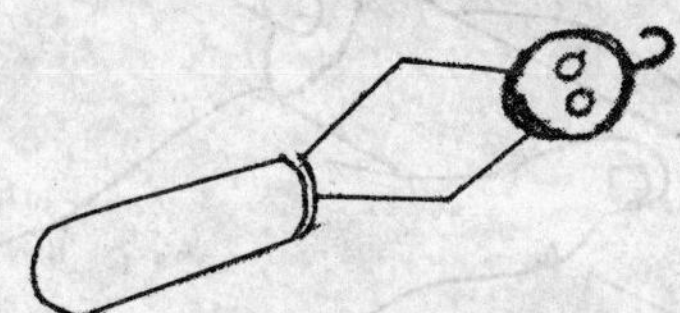

图 10－2－43　穿衣时用的纽扣辅助器

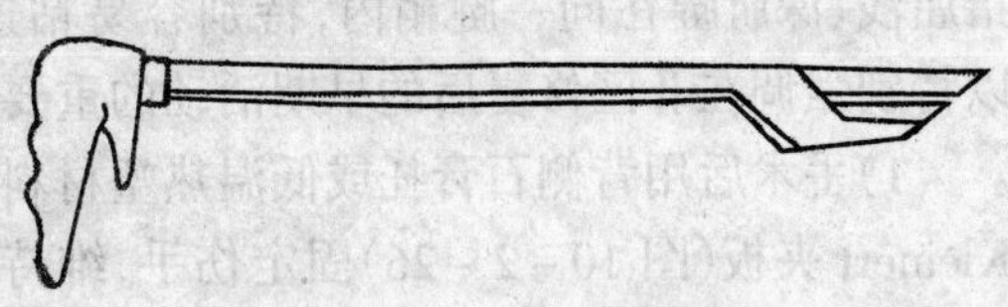

图 10－2－44　长臂取物夹

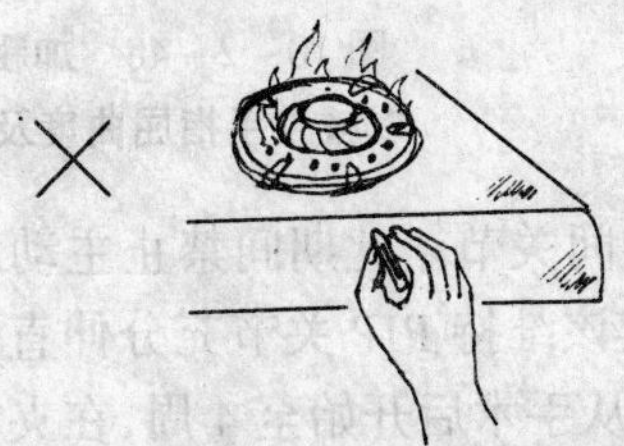

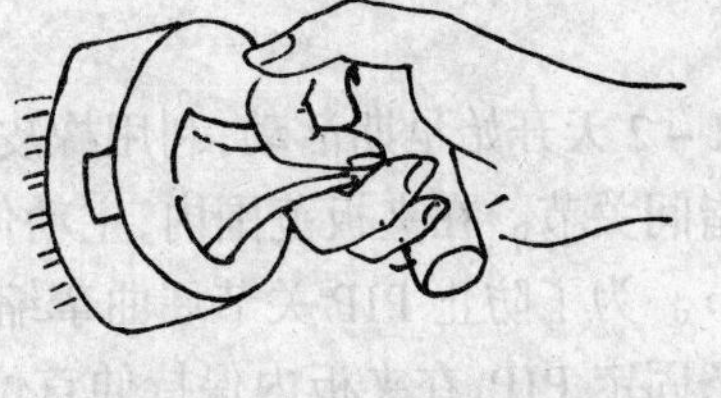

图 10－2－45　避免用手指扭转煤气灶开关，而应改用万能开关器

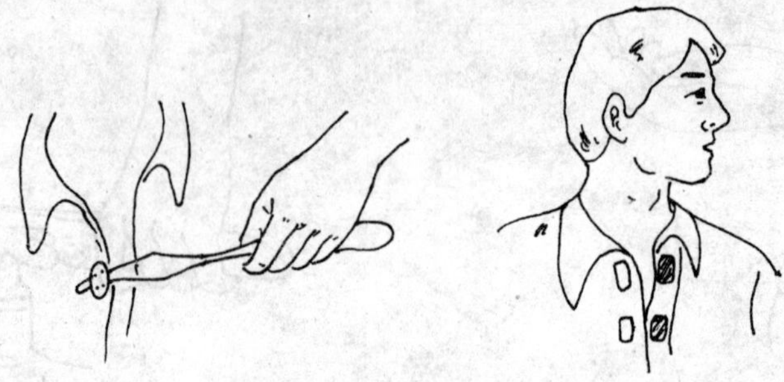

图 10－2－46 用穿衣器帮助系纽扣或改纽扣为尼龙粘扣

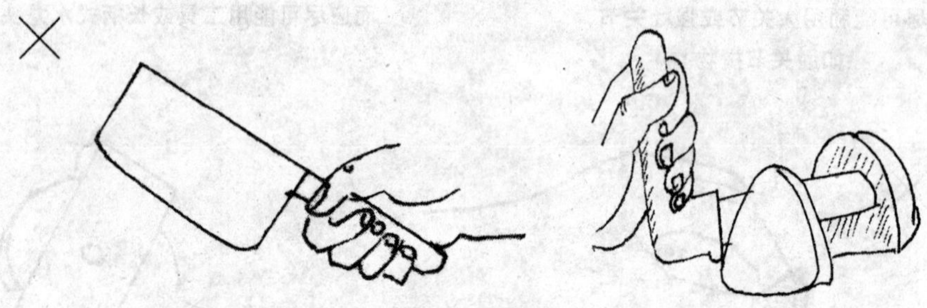

图 10－2－47 避免用手指握刀，应使用直角刀柄刀

2．肌腱损伤

(1)屈肌腱修复术后 Ⅱ区屈肌腱损伤，由于指屈浅、深肌腱在同一腱鞘内，特别容易粘连，所以特别强调在Ⅱ区修复后的早期活动的重要性。

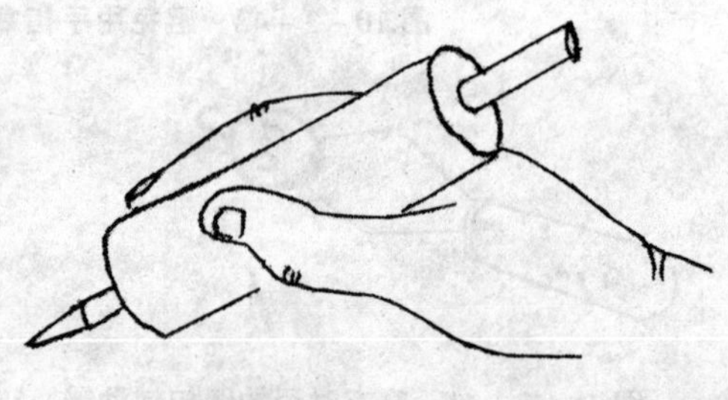

图 10－2－48 加粗笔杆，以减少手指屈曲度及疲劳感

1)手术后用背侧石膏托或低温热塑材料制作 Kleinert 夹板(图 10－2－26)固定伤手，维持腕屈曲 20°～30°，MP 关节屈曲 45°～60°；指间关节伸直位。将橡皮筋一端用胶固定于指甲，其另一端通过掌心的滑车后用别针固定在前臂屈侧的敷料上。

2)手术后 1～2 天开始早期活动，利用橡皮筋牵引被动屈曲指间关节。在夹板范围内，主动伸指间关节。此期间禁止主动屈曲指间关节及被动伸指间关节。为了防止 PIP 关节屈曲挛缩，应该维持 PIP 关节充分伸直位。在练习间隙及夜间用橡皮条固定 PIP，在夹板内保持伸直位。从手术后开始至 4 周，在夹板内进行单个手指的被动屈曲/伸直练习。第 4 周后伤指进行主动运动练习。包括单个手指、指屈浅和深肌腱的练习，钩指、握拳等。

3)术后第 6 周，轻度功能性活动。如 PIP 关节屈曲挛缩，可使用手指牵引夹板。术后第 7

周，抗阻练习，如：使用强度各异的海绵球、塑料治疗泥练习，以维持手的抓握能力。术后第8周，强化抗阻练习，增强肌力、耐力。术后12周，主动活动。

(2)肌腱松解术后　为了使肌腱松解达到预期的目标，首先，术前应使关节被动活动尽可能达最大范围；其次，术中肌腱松解应完全彻底。

1)疼痛和水肿是妨碍练习的最主要原因，必须给予重点处理。

2)松解术后24小时开始，去除敷料，患者主动屈伸练习。练习内容有：指屈浅、深肌腱单独滑动，钩指，握拳，直角握拳等。

3)术后2周拆线。软化松解瘢痕处理。

4)术后2～3周，选择功能性作业治疗。

5)术后6周，选择抗阻力作业治疗。

(3)伸肌腱修复术后

1)伸肌腱修复术后使用掌侧夹板，固定腕关节30°～40°伸直位，同时用橡皮筋牵拉伸直所有指间关节。另外用掌侧夹板防止MP关节屈曲。教会患者，在手夹板范围内主动屈曲手指，依靠弹力牵引被动伸直手指。

2)术后1～3周，在夹板控制范围内练习主动屈指，被动伸指。禁止被动屈指和主动伸指。3周以后，①去除掌侧夹板，嘱咐患者继续主动屈指练习。②继续依靠弹力牵引被动伸指练习。6周后，去除夹板，开始主动伸指练习，包括各条肌腱滑动训练。术后7周，开始抗阻力训练。

3. 周围神经损伤

(1)作业治疗的目的与方案

1)目的：教会患者自我保护及代偿能力。例如：皮肤干燥，伤口愈合能力降低，应教会病人每天清洁皮肤及护理皮肤的方法，维持皮肤的柔软性及弹性。经常检查皮肤有无压痛及过度使用皮肤的炎症。瘫痪或肌力微弱的肌肉应该避免过分牵拉或挛缩。被动关节运动范围训练时，应防止过牵；选择保护性夹板，预防姿势性挛缩等。

2)方案(图10－2－49)。

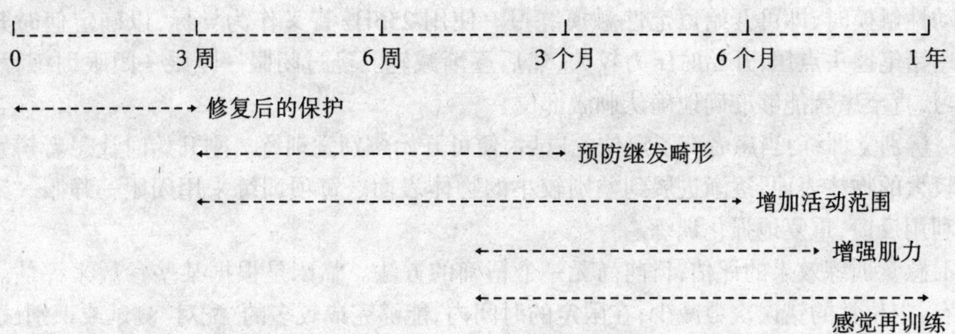

图10－2－49　作业治疗的方案

(2)正中神经损伤

1)修复术后，手夹板维持腕关节屈曲位3周，随后逐渐伸展腕关节至正常位(大约4～6

周)。

2)主动活动训练。

3)用视觉来保护感觉丧失区。

4)日常生活辅助器具使用,例如,佩戴对指夹板,预防第一指蹼挛缩,并提供对指抓握功能。

5)感觉再训练:感觉再训练是周围神经损伤患者作业治疗的一项重要内容。它能使患者在功能性感觉恢复中发挥最大的潜能。

A. 基本原理:周围神经损伤后,由于脊髓的不成熟,感觉传导减慢,加之神经末梢的排列错误,阻碍了许多新生的轴突芽长入原来的髓鞘内,因而出现了非正常感觉和某些部位的感觉缺如。患者通过感觉学习原则(即集中注意力、反馈、记忆、强化),可在脑中产生对这种异常刺激感觉与受伤前脑中已存在的、对某物体表面形状的反应模式联系起来,进一步训练患者形成一种高度的本体感觉的认识。这种方法,感觉恢复的较好,而且是与物体的形状、大小、重量的识别有关。定位训练的目的是将触觉和视觉刺激联系起来形成新的触-视模式。

手的感觉恢复顺序是:痛觉和温觉、30Hz 振动觉、移动性触觉、恒定性触觉、256Hz 振动觉、辨别觉。因此,感觉训练程序分为早期和后期阶段。早期主要是痛觉、温觉、触觉和定位、定向的训练。后期主要是辨别觉训练。腕部正中神经和尺神经修复术后 8 周,可以开始早期阶段的感觉训练。假如存在感觉过敏,则脱敏治疗应放在感觉训练程序之前。

B. 训练方法

a.训练要求:要求患者在手上画出感觉缺失区域,训练前进行感觉评定,当保护觉(痛觉)恢复时,感觉训练程序即可开始。感觉训练后的评定,每月一次。感觉训练时间不宜过长、过多,每日 3 次,每次 10~15 分钟为宜。

b.定位觉训练:治疗师在安静的房间里训练患者。用 30Hz 的音叉让患者知道什么时候和在什么部位开始的移动性触觉。然后用铅笔擦头沿需要再训练的区域由近到远触及患者。患者先睁眼观察训练过程,然后闭上眼睛,将注意力集中于他所觉察到的感受,而后睁眼确认,再闭眼练习。这样反复学习,直至患者能够较准确地判断刺激部位。当患者能够觉察到指尖的移动性触摸时,即可开始恒定性触摸练习。使用 256Hz 音叉作为导标,以确定何时开始训练。用铅笔擦头点压,开始时压力较大,然后逐渐减轻。经过闭眼—睁眼—闭眼训练程序,反复学习,直至患者能够准确地确认刺激部位。

c.辨别觉训练:当患者有了定位觉以后,便可开始辨别觉训练。刚开始时让患者辨别粗细差别较大的物体表面,逐渐进展到差别较小的物体表面。每项训练采用闭眼—睁眼—闭眼方法。利用反馈,重复地强化训练。

d.感觉训练效果的评估:目前尚无一个精确的方法。临床是根据某些参数来评估。这些参数有:定位觉的错误次数减少;在限定的时间内,能够完成较多的"配对"测试或识别试验;完成各项训练的时间缩短;两点识别能力提高;患者进行日常生活能力和作业能力提高。其中最重要的评估标准是,患者在工作中和休闲活动中利用伤手的能力增强了。

特别强调的是,正规感觉再训练结束,患者恢复主动活动后,后期阶段的感觉训练是依靠患者自己双手的不断使用而得以维持的。这可能需要很长时间。

(3)尺神经损伤的康复处理

1)佩戴 MP 关节阻挡夹板,预防环、小指爪形指畸形。

2)用视觉代偿、保护手尺侧缘皮肤感觉丧失区。

3)对神经无恢复者,可考虑重建内在肌功能手术。

(4)桡神经损伤的康复处理

1)使用腕关节固定夹板,维持腕关节伸直,掌指关节伸直,拇指外展位。预防伸肌过牵。协助手的抓握、放松功能。

2)通过活动对肌肉训练,例如:抓握和松弛动作。

3)必要时,可施行伸腕、伸拇、伸指功能重建手术。

四、手外伤患者的职业康复

职业康复的含义:手康复的宗旨是在最短的时间内,使手外伤患者恢复最佳功能,重返社会,重返工作岗位。职业康复就是为了达到上述宗旨的一个作业治疗方案,也是整个手康复的一个环节。以往,大多数手外伤患者经过一段治疗,当体能进展到某一程度,便会停止治疗,返回工作岗位。但是,并不是每一个手外伤患者的体能都能够达到以往的工作要求,尤其是手工体力劳动者,他们可能会再次受伤。职业康复为手外伤患者在重返工作岗位前提供一个模拟工作的环境,帮助他们能尽快复原,适应新的环境,使其安全、有效地投入工作。

职业康复程序表示如下:

面试及咨询→工作分析→工作能力评估→工作能力训练→再次评估。

1. 面试及咨询　通过面试和咨询,搜集以下资料:

(1)家庭状况　包括手外伤患者的婚姻状况、家庭成员情况、家庭经济主要来源以及患者对重新参加工作的态度。

(2)患者的既往病史　咨询手外伤患者过去有否其他疾病,例如心血管疾病或呼吸系统疾病等。这将有助于康复治疗计划的制订及实施。

(3)以往就业情况　包括工作类型、劳动强度、与职业有关的嗜好、工资待遇等。从而可了解患者对治疗的动机、责任感和可靠性,以及患者恢复工作所必须掌握的体能和技能。

(4)受教育程度　即患者达到的学历程度。

2. 工作分析　工作分析包括两部分:第一,在工作方面,分析从事某项工作所需要的每一个工序;第二,从业人员方面,分析从业人员需要具备哪些方面的知识、才能及技能。

对不能恢复原工种的患者,可根据其过去工作情况、受教育程度、残留功能状态,寻找其合适的工种,帮助其逐渐适应新工种。

3. 工作能力评估　对未能确定可否恢复原先的工作,则需要进行工作能力评估。这种评估过程较复杂,常需 1～2 周时间,包括 4 个方面:

(1)体能评估　客观评估患者受伤后的体能情况,包括关节活动度、体力、耐力及协调性等。

(2)职业评估　这是一个全面的程序,主要用来测试患者重新参加工作的潜力。包括重新参加工作的可能性、工作耐力、工作适应能力及兴趣因素。工作耐力测定是对病人集中精力 1

~3 小时的从事最低限度工作所需的体力评估(即临界功需量)。包括负重全范围运动和不同部位长时间的功需量。根据工作耐力测试结果定出患者现有的劳动功能。适应能力是指每一项工作所要求从业人员的独特适应能力。兴趣因素是指对某些类型的工作或活动由于关切，或被吸引而能够专心的倾向。因为许多研究证明,患者安心于某项工作和出色的成绩,与他对工作是否有兴趣有很大的关系。

(3)工具操作评估　根据患者从事的工种进行利用实物测试。使用手工具的能力,例如改锥、手槌、打字等。

(4)工作态度评估　必须具备某些基本的工作态度,才符合受雇用的条件,例如劳动出勤率、能否遵守劳动纪律、能否与别人合作及接受善意批评等。

4. 工作能力训练　经过上述评估,那些不宜即时参加工作的患者,便可开始接受工作能力训练。工作能力训练有以下 4 方面:

(1)体能训练　目的是为增加患者恢复工作的身体和精神方面的承受能力。体能训练的内容有:心肺功能训练,肌力与握力、耐久力的训练,关节活动范围训练,肢体灵活、协调性训练。以逐渐增加至相似于恢复工作时对机体的需要。例如水电员工要训练站立、蹲坐、登高、操作工具和解决管道线路故障的能力。

(2)作业训练　患者通过以生产为主要内容的作业治疗,参与实际的或模拟工作训练,大致有以下几种方式:

1)模拟工作设备:有 BTE 工作模拟器和 Lido 模拟工作装置。模拟工作训练器利用可组装式的多种工具配件来模拟大部分工作上所需要的上肢基本动作。工具配件可因需要而变换不同阻力来训练。

2)Valpar 模拟工作系统:该系统为治疗师提供了一种标准的方法,可用于测试及训练患者完成各种工作所具备的能力,以及完成特殊工作所必备的活动能力。其中与手康复关系密切的 Valpar 工作模拟训练有 5 种:①Valpar 全身活动范围的工作样本。②Valpar 上肢活动范围的工作样本。③Valpar 小工具(机械)工作样本。④Valpar 眼 - 手 - 足协调的工作样本。⑤文秘类工作样本。该仪器可帮助我们预测一个人的工作能力能否适合大部分工业生产的要求。就如每个指定的工作都需要某些特定的技巧,同样,每个工件也需要一些指定的技术,才能完成任务。只要某人能够成功完成某个工件的工作,就显示该人亦能够完成同样的实际工作。

3)模拟工作岗位:专门为患者设计的不同工作场所,例如金工、木工、水电工、办公室等。从实际情况来评估,训练病人的工作潜能及能力,以适应一般工作的要求。

(3)工作操作训练　患者通过实际工具或模拟工具器的训练,以增加使用工具的灵活性、速度。

(4)工作态度训练　鼓励患者克服困难,树立自信、自强、自尊,积极参与作业训练,尽早恢复工作。在整个训练过程中,要定期考核工作态度。

经过为期 6~8 个星期的训练后,进行再评估。

5. 职业康复训练的注意事项

(1)手外伤患者在训练时要遵守安全原则,养成安全操作的习惯。在安全的操作规程和劳动环境中,患者就能顺利地恢复工作。

(2)在体能训练和工作训练中,应密切观察患者的反应,若出现疼痛,应检查疼痛部位和类型。教育病人学会防止疼痛的技巧,学会在工作过程中的松弛技术和正确的操作方法。经皮神经电刺激(TENS)治疗或生物反馈治疗对疼痛治疗有较好效果。

(3)患者参加工作的准备阶段时间和其伤残程度、自身调节能力、体力强弱、精神状态等诸多因素有关。一般经过为期6~8周的职业康复训练后,进行再次评估。患者可根据具体情况选择工作。随着适应和耐受能力的增加,可逐渐恢复原工作。

(4)建立随访制度,若发生问题,可及时处理。

第三节　断肢(指)再植术后的康复

一、概述

肢体的离断性损伤,传统治疗只能丢弃肢体的离断部分,修复残端,待创面愈合后装配假肢,以代偿失去的部分功能,但是功能效果不理想,尤其是上肢。自20世纪60年代以来,随着动物离断肢体的再植成功,以及显微外科器械和技术的不断提高,我国于1963年成功再植一例前臂断肢。继后1967年断指再植获得成功。近年来又有数例十指再植、四肢再植成功的报道,这标志我国在断肢(指)再植方面居世界领先地位。

(一)断肢(指)的定义

断肢(指)分为两类:①完全性断离。凡断离肢(指)体远端部分完全离体,无任何组织相连或只有极少量软组织相连,但清创时必须将这部分软组织切断者称为完全性断离。②不完全断离。凡伤肢的断面有骨折或脱位,残留相连的软组织少于断量总量1/4,主要血管断离,或伤指断面只有肌腱相连,残留皮肤不超过周径1/8,其余血管全部断裂,而伤肢(指)的远端部分无血循环或严重缺血,不接血管将引起坏死的称为不完全断离。

(二)再植术指征

1. 离断肢体应有一定的完整性,血管床无严重破坏。

2. 离断肢体的时间愈短愈好,因为再植是有时限的,当组织细胞缺血超过一定时限即可出现不可逆的变性,即使再植成活,由于组织的变性肢体也无功能。

3. 再植的断肢要能恢复一定的功能,断肢再植的目的不仅是接活,更重要的是恢复其功能,如估计到再植后对功能不利,或功能不能恢复,则不予再植。

二、功能障碍的特点

(一)年龄因素

老年患者神经再生能力差以及关节僵硬是限制功能恢复的因素。老年伤者的肘上断离或经肘断离,以及前臂近端断离再植后,手功能恢复的希望不大。但是,肘上断离的肘关节可以保留,以期在以后的肘下再截肢时能较好地佩戴假肢。如果伤者年轻,有明显的愿望等待神经再生以恢复功能，无论是经前臂远端、腕部、掌部或是手指再植手术后，功能一般比较满意。

（二）损伤的性质

就再植后成活和功能恢复而言，清洁锐利的切割伤断离，极局限的挤压断离和近端、远端血管损伤很轻的撕脱性断离的伤者的预后最好。对于戒指型撕脱-脱套损伤，虽然通过静脉移植使断指成活，然而由于皮肤被完全撕脱，因此功能恢复差。

（三）损伤平面和断离部位

1. 经肱骨、肘关节和前臂近端的断离者，再植术后可保留有用的功能。

2. 由于拇指的重要性，所以不管神经肌腱是否撕裂以及关节是否损伤，几乎任何平面的拇指断离都应当考虑再植，而且再植后有一定功能。

3. 虽然许多单指断离者没有再植，仍生活良好。但是对某些音乐家、其他特种职业者，或考虑到其他美学或社会因素等原因，就值得再植。

4. 有多指断离，至少在中指和环指再植两个手指，可使手指与拇指良好地对指，具有夹、捏、握持功能，从而减少障碍程度。

5. 对于双侧断肢，每侧再植可能优于两侧安装假肢功能。

6. 关节断离破坏了关节运动，但经关节融合，或施行人工关节置换，仍可保存一个满意的肢体。

（四）功能障碍程度与肢体缺血时间长短有关

肢（指）体断离后血液循环中断，各种组织随时间的延长，先后发生不同程度的变性，最后导致组织坏死。断离10小时以内的组织呈轻度变性，10小时以后为中度至重度变性。因此，不难理解缺血时间愈长，则再植存活率愈低，即使部分断离肢体再植成活，其功能恢复亦差。

（五）后期手术可以改善再植肢（指）体的功能

再植肢（指）体经过一段时间的治疗，功能恢复到一定程度时仍存在一些功能障碍，如骨不连接或畸形愈合、肌腱粘连、关节僵硬和神经功能恢复延迟等，需要利用矫形手术的方法来改善。一般常用的手术有肌腱粘连松解术、肌腱移位术、神经松解术和骨关节手术等。上述手术必须与康复措施密切配合，才能取得预期效果。断肢再植后功能障碍的主要原因是：①离断部位过高，再植后神经恢复不佳，以致造成广泛的肌肉麻痹。②部分病例再植时未将神经或肌腱修复，而后期修复手术又未及时进行。③再植后未进行康复锻炼，特别是早期的功能锻炼，以致关节挛缩，组织粘连，造成严重的功能障碍。④部分病例再植后，软组织严重缺损或感染，有大片瘢痕形成。因此，要减轻再植肢体的功能障碍程度，必须做到：①严格掌握手术适应证。②做好再植手术与后期修复手术。③开展早期的康复治疗。

三、功能评定

（一）肢（指）体再植成功的标准

1. 再植肢（指）体成活。

2. 再植后肢（指）体具有功能。

（二）功能障碍的评定

1981年国际会议曾对断肢（指）再植的功能评定提出方案，这个方案按照以下4个方面进行评价，并分为4度的功能恢复：①工作能力。②关节活动度。③感觉能力的恢复。④肌力。

Ⅰ级(优)：应用再植肢体能恢复原工作，合计的关节活动度(包括再植平面近侧的一个关节)超过健侧的60%，神经恢复良好，且能耐寒冷，肌力恢复达4~5级。

Ⅱ级(良)：能恢复合适的工作，关节活动度超过健侧的40%，正中神经和尺神经的恢复接近正常并能接受寒冷，肌力恢复达3~4级。

Ⅲ级(可)：能满足日常生活需要，关节活动度超过健侧的30%，感觉恢复不完全(如只有单一的正中神经或尺神经恢复较好，或正中神经与尺神经只恢复保护性的感觉)，肌力恢复到3级。

Ⅳ级(差)：肢体存活，但无实用功能。

四、作业治疗

术后最初两周内，作业治疗一般不介入，要等待再植肢(指)体成活后才能参与。具体方案取决于多种因素，特别是患者的需要和肢(指)体再植部分损伤的范围。一般来说，再植后的最初3周内不要进行骨骼、关节或肌腱运动。然后，根据损伤程度，采用与治疗肌腱、骨骼和神经复合伤相似的方式治疗。再植3周后，鼓励患者开始主动、主动助动的和保护下被动运动，和分级的活动范围锻炼计划，并设计制作适当的动力型或静力型手夹板辅助锻炼。

治疗目的：是使再植肢(指)体获得一个无痛、有力、灵敏协调和有用的手，以适应每日日常生活和工作学习的需要，并能做多种工作。在康复治疗中，作业治疗和物理治疗两者很难截然分开，作业治疗偏重于手功能训练，以及影响手功能训练的常见问题，如肿胀、疼痛与过敏，和手夹板辅助具的制作及使用。

(一)感觉再训练

1. 注意事项 ①要求患者在手上画出感觉缺失区域。②训练前进行感觉评定。③当保护觉(痛觉)恢复时，感觉训练程序即可开始。④感觉训练后的评定，每月一次；感觉训练时间不宜过长、过多，每日3次，每次10~15分钟为宜。

2. 定位觉训练 治疗师在安静的房间里训练患者。用30Hz的音叉让患者知道什么时候和在什么部位开始的移动性触觉。然后用铅笔擦头沿需要再训练的区域由近到远触及患者。患者先睁眼观察训练过程，然后闭上眼睛，将注意力集中于他所觉察到的感受，而后睁眼确认，再闭眼练习。这样反复训练，直至患者能够较准确地判断刺激部位。当患者能够觉察到指尖的移动性触摸时，即可开始恒定性触摸练习。使用256Hz音叉作为导标，以确定何时开始训练。用铅笔擦头点压，开始时压力较大，然后逐渐减轻。经过闭眼—睁眼—闭眼训练程序，反复学习，直至患者能够准确地确认刺激部位。

3. 辨别觉训练 当患者有了定位觉以后，便可开始辨别觉训练。刚开始时让患者辨别粗细差别较大的物体表面，逐渐进展到差别较小的物体表面。每项训练采用闭眼—睁眼—闭眼方法。利用反馈，重复地强化训练。

(1)质地和形状的识别训练 将颗粒粗细不等的砂纸，分别附着于木棒的两端。令患者闭眼，开始时用粗细颗粒相差很大的砂纸端在患者手指轻轻地滑动，让患者回答是同样、或是有差别。逐渐进展至粗细相似的砂纸。假如患者回答有误，则睁开眼睛再感觉一次，如此反复进行,直至回答正确。

纺织品的质地识别训练:将质地不同的织物,例如针织品、丝织品、布料、毛皮等放在一起。开始阶段让患者识别质地相同的织物。令患者将相同质地的织物“配对”。然后,进展到识别不同质地的织物。训练方法同上。

将硬币、螺帽、螺栓、安全别针等小物品放入布袋内,让病人触摸,识别粗糙或光滑的边缘。

(2)拼图游戏训练　这种训练具有趣味性,但有一定难度。

1)认别字母:将用塑料薄片做成的字母,用尼龙搭扣粘附在木块上面。令患者按闭眼—睁眼—闭眼的方法,用指尖触摸识别字母,并记录完成项目训练所用的时间。也可将字母制成立体形状,藉此增加训练难度。

2)盲点图案触摸训练:在盲文纸上设计各种盲点图案,例如“房子”。令患者闭眼—睁眼—闭眼,用手指尖触摸图画,并回答问题。例如“房子有几个窗口?”训练难度可以由图案设计的内部距离来调节。窗口间的距离近,难度较大;距离远,较容易。

3)迷宫触摸训练:用塑料片在木板上组成不同形状的几何图形的迷宫。令患者闭眼,用指尖触摸,从迷宫开始端,沿着几何形状前进,直至终端。

4. 需要运动功能参与的感觉训练　下列训练项目,需要较高级的运动技巧。先从大小、形状和质地相差很大的物品开始,逐渐进展到识别细小物品。

(1)拣拾物品　例如,将各式各样的豆类或玻璃球混入米粒堆里,开始时,让患者从米粒堆里拣拾较大的豆类或玻璃球,逐渐过渡到拣拾大小相似的豆类。让患者在闭眼下操作。

(2)拣拾日常用品　将日常用品,例如:别针、铅笔、钥匙、肥皂、纽扣等物品放入布袋中。开始时,让患者拣拾质地大小相差很大的物品,以后进展到拣拾大小、形状、质地相似的物品。

(3)日常生活活动和作业活动训练　许多情况下,患者的生活自我照料和作业活动,是在没有视觉的帮助下进行的,例如:在暗室中,用钥匙开门、拿东西、系纽扣等。所以,这类训练很重要。

5. 感觉训练效果的评估　对感觉再训练的评估,尚无一个精确的方法。临床是根据某些参数来评估。这些参数有:①定位觉的错误次数减少。②在限定的时间内,能够完成较多的“配对”测试或识别试验。③完成各项训练的时间缩短。④两点识别能力提高了。⑤患者进行日常生活能力和作业能力提高了。其中最重要的评估标准是:患者在工作中和休闲活动中利用手的能力增强了。

最后要特别强调,正规感觉再训练结束,患者恢复主动活动后,后期阶段的感觉训练是依靠患者自己双手的不断使用而得以维持的。

(二)感觉过敏治疗

1. 教育患者减少恐惧心理,有意识地使用敏感区　如果不能克服敏感现象,很难进行下一步的治疗,例如:感觉再教育、肌力训练、功能性活动等。

2. 在敏感区逐渐增加刺激　首先用棉花摩擦敏感区,每天5次,每次1~2分钟。当患者适应后,改用棉布或质地较粗糙的毛巾布摩擦敏感区,然后使用分级脱敏治疗。例如,①先用旋涡水浴15~30分钟,开始慢速,然后逐步加快,使患者逐渐适应水的旋动。②按摩、涂油后,作环形按摩10分钟。③用毛巾类针织物摩擦10~30分钟,待患者能耐受触觉刺激后,让患者触摸不同材料，如碎粒、黄沙、米粒、圆珠等。④振动，如使用电动震动器刺激局部皮肤，以巩固患者的脱敏。⑤叩击，如用铅笔端叩击敏感区以增加耐受力。

假如存在痛性神经瘤患者，则需手术切除神经瘤。

(三)感觉减退康复技术

感觉减退是由于周围神经修复后，神经再生不完全所致。康复治疗目的，首先是教会患者使用代偿技术，安全地使用手，其次是感觉的再训练。

1. 手部感觉丧失的患者的安全教育

(1)避免接触热、冷和锐器物品。

(2)避免使用小把柄的工具。

(3)抓握物品不宜过力。

(4)避免长时间地使用。

(5)使用工具的部位经常更换，预防某一部位的皮肤有过多的压力。

(6)经常检查手部皮肤有无受压征象，如红、肿、热等情况。

(7)假如感觉缺损区皮肤破溃，应及时处理伤口，避免组织进一步损伤。

(8)良好的皮肤护理，保持无感觉区皮肤的柔软及弹性。

2. 保护觉训练　治疗师用针刺、冷、热、深压刺激等手段，让患者去体会每一种感觉的特点。然后，让患者按闭眼—睁眼—闭眼的过程反复训练。通过再训练，使患者重新建立感觉信息处理系统，而不是恢复原有的保护觉。

(四)手夹板治疗

手夹板是作业治疗的一个重要组成部分，其作用是：①将患手固定在可促进愈合和防止畸形的位置。②矫正存在的畸形并改善其功能。③提供动力以代偿肌无力，特别是由于周围神经麻痹造成的肌无力。

夹板最常用于术后短时间固定或间断固定，以保证关节处于正确的位置和使肌肉松弛，在手部关节炎时，制动夹板可防止手畸形进一步加重。夹板应能使未受影响的肢体部分尽量正常地发挥功能。夹板应舒适和轻便。夹板过紧会压迫皮肤形成溃疡，延误治疗进程，所以在使用夹板时应注意不要过度压迫皮肤，特别是在关节部位。治疗师应掌握需要特殊技巧的技术性调节。患者应完全理解佩戴夹板的原因，并相信夹板的应用价值。随着治疗的进展，通过观察患者安装拆卸夹板的熟练程度，可确定患者是否按要求使用了夹板。详细内容可参阅本章第二节手外伤部分。

(五)其他治疗措施

术后早期处理的重点是保证患者生命体征的平稳和再植肢(指)体的成活。主要措施包括抗血管痉挛、抗凝治疗和抗炎症治疗。

术后再植肢(指)体要适当衬垫，在其掌侧面安放石膏支持手指、手部和腕部。绷带固定时要避免过紧或过度缩窄。要显露手指尖和小块皮肤观察血液循环。术后第一周，每 8 小时用生理盐水湿润绷带，预防干燥的血液形成环形硬痂，后者可能产生缩窄作用。对不复杂的再植首次更换敷料至少要延迟 1 周。这样可降低干扰脆弱的血管吻合的危险性，减少诱发血管痉挛的机会。

通常把患手放置于心脏平面。如果再植部分因静脉阻塞出现充血和发绀，用几个枕头垫高可能有益。如果再植部分因动脉供血不足而变苍白，可能需要将其降低至心脏平面以下以增加动脉血流。根据损伤的范围，术后通常让患者卧床休息2周左右。

术后早期，保持室内温暖，禁止患者和探视者吸烟，劝告患者不喝含咖啡因的饮料以有助于预防血管痉挛。应用合适的麻醉性止痛药和镇静药(如酚噻嗪，25mg，每日4次)可以预防或者最大程度地减少与疼痛和情绪忧伤有关的血管痉挛。

术后神经阻滞有助于预防血管痉挛。常用的抗凝剂有肝素、低分子右旋糖酐、阿司匹林、双嘧达莫和苯丙酮香豆素钠(香豆定)，术后1周常规应用抗生素。

(陆廷仁)

第十一章　骨关节疾患的康复

第一节　关节炎的康复

引起关节炎的原因很多，关节受到外伤后出现的关节炎如创伤性关节炎；关节感染后引起的关节炎如化脓性关节炎；由于年龄增加而出现的关节炎如老年性骨关节炎或退行性关节炎等。临床上通常将关节炎分为两大类，一类是炎性关节炎如风湿性关节炎，好发部位如图 11-1-1；另一类是非炎性关节炎如骨关节炎。其中，类风湿性关节炎（rheumatoid arthritis，RA）和骨关节炎（osteoarthritis，OA）是作业治疗师在日常工作中遇到的最常见的风湿性疾病，也是需要作业治疗师早期干预的骨关节慢性疾病。本节，将分别介绍类风湿性关节炎和骨关节炎的作业治疗。

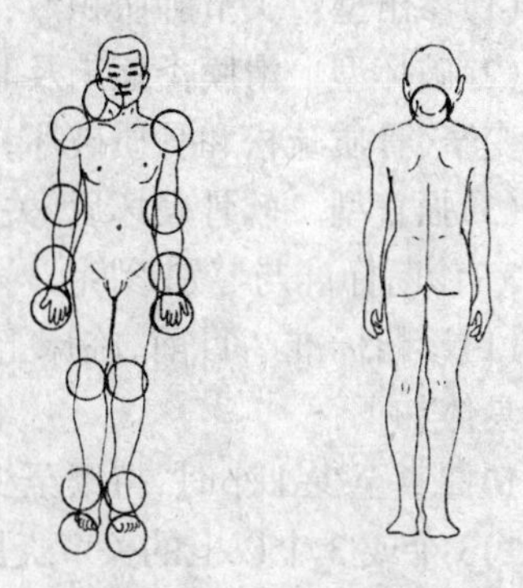

图 11-1-1　风湿性关节炎好发部位

一、类风湿性关节炎的康复

（一）概述

1. 流行病学概况　类风湿性关节炎是一种病因尚未明了的慢性全身性自身免疫性疾病，其关节的病变以对称性、多关节、小关节为主。我国约有 400 万患者，患病率为 0.32%～0.36%。任何年龄均可发病，但多发于青壮年，80%患者发病年龄在 20～45 岁。女性的发病率多于男性，男女之比为 1:2.4。患者中约 15%症状单次发作后即可得到缓解，25%症状呈间歇性发作，50%症状呈持续性发作，只有 10%的患者症状迅速进展。

“类风湿性关节炎”这一病名最早是在 1858 年由英国医生加罗德首先使用，1896 年舍费尔和雷蒙将该病定为独立的疾病，1931 年塞西尔等人发现类风湿患者血清与链球菌的凝集率很高，1940 年瓦勒发现类风湿因子。美国是在 1941 年正式使用类风湿性关节炎这一病名。1945 年卡维尔蒂、1961 年斯勒芬分别提出类风湿发病机制的自身变态反应理论。目前，除中、英、美三国使用“类风湿性关节炎”病名外，法国、比利时、荷兰称之为慢性进展性多关节炎；德国、捷克和罗马尼亚等国称之为原发性慢性多关节炎；日本则称之为慢性关节风湿症。

此病的基本病理改变是滑膜炎，当累及软骨和骨质时则出现关节畸形。70%患者血清中可以出现类风湿因子。从病理改变的角度来看，类风湿性关节炎是一种主要累及关节滑膜（以后可波及到关节软骨、骨组织、关节韧带和肌键），其次为浆膜、心、肺及眼等结缔组织的广泛性炎症性疾病。早期的病理表现为滑膜红肿渗出大量液体,关节囊、腱和腱鞘炎改变,关节明显肿胀。滑膜炎继续进行,富有血管的肉芽组织从关节软骨边缘的滑膜向软骨面伸展,遮断了软骨从滑液摄取营养,导致软骨溃疡。最后软骨表面的肉芽组织纤维化,使上下关节面互相融合,形成纤维性关节强硬。关节附近的骨骼呈脱钙和骨质疏松,肌肉和皮肤都萎缩。关节本身畸形或脱位。

目前认为,类风湿性关节炎的发病机制,是由于病原体抗原进入人体→被巨噬细胞吞噬、消化、浓缩→与 HLA - DR 结合成复合物→被 T 细胞受体识别,使 T 辅助淋巴细胞被激活→引起一系列免疫反应。类风湿因子是免疫球蛋白 IgG Fc 端的抗体,它能与自身的 IgG 结合(形成免疫复合物),所以是一种自身抗体,是引起关节慢性炎症和其他临床表现的重要因素。

2. 临床分类　临床上将类风湿性关节炎分为三型。

(1)渗出型　关节肿胀积液,后期骨质疏松。

(2)破坏型　滑膜炎症未及时恢复,滑膜血管伸向软骨形成血管翳,最后导致软骨破坏,关节腔变窄,骨质疏松和骨质破坏,亦可出现继发性骨关节炎。

(3)强直型　软骨破坏后,关节形成纤维性强直或骨性强直,此期关节活动受限。

3. 诊断标准与鉴别诊断

(1)诊断标准　目前,临床上采用的仍然是 1987 年美国风湿协会(ARA)制定的诊断标准。具体如下:

1)僵直至少 1 小时,持续至少 6 周。

2)3 个或 3 个以上的关节炎肿胀,持续至少 6 周。

3)腕关节、掌指关节或近侧指间关节肿胀,持续至少 6 周。

4)对称性关节肿胀,持续至少 6 周。

5)手部 X 线片具有典型的类风湿性关节炎改变,包括糜烂和骨质脱钙。

6)类风湿结节(皮下结节)。

7)类风湿因子阳性。

上述 7 项中具备了 4 项即可确诊。

(2)鉴别诊断　类风湿性关节炎需要和风湿性关节炎、骨关节炎和强直性脊柱炎鉴别。风湿性关节炎发病前常有链球菌感染史,多见于儿童,常侵犯大关节。临床表现为游走性关节疼痛和肿胀,心脏常受累,血清抗链球菌溶血素 O 阳性,而类风湿因子阴性,关节肿痛消失后关节的形态和功能恢复正常。骨关节炎多见于中老年人,X 线可见关节的退行性改变。强直性脊柱炎多见于青少年男性,以骶髂关节、腰椎病变为主,X 线示骶髂关节炎,晚期腰椎呈竹节样改变,HLA - B27 阳性而类风湿因子阴性。

(二)功能障碍的特点

类风湿性关节炎是主要的致残性疾病之一。其特点是病程长,发作和缓解反复出现,晚期有关节畸形和严重的运动功能障碍。功能障碍表现为近端指间关节、掌指关节及腕关节的对称性肿痛,活动受限;“晨僵”在活动后缓解或消失,晚期出现关节畸形,手功能明显障碍,生活自理能力不同程度或完全受限。

类风湿性关节炎引起的功能障碍具有以下特点:

1. 受累关节 虽然发病时可累及身体中任何一个滑膜关节(可活动关节),但主要为近端指间关节、掌指关节及腕关节等单关节、小关节、多关节,表现为手指和腕关节的疼痛、肿胀、僵硬,其他常见受累的关节是趾、踝、腕、肘、膝、髋、颞颌、胸肋、颈和肩,极少侵犯远端指、趾关节。晚期可见关节畸形,常见的畸形为腕关节半脱位、手指尺偏、手指鹅颈样畸形(即近端指间关节过伸,远端指间关节屈曲)(图 11-1-2 和图 11-1-3)。

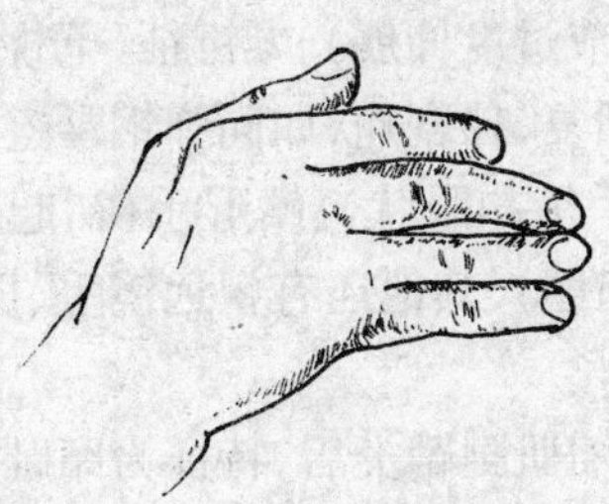

图 11-1-2 手指尺偏

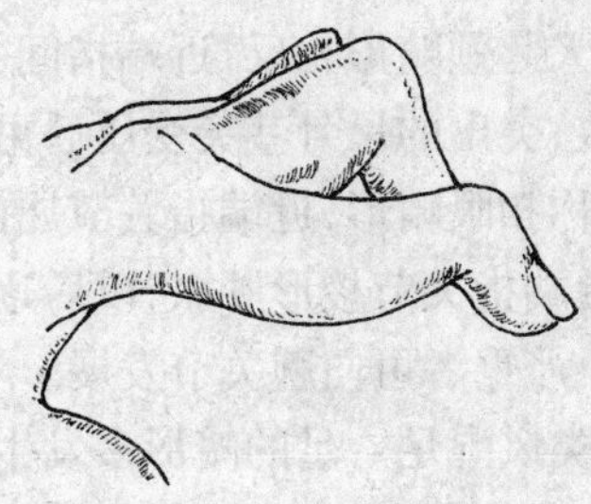

图 11-1-3 手指鹅颈样畸形

2. 晨僵 是类风湿性关节炎患者功能障碍的典型特征之一,常在关节疼痛之前出现。表现为患者早晨起床后或经过一段时间不活动后出现的较长时间受累关节或周围组织的僵硬、活动受限,可伴有肢端或指(趾)发冷和麻木感。起床活动后或温暖后症状可减轻或消失。晨僵一般持续半小时至数小时。晨僵的时间与关节炎严重程度呈正比,病情缓解时持续时间缩短,程度减轻。因此,临床上常把晨僵作为疾病活动的指标之一。

3. 关节疼痛与压痛 往往是最早的症状,可发生于全身任何能活动的关节,但以四肢关节,尤其双手和双足小关节为主。最常受累的部位是近端指间或趾间关节和掌指或跖趾关节,其次为腕、肩、肘、踝、膝、髋等关节。某些特殊部位如颞颌关节及颈椎偶可受累。若有颞颌关节炎时,可表现为咀嚼时疼痛,严重时局部出现肿胀、压痛和张口困难,当颈椎病变时,表现为颈部疼痛,并可向锁骨和肩部放射,也可发生颈椎半脱位,严重时脊髓可受压迫,甚至危及生命。骶髂关节、耻骨联合可有侵蚀,但常无症状。胸椎、腰椎、骶椎常不受累。

关节痛在早晨、夜里和阴天下雨、寒冷、受冻尤其是感冒时加重。疼痛的特点是活动后减轻,休息后刚开始活动时又加重,如久坐后站立起步和行走则困难。在同时伴有关节晨僵和肿痛严重时,患者生活自理能力部分或全部丧失。

4. 关节肿胀 关节炎症加剧时,可出现明显肿胀和关节积液,凡受累的关节均可发生。常见腕、近端指关节、掌指关节、膝关节,多为对称性。表现为关节周围均匀性肿大(梭形肿胀)。也可以侵犯颈椎,尤其是颈部屈曲时间过长更明显,头向肩部旋转活动时头痛加剧,肩或臂部感觉异常。

关节疼痛的轻重通常与关节肿胀的程度相平行,肿胀愈明显,疼痛愈重,甚至剧烈疼痛和终日关节疼痛,但以清晨关节疼痛最显著,以致患者不能活动。久之炎症关节周围的肌肉萎缩,肌肉软弱无力,甚至上楼、拿轻物品或开门都感到困难。

5. 常见特殊体征 "类风湿手"和"类风湿足"是导致类风湿性关节炎患者功能障碍的主

要原因。

(1)类风湿手　表现为手僵硬疼痛,不能握拳,近端指关节的梭形肿胀,腕背肿胀,夜间麻痛,掌骨突出,尺骨茎突压痛,指伸肌腱撕裂,掌指关节的远端压痛(图 11－1－4)。晚期手的畸形随骨关节破坏部位不同,肌腱损伤程度部位不同,患者用手持力动作不同,出现的畸形也不同,最多见者为掌指关节的半脱位或尺侧偏斜,手指天鹅颈畸形(掌指关节屈曲,远端指间关节过度屈曲,近端指间关节过度伸展,从侧面看手指的形状很像鹅的颈部)、手指 Bontanniare 畸形(与天鹅颈畸形相反,近端指间关节屈曲,远端指间关节过度伸展)、琴键征(下桡尺关节向背侧脱位,突出的尺骨茎突受压后可回缩,放松后可向上回复,伴剧痛,如同弹钢琴键)、钮扣花畸形(又称扣眼畸形,近端指关节屈曲,远端指关节过伸,手呈扣眼状)、鳍形手(初起仅见掌指关节与近端指关节梭形肿胀,以后逐渐向尺侧偏斜,形如鱼鳍),其他还有望远镜手、槌状指、板机指等。严重者可向腕关节发展。

(2)类风湿足　足的畸形多发生于跖趾关节炎及其内缩肌腱鞘炎后,特征为跖趾关节半脱位及趾关节外翻,以及向腓侧偏移和跖趾关节偏向跖侧,可引起严重的疼痛及步行困难(图 11－1－5)。由于足掌痛患者常以足跟行走,足呈过伸,导致足趾呈爪样,最后跖趾关节脱位。足变宽出现外翻畸形,继发性足肌痉挛,久后也可导致外翻畸形和强直性扁平足。

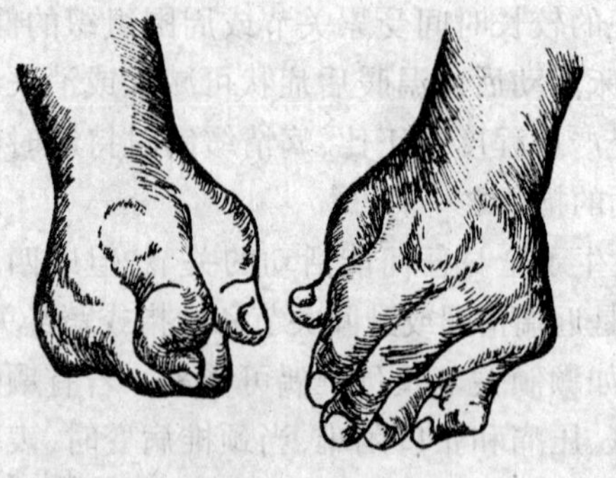

图 11－1－4　类风湿手

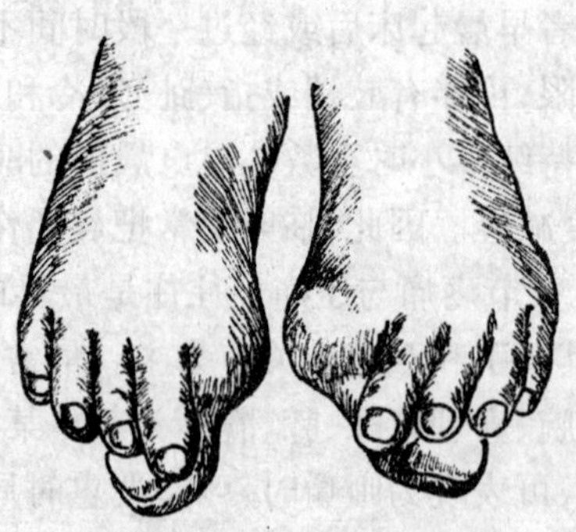

图 11－1－5　类风湿足

6. 关节周围病变　表现为肌肉萎缩和肌肉无力。关节附近的肌肉萎缩和无力出现的比较早,有的在 10～12 天即可发生,数周后明显,肌肉萎缩以伸肌为主。肌萎缩常伴有局部疼痛、灼热感,感觉过敏或减退,关节僵硬,肌肉紧张、无力或局部压痛。肌无力常表现为上肢的握力减退,以及下肢行走不能持久或膝有突然发软的现象。临床上常将双手握力和步行时间(判断行走的耐力)作为治疗效果的指标。后期,在肌萎缩的基础上可以发生肌硬化和挛缩。由于肌萎缩、挛缩和关节脱位,致使指、趾或四肢关节向外侧移位。

7. 关节外表现　基本病理改变为滑膜炎、类风湿血管炎和类风湿结节。主要为皮下结节,多见于关节隆突部位,单个或多个,数毫米至数厘米大小,持续数月至数年,是病情活动的表现(图 11－1－6 和图 11－1－7)。部分患者病情活动时有胸膜炎、间质性肺炎、心包炎、浅表淋巴结肿大、肝脾大等。活动期血沉升高,常有贫血,血清类风湿因子、抗核抗体试验阳性。由此可知,所谓的类风湿性关节炎并非只是关节发生了炎症病变,而是全身性的广泛性病变,是一种致残率较高的疾病。

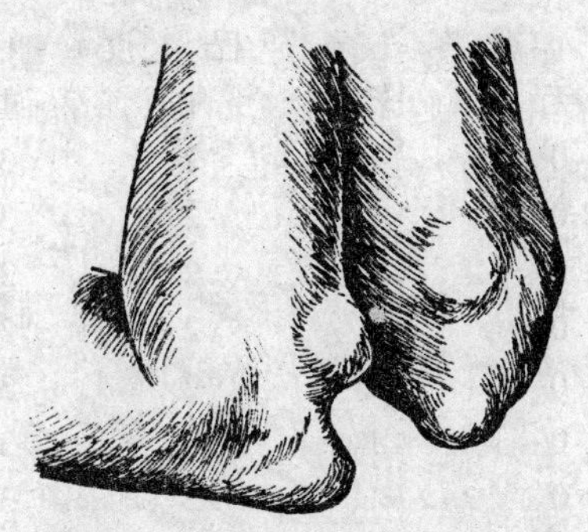

图 11-1-6　皮下结节(肘关节)

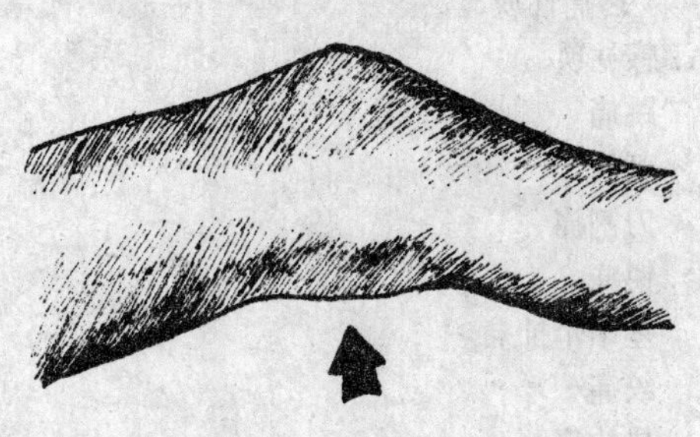

图 11-1-7　皮下结节(膝关节)

(三)功能评定

作业治疗师在实施作业治疗之前,应对患者的初始情况进行评估。首先应询问病史,记录类风湿性关节炎活动的症状,找出客观证据,如机械性关节损害、关节外表现以及影像学破坏情况。同时,应该评估疾病的活动性,如果晨僵时间和疲劳时间延长、关节检查发现活动性滑膜炎,提示病情活动。同时,观察患者的功能性活动,然后确定是否需要采取一些针对性的评估。

1. 躯体功能评定　根据病情,可以进行下列评定。

(1)疼痛评定　可以用 McGill 疼痛问卷调查了解疼痛的性质,用目测视觉模拟评分法(VAS)了解疼痛的程度(表 11-1-1)。

1)视觉模拟评分法:在白纸上画一条 10cm 长的粗直线,在线的一端写上"无痛",另一端写上"最剧烈的疼痛"。患者根据自己所感受的疼痛程度,在直线上某一点作一记号,以表示疼痛的强度及心理上的冲击,从起点至记号处的距离长度也就是疼痛的量。使用前治疗师需要对其作详细的解释工作,让患者理解方法的概念,以及此法测痛和真正疼痛的关系,然后让患者在直线上标出自己的相应位置。目前多使用正面有在 0 和 10 之间游动的标尺,背面有 0 到 10 数字的视觉模拟评分尺,如果患者移动标尺,在自己疼痛的位置时,治疗师能够立即在标尺的背面看到具体数字,可以精确到毫米。

视觉模拟评分法,亦可用于评定疼痛的缓解情况,在线的一端标上"疼痛无缓解",而另一端标上"疼痛完全缓解",疼痛的缓解也就是初次疼痛评分减去治疗后的疼痛评分,此方法称为疼痛缓解的视觉模拟评分法(VAP)。与用视觉模拟评分法评定的疼痛强度相比,VAP 更具优势,如所有患者的基线相同,且和原来的疼痛程度无关。

视觉模拟评分法具有以下优点:①能有效测定疼痛强度。视觉模拟评分法与其他疼痛强度监测法之间的相关性良好。②大多数患者认为视觉模拟评分法易于理解和使用,甚至少儿(≥5 岁)亦能够使用。③评分分布均匀。④评分可随时重复进行。⑤与疼痛口述评分法相比,采用视觉模拟评分法评定疼痛治疗效果更为满意。⑥能对疼痛疾患的昼夜变化、疼痛疾患间的区别及治疗作用的时间、过程提供满意的结果。

表 11-1-1 简式 McGill 疼痛问卷

Ⅰ. 疼痛分级指南(pain rating index, PRI)

疼痛性质	疼痛程度 无	轻	中	重
A. 感觉项				
跳痛	0	1	2	3
刺痛	0	1	2	3
刀割痛	0	1	2	3
锐痛	0	1	2	3
痉挛牵扯痛	0	1	2	3
绞痛	0	1	2	3
热灼痛	0	1	2	3
持续固定痛	0	1	2	3
胀痛	0	1	2	3
触痛	0	1	2	3
撕裂痛	0	1	2	3
B. 情感项				
软弱无力	0	1	2	3
厌烦	0	1	2	3
害怕	0	1	2	3
受罪,惩罚感	0	1	2	3

感觉项总分________ 情感项总分________

Ⅱ. 视觉模拟定级(visual analogus scale, VAS)评定法

无痛(0) |————————————————| 剧痛(100)

Ⅲ. 现有痛强度(present pain intensity, PPI)评定评分级

0 ________无痛　　1 ________轻度不适

2 ________不适　　3 ________难受

4 ________可怕的痛　　5 ________极为痛苦

2)口述描绘评分法(verbal rating scales, VRS):是另一种评定疼痛强度和变化的方法,特点是需列举一些词语,让患者从中选择形容自身疼痛程度的关键词,这些关键词易于被患者理解,故该法能被医患接受。口述描绘评分法包括 4 级评分、5 级评分、6 级评分、12 级评分、15 级评分,这些词通常按从疼痛最轻到最强的顺序排列,最轻程度疼痛的描述常被评定为 0 分,以后每级增加 1 分,因此每个形容疼痛的形容词都有相应的评分,以便于定量分析疼痛。这样,患者的总疼痛程度评分就是最合适其疼痛水平有关的形容词所代表的数字。

4 级评分:包括无痛,轻度痛,中度痛,严重痛。

5 级评分:包括无痛,轻度痛,中度痛,严重痛,剧烈痛。

6 级评分:包括,无痛,轻度痛,中度痛,严重痛,剧烈痛,难以忍受的痛。

12 级评分:包括不引人注意的痛,刚刚注意到的疼痛,很弱的痛,弱痛,轻度痛,中度痛,强痛,剧烈痛,很强烈的痛,严重痛,极剧烈痛,难以忍受的痛。

15 级评分:包括无痛,极弱的痛,刚刚注意到的痛,很弱的痛,弱痛,轻度痛,中度痛,不适

性痛，强痛，剧烈痛，很强烈的痛，极剧烈的痛，很剧烈的痛，不可忍受的痛，难以忍受的痛。

应用口述描述评分法进行疼痛评定具有许多优点，即易于管理和评分；结果可靠和有效；评分结果与疼痛的强度密切相关，但与影响疼痛主观因素的相关性差；对疼痛病情的变化十分敏感；能较好地反映疼痛的多方面特性。目前，口述描绘评分法已成为定量测定疼痛感觉最为流行的方法。口述描绘评分法同样也可用于疼痛缓解的评分法。

3)麦吉尔疼痛调查表(MPQ)：由 Melzack 和 Torgerson 提出，用于评定各种疼痛的治疗效果。MPQ 共包括 78 个词汇，分成三大类 20 个组：第一大类，第 1～10 组按时间、空间、温度、压力和其他性质描述疼痛感觉的词汇；第二大类，第 11～15 组是按照紧张、恐惧和自主神经系统反应性质描述情感类词汇；第 16 组为描述主观疼痛强度的评定词；最后一类，第 17～20 组为不分类词汇。

MPQ 的优点是在主观疼痛测定中的敏感性强，结果可靠。不仅能顾及疼痛体验的多个方面，而且对疼痛的治疗效果和不同诊断亦十分灵敏，所以是目前较为合理的检测疼痛的手段。MPQ 应用的局限性主要是包含一些较难理解的疼痛描绘词汇，要求患者具有相当高的文化教育水平，以准确理解文字的抽象性和复杂性。另外，往往还需要观察者为一些患者做详细的解释工作；调查表的观察项目较多，应用较为费时，每次大约为 15～20 分钟。目前已有简洁形式的 MPQ 表格出版。

(2)关节活动范围评定　可以用通用关节量角器、电子关节量角器和指关节量角器测量(图 11－1－8)。

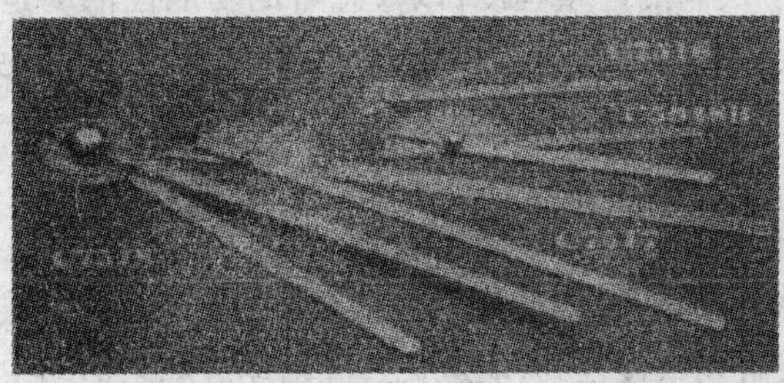
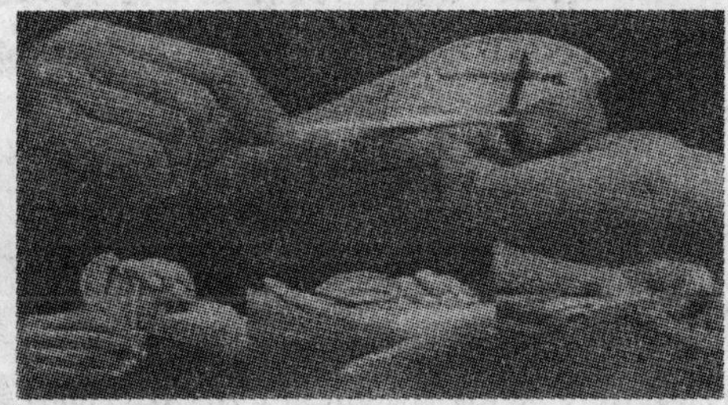

图 11－1－8　通用量角器

(3)肌力评定　通常用 0～5 级徒手肌力评定法。由于手指畸形一般握力计难以准确显示，目前普遍采用血压计预先充气测定，其方法是将水银血压计的袖带卷褶充气，使水银汞柱保持于 4kPa 处，让患者用力握充气之袖带，握测 2～3 次，取其平均值。也可以采用等速肌力测试仪检测，前者临床广泛应用，后者需要特殊的设备。

(4)手功能评定　可以采用 Backman 和 Mackie 的类风湿性关节炎手功能评定、Carroll 上肢功能测试等。

(5)手和腕部畸形评定　了解有无关节肿胀、类风湿结节、关节脱位或半脱位、指间关节过伸或“鹅颈样”畸形等。

2. 关节功能的分类　对于类风湿性关节炎患者的功能状态判断，一般是根据患者的生活自理能力包括穿衣、洗澡、吃饭、化妆和入厕等，业余爱好包括娱乐、休闲等，职业活动如学习、工作、家务活动等因素综合判断的。临床上普遍应用美国风湿病学会确定的关节功能分类标准来划分关节病变的严重程度(表 11－1－2)。据估计,关节功能在Ⅰ级者占 15%,Ⅱ级者占 40%,Ⅲ级者占 30%,Ⅳ级者占 15%。关节功能严重障碍时,患者生活自理能力部分或全部丧失或卧床不起,翻身、起床、穿衣、梳头、刷牙、吃饭、洗衣、弯腰、行走都发生困难。因此,作业治疗师的任务,就是要使更多的类风湿性关节炎患者长期保持在Ⅰ、Ⅱ级功能,减少残疾的发生。

表 11－1－2　美国风湿病学会类风湿性关节炎功能状态分类

类　别	标　　准
Ⅰ	能完全完成正常的 ADL* 活动(生活自理、职业、非职业)
Ⅱ	能完成正常的生活自理和职业性活动,但非职业性活动受限
Ⅲ	能完成正常的生活自理活动,但职业和非职业活动受限
Ⅳ	完成正常的生活自理活动,职业和非职业活动均受限

* ADL 活动包括更衣、进食、洗澡、梳洗和入厕。非职业性活动(增强自我作用)和职业活动(自我提高作用)的判断是根据患者的病情,并与年龄和性别有关。

3. 活动能力评定　日常生活活动能力可以用 Barthel 指数,或功能独立性测量(functional independent measure, FIM)来评定。

4. 家庭居住环境和工作环境　可以通过实地访问来进行。

(四)作业治疗

1. 治疗目的　类风湿性关节炎作业治疗的目的主要是缓解疼痛,预防畸形的发生或延缓其发展,防止关节破坏和畸形,保持关节功能。

2. 治疗方法　何时开始作业治疗,取决于疾病的严重程度,以及患者的功能性活动是否受到影响。在治疗的各个阶段,都应该避免疲劳和增加疼痛,关节活动或肌肉用力时应避免加重关节畸形的动作。

(1)保护关节　可以采取下列方法。

1)注意疼痛信号:这是保护关节的第一步。关节中对疼痛比较敏感的结构是关节囊、韧带、脂肪垫以及骨膜。在类风湿性关节炎的急性发作阶段,休息时也会出现疼痛,此时应减少活动以缓解疼痛,并促进炎症的消散。而在缓解期或慢性期,应避免过度活动。如果活动中出现疼痛,说明活动的强度偏大或超出关节的耐受限度,应及时减少或停止活动。

2)维持肌肉力量和关节活动范围:保持不稳定关节周围肌肉力量的平衡,可以延缓关节囊、韧带和关节软骨面的进一步损伤。在进行肌肉力量练习时,遵循既增强了肌肉力量,又不会加重畸形的原则。要做到这一点,关节的良好位置和恰当的活动范围,是发挥肌肉最佳功能的关键。受累关节通常在急性期或发作期活动受到限制,患者由于惧怕疼痛又不愿意活动关节,加重了关节活动受限的程度,形成了恶性循环。此时保护关节的最佳方法,是使关节在无疼痛范围内进行活动。可以练习受累关节肌肉的等长(静力性)收缩或在关节无疼痛范围内的等张收缩。

3)在关节最稳定的解剖位和功能平面内使用:关节最稳定的解剖位和(或)功能位,可以使关节活动的动力来自于肌肉而不是韧带,从而使肌肉发挥最大能力,达到最大限度保护关节的目的。

4)避免加重畸形的体位和活动:避免关节处于加重畸形的位置,或在畸形的位置上受力或沿着畸形的方向用力。例如,当出现掌指关节尺侧和掌侧半脱位时,开关水龙头可以加重畸形,此时,可以利用省力杠杆原理,来减少掌指关节的受力(图 11-1-9)。

5)尽量利用大关节:工作中当需要用力时,要学会借助于大关节和有力的关节来完成动作。例如,需要搬重物时,通过屈曲髋、膝关节来完成,而不是弯腰完成(图 11-1-10)。

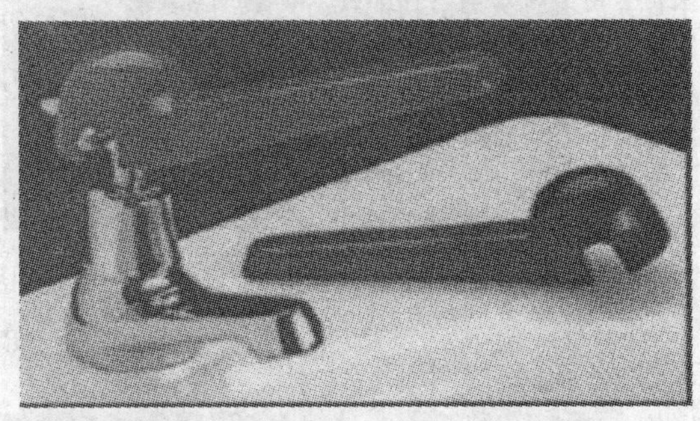

图 11-1-9 开水龙头辅助具

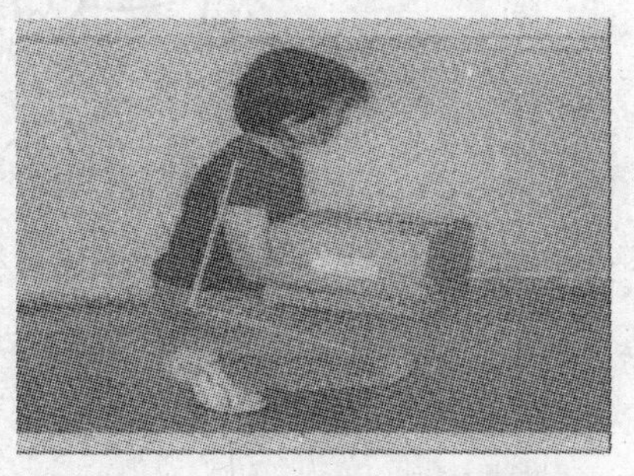

图 11-1-10 正确的搬物姿势

6)活动中始终使用正确的运动模式:不正确的模式可能是疼痛、肌腱滑膜炎症、关节畸形、肌力失去平衡或不良的习惯所致。例如,从椅子或床上站起时,用手掌而不用指背,可以预防掌指关节受力。

7)避免长时间处于一种体位:患者在工作中如果长时间保持在一种特定的体位,容易引起关节周围肌肉疲劳,肌肉疲劳后,会失去对关节的稳定作用,导致关节周围的韧带和肌腱受到损伤。因此,患者在工作中应该适时地变换体位,以及做一些主动性活动,来缓解受累关节的疲劳。

8)保持活动与休息的平衡:类风湿性关节炎患者,一般比健康人需要更多地休息。患者要计划好每天的工作和休息时间,避免疲劳。

9)减少用力:避免受累关节过多地用力或抗阻力活动,可以减少关节的进一步损伤。例如,通过增加手柄避免直接抓握,以减少对手和腕关节的受力,如加粗开门的钥匙,以减轻开门时的手指过度捏握(图 11-1-11);通过使用辅助器具如开罐器或用手掌的力量,来减轻打开罐头时手腕关节的用力(图 11-1-12);借助于双手的力量,以减少单手用力时手部和腕部关节受到的压力,如饮水时用带有双把的杯子,以代替单手端杯子(图 11-1-13);拧毛巾时,将毛巾缠在水龙头上,然后用双手拧干(图 11-1-14);进餐时用带有固定作用的托盘,以减少手部固定盘子的力量(图 11-1-15)。

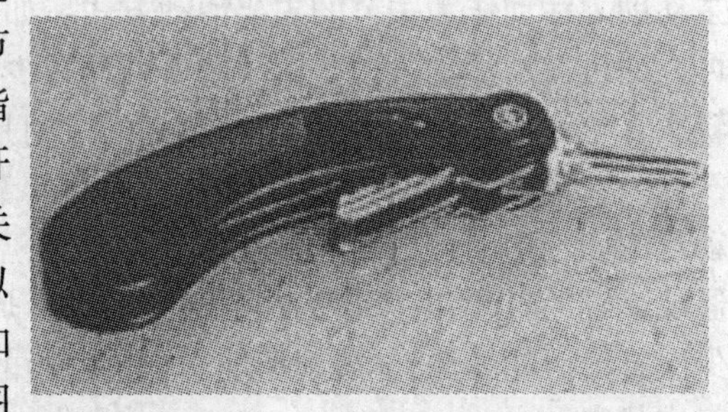

图 11-1-11 加粗钥匙柄

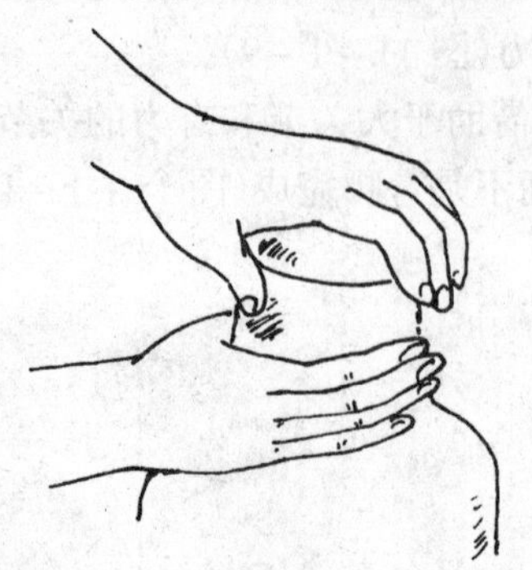

图 11－1－12 用手掌的压力来旋动瓶盖

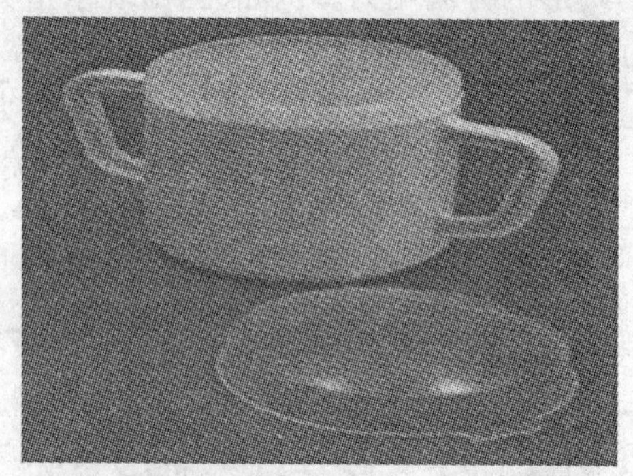

图 11－1－13 有双把的杯子

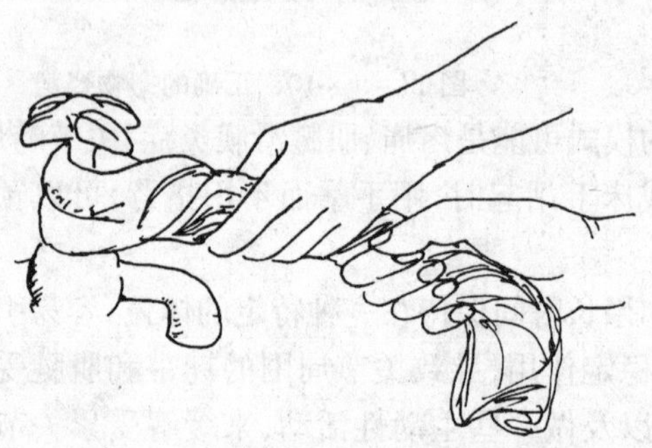

图 11－1－14 双手拧毛巾的方法

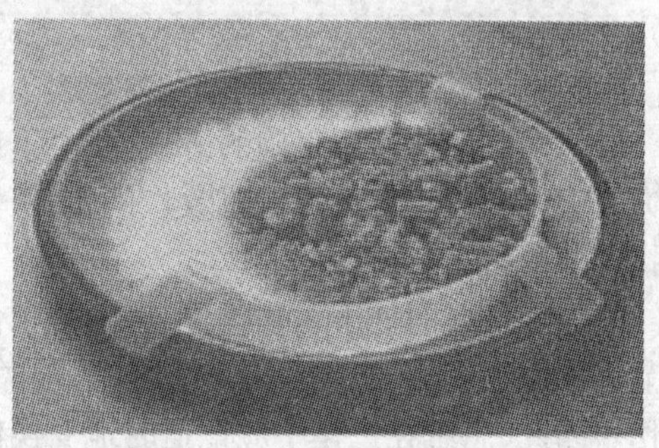

图 11－1－15 使用带有固定作用的托盘

(2)维持关节的活动范围 类风湿性关节炎患者急性期由于关节炎症、疼痛而限制了关节的活动。此时，虽然关节活动不宜过多，以休息为主，但每天仍需要进行几次全范围的关节活动。关节活动时应缓慢，以不引起症状加重为原则。急性期不要过度牵拉关节组织，以主动和主动助力活动作为关节的主要活动方式。如果患者主动抗重力活动时出现症状或症状加重，可以通过被动活动来预防由于关节活动减少产生的挛缩。晚上适当的主动活动关节，可以减轻次日早晨的晨僵。也有报告，最好的活动是在早上服用抗炎药之后。

当关节炎症消退后，逐渐增加有控制的牵伸，可以部分或完全恢复在急性期减少的关节活动范围。临床上针对类风湿性关节炎患者，常用的关节活动方法如下：活动应该在每天疼痛和僵硬最轻的时候；有条件的在活动前后进行热水浴；晚上做一些轻微的关节活动练习，可以减少次日早晨的晨僵；早晨起床前做一些轻微的关节活动，可以使关节从休息状态中逐渐过渡到工作状态。

(3)增强肌力 慢性类风湿性关节炎患者由于疾病的缘故，大多不愿意活动，容易引起肌肉萎缩、活动能力和耐力下降以及心血管功能降低，进而导致身体健康状况的衰退。与急性期比较，此时的活动更为重要。

1)等长练习：常用在动态抗阻力练习和有氧锻炼之前或一起进行。等长练习在初期可以用于改善肌肉的张力和耐力，并为以后大强度的活动做准备。研究证实，类风湿性关节炎患者，每天保持70%最大等长收缩水平6秒，重复5~10次，可以明显增强肌肉的力量。在进行最大等长收缩练习时，每次不要超过6秒，避免用最大的力(100%)，用力时呼气，放松时吸气，每次一组肌肉收缩，避免两组肌群同时收缩。

2)动态练习：是最常用的增强肌肉力量的方式，可以增强肌力和耐力。动态练习的阻力可以是体重、肢体的重量或外部阻力如各类重物。抗阻力练习要防止加重关节不稳和炎症。不论哪一种形式的练习，都应该在无疼痛范围内进行。在施加外界阻力前，抗阻力的关节至少可以完成8~10次的抗重力活动。如果关节肿胀或疼痛，关节活动的强度、频率和范围应该减少。

(4)使用夹板和支具　手部夹板和支具常用于类风湿性关节炎的患者，其目的主要有以下几个方面。

1)减轻炎症：在炎症期，常用关节制动来确保关节休息。一般采用休息位手部夹板(图11-1-16)。临床发现，夜间休息时佩带舒适的手部夹板患者，次日起床时的晨僵明显减轻。佩带什么样的夹板应该根据受累关节来决定。例如，腕关节受累应该使用腕部夹板；腕和手部关节均受累应该使用手腕支具(图11-1-17)。有时，患者的职业需要两付支具，一付是夜晚休息时使用的全手腕夹板，另一付是白天佩带的短夹板，这样，可以容许手指在无疼痛、非抗阻力范围内活动。

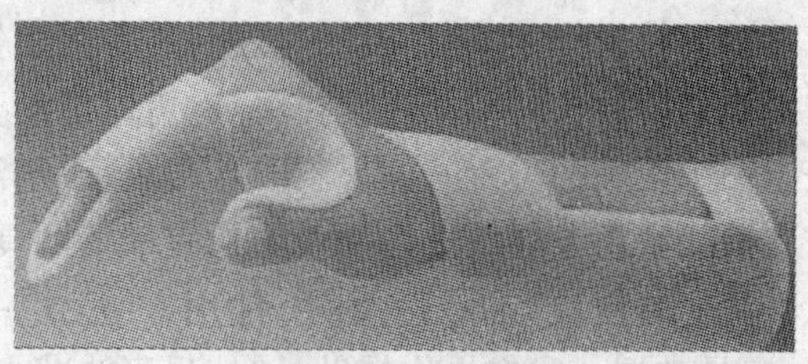

图11-1-16　休息位夹板

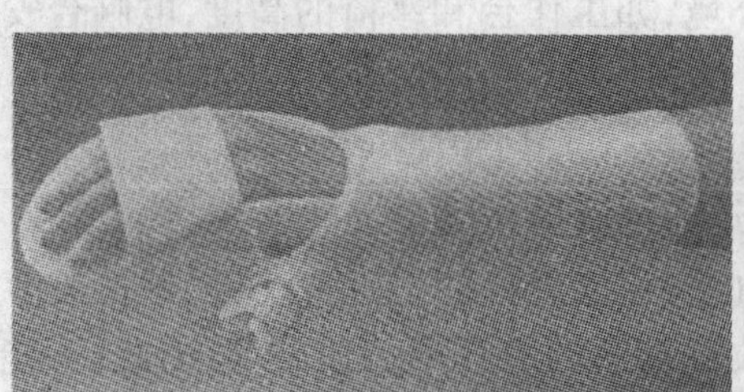

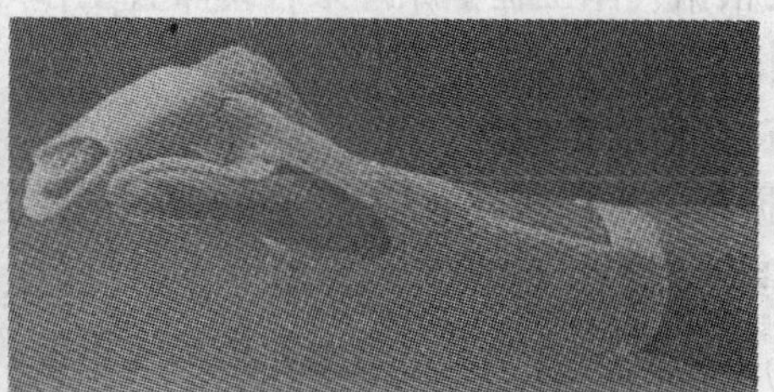

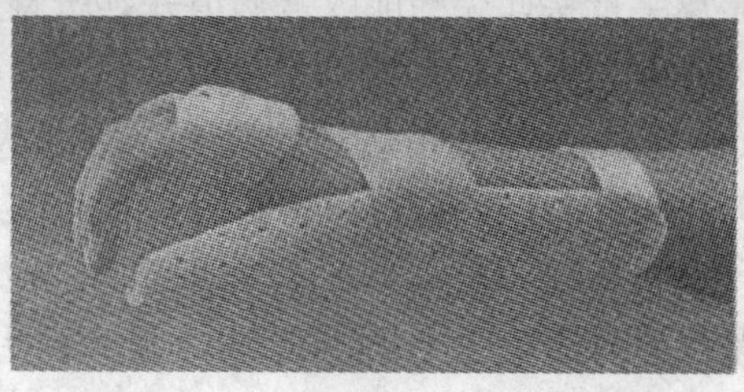

图11-1-17　固定式手腕矫形器

2)对不稳定关节提供支持，减轻疼痛：在非炎症期，如果有关节不稳、关节脱位或其他形式的关节畸形发生，使用夹板可以提供外部保护，减少关节疼痛，提高关节的稳定性，减少关节的活动。因此，要教育患者在急性发作期和畸形发生后，经常佩带夹板或支具。例如，"鹅颈"样畸形患者,佩带3点支具可以在防止手指近端指间关节过伸的前提下,允许其他手指关节的活动。此外,动态支具,如带有伸指装置的支具(图11-1-18),常用于腕掌指关节畸形矫形术后,增加关节活动范围,预防畸形进一步发展。

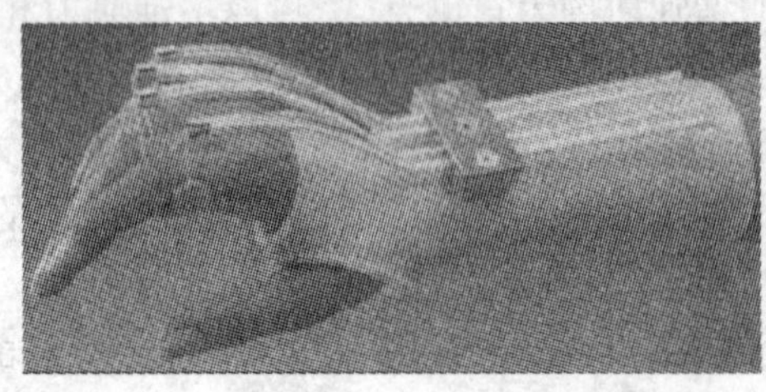

图11-1-18 带有伸指装置的支具

3)保持工作中关节的良好位置:患者在工作中要保持关节处于一个良好的位置。例如,工作中如果需要长时间使用手指关节,可以借助于预防腕掌指关节尺侧偏斜畸形的支具,使关节处于一个正确的位置。如果不佩带支具,手部活动时会引起关节疼痛。

4)教育患者如何选择和使用适宜的辅助具来使关节受力最小:当选择辅助具时,需要注意以下几个方面:①重量轻,耐用,使用方便。②一物多用,避免重复选择多个辅助具。③操作简便,容易掌握。④在操作辅助具时,尽可能减少的对其他相邻关节的影响。

(5)改善环境 目的是为了尽可能发挥患者参与活动的能力。可以通过改善物理环境,来帮助患者选择适宜的工作和娱乐方式。对患者来说,最重要的是家庭和工作环境。例如,①家庭:将柜门的环形拉手换成门柄,将门的旋钮换成把柄,将各类旋转龙头换成非旋转式龙头。②工作:根据人体工程学原理来合理布置工作环境,如工作台和座椅的高度,电脑台安装前臂和腕支撑架。

(五)其他治疗措施

根据患者的病情或症状,配合其他的治疗方法,可以提高治疗效果。

1.药物治疗 ①非类固醇类抗炎药:具有止痛和抗炎特性,是治疗类风湿性关节炎的初始药物,如乙酰水杨酸类。由于此类药物不能改变疾病的进程或关节破坏,因此,不能单独用于RA治疗。②抗风湿药:影像学证实此类药能改善病情并延缓骨关节破坏,常用的包括羟氯喹、柳氮磺吡啶、甲氨蝶呤、来氟米特。③口服小剂量糖皮质激素(<10mg/d,或等效剂量的其他药物),以及局部注射糖皮质激素,对于病情活动的患者缓解症状非常有效。对接受糖皮质激素治疗的患者应给予钙(1500mg/d,包括饮食和钙制剂)和VitD(400~800 IU/d)治疗,应在糖皮质激素治疗开始时给予。

2.运动治疗 目的是保存关节活动功能,加强肌肉力量和耐力。在急性期症状缓解消退后,只要患者可以耐受,可以早期有规律地实施运动疗法。包括主动及辅助性关节运动,如游泳、骑自行车、园艺、编织等。另外,在温水池中进行运动治疗,除了可以减轻关节疼痛,促进肌肉放松外,还可改善关节活动度、肌力及耐力。如已有关节活动范围受损或畸形时,应该做该关节不负重、无痛范围内的主动或被动运动,每个动作重复2~3次。随着病情改善,无痛活动范围增大,主动运动的重复次数也渐增,可达10~15次。随着疼痛减轻,用力程度也逐渐增大，每个动作做到最大幅度时要保持片刻再放松，以起到肌肉等长练习的作用，同时，患者应重视全身的保健运动、呼吸练习以及未受累关节的主动锻炼，也可练习太极拳运动，以增强体质。

3. 物理因子　目的在于增加局部血液循环，使肌肉松弛，达到消炎、消肿和镇痛作用。当关节处于急性炎症阶段时，紫外线局部照射可消炎止痛；短波、超短波、微波等深部透热疗法，能促进局部血液循环、改善软骨的营养；四槽浴水杨酸离子导入，有抗风湿作用；石蜡疗法，可消炎、消肿、止痛；全身的硫化氢浴、矿泉水浴、盐水浴等，有促进新陈代谢、改善骨关节营养、防止关节强直的作用，水疗后能进行体疗则效果更好。

4. 手术　对于疼痛无法忍受、关节活动范围受限，以及因关节结构破坏导致的功能受限，可以考虑手术治疗。RA 的外科治疗包括腕管松解术、滑膜切除、趾指切除术、关节成形术以及关节融合。

二、骨关节炎的康复

（一）概述

1. 流行病学　骨关节炎（osteoarthritis，OA）是骨关节的一种常见慢性退行性疾病。其同义词较多，例如，骨关节病、退行性或肥大性关节病、增生性关节炎等。本病起病缓慢，以关节软骨变性、骨赘形成和软骨下骨质囊性变为特点。发病率随年龄增长而增加，多见于中老年人，据报道，55 岁以上人群发病率可达 80%。女性多于男性，男女之比为 1∶2。骨关节炎虽然可以发生于多个关节，但以单一关节为多见，好发于负重较大的四肢及脊柱关节，如膝关节、髋关节、脊柱及手指关节等部位。发作与气候变化有关，天气突变可以加重症状。骨关节炎的病因目前尚不清楚，可能与以下因素有关：年龄、遗传因素、关节损伤和使用过度、肥胖等。

2. 临床分类　骨关节炎可以分为原发性和继发性两大类。

（1）原发性骨关节炎　是指没有明确病因，完全由于人体关节长期处于应力不均匀状态而发生的关节退行性变，一般发生在中年以后，是老年关节退行性改变的一种类型。

（2）继发性骨关节炎　是指有明确的病因如创伤、先天性发育不良和疾病所致的关节软骨损害，由于原有疾病不能控制或未发现而产生了骨关节炎。因此，多发生于年轻人。能产生继发性骨关节炎的原因很多，最常见为外伤后引起的创伤性骨关节炎，及髋臼发育不良而引起的继发性骨关节炎。

（3）特殊类型骨关节炎　除了原发性和继发性骨关节炎之外，尚有一些特殊类型的骨关节炎，包括：①原发性全身性骨关节炎：多见于中年妇女，有家族性，3 个以上或几组关节受累，好发于远端指间关节、近端指间关节和第 1 掌腕关节，脊柱、膝、髋关节也可受累。常有发作性急性关节炎，晚期 X 线改变明显，但关节功能紊乱相对较轻。②侵蚀性炎症性骨关节炎：多见于绝经后妇女，主要累及远端和近端指间关节，反复急性炎症发作，导致关节变形、活动障碍。X 线检查示骨侵蚀明显。

3. 诊断与鉴别诊断

（1）诊断　依据临床表现和 X 线检查，并排除其他炎症性关节疾病，一般都可以诊断。必要时可以进行一些辅助检查，如血清学检查、血沉、C 反应蛋白、抗软骨细胞抗体、关节液检查等。根据美国风湿病学会 1986 年的标准，符合下列特征即可诊断为骨关节炎：①有症状和体征。②关节软骨完整性破坏。③软骨下骨板病变。④关节边缘骨质增生。常见骨关节炎的诊断标准如下：

1)膝骨关节炎诊断标准：①近 1 个月膝关节疼痛反复发作。②X 线片显示关节边缘有骨赘形成。③关节液检查符合骨关节炎表现。④年龄≥40 岁。⑤晨僵≤30 分钟。⑥膝关节活动时有响声。具备以上 1,2 或 1,3,5,6 或 1,4,5,6 可诊断膝骨关节炎。

2)髋骨关节炎诊断标准：①近 1 个月髋关节疼痛反复发作。②血沉≤20mm/h。③X 线片显示股骨头和(或)髋臼有骨赘形成。或④X 线片显示髋关节间隙狭窄。具备以上 1,2,3 或 1,2,4 或 1,3,4 可诊断髋骨关节炎。

3)手骨关节炎诊断标准：①近 1 个月反复发作性手痛、发酸、晨僵。②双侧第 2、3 指远端和近端指间关节，及第 1 腕掌关节这 10 个指定的指关节中，2 个或 2 个以上关节出现硬性组织肥大。③掌指关节肿胀不多于两个。④1 个以上远端指间关节肿胀。⑤以上 10 个指定的指关节中 1 个或 1 个以上关节畸形。具备以上 1,2,3,4 或 1,2,3,5 可诊断手骨关节炎。

(2)鉴别诊断　典型的骨关节炎诊断比较简单，年龄偏大的患者出现关节疼痛，休息后缓解，短暂晨僵，特异性关节变粗，有摩擦音和骨反响；X 线表现为关节间隙变窄，软骨下骨硬化和骨囊肿及骨赘形成；在排除其他关节疾病以后，可考虑为骨关节炎。但对于不典型骨关节炎需和类风湿关节炎、强直性脊柱炎、风湿性关节炎、痛风和感染性关节炎等鉴别。

1)类风湿关节炎：好发于育龄期女性，以掌指关节、腕关节和近端指间关节最常受累，极少累及远端指间关节，晨僵时间多大于 1 小时，关节肿胀呈对称性，有皮下小结，类风湿因子阳性，滑液检查示炎性滑液表现，X 线示软组织肿胀、骨质稀疏、关节间隙狭窄、囊性变、半脱位和强直。

2)强直性脊柱炎：好发于年轻男性，主要表现为腰背疼痛、酸痛、僵硬，久坐或久卧后症状加重，活动后减轻。可伴有下肢不对称性大关节炎症，伴有关节外表现，包括眼炎、口腔溃疡、心脏损害等。HLA－B27 多为阳性，X 线检查显示脊柱及骶髂关节损害。

(二)功能障碍特点

1. 关节疼痛　其特点为早期活动后受累关节出现疼痛，多为轻至中度，呈间歇性，白天重夜晚轻，过度活动后加重，休息后减轻或消失。随后疼痛逐渐加重，呈持续性，夜间可痛醒。关节压痛常局限于损伤严重的关节，尤其是伴有滑膜炎时关节压痛明显。由于关节伴有炎症，局部皮温较高，但皮肤通常不红。

2. 关节僵硬　可以有晨僵，但时间较短，一般不超过 30 分钟。可以出现短暂的关节胶化，即关节从静止到活动有一段不灵活的时间，如久坐后站立行走，需站立片刻并缓慢活动一会儿才能迈步等。

3. 关节肿胀　主要由于关节腔积液、滑囊增厚、关节软骨及骨的边缘增生并向外生长所致。如果滑膜与关节囊有病变而增厚，活动时可有响声，如果是关节内有游离体形成，可影响关节活动，并不时有“关节绞锁”现象。

4. 关节不稳定　活动受限。例如，膝关节或髋关节不稳定，表现为行走时失平衡，下蹲、下楼无力等。

5. 关节畸形　在手、趾和膝关节可以触及无症状的骨凸出物。手远端指间关节背面的骨性突出物称为 Heberden 结节(图 11－1－19)。手近端指间关节背面的骨性突出物称为 Bouchard 结节(图 11－1－20)。手部多个结节及近端和远端指间关节水平样弯曲形成蛇样畸形(图 11－1－21)。由于大鱼际肌萎缩,第一掌骨底部骨质增生隆起,第一掌腕关节半脱位而形成方形手。

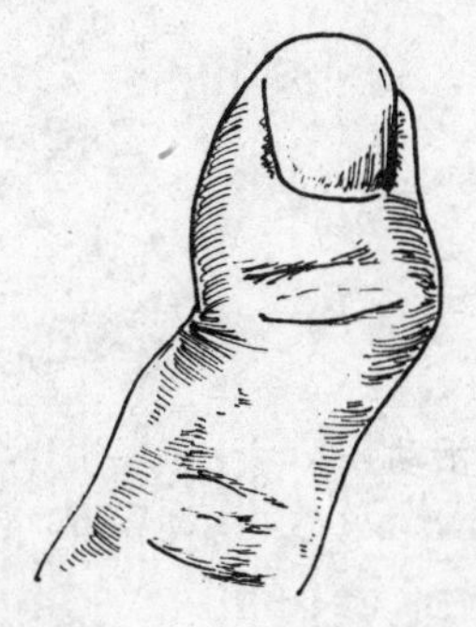

图 11－1－19　Heberden 结节

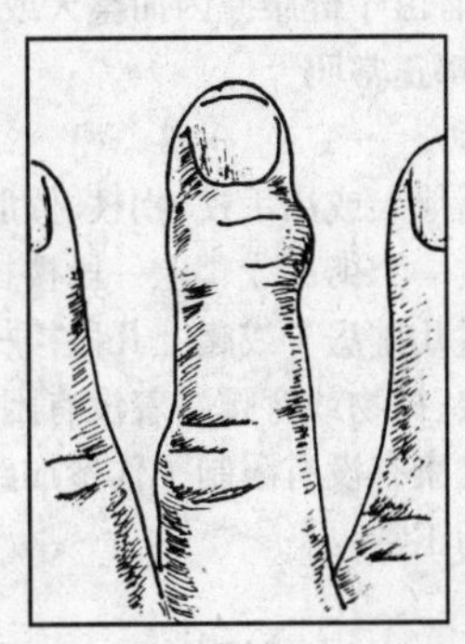

图 11－1－20　Bouchard 结节

(三)功能评定

1. 询问病史　由于骨关节炎发生在具体的关节,因此,初次评定应该询问患者的职业,以了解患者的骨关节炎是否与特定的工作及其环境有关。例如,关节炎的症状是否在完成具体工作时出现或加重。

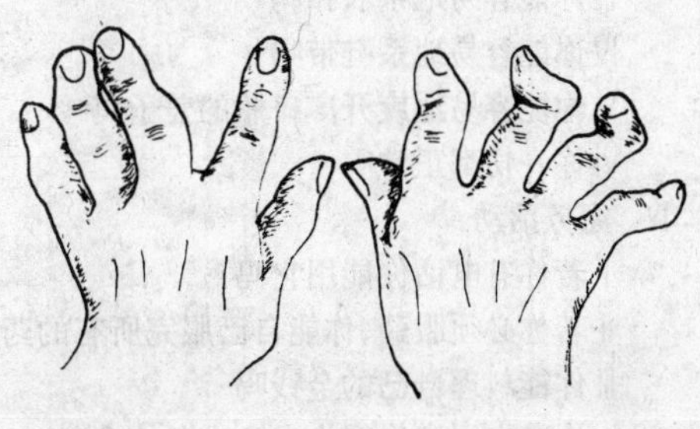

图 11－1－21　蛇样畸形

2. 临床检查　对具体受累的关节做一些详细的临床检查,找出真正有问题的关节,然后确定是否需要采取一些针对性的评估。

3. 躯体功能检查　包括受累关节的关节活动范围测量和肌肉力量评定。骨关节炎以侵犯大的负重关节为主,因此,有时通过观察患者的下蹲、弯腰拾物等活动就可以判断受累关节的功能是否受到影响。如果手部关节受累,让患者完成一些特定的功能性活动,可以发现疼痛关节,有助于制定适宜的治疗方案。值得注意的是,由于放射性或牵涉性疼痛,患者自我感觉和临床检查可能不相符,此时,对关节的客观检查尤为重要。

4. 日常生活活动能力　可采用 Bather 指数评定。

5. 生存质量评定　可通过关节炎影响评定表(the arthritis impact measurement scale, AIMS)来了解(表 11－1－3)。在Ⅰ～Ⅸ项均评完后,将分数相加得总分,总分越高,表示关节炎对患者的影响越严重,患者的生活质量越差。

表 11－1－3 关节炎影响评定表(AIMS)

内 容 和 问 题	评分
Ⅰ.活动度	
ⅰ你有没有因为健康原因而整天或大部分时间都躺在床上	4
ⅱ你能使用公共交通工具吗	3
ⅲ你在社区内行走时有没有因为健康原因而需由他人帮助	2
ⅳ你有没有由于健康原因而整天或大部分时间都停留在室内	1
ⅴ你一切都正常吗	0
Ⅱ.体力活动	
ⅰ你无需他人或用手杖、拐杖、假肢或围腰帮助就能走路吗	5
ⅱ你走过一个街区或爬上一段楼梯都没有困难吗	4
ⅲ你走过几排房子或爬上几段楼梯都没有困难吗	3
ⅳ你弯腰、提物或弯腰站着没有困难吗	2
ⅴ你的健康有没有限制了你参加跑步、提重物和参加剧烈的体育活动	1
ⅵ你一切正常吗	0
Ⅲ.灵巧度	
ⅰ你能容易地用笔或铅笔写字吗	5
ⅱ你能容易地在锁孔中拧转钥匙吗	4
ⅲ你能容易地系衣扣吗	3
ⅳ你能容易地系鞋带吗	2
ⅴ你能容易地旋开广口瓶的盖子吗	1
ⅵ你一切都正常吗	0
Ⅳ.家务活动	
ⅰ若你有电话你能用它吗	7
ⅱ若你必须服药,你能自己服完所有的药吗	6
ⅲ你能料理自己的金钱吗	5
ⅳ你若有厨房你能为自己准备饮食吗	4
ⅴ你若有洗烫设备你能为自己洗烫吗	3
ⅵ你若有交通工具你能使用它去采购吗	2
ⅶ你若有拖把、吸尘器你能自己打扫卫生吗	1
ⅷ你一切正常吗	0
Ⅴ.社会活动	
ⅰ上1个月中,你和亲密的朋友和亲戚经常打电话吗	5
ⅱ上1个月中,你的性生活的频度和质量无改变吗	4
ⅲ上1个月中,你经常让你的亲戚朋友到你家做客吗	3
ⅳ上1个月中,你和你的亲戚朋友经常参加社会活动吗	2
ⅴ上1个月中,你到你的亲戚朋友家去拜访过多次吗	1
ⅵ你在社会活动方面一切正常吗	0
Ⅵ.日常生活活动(ADL)能力	
ⅰ你用厕所时需要他人帮助吗	5
ⅱ你能很好地在家中来回走动吗	3
ⅲ你穿衣时不需要他人帮助吗	2

（续表）

内　容　和　问　题	评分
ⅳ你洗澡时不需要他人帮助吗	1
Ⅴ你在 ADL 能力方面一切正常吗	0
Ⅶ．疼痛	
ⅰ上 1 个月中，你的关节炎没有发生严重的痛，对吗	4
ⅱ上 1 个月中，你的关节炎没有发生一般的痛，对吗	3
ⅲ上 1 个月中，你没有发生晨间僵直，对吗	2
ⅳ上 1 个月中，你没有发生过两个或两个以上的关节痛，对吗	1
Ⅴ你毫无疼痛吗	0
Ⅷ．抑郁	
ⅰ上 1 个月中，你没有感到如果你死了别人会好过一些，对吗	6
ⅱ上 1 个月中，你没有感到沮丧到什么也不能让你感到高兴起来，对吗	5
ⅲ上 1 个月中，你没有感到郁郁不乐和情绪低落，对吗	4
ⅳ上 1 个月中，你没有感到事情并没有像你所希望的那样发展，对吗	3
Ⅴ上 1 个月中，你没有感到情绪非常低落，对吗	2
ⅵ上 1 个月中，你没有做你喜欢的事吗	1
ⅶ你情绪一切正常吗	0
Ⅸ．焦虑	
ⅰ在上 1 个月中，你没有感到紧张或高度紧张，对吗	6
ⅱ在上 1 个月中，你没有被神经过敏所困扰，对吗	5
ⅲ在上 1 个月中，你没有感到使自己安静下来有困难，对吗	4
ⅳ在上 1 个月中，你没有感到使自己松弛而无困难，对吗	3
Ⅴ在上 1 个月中，你感到安静和平和，对吗	2
ⅵ在上 1 个月中，你感到松弛而毫不紧张，对吗	1
ⅶ你在情绪方面一切正常吗	0
总分	

注：评定时，将每大项中的小问题由下向上逐题让患者回答，在用“否”回答的问题中，分数最高的一题即为该项的评分。如在第Ⅱ项体力活动中，患者对ⅵ、Ⅴ、ⅳ、ⅲ题均用“否”回答时，在此 4 题中最高分为ⅲ题（3 分），因此第Ⅱ项的评分即为 3，余类同。

（四）作业治疗

1．治疗目的　缓解症状，保护受累关节，防止关节功能的进一步减退。预防畸形的形成和发展是作业治疗的主要目的。

2．治疗方法　骨关节炎的作业治疗，最重要的是教育患者保护受累关节，避免过度负荷和牵拉关节周围的肌群。其他措施包括：改善工作环境，利用辅助器具、合理安排生活。

(1)患者健康教育　由于骨关节炎的治疗是一个长期的过程，因此，教育患者的目的是使其学会如何在这一长期的病程中，正确地处理骨关节炎的症状；了解骨关节炎在不同的病理发展时期如何影响关节功能；了解与骨关节炎有关的保护关节的基本方法，以及在日常生活中如何应用这些知识。

由于骨关节炎主要侵犯关节，没有全身症状，因此，保护关节主要包括以下措施：

1)维持关节的活动范围，使肌肉能发挥功能，预防肌肉萎缩：患者不应停止正常的日常活动，尽可能在关节无疼痛范围内完成这些活动，以达到预防废用性肌肉萎缩的目的。增强不稳定关节周围肌群的力量，可以增加关节的稳定性，减轻疼痛。例如，有氧运动如健身步行或游泳，有助于缓解下肢骨关节炎的疼痛，改善症状。

2）减少受累关节过多活动：关节的正常保护机制是当软骨受到挤压后，会将压力向软骨下传导，以保护软骨和软骨下的结构不受损伤。在骨关节炎的患者，由于受累关节软骨变薄，对关节受到的反复负荷不能起到缓冲作用，从而容易引起软骨表面损伤。关节本体感受器位于关节周围的肌腱、韧带和关节囊，对关节具有重要的保护作用，而骨关节炎患者的关节本体感受器反应性降低，对关节的保护作用由此而减弱。此时，患者需要借助于其他方法，在日常工作中保护受累的关节。例如，在搬运重物上下楼梯时，可以使用手推车或分次搬运等方法来完成工作，以此来减少对下肢受累关节的负荷。

骨关节炎后期由于关节有畸形的趋势，关节的力学结构受到损伤，如下肢内翻或外翻畸形，此时，可以使用适宜的支具或矫形器，来预防畸形的加重。如果出现拇指腕掌关节畸形，可以采用手部矫形器来稳定关节。在第一腕掌关节掌侧外展不稳时，手部矫形器有助于在从事捏的动作时稳定关节，缓解疼痛。此类矫形器属于静态矫形器，一般仅在从事一些专项活动时使用，而其他时间不需要穿戴，这样，既可以保护关节在专项活动中不受损伤或减轻负荷，又可以在非专项活动中允许关节活动，避免因长期制动引起的关节挛缩(图 11－1－22)。

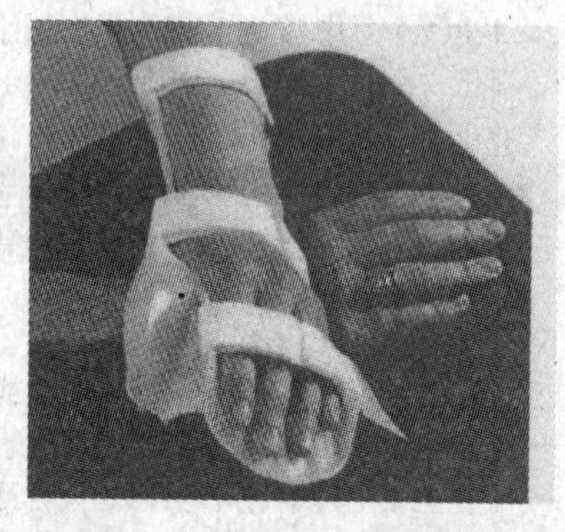

图 11－1－22　固定式手腕矫形器

3）避免在活动中出现关节疼痛：活动中如果关节出现疼痛，表明关节受力较多或超出了关节的耐受限度。例如，长时间的跪位或蹲位，可以加重膝关节骨关节炎患者的下肢症状。此时，最好的方法是避免跪位或蹲位工作，可以通过重新安排工作环境来解决这一问题。例如，升高工作台，加长工具的手柄等。当脊柱或下肢关节出现疼痛时，要避免做弯腰提重物的活动。当脊柱关节受累时，如果长时间在工作台前身体前倾可以加重背部症状，此时，可以通过增加阅读架来缓解。升高或加高座椅、床、座厕或其他工作台或家具，可以避免在坐起过程中，引起髋关节和膝关节的疼痛。如果拇指腕掌关节受累，日常生活中可以借助于开罐器、电动剪刀、轻或长柄的厨具，以减轻对关节造成的不适当压力。

4）保持关节的活动与休息平衡：与类风湿性关节炎不同，骨关节炎患者虽然很少出现疲劳，但如果受累关节使用过度，也可以增加这些关节的不适。掌握每天日常工作和活动中能引起关节不适的工作或活动，可以避免关节的过度使用，及时休息。患者可以自己记录从事某种工作或活动出现疼痛或疲劳的时间，根据这些记录，在以后类似的活动中避免疼痛或疲劳的发生。

5）避免受累关节长时间处于某种体位：骨关节炎患者如果停止活动时间，关节会出现僵硬和不适，但如果额外的活动，需要受累关节较长时间保持一种固定的姿势或体位，该关节周围的肌肉就会疲劳，对该关节的保护作用降低。在这种情况下，应该经常变换姿势或体位，避免受累关节长时间处于一种位置上。有作者认为，骨关节炎患者每隔 15～20 分钟，主动活动受累关节可以缓解僵硬，减少疲劳，促进肌肉功能的恢复。

(2)改善环境　通过改善环境,可以预防受累关节承受不必要的应力,同时继续工作。例如,患者工作和生活的桌椅,如果这些桌椅对脊柱和下肢的髋、膝关节没有良好的支持作用,虽然已经习惯,也应该给予改变。患者应该坐在舒适、有扶手的椅子上,必要时可以升高椅子的高度,加固椅背,避免受累的关节及其周围组织进一步受到牵拉。如果患者的工作需要经常下蹲和搬运重物,而又没有必要的辅助工具可以利用,改变工作可以避免进一步加重受累关节。此外,将经常使用的物品放在较高的地方以避免下蹲。如果有可能,将工作、卫生间、厨房搬到楼下,避免经常上下楼梯。使用根据人体工程学原理设计的电脑工作台,保持良好的工作姿势。上下楼梯时利用扶手,减少对下肢关节的受力等,对减轻症状,避免关节受力过多具有积极的作用。

(3)使用辅助具　大多数患者在早期只有个别或几个关节受累时,通常没有意识到在工作或生活中使用辅助具将具有积极的预防及治疗作用,因此,不愿意使用这些辅助具。临床上也发现许多患者经常忍痛使用受累关节,直到症状超过了耐受的限度才来就医。实际上,患者如果能及时使用辅助具,不仅可以缓解症状,还可以防止关节功能的进一步退化。例如,升高座椅和座厕的高度,可以减轻由较低的坐位站起时髋关节和膝关节受到的压力;使用拾物器来拾物可以减轻不必要的弯腰动作。此外,类风湿性关节炎患者使用的辅助具,如果骨关节炎患者出现类似的症状也可以使用。

(4)注意生活习惯　治疗师需要和患者讨论并检查所有的日常活动,以决定哪些活动对患者最重要,鼓励患者尽可能减少不必要的活动,或采用不同的方式去完成。要使患者意识到生活方式或习惯的改变,在某种意义上比使用辅助具对保护受累关节更为重要。因为,虽然辅助具具有很多优点,但从美学角度来看,使用辅助具如助行器、手部夹板等,毕竟对身体的形象会产生一些负面的影响。

(五)其他的治疗措施

根据患者的病情或症状,配合其他的治疗方法,可以提高对骨关节炎患者的治疗效果。

1. 药物治疗　①抗炎药物:可选用消炎止痛剂、非类固醇消炎镇痛剂和口服软骨保护剂等。②关节内注射:对关节疼痛明显或急性发作的患者,可采取皮质类固醇制剂关节腔内注射,可有效地控制疼痛以及肿胀,缓解肌腱炎、滑膜炎,但注射次数不宜过多。

2. 物理因子治疗　包括:①冷热疗:急性期或肿胀与疼痛明显的患者,可以采用冰袋冷敷或冰块按摩,具有消肿、止痛作用。对慢性期或肿胀与疼痛不明显的患者,可以采用局部热敷或石蜡疗法。②低中频电疗法:如直流电药物离子导入治疗、间动电治疗、音频电疗,干扰电疗法等。③高频电疗:如超短波、短波、微波等。

3. 运动疗法　包括以下几个方面:

(1)关节运动　适宜的关节运动可以改善血液循环,促进慢性炎症的消除,可以维持关节的正常活动范围,并可对关节软骨进行适度的加压与减压,以促进软骨基质液与关节液的交换,改善关节软骨的营养与代谢。方法:①关节不负重的主动运动,下肢运动宜在坐位与卧位进行,以减小关节的应力负荷。②器械上的连续被动运动。③必要时可做恢复关节范围的牵引。

(2)肌力练习　患肢及患病关节周围肌群的肌力练习,可给关节以一定的应力刺激,预防和治疗废用性及关节源性肌萎缩,增强关节的稳定性,起保护关节的作用。方法:在不引起疼痛的角度作肌肉的等长运动,等长运动不会增加关节的负荷,而对增强肌力最为适宜。一般认为一次等长运动的时间在6秒以上时，增强肌力的效果达到顶点。所以，一般使持续6秒左右，然后放松休息，如此反复进行。平常受累多的膝关节发生退行性关节炎时，容易引起股四头肌的肌力下降，宜做直腿抬起运动，即取仰卧位，在膝伸展的情况下，做下肢的抬高运动，可以达到增强股四头肌和髂腰肌的肌力的目的。练习时注意循序渐进。

(3)有氧运动　全身大肌群参加的有氧运动，有利于脂质代谢，配合适当的饮食控制可促进体重正常化，以减轻关节负荷。

4. 手术治疗　当非手术方法不能有效控制症状或病情进行性加重时，应考虑手术治疗。手术目的在于减轻关节疼痛，矫正畸形，保留功能和关节的稳定性，或恢复严重病例的关节功能。目前，用于治疗退行性关节炎的手术方法有：关节清理术、融合术、关节切除成形术、骨软骨移植术及人工关节置换术等。不论哪一种方法，术后都应遵循早运动晚负重、循序渐进、个体化的康复训练原则进行训练。

(燕铁斌)

第二节　颈椎病的康复

一、概述

颈椎病是指由于颈椎间盘退变及其继发椎间关节退变，而使其周围重要组织如脊髓、神经根、交感神经及椎动脉不同程度受累，并有相应的临床表现的一组症候群。仅有颈椎的退变而无临床表现者，则称为颈椎退行性改变。

(一)流行病学

颈椎病是一种常见病、多发病，好发于40~60岁之间的成人。男性多于女性，男女之比为6:1。据统计，50岁左右的人群患病率为25%，60岁左右的人群患病率则达50%。这是因为随着年龄的增长，颈椎会产生各种退行性变化。近年来发现，颈椎病的发病率有年轻化的趋势，这与工作姿势不当，尤其是长期低头工作有很大的关系。这些职业包括办公室工作人员、打字员、计算机操作人员、会计、刺绣女工、手术室护士、交通警察和教师等。虽然这些职业的工作强度并非很大，但由于工作姿势不当，长期低头，造成颈后肌群、韧带等组织劳损(低头时，椎间盘承受的内压较大)，或头颈常偏于一侧引起局部劳损，因此患病率较高。此外，慢性劳损如不良的睡眠、枕头的高度不当或垫的部位不妥，反复落枕者患病率也较高。

(二)临床分类

根据其临床表现可以分为：①神经根型，各型中最常见，占60%~70%。②脊髓型，占12%~30%。③椎动脉型。④交感型。如果上述各型同时出现，表现程度不同，称为“混合型”。

(三)诊断

各型颈椎病的诊断依据分别为：

1. 神经根型　具有典型的根性症状(麻木、疼痛)，且范围与颈脊神经所支配的区域相一致。影像学所见与临床表现相符合。痛点封闭无显效(诊断明确者可不做此试验)。除外颈椎外病变(胸廓出口综合征、网球肘、腕管综合征、肘管综合征、肩周炎、肱二头肌腱鞘炎等)所致以上肢疼痛为主的疾患。

2. 脊髓型　临床上出现颈脊髓损害的表现。X 线片显示椎体后缘骨质增生、椎管狭窄。影像学证实存在脊髓压迫。除外肌萎缩性脊髓侧索硬化症、脊髓肿瘤、脊髓损伤、继发性粘连性蛛网膜炎、多发性末梢神经炎。

3. 椎动脉型　曾有猝倒发作、并伴有颈型眩晕。旋颈试验阳性。X 线片显示节段性不稳定或钩椎关节骨质增生。多伴有交感症状。除外眼源性、耳源性眩晕，除外颈动脉段（进入颈、横突孔以前的椎动脉段）受压所引起的基底动脉供血不全。

4. 交感神经型　临床表现为头晕、眼花、耳鸣、手麻、心动过速、心前区疼痛等一系列症状，X 线片有失稳或退变，椎动脉造影阴性。

二、功能障碍

（一）功能障碍特点

颈椎病的临床表现　主要是由于脊髓、神经根、椎动脉和交感神经受到刺激或压迫所致，其功能障碍具有以下特点。

1. 缓慢发生　不论是哪一种类型的颈椎病，初期的功能障碍并不明显。大多在长时间低头（神经根型），或头部位置频繁发生变化（椎动脉型）时才出现功能障碍，由于对工作和生活的影响不大，大部分患者在这一阶段都没有引起注意，而任其缓慢发展。

2. 反复发作　如果症状出现早期患者没有注意或积极防治，功能障碍会因劳累或病情的变化而逐渐加重，反复发作。即患者在工作中（低头或在头部活动）出现症状，休息后好转，使患者不能耐受较长时间的低头工作。

3. 表现多样　如果神经根受压，患者以疼痛、肢体麻痹为主，其分布与神经根的分布一致；如果椎动脉受到刺激，患者以眩晕为主；如果是脊髓型颈椎病患者，可能出现肢体无力，行走不稳，有些还会出现大小便或性功能障碍。

（二）各型颈椎病功能障碍表现

不同类型的颈椎病有其自身特点。

1. 神经根型　患者颈痛和颈部发僵是最早出现的症状，肩痛及肩胛骨内侧缘部疼痛，上肢放射痛，有时前胸后背部疼痛。患者在活动颈部、咳嗽、喷嚏、用力及呼吸时，疼痛可以加重，有时活动颈部时感到有“轧轧”音。患侧上肢觉沉重，握力减退，有时持物坠落。可有血管运动神经的症状，如手肿胀等。晚期可有肌萎缩及肌束颤动。臂丛神经牵拉试验和椎间孔压缩（压头）试验阳性。

如果是 C5 神经根受累，疼痛在颈部、肩胛骨内缘、肩部、上臂外侧，很少到前臂；上臂外侧可有麻木及感觉减退区；三角肌，肱二头肌，岗上、下肌肌力减弱；肱二头肌腱反射减弱。当 C6 神经根受压时，疼痛在颈部、肩胛骨内缘、肩部、前胸部。上臂外侧及前臂桡侧；拇指麻木并感觉减退，示指亦可麻木但轻微；肱二头肌、肱桡肌及腕伸肌肌力减弱；肱桡肌腱反射减弱或消失。如果 C7 神经根受累，疼痛部位同 C6 神经根受累者，前臂疼痛在背侧，手指麻木并感觉减退。示指、中指麻木轻微，肱三头肌、桡侧腕屈肌及指伸肌肌力减弱；肱三头肌腱反射减弱或消失。C8 神经根受累的疼痛在颈部、肩部、肩胛骨内下缘。前胸部、前臂尺侧，小指及环指麻木并感觉减退，有时中指轻微麻木，肱三头肌、尺神经支配的屈指肌，尺侧屈腕肌、手内在肌肌力减弱，手及腕部功能障碍较重；一般无腱反射改变，偶见有肱三头肌腱反射减弱。

2. 脊髓型　既有脊髓损害引起的功能障碍，又有神经根受损出现的功能障碍。一般起病缓慢，颈肩痛不明显。最初出现下肢软弱、行路困难，功能障碍下肢发紧、麻木或灼痛等。继之一侧或双侧手感觉障碍，如麻木，或运动障碍，手无力不灵活，持物易坠落。亦有症状先出现于上肢，后出现于下肢者。躯干部的感觉障碍常在腹部或胸部有束带感。少数患者出现括约肌功能改变，如排尿困难，大便秘结。严重者，下肢痉挛，卧床不起，生活不能自理。

检查时，颈部的肌张力常常无明显的紧张，压痛不明显，活动也无明显的限制。但如果脊髓受压明显，上、下肢可以呈痉挛性瘫痪，或上肢在病损节段水平出现肌张力降低。四肢肌张力增高时，折刀试验(+)、四肢健反射亢进，可以有膑、踝阵挛(+)、浅反射消失。若上肢腱反射减弱或消失，则表示病损在该神经节段水平。第五颈髓节受损时，常常桡骨膜反射减弱或消失，反射性屈指活动增强，上肢肌腱反射仍亢进。四肢反射活跃，亢进，下颌反射正常者，提示颈髓损害在枕骨大孔水平以下。下颌反射亢进时，提示神经损害在桥脑以上水平。此体征对鉴别诊断有意义。可有脊髓病综合征，其特征为手指逃逸征(患手尺侧2~3指不能完全内收和伸指，握拳速度慢，10秒钟内握拳为<20次。提示C7髓节或其上节段脊髓的锥体束受累。病理反射(+)，胸式呼吸减弱或消失。奎氏试验，部分或完全梗阻。当无梗阻者，脊髓造影有梗阻。

3. 椎动脉型　由于颈椎椎间不稳及椎间隙狭窄，使同侧椎动脉受挤压，对侧受到牵张，甚至头后伸时椎动脉的血流都减少，钩椎关节和关节突关节骨刺压迫椎动脉，或刺激其周围的交感神经使其痉挛，管腔变细，血流量减少，出现脑干供血不全的功能障碍。包括发作性眩晕，复视伴有眼震。有时有恶心、呕吐、耳鸣或失听，这些症状多与颈部体位改变有关。下肢突然无力摔倒，但意识清醒，多在头颈处于某一体位时发生。肢体麻木，感觉异常，可出现一过性瘫痪，发作性昏迷。

4. 交感型　此型功能障碍最复杂。由于颈椎关节变性不但能刺激躯体神经，且能直接或反射性地刺激交感神经，所以，其他类型颈推病，多有交感神经功能紊乱的症状，因多为主观症状，常误认为神经官能症。

交感神经兴奋表现为：①头部症状：头痛或偏头痛、头沉、头昏、枕部痛或颈后痛。头转动与症状无关。②眼部症状：眼球后痛，眼干涩，视野内冒金星，视力改变，霍纳征(+)(瞳孔扩大，眼球下陷及眼睑下垂)。③周围血管症状：因血管痉挛，肢体发凉畏冷，局部温度下降，肢体遇冷有刺痒感，继而有红肿或痛加重。有头颈、面躯干或肢体麻木，其痛觉减退不按神经节段分布，如指(趾)尖痛等。④心脏症状：心律紊乱，心动过速。心前区痛、血压升高。⑤发汗障碍：如半侧肢体，单一肢体，头、双手、双足及四肢远端等多汗。⑤其他：听力或声音改变。

交感神经抑制症状表现为：头昏眼花，心动过缓，血压偏低，胃肠蠕动加强或嗳气，流泪，眼睑下垂，鼻塞，霍纳征(+)(瞳孔缩小、眼裂变小，眼球陷没)。

三、功能评定

(一)躯体功能评定

根据病情，可以进行下列评定：

1. 疼痛评定　可以用 MacGill 疼痛问卷调查了解疼痛的性质，用目测视觉模拟评分法(VAS)了解疼痛的程度，具体内容见本章第一节。

2. 关节活动范围评定　可以用颈椎活动测角器，测量颈椎在不同方向的活动，了解有无活动受限及其程度(图 11-2-1)。

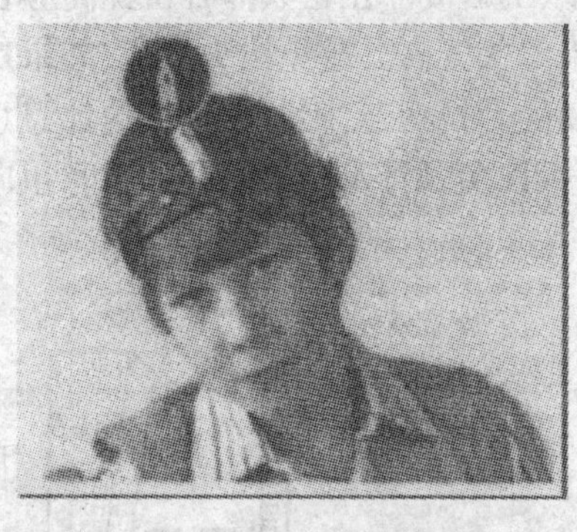

图 11-2-1　颈椎关节及活动范围的测量

3. 肌力评定　通常用 0~5 级徒手肌力评定法评定四肢肌力。如果想了解背部肌肉的力量，可以用拉力计测背肌力，结果以拉力指数判定。拉力指数 = 拉力(kg)/体重(kg)×100。正常标准：男 150~300，女 100~150。如果想了解手部肌力，可以用握力计测定，结果以握力指数判定。握力指数 =〔握力(kg)/体重(kg)〕×100，高于 50 为正常(男、女相同)。

4. 手功能测试　脊髓型颈椎病如果手部功能明显受限，可以通过以下测试来了解手部功能。①钩状抓握：如提小箱，此时拇指不必参与。②圆筒状抓握：如抓握玻璃杯，拇指紧贴该物。③握拳样抓握：如抓握住一球棒或锤柄。④球状抓握：抓握圆球状物如苹果。⑤指尖抓握：如拾起一小物体如一根针。⑥手掌抓握：如拾起或握持一小物体如钢笔。⑦侧面抓握：如用拇指与示指的外侧面抓握一张卡片。此外，也可以 9 孔柱测试(the 9-hole peg test)或 Jebsen 手功能测试(Jebsen Taylor hand function test)，这两种测试方法各自均有评分标准。

5. 痉挛评定　对脊髓型颈椎病患者，如果出现肢体痉挛，可以用 Aschworth 痉挛量表(Aschworth spasticity scale)评定痉挛的程度。或用痉挛频率指数(spasm frequency score)了解痉挛发生的次数。

(二)活动能力评定

日常生活活动能力可以用 Barthel 指数，或功能独立性测量(FIM)来评定。

(三)家庭居住环境和工作环境

脊髓型颈椎病患者，如果出现截瘫或四肢瘫痪，还需要对患者的家庭居住环境和工作环境进行评定，以了解是否需要借助于辅助系统，来适应环境或对环境进行改造。

四、作业治疗

(一)治疗目的

颈椎病作业治疗的目的，主要是对患者进行宣传教育，避免颈部长期处于某种特殊的位置，预防颈椎病的发生，或一旦出现颈椎病的症状后，预防病情的进一步发展。

(二)治疗方法

1. 经常保持颈部的正确姿势，减少颈痛的发生

(1)坐姿　选择高度适中、稳固及能支撑背部的椅子。如果长时间在电脑前工作，工作台和座椅的高度要适中，保持眼睛与显示屏在同一水平，避免颈部前倾(图 11-2-2 或图 12-2-3)。不要长时间低头工作，避免长时间阅读，以免过度劳累对颈部造成压力。在疲劳或痛楚

出现之前,应定时转换姿势。避免长时间坐着和突然扭动颈部。

(2)站姿　站立时,头部要保持水平位置,下颚向内收入,使颈部稳定及肌肉松弛。

(3)卧姿　正常人仰卧位枕高应在12cm左右,侧卧与肩等高,枕头的高低因人而异,约与个人拳头等高。避免枕头过高,如果枕头过高,颈椎始终处于前屈位置,颈部肌肉长时间处于被动的牵拉状态,不利于颈部的休息(图11-2-4)。此外,避免长时间的俯卧位或半俯卧位休息,以免颈骨及颈部肌肉长时间扭向一边,造成压力。

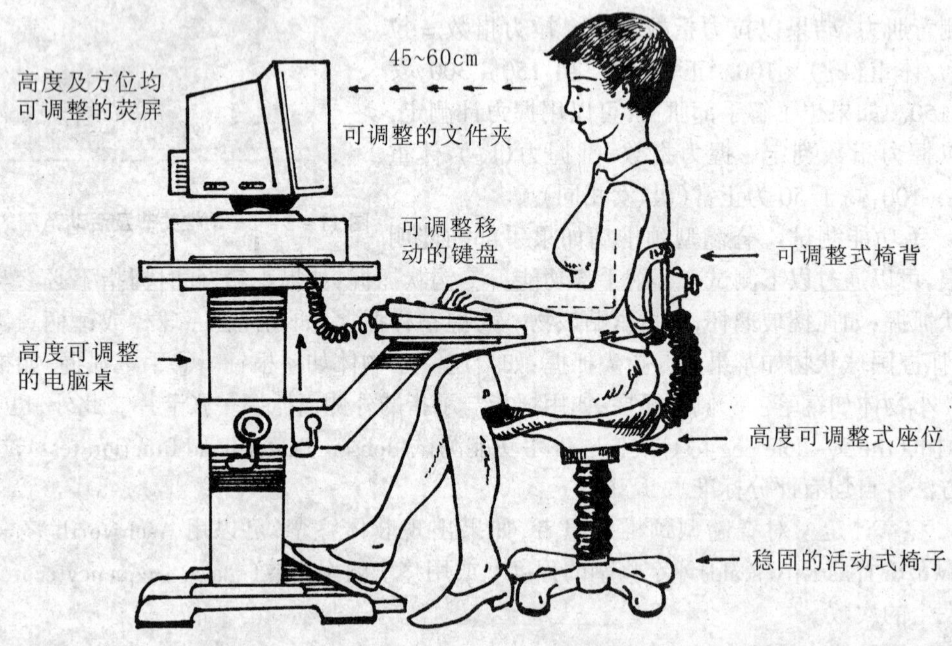

图11-2-2　电脑工作人员的正确坐姿

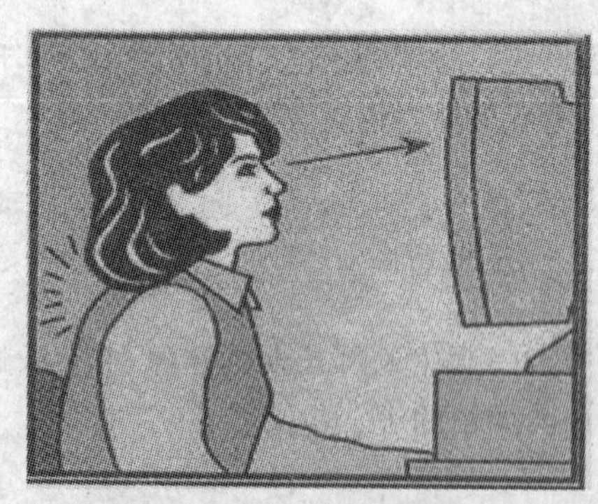

图11-2-3　保持良好的坐姿

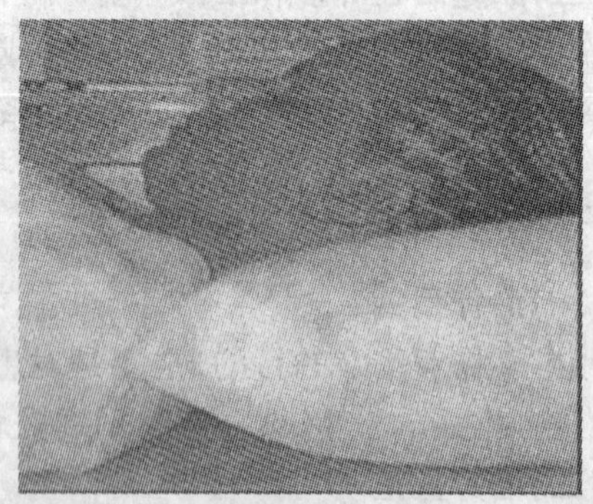

图11-2-4　枕头过高时的颈部位置

2. 日常活动中保持良好的姿势

(1)梳洗　刷牙及洗面时要保持颈部挺直,洗头时避免头低于洗面盆,如果可能,应利用淋浴冲洗头发。

(2)熨烫衣服　最好选用能调节高度的烫衣板，高度适中的烫衣板应能容许使用者在烫衫时保持头部在水平的位置，避免低头烫衫。

(3)枕头　理想的枕头应该能适应颈椎的弧度，使颈部肌肉能充分的放松。枕头的形状以中间低、两端高为佳，可利用中间凹陷部来维持颈椎的生理曲度，同时对头颈部可起到相对制动与固定作用。枕头的高度一般为 12 ~ 15cm，枕芯最好用谷皮、荞麦皮、绿豆壳、草屑等充填，而不宜用海绵、棉絮、木棉等物，软硬适中，保持头部轻度后仰的姿势，以符合颈椎的生理曲度(图 11 - 2 - 5)。

(4)家务劳动　做饭菜等家务劳动的时间不宜太长，要经常改变姿势。看电视的时间不宜太长，应将电视机放在与眼睛同一平面的位置上。

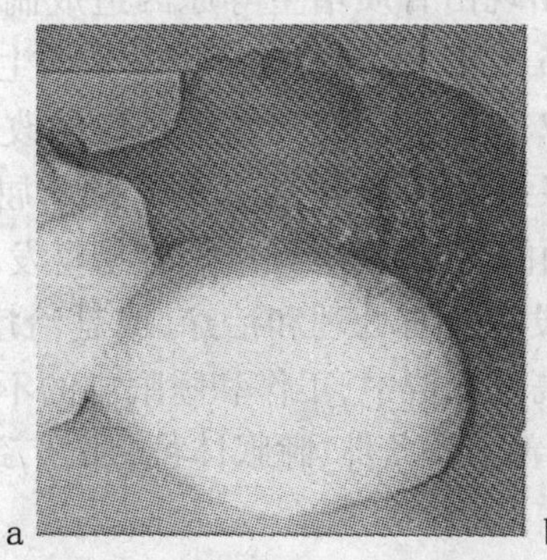
a

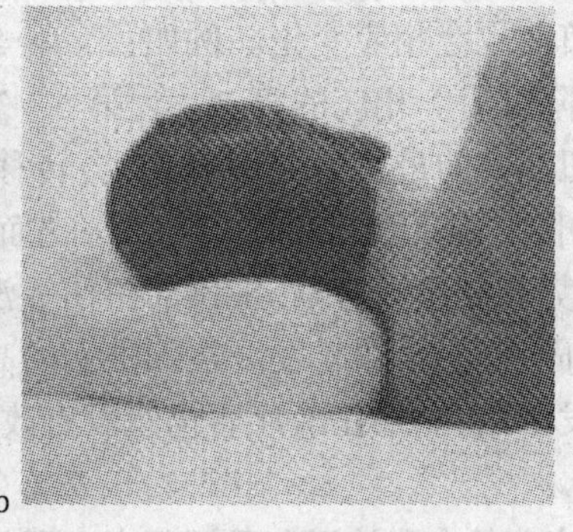
b

图 11 - 2 - 5　不同卧位枕头高低适合时颈部的位置

a. 仰卧位；b. 侧卧位。

3. 保持良好的工作习惯

(1)坐姿　尽可能保持自然端坐位，头部保持略微前倾。如果需要长时间伏案工作，应调整工作台的高度与倾斜度，使案台适于自身身材，尤其是有颈椎病症状者，避免过度低头屈颈，桌台宁高勿低，半坡式斜面桌更为有利。如果桌面或工作台面过高，则使头颈部呈仰伸状；过低，则呈屈颈状。这两种位置均不利于颈椎的内外平衡，尤其是后者在日常工作中最为多见。除了升高或降低桌面与椅子的高度外。某些需长期伏案的工作者，如描图、绘图等职业的工作人员，可通过调整工作台的倾斜度来达到目的，一般可倾斜 10° ~ 30°。这种倾斜的工作台板较调节座椅和台面的高度更为有效。

(2)定期改变体位　由于职业需要，头颈部常向某一方向转动或相对固定(特别是前屈或左、右旋转)，应当在工作一段时间后，一般在 1 ~ 2 小时后，让头颈部向另一方向转动。这样，既有利于颈椎保健，又可消除疲劳感。因为，这种相对固定和颈常向某一方向转动，不仅可以直接引起椎间盘压力的改变，还可以导致张力较大，一侧的肌肉疲劳。长时间近距离低头视物，既影响颈椎，又易引起视力疲劳，诱发屈光不正。因此，每当伏案过久后，应抬头远视半分钟左右，待眼睛疲劳消退后再继续工作，这时头颈部也可放松。长期低头工作，由于颈椎前屈，使椎间盘内的压力逐渐升高，一旦超过椎间盘本身代偿限度时，必然产生髓核后移，重者可后突，穿过后纵韧带进入椎管。因此，在屈颈一段时间后恢复自然体位一定时间，使内压恢复，如此可避免椎间隙内压持续升高。

(3)安排好工作环境　工作中确保头部维持在良好位置，避免长时间低头工作。看书时头不要过低，尽量将书和眼睛保持同一水平。无论进行任何活动，要安排间歇休息，避免颈部过度疲倦，如感到颈部不适，应立刻停止活动，让颈部放松，或适当休息，避免加重局部损伤。

4. 预防复发　虽然绝大多数颈椎病患者经过系统的治疗后症状可以得到缓解或完全消失，但也有些患者反复发作。其原因主要有以下几个方面：

(1)颈椎的结构　颈椎较胸椎和腰椎的活动度大，活动频率高，但其支持结构却较薄弱，因此，稳定性不如胸、腰椎。在颈部活动过度，或某些因素的诱发下，容易出现颈部失稳，引起复发。

(2)颈椎的生物力学　当颈椎发生退变，并出现由骨质增生等原因造成制动后，其相邻椎体的生物力学负荷也会相应变化。例如：第4～5或第5～6颈椎产生骨质增生、韧带钙化等严重退变，活动度降低后。相应的第2～4、第6～7颈椎也会随之发生相应的改变。颈后伸时，颈椎的压力和扭曲力的最大承受部分，就会转移到第4椎体，或其上方颈前屈时，则降至第6～7椎体。这种随着退变而产生的生物力学方面的改变，使得颈椎病容易复发。

(3)不良姿势和体位　劳累，头颈部扭伤等没有及时处理和治疗，或是治疗后症状改善不彻底、疗效不巩固，都会导致复发。在颈椎病的高发人群中，工作和睡眠中的不良姿势和体位，是颈椎病的诱发因素，如果在治疗后仍然没有改善工作条件、睡眠体位，那么，颈椎病复发也就不可避免。

(4)患者对疾病的自我认识和重视程度　那些易于复发的颈椎病患者，多数是不能坚持正规治疗；治疗断断续续，没有规律；症状略有缓解就自动放弃治疗，疗效得不到巩固；不遵循医嘱，在疗程结束后，不能坚持进行自我锻炼或纠正不良习惯等，这些都无疑导致了颈椎病的复发。

因此，避免和防止上述诱发因素，是预防颈椎病复发的关键。

5. 每天坚持适当的颈部运动　通过颈部运动可松弛颈部肌肉，增加颈椎的灵活性以及强化肌肉，从而达到保护颈椎的效果。每天做数次颈部运动，有助减慢颈椎退化过程。在日常生活及工作时，应每隔1小时，将头向上下、左右各个方向活动，同时亦可把肩部提起向前及向后转动数分钟，以减轻颈部压力(图11－2－6)。如果有条件，应坚持早晚锻炼及做工间操，包括颈椎保健操，长时间固定在某一姿势下者，做短暂的颈部前屈、后伸、左右旋转及回环活动，可改善颈肌疲劳，恢复最佳应力。

五、其他治疗措施

(一)颈椎牵引

有许多物理因子对颈椎病均有良好的效果，其中以颈椎牵引最常用。

1. 颈椎牵引的治疗作用　①解除肌肉痉挛，缓解疼痛。卧位颈椎牵引时，颈部肌肉的肌电活动减少，肌肉的紧张降低。②改善局部血液循环，有利于损伤的软组织修复，促进水肿的吸收和炎症的消退。③松解软组织粘连，牵伸挛缩的关节囊和韧带，矫治脊柱后关节的微细异常改变，使脊柱后关节嵌顿的滑膜复位，或有助于关节突关节轻微错位的复位，改善或恢复脊

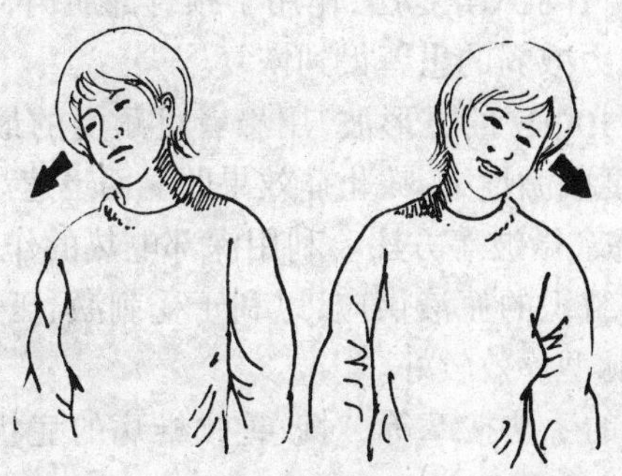
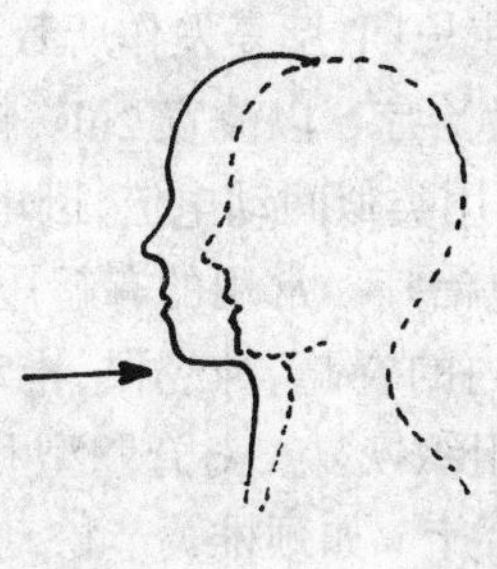

图 11－2－6　颈部锻炼

柱的正常生理弯曲。④增大椎间隙和椎间孔，改变突出物（如椎间盘）或骨赘（骨质增生）与周围组织的相互关系，减轻神经根受压，改善临床症状。研究证实，当颈椎牵引的重量达到 6～7kg 时，椎间盘内部的压力减少 70%，当重量达到 10kg 时，几乎测不到压力。

（1）坐位牵引　适用于病情较轻或经卧位牵引后，需要继续牵引的患者（图 11－2－7）。牵引时一般头前屈 20°～30°，以眩晕症状为主的患者可以保持头部中立位牵引。牵引重量由 5kg（或体重的 1/10）开始，每天牵引 1～2 次，以后每隔 3～5 天增加 1～2kg，最大可达 12～15kg。每次治疗时间 15～20 分钟，最长不超过 30 分钟。每周治疗 3～5 次，持续 3～4 周。

（2）卧位牵引　又称为床头牵引，适用于病情较重或不能坐位牵引的患者（图 12－2－8）。

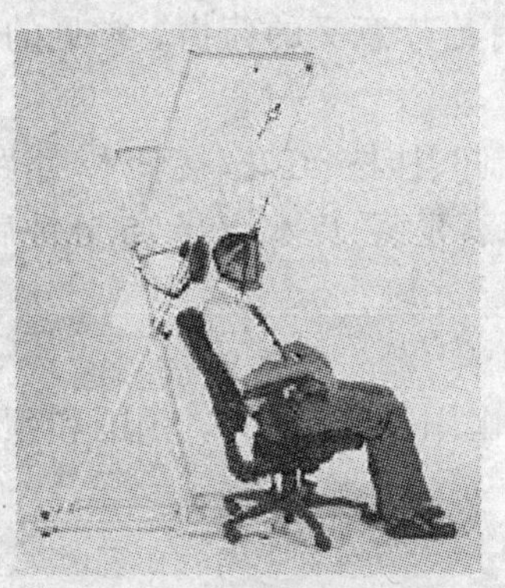
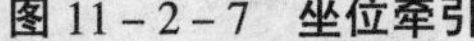

图 11－2－7　坐位牵引

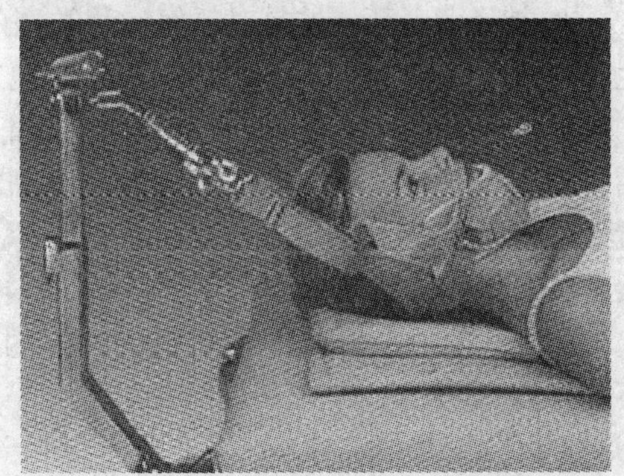

图 11－2－8　卧位牵引

由于需要 24 小时牵引，常在病房使用。牵引时颈部保持前屈 30°～45°，持续性牵引时重量从 2～3kg 开始，逐渐增加到 4～6kg，每 2 小时休息 10～15 分钟，2～3 天或症状缓解后牵引重量再减少到 2～3kg，并逐渐缩短牵引时间或改为坐位牵引。

（二）其他物理治疗

其他常用治疗颈椎病的物理疗法包括：

1. 直流电离子导入治疗　利用直流电场作用和电荷同性相斥、异性相吸的特性，将各种中、西药物作用于颈部。

2. 间动电流治疗　将电极置于颈和肩、臂痛点处，使用间升或疏密波对症止痛；置于颈交感神经节处，使用密波，对椎动脉型及有交感神经症状的效果较好。

3. 感应电治疗　以脉冲方式或配以离子导入等方法，作用于颈背部肌肉，以提高肌张力，加强肌力，可使长期、反复发作所致颈背肌力减弱的患者得到恢复。

4. 超刺激治疗　以波宽 2nls，频率约 100Hz 的方形波，用患者可耐受的最大电流作用于颈椎部位。作用类似间动电流，因电流强度刺激性大，故止痛效果明显而迅速。

5. 高频电治疗　常用的有超短波、短波、微波等方法。利用深部电热的作用改善椎管、椎间孔、横突孔内的脊髓、神经根、椎动脉等组织的血液供应，以利于受刺激、压迫的脊髓、神经根、椎动脉等组织恢复。对脊髓型和椎动脉型疗效较好。

6. 手法治疗　如颈椎关节松动、中医的手法按摩等，对改善颈椎病的症状均有良好的疗效。

（三）药物治疗

药物在颈椎病的治疗中，可以起到辅助的对症治疗作用，常用的药物有以下几类。

1. 非类固醇消炎镇痛药　这一类药物，主要是针对神经根受到刺激引起的损伤性炎症，起到消炎镇痛的作用，常用于颈痛、肩痛、上肢麻木的病人。主要药物有阿司匹林、吲哚美辛、奈普生、布洛芬、双氯芬酸等。

2. 使肌肉松弛的药物　这类药使肌肉的痉挛得到缓解，解除了对脊髓、神经、血管的刺激。如巴氯芬、乙哌立松等。

3. 镇静剂　能减轻神经的兴奋性，也能使肌肉的紧张得到缓解，适于精神兴奋、紧张、激动的病人。一般常用地西泮，睡前口服，也可用健脑安神的中成药。

4. 神经营养药　这是对任何一种类型的颈椎病都有治疗意义的药物。常见的药物有维生素 B_1 片，每次 10mg，每天 3 次，以及其他复合维生素。

5. 中药热敷　用祛风、活血、通络、止痛的中药，如当归、桂枝、红花、接骨木、路路通、川羌活各 50g，五加皮、虎杖、络石藤等各 100g，放在布袋内用蒸笼蒸，待水烧开 15 分钟后取出来，置于颈部热敷 30 分钟。

（四）矫形器的应用

颈椎病的治疗中常使用颈围和颈托（图 12－2－9 和图 12－2－10）。颈围和颈托具有以下作用。

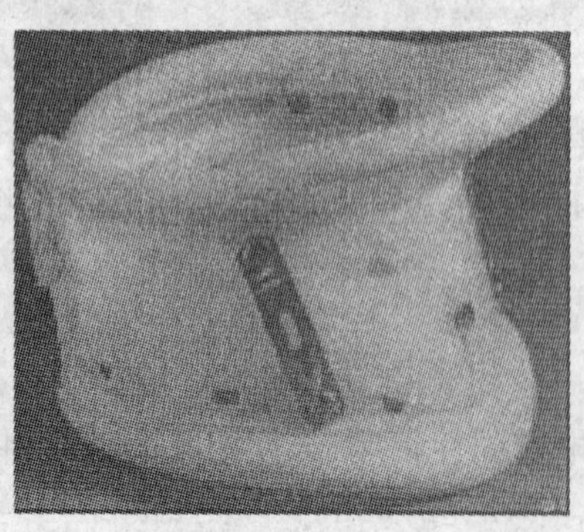

图 11－2－9　颈围

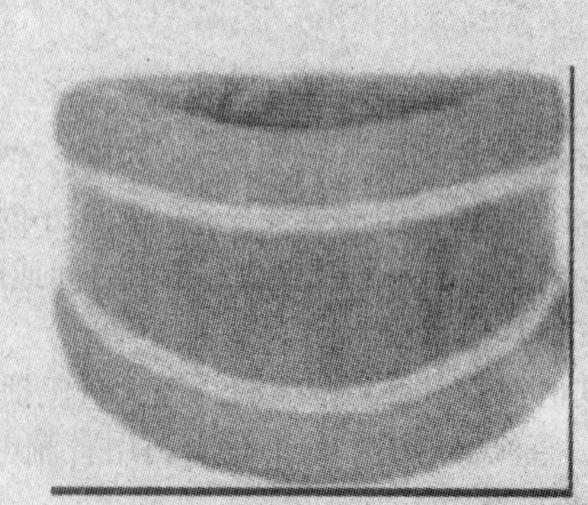

图 11－2－10　颈托

1. 固定颈椎于适当的位置，改变不良体位，以保持正常体位。通过支撑作用使颈部肌肉得以休息，缓解肌肉痉挛，减轻局部疼痛。

2. 限制颈部过度活动以保持局部稳定，减少脊髓、神经根、血管及关节面之间的互相刺激、摩擦所产生的创伤性炎症反应，并促进其消散和吸收。

3. 缓解与改善椎间隙的压力状态，减少颈椎间盘的劳损、退变，有助于尽快康复，并可避免可能的外伤。

4. 纠正颈椎内外平衡失调，防止小关节紊乱、错位及脱位等，以保持颈椎序列及椎体间、关节间的稳定，加强颈部支撑作用。

5. 在施行手术前作为一种非手术治疗方式，为手术创造必要的条件，也为术后采取固定、制动措施做准备。术后则可减轻手术局部及邻近部位的创伤性反应，限制颈部活动以防止植骨块的压缩或脱出，促进骨融合和患部软组织愈合。

颈围和颈托可应用于各型颈椎病患者，对急性发作期患者，尤其对颈椎间盘突出症，交感神经型及椎动脉型颈椎病的患者更为合适。

需要注意的是：长期应用颈围和颈托，可以引起颈背部肌肉萎缩，关节僵硬，因此，穿戴时间不可过久，穿戴期间要经常进行颈椎医疗体操。当症状逐渐减轻后，要及时除去颈围及颈托，加强肌肉锻炼。

（五）手术疗法

颈椎病只有少数患者经过非手术的系统治疗，不能改善症状或症状进行性加重而需要手术。手术的适应证如下：颈椎间盘突出，经非手术治疗后根性疼痛未得到缓解或继续加重，严重影响生活及工作者；颈椎病有脊髓受累症状，经脊髓碘油造影有部分或完全梗阻者；颈椎病病人突然发生颈部外伤，或无明显外伤而发生急性肢体痉挛性瘫痪者；颈椎病引起多次颈性眩晕、晕厥或猝倒，经非手术治疗无效者；颈椎病有明确的交感神经症状，经非手术治疗无效，而严重影响工作者；颈椎病椎体前方骨赘，引起食道或喉返神经受压症状者。

（燕铁斌）

第三节　肩周炎的康复

一、概述

（一）流行病学

肩周炎是肩关节周围炎的简称，是指肩关节及其周围软组织退行性改变所引起的肌肉、肌腱、滑囊、关节囊等肩关节周围软组织的广泛慢性炎症反应。过去多发生在50岁以上，50～60岁为发病高峰，40岁以下者很少患此病，故称为“五十肩”，但近几年来有年轻化趋势。由于发生肩周炎的肩关节僵硬，功能活动受限，好像被冻结了一样，故又称之为“冻结肩”或“肩凝症”。

据调查，国内45岁以上50%～60%都患有不同程度的肩周炎病症，以50岁左右的女性多见，男女之比约为1:3。国外的统计资料表明，每年大约50人之中就有1人患肩周炎，肩周炎的发病率占总人口的2%～5%。多见于长期伏案工作者、计算机工作者、教师、家庭妇女、会计、长期手工业劳动者,办公室职员,上述职业已被认为高发职业病之一。此外,患糖尿病、营养不良、心脏病、偏瘫、颈椎病或精神病的人较易发生本病。

肩周炎的多数病例为慢性发病,一般无外伤因素,少数有轻微外伤,如有的患者在肩部或上臂开始有一个小的外伤,而后发展成为肩周炎。单侧发病比较多见,左肩多于右肩,双肩同时发病者约为8%～12%。大约40%的一侧肩周炎患者在5～7年内还会发生对侧的肩周炎。肩周炎的病理改变:主要发生在肩峰下滑囊,肩胛下肌下滑囊,肱二头肌长头腱滑液鞘,以及肩肱关节滑膜水肿、充血、绒毛肥大伴有渗出。后期的病理改变:滑膜腔粘连闭锁,纤维素样物质沉积,病变软组织脆弱容易撕裂。

一般认为,肩周炎是种具有自愈倾向的自限性疾病。肩周炎的临床病程十分特殊,当肩关节的疼痛和活动受限,僵硬的情况缓慢增加到一定程度,疼痛可逐渐消失,各方向的活动功能可慢慢恢复,甚至可以完全恢复。不过,这种自然恢复的时间不能预计,一般要经过数月至2年左右的自然转归时间。因此,即使肩周炎有自我缓解的可能,也仍然应采取积极主动的治疗措施。

其他原因,如肩关节或肱骨近端骨折后,肢体长时间固定而缺少活动,脑损伤或周围神经损伤后,肢体偏瘫导致肩关节不能活动等,也可以引起肩周炎。这些继发于其他病因的肩周炎不在本节介绍范畴。

(二)诊断

肩周炎的临床表现主要有,肩部疼痛、压痛,活动障碍。其诊断主要依据以下几点:40～50岁以上中老年人,有或无外伤史,肩部疼痛及活动痛,夜间加重,可放射到手,但无感觉异常,肩关节活动尤以上举,外展,内、外旋受限,肩周压痛,特别是肱二头肌长头腱沟,病程长者肩周肌肉可以出现痉挛或萎缩,X线检查一般无明显阳性所见,少数可以发现肩部骨质疏松或有钙化灶。

二、功能障碍的特点

肩关节功能性活动受限,是肩周炎功能障碍的最大特征,不同病期,肩关节活动障碍的程度也不一致,可由轻微的功能障碍到关节活动完全消失。按肩周炎的发生与发展,功能障碍大致可分为3期,即急性期、慢性期、恢复期。各期之间无明显界限,各期病程长短不一,因人而异,差别较大。

(一)急性期

又称为疼痛期,是肩周炎的早期,持续时间可以是数周或数月。功能障碍的特点是肩部自发性疼痛,其疼痛常为持续性,表现不一。有的急性发作,疼痛剧烈,夜间加重,甚至因此而影响睡眠。多数是慢性疼痛,有的只感觉肩部不舒适及束缚的感觉。疼痛多局限于肩关节的前外侧,可延伸到三角肌的抵止点,常涉及肩胛区、上臂或前臂。局部压痛点多位于结节间沟、喙突、肩峰下滑囊或三角肌附着处、冈上肌附着处、肩胛内上角等处。

一般活动受限发生在疼痛症状明显后的3～4周,早期的功能活动限制因素主要是局部急骤而剧烈的疼痛反向性地引起肌肉痉挛,因此,肩关节本身还有一定范围的活动度,一般外展为 45°～75°，后伸 10°～30°，外旋 30°，上举 110°。穿上衣时耸肩或肩内旋时疼痛加重，不能梳头洗脸，患侧手不能摸背。以后肩疼迅速加重，尤其夜间为重，患者不敢患侧卧位。由于肌肉痉挛和疼痛，逐渐出现肩关节活动范围减少，特别是外展和外旋受限最为显著。肩部外观正常。

（二）慢性期

又称为中间期、冻结期或僵硬期，此期持续时间为数月至 1 年。虽然疼痛逐渐减轻，但压痛范围仍较为广泛。由疼痛期肌肉保护性痉挛造成的关节功能受限，已发展到关节挛缩性功能障碍，肩关节功能活动严重受限，肩关节周围软组织广泛粘连、挛缩，呈“冻结”状态。各方向的活动范围比正常者减少 20%～50%，尤以外展、外旋、上举、后伸等最为显著，严重时肩肱关节活动完全消失，只有肩胛胸壁关节的活动。一旦关节囊粘连挛缩，患者肩关节外展时，可出现典型的“扛肩”的现象。即在胸背活动时，由肩胛骨产生代偿，扩大肩关节外展的程度。这样往往容易掩盖部分症状。发生“扛肩”现象时，日常生活明显受到影响。例如，梳头、穿衣、举手、摸兜、摸背、晾晒衣物等，日常活动都会发生困难，严重时，甚至会累及肘关节，屈肘时手不能摸背。

伴随着疼痛和肩关节活动障碍，患者肩关节可以出现三角肌、冈上肌，冈下肌等肩胛带肌，尤其是三角肌的废用性萎缩。三角肌萎缩，不仅可以使患侧肩部失去原有的丰满外观，出现肩峰突起现象；而且，还可由此加重肩关节运动障碍的程度，进一步产生臂上举不便、后伸困难等活动障碍。肩关节外展可能低于 45°，后伸仅 10°～20°，内旋低于 10°，上举小于 90°。

（三）恢复期

又称末期、解冻期或功能恢复期，持续时间为半年至两年多。此期肩痛基本消失，个别患者可有轻微的疼痛。肩关节周围关节囊等软组织的挛缩、粘连逐渐消除，关节慢慢松弛，关节活动逐渐增加，外旋活动首先恢复，继则为外展和内旋活动。恢复期的长短与急性期、慢性期的时间有关。慢性期越长，恢复期也越慢；病期短，恢复也快。整个病程短者 1～2 个月，长者可达数年。大多数患者的肩关节功能恢复到正常或接近正常。不过肌肉的萎缩，则需较长时间的锻炼才能恢复正常。

虽然肩周炎是自限性疾病，但其症状持续的时间可达 1 年至几年。由此表明，肩周炎即使可自发地恢复，但这一过程需要相当长的时间。一般认为，疼痛期时间长短与恢复期时间长短相关，即疼痛期时间短者，其恢复期也相对较短，反之则长；症状的严重程度与恢复期时间长短没有相关性，即症状重者，不一定恢复期长，症状轻者，不一定恢复期短。恢复过程也并非呈直线型发展，肩关节功能运动的改善有时会出现起伏，甚至停滞。而且，大约有 1/10 的患者在恢复期后仍存在不愿参加娱乐活动，运动量相对较小等轻微的自我运动限制，被动运动检查也可发现轻微的被动运动受限的表现。这说明某些肩周炎患者的肩关节运动功能，可能在恢复期后也会遗留一些症状。

三、功能评定

（一）躯体功能评定

根据病情和病期，可以进行下列评定：

1. 疼痛评定 可以用MacGill疼痛问卷调查了解疼痛的性质,用目测视觉模拟评分法(VAS)了解疼痛的程度,具体内容见本章第一节。

2. 关节活动范围评定 肩关节是人体活动范围最大的一个关节,其中立位(0°)是上肢自然下垂,肘窝向前,功能位是肩外展50°、前屈20°、内旋25°。也可以通过简单的日常生活活动,来确定肩关节活动受限的影响程度。例如,能否梳头、洗脸,能否自己穿脱衣裤等。一般采用通用关节量角器,测量肩关节的活动范围,具体方法可参见《康复疗法评定学》一书。

3. 肌力评定 通常用0~5级徒手肌力评定法,评定肩关节周围肌群的肌力,具体方法见《康复疗法评定学》一书。

(二)活动能力评定

日常生活活动能力可以用Barthel指数,或功能独立性测量来评定,具体方法见本书第二章第二节。

四、作业治疗

(一)治疗目的

根据肩周炎的不同病期,作业治疗的目的有所不同。

1. 急性期 此期患者以疼痛为主要表现,功能障碍主要是由于疼痛造成的肌肉痉挛所引起。因此,作业治疗是以缓解疼痛,维持肩关节的关节活动范围,预防关节功能障碍为目的。

2. 慢性期 此期患者表现出疼痛和关节活动受限,但往往以功能障碍为其主要问题,疼痛常常是由于关节活动障碍所引起。因此,作业治疗以恢复关节活动功能为目的。

3. 恢复期 此期患者以关节活动障碍为主要表现,疼痛轻微或不明显。因此,作业治疗的目的主要是继续加强功能锻炼,增强肌肉力量,恢复或改善已发生废用性萎缩的肩胛带肌肉,恢复三角肌等肌肉的正常弹性和收缩功能,以达到全面康复和预防复发的目的。

(二)治疗方法

1. 急性期 采用的作业治疗,应该以缓解疼痛、使肩关节充分休息为主。

(1)避免过多使用患侧肩关节 在工作或日常生活中,尽量减少反复使用患侧肩关节,如长时间用患侧手提举重物,应该与健侧肩关节交替使用,以减轻患侧肩关节的过度负荷,保证患侧肩关节有足够的休息时间。

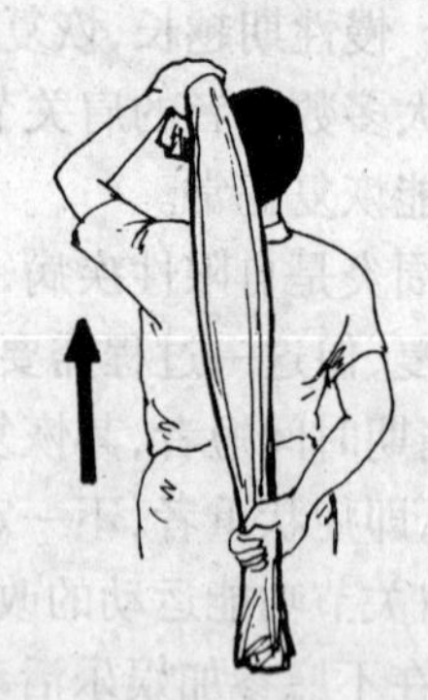

图 11-3-1 健侧手(上方)带动患侧手(下方)

(2)日常生活活动 在日常生活活动中,应多用健侧上肢,以缓解患侧肩关节的过度疲劳。可以采取以下一些方法:梳头可用健侧手代替,或利用一些较长柄的梳子用患侧手梳头;洗头及洗脸可以用健侧手代替;穿衣可以先穿患侧手,然后穿健侧手;洗澡可用长毛巾擦背,将健侧手放在肩部上执毛巾一端,患侧手伸到背后执毛巾另一端,然后健侧手用力向上拉起(图11-3-1);也可以用长柄刷代替毛巾去清洗背部;切食物时可用较轻的刀,以免因用重力加剧肩关节疼痛。

(3)维持肩关节活动范围　急性期仍然需要尽可能地保持肩关节的活动范围。应鼓励患者,在不加重肩关节疼痛的范围内活动肩关节,一般可采取一些自我主动练习,来保持肩关节的活动,或减轻关节活动受限的程度。如用患侧手爬墙(摸高)、患臂内收后伸练习或拉滑轮、练保健棒等动作或器械锻炼(图 11-3-2～图 11-3-4)。此外,患者可以做"钟摆样运动(Codman)"。方法如下:两腿分开站立,患侧肩关节自然下垂,以肩关节为轴心,瞬时针或逆时针转动上臂(图 11-3-5)。"钟摆样运动"可以增加局部血液循环、放松肌肉以及减少疼痛。活动时,应根据自己能够耐受的疼痛程度,手上不要握重物,且动作不需太大。

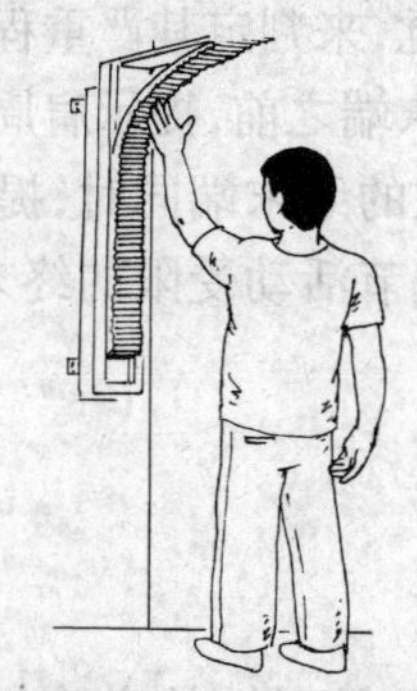

图 11-3-2　肩梯练习

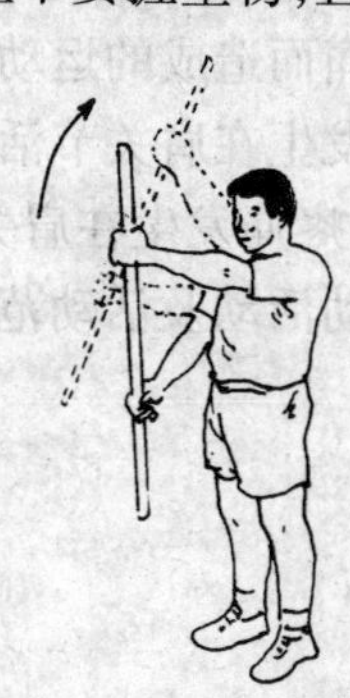

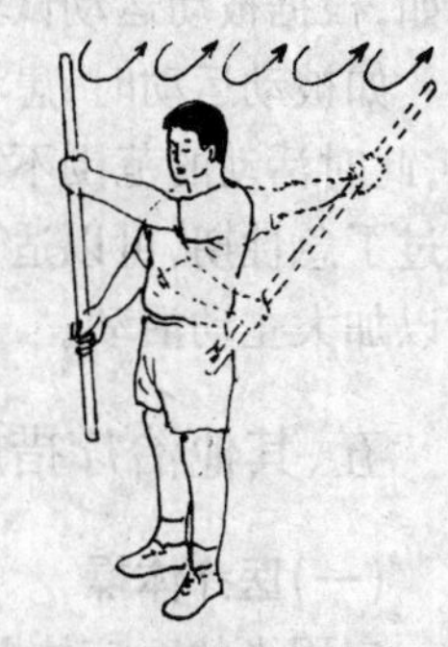

图 11-3-3　体操棒练习

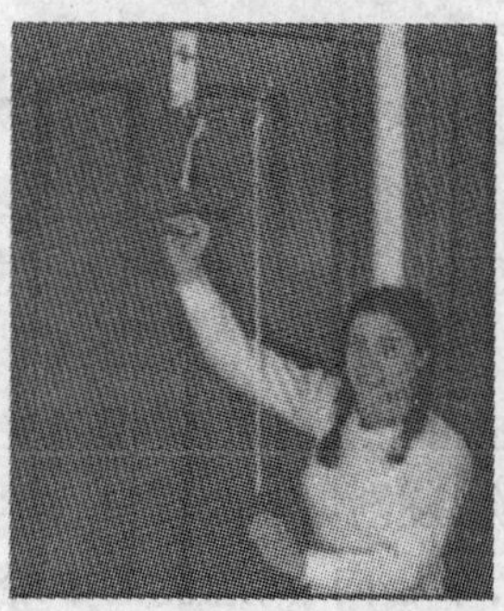

图 11-3-4　滑轮练习
(肩关节前屈练习)

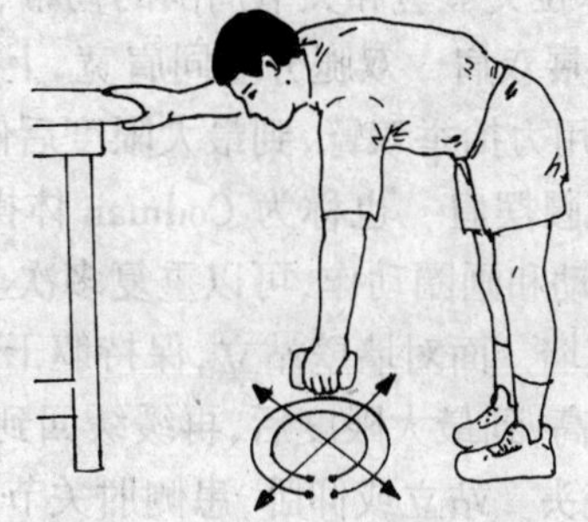

图 11-3-5　Codman 体操

2. 慢性期　采用的作业治疗应该以解除粘连,扩大肩关节运动范围,恢复正常关节活动功能为主。由于肩关节是全身最灵活的关节,活动范围最大。因此,动作也是多种多样。原则上,只要健侧肩关节能完成的动作,均可作为患侧肩关节的治疗内容。

(1)肩屈-伸作业治疗　例如,用砂纸板打磨木板、锯木、刨木、打锤、在台面上推动滚筒、擦拭桌面、在编织架上编织、打篮球、打保龄球,在肩梯上练习或爬墙动作练习等。

(2)肩内收-外展作业治疗:例如,粉刷、编织、绘图、拉琴、写大字等。

(3)肩旋转作业治疗　例如,打乒乓球、投球练习、木工(如刨木、拉锯)、砂磨等。

(4)整体作业治疗　例如,肩关节转轮练习,滑轮练习等。

上述操作时,尽可能将肩关节活动到最大范围或受限的终端,以达到牵拉的目的。

3. 恢复期　采用的作业治疗,应该以增加肩关节活动的练习为主,辅以肌力练习。尽可能恢复已经发生废用性萎缩的肩胛带肌和三角肌等肌肉的正常弹性和收缩功能，以达到全面康复和预防复发的目的。

关节活动练习可用火棒、木哑铃做摆动练习，使用体操棒、肩梯、肋木、高滑轮等做助力练习；也可进行肩内、外旋牵引。肌力练习以三角肌练习为主，可用哑铃、拉力器等器械进行抗阻练习或等速练习。日常生活应该充分使用患侧肩关节来完成。各种练习以不引起明显疼痛为度，特别要重视肩外展、外旋的活动范围和肩带肌、三角肌的肌力恢复。

除了针对不同病程，采取不同的治疗措施外，还应针对病情的严重程度，考虑治疗措施。例如，根据被动运动试验中因疼痛而造成的运动局限和终末感觉，来判定其严重程度并指导治疗。如被动运动时，患者的疼痛发生在肩关节活动到受限的终末端之前，提示肩周炎是在急性期，此时活动的范围不宜太大；如疼痛发生在肩关节活动到受限的终末端同时，提示肩周炎已经过了急性期，可以适当增加主动活动及活动范围；当达到肩关节活动受限的终末端仍疼痛，可以加大主动活动。

五、其他治疗措施

（一）医疗体操

肩周炎的医疗体操主要是针对肩周炎的功能障碍，进行一些针对性的肩关节活动。在肩周炎的各个期均可以进行，但急性期的强度应小，以不增加疼痛为宜，慢性期和恢复期的强度应大，以牵拉关节囊和关节周围的韧带、肌腱为目的。

1. 伸展双肩　双腿分立同肩宽，上肢自然下垂，两臂向前伸直，手心向下，向两侧外展并缓缓向上用力抬举双臂，到最大限度后停留 10 秒钟左右，再缓缓回到原位，可以重复多次。

2. 弯腰摆肩　也称为 Codman 体操。腰前屈 90°，上肢自然下垂，肌肉放松，患侧肩作前后左右摆动和画圈动作，可以重复多次。

3. 摸墙　面对墙壁站立，保持躯干直立。患侧上肢伸肘，手指沿墙壁缓缓向上爬动，使上肢尽量举高，到最大限度后，再缓缓回到原处。可以重复多次，逐渐增加高度。

4. 梳头　站立或仰卧，患侧肘关节屈曲，前臂向前向上，掌心向下，患侧的手经额前、对侧耳部、枕部绕头一圈，即梳头动作。

5. 体后抬手　自然站立，患侧上肢后伸、内旋后内收，健侧手拉住患侧手或腕部，逐渐向健侧并向上牵拉。此动作是肩关节后伸、内收、内旋动作的组合，对改善肩关节的整体功能效果比较好。

6. 器械体操　可以借助于体操棒或滑轮进行患侧肩关节的活动，在健侧上肢的带动下，患侧肩关节进行被动活动或主动助力活动。

（二）物理因子治疗

物理治疗中可以采用低中频电疗、超短波、微波、超声波治疗，或局部热敷，均可改善血运，具有止痛、缓解肌肉紧张、防止粘连的作用。此外，急性期冷疗可缓解疼痛，20°以下的温度具有促进血液循环，改善营养的作用。近年来有报道，对疼痛或关节活动受限比较严重的患者，可以采用体外冲击波治疗，每次 20 分钟，一般治疗 1～3 次，也有比较明显的疗效，但由于体外冲击波治疗仪价格昂贵，国内目前还难以普及。

(三)药物治疗

急性期或疼痛较重时,患者可服用消炎镇痛药物,如布洛芬、双氯芬酸等药物,或舒筋活血中成药物,如强力天麻杜仲丸、大活络丹、疏风定痛丸等,也可外用止痛喷雾剂、红花油等。

肩周炎患者大多由于肱二头肌长头肌腱的粘连、炎症而引起肩痛及活动受限。因此,对于关节间沟处局限性压痛的患者,可给以局部封闭。局封疗法可消除炎症、避免粘连、打断疼痛的恶性循环,对于肩周炎的康复很有帮助。

神经阻滞可阻断疼痛的恶性循环,解除疼痛,必要时可考虑使用。如果同时予以激素局部注射,可以改善局部血运,促进组织新陈代谢,缓解纤维、结缔组织的粘连和消除炎性反应,早期阻断病理改变,从而收到明显的效果。

(四)推拿按摩

急性期一般不宜过早采用推拿、按摩方法,以防疼痛症状加重,使病程延长。急性期过后方可推拿、按摩,以达到改善血液循环,促进局部炎症消退的目的。按摩手法包括:对肩关节周围的肌肉、韧带等软组织按揉、捏、叩击、摩擦及震颤等,患者自己也可在痛点进行按摩以缓解疼痛。

(五)手术

绝大多数肩周炎对保守治疗均有良好的反应,通过正规和系统的治疗,可以基本或完全恢复功能而无需手术治疗。极个别患者如果经长期保守治疗无效,且肩关节严重粘连僵硬者,方可考虑手术治疗,但手术后仍需要根据病情,参加不同程度的作业治疗,以避免关节再次粘连。

(燕铁斌)

第四节　腰腿痛的康复

一、概述

腰腿痛不是一种病,是以腰或下背部疼痛(low back pain, LBP),以及腿痛为主要特征的一组综合征,由于腰痛常与腿痛同时存在,因此,习惯上称为腰腿痛。腰腿痛发病率很高,很多局部及系统性疾病均可出现腰腿痛,但临床上多见的是脊椎退行性变及急、慢性损伤所引起的腰腿痛。腰腿痛常引起患者腰部形态改变和功能障碍,给患者造成较大痛苦,影响其日常生活、工作和劳动。

(一)流行病学

调查表明,超过80%的人在一生中有过腰腿痛的病史,多发生在30岁以后,随着年龄的增长,发生率亦逐渐增加。有人曾统计腰腿痛患者在40~49岁这一年龄组中患病率最高。美国30~60岁为腰腿痛的高发年龄组。据国内部分医院统计,腰腿痛患者占外科门诊就诊人数的20%,占骨科门诊的50%。有学者估计,平均每一个五口之家,就有一个腰腿痛患者。如果按病种统计,年轻人以急性腰扭伤、强直性脊柱炎多见,中年人以腰椎间盘突出症、慢性劳损及肌筋膜炎患者居多,而老年人则以骨关节炎较多,这可能与年轻人活动多,而老年人多有不同程度的脊柱退变等有关。

腰腿痛的发病率与职业及工作环境有明显的关系。重体力劳动者和经常使用腰腿部的劳动者易于发病。据调查煤矿中井下工作人员腰腿痛的发病率为46%,而井上工作人员的发病率为31%,说明井下弯腰工作及潮湿的工作环境,易引起腰腿痛。工作姿势不良,如弯腰工作人员。经常搬运东西、机器震动等,使腰部结构处于力学上的不良条件,易致腰椎间盘退变及腰部肌肉韧带劳损,常是慢性腰痛的原因。排球、体操和举重,也是造成腰部损伤的常见运动。某些姿势,如长久站立、坐位、低头位工作,患腰腿痛多为慢性,是其姿势可引起腰肌慢性劳损之故。潮湿、阴冷可导致或诱发腰腿痛。夏秋季节阴雨天较多,易受寒湿,故发病率较高。

(二)病因与分类

产生腰腿痛的原因很多,除了极少数患者为急性外伤引起外,大多因慢性劳损、退变、增生、椎间盘突出所致。另外,骨质疏松、脊髓肿瘤等疾病,也能引起腰腿痛。其病变部位常以软组织为多,骨关节病变次之,血管性病则少见。

根据引起腰腿痛的原因,可以将腰腿痛分为以下几类:

1. 腰部本身疾患　包括:①损伤性:如脊椎骨折与脱位,韧带劳损,肌肉劳损,黄韧带增厚,后关节突紊乱综合征,腰椎间盘突出症,腰椎管狭窄症,脊柱滑脱症。②退行性:如椎体外缘及关节突关节边缘骨唇形成,腰椎间盘变性及骨质疏松等。③先天性畸形:如隐性脊椎裂、第5腰椎骶化、钩状棘突及半椎体等。④姿势性:如脊柱侧凸、腰前凸增加、驼背等。⑤炎症性:如脊柱结核属特异性炎症,脊柱化脓性骨髓炎属非特异性炎症,强直性脊柱炎亦属此类。

2. 内脏疾患　包括:消化系统疾患如消化性溃疡、胰腺癌、直肠癌等;泌尿系统疾患,如肾盂肾炎、肾周围脓肿等;妇科疾患,如子宫体炎、附件炎、子宫后倾、盆腔肿瘤、子宫脱垂等;神经系统疾患,如蛛网膜炎、脊髓灰质炎初期、蛛网膜下腔出血、脊髓瘤、神经纤维瘤、脊膜瘤等。

此外,根据起病急缓,可以将腰腿痛分为急性腰腿痛和慢性腰腿痛。急性腰腿痛发生突然,多较剧烈。据报道,95%的急性腰腿痛患者,经过积极的治疗后基本可以痊愈。但是如果早期治疗失误,或急性腰腿痛痊愈后没有注意预防,反复发作或慢性劳损缓慢发生,则可转化为慢性腰腿痛。慢性腰腿痛较急性腰腿痛在就诊病人中多见,病程时间长,一般在3个月以上,多有职业特点,例如,腰腿部肌肉长期处于紧张状态下的被迫体位,如汽车司机、特殊工种的工人等。慢性腰腿痛各个年龄段均可见,但以中老年人为多。

二、功能障碍的特点

腰腿痛功能障碍的最大特点是疼痛和活动受限。其中,急性腰腿痛和慢性腰腿痛的发生,具有不同的特点。

(一)急性腰腿痛

疼痛突然发生,程度多比较剧烈,随活动而加重,但卧床休息后,可以有不同程度的缓解。患者自觉局部疼痛难忍,活动明显减少。严重者卧床不起,在床上不能翻身,呈被迫体位,此种体位是一种能减轻疼痛的姿势,如侧卧屈膝屈髋等。站立时活动受限,不能直腰或腰凸向一侧,如为急性腰椎间盘突出,则表现为“塌肩凸臀”体征,走路跛行。检查时常可以发现比较明确的压痛点,位置比较固定,也可以向大腿部放射,腰部肌肉张力增高或肌肉痉挛。腰椎活动甚至下肢的活动均可引起疼痛。“4”字试验可以阳性，直腿抬高受限，Lasegue 试验阳性。

（二）慢性腰腿痛

疼痛反复发作，多比较局限，体格检查可以发现局部有压痛、叩痛，如为腰椎间盘突出引起的慢性腰腿痛，局部压痛或叩痛时可以引起明显的放射痛，且放射痛的部位和神经根的分布一致。慢性腰腿痛根据疼痛的性质，可以分为钝痛、酸痛、胀痛、麻痛；根据疼痛是否影响其他部位，分为放射痛、牵涉痛、扩散痛；根据疼痛持续的时间，分为持续性痛、间歇性痛、阵发性痛等。慢性腰腿痛的活动受限多逐渐发生，缓慢发展，活动多或劳累后比较明显，减少活动或休息后常可以缓解。有些病程比较长的患者，腰部畸形比较明显。如果有腰椎管狭窄，可以出现间歇性跛行，即开始行走时出现。

三、功能评定

（一）一般资料

对腰腿痛的作业疗法评定，应考虑以下几个方面：

1. 年龄　青壮年的腰腿痛多为急性、损伤性，常有明显的原因；老年人的腰腿痛多为反复发生的腰腿痛引起，没有明显的原因。

2. 职业　劳动者的腰腿痛多为急性损伤；案头工作者或办公室人员的腰腿痛多为慢性劳损。

（二）观察

观察是评定腰腿痛患者有无功能障碍的基本方法。

1. 观察脊柱　有无畸形如后凸、前凸、侧弯，背肌是否痉挛。脊柱后凸分两种：弧形后凸亦称圆背，见于椎体骨骺炎、姿势性后凸、类风湿性脊柱炎等；角状后凸见于脊柱结核、椎体压缩性骨折等。

2. 观察步态　观察患者步态，双下肢活动是否对称，有无跛行，可估计病人疼痛程度。

3. 拾物试验　嘱患者拾取一件放在地上的物品。腰椎有病变时，拾物需屈曲双膝及髋关节而腰部挺直。

（三）肌肉力量的评定

包括腰背部和下肢肌肉力量的评定。

腰背部的肌力可用拉力计来测（图 11－4－1）。检查时，嘱患者双脚站在拉力计上，双膝伸直，双手握住手柄两端，调整好手柄的高度（平膝），然后伸腰用力向上拉把手，结果以拉力指数判定。腰痛患者做拉力测定常可使症状加重，故有时不适用。此时，可以用背肌耐力测定来代替，方法为：病人俯卧位，双手放在头后部，上身抬起。计算能保持这一姿势的时间，60 秒以上为正常。

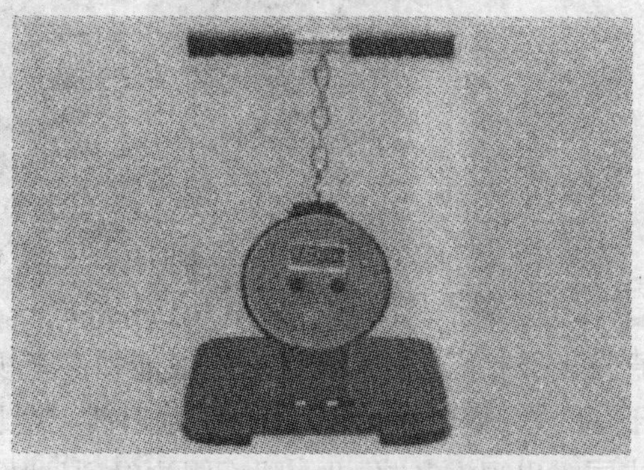

图 11－4－1　拉力计：测试腰背部肌力

(四)疼痛的评定

应注意以下几个方面:

1. 疼痛的性质 可以用 McGill 疼痛问卷调查了解疼痛的性质(见本章第一节)。锐痛常表明急性损伤或损伤程度比较重,钝痛提示慢性损伤或劳损。此外,还要注意疼痛与受伤或特定的体位(职业)有无关系。

2. 疼痛的部位 局部痛常反映病变所在,沿神经根的放射性疼痛,提示神经根受到压迫或有炎症。

3. 疼痛的发作次数 反复发作的腰腿痛说明病情较重或引起腰腿痛的因素仍然存在。

4. 加重和缓解疼痛的因素 了解哪些因素可以加重疼痛,哪些因素可以缓解疼痛,对治疗疼痛和预防疼痛的进一步发展具有指导价值。

5. 疼痛的程度 可以用目测视觉模拟评分法(VAS)来了解疼痛的程度(见本章第一节)。

6. 寻找压痛点 局部压痛部位大多为病变所在的部位。确定压痛点的位置时,要注意疼痛的程度和范围,是否放射及放射的部位。腰椎间盘突出症患者,压痛点多在棘旁约 2cm 处,且常伴有向下肢后外侧的放射痛,可直达足跟或足趾。下腰部软组织损伤时,疼痛也可向下肢放射,但范围模糊,一般不超过膝关节。

(五)活动评定

包括脊柱和下肢活动范围的测量。

1. 脊柱活动测量 先做脊柱自主活动范围评定,方法是:嘱患者做腰部前屈、后伸、侧弯及左右旋转活动,了解有无活动障碍。如为腰椎间盘突出时,常出现一或两个方向的活动受限。再做脊柱活动范围的测量,方法是:嘱患者双脚分开与肩同宽,分别向前弯腰、向后伸腰、以及向两侧屈曲,通过测量中指指尖与地面的距离,来评定脊柱的整体活动范围(以 cm 来表示)。也可以用背部活动范围测量计来测量,将测量计放在拟测量活动范围的脊柱节断的棘突上,随着背部向前屈曲,测量计上显示的度数,即为该节断的屈曲度数(图 11-4-2)。

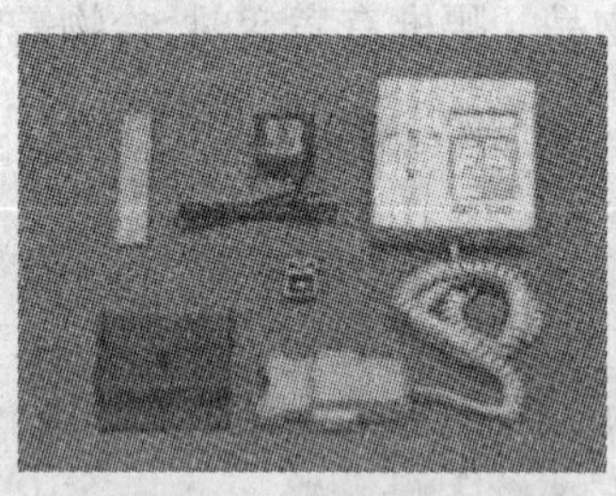
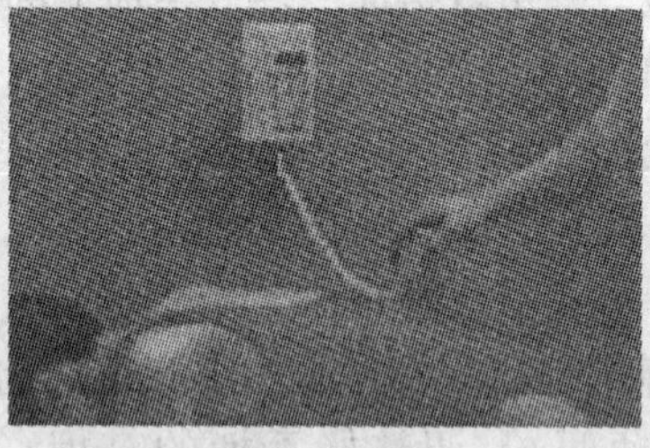

图 11-4-2 脊柱关节活动范围测量

2. 直腿抬高试验 又称为 Lasegue 征。检查者一手握患者的足跖部,一手保持膝关节伸直将下肢抬高。正常人下肢一般能抬高至少 70°,没有任何疼痛或活动受限,如果直腿抬高小于 70°或一侧明显低于对侧,即为阳性。腰椎间盘突出症患者,常有患侧直腿抬高试验阳性,或同时出现疼痛,并沿大腿后侧放射到足趾。

(六)其他检查

一般软组织损伤的腰痛患者,不需常规拍摄 X 线片,如果疑有骨性病变的患者,则应进行平片检查。腰椎 X 线摄片，是对骨性病变和先天性病变等的常规检查，可以发现有无骨质增生、骨折、椎弓峡部不连与脊柱滑脱等。CT 和 MRI 对判断腰椎间盘突出症、椎管狭窄症及椎管内占位性病变等疾病，具有诊断价值，并能明确病变的程度和节段。肌电图和神经传导速度检查，可以协助判定有无神经受损情况，及表明病变所处的节段水平。人体平衡功能评定，可以了解腰腿痛是否影响到平衡的控制。

四、作业治疗

(一)治疗目的

1. 急性腰腿痛作业治疗的目的　主要是教育患者掌握一些减轻疼痛的方法，如适宜的体位，了解如何避免加重疼痛，以及如何防止急性腰腿痛转化为慢性腰腿痛。

2. 慢性腰腿痛作业治疗的目的　是预防疼痛的发生或发展，改善或保持功能。

(二)治疗方法

1. 保持正确姿势　保持脊柱的正常曲线，可以使脊柱和躯干肌肉处于平衡状态，对于防止腰腿痛的发生及复发具有重要作用，也是治疗的重要前提。例如，睡眠用的床要能支持身体重量，使身躯不致下堕。慢性腰腿痛患者仰卧时，可以用卷起的毛巾放在腰部下方，以保持腰部的生理弧度(图 11-4-3)。坐时腰挺直，双脚着地，小腿自然下垂，臀部后靠，可利用软垫保持腰的弧度。不要坐太软、太深或太高的椅子，避免背部过分弯曲。

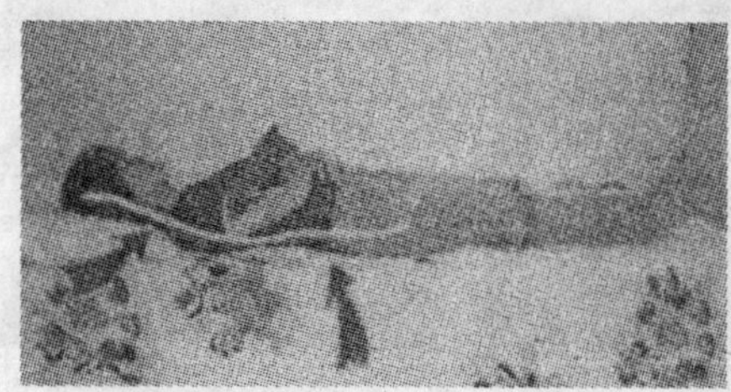

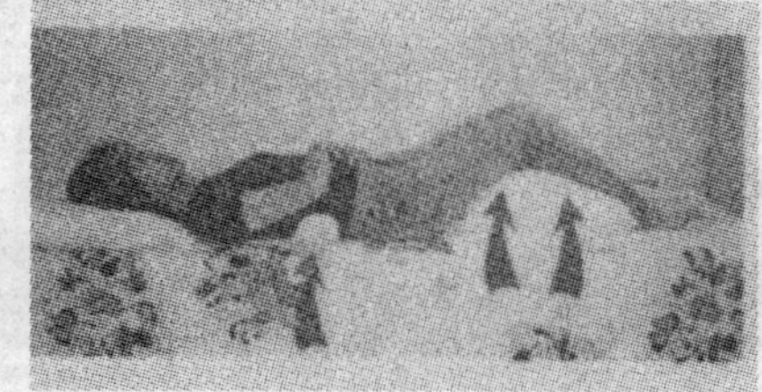

图 11-4-3　腰腿痛患者的正确卧姿

已有腰腿痛的患者更应该重视维持正确的姿势，坐立时避免弯腰弓背，因为后者会使脊柱产生应力性损伤。座椅不宜太低，靠背应该垫于腰部，工作台高度要适当(图 11-4-4)。如需要长时间维持某一体姿，或重复某一动作时，要注意定时改变体姿及动作方式，或做放松运动。站立时要抬头，下颌稍内收，肩平直，胸部微向前倾，下腹内收，腰后微凹，可以避免令背部肌肉处于持续性的紧张状态。此外，对女性下腰痛患者不宜穿高跟鞋，因穿高跟鞋会增加腰椎的前凸，使骨盆的前倾角增大，降低了腰椎的稳定性。

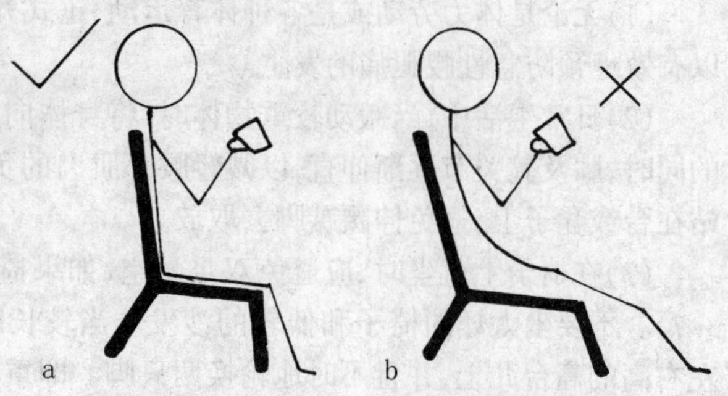

图 11-4-4　腰腿痛患者的坐姿

a. 正确的坐姿；b. 错误的坐姿。

2. 减少腰部受力 对急性腰腿痛的患者，上下床时不可只用腰力，上床时应先坐在床边再躺下，下床时也要先转身，将双脚放在床边，再利用手力把身体撑起来(图 11－4－5)。日常生活中弯腰可以使脊柱处于高负荷状态，因此，有腰痛病史者应避免弯腰取物，而以屈膝下蹲动作代之。避免在弯腰或杈腰时突然用力，处在这些体姿时用力应有思想准备，以便对脊柱施加“预应力”，增强其负荷能力。弯腰搬运物体时应尽量避免弯腰，可以通过屈髋、屈膝下蹲来完成，减少腰部的受力。提重物时，要注意避免损害背部。应将物体尽量贴于躯干，以减小脊柱负担，并利用腿部和肩部的力量，而且要量力而为。若要转身时，不可扭腰，应向适当方向踏步。

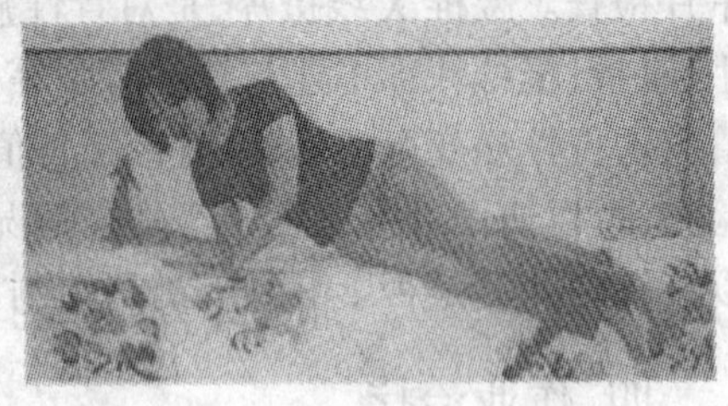

图 11－4－5 腰腿痛患者的起床动作

3. 改善工作环境 如果所从事的职业是腰腿痛的高发职业，应从人体工程学的角度仔细分析工作环境，以及工作方式对脊柱的影响，设计出符合人体生物力学的工作环境，如工作的座椅与工作台，放松紧张的肌肉，改善脊柱及其周围的血液循环(图 11－4－6)。

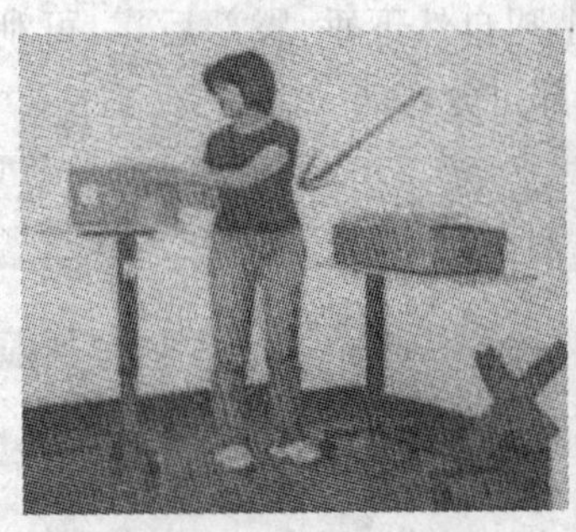
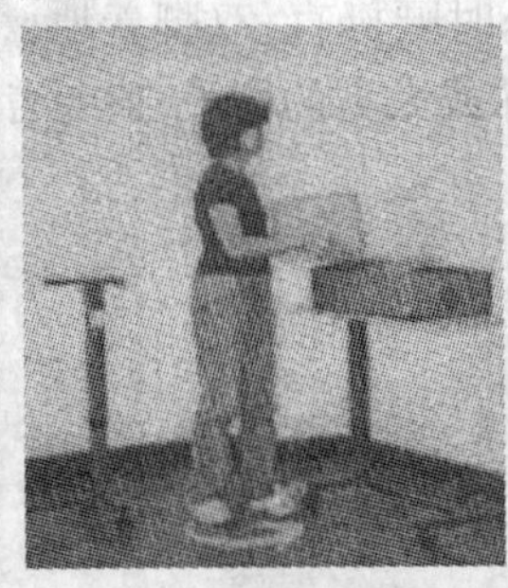
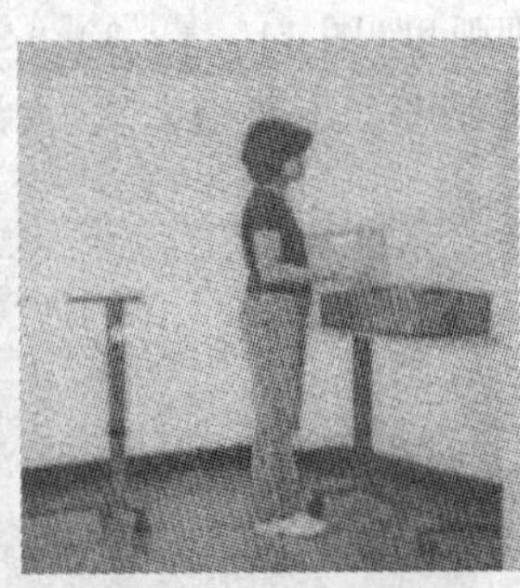

图 11－4－6 腰腿痛患者站立搬运物体的正确动作

4. 腰腿痛预防

(1)无论是体力劳动或是各种体育运动，正式开始前，对脊椎及四肢进行一些准备活动，可以有效地预防急性腰腿痛的发生。

(2)日常生活中，当搬动较重物体时，将身体向前靠拢、屈膝、屈胯，由双手持物，并在抬起的同时，膝及髋关节逐渐伸直，以减轻腰部肌肉的负担。如果取放位置高过头部的物品时，应站在台或凳子上，避免伸腰踮脚去取放。

(3)在椅子上就坐时，应避免双足悬空，如果椅子偏高，可以在脚下垫一个小凳(图 11－4－7)。不要坐太矮的椅子和低软的沙发。当较长时间站立干活时，可以把一只脚放在 30cm 左右高的高台儿上，并且不时地轮换两只脚。即重心在双下肢之间转移，可以避免腰部肌肉紧张(图 11－4－8)。

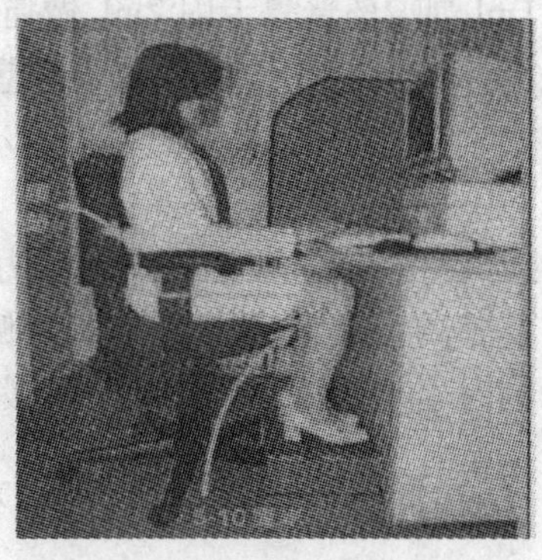

图 11－4－7　符合人体生物力学的电脑工作椅

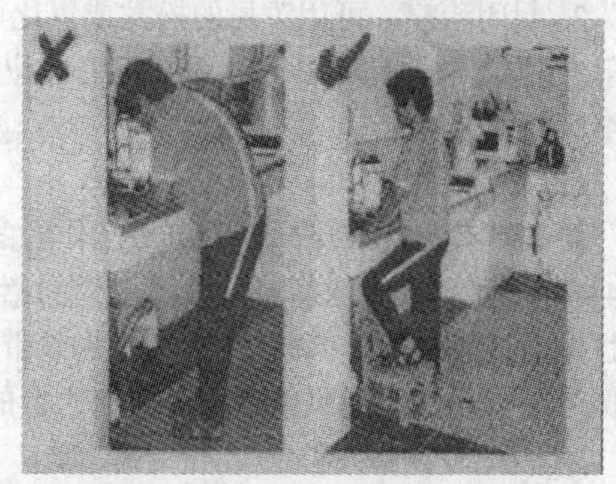

图 11－4－8　腰腿痛患者长时间站立工作的姿势

五、其他治疗措施

(一)物理治疗

1. 腰椎牵引　腰椎牵引对腰椎间盘突出症、腰椎管狭窄引起的腰腿痛效果比较显著。其作用:主要是增大腰椎间隙,缓解神经根受压,使痉挛的肌肉放松,有助于缓解疼痛。牵引的重量,可以从自身体重的 80%开始,逐渐增加到相当于自身体重或增减 10%左右,每次 30 分钟,每日 1～2 次。

2. 肌肉力量锻炼　慢性腰腿痛患者,常存在腰背肌和腹肌的肌力减弱,影响了腰椎的稳定性,是腰痛迁延难愈的原因之一。因此,加强腰背肌和腹肌的锻炼,对预防腰痛的复发具有积极的作用。一般当患者症状初步缓解后,即可进行腰背部肌肉的锻炼。开始时,先在卧位进行腰背肌和腹肌的锻炼,常用方法如下:

(1)仰卧挺胸　仰卧位,双肘支撑床面,抬起胸部和肩部。

(2)仰卧"半桥"　仰卧位,双腿屈曲,抬起臀部同时挺胸腹,犹如"半桥"。

(3)俯卧"燕式"　俯卧位,两手和上臂后伸,躯干和下肢都同时用力后伸,两膝伸直,使之成为反弓状。

以上每一个动作重复 6～20 次。开始时重复次数宜少,以后酌情渐增。

3. 其他物理因子治疗　急性腰腿痛,可以采用局部冷敷或超短波(无热量)、超声波、调制中频电疗法等,每日 1 次,每次 10～20 分钟。慢性腰腿痛,可以局部热量如红外线、半导体激光,或采用短波、超短波(微热量)、超声波、调制中频电疗法、脉冲磁疗等方法,每日 1～2 次,每次 10～20 分钟。具有减轻突出部位炎症和水肿、松解粘连、缓解症状的作用。

(二)手法治疗

可以采用西医的关节松动技术或中医的按摩,对治疗慢性腰腿痛的效果比较理想。治疗可以每日 1 次,每次 20 ～ 30 分钟。

(三)药物治疗

1. 口服药　常用药物包括:解热镇痛药、抗炎镇痛药等,例如萘普生、吲哚美辛等。

2. 封闭治疗　可用泼尼的松龙或氢化可的松0.5～1ml，加2%普鲁卡因2ml，做痛点局部注射，每周1次。药物必须注射到疼痛部位，否则无效。如果连续封闭3次效果不理想，则不宜继续封闭。

(四)矫形器

腰围具有支持或保护经常负重工作者的腰部，加强腰部稳定，减轻腰椎间盘的压力(图12－4－9)。对急性腰腿痛或慢性腰腿痛的急性发作，具有良好的疗效，但腰围不宜长期佩带，在急性期后或急性发作期后，要逐渐减少佩带腰围的时间，同时增加腰背部肌肉的力量锻炼。长期佩带腰围容易出现肌肉萎缩和肌肉力量的减退。

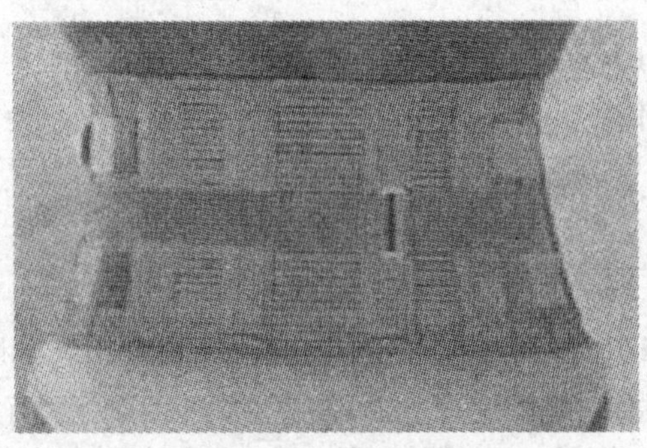

图11－4－9　腰围

(五)手术

绝大多数的腰腿痛患者经过积极、正规的非手术治疗，其症状和功能障碍均可以得到不同程度的改善甚至痊愈。只有极少数经过系统治疗的患者效果不理想，而需要手术治疗。无论何种手术，最重要的是要选择合适的手术适应证，和以最小的创伤达到最好的效果。手术后，仍然需要采取积极的措施，预防腰腿痛的复发。

(燕铁斌)

第五节　髋、膝人工关节置换术后的康复

一、概述

(一)人工关节的概念

人工关节置换术是一种新技术，国外40年前就有临床报道，我国自20世纪70年代以来开始应用于临床。人工关节置换是目前治疗关节强直，严重的骨性关节炎，因外伤或肿瘤切除后形成的大块骨缺损等的一种有效方法。人工关节是用一些生物材料或非生物材料制成关节假体，用以替代病变的关节结构，恢复关节功能。用于制造人工关节的材料，应具备良好的生物相容性、良好的机械性，并有良好的耐磨性、耐腐蚀及耐疲劳性等。

(二)人工关节的类型

人工关节是以假体替换已损坏的关节,骨关节损坏的范围及程度不同,所采用的人工关节置换的范围和类型也不同。可分为:

1. 关节表面置换　多用于关节表面骨与软骨破坏,而关节骨组织无大缺损或破坏,关节周围韧带基本完整的病例。

2. 半关节置换　多用于关节一侧骨损伤或破坏,而关节另一侧基本保持完整的病例,置换时只用人工假体替代骨损坏部分。

3. 全关节置换　将损坏的关节、两侧相对应的骨关节部分均予以假体置换。假体样式多样,不同关节的假体各异。全关节者根据关节的结构由两个不同材料的半关节组成。一般来说,关节的骨干端均采用金属杆髓腔插入式,而相对应关节面则采用超高分子聚乙烯假体,如人工全髋关节、人工全肩关节等。

(三)人工关节的固定

人工关节与骨组织的连接固定,可分为骨黏合剂固定及无骨黏合剂固定两类。用骨黏合剂固定附着牢固,病人可早期活动,有利于关节功能恢复。其缺点是骨黏合剂聚合后产生的单体毒性反应,聚合热损害,以及假体 - 骨水泥 - 骨之间的交接面弹性模量的差异和晚期黏合剂的老化问题,均可造成假体松动和骨质吸收等问题。无骨黏合剂固定,即生物力学固定,是使骨组织生长入假体表面的间隙内,起到固定作用。后者的固定是以骨内生长形成生物学固定为理论基础,以可靠的早期固定保证骨内生长为先决条件。理论上讲,无骨水泥固定符合生物学原则,可以较长时间发挥功能。虽然后者克服了前者的一些弊端,但其黏合牢固程度不如前者,因此,使用后者固定的人工关节置换术后病人不能早期活动。

(四)人工全髋关节

人工全髋关节的种类很多(图 11 - 5 - 1)。按固定方法的不同,可分为用骨黏合剂固定及不用骨黏合剂固定两大类,而假体则按是否用骨黏合剂而有不同设计。用骨黏合剂固定的有 Charnley、Muller、TR - 28 及 Harris 等类型。

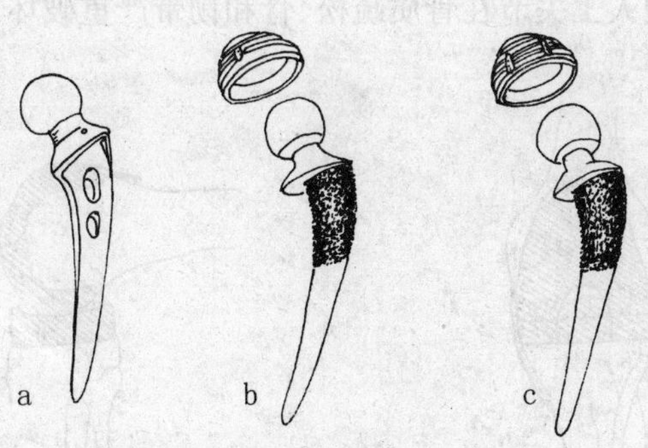

图 11 - 5 - 1　人工全髋关节

a. 人工全髋关节(骨黏合剂固定);b. 珍珠面人工全髋关节;c. 微孔面人工全髋关节。

1. 适应证　60 岁以上髋关节病变所引起的髋关节疼痛,已不能应用其他手术治疗而只适用股骨头切除术的患者,是全髋关节置换术的主要适应证。对要求改进髋关节负重及活动功能的较年轻的患者也可考虑本手术。

(1)陈旧性股骨颈骨折　头、臼均已破坏并有疼痛而影响功能者。

(2)股骨头缺血性坏死　包括创伤性、特发性及可的松或酒精中毒引起的股骨头缺血性坏死。

(3)退行性骨关节炎　对50岁以上,髋臼已受累,有较重疼痛及功能障碍者可行全髋关节置换术。

(4)类风湿性关节炎及强直性脊柱炎　尤其是双髋及脊柱受累者,应放宽年龄限制,提早行全髋置换术。

(5)髋关节强直　单侧髋关节生理位置强直而无疼痛者,不是手术指证。

(6)慢性髋关节脱位　包括先天性髋关节脱位、髋臼发育不良,以及因创伤、感染导致的陈旧性脱位而致继发性骨关节炎者。

(7)关节成形术失败的病例。

2. 禁忌证

(1)年老,体弱,严重呼吸、循环系统功能障碍不能承受手术者。

(2)髋关节有化脓性感染史者。

(3)髋关节有结核病者。

(4) 40岁以下髋关节骨性关节病患者。

(5) 髋关节周围的皮肤、肌肉条件差者。

(五)人工膝关节

膝关节是全身最大、结构复杂的关节。运动功能要求较高。人工膝关节置换后,要求达到负重、伸屈、外展及旋转活动,稳定性好。人工膝关节的设计种类多样,大致可分为3型。

1. 髁型人工膝关节　髁型关节设计基础是膝关节的韧带基本正常,而股骨髁和胫骨平台假体之间并无任何连接(图11-5-2)。髁型人工膝关节适用于韧带基本正常的患者。在切除关节时可借提高胫骨平台或降低股骨髁来恢复侧副韧带的紧张度。术后作用于骨与人工关节间的主要是压力。髁型人工关节在骨质疏松、骨和韧带严重破坏以及明显畸形时均不适用。

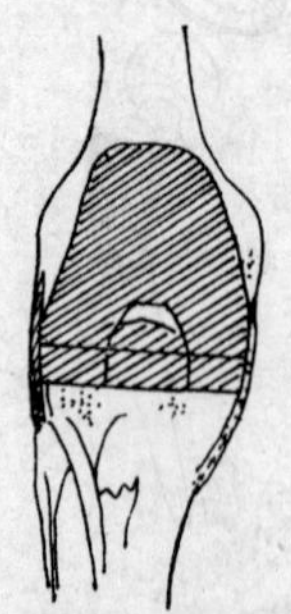
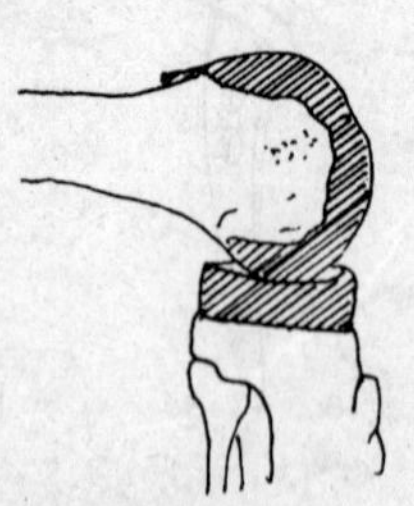

图11-5-2　膝关节表面置换示意图

2. 铰链式人工膝关节　结构简单,操作容易,易于矫正各种畸形,在严重骨和韧带破坏以及骨肿瘤切除的情况下,可以获得稳定、不痛、迅速恢复步行的功能。缺点是负载完全由轴承担，常可引致骨与人工关节间的松动或疲劳折断(图 11－5－3)。

3．其他类型 这些设计企图结合髁型及铰链型的优点。如球臼式人工膝关节(图 11－5－4)、Atten－borongh 型假体及 GSB 型假体等。

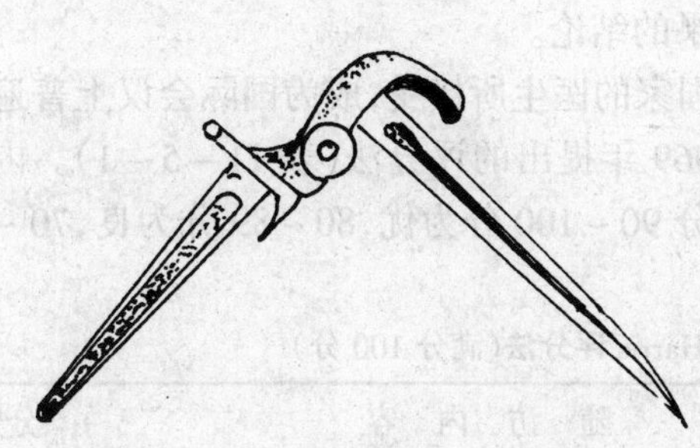

图 11－5－3 铰链式人工膝关节
（Guepar 型）

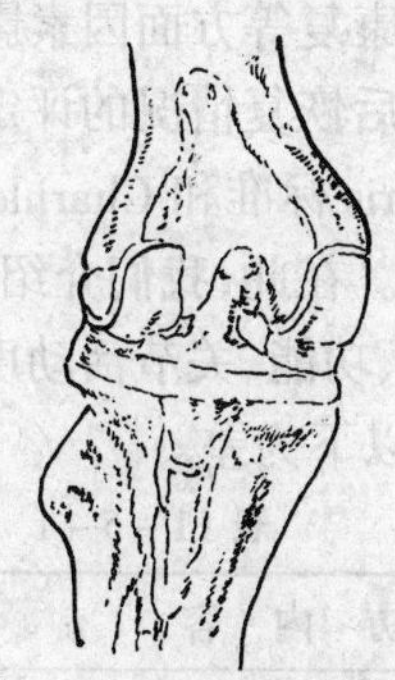

图 11－5－4 球臼型人工膝关节

二、功能障碍的特点

人工关节置换术后常获得良好的疗效，但其术后的并发症不容忽视，因为这些并发症会严重影响患者术后的功能。人工关节术后特有的功能障碍因素，大致可分为 3 种情况：

(一)人工关节生物材料、生物力学的因素

例如，人工关节的磨损、假体折断、假体松动等。随着假体的制作工艺改进，关节面光滑度的提高，构建关节面材料耐磨性的增强，以及对不同患者选择匹配的假体，这些都使并发症较前有明显减少。

(二)医疗技术水平的因素

例如，感染、血栓和栓塞、松动、骨折等。随着医疗条件的改善、手术器械的改进及手术操作经验的积累，这些并发症也在减少。

(三)患者个体的因素

人工关节置换的患者大多数为老年人，全身体质较年轻人差。关节置换术前，因关节长时间的病变，关节活动减少，造成关节周围肌群萎缩、肌力下降及关节周围屈伸肌群的平衡失调，加之手术时的创伤以及术后的制动，都将加重关节肌肉的力量、耐力下降和关节囊、韧带、肌腱挛缩或粘连，致使关节活动度下降，最终将影响关节假体的功能。因此在术前、术后进行适宜的功能训练显得尤为重要。

三、功能评定

(一)人工髋关节置换术后的评定

除了一般内容的评定外，由于人工髋关节置换手术本身直接影响术后康复计划，康复治疗师还应了解手术的详细情况：①假体的位置：假体应按正常解剖位置放入。标准的髋臼假体位置是前倾 15°±10°，外翻 40°±10°，股骨假体旋前 5°～10°。②手术入路对关节稳定性的影响：

全髋关节置换术(total hip replacement,THR)切口后入路很少出现髋关节伸展、内收外旋位的不稳。前入路较少引起髋关节屈曲不稳,正侧入路特别是关节囊完整者,在髋关节屈伸活动时最为稳定。③临床评定:人工髋关节置换术后的效果受手术病种、关节假体种类、固定方式、手术技术及术后康复等方面因素影响。术后评定系统是衡量手术成功与否的重要依据,通过对上述因素和术后恢复情况的评定,形成一个手术效果的结论。

目前,Harris标准和Charnley标准已被大多数国家的医生所接受,成为国际会议上普遍应用的评定标准。在此,我们介绍由美国Harris在1969年提出的评分法(表11-5-1)。内容主要包括疼痛、功能、关节活动度及畸形4方面,得分90~100分为优,80~89分为良,70~79分为中,70分以下为差。

表11-5-1 人工全髋关节置换术Harris评分法(满分100分)

随访内容	分数	随访内容	分数
1. 疼痛		2. 无畸形,无下列畸形	4
无	44	固定性内收畸形<10°	
活动后稍有疼痛,但不需服止痛药	40	固定性伸直位内旋畸形<10°	
活动后轻度疼痛,偶尔需服止痛药	30	双下肢长度差异≤3.2cm	
活动后中度疼痛,需经常服止痛药	20	固定性屈曲畸形<30°	
稍活动后明显疼痛,偶服强烈止痛药	10		
卧床不敢活动,经常服强烈止痛药	0		
3. 活动度(屈+外展+内收+外旋+内旋)		4. 行走时辅助	
210°~300°	5	不用	11
160°~209°	4	走长路时需用手杖	7
100°~159°	3	走路时总要用手杖	5
60°~99°	2	用单拐	4
30°~59°	1	用两根手杖	2
0°~29°	0	用双拐	0
		用双拐也能行走	0
5. 系鞋带,穿袜子		6. 坐椅子	
容易	4	任何高度的椅子1小时以上	5
困难	2	只能坐高椅子,0.5小时以上	3
不能	0	坐椅不能超过0.5小时	坐
7. 上汽车		8. 跛行	
能	1	无	11
不能	0	轻	8
		中	5
		重	0
9. 行走距离		10. 爬楼梯	
不受限	11	自如	4
1km以上	8	基本自如,但需扶栏杆	2
500m左右	5	勉强能上楼	1
只能卧床,不能行走	0	不能	0

(二)人工膝关节置换术后的评定

详细了解患者原发疾病有关因素(包括病程及经过,既往治疗手段及效果、诊断等);局部膝关节情况;全身状态及并发症;精神心理智力状态;年龄、性别、经济能力及社会背景资料等。人工膝关节置换术的效果评定有多种方案,其中 HSS 膝关节评分系统最为常用(表 11-5-2)。

根据这一评分系统,将临床疗效分成优(>85)、良(70~84)、中(60~69)和差(<59)四级。

表 11-5-2　HSS 膝关节评分标准

项目	分	项目	分
疼痛(30分)		肌力(10分)	
任何时候均无疼痛	30	优:完全能对抗阻力	10
行走时无疼痛	15	良:部分对抗阻力	8
行走时轻微疼痛	10	中:能带动关节活动	4
行走时中度疼痛	5	差:不能带动关节活动	0
行走时严重疼痛	0	屈膝畸形(10分)	
休息无疼痛	15	无畸形	10
休息时轻微疼痛	10	小于5°	8
休息时中度疼痛	5	5°~10°	5
休息时重度疼痛	0	大于10°	0
功能(22分)		稳定性(10分)	
行走、站立无限制	12	正常	10
行走2500~5000m	10	轻微不稳0°~5°	8
行走500~2500m	8	中度不稳5°~15°	5
行走少于500m	4	严重不稳>15°	0
不能行走	0	减分项目	
能上楼梯	5	单手杖	-1
能上楼梯,但需支具	2	单拐杖	-2
屋内行走,无需支具	5	双拐杖	-3
屋内行走,需要支具	2	伸直滞缺5°	-2
活动度(18分)		伸直滞缺10°	-3
每活动8°得1分,最高18分	18	伸直滞缺15°	-5
		每5°外翻扣1分	-1
		每5°内翻扣1分	-1

(三)预后的评定

人工髋关节置换术的预后,与患者的年龄、性别、体重、活动强度以及并发症等因素有关。

据有关调查资料显示,年轻患者及活动较多的患者,其假体置换失败率较高;男性高于女性;有合并症的患者高于无合并症的患者。

关节置换术是人体矫形外科中较大的重建手术。术后容易发生多种局部和全身的并发症。早期并发症常见的有:伤口感染、血管神经组织损伤、血肿、血栓形成等。晚期并发症为术后数日至数年发生,如假体松动、骨溶解等。也有一些并发症可出现在术后任何时间,如骨折、脱位和感染等。人工关节远期失败的主要原因,可能与磨损碎屑有关,这些微粒引起假体周围的骨质吸收或炎症反应。

四、作业治疗

人工关节置换术可以缓解关节疼痛，矫正关节畸形，改善关节功能，从而提高患者的生活质量。术前、术后进行康复训练，可以最大限度地改善假体关节功能。围手术期的处理和术后康复是否正确直接影响手术效果的好坏。精湛的手术仅给人工关节置换术的病人创造功能恢复的条件，欲达到预期目的，则必须强调康复治疗。康复计划的制定必须遵循个体化、渐进性和全面性三大原则。

（一）治疗目的

作业治疗是整个康复治疗中的一个重要组成部分。其目的是：①训练患者体位安全转移的方法。②在保护人工关节的前提下，提高患者 ADL 的安全性和独立性。③为患者设计制作必需的辅助器。④人工关节的护理及安全教育。⑤改善功能性作业活动的能力，使患者的肌力、关节活动度、协调性等各方面得到提高。

（二）治疗方法

1. 人工髋关节置换术后的作业治疗

（1）ADL 练习　ADL 练习与骨折部位及其严重程度、手术方式、内固定物或人工关节承受应力状况、骨的完整性、患者的体重以及认知等因素有关。

1）根据手术侧下肢允许负重的体重百分比，治疗师应教会患者使用步行器或拐杖（表 11－5－3）。

表 11－5－3　髋部手术后负重的进程

负重状况	手术侧下肢负重的体重（%）	助步器具
非负重	0	步行器（Walker）
接触式负重	10～15	步行器具或拐杖
部分负重	30	步行器具或拐杖
50%负重	50	手杖
全负重	75～100	手杖或不需要

2）治疗师应教会患者安全地进行 ADL，该 ADL 应与医嘱以及术后允许负重体重相一致。对于有些患者，原先存在人工关节脱位的危险因素，ADL 需要在其他人的帮助下进行，如下肢穿裤、沐浴。

3）根据骨折愈合进展及患者对此反应、手术侧下肢负重和活动进展来决定。康复治疗组成员之间的密切交流，可以为患者提供最佳的治疗，并使患者学会手术后如何恢复功能。对于出院前患者的重点是：评估患者 BADL 和 IADL 的安全性和独立性的能力，以及所需要的辅助具或需要他人的帮助。

4）对于那些不能负重，或接触式负重的患者最好采用坐位进行 ADL。从能量守恒以及安全性角度考虑，一旦患者能部分负重，患者即可安全地站立进行漱洗。对于有些患者，在术后第一周即可开始上述活动；对于另外一些患者可能推迟到第三周或第四周进行；有些患者需要推迟到第六周。由于这些限制，使患者身体不能过度屈曲或将足靠近手，所以需要使用辅助具来解决沐浴、穿衣、功能性活动以及家务劳动等问题(表 11－5－4)。

表 11－5－4　人工髋关节置换术后需采用的辅助具

问　题	辅　助　具
沐浴时足出入浴盆	长柄洗澡海绵,防滑垫,扶手,洗澡凳
穿脱袜子	穿袜器
穿脱鞋	伸展型柄鞋钩器
穿脱裤子	穿衣裤棒棍
厕所、椅子、床之间转移	加高厕所底座,增高椅子和床高度
起坐椅子	椅背加置楔形靠垫
开闭橱柜	经常搬近使用的物件以消除需要屈曲动作,使用持物具

患者必须记住:髋关节术后屈曲不能超过 90°;髋关节不能旋转;手术侧下肢不能交叉于健侧下肢或内收。

手术侧髋关节不能主动或被动屈曲,或者下肢内收超越中线。

给患者提供长柄穿衣器及修饰用自助具,治疗师教会患者使用自助具,进行身体手术侧的洗澡、穿衣,避免过度屈髋或下肢过度内收位。假如允许患者洗澡,有些患者可进行站立位淋浴,为了安全考虑,应在洗浴处安装扶手及防滑垫。另外一些患者宁可采取坐位洗澡,洗澡凳高度应适宜,髋关节屈曲不能超过 80°～90°,也需要安装扶手及防滑垫,具体方法参见本书第十章第一节。

5)安全用厕方法:为了减少患者坐下和起立时的髋关节屈曲,应教育患者使用加高的厕所坐垫、床垫和椅垫,并应教会他们起立时不能过度屈曲手术侧髋关节。如果患者坐在有扶手的椅子上,患者将身体移动至椅子前缘,保持手术侧髋关节伸直位,双手支撑扶手,不要向前屈曲躯体。如果坐在无扶手椅子上,患者将身体移至椅子一侧边缘,使手术侧大腿超过椅子边缘,足放置于椅子的中线,保持手术侧髋关节伸直位,使足靠近身体重心,使患者瞬间起立,而不需要过度屈曲髋关节。健侧髋、膝和踝关节应置于适当位置负重。

在术后 6 周,几乎所有患者能使用手杖步行,大多数患者能恢复驾驶汽车、游泳及工作。在穿鞋袜时应限制患者身体屈曲及手术侧侧卧位睡眠。继续使用加高的坐垫至术后 8～12 周。

(2)预防教育

1)手杖的使用:手杖所提供的支持,特别是对侧手杖,可以减少手术侧髋关节外展肌力,据估计下降幅度在 40%左右,因而关节载荷也大为减少。手杖使用时限应至无疼痛及跛行时,方可弃杖。最好终生使用单手杖,减少手术侧髋关节的磨损,尤其是外出旅行或长距离行走时。

2)控制体重:减轻体重是最有效的减少关节负荷的方法。体重减少 1kg,则髋关节的受力可减少约 3kg。

3)预防及控制感染:对拔牙、扁桃体摘除、插导尿管等有可能造成感染的任何手术或治疗措施都应及时预防,防止血运传播造成关节内感染。

4)术后 6～8 周内避免性生活,性生活时要防止手术侧下肢极度外展,并避免受压。

5)避免重体力活动及需要髋关节大范围剧烈活动的运动项目,以减少术后关节脱位、骨折、假体松动等问题。

6)避免将髋关节放置在易脱位的姿势:髋关节过度屈曲、内收、内旋位;手术侧髋关节伸直、内收、外旋位。

7)避免在不平整或光滑路面行走,以防跌倒。

8)保持患肢经常处于外展位或中立位。术后6~8周内屈髋不要超过90°。

9)出现手术侧髋关节任何异常情况,均应及时与手术医生联系。

(3)其他康复治疗方法

1)术后第1~7天

A. 手术当天:仰卧位,在手术侧肢体外下方垫入适当厚度的软垫,使髋、膝关节稍屈曲,患者穿防旋转鞋(丁字鞋),避免下肢外旋,并减轻疼痛。

B. 手术后第一天:撤除软垫,尽量伸直手术侧下肢,以防屈髋畸形。根据引流量,术后24~48小时内拔除引流管,引流物作细菌培养及药敏试验。术后使用足底静脉泵,促进下肢血液循环。可适当服用镇静止痛药,减少疼痛刺激,保证好病人休息。

C. 手术后头3天:深呼吸练习;踝关节主动屈伸练习;股四头肌、腘绳肌和臀大肌、臀中肌的等长收缩练习。术后1~2天,拔除引流管,拍摄X光片,判断假体的位置,如无特殊问题,可开始下列练习。

D. 手术后4~7天:髋、膝关节屈伸练习。练习时臀部不能离开床面,可以在床上坐起至髋关节屈曲小于45°。逐渐由起初的被动运动向助动、再到完全主动练习过度。髋关节伸直练习,可在仰卧位屈曲健侧髋、膝关节,手术侧髋关节主动伸直,充分伸展屈髋肌及关节囊前部;股四头肌等张练习;上肢肌力练习。

E. 注意点:①避免手术侧髋关节置于外旋伸直位。为防止患者向对侧翻身而髋外旋,床头柜应放在手术侧。②保持手术侧肢体的外展。或在双腿间置入三角垫,但须防止下肢外旋。③如有手术侧髋关节中度屈曲不稳定,在坐位进行髋关节练习时,应避免上身向手术侧倾斜。④手术后入路,应避免患侧下肢过度屈曲、内收、内旋,特别是屈曲、内收、内旋的联合动作。手术侧方入路和前侧入路,应避免患侧下肢的过度伸展、内收、外旋,特别是伸展、内收、外旋的联合动作。

2)手术后第2~6周:使用骨水泥固定假体的患者可以进行下列练习,但必须在医生、PT师的直接指导下进行。

A. 床上练习:屈髋肌力量练习:髋关节半屈位的主动或主动抗阻屈髋练习。需注意:术后主动早期进行直腿抬高练习,不仅对屈髋肌锻炼的意义不大,相反却经常引起髋臼承受过高压力,不利于非骨水泥固定的髋臼假体的骨组织长入。同时伤口区疼痛,影响患者锻炼,故术后早期不提倡这项练习。如无特殊情况,可允许患者翻身。正确的翻身姿势是:伸直手术侧髋关节,保持旋转中立位,伸直同侧上肢,手掌垫在大粗隆后面,向手术侧翻身,防止患肢外旋。俯卧位,有利于被动伸展髋关节。

B. 坐位练习:术后6~8周内,患者以躺、站、行走为主,坐的时间尽量缩短,每天4~6次,每次30分钟。因为坐位下髋关节最易出现脱位、半脱位,如果患者术中关节稳定性欠佳,不宜坐位练习。坐位练习的内容:伸髋,屈髋,屈髋位旋转。

C. 立位练习:髋关节伸展,骨盆左右摇摆,髋内外翻畸形矫正,屈髋练习,髋旋转。

D. 步行练习:若使用骨水泥固定型假体又是初次髋关节置换术,术中也没有植骨、骨折等情况,患者术后第3天即可步行练习。若用非骨水泥固定型假体者,则至少在术后6周才能开始步行练习。有大粗隆截骨、术中股骨骨折的患者,行走练习更应根据X线片情况,推迟到术后至少2个月。先用步行器辅助行走,待重心稳定,改用双侧腋杖。步行练习时,手术侧下肢至少负重20~30kg。

E. 踏车练习:开始时间多在患者步行练习之后,一般在术后2~3周开始。也可以根据患者的具体情况适当调整。开始时,稍用力,保持车速25m/h左右,术后6~8周逐渐加快,以踏车10~15分钟后出现疲劳感为宜。双足踩板后,尽可能升高车坐垫以减少屈髋程度。能踏满圈后,逐渐调低坐垫以增加髋关节屈曲度。先练后跟蹬,熟练后改前掌蹬。身体前倾,可增加髋关节屈曲,双膝并拢或分开,可使髋关节内、外旋。

3)手术后第7周:患侧下肢可以全负重,可以坐普通的椅子,但不可蹲下。

手术后6~8周进行第一次随访,根据复查髋关节的正侧位X线片结果及体检情况,提出下一步的康复计划。此阶段康复重点是提高肌肉的整体力量,指导患者恢复日常活动能力。对髋关节某些活动仍受限者,应加强针对性的功能锻炼。

手术后第二次随访时间为术后4个月。评定内容:①肌力恢复是否正常。②能否独立行走(无需支具辅助),无跛行,能行走较长距离。③关节活动度能否满足日常生活需要,如无疼痛、跛行,可弃拐。此阶段康复重点是提高肌肉的耐力,方法包括抗阻力的直腿抬高练习。侧卧位髋关节外展和俯卧伸髋练习等。

(4)人工髋关节置换术术后患者注意事项

1)手杖使用时限应至无疼痛及跛行时,方可弃杖。最好终生使用单手杖,减少手术侧髋关节的磨损,尤其是外出旅行或长距离行走时。

2)预防及控制感染:对拔牙、扁桃体摘除、插导尿管等有可能造成感染的任何手术或治疗措施都应及时预防,防止血运传播造成关节内感染。

3)手术后6~8周内避免性生活,性生活时要防止手术侧下肢极度外展,并避免受压。

4) 避免重体力活动及需要髋关节大范围剧烈活动的运动项目,以减少手术后关节脱位、骨折、假体松动等问题。

5) 避免将髋关节放置在易脱位的姿势:髋关节过度屈曲、内收、内旋位;手术侧髋关节伸直、内收外旋位。

6) 避免在不平整或光滑路面行走,以防跌倒。

7) 保持患肢经常处于外展位或中立位。术后6~8周内屈髋不要超过90°。

8) 出现手术侧髋关节任何异常情况,均应及时与手术医生联系。

9) 第三次复查在术后1年,以后每年复查一次。复查内容包括髋关节正侧位X线片、人工髋关节功能评分等。

2. 人工膝关节置换术后的作业治疗及其他方法

(1)手术前　此期康复重点,是让患者了解术后康复的一般程序,恢复体力,尽可能增强股四头肌及腘绳肌肌力，增强关节活动范围。

(2)手术当日至手术后第3天

1)注意患者有无心肺功能异常、休克、伤口出血过多等症状，必须待患者全身和局部状况平稳后方可开始功能训练。

2)深呼吸锻炼。

3)手术侧下肢肌肉等长收缩训练；伸直膝关节，主动或被动踝关节屈伸。

4)双上肢主动性活动训练。

5)手术后第2~3天拔引流管，引流管尖部及其管内凝血块做细菌培养及药敏试验，拍膝正侧位及屈膝45°髌骨轴位X线片。

(3)手术后第4天~2周　康复训练的主要目标是逐步恢复膝关节ROM，至少0°至90°。恢复股四头肌、腘绳肌肌力。每次训练强度应在病人耐受程度内进行，并且训练完毕后，不应加重肢体原有的疼痛、肿胀。

1)CPM练习，开始运动范围20°~70°。

2)主动膝关节运动(去掉CPM器械后训练)。

3)股四头肌、腘绳肌训练。

4)使用骨水泥者，一般情况下，术后第4天在医护人员的帮助下练习站立、行走。如关节不稳，可带膝支架。对术前有严重屈膝畸形者，在此期间夜间仍需用石膏托固定于伸膝位，一般应连续4~6周。

5)CPM活动范围0°~110°。

(4)手术后第2~6周

1)继续关节活动度和肌力训练。

2)ADL训练、作业治疗、理疗。

3)膝关节正侧位X线片。

(5)手术后第6~12周　膝关节ROM0°~125°，自行车、踏车、蹦床、缓步、游泳、手术侧下肢负重、斜板平衡训练。

(6)手术后第12~20周　散步、灵敏技巧训练、跨越障碍训练、侧向运动。

(三)病例示范

临床资料：患者女性，已婚，70岁，3天前外出时滑倒，致右股骨粗隆间骨折和右前臂桡骨远端骨折，急诊入院治疗。施行右人工髋关节置换术(采用骨水泥固定)。桡骨远端手法复位及石膏外固定，固定时间需6周。术后患者要求回家和其丈夫在一起，恢复她的家庭主妇的角色。

因此，手术后1周患者被转入作业治疗，要求在保护髋关节前提下，学习体位转移，以及开始上肢活动练习和ADL练习。

经治疗组讨论，确定作业治疗目标是：

1. 患者掌握在椅子、床和厕所之间的体位转移，同时又不影响髋关节和右上肢骨折愈合。

2. 患者能够应用关节保护和能量守恒原则以及髋关节置换术后的预防和骨折愈合原则，在厨房、浴室及卧室进行功能活动。

3.患者能够进行右前臂石膏固定部分上下端关节的自我活动练习。

4.对患者跌倒恐惧感的评定。

5.根据患者的支持和监督情况的需要,制订出院治疗计划,重点是返回居家后的安全能力。

治疗计划如下:

1.OT 师和 PT 师教会患者控制手术侧髋关节在转移、坐位、站立和卧床,以及屈曲活动范围;在 ADL 和 IADL 中掌握正确姿势和活动;教会患者使用长柄辅助具,例如持物器、穿鞋器和海绵等。

2.治疗师应教会患者患侧上肢功能性活动练习,以及在 ADL 中的使用。训练患者单侧手使用辅助器。

3.教会患者在 ADL 和 IADL 中的能量保存的具体方法。

4.预防跌倒,因为患者恐惧摔倒。

5.交给患者出院后有关 ADL 和上肢治疗计划的书面医嘱及图解小册子。

6.治疗师评估患者的家庭和家庭健康援助的情况,并提供 ADL 和 IADL 必需的帮助。

7.治疗师制订石膏拆除后的门诊 OT 治疗方案。

在急性期,OT 重点是患者适应性调节,介绍单手操作技巧和使用辅助器具;髋关节置换术后保护措施和患侧上肢的活动能力。由于患者是多发性骨折,比单一骨折需要较多体力支持和指导,所以需要列出较为详细的治疗方案。

预防跌倒是 OT 治疗的一个重要组成部分。当石膏拆除后,治疗重点是心理支持以及改善肌力和上肢 ROM。

(陆廷仁)

第十二章 截肢和假肢的康复

第一节 概 述

一、截肢

截肢(amputation)是指肢体全部或部分切除,其通过关节者称为关节离断(disarticulation)。截肢的目的是:将已失去生存能力、危害生命安全或没有生理功能的肢体截除,以挽救患者的生命。并且通过残肢训练及安装假肢,以代偿失去肢体的部分功能,使患者早日回归社会。

(一)截肢常见原因及发生率

1. 创伤 例如:机器创伤、车祸等。

2. 疾病 例如:周围血管性疾病、糖尿病、肿瘤及感染等。

3. 先天性肢体发育不良。

美国现有截肢者超过15万人,上下肢截肢比率约为1:3。肘下截肢占上肢截肢的57%。创伤是成人上肢截肢的主要原因,接近75%,大多发生在15岁~45岁的男性,并且与工伤有关。上肢截肢其他原因尚有枪伤和电烧伤。下肢截肢主要原因是周围血管性疾病和糖尿病,并且是60岁以后老年人截肢的最常见原因。创伤占20%,肿瘤占5%。

我国截肢者约有100万人,其中因工伤、交通事故、战伤等创伤性截肢约占1/3。上肢截肢约占总截肢数的2/3,下肢截肢约占1/3。

(二)截肢部位名称

截肢部位的名称是依据解剖学来区分(图12-1-1,12-1-2)。例如:短肘上截肢(AE)、标准肘上截肢(AE)、极短肘下截肢(BE)和长肘下截肢(BE)。

现在采用的术语名称是:“经长骨干的截肢”,例如:“经肱骨干截肢(transhumeral)”以代替AE;或相邻两块骨骼的长截肢,如:“经桡骨干截肢(transradial)”以代替桡骨-尺骨截肢,或BE截肢(图12-1-3)。

二、假肢

假肢(prosthesis)是用于截肢者为弥补其肢体缺损,而制造装配的人工肢体。它可以代偿丧失肢体的部分功能,使截肢者恢复部分的生活自理和工作能力。

假肢大体上可分为上肢假肢和下肢假肢两大类,本节仅介绍常用假肢的基础知识。

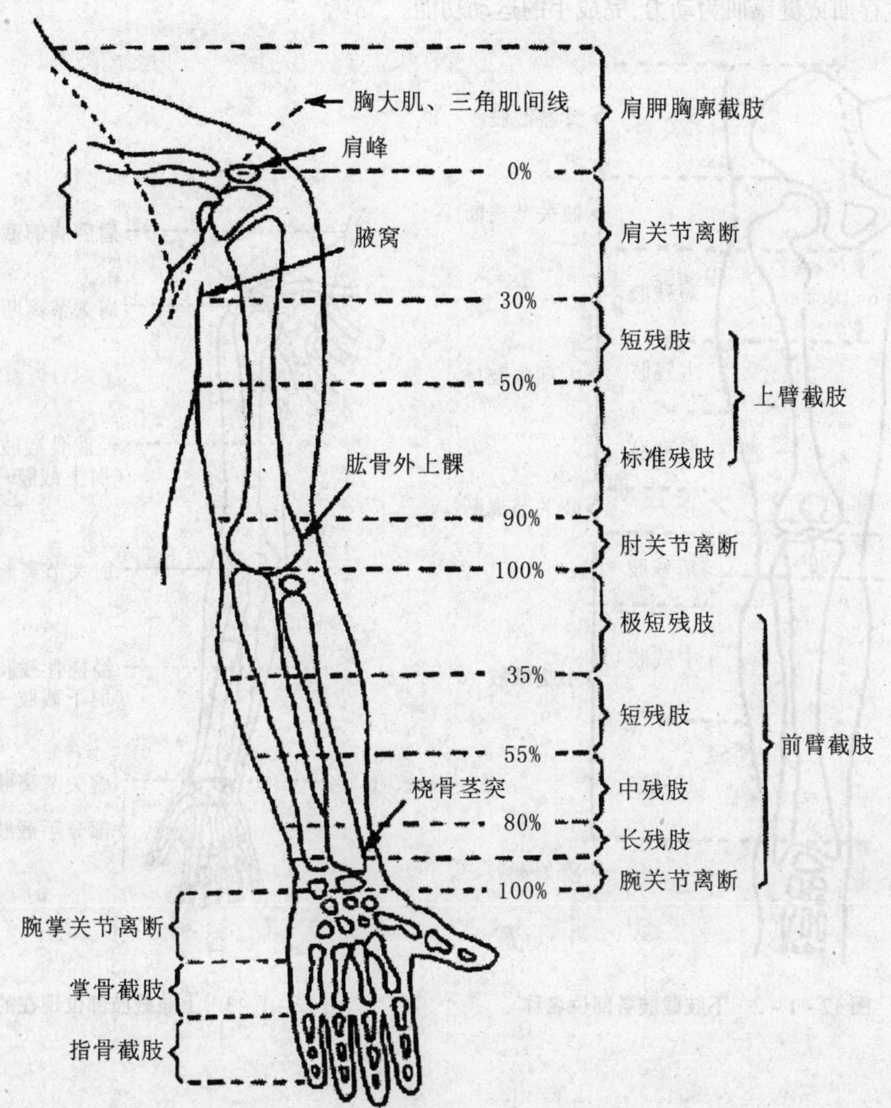

图 12－1－1　上肢截肢各部位名称

(一)上肢假肢

上肢假肢的目的:是为了在上肢截去后,用类似于上肢外观的假体,改善外观形象,并利用残存功能或借助外力,代替手部功能。上肢假肢是由残肢接受腔、假手、仿生的人工关节、悬吊装置、控制装置和连接部件构成。

根据使用目的和动力来源及截肢平面,可分为以下几种类型。

1. 从使用目的分类

(1)常用假手或装饰假手　特点是着重于外观,但工作效率低(图 12－1－4,12－1－5)。

(2)工具手　着重于工作效率,不考虑外观。手的部分是用无活动性的用具代替。功能假手以残存肌或健康肌为动力,完成手的运动功能。

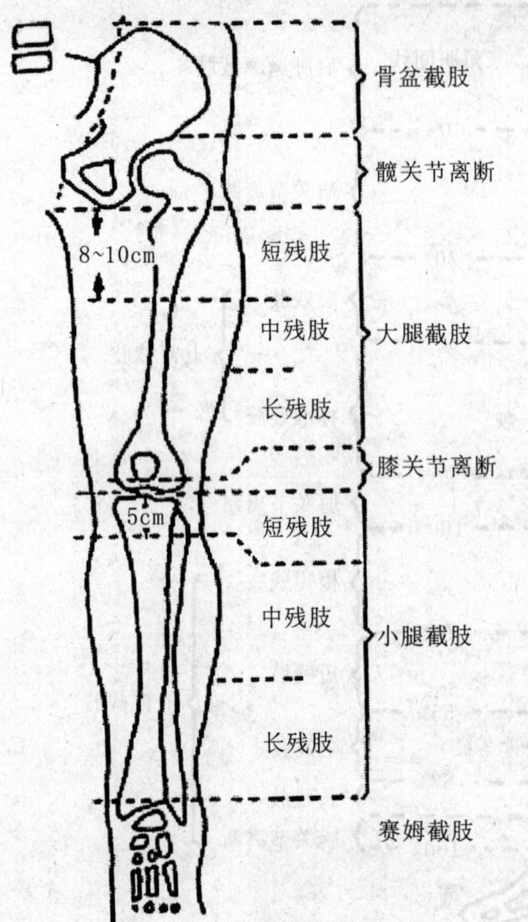

图 12-1-2　下肢截肢各部位名称

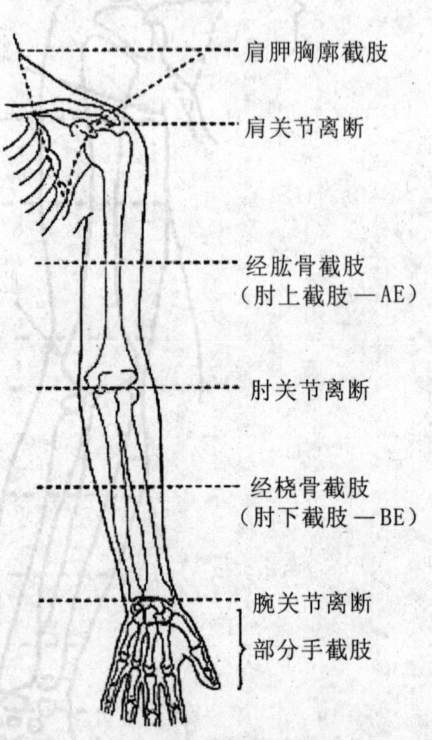

图 12-1-3　上肢截肢部位现在的名称

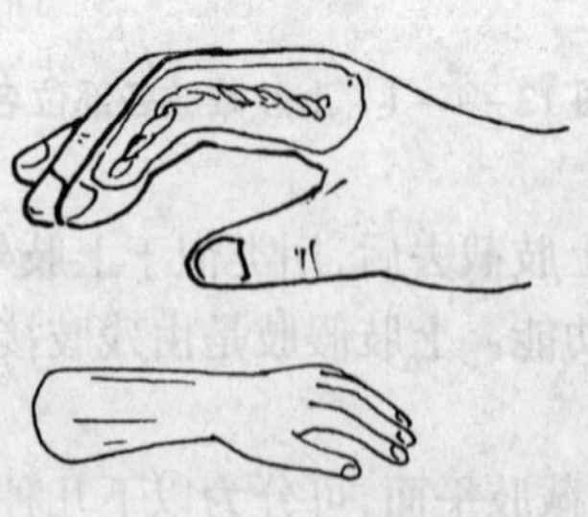

图 12-1-4　美容手

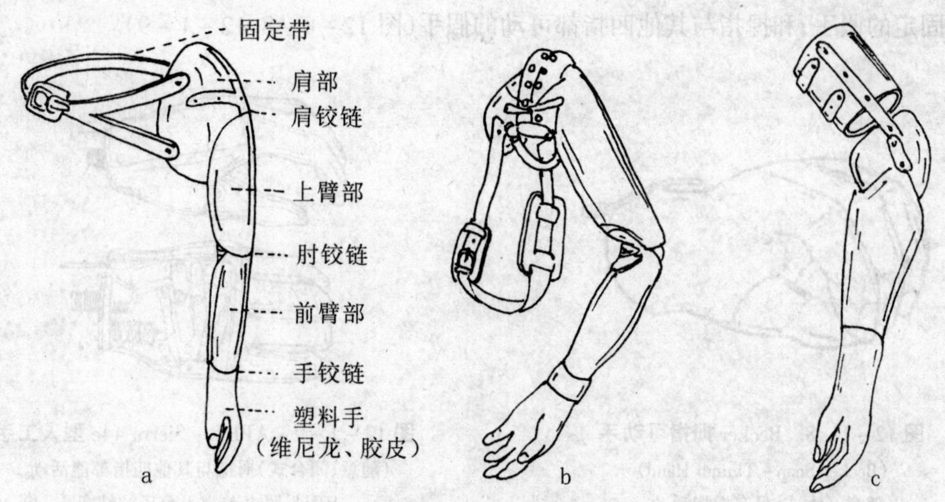

图 12－1－5　常用假手

a. 肩常用假手(上腕短断端)；b. 上腕常用假手；c. 前腕常用假手。

2. 从截肢平面分类　因截肢部位的不同，残存的功能也不同。所以假手也有相应的类型。

(1)常用假手　是尽可能再现原上肢外形为特点的假手，所以又叫装饰手。将常被暴露在外的前臂远端及手部，做成胶皮手套状，使其外部形状、感觉和色泽上接近于正常手的外观。这种手套叫做美容手套或合成皮肤手套。

(2)工作用假手　工作用假手包括上臂型和前臂型两种(图 12－1－6,12－1－7)。残端接受腔的前部，安装做工用的手杆部；手杆部的前端，可根据工作性质，选用合适的手部代用具。

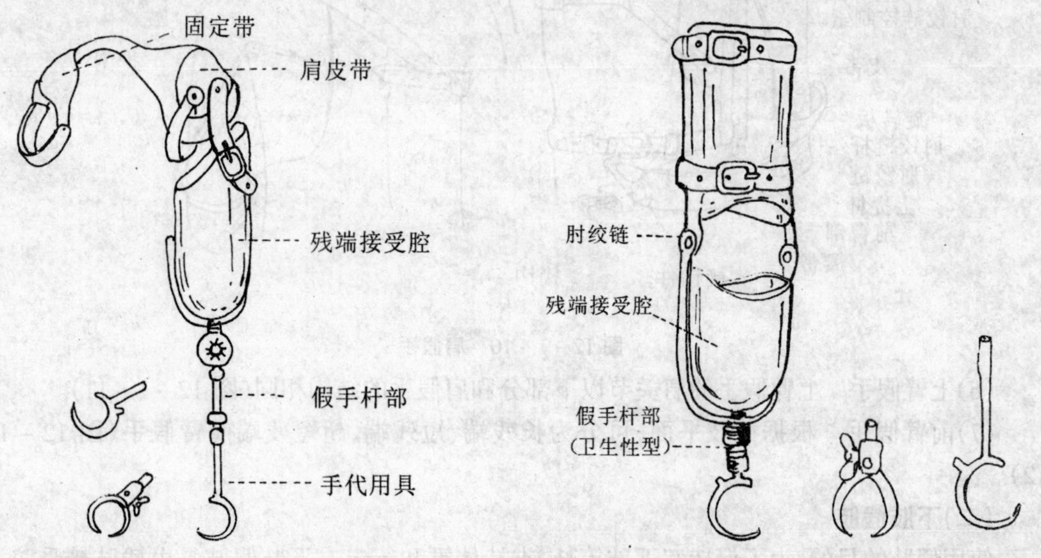

图 12－1－6　工作用上臂假手　　**图 12－1－7　工作用前臂假手**

(3)常用功能假手　手部形状非常接近正常的手外形，分为只有拇指可作对掌活动外，其余四指固定的假手;和拇指与其他四指都可动的假手(图 12-1-8,12-1-9)。

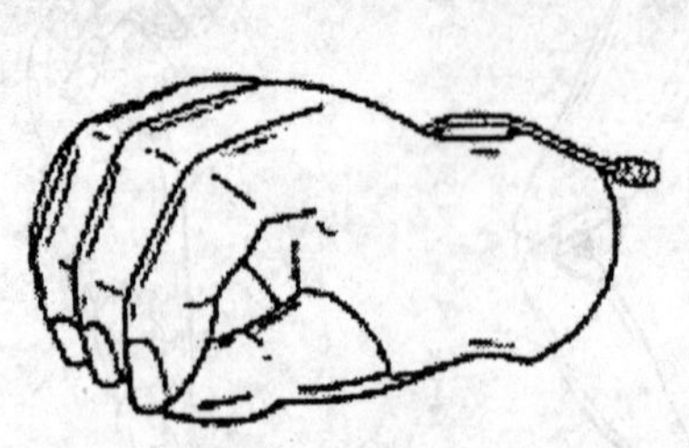

图 12-1-8 Becker 拇指可动手
(Becker Snap-Thumb Hand)
随意开大式,只有拇指活动。

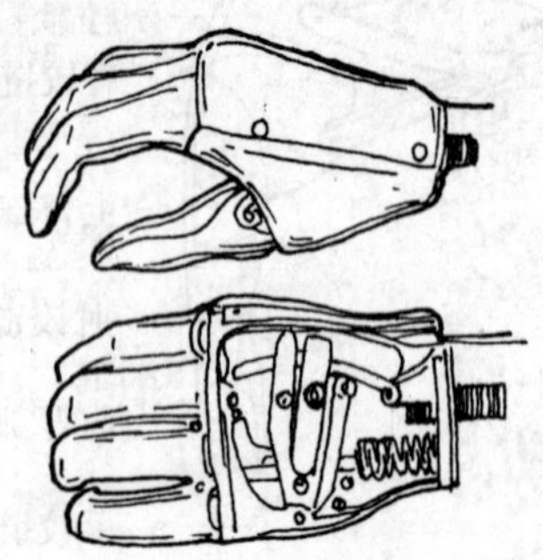

图 12-1-9 APRL-Sierra 44c 型人工手
(随意、闭合式)拇指与其他四指都能活动。
上图是脱去美容手套后的情况。

(4)工作用功能假手 假手的手部钩都是由两个钢钩做成。其中一个被固定,另一个为可动钩,可随着钢丝索的牵拉被打开,随着钢丝索的放松而闭合。

(5)肩假手 用于肩胛锁骨切除、肩关节离断、超短断端上臂截肢后的患者(图 12-1-10)。

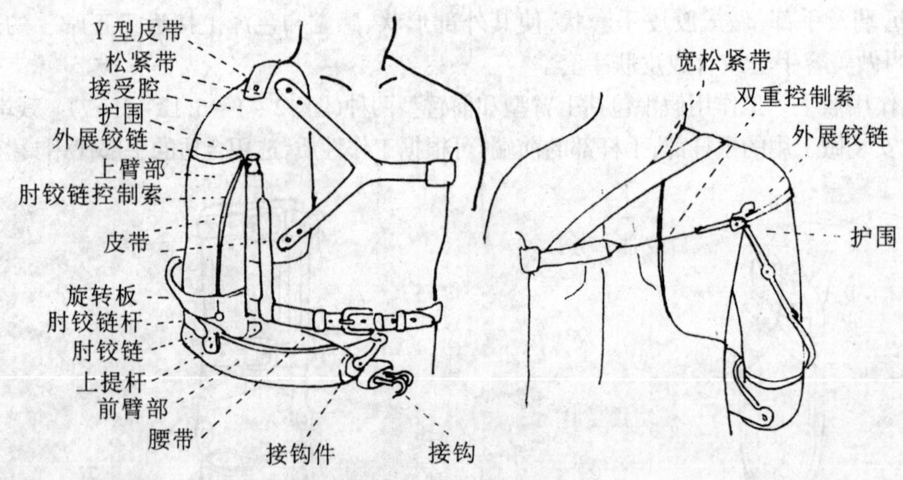

图 12-1-10 肩假手

(6)上臂假手 上臂假手的肩关节以下部分和肩假手的结构相同(图 12-1-11)。

(7)前臂假手 根据截肢平面,可分为长残端、短残端、超短残端前臂假手(图 12-1-12)。

(二)下肢假肢

使用假肢的目的:为了保持双下肢等长,支持体重和行走。下肢假肢是由残肢接受腔、仿生假脚与人工关节、连接部件、下肢假肢的对线装置和悬吊装置构成。假肢的类型很多,从使用目的和截肢部位,可分类如下:

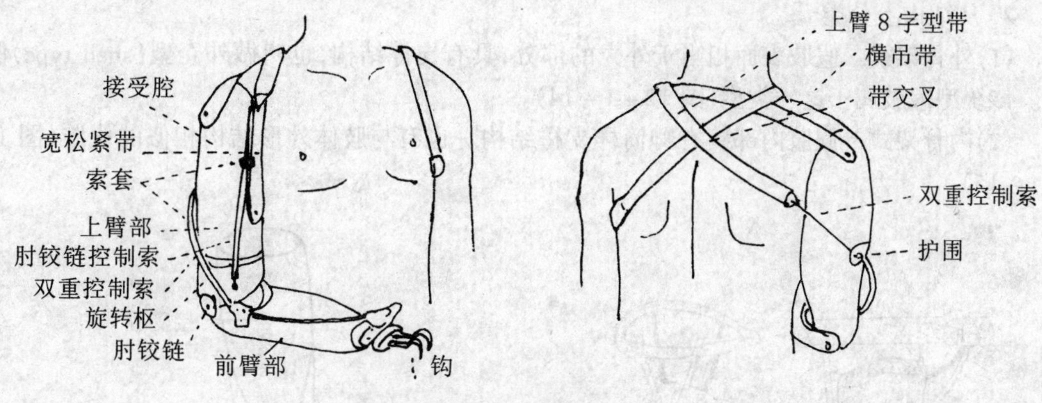

图 12-1-11 上臂假手

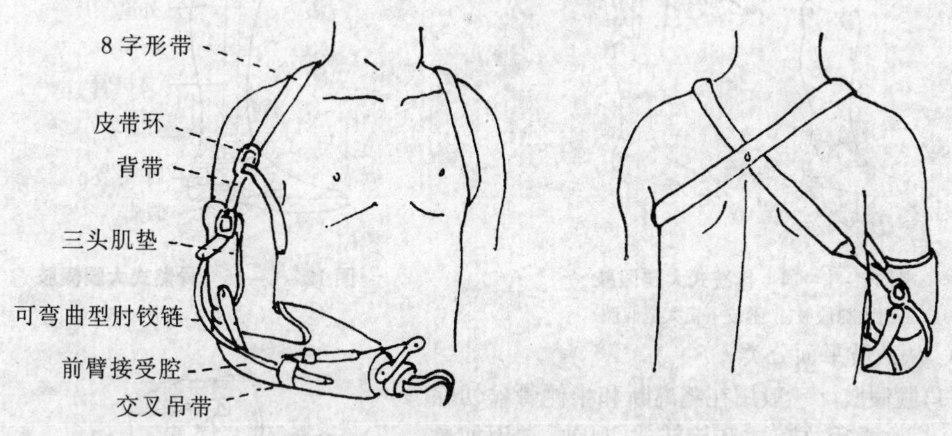

图 12-1-12 前臂假手

1. 从使用目的分类

(1)训练用假肢　也叫做简易假肢、治疗用假肢或悬吊型假肢(pylon prosthesis)。此型以残端训练和假肢训练为目的,在装配正式假肢前,作为临时假肢使用(图 12-1-13)。

pylon式假肢是最早的一种假肢,由容纳残端的接受腔和保持肢体长度用的木棒组成,所以也叫做棒腿。目前仍在早期治疗和训练中常用。用残端接受腔或利用肩背带、腰带等进行固定。

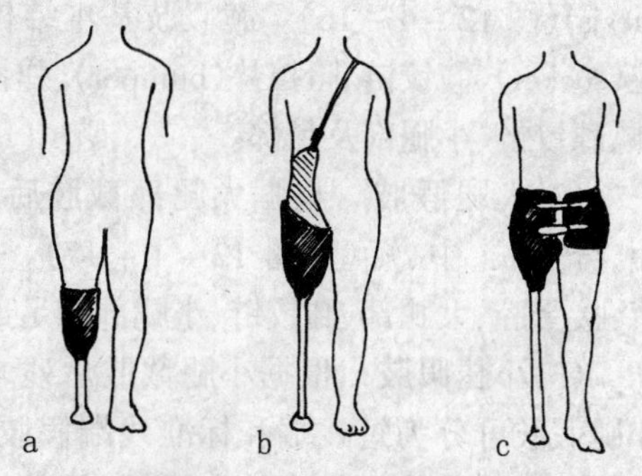

图 12-1-13 pylon 式假肢

a. 小腿 pylon 式; b. 大腿 pylon 式; c. 髋离断 pylon 式。

(2)常用假肢　此型为普遍使用的一种,可作为装饰和工作两用。详细内容将在后面从截肢部位分类项中介绍。

2. 从结构上分类

(1)外骨架式　假肢表面相当于外壳的部分，具有支撑结构，也叫做外壳型(shell type)假肢。传统型假肢属于这一类型(图 12-1-14)。

(2)内骨架式　假肢内部装有唧筒样支撑结构。也有与肢体外形结构相似的假肢(图 12-1-15)。

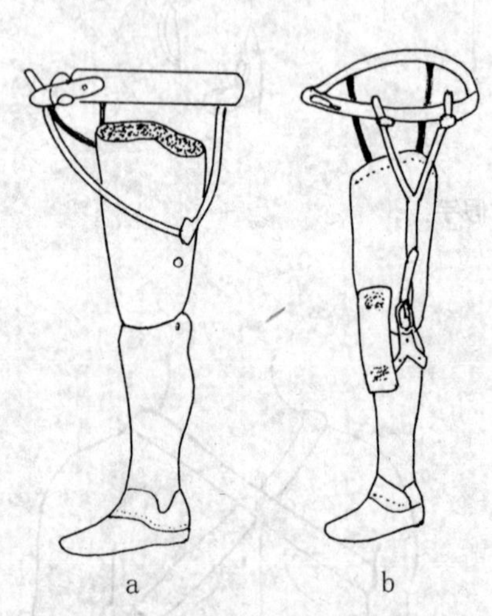

图 12-1-14　传统式大腿假肢

a.铝大腿假肢；b.上皮下铝大腿假肢。

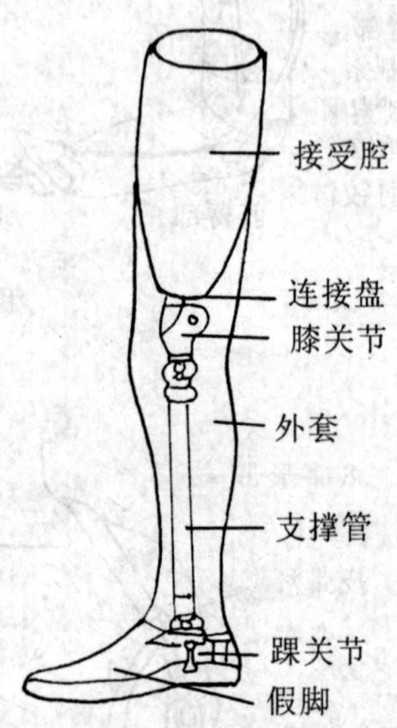

图 12-1-15　骨骼式大腿假肢

3. 从截肢平面分类

(1)髋假肢　一般用在髋离断和半侧骨盆切除术后。过去常用杵臼式和旋转式，目前，常用加拿大式髋假肢(canadiantype hipdisarticulation prosthesis)(图 12-1-16)。髋假肢基本结构有：接受腔(socket)、髋铰链、阻挡垫(bumper)、弹性带、大腿部、膝铰链、小腿部及足部。

(2)大腿假肢　根据大腿部截肢后残端的长短，分为长、中、短型(图 12-1-17)。基本结构有：接受腔、大腿部、膝铰链、小腿部和足部。

(3)小腿假肢　根据小腿截肢后残端的长短，小腿假肢可分为短残端和标准残端假肢。标准残端假肢由接受腔和相连的小腿部、足部构成；短残端假肢除了以上这些外，还有大腿皮套和膝铰链(图 12-1-18，12-1-19，12-1-20)。

接受腔：装配在小腿部并支持体重的接受腔，

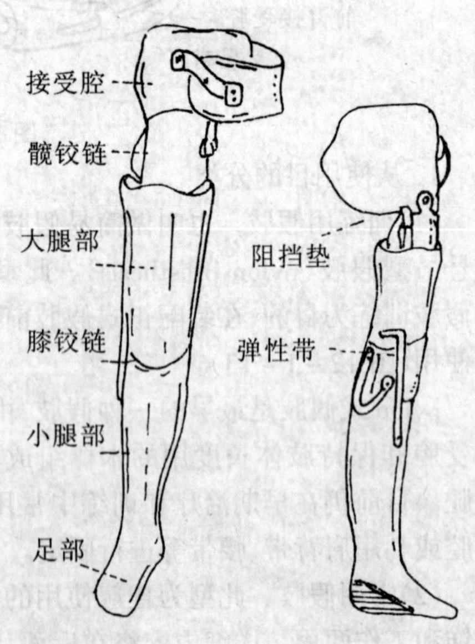

图 12-1-16　加拿大式髋假肢

根据其结构可分为以下几种。

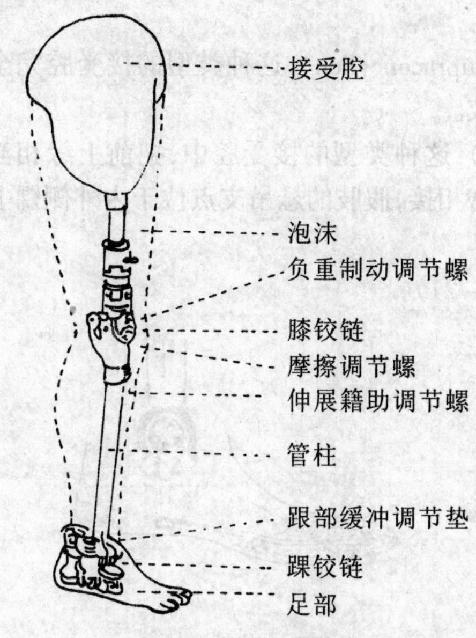

图 12-1-17　**大腿假肢**

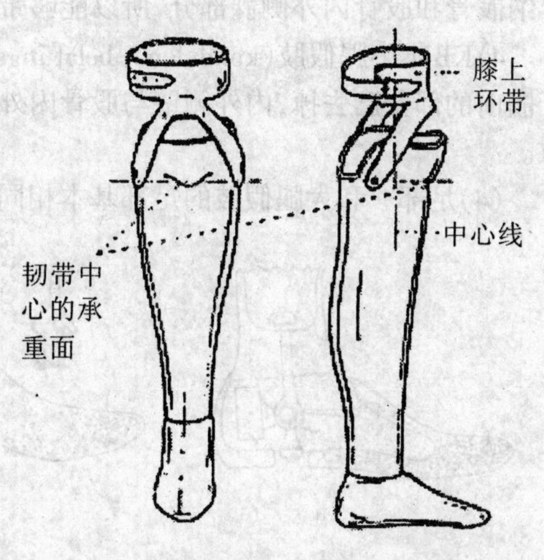

图 12-1-18　P.T.B **小腿假肢**

膝上环带与接受腔的连接点在髌韧带中心的平面，并在前后径中线的后方。环带下缘和接受腔上缘正围绕髌骨，固定充分。

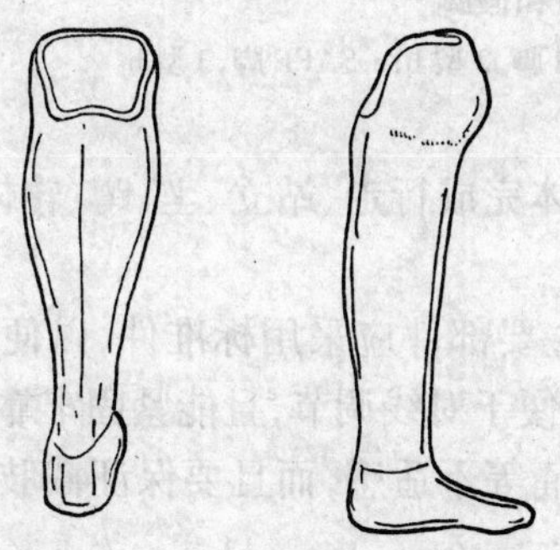

图 12-1-19　P.T.E.S **小腿假肢**

特点是接受腔自身就起到悬吊假肢的作用，不另需膝上环带；侧方稳定性也好；使用简便。残端10cm以内者不适宜，但不能用PTB者往往用这一型。

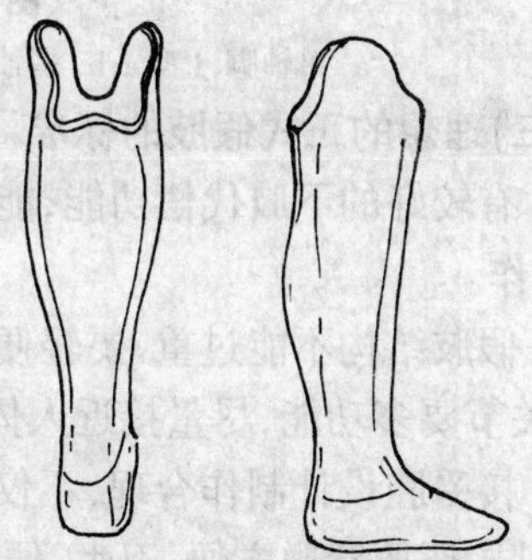

图 12-1-20　KBM **小腿假肢**

因去掉了相当于髌前部分，故坐椅时膝部隆起不明显，也避免了行走站立时接受腔上缘与衣裤的磨损。

1)常规型小腿假肢：是由二个侧方支条，通过铰链和大腿皮套与大腿部连接。接受腔的前上缘，仅能盖住胫骨结节；内外侧上缘，达到膝关节间隙；后上缘稍微削除。

2)髌韧带承重小腿假肢(pateller tendon bearing，PTB)：用髌上环带把假肢固定于大腿。

接受腔前缘位于髂骨中部的高度,承重平面在髌韧带中心的水平;内外侧缘达髌骨上端;后缘削除一部分,以防屈膝时压迫腘绳肌腱。

3)P.T.E.S 小腿假肢(prothese tibile aemboiatage upraconcylien):这种类型的接受腔完全容纳髌骨和股骨内外侧髁部分,所以能够带动小腿假肢。

4)KBM 小腿假肢(kondylen - belatungs - munster):这种类型的接受腔中,把前上缘相当于髌前的部分已去掉,内外侧壁与股骨内外侧髁部紧密相接,假肢的悬吊支点位于内外侧髁上方。

(4)足部　和大腿假肢的足部基本相同(图 12 - 1 - 21)。

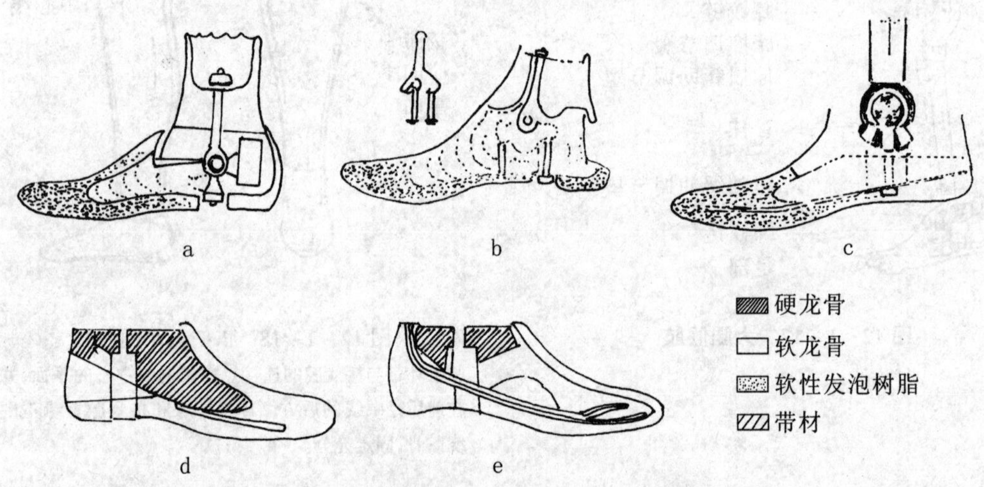

图 12 - 1 - 21　各种踝关节和假脚

a. 单轴脚,1 型 a;b. 多轴脚,2 型 a;c. 3 型 b;d. SACH 脚,2 型 b;e. SAFE 脚,3 型 b。

(三)理想的正式假肢的标准

1. 有较好的下肢代偿功能,能稳定、便利地支撑人体完成行走、站立、坐、蹲、转体、上下台阶等动作。

2. 假肢结构不能过重,要轻便灵活且经久耐用。主要部件应采用标准件,以便于维修和更换;关节要多功能,尽量接近人体生理关节;连接件要便于对线调节,且能紧固牢靠。

3. 接受腔设计制作合理,不仅与残肢适配好、无压痛等不适感,而且要保证截肢者稳定地控制假肢,还要穿脱方便、卫生、便于清洗。

4. 外形逼真,双腿长短一致,装饰外套的形状、质感、颜色要接近患者健肢。

5. 根据特殊需要(如洗澡或游泳用、田径运动用)制作的专用假肢,要符合患者要求。

三、假肢装配对截肢的要求

截肢与假肢装配的关系非常密切,良好的残肢为装配假肢,并发挥其功能创造了条件。假肢装配对残肢主要有以下要求:

1. 残肢应有适当的长度,以保证有足够的杠杆力。

2. 残存关节尽可能保留原有的生理功能,无挛缩畸形。

3. 残端应有良好的软组织覆盖,没有压痛、骨刺或神经瘤。

4. 残肢要有良好的皮肤条件,瘢痕粘连少、程度轻,无窦道溃疡。

四、截肢后康复的工作方式和程序

(一)工作方式

截肢康复是由多个专业组成,以康复治疗组(team work)的形式进行工作。其组成人员包括:①医师,具有专科训练,掌握截肢知识和技术的外科医师、康复医师。②护士,经过专科训练的护理人员。③物理治疗师、作业治疗师,主要负责患者术前、术后的锻炼,假肢穿用训练,职业康复训练。④假肢技师,负责假肢制作及装配。⑤心理医师。⑥社会工作者等。治疗组从患者确定截肢术时就开始工作,共同设计截肢手术方案。做好患者及家属的心理工作,进行有关问题的咨询;实施术前、术后的康复训练;社会工作者要为患者做好回归社会,回家生活和就业的准备工作。

(二)工作程序

工作程序,如下图 12-1-22 所示:

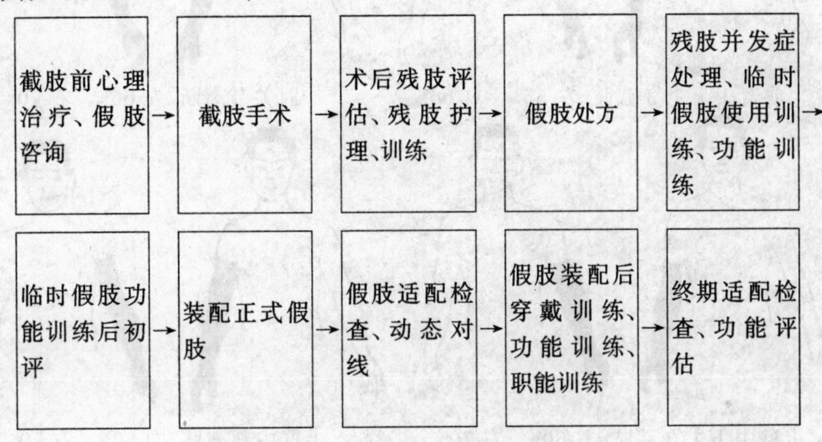

图 12-1-22　截肢后康复工作程序

第二节　功能障碍的特点

一、截肢平面愈高,致残率愈高

如图 12-2-1,12-2-2 示。

二、截肢平面愈高,使用假肢的难度愈大

高位截肢,由于其可利用的关节和肌肉少,装配假肢制作难度大。而且,主动控制假肢系统更为复杂、笨重、操纵困难。

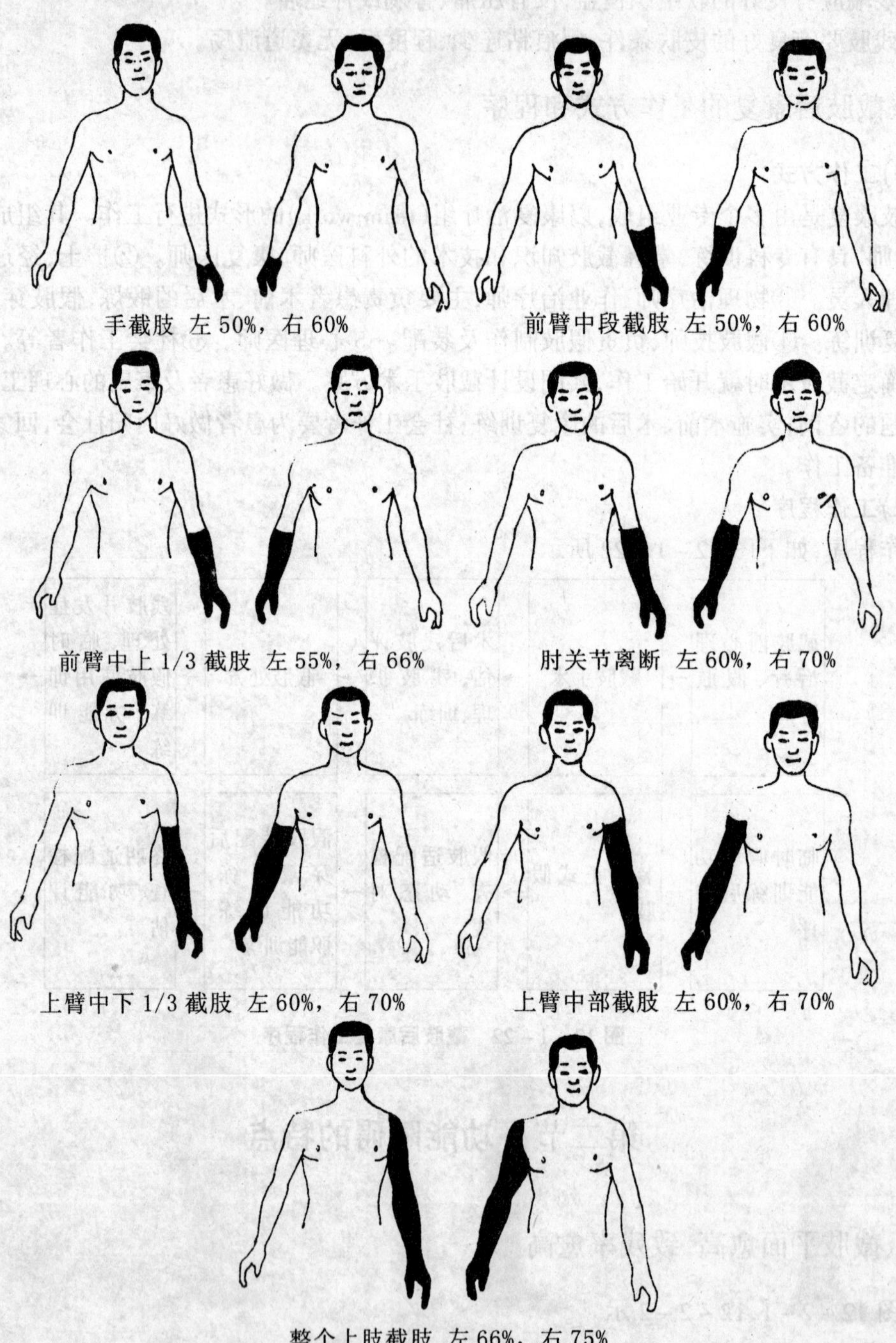

图 12-2-1 上下肢截肢致残率(上)

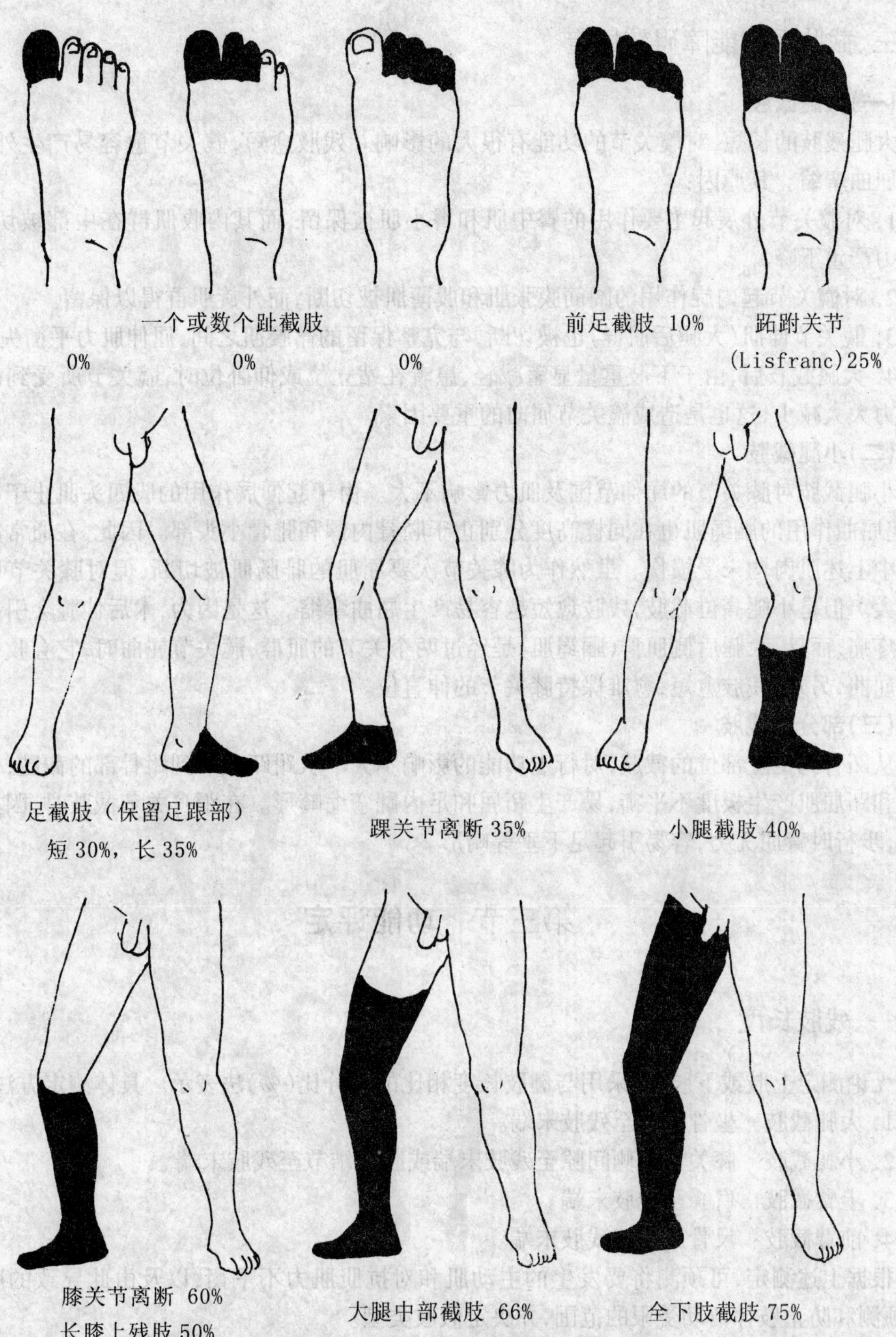

图 12-2-2　上下肢截肢致残率(下)

三、截肢后功能障碍较恒定

(一)大腿截肢

大腿残肢的长短,对髋关节的功能有很大的影响。残肢愈短,髋关节愈容易产生外展、外旋和屈曲挛缩。其原因:

1. 对髋关节外展起主要作用的臀中肌和臀小肌被保留,而其内收肌群在中部被切断,导致肌力严重下降。

2. 对髋关节起内旋作用的阔筋膜张肌和股薄肌被切断,而外旋肌群得以保留。

3. 髋关节伸肌(大腿后肌群)也被切断,与完整保留的髂腰肌之间,屈伸肌力平衡失调。

4. 大腿截肢后,由于下肢重量显著减轻,患者在站立位或仰卧位时,髋关节所受到的使其伸直力大大减少,这也是造成髋关节屈曲的重要因素。

(二)小腿截肢

小腿截肢对膝关节的屈伸范围及肌力影响不大。由于起伸展作用的股四头肌止于胫骨粗隆,起屈曲作用的腘绳肌也在同样高度分别止于胫骨内髁和腓骨小头部。因此,在通常的小腿截肢中上述肌肉均未受损伤。虽然作为膝关节次要屈肌的腓肠肌被切断,但对膝关节屈曲影响不大。但是小腿高位截肢,残肢愈短越容易产生屈曲挛缩。这是因为,术后伸膝会引起残肢伤口疼痛,而且,大腿后侧肌群(腘绳肌)是经过两个关节的肌群,髋关节屈曲时,它会收缩使膝关节屈曲,另外,残肢愈短,愈难保持膝关节的伸直位。

(三)部分足截肢

从跖骨到足趾部位的截肢,对行走功能的影响不大。从跗跖关节到跗骨部的截肢,会使背屈肌和跖屈肌产生极度不平衡,易产生跖屈和足内翻挛缩畸形。在距舟关节截肢时,因杠杆臂变短,步行时背屈无力,容易引起足下垂等畸形。

第三节 功能评定

一、残肢长度

无论测定上肢或下肢,均采用与健肢长度相比的百分比(%)法表示。具体测定方法如下:

1. 大腿截肢　坐骨结节至残肢末端。

2. 小腿截肢　膝关节内侧间隙至残肢末端或胫骨结节至残肢末端。

3. 上臂截肢　肩峰至残肢末端。

4. 前臂截肢　尺骨鹰嘴至残肢末端。

根据上述测定,可预测将要发生的主动肌和对抗肌肌力不平衡,以及由此导致的肢位异常;预测和防止肢体活动受限的范围,并决定假肢类型。

二、周径

了解残端肿胀或肌萎缩的情况及其适应程度,确定制作假肢的时间(周径相对稳定不变)

和必要的数据。

三、关节活动度

检查由于肌力不平衡导致的残端肢体活动受限的范围。初期的屈曲、上举、内外旋等的角度，将分别成为大腿、上臂和前臂假肢制作的数据。

四、肌力

最好是在残端创面完全愈合后，即截肢后第六周开始进行。

五、ADL测定

在上肢截肢中，还要加上家务动作。

六、体重负荷试验

在下肢截肢后，利用体重计，测定残端可耐受的负荷极限。

七、假肢代偿功能评定的标准

因各个国家和地区的经济条件、工作环境及生活习惯和文化背景等差异，目前国内外尚无统一标准，现介绍我国民政部假肢技工学校采用的标准(1992)，以供参考。

(一)假肢代偿功能评定

1. 上肢假肢操纵训练应达标准(表12-3-1)。

(1)双臂截肢者应能按表所列时间完成规定动作。

(2)操纵假肢时姿态自然。

(3)操纵假手时能徐徐将手张开，且能在有效范围内随意控制假手的张开距离。

(4)在连续完成一整套操纵假肢的动作中，不应出现相互干扰现象。

表12-3-1　上肢假肢操纵训练应达标准

规定动作	前臂假肢		上臂假肢	
	完成次数	所需时间	完成次数	所需时间
穿脱假肢	1	3min	1	5min
屈　肘	1	1min	1	4min
开　手	12	1min	4	1min
开　锁			12	1min

(二)上肢假肢使用训练评定(表12-3-2)。

1. 双手活动(一侧截肢)。如果为双侧截肢，健手一侧可用功能较好的一侧假肢代替。

2. 在拿起使用和放下物件时动作要自然。

3. 在使用物件的过程中，不得出现物件松脱或其他不安全的现象。

表 12-3-2　上肢假肢使用训练评定表

项 目	工作名称	假肢使用	健手使用
一	使用火柴	握住火柴盒	擦
二	使用钥匙锁	握住锁	转动
三	开(上了门)门	握门	转动门球
四	捧端盘子	握住盘子一边	另一边
五	结鞋带	抓住鞋带短端	打结
六	使用铅笔刀	握住卷刀	转动铅笔
七	打开牙膏盖	握住牙膏	旋开盖子
八	使用电话机	拿听筒	拨号码
九	使用长柄用具	握住柄下部	挡住及推动用具

(三)下肢假肢的功能评定

经过一段时间训练,应对假肢进行功能评定,一般包括下列内容:

1. 每日穿戴假肢　每天从早到晚穿戴假肢的总时间,日本的标准是工作时全天穿用。

2. 步行距离　一次连续步行的最远距离应有 1 公里以上。

3. 步行速度　走 100 米所需的时间,最长为 1 分 30 秒。

4. 上下台阶　阶梯每级高 15cm、宽 30cm、共 25 级,测量上下 25 级所需时间。

5. 是否用辅助器具　行走与上下阶梯时是否用拐杖和持手杖,单侧不用拐,双侧用拐。

6. 骑自行车能力　能否骑车,熟练程度。

7. 适应不同路面的能力　能否在斜坡、沙地和石子路上步行,能否跨越小的障碍物和上下公共汽车。

8. 步态　步幅是否一致、节律是否均匀、身体摆动是否对称、能否直线行走,两脚跟平行距离不大于 10cm。

9. 体位转换　能否从立位、坐位、卧位互相转换。

第四节　作业治疗

一、治疗内容

1. 心理和社会康复　使截肢者经过心理指导和环境调整而适应假肢,适应社会活动。

2. 安装假肢前后的功能训练　对截肢者进行穿戴和使用假肢的功能,重点是 ADL 的训练,使之最大限度地发挥代偿功能。

3. 居家和社区环境的适应性改造。

4. 截肢者再就业前的评定和训练。

二、治疗方法

(一)装配假肢前期

装配假肢前期,是从截肢术后至患者接受永久性假肢。这段时间是患者的情感和身体愈合的准备期。作业疗法内容有:

1. 提供情感支持　作业治疗师和患者及其家属建立互相信任支持的关系,有利于咨询、讨论和治疗。利用类似截肢病例进行现场示范、讲解和讨论,发挥样板作用,提高患者的信心。

2. 残肢的皱缩和定型　为了改善远端的静脉回流,减轻肿胀及皱缩松弛的组织,拆除缝合线后即用弹力绷带包扎。大腿截肢用宽 15cm、小腿和上臂截肢用宽 10cm,长 4.5m 的绷带。为了保持残端的圆锥形,绷带包扎时采用远端紧近端松的方法,但要注意避免出现循环障碍,不可像止血带那样包扎过紧。在起床后或步行前,如果绷带过松就可以重缠,保持每 4 小时重新包扎一次。夜间也不解掉绷带(图 12-4-1,12-4-2,12-4-3)。

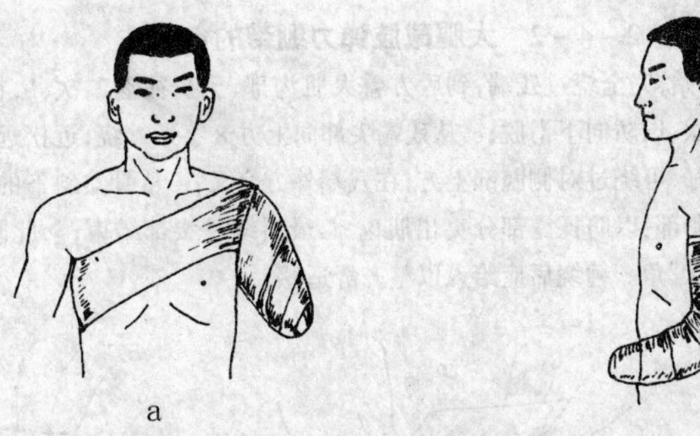

图 12-4-1　上肢截肢弹力绷带的包扎法

a.参照大腿残端的缠绕方法,基本要领相同。为防止脱落环绕对侧腋下方;b.参照小腿残端的缠绕方法,要领相同。为肘关节的活动,暴露肘后方。

3. 弹力绷带清洗方法　由于弹力绷带容易被汗渍和污垢弄脏,可用以下方法洗涤,以保持清洁:① 温水中溶解中性洗涤剂。② 在水中轻轻拍洗,切勿揉搓。③ 冲掉全部洗涤剂。④ 压挤多余的水,避免拧挤。铺在平板上阴干。避免火烤和直射阳光。不宜搭杆晾晒,因为这些做法会失掉弹性。

4. 残端卫生　残端皮肤应经常保持清洁和干燥。注意勿擦伤皮肤,预防水疱、汗疹和白癣菌、细菌的感染。常用以下方法处理残端:

(1)温水中放入消毒肥皂,待充分起泡沫后洗净残端。

(2)用洁净水将肥皂沫冲洗干净,避免肥皂成分刺激皮肤。

(3)如不用残端套,则早晨不宜冲洗残端。这是因为,潮湿的皮肤容易粘住假肢,发生皮擦伤。因此,残端的冲洗通常在夜间进行。另外,残端套应每日更换 1 次,出汗多时应每日更换 2~3 次,并用下述方法洗涮。洗涮要用微温中性肥皂水,并将肥皂充分冲掉。为防止套的尖部发生皱缩和变形,干燥时套内应放入皮球以保持原形。

(4)装配假肢后,如皮肤发红或肿胀时,应抬高残端,保持安静。每隔 3~4 小时进行一次

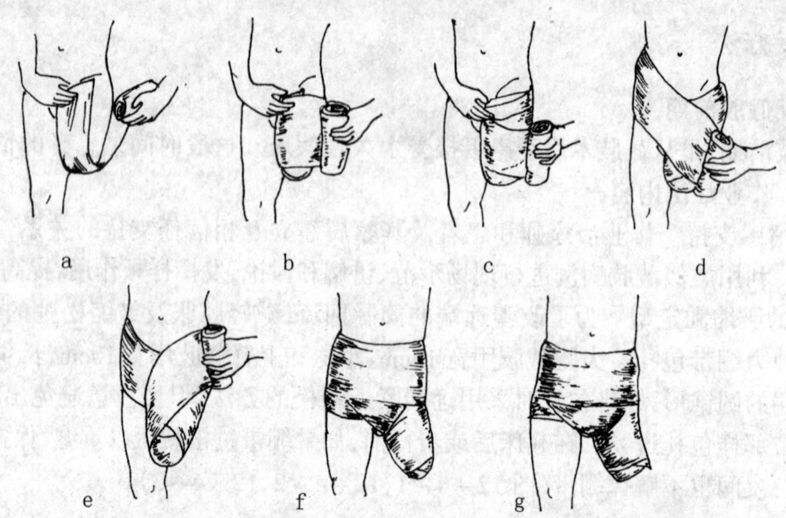

图 12-4-2 大腿截肢弹力绷带的包扎法

a.从前方腹股沟部开始,完全绕过残端,到后方臀大肌沟部,至少往返二次;b.在后方折返后,从内向外缠绕数次,以防向下滑脱;c.从残端尖部向上方 8 字形缠绕,近松远紧,越到尖部越紧;d.为了固定好,可绕过对侧髋部上方,在残端外方交叉;e.从骨盆斜下的绷带,至少要 2 次、仔细覆盖会阴部,以防裸露部分突出肌肉;f.最后绕过腰部结束;g.此图示缠绕不好时出现的尖部"耳状"角。缠绕后应给人以整齐舒适感。

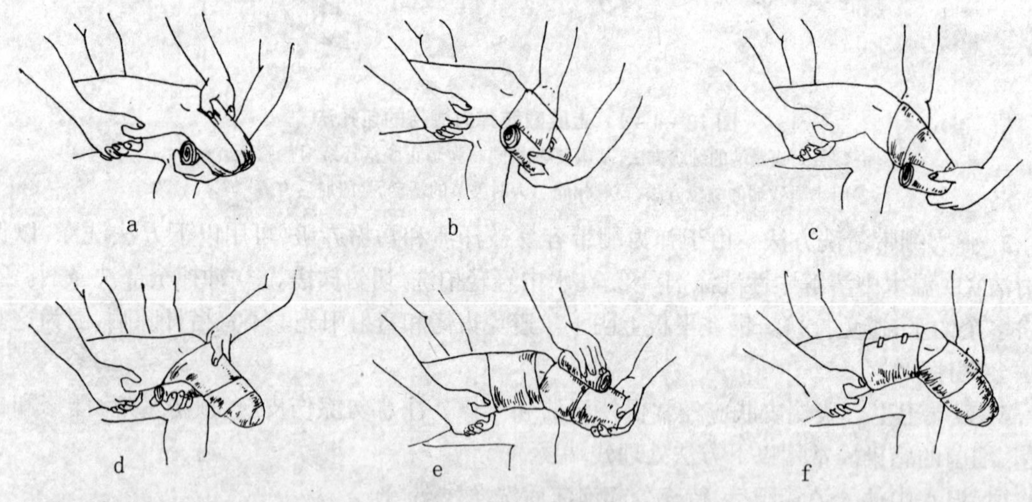

图 12-4-3 小腿截肢弹力绷带的包扎法

a.前方从髌骨下方开始,后方到腘窝部,至少往返 2 次;b.从后方折返绷带,然后从内向外环绕数次,以防绷带滑脱;c. 8 字形环绕残端尖部;d.用上图的方式继续缠绕,最后绕到股骨髁上部分;e.为了不影响关节活动,髌骨应暴露在外;f.越靠尖端缠得越紧,最后在膝上方结束。

热敷,每次约 30 分钟,以待消肿。

5.残肢脱敏 其目的是消除残端感觉过敏,使残肢能适应外界的触摸和压力,为安装假肢的接受腔做准备。具体操作方法:

(1)残端在不同的表面负重　这些分级表面从弹性表面,例如柔软塑料,逐渐过度到不同硬度和质地的表面物质,如毛毡、米粒、黏土。嘱病人残端挤压不同物体表面5秒钟,反复多次练习,逐渐增加到耐受为止。

(2)按摩也可用于脱敏治疗,但按摩的主要作用是预防或松解粘连和瘢痕组织。

(3)残肢拍打和橡皮摩擦,以及按摩震动器的使用,也是有效的方法。

(4)残肢的弹力带缠绕包扎。

6. 维持关节活动度和肌力　为了维持或增强截肢部位近端的所有关节活动度,应进行体能训练。目标是:增强残肢和肩部肌力,包括健侧部位的肌力。对于高位截肢患者,由于重量和中心转移,治疗师应提供练习方案,以改善或预防姿势的不对称。

7. 提高ADL独立性　通常单侧截肢者只装备一副假肢,当假肢修理或患者不使用假肢时,训练患者利用健肢熟练掌握ADL的技能,是十分重要的。

(1)单侧截肢的训练　非优势手截肢练习:为维持与增强残肢肌力,可进行拉锯作业、搬运重物的训练;为维持动作的灵巧性与协调性,可练习打字、雕刻、捡起小东西;为促使残肢定型,进行残肢的肌力训练;为维持残肢肌力及关节可动范围,在残端连接各样工具进行多种操作;为改善身体的平衡及姿势,可练习打乒乓球,做套圈游戏。优势手截肢练习:与非优势手截肢不同。上臂截肢时,要强调利手的更换,前臂截肢也尽可能将利手更换,尽量发挥辅助手的作用,扩大其使用范围。

(2)双侧截肢训练　双侧上肢截肢者,确定一定程度的独立性是重要的,应马上开始实施。这样做可以减轻患者的依赖性感觉以及挫折感。可提供给患者一副万能袖套(辅助器具),用它握持器具或牙刷、进餐、上厕、穿衣、修饰等。如有可能,应鼓励患者使用身体其他部分进行协助。例如,使用下颏部、膝部或者利用牙齿。

对于ADL中存在的问题,作业治疗师和患者共同进行讨论分析,提出解决问题的方法。一般残肢较长的一侧肢体应作为优势侧肢体。

(3)下肢截肢的训练　可通过木工作业、脚踏式捣具进行练习:为掌握平衡,可通过木工作业、打乒乓球、投标枪进行训练;为保持髋或膝关节的可动范围,可通过自行车式-砂轮机训练;为促使残肢定型,可进行肌力锻炼,踏松土,使用踩式捣具。另外,拄杖步行可弥补残侧下肢的功能,同时也使健侧得到了锻炼。对必须使用轮椅的老年人和体弱者,进行使用轮椅的训练。

(三)装配假肢后期

1. 下肢假肢的功能训练　对于截肢者来说,装配了假肢只是提供恢复功能的可能性,但由于假肢在负重方式、控制方法、各关节的活动范围等方面都与健肢有很大区别,因此,必须经过一定时间的功能训练,才能学会如何使用并掌握,达到良好的步态,若不经过正规训练,一旦形成不良步态,纠正起来非常困难。

(1)假肢穿戴训练　穿戴假肢前,可先在残肢上涂残肢抹粉或滑石粉,然后套残肢套,注意不要有皱折,有内衬套的假肢先穿内衬套,再一块穿进假肢接受腔内。穿戴吸着式或全接触式大腿假肢时,患者取站立位,先用光滑尼龙袜套或布带缠在残肢上,一端伸出阀门口,边拉布带边穿进接受腔内,然后压上排气阀门。穿戴小腿假肢和髋关节离断患者取坐位,因为PTB小腿假肢在屈膝状况下容易穿脱。普通大腿假肢穿戴后,先束腰带,然后将吊带、裆带适当接紧,行走几步,再调整至合适为止。

(2)站立平衡训练　这是假肢承重的练习,也是达到站立稳定的前提。身体站直,两脚距离10cm左右,将体重均匀地分布在双下肢上,手扶平行杠或双拐,维持身体平衡,然后减少双手用力,双下肢均衡承重,使身体保持稳定,眼睛平视前方,通过姿势镜来纠正姿势,一直到双手离开平行杠或双拐,能稳定站立。

(3)单侧支撑训练　在站立平衡的基础上,练习两侧交替单侧支撑。手扶扶手,将健侧提起,练习由假肢支撑一直到手离开扶手,假肢屈曲,反复地伸屈练习,训练关节的灵活性。

(4)迈步训练　开始练习时可手扶扶手,假肢不动,健肢迈出,脚跟用力蹬地,然后收回伸向后方,做脚掌蹬地动作,双下肢交替进行练习,直到能稳定迈步。

(5)侧方移动训练　利用骨盆与上身的移动,使身体的重力落在一侧。

(6)步行训练　在平行杠中沿直线行走,通过姿势镜纠正姿势。健肢向前迈一步,残肢髋关节屈曲,使假肢屈膝,然后带动小腿部向前;假肢向前时,脚跟落在健腿脚趾旁,此时,残肢应抵压接受腔后壁,待膝充分伸直时,体重移到假肢侧,以步态自然,熟练掌握平衡为目的。

(7)用单拐行走训练　拐杖或手杖在健侧(或功能稍好的一侧)使用,假肢迈出时,拐杖同时伸向前方,假肢承重时,拐杖起辅助支撑作用。正常人的步态是:步幅相等,节律均匀,身体重心摆动对称,沿直线前进,两足跟落点横向间距不大于10cm,在步行时保持一定的节奏、步幅和速度。截肢者,开始时速度要慢,步幅要小,但应相等,对照姿势镜按节拍器的节律进行练习,随时纠正姿势。正确姿势要挺腰、抬头、不要看脚尖。

(8)坐起训练　单侧大腿假肢者坐椅子有两种姿势:正坐和侧坐。双侧大腿假肢者应取侧坐式,方法是:健肢靠近椅子,假肢放在健脚稍前方,并以健肢主要负重屈腿、同时身体略向前倾。

(9)转身训练　一般先用健侧(或功能好侧)主要支撑,将假肢向前内方迈出约半步,再以假肢主要负重,以健肢脚掌前部为旋转中心转身,并将健肢靠拢假肢,截肢侧向新的前进方向迈出。

(10)阶梯训练　初步练习上阶梯时,可手扶阶梯栏杆,先假肢支撑,健肢迈上一阶,假肢跟上同一阶;下阶梯时,假肢先迈下一阶,健肢跟下同一阶梯,假肢支撑时注意膝关节要用力,缓慢屈曲。

(11)斜坡训练　上斜坡时,健肢步幅要大,残肢屈髋后,假肢再迈步,躯干尽可能前屈;下斜坡时,假肢步幅要短,假肢要快步向前。

(12)跨越障碍物训练　向前跨越,假肢承重,健肢先跨越,然后健肢承重,身体充分前屈,屈曲假肢髋关节带动假肢跨过障碍物。横向跨越时,健侧靠近障碍物站立,假肢承重,健侧先跨过障碍物,然后健侧承重,以健脚为轴心,假肢向前上跨越障碍物。

(13)拾物训练　一种是健肢在假肢前方,以假肢为主支撑身体;另一种是健肢支撑,假肢伸向后方,双侧大腿假肢者,两腿叉开,一只手拄手杖支撑体重弯腰拾物,并搬运物体。

(14)蹬自行车训练　在熟练地使用假肢走路的基础上进行。首先,在固定式自行车上做蹬车和上下车的练习。待熟练后,再进行骑慢车练习和大弧度转弯练习。

(15)跌倒后起立练习 有正起姿势和侧起姿势。双侧大腿假肢者,由地上起立时有两种情况:一是借助手杖,手和假肢撑地起立;另一种是双手和假肢同时撑地起立。

2. 上肢假肢的功能训练 目的在于通过操纵训练和使用训练,达到日常生活动作自理,能够恢复截肢前的职业或从事新的职业,提高假手功能,起到装饰、美观的作用。

(1)假肢的操纵训练 训练患者操纵假肢的基本动作和协调动作,保证有效地、自在地运用和控制假肢,使患者养成雅观、自然操纵假肢的习惯。

1)前臂假肢训练:训练内容包括:穿脱假肢,前臂伸屈,机械假手打开,腕关节被动伸屈和旋前旋后。

A. 穿脱假肢:双侧前臂假肢者,将作为利手的一侧插入接受腔,把另侧假手伸到后方,一旦前方将假肢装入接受腔,便将肩带挂在背上,再系上皮带。

B. 假肢前臂伸屈:前臂截肢者的肘关节伸、屈运动,可直接带动肘铰链,使假肢前臂伸屈。

C. 机械手头开手:分为两种:一是不屈肘开手,适合远体工作;另一种是屈肘开手,适合近体工作。

腕关节的伸屈和旋转皆为被动,需借助另一手或外界的帮助。

D. 协调动作:进行协调动作训练之前,患者须熟悉操纵假臂上每一个部件的单独基本动作。主要控制动作一个一个单独做,接着训练在各种不同固定装置组合中的协调使用,直到灵巧地操纵每一个部件,能在无意识状态下,进行操纵控制。

2)上臂假肢训练:训练内容:除上述前臂假肢操纵训练范围外,再加上肘关节铰链的伸屈和开锁训练。上臂假肢前屈运动,是操纵假肢的主要能量来源,此时,肩部应保持相对静止,实现身体与手的差动位移。伸臂是锁住关节结构的动力源。上臂残肢做后伸运动,拉动屈肘牵引索,前臂可屈曲;放松牵引索,肘关节自锁机构便可自动锁住,也可用残肢摆动惯性使假肢屈肘;伸肘时,由残侧肩部上提、内收动作,拉动开锁牵引索,前臂靠自垂恢复到伸直位。

进行训练时,应向患者讲解耸肩控制的原理,健侧肩部的前屈运动,会使横跨背部的牵引索产生移动,从而将移动的距离和力传递到肢端机械结构上。先要患者用上臂前屈运动屈肘至90°,并在肘部没有锁住的情况下,保持曲肘状态,然后耸肩来操纵肢端机构。训练时,应当在前臂曲肘于各个不同角度上重复进行。

(2)假肢的使用训练 通过该训练,让患者熟练掌握进行ADL各项活动的技能技巧。

1)利手和辅助手的选择:可根据双侧截肢者的残肢情况和截肢前习惯来选择,取残肢条件较好的一侧为利手,建立起正确的使用习惯,以便充分利用假肢。

2)训练程序:先从日常生活开始(ADL),再逐步扩展到职业性训练,训练过程要因人而异,先易后难。

3)训练方法:

A. 接近和握紧物件的方法:两边接近法:接近物件时,两组手指分别位于物件的两边同时趋近、接触,如握玻璃杯的动作。一边接近法:一组手指先接近物件的一边,另一组手指再接触物件,如在平面上拾起硬币的动作。

B. 假手使用物件训练:多为日常生活动作训练(ADL),按衣食住行分为:①衣:穿脱衣服、鞋袜、扣钮扣、系带子、戴帽。②食:端杯倒水、使用汤匙、取食物。③住:开门、洗脸、刷牙、梳头、开关家用电器、大小便。④行：骑自行车、上下公共汽车，双臂截肢必须掌握，单侧可选择一部分。

4)训练期限：通过训练，可减少延迟时间和笨拙运动。一般来说，新截肢的单侧上臂患者需10小时；新截肢前臂（单侧）患者只需3~5小时；单侧肩关节离断5~7小时；双侧前臂截肢10~12小时；双侧上臂截肢最少需要20小时训练才能熟练。而操作上已养成不正确习惯的患者，至少花两倍新截肢患者的时间。总之，确定训练时间需因人制宜。

3.上肢肌电假手功能训练　肌电假手的优点是根据截肢者的意念，由神经支配残端肌肉收缩产生肌电信号，然后由放置于该处的皮肤电极引出，经电子线路放大，用来控制直流电机的驱动，从而实现大脑的直接控制，使假手完成开闭和旋腕等功能（图12-4-4）。训练分三个阶段进行：

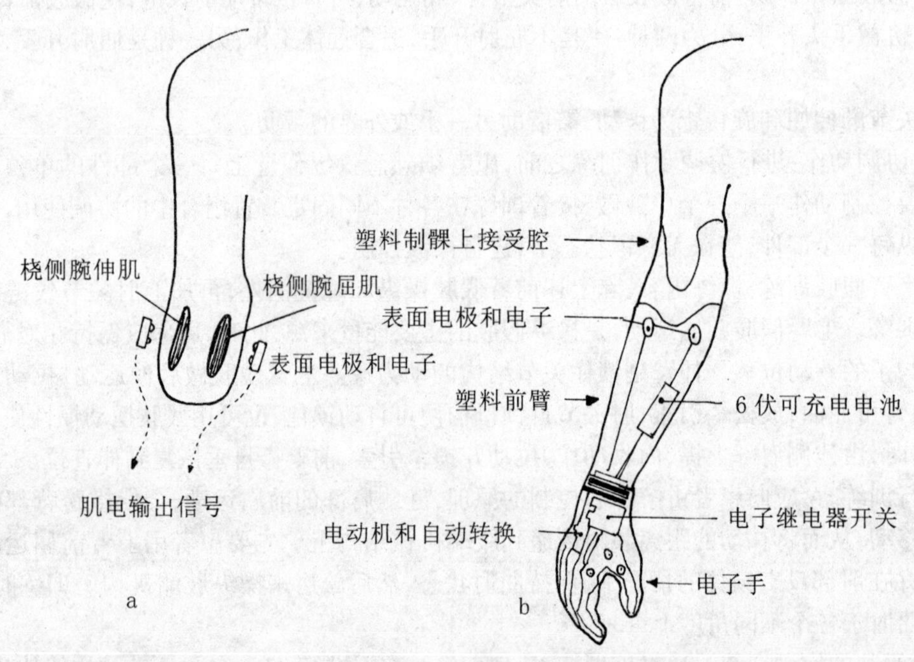

图12-4-4　肌电假手是由两组单独肌群操纵

a.①肌肉收缩并产生微弱（微毫伏）肌电信号，可由肌电仪器测定。②肌电信号是由表面电极测取。③肌电信号是由电子线路传播到肌电假手。　b.①当腕屈肌收缩，产生肌电信号，经电子线路放大，用来控制直流电机（电池供电）的驱动，使假手闭合。②当腕伸肌收缩，产生肌电信号，经电子线路放大，用来控制直流电机（电池供电）的驱动，使假手开手。

(1)第一阶段　基础肌电信号训练。肌电测试仪的2个皮肤电极放置位置：前臂截肢者，电极放在前臂背侧的伸指肌群和掌侧的屈指肌群；上臂截肢者，电极放在前侧的肱二头肌和背侧的肱三头肌。测试仪的地极接触于患者任何部位的皮肤。前臂截肢者，先教会患者“意念”中的伸腕伸指，同时做“开手”的动作训练；上臂截肢者，进行“意念”中的伸肘、前臂旋后，同时做“开手”动作训练。上述训练合格后，可进行“意念”中的屈腕动作训练。前臂截肢者，教会患者做“意念”中的屈腕屈指，同时做“闭手”动作的练习。最后进行“意念”中的伸腕伸指开手和屈腕、屈指闭手动作的同步训练。

(2)第二阶段 是视觉反馈训练，即以患者的视觉代替肌电仪进行训练。患者坐于治疗桌旁，将肌电手的“手头”部件放在桌面，与患者相距30~40cm，把“手头”的2个电极分别放在肢体残端的背侧和掌侧，(具体位置同上所述)。让患者用视觉反馈，来控制调整“伸腕”(即“开手”)和“屈腕”(即“闭手”)的动作。要求患者控制“闭手”动作，达到肌电手的拇指和示指的对指动作，是自然的闭合，而不是跳跃式；控制“开手”动作，达到自然的开手到预定位置。

(3)第三阶段 肌电手的功能锻炼。主要是日常生活活动练习，如握持动作(握持水杯、匙、门把手等)，夹捏动作(写字、拿钥匙开门等)。一直训练至肌电手的动作协调到位，能达到预定目标，例如：拿匙进餐，匙能够到嘴；拿钥匙开门能准确到位，握住把手，旋转开门关门等。

4.居家环境改良和辅助器具应用 对于截肢者，安装假肢后重点是安全教育和意外情况的防范措施，以及家庭环境改良。例如：无障碍设计，地面防滑，卫生间应增设安全扶手等措施。如果下肢截肢者驾驶汽车，可以把脚刹改造为手刹。对于上肢截肢患者，可把手按开关改造为声控开关等。

(陆廷仁)

第十三章　心血管疾病的康复

心血管疾病一直是危害广大民众健康和生命的常见病和多发病。近年来其发病率又呈逐渐上升趋势。随着急救医学、临床医学水平的提高，许多以往无法挽救的重危心血管疾病患者起死回生，但遗留下不同程度的功能残疾。人们对心血管疾病康复的愿望比以往更加迫切，特别是冠心病、高血压、心力衰竭等疾病的康复，成为心血管疾病康复治疗的重点。本章将简要介绍这些疾患的临床情况，重点介绍作业治疗内容。

心血管疾病的作业治疗，就是通过作业治疗手段，帮助心血管疾病患者缓解症状，改善心血管功能，在生理、心理、社会、职业和娱乐方面，达到最大程度的康复，提高生活质量，积极干预冠心病的各种危险因素，阻止或延缓疾病的发展，减轻残疾和减少再次发作的危险。作业治疗涵盖了心肌梗死、心绞痛、隐性冠心病、冠状动脉分流术(CABG)后和冠状动脉腔内成型术(PTCA)后，以及其他心血管疾病(高血压、心功能衰竭等)的康复内容。

第一节　概　述

一、冠心病

世界卫生组织(WHO)国际心脏联合会对冠心病的定义是：由于冠脉血液与因冠脉循环改变而引起的心肌供血之间的不平衡，所造成的心肌损伤，是最常见的心血管疾病之一。近年来，冠心病的发病率、死亡率均居前位。随着临床检测、急救、介入、手术等医疗水平的不断提高，许多患者的生命得到挽救，但因心肌供血不足、心肌损害导致心血管功能减退，严重限制患者的体力活动能力和生活质量，而体力活动能力降低，又加重心血管负荷和脂质代谢异常，使冠状动脉粥样硬化发展，病情恶化，形成恶性循环。在中国，冠心病已经成为主要致残原因之一。

(一)病因和病理

冠状动脉粥样硬化性心脏病(冠心病)的发生受许多因素影响，其中主要是由于高血压、高血脂、高血糖、肥胖、高凝状态、低体力活动等冠心病危险因素的存在，导致血脂代谢异常、血液粘滞性发生改变、血管内损伤等，使脂质斑块在冠状动脉壁沉积，造成动脉管腔狭窄甚至闭塞，引起心肌供血不足(心绞痛)或心肌缺血坏死(心肌梗死)。冠心病患者出现的心绞痛和运动性呼吸困难，反映了心血管功能和心脏血流动力学异常的相互影响，心绞痛和缺血性左室功能不全是心肌供氧和需求不平衡所致。此外，运动中诱发的血流增加，由于受到动脉粥样硬化和血管内皮反应异常的限制，而引起血管收缩，导致心脏供血不足，心肌缺血、受损，心肌收缩功能减退。

(二)临床表现和诊断标准

冠心病根据胸痛、心律失常、呼吸困难等临床表现,可分为6种基本类型:①隐性冠心病。②猝死(原发性心脏停顿)。③心绞痛。④心力衰竭。⑤心肌梗死。⑥心律失常。

冠心病诊断标准:按照1979年全国冠心病心律失常中西医结合座谈会上修订的标准为:

(1)有典型心绞痛发作或心肌梗死,而无重度主动脉瓣狭窄、关闭不全、主动脉炎,也无冠状动脉栓塞或心肌疾病等证据。

(2)男性40岁,女性45岁以上患者,休息时,心电图有明显心肌缺血表现或心电运动试验阳性,无其他原因(各种心脏病、自主神经功能失调、显著贫血、阻塞性肺气肿、服用洋地黄、电解质紊乱)可查,并有下列3项中的2项:①高血压。②高胆固醇血症。③糖尿病。如无有关临床症状,可诊断无症状性冠心病。

(3)40岁以上患者,有心脏增大、心力衰竭或乳头肌功能失调,伴有休息时心电图明显心肌缺血,而不能用心肌疾病或其他原因解释,并有下列3项中的2项者可诊断冠心病:①高血压。②高胆固醇血症。③糖尿病。

可疑心绞痛或严重心律失常,无其他原因可解释,并有下列3项中的2项,可诊断为可疑冠心病:①40岁以上。②高胆固醇血症。③休息时或运动后心电图可疑者。

二、高血压病

高血压是以体循环动脉血压升高为特征的临床综合征。高血压病是指由于动脉粥样硬化,以及血管运动中枢调节异常,所造成的动脉血压持续性增高的一种疾病,又称为原发性高血压,继发于其他疾病的血压升高不包括在内。高血压病是最常见的心血管疾病之一。我国成人患病率1991年全国抽样调查为11.88%,较以往的7.73%有明显升高。目前,国内约有8千万高血压患者,通过康复治疗可以有效地协助降压、减少药物使用量及控制对靶器官的损害,提高体力活动能力和生活质量。因此,康复治疗是高血压病治疗的重要辅助手段。对于轻症患者可以单纯用康复治疗控制血压。

(一)病因和病理

影响心输出量和总外周血管阻力的因素,都能影响血压。这些影响因素很多,涉及到神经系统交感神经功能亢进,肾素-血管紧张素-醛固酮系统对血容量的调节异常,肾脏对血压的调节异常,体内一些激素如儿茶酚胺、前列腺素系统、胰岛素、心房肽、激肽、加压素、内皮素、血清素等调节异常,以及身体和细胞内外一些电解质(如钾、钠、钙)含量和浓度的异常等。高血压的发生,可以是多种因素或机制综合作用的结果,也可以是单独因素或其相互作用,直接或间接影响外周血管阻力而影响血压。有些因素在高血压发生的始动机制中起重要作用,有些因素在瞬间的血压调节中比较重要,而有些则在长期的血压升高中起作用。总之,造成总外周血管阻力增加,是原发性高血压最主要的病理生理基础。如果正常人体升压系统与降压系统发挥正常功能,则血压处于平衡状态,虽然血压可随不同的情况而波动,但一定范围内波动仍能保持血压在正常范围。如果这种正常调节系统发生障碍,出现平衡失调,例如,升压系统功能亢进或降压系统功能减退,可引起血压升高,持续血压升高就会发展成高血压病。目前认为,原发性高血压病是在遗传和环境影响的综合作用下,使人体正常血压调节机制发生障碍,最后导致高血压病。长期高血压会增加心、脑、肾等多脏器的负担和损害。

(二)临床表现和诊断标准

一般高血压早期患者无任何临床表现,许多高血压患者都是因为高血压并发心、脑血管意外才被发现。高血压的临床表现无特异性,常表现为头昏、头痛,有时伴眩晕、视物模糊、失眠等。高血压的诊断标准考虑到心血管的危险因素,最理想的安静血压是收缩压 < 16kPa (120mmHg)和舒张压 < 10.7kPa(80 mmHg)。世界卫生组织 1978 年提出的高血压分类标准(表 13-1-1),已经被各国采用。高血压病的发展可以导致心、脑、肾、血管等靶器官的损害和功能衰竭,其损害的发生率随血压的逐渐升高而上升。因此,还可根据血压升高的程度分级(表 13-1-2)。

表 13-1-1 世界卫生组织(1978 年)高血压分类

分 类	收缩压 kPa (mmHg)	舒张压 kPa (mmHg)
正常血压	≤18.7(140)	≤12.0(90)
临界高血压	18.8~21.2(141~159)	12.1~12.5(91~94)
高血压	>21.3(160)	>12.6(95)

表 13-1-2 按血压增高程度的高血压分级

分 类	收缩压 kPa (mmHg)	舒张压 kPa (mmHg)
正常血压	<17.3(130)	<11.3(85)
正常高限	17.3~18.5(130~139)	11.3~11.9(85~89)
高血压Ⅰ期	18.7~21.2(140~159)	12.0~13.2(90~99)
高血压Ⅱ期	21.3~23.9(160~179)	13.3~14.5(100~109)
高血压Ⅲ期	24.0~27.9(180~209)	14.7~15.9(110~119)
高血压Ⅳ期	>28.0(210)	>16.0(120)

三、充血性心力衰竭

充血性心力衰竭是指在静脉回流正常的情况下,由于原发的心脏损害,引起心输出量减少和心室充盈压升高,临床上以组织血液灌注不足,以及肺循环或体循环淤血为主要特征的一种综合征。可以由多种心脏疾病引起,包括冠心病、高血压性心脏病、瓣膜性心脏病和心肌病以及先天性心脏病,是各种进行性心脏病变的晚期表现。充血性心力衰竭是一种常见的心脏综合征。急性充血性心力衰竭来势凶猛,主要通过临床及时抢救治疗挽救生命。慢性充血性心力衰竭对患者的活动能力和日常生活影响较大。美国慢性充血性心力衰竭患者占总人口的1%(250 万~300 万),在 75 岁以上者达到 10%,年龄越大发病率和死亡率越高。每年充血性心力衰竭患者数为 40 万,年病死率为 28%~40%。由此造成的身体活动能力减退,是残疾的一种类型,而临床治疗并不能及时改善这种残疾状态,所以康复治疗的需求就显得十分必要,并随着治疗效果的体现而日益增大。在药物治疗的基础上应用康复治疗手段,可以进一步减轻症状,改善活动能力,提高生活质量,延长寿命,其作用在国际上已得到公认。作业治疗的介入，可以进一步提高这类患者物理治疗的效果，指导患者按照心功能和机体能够耐受的运动量，从事各种活动和工作，提高机体的耐受能力。

诊断主要是根据临床症状和体征判断。左心充血性心力衰竭主要是急性或慢性肺淤血的表现，急性肺淤血表现为突发性呼吸困难、发绀、大汗、窒息感、焦虑不安，被迫端坐呼吸，咯出大量粉红色泡沫痰，严重者影响意识，甚至出现休克；慢性肺淤血早期表现为重体力活动后呼吸困难，休息后缓解，又称劳力性呼吸困难；随病情进展，在轻体力活动后也会出现呼吸困难，患者活动能力明显下降。有些患者表现为夜间睡眠中突然胸闷被憋醒，伴阵咳，咳出泡沫状痰，需取坐位片刻才能缓解症状，称阵发性夜间呼吸困难；有些患者平躺困难而被迫采取坐位，即端坐呼吸，平时常有咳嗽、咯痰和咯血、全身乏力、嗜睡等症状，结合体检左心室扩大，窦性心动过速，心尖区闻及舒张期奔马律、杂音，两肺底部湿啰音以及原有心脏病体征可以诊断。右心衰所致的体循环淤血主要表现为发绀、食欲不振、恶心、呕吐、腹泻等胃肠道症状，尿量减少，肝区胀痛，甚至出现黄疸，体检发现颈静脉充盈或怒张，肝脏肿大和压痛，双下肢胫踝部、骶部凹陷性水肿，甚至伴有胸水、腹水，结合心脏听诊心率增快、奔马律、杂音可以诊断。

第二节 功能障碍的特点

心血管疾病与脑血管病在功能影响方面表现不同，主要影响的不是肢体的功能，而是患者的体能。造成患者的残疾往往不像瘫痪、截肢这样直观，不容易引起患者的重视，但造成的后果同样会导致患者丧失生活能力、工作能力，值得临床医学和康复医学给予高度重视。特别是与残疾相关的因素，包括低水平的耗氧运动能力、高抑郁评分和肌力下降等。然而，临床上常有患者自我感觉的活动无力与实际体力不足不一定相符，有研究发现，四分之一以上冠心病患者在达到真正的最大生理性做功前，在没有冠脉缺血、心衰或心律紊乱的情况下，终止了运动负荷试验，表现出运动能力的减退，所以，我们必须认识这些功能障碍的特点。

一、症状限制患者活动能力

维持人体运动能力的心血管因素，主要包括心率储备、耐受肺毛细血管压增高的能力、心肌收缩力和心室扩张潜力、维持右心功能的能力和降低外周循环阻力的能力。外周因素包括外周血循环、肌肉的能量代谢和收缩能力等，近年来的研究提示，肺部因素是限制 CHF 患者运动能力的另一重要因素。

心血管疾病患者出现的胸闷、心慌、胸痛、气促、呼吸困难、头痛、下肢肿胀等症状和体征，会不同程度地限制他们的活动能力，加上疾病本身的作用，使维持人体运动能力的心血管和外周因素进一步受到损害，像冠心病患者在一定强度的体力活动后，心脏负荷增加，氧耗增加，冠状动脉粥样硬化导致的冠脉狭窄，造成心肌缺血，引起心绞痛发作（称劳力性心绞痛），影响了患者的活动能力。

根据活动能力受影响的程度心绞痛常分为 4 级：1 级——重体力活动后引起心绞痛；2 级——中等日常体力活动后引起心绞痛；3 级——较轻的日常体力活动后引起心绞痛；4 级——轻微体力活动后引起心绞痛。甚至有些心绞痛的发作可在安静状态下发生。心绞痛的发生限制了患者的活动,影响了患者的休息,患者往往害怕活动后引起心绞痛而不敢活动,这种恶性循环,导致患者外周循环系统和肌肉系统适应能力减退,活动能力进一步下降。

二、制动限制患者功能活动

以往冠心病急性心梗的患者需要绝对卧床休息6~8周,以防止出现室壁瘤、心脏破裂等并发症。长时间的制动,对全身各系统功能均有不同程度的影响,主要表现在:血容量减少,回心血量增加,心脏前负荷增大,心肌耗氧量相对增加,血流较缓慢,血液粘滞性相对增加;横膈活动降低,通气及换气功能障碍;运动能力和耐力降低;胰岛素受体敏感性降低,葡萄糖耐量降低。长时间卧床还会引起肌肉萎缩、关节活动受限、全身骨质疏松、皮肤压疮、感染等并发症,这些继发性的损害和功能障碍,进一步限制了患者的功能活动,有时比原发性损害更危险,可能会成为致残或死亡的重要原因。

三、容易疲劳

疲劳的主要原因为运动肌肉的血液供应减少,导致肌肉无氧代谢和乳酸堆积,能源出现障碍而影响肌肉收缩。血乳酸的增加,除了与肌肉局部血流降低有关外,还可能与运动时的血流再分配,导致肝脏血流量减少,从而使肝脏处理乳酸的能力下降有关。长期心衰后骨骼肌失健,肌纤维中Ⅰ型纤维减少,肌细胞中氧化酶活性降低,这些也是肌肉容易发生疲劳的原因之一。心衰患者在心脏移植术后,即使心脏功能已基本恢复,但运动能力仍然需要数周甚至数月的训练,才能有所提高,说明外周机制与心衰患者运动能力受限的关系。

四、心功能减退

心血管疾病的发展会不同程度地造成心肌损害,由于心肌收缩力降低,使心脏每搏量减少,特别是心脏已经不能通过增加静脉回流和心室扩张,来增加每搏量时,机体为了代偿,只有通过增加心率来保证心输出量。因此,在心衰早期和中期,安静及定量运动时的心率均有明显增加,而心率储备下降;到晚期时,由于心脏变时性功能受损,运动中的心率反而可能不升,甚至会有所下降。由于循环不良,机体调用一切因素维持血压,血液中缩血管的活性物质明显增加,造成外周动脉血管收缩,从而增加外周阻力,心衰早期运动时尚可维持收缩压,但可有舒张压的升高。心衰晚期时血压不能随运动而增加,甚至有可能低于安静水平,表明心功能已经明显失代偿。急性心肌梗死可以引起急性心功能衰竭,陈旧性心肌梗死可引起慢性心功能不全。

按纽约心脏病学会心功能分级标准,心功能分为:1级——患有心脏病,体力活动不受限;2级——患有心脏病,体力活动稍受限;3级——患有心脏病,体力活动明显受限;4级——患有心脏病,体力活动完全丧失,严重患者休息、卧位时都感到呼吸困难。这种由于心功能减退引起的呼吸困难限制了患者的运动,妨碍了患者正常的生活、学习和工作。

五、心理障碍

心血管疾病对患者的打击很大,有时疾病来得突然,让患者和家人心理上难以承受。疾病早期患者常常回避、隐瞒病情，与家人和朋友的疏远会影响家庭和朋友的关系，导致患者孤僻、忧郁、无激情。由于患者经常出现心绞痛、运动性呼吸困难、心律失常等症状，同时伴有一些相关的危险因素存在，随时有发生心肌梗死的可能，这造成患者极大的心理压力和精神负担，出现情绪上的不稳定、生活、工作能力的减退、性生活的不和谐和担心疾病发作等焦虑和恐惧，此外，长期的卧床制动也增加患者恐惧、焦虑和消极情绪，不利于患者康复。

第三节 功能评定

心血管疾病对患者的运动、感觉系统没有直接的影响，主要是心肺耐力的减退，不同程度地影响患者的活动能力，造成日常活动能力和工作能力受限。因此，作业治疗师需要通过对心血管疾病患者残疾和残障水平进行评估，了解患者的功能状态，掌握患者对功能恢复的需求和愿望，以达到治疗师和患者在作业治疗目标上的一致。

一、临床各项检查和运动功能评定

（一）临床检查

通过血常规、血沉、心肌酶谱、血压、安静心电图、24小时动态心电图、超声心动图、心向量图等检查，作业治疗师可以观察和了解患者的病情变化和心功能状况，进行心功能分级（表13－3－1）。此外，还要注意有关冠心病危险因素的监测（如血压、血糖、血脂等）。

表13－3－1 心功能分级标准

心功能分级 纽约心脏协会功能分级 代谢当量分级(Goldman) Weber运动功能分级
Ⅰ级
患有心脏病，体力活动不受限。一般的体力活动不引起疲劳、心悸、呼吸困难或心绞痛 代谢当量≥7 吸氧量 ml/(kg·min)>20，心指数 $L/(min\cdot m^2)>8$
Ⅱ级
患有心脏病，体力活动稍受限。休息时正常，但一般的体力活动可引起疲劳、心悸、呼吸困难或心绞痛 代谢当量≥5，<7 吸氧量16～20，心指数6～8
Ⅲ级
患有心脏病，体力活动明显受限。休息时尚正常，但轻度体力活动可引起疲劳、心悸、呼吸困难或心绞痛 代谢当量≥2，<5 吸氧量10～16，心指数4～6
Ⅳ级
患有心脏病，体力活动完全丧失。休息时仍有心衰症状或心绞痛。任何体力活动均可使症状加重 代谢当量<2 吸氧量<10，心指数<4

（二）运动功能评定

随着患者活动能力的改善，可接受低水平心电运动试验，进入到Ⅱ－Ⅲ期康复期，应定期进行症状限制心电运动试验、代谢当量测定，作为作业能力评定、作业治疗方案制定、疗效观察的依据。由于运动强度和运动终点均以患者的能力为限，因此，运动试验本身的安全性良好，目前，还没有严重意外的报道。此外，还可以测定动力性运动的血流动力学反应、等长收缩运动的心肺反应，涉及这方面的具体方法参见《康复疗法评定学》。

(三)心血管危险性分级

对急性心肌梗死等心血管疾病的危险性进行分级，可作为物理治疗、作业治疗和内外科治疗的基础。根据临床表现和检查等客观指标，分为低、中、高危患者，低危患者无需心电图(ECG)监测及密切运动监视，包括单纯冠状动脉再通后，能量消耗 > 7.5METs(缺血发作 3 周后)，无心肌缺血、左心功能不全、严重心律失常；中危患者仅需间断性 ECG 监测，包括能量消耗 < 7.5METs(缺血发作 3 周后)，心绞痛或运动时 ST 段压低 1 ~ 2mm，运动时再灌注或室壁运动障碍，充血性心衰病史，轻度但非严重心功能不全，心室晚电位阳性，非持续性室性心律失常，不能自我监测或遵守运动处方；对高危患者，为实施运动康复方案，必须进行连续性的监测与监视，包括严重左心功能不全，能量消耗 < 4.5METs(缺血发作 3 周后)，运动诱发的低血压(血压降低 > 15mmHg)或缺血 ST 段压低 > 2mm，低量级运动诱发心肌缺血或运动后持续性缺血，持续性室性心律失常(自发的或诱发的)。

二、作业能力评定

(一)心血管疾病患者残疾水平的评定

心血管疾病导致患者个人整体综合生活能力异常，从患者个人的整体水平来评价心血管疾病所造成的功能残疾，重点是对患者的基本日常生活活动能力进行评定，即患者能否在个体上做到完全独立生活。如果患者稍一活动就心绞痛发作或心慌、气短、呼吸困难，就可能影响到患者穿衣、吃饭、日常梳洗、洗澡、到厕所去大小便的顺利完成，需要借助他人帮助，更谈不上独立地外出购物，参加各种社交活动，以及需要一定活动能力的职业性活动。日常生活活动能力有很多种评定方法，通常采用巴氏指数和功能独立性测定。

应注意的是，心血管疾病本身造成的病理改变和心功能损害的程度，对不同个体日常活动能力的影响不相一致，即心室功能不全的程度和身体的工作能力之间缺乏密切的相关性，也就是说，都是心功能 3 级的患者，ADL 得分不一样，有些患者能达到生活自理，而有些患者生活需要依赖。

1. 活动能力的测定　ADL 可以作为判定心血管疾病患者身体活动能力的指标，但对于急性心梗的患者，不能让他们盲目去进行这些活动，必须实际地、客观地测定患者身体活动的潜力，测定某项活动实际所需要消耗的能量。在心脏康复中，这种方法主要是通过测定各种活动的代谢当量水平来实现的。能耗一般用代谢当量(metabolic equivalent of the task，MET)来表示，安静坐位时的能量消耗为 1MET，相当于 3.5ml(O_2)/(kg·min)。当患者起身、步行或做其他活动时，这种代谢性要求和氧耗增加。在日常生活中工作相关因素，如情感、使用小肌群、日常娱乐及自理活动中活动与能耗可呈非直线关系，可持续产生高心率的情况如炎热的环境，情绪应激，上肢的使用，等长活动，尤其在 2 ~ 3METs 的活动中，节奏、位置、肌群、等长技术及环境因素都可影响活动时的能耗，各种活动的代谢当量，可以从表 13 - 3 - 2 和表 13 - 3 - 3 获取。心电运动试验可以测得患者活动的最大代谢当量，作为制订作业治疗方案的依据，还可以采取主观劳累程度分级，具体评定方法参见《临床康复功能评定》。

表 13-3-2　各种作业的能量需求（美国心脏学会，1989 年）

作业活动	能量需求		
	kJ/min	kcal/min	METs
面点店，一般活动	11.7	2.8	2.3
装订书籍	11.7	2.8	2.3
木工活，一般活动	15.9	3.8	3.2
负重物，如砖	36.8	8.8	7.3
中等负重上楼(16~40)	35.3	8.5	7.3
女侍者，保姆	11.7	2.8	2.3
采煤，掘进工	29.7	7.1	5.9
一般工	27.6	6.6	5.5
洗煤工	32.2	7.7	6.4
建筑工：室外	25.1	6.0	5.0
电工：铜管内铺线	15.9	3.8	3.2
农民：捆草，清扫谷仓	36.8	8.8	7.3
放牧家畜	15.9	3.8	3.2
驾驶收割机/拖拉机	11.7	2.8	2.3
饲养动物	18.4	4.4	3.7
用手挤奶	14.6	3.5	2.9
用机器挤奶	7.1	1.7	1.4
铲扬谷物	25.1	6.0	5.0
救火队员	20.9	5.0	4.2
林业：用斧伐木(迅速地)	19.5	19.0	15.8
剥树皮	23.0	5.5	4.6
搬运木头	50.2	12.0	10.0
放平树木	36.8	8.8	7.3
锄草	23.0	5.5	4.6
用手种树	27.6	6.6	5.5
用手锯木	32.3	7.7	6.4
用电锯	20.9	5.0	4.2
整理木头	18.4	4.4	3.7
拔草	18.4	4.4	3.7
备马	27.6	6.6	5.5
骑马，快速奔跑	36.8	8.8	7.3
骑马，慢步	11.7	2.8	2.3
锁匠	16.3	3.9	3.3
机械加工，用机器			
加工金属板	11.7	2.8	2.3
操纵车床	14.6	3.5	2.9

(续表)

作业活动	能量需求		
	kJ/min	kcal/min	METs
操纵冲压机	23.0	5.5	4.6
敲击和钻孔	18.4	4.4	3.7
焊接	14.6	3.5	2.9
水泥工、混凝土	32.2	7.7	6.4
搬运工,推重物(>75kg)	32.2	7.7	6.4
操纵大功率设备	11.7	2.8	2.3
园林工	20.9	5.0	4.2
印刷工(站位)	10.5	2.5	2.1
养路工	27.6	6.6	5.5
修鞋匠	11.7	2.8	2.3
用铁锹挖沟	39.3	9.4	7.8
用铁锹铲物>16kg/min	41.4	9.9	8.3
用铁锹铲物<10kg/min	27.6	6.6	5.5
用铁锹铲物5~10kg/min	32.2	7.7	6.4
坐位:轻工作(集会、准备;办公桌、接电话,驾驶汽车等)	7.1	1.7	1.4
中度工作(重的操纵杆,叉车,超重等)	11.7	2.8	2.3
站位:轻工作(商店售货,酒吧服务员,集会,填料)	11.7	2.8	2.3
中度工作(木工,水泥工,填料>50kg)	16.3	3.9	3.3
中、重度工作(木工,水泥工,填料>50kg)	18.4	4.4	3.7
钢铁工人:炼铁	25.1	6.0	5.0
手工包卷	36.8	8.8	7.3
运矿渣	50.2	12.0	10.0
炉前工	34.3	8.2	6.8
敲打模具	25.1	6.0	5.0
缝纫工作:一般	11.7	2.8	2.3
紧急的	18.4	4.4	3.7
打字	7.1	1.7	1.4
使用重型工具(空压机、气锤等)	27.6	6.6	5.5
使用笨重工具(铲,镐,隧道横木等)	36.8	8.8	7.3
修表	7.1	1.7	1.4
作业治疗性活动			
轻木工活,磨沙板、抛光,编织篮筐	12.6	3.0	2.5
轻度机械性活动	11.7	2.8	2.3
园艺劳动			
用水龙头浇水	7.5	1.8	1.5
用水桶浇水	10.0	2.4	2.0

（续表）

作业活动	能量需求		
	kJ/min	kcal/min	METs
挖掘	7.5	1.8	1.5
耙地	8.8	2.1	1.8
种花，种菜	10.5	2.5	2.1
用尖镐挖花、挖菜	11.7	2.8	2.3
用2.5的锹轻轻松土	13.8	3.3	2.8
剪枝	13.8	3.3	2.8

表13-3-3　日常活动和娱乐所需的代谢当量

活　动	METs	活　动	METs
生活活动		手风琴	2.3
修面	1.0	小提琴	2.6
自己进食	1.4	排球(非竞赛性)	2.9
床上用便盆	4.0	羽毛球	5.5
坐厕	3.6	游泳(慢)	4.5
穿衣	2.0	游泳(快)	7.0
站立	1.0	移动性活动	
洗手	2.0	步行1.6公里/时	1.5～2.0
淋浴	3.5	步行2.4公里/时	2.0～2.5
坐床	1.2	步行4.0公里/时	3.0
坐床边	2.0	步行5.0公里/时	3.4
坐椅	1.2	步行6.5公里/时	5.6
自我护理		步行8.0公里/时	6.7
坐位自己吃饭	1.5	下楼	5.2
上下床	1.65	上楼	9.0
穿脱衣	2.5～3.5	骑车(慢速)	3.5
站立热水淋浴	3.5	骑车(中速)	5.7
挂衣	2.4	慢跑1英里/10分钟	10.2
娱乐活动		家务活动	
打牌	1.5～2.0	备饭	3.0
交谊舞(慢)	2.9	铺床	3.9
交谊舞(快)	5.5	扫地	4.5
有氧舞蹈	6.0	擦地(跪姿)	5.3
跳绳	12.0	擦窗	3.4
网球	6.0	拖地	7.7
乒乓球	4.5	织毛线	1.5～2.0
桌球	2.3	园艺工作	5.6
弹钢琴	2.5	劈木	6.7
长笛	2.0	缝纫(坐)	1.6
击鼓	3.8	写作(坐)	2.0

2. 心血管疾病患者残障水平的评定　心血管疾病患者作为社会中的一员，能否恢复其正

常的社会活动，在家庭、社会中扮演好自己的角色，是评定心血管康复结局的主要指标。评定中需要了解患者在家中能否恢复正常的夫妻性生活，恢复与家人、亲朋好友的正常活动和交往，能否参加娱乐活动，恢复有报酬的工作，能否恢复到患者感到满意的社会角色中去，有积极、乐观的态度等。这些将作为判断患者身体工作容量，能否适应其所在社会环境需要的指标，指导治疗师选择合适的作业治疗，帮助患者真正成为不仅对自身、家庭而且对社会有价值、有所作为的角色。

残障水平的评定，目前是以患者的生存质量（quality of life，QOL）、生活满意度（life satisfaction）、健康状态（well－being）等为主。表13－3－4列出了世界卫生组织（WHO）1995年后制定的，有关生存质量的主要范围。但WHO QOL－100中所列的各范围的问题，是一种总体的综合性的QOL，对每一种特定的健康问题，如心血管疾病、脑血管疾病、癌症等，还应制定出具有特色的QOL量表，目前在这方面，国内外还没有形成比较公认的统一量表，不过WHO QOL－100中所列的具有共性的6个范围，以及每个范围中所涉及的问题，大多对心血管疾病患者是适用的，具体评价参照相关评定章节。

表13－3－4 WHO QOL－100量表中的主要范围

范围	具体内容
（1）身体范围	疼痛和不适、精力或乏力、睡眠和休息
（2）心理范围	身体的安全性和防护 积极享受生活的感觉 思维、学习、记忆和注意力 自尊、身体形象、消极的感受
（3）独立水平	运动能力、日常生活活动能力、对药物和治疗的依赖、工作能力
（4）社会关系	个人之间的关系、社会的支持、性活动
（5）环境	家庭环境、经济来源、健康和社会照顾的有效性和质量、获得新信息和技能的机会、参与娱乐和休闲活动机体所处环境（污秽不洁、噪音、交通情况、水土）、转送服务
（6）宗教、信仰	宗教及信仰情况

3．心脏功能分级与恢复工作能力的关系　心血管疾病残损的类型和程度，对制定康复程序是十分重要的，但心脏的功能分级和临床情况与最大耗氧量和身体工作能力之间的相关性并不十分密切，由于耗氧量是一个较易实际测量的指标，所以，通常以MET作为特定工作时能量需求的客观标准。有临床症状的心功能Ⅲ级患者，代谢当量仍有可能达到4METs，这就意味着患者仍可以从事某些坐位，甚至站立位轻度或中度的工作。因此，需要很好地了解心脏功能分级、临床情况与最大耗氧量之间的关系（表13－3－5）。

4．恢复就业能力的评定　恢复就业能力，对于大多数心血管疾病患者来说，是一件十分重要的事，心脏康复的最终目的，是提高心脏病患者的生活质量，让患者回归家庭、社会，重返工作岗位。恢复工作能力的评定，不仅取决于疾病的确切诊断和预计恢复的工作种类，而且与其他一些客观和主观因素有关，需要对不同工种的身体能量、容量及工作环境进行评测。

表 13-3-5　心脏功能分级、临床情况和最大耗氧量之间的关系

<table>
<tr><td>MET</td><td>1.6</td><td>2</td><td>3</td><td>4</td><td>5</td><td>6</td><td>7</td><td>8</td><td>9</td><td>10</td><td>11</td><td>12</td><td>13</td><td>14</td><td>15</td><td></td></tr>
<tr><td>mlO₂/kg·min</td><td>5.6</td><td></td><td></td><td>14</td><td></td><td>21</td><td></td><td>28</td><td></td><td>35</td><td></td><td>42</td><td></td><td>49</td><td></td><td></td></tr>
<tr><td rowspan="4">临 床 情 况</td><td></td><td colspan="6">临床症状的患者</td><td colspan="9"></td></tr>
<tr><td colspan="7">病态的或恢复状态的患者</td><td colspan="9"></td></tr>
<tr><td colspan="3"></td><td colspan="9">坐位工作的患者或一般健康人</td><td colspan="4"></td></tr>
<tr><td colspan="5"></td><td colspan="11">身体很有活动能力的患者和健康人</td></tr>
<tr><td>功 能 分 级</td><td>Ⅳ</td><td colspan="4">Ⅲ</td><td colspan="5">Ⅱ</td><td colspan="6">Ⅰ和正常</td></tr>
</table>

(1)不同工种的能量要求　表 13-3-6 列出了一些常见工作种类对身体能量的要求。

表 13-3-6　常见工作种类的身体能量要求

工作种类	身体能量需求	适合的患者
管理人员、办公室工作或秘书工作	没有很大的体力消耗,而且个人能控制工作速度,所以能量需求很少超过 3METs	所有具备适当技术的心脏病患者可以恢复这类工作
办公室的支持服务性工作,包括打扫卫生。搬运文件和移动办公用品	需要有人帮助并且有一定速度,在短暂时间内可能需要最大用力,但一般不会超过 5METs	除心功能Ⅳ级的患者外,大多数患者可能恢复这类工作
生产线上的工作	需要快速、重复移动手臂,精神高度集中。坐位只移动前臂的岗位,需要 2~4METs,在站位快速移动物体时,短时的能量消耗可达 4~5METs	除心脏严重致残者外,大多数心脏病患者能承受
工厂的工作	由于机械化程度不同,不同岗位对体力的要求极不相同。有的只需 3~5METs,但偶尔短时间的等长收缩性用力,可能会超过 10METs	不同心功能选择不同强度的工种。心功能最好在Ⅱ级以上
室外的重体力劳动,如建筑工人	没有使用机械和其他辅助设备时,可能是强体力消耗,有些用力只是间断性的,但在几分钟内其能量需求可高达 7~10METs	不适宜任何心脏功能有明显损害的患者
农业工作	不同种类的农活,不同的用力程度,不同完成工作的时间限制、机械和其他辅助设备的有无,不同的气象条件可以使能量消耗从 2~3METs 到超过 10METs	恢复农业劳动时,需要仔细地、实际地评定用力程度,再通过模拟工作试验,确定是否可以恢复某些特定工作

(2)对工作环境的评测　在评定某种工作所需的能量消耗和用力程度时,必须进一步考虑工作环境的影响,如在高温、高湿、高海拔(低气压)条件下,尽管某种工作的能量需求并不高,可患者所能承受的工作能力却大大降低,因此,康复程序应在与患者即将恢复工作的实际环境相似的情况下实施。例如,在有空调的康复机构中实施的康复程序,就不适宜将来室外作业的患者。

(3)工作容量的测定　患者恢复工作和社会生活能力的评定,必须综合下述因素:诊断分类,不同类型心脏病的工作能力有差别;患者及家属对恢复工作的态度和理解的程度;将恢复的工作性质和患者对该项工作的熟悉程度,患者能否有效地适应该项工作;能否与其上级主管人员很好的相处和协作。

(4)工作模拟和试验　工作模拟和试验，是检验恢复工作时体力能力的最后手段。为评定患者恢复工作的体力，可以模拟该项工作的特殊环境，在准备恢复的工作场所中进行体力试验。通常是经过医院中康复程序的体力训练后，到有模拟工作环境的康复中心或附近的工厂、农村去实施。如果在患者生活的社区内进行心脏康复，应尽可能接近或直接试用该项工作所需要的设备。康复人员应根据模拟工作的结果，判定患者恢复该项特定工作的体力能力，要求行政管理人员，如经理、班组长、和同事的工人或工作人员，都要了解该项工作模拟和试验的意义及其安全性，患者及其家属、康复人员和社区工作人员也必须了解同样的内容。

第四节　作业治疗

一、治疗的分期和目的

(一)Ⅰ期康复

此期康复主要针对住院的高危患者，如急性心肌梗死2周以内，CABG或PTCA术后早期，生命体征稳定，无明显心绞痛，安静心率<110次/分，无心衰、严重心律失常和心源性休克，血压基本正常，体温正常的冠心病患者。对于不稳定性心绞痛，血流动力学不稳定，包括高血压控制不好、血压波动幅度较大，严重心律失常，急性心衰或心源性休克，有严重合并症，包括体温超过38℃，急性心肌炎或心包炎，未控制的糖尿病、血栓或栓塞，新近发生的心电图心肌缺血改变，患者不理解或不合作者不适宜此期治疗。此期的作业治疗目的：主要是通过适当活动，减少或消除患者绝对卧床休息所带来的不利影响，让患者逐渐适应和恢复日常功能活动。康复治疗的目标达到低水平运动试验阴性，或可以按正常节奏连续行走200m或上下1～2层楼而无症状和体征，运动能力达到2～3METs。

(二)Ⅱ期康复

从患者出院开始，至病情稳定性完全建立为止，时间为5～6周。主要为中、低危患者，如运动能力达到3METs以上、病情稳定的心肌梗死，冠状动脉分流术后和冠状动脉腔内成形术后，劳力性心绞痛，心律失常，心脏移植术后患者。禁忌征与Ⅰ期相似。Ⅱ期康复是基于心肌梗死瘢痕形成需要6周左右的时间，而在心肌瘢痕形成之前，患者病情仍然有恶化的可能性，进行较大强度的运动的危险性较大。因此，患者此期的作业治疗目的主要是要保持适当的体力活动，逐步适应家庭活动，等待病情完全稳定，准备进入Ⅲ期康复。康复治疗的目标为：逐步恢复一般日常生活活动的能力，包括轻度家务劳动、娱乐活动等，运动能力达到4～6METs，提高生活质量，对体力活动没有更高要求的患者可停留在此期。

(三)Ⅲ期康复

前2期的康复治疗，使患者的日常生活能力有了不同程度的提高，为此期康复奠定了基础。Ⅲ期康复主要是针对病情处于长期较稳定状态的冠心病患者，包括陈旧性心肌梗塞、稳定性心绞痛、隐性冠心病、冠状动脉分流术和腔内成型术后、心脏移植术后、安装起搏器后、高血压患者，过去被列为禁忌证的一些情况，如病情稳定的心功能衰竭、室壁瘤等，现正在被逐步列入适应证的范畴。绝对禁忌证主要为：临床情况不稳定的患者，包括未控制的心力衰竭或急性心衰，血液动力学不稳定的严重心律失常，不稳定型或增剧型心绞痛，急性心包炎，心肌炎，心内膜炎，严重而未控制的高血压（安静血压 > 29/15 kPa），急性肺动脉栓塞或梗塞、肺水肿，全身急性炎症、发热、传染病和下肢功能障碍，确诊或怀疑主动脉瘤，严重主动脉瓣狭窄或主动脉瓣下狭窄（压力阶差 > 50 mmHg），血栓性脉管炎或心脏血栓，精神疾病发作期间或严重神经官能症。康复程序一般为 2 ~ 3 个月，自我康复锻炼应该持续终生。此期康复治疗，以物理治疗的有氧运动训练为主，康复治疗机制一般认为是运动训练可以产生外周骨骼肌和自主神经系统的适应性改变，从而相对改善外周和中心血液动力学和心功能，提高人体的运动能力。此外，有氧运动可改善冠心病的危险因素，控制血压、血脂、血糖，改善糖耐量，改善前列腺素/血栓素的失衡，改善心理状态。患者通过训练后，临床症状明显改善，一定强度运动时的心率和血压相对降低，心输出量减少，心肌耗氧量降低，最大的运动能力相应提高。作业治疗的目标在于：巩固Ⅱ期康复成果，控制危险因素，改善或提高体力活动能力和心血管功能，恢复发病前的生活和工作状态。

作业治疗最终帮助患者选择合适的康复目标，充分认识自我身体和心理的健康状态，采取安全有效的健康行为模式，建立患者恢复正常活动功能的自信，克服疾病带来的痛苦和困惑，使患者以最佳状态适应疾病和预防疾病的复发，达到最大程度的生活自理。

二、Ⅰ期康复作业治疗方法

开始康复训练时，必须在专业治疗师监护下执行，配合心电和血压的监护。康复作业治疗的主要内容是：低水平的体力活动和教育，对患者和家属进行健康教育，心理治疗，控制危险因素，让患者逐渐从简单的床上、床边和床下活动、便盆转移到独立穿衣、洗澡。在此阶段，作业治疗的作用是：引导患者获得安全且最大水平的日常生活独立能力，包括患者及家属的教育、一些能量保存技术，避免应激损伤，促进心肌恢复，以及评估患者的日常生活活动能力，确定一些减低能耗的方法，使患者能够在无症状的前提下完成一些活动 。

（一）改善日常活动能力

在治疗师指导下，进行适当的肢体运动和日常活动对患者是有益的，在精神上也能产生很大的益处，可缓解患者的恐惧和焦虑心理。表 13 – 4 – 1 为南京医科大学制定的急性心肌梗死Ⅰ期康复治疗方案。表 13 – 4 – 2 为美国 Santa Clara Valley 医学中心心肌梗死和心外科Ⅰ期作业治疗方案。

在急性心梗、心脏手术后第一阶段，为避免不活动引起的功能障碍，保证治疗能安全、有效的进行，作业治疗程序应根据不同个体情况进行选择。以循序渐进增加活动量为原则，胸痛症状一旦消失，生命体征稳定，无合并症时即可开始。如果患者在训练过程中没有不良反应，运动心率增加 < 10 次/分，次日训练可以进入下一阶段。运动中心率增加在 20 次/分左右，则需要继续同一级别的运动。心率增加超过 20 次/分，或出现任何不良反应，则应该退回到前一阶段运动，甚至暂时停止运动训练。第一阶段，患者所做的活动应 < 3.5METs，活动时间逐渐增加至 5 ~ 20 分钟，2 ~ 3 次/日。当患者顺利完成第七步训练后，可以让患者进行低水平心电运动试验，或在心电监护下进行步行，确认患者可连续步行 200m 无症状和无心电图异常，可以

安排出院。

表 13-4-1 急性心肌梗死Ⅰ期康复治疗方案(南京医科大学)

活动	步骤						
	1	2	3	4	5	6	7
冠心病知识宣教	+	+	+	+	+	+	+
腹式呼吸	10分	20分	30分	30分×2	-	-	-
腕踝动(不抗阻)	10次	20次	30次	30次×2	-	-	-
腕踝动(抗阻)	-	10次	20次	30次	30次×2	-	-
膝肘动(不抗阻)	-	-	10次	20次	30次	30次×2	-
膝肘动(抗阻)	-	-	-	10次	20次	30次	30次×2
自己进食	-	-	帮助	独立	独立	独立	独立
自己洗漱	-	-	帮助	帮助	独立	独立	独立
坐厕	-	-	帮助	帮助	独立	独立	独立
床上靠坐	5分	10分	20分	30分	30分×2	-	-
床上不靠坐	-	5分	10分	20分	30分	30分×2	-
床边坐(有依托)	-	-	5分	10分	20分	30分	30分×2
床边坐(无依托)	-	-	-	5分	10分	20分	30分
站(有依托)	-	-	5分	10分	20分	30分	-
站(无依托)	-	-	-	5分	10分	20分	30分
床边行走	-	-	-	5分	10分	20分	30分
走廊行走	-	-	-	-	5分	10分	20分
下一层楼	-	-	-	-	-	1次	2次
上一层楼	-	-	-	-	-	-	1~2次

注:帮助:指在他人帮助下完成;独立:指患者独立完成。

表 13-4-2 Santa Clara Valley 医学中心 心肌梗死和心外科Ⅰ期(住院)作业治疗方案

时间(阶段)	能量消耗	作业治疗内容
1. 监护室/病房	1.5METs	一般活动(床上移到便器/翻身),运用能量保存技术,活动较轻的手臂支撑的休闲活动(读书/写字,卡片)。作业治疗通常从第3阶段开始进行
2. 监护室/病房	1.5METs	继续第1阶段内容,重点在: 无支持坐5~30分钟 站立几秒~2分钟 半卧位下简单的个人卫生(洗漱)
3. 病房	1.5~2METs	无支持坐30~60分钟 站立3~5分钟 借助脚和背部支撑床边洗漱 特殊的洗澡间洗浴 轻微的休闲活动
4. 病房	2METs	站立5~8分钟 监护下持续活动2~5分钟 浴缸内洗澡

（续表）

时间(阶段)	能量消耗	作业治疗内容
5. 病房	2METs	站立8~12分钟 监护下持续活动5~30分钟 全部的个人卫生,浴缸内洗澡、穿衣 间断性活动的站立10~30分钟
6. 病房	2METs	监护下活动5~30分钟 全身活动、小幅度弯腰的教导 中度的休闲活动 洗澡时的移动
7. 病房	3~3.5METs	综合的洗澡(洗头、洗体、擦干身体、穿衣) 简单的家务活动 运用能量保存技术完成3.5 METs的活动 合适的家庭日常生活活动指南和需求的设备

(二)康复教育

此期康复教育对患者十分重要,许多心血管疾病患者,在病变急性期担心早期活动会加重病情,认为自己无直接肢体功能障碍,而不重视身体能力的训练。作业治疗师需要对患者进行健康教育,早期涉及的内容较多,重点在于:认识早期活动的重要性,指导其如何进行安全有效的基本活动。一个基本的健康需要包括睡眠(sleep,S)、醒觉(arousal,A)、呼吸(breathing,B)、休息(rest,R)、用力(effort,E)、自尊(self-esteem,S),概括为SABRES。具体指导如下:

1. 改善睡眠的质量　每个患者需要意识到自身所需睡眠的数量和质量。充足的睡眠可以减少体内过量的儿茶酚胺和皮质类固醇的分泌,减轻左心室超负荷和过度扩张,恢复心脏原来的功能状态,调整情绪,减低一般活动所需的用力程度。总的醒觉水平的减低,可以减少患者的疲劳,使其他基本需求和日常活动更容易完成。治疗师可以分2步帮助患者:首先,帮助患者认识好差睡眠的区别,充分理解睡眠对人体的好处;其次,提供患者各种促进睡眠的方法和技巧,例如,设置一个安静的睡眠环境,睡前90分钟内安排一些合适的活动,如采用听音乐、按摩等肌肉松弛技术,帮助患者进行自我催眠。睡前避免饮用含咖啡因、酒精等刺激性物质的饮料。

2. 调节醒觉状态　患者需要认识自己的醒觉水平,才能自我进行调整,保持醒觉在合适状态。治疗师通过帮助患者注意自己的肌肉张力和姿势如磨牙、耸肩等来增加醒觉意识,使患者可以自我调整亢奋和抑郁感觉,而不至于无奈地忍受,可以与治疗师或他人交流这种感觉和需要,而不至于压抑在心中。治疗师能够与患者交流是最基本的条件,然后指导患者如何调整醒觉状态。治疗师要帮助冠心病、高血压等心血管疾病患者学会如何降低整体醒觉水平,例如,采用肌肉松弛技术,诱导患者想象自己躺在舒适的沙滩或草坪上,沐浴着阳光,身体感到无比的轻松和自如,心情舒畅而安详。在采用这类技术时可能会加重过度换气,引发心理不安,呼吸频率下降到一定水平会使患者感觉不适,有些过度紧张的患者在做放松努力时会出现双手冰凉,这是外周血管不自主收缩所致,还会出现压抑。这些患者非常需要作业治疗师给予大力支持,帮助他们用较小的努力和情绪波动达到放松的目的。也可以借助社会的支持,如成人授教、社区中心等支援，有些地方成立的冠心病俱乐部或冠心病自助小组，对患者有一定帮助。患者通过使用自我放松和呼吸调节技术后，总的醒觉水平降低，使患者更加轻松、自如地应付日常活动和计划，适应各种应激状态。

3. 有效的呼吸调节和控制　患者对自己的呼吸要有充分的认识，如果能认识到冠状血管的阻塞、痉挛和心肌硬化对呼吸的影响，就应能进行自我控制。为此，患者应在治疗师指导下，首先纠正不规则的呼吸类型，如过度换气，它与情绪波动有关而与体力需要不相匹配，也不同于心肺疾病中的喘息和歇斯底里时的过度呼吸。增加患者对呼吸意识的方法是，首先让患者取坐位或卧位，鼓励其观察自我呼吸类型，注意呼吸位于上胸部还是上腹部，呼吸节律和深度是否规则，有无间断叹息，进行呼吸计数。可以通过镜子观察，双手分别放在胸部和腹部，或在腹部放置一个轻盒子，作为呼吸时腹部起伏的标记。许多未经训练的患者，对体内疾病引起的呼吸频率和深度的变化无法察觉，一些心律失常并有间断过度换气的患者，只有在特殊应激状态下才表现出来，患者必须意识到这种异常的呼吸模式，才能学会如何恢复有利于身体需要和协调的腹式呼吸，改变异常的呼吸类型。患者在学会休息状态下控制呼吸后，还需继续反复练习，逐渐掌握日常活动中的有效呼吸方法，密切注意应激状态中情绪变化对呼吸的影响，及时调整呼吸节律。

4. 调整休息和用力之间的平衡　患者需要学会用休息替代努力工作，学会调整休息与工作之间的平衡，以面对来自各种日常活动和工作中的强度和压力。为此，治疗师应帮助患者讨论和计划每天的工作。患者心脏功能损害的程度、生活中不测事件、环境带来的负担、家庭和财经问题、社会支持体系的强弱，都将不同程度地影响患者所承受的工作负荷，应考虑到这些工作负荷的大小，合理安排休息。患者着手开始的作业活动水平，应考虑其以往最佳水平、现有水平和作业治疗后将获得的水平。治疗师要帮助患者明确他所希望达到的作业水平，与患者一起分析现有水平和需要达到水平之间的差距，共同努力实现患者希望达到的作业水平。这个作业水平需与患者实际能力相符，要求患者对疲劳有正常反应，能及时调整和增减作业活动量，注意保存能量，消除不必要的用力、过激行为、不良习惯和易动情感，避免懒散、拖延的工作。避免过度用力后出现症状，熟悉各种精神和体力负担将要付出的代价。等长用力涉及到拉、推、提、携带等作业活动，会干扰呼吸，增加左心室压力和血管收缩压，加大心肌耗氧量，因此，治疗师应向患者强调在活动出现疲劳之前自我松弛的重要性，让患者在做等长用力活动时吹口哨以防止屏气，主张等长用力期间交替短暂牵伸、休息和等张用力，可以安排患者在治疗室进行训练，区别等长和等张用力的不同，辨别活动能力，发展耐力活动。

5. 培养自尊　通过上面介绍的SABRES中各因素的健康教育，可以减少心血管疾病对患者生活的影响，使患者能更多地做他想做的事，实现他的目标和需求，采取更有利于健康的妥协方法，恢复和增加患者的自控、自信和价值观。当患者完全恢复了生活自理，才能勇于正视自己的疾病，重新找回自我，寻求更健康的生活方式和质量，使患病这件坏事转变成好事。

（三）能量保存技术

在心血管疾病早期，休息与低水平活动之间的平衡对心肌愈合很重要，对不同活动引起的不同心血管反应的了解，是能量保存技术的基础。如上肢活动较下肢活动可产生更强的心血管反应，站位比坐位心血管反应大，等长活动影响肌肉内的血流及较高的心血管能耗，温暖的环境使心率增加，能耗增加，同样饭后血流从肌肉回流至胃，饭后进行任何活动可产生更高的心率及氧耗。患者从发病开始，就应该重视和了解能量保存技术，配合治疗师在低能量消耗下完成各种活动，为以后的康复治疗做好准备。具体方法见后。

（四）自我反馈和监测

1. 加强对身体外观变化的认识　教会患者及其家人，识别患者在处于耗竭和疾病状态时，身体外表和行为的变化，这样可使患者在体内心血管失常前被及时发觉，减少突如其来的病变给患者带来的焦虑，使其充分理解和估价自身未来承受负担的能力。患者触之温暖，皮肤红润，情绪欢快而无疲倦感，恢复最快，反之恢复最慢（触之发冷，皮肤灰暗，情绪低沉，疲倦）。

2. 监测心率和血压　了解心率和血压，可以帮助患者了解自身情绪和体力负荷的变化，学会血压计的使用和监测，指导患者克服这些指标的变化带来的血压大幅度波动。

3. 监测皮肤温度　患者在身体充分放松时，可使外周皮肤温度迅速升高，采用手指、足趾皮温反馈仪可以监测患者放松的程度。

注意心血管疾病的药物治疗（如钙离子拮抗剂等）会影响上述指标的监测。

三、Ⅱ期康复作业治疗方法

此期作业治疗的目的是保持适当的体力活动，逐步适应家庭活动，等待病情的稳定性完全建立，恢复正常的活动功能。作业治疗包括室内外散步，家庭卫生，厨房活动，园艺活动，附近购物等。一般活动不需监护，但此期活动不能有气喘和疲劳，出现任何不适均暂缓活动。

（一）逐渐改善日常活动能力

此期的作业治疗分为几个阶段：

第一阶段：①室内坐位活动，缓慢上下楼梯，避免任何疲劳，尽可能避免会客。②个人卫生没有限制，但要避免洗澡水过热，避免周围环境过冷或过热。③可洗碗，理菜，铺床，提2kg左右的重物，短时间园艺工作。④打扑克、下棋、看电视、阅读、针织、缝纫、短时间乘车。⑤需避免的活动：提举超过2kg的重物、过度弯腰、情绪沮丧、过度兴奋、应激。

第二阶段：①可外出理发。②洗小件衣服或使用洗衣机，晾晒衣服，坐位熨小件衣服，使用缝纫机，掸尘，擦桌子，梳头，简单烹调，提4kg左右的重物。③进行轻微的台上活动。④性生活，在上下二层楼或步行1km无任何不适时，恢复性生活，但要采取相对比较放松的方式，性生活之前可服用或备用硝酸甘油类药物。⑤连续步行1km，每次10～15分钟，1次/日。⑥避免长时间活动，烫发之类的高温环境，提举超过4kg的重物，避免参与涉及经济或法律问题的活动。

第三阶段：①可长时间熨烫衣服，铺床，提4.5kg左右的重物。②轻度园艺工作，家中练习打桌球，室内放松性游泳，坐短距离公交，短距离开车，探亲访友。③连续步行1km，10～15分钟/次，1～2次/日。④避免提举超重的物体和活动时间过长。

第四阶段：①与他人一起外出购物，正常烹饪，提5kg左右重物。②小型油画制作或木工制作，家庭小修理，室外打扫。③连续步行每次20～25分钟，2次/日。④避免提举超重物体，使用电动工具，如电锯、电钻。

第五阶段：①独立外出购物（手推车搬运重物），短时间吸尘或拖地，提5.5kg重物。②家庭修理性活动，钓鱼，保龄球类活动。③连续步行 25～30 分钟，1 次/日。④避免提举超重物体和过强等长收缩运动。

第六阶段：①清洗浴缸、窗户，提 9kg 左右重物(如没有任何不适)。②平静的跳舞，外出野炊，去影院、剧场。③步行列为日常生活活动，每次 30 分钟，2 次/日。④避免剧烈运动，如举重、锯木、攀高，以及竞技性活动，如各种比赛。此期的治疗提倡小量、重复、多次活动，肢体活动交替，适当间隔休息。注意主观用力水平不可过高，主观劳累计分一般低于 13。

注意事项：包括循序渐进，禁止过分用力，活动时不可有气喘和疲劳。此期活动强度为 40%～50% HRmax，活动时主观劳累程度不超过 13～15，一般活动无须医务监测。在进行较大强度活动时，可采用远程心电图监护系统监测，或由有经验的治疗师观察多次康复治疗过程，以确立安全性。无并发症的患者可在家属帮助下逐步过渡到无监护活动。冠心病患者可以参考Ⅱ期康复程序(表 13－4－3)。所有上肢超过头顶的活动均为高强度运动，应该避免或减少。慢性充血性心衰患者参照表 13－4－4 进行作业活动，注意训练时要保持一定的活动量。应根据患者的心功能状态安排合适的日常活动量(表 13－4－5)。每周需要门诊随访一次，有任何不适均应暂停运动，及时就诊。

表 13－4－3　冠心病Ⅱ期康复程序

活动内容	第一周	第二周	第三周	第四周
门诊宣教	1 次	1 次	1 次	1 次
散步	15 分钟	20 分钟	30 分钟	30 分钟×2 次
厨房工作	5 分钟	10 分钟	10 分钟×2 次	10 分钟×3 次
看书或电视	15 分钟×2 次	20 分钟×2 次	30 分钟×2 次	30 分钟×3 次
降压舒心操	保健按摩学习	保健按摩×1 次	保健按摩×2 次	保健按摩×2 次
缓慢上下楼	1 层×2 次	2 层×2 次	3 层×1 次	3 层×2 次

表 13－4－4　慢性充血性心力衰竭的活动安排和教育

心功能分级	代谢当量 METs	作业活动主要内容	对患者及家属的宣教及心理治疗
Ⅳ	1～2	病情稳定后立即开始做被动运动 活动肩、肘、膝关节，每次 5～10min，1～2 次/日，但不应有疲劳感 下床坐沙发或直背椅，开始时 10～30min/次，1～2 次/日，逐步增加时间 下床吃饭、洗澡、听收音机	解释某些心衰症状的原因，解除忧虑，帮助患者树立信心
Ⅲ	2～3	床边站立，室内步行	介绍心衰的康复
	3～4	走廊内步行 100m，2 次/日；自行更衣；步行 250m，2 次/日；上楼梯一段，2 次/日；坐位大便、热水澡	结合其原发病，介绍心衰的发病机制、恢复过程及危险因素
Ⅱ	4～5	步行 500m，2 次/日 上一层二段楼梯，2 次/日、热水澡	饮食治疗
	5～6	步行 1000m，2 次/日，或骑自行车 10min，2 次/日	出院注意事项(用药、防治上感、运动量、性生活)

表 13-4-5　依据心脏功能分级的日常生活安排原则

		功　能　分　级			
		Ⅰ	Ⅱ	Ⅲ	Ⅳ
生活安排	A	走路 不限制 上楼 不限制 提物 不限制 站立 不限制			
	B	走路 不限制 上楼 四段楼梯 提物 18~27kg 站立 不限制	走路 1.6km 上楼 三段楼梯 提物 11~18kg 站立 不限制		
	C	走路 0.8km 上楼 二段楼梯 提物 6.5~11kg 站立 不限制	走路 1/2~1km 上楼 一段楼梯 提物 4.5~6.5kg 站立 不限制		
	D			走路 不超过 1/2km 上楼 少于一段楼梯 提物 2.2~4.5kg 站立 限于一半时间	走路 少于 100m 上楼 少于一段楼梯 提物 2.2kg 站立 3/4 时间不得站立

(二)重返就业岗位

患者心肌梗死或心脏手术 8~10 周后可重新就业，开始工作每周安排 3 天，隔天休息比每天工作好。患者就业成功与否，取决于其工作努力的程度和他在娱乐、家庭和社会需求中的作用。重新就业还需考虑就业场所、交通工具、心理因素和心脏功能状态等诸多因素，当患者的体力容量与该项特定工作的能量需求相差很多时，特别是在竞争性工作环境中，患者必须变更工作。工作的改变有时十分困难，如有的患者无其他专业能力(如文化水平低)，只能从事某种体力性工作，但在可能条件下，即使只是简单地变更一下工作方式，有时也可以使患者恢复其岗位工作。从事搬运劳动时，分别举起两个 25kg 的重物，就比一次举起一个 50kg 的重物要好些；举一个重物到平胸的水平就比举过头顶好些。总之，要尽一切可能，使患者的体力工作容量适当地超过该项工作最大用力时的能量需求，只有这样，才能保证患者安全地重返工作岗位。

(三)采用能量保护技术

日常生活和工作时应采用能量节约策略，减少不必要的体力消耗。例如，制定合理的工作生活计划和程序，减少不必要的动作，工具的适当使用可尽可能提高体能和工作效率，详细内容参见Ⅲ期康复。

(四)健康教育

此期健康教育是Ⅰ期基础上的继续(表 13-4-6)。

(五)动态追踪

患者恢复正常活动后仍需定期自我评价“SABRES”的效果，如睡眠、呼吸是否适度，对自身利益的敏感程度，休息与用力之间是否平衡，活动量是否合适，成败与否对自尊的影响。从患者发病到完成作业治疗计划,治疗师应定期与患者保持联系,这不仅有利于患者评估和自我监督,而且有利于医院、医师、社区了解患者在家庭和社会中的各种活动。在治疗师的指导和教育下,患者学会如何恢复健康的功能,从而减少对药物和手术的需求。

表 13-4-6 心血管疾病康复中对患者的宣传教育方案

Ⅰ. 在冠心病监护室	(2)心脏病猝发的警告信号
1. 冠心病监护室的目的	(3)治疗与体力活动的关系
2. 病房守则(探视、吸烟)	4. 身体对心肌梗塞的反应
3. 心电图监护(声音及导联)	(1)集体讨论
4. 静脉内给药	(2)同患者及家庭个别商讨
5. 氧气	Ⅳ. 出院后的保健计划
6. 康复训练	1. 饮食
7. 心电图、血液及 X 光检查	(1)集体讨论
8. 饮食	(2)同患者及家庭个别商讨
9. 个人危机(如金钱、职业)	2. 出院药物(每种药物及其剂量均列为对患者的指导项目)
Ⅱ. 移出监护室前要讲清	3. 活动
1. 无需再进行连续观察	(1)日常生活活动
2. 遵医嘱进行活动	(2)性生活
3. 康复程序	(3)工作或劳动
Ⅲ. 为适应疾病所需要的知识	4. 应及时报告的症状
1. 心脏的正常解剖与心功能	5. 康复所需的体育运动和运动处方
2. 冠心病的发展过程	6. 门诊复查(动态追踪)
3. 心脏病急性发作	Ⅴ. 基本活动的教育:睡眠、醒觉、休息、用力、呼吸、自尊
(1)易患因素	Ⅵ. 其他方面的教育(如高血压、糖尿病、起搏器等)
①一般讨论	Ⅶ. 给患者的教材
②强调各个患者的具体易患因素	

注:对表中所列的每一条的训练日期及指导者的姓名都要进行记录。

四、Ⅲ期康复作业治疗方法

此期是心血管疾病康复治疗的重点,前二期的康复治疗使患者的日常生活能力有了不同程度的提高,为此期康复奠定了基础。此期强调,在运动处方的指导下,按靶心率或靶 METs 进行有氧训练。这方面的内容将在心血管疾病的运动疗法中重点介绍。这里主要是介绍作业治疗方法,它是Ⅱ期作业治疗的继续,强调模拟实际生活和工作活动的训练,使患者尽快适应日常生活活动和工作活动的需要。在帮助患者提高日常活动能力的过程中,治疗师需了解各种日常活动的能量消耗,根据患者的心功能状态和活动能力,恰当安排符合患者需要的作业活动,使其逐渐达到各项活动自理,同时保证各项活动的安全,防止疾病的复发。

(一)实际日常活动能力训练和自理

根据患者情况,逐渐从轻度活动向重度活动过渡,最后恢复正常功能活动,达到日常活动自理,其中包括自我照料和家务料理。

1. 自我照料　每个人对自我清洁卫生的要求和标准各不相同,应根据患者的愿望和目标决定给予治疗的程度。维持良好的个人外观,可以提高自我形象和自尊,促进活动能力的提高。自我照料主要涉及:

(1)洗脸　取坐位洗脸可以减少患者的不安和用力程度,用支架把脸盆放在床边,或在洗漱池旁放置高脚凳等,帮助患者坐位洗脸。

(2)洗澡　消耗的能量较大,需要患者有一定的力量、平衡、协调和耐受温度的能力。浴室的温度要温和,鼓励患者自己洗澡和穿脱衣服,如果浴室里有椅凳,让患者取坐位洗澡、穿衣则更好。泡沫浴或液皂浴以及穿浴袍,可以节省患者体力。洗澡遇到的最大问题是浴缸内外转移,可以采用电动升降椅(图 13-4-1),帮助患者进行浴缸(或坐厕),必要时对浴缸进行改建,如浴缸内安装有扶手的座椅、坐板和防滑垫便于洗澡,或不用浴缸,让患者在坐位下淋浴,没有洗澡条件或自己洗澡困难者可以请求帮助。

(3)头发护理　建议患者选择一种便于清洗和护理的发型,必要时请理发师上门服务,把它看成是一项社交活动。

(4)穿衣　尽量鼓励患者自己穿衣,选择的衣物要温暖、轻便、容易穿脱,如用穿毛衣取代穿马甲、衬衣和套头衫。取坐位穿衣可以节省体力,如果患者穿衣过程费力、耗时则需要帮助。

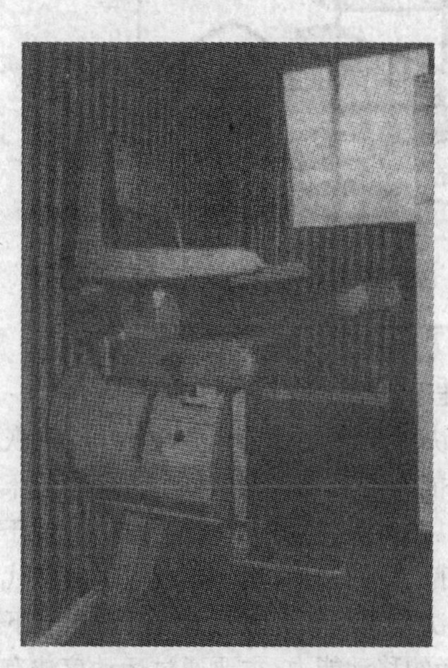

图 13-4-1　电动升降椅

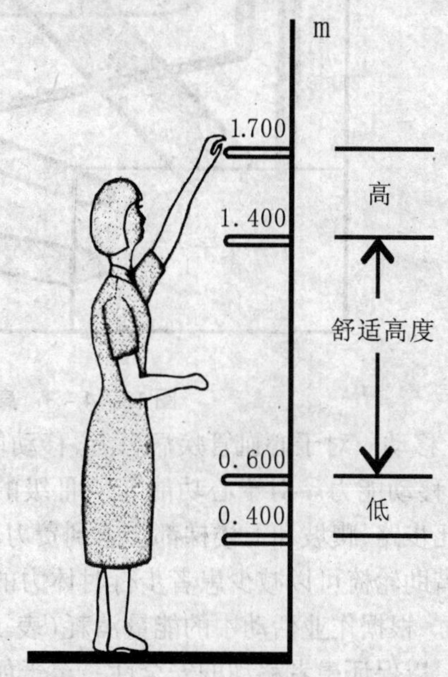

图 13-4-2　患者取物高度

2. 家务料理　患者应根据自己的体力对家务活动进行调整,合理安排和计划,节省体力,减少能量消耗。例如厨房工作繁琐、耗时,有许多活动需多次重复,应对厨房进行合理设计和布局,厨房常用用具和物品尽量放在容易获取的地方,减少过多弯腰、下蹲、转身。合适的取物高度在 0.6~1.4m 之间(图 13-4-2)。常用的用具、物品尽量归放在一起,减少在厨房内的来回走动(图 13-4-3)。例如,在厨房内按顺序依次为水池,水池左边放置冰箱,冰箱上可以放水壶和茶具,右边为饭菜准备区,旁边为炉灶,炉灶旁边是烹饪调料和碗筷等物具储存柜,厨灶对面是餐桌。患者在厨房做事时,可以坐在可移动的高脚凳上,以易于移动和避免长时间站立,尽量使用省力、省时的加工用具,如食物加工器、微波炉、烤箱、电饭煲等。备足充分的食物成品和半成品(罐头、冷冻食品、方便面等),便于随时食用。外出购物应事先计划,尽量就近购物,也可在锻炼和上班途中购物,购物时用推车减少负重。电话、网上购物或请家政公司帮助送物上门,可以大大减少患者的体力消耗。尽量选择容易烫洗、烘干的衣物,集中在一起用洗衣机、烘干机处理,对一些沉重、难洗的衣物,可以送洗衣店或请专人帮忙。房间清洁如洗碗、铺床、布置房间、拖地、厨具清洁、浴缸清洁等,不要集中在一起进行,那样容易使患者疲劳,应分多次在不同时间进行。根据自己的能力参与户外庭院整理,包括在院内清扫、锄草、养花等,不要消耗过多体力,仅作为精神调节,不引起疲劳为宜。

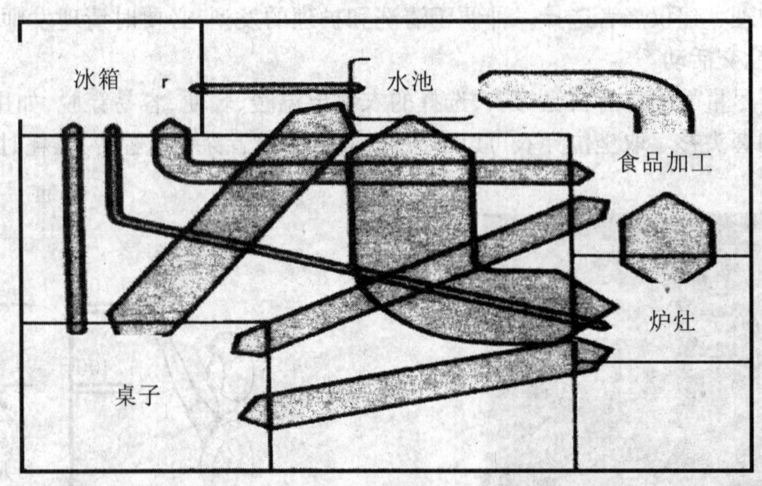

图 13-4-3　患者厨房内行走途径和频率

3. 移动　对于心血管疾病患者,移动能力大小取决于患者心功能,有些患者可以恢复到以前的移动能力。对于心功能Ⅱ~Ⅲ级的患者,移动能力受到不同程度的影响,甚至床椅转移、走几步路、爬坡和上楼梯都会感到费力。因此,可以在房间、厨房、厕所装置扶手,便于患者移动,借助轮椅可以减少患者步行时体力的消耗和心脏负荷的增加,用坐车或电动车取代行走和骑车。根据作业活动中的能量消耗(表 13-4-4),决定患者步行的速度、距离和上下楼梯的多少,以保证患者移动的安全性。至于如何提高患者的移动能力,主要通过运动疗法有氧训练实现。

(二)恢复正常的活动功能

需要达到的运动能力为 4~6METs,活动强度为 40%~50%最大心率,主观劳累程度不超过 13~15。性生活活动强度在 5METs 左右。

1. 恢复性功能活动　与一些心脏病患者讨论有关性欲和性能力丧失的话题会使他们难堪,甚至会产生焦虑和恐惧,治疗师需要小心谨慎地采取对策使患者消除恐惧和不安而感到舒适。一般而言,性生活中身体用力的程度相当于上二层楼台阶。恢复性生活的时间在心肌梗塞或手术 4 周以后,这时患者需具备上二层楼梯的能力。性生活的舒适对患者是主要的,首先要避免过度等长用力的体位,身体的密切接触和抚摸有利于患者建立性生活的自信。利尿剂和 β 受体阻滞剂会妨碍性活动的恢复,患者需及时找医生进行药物的调整和观察。

2. 恢复驾车能力　心肌梗死或心脏手术后至少1个月才能恢复驾车能力，推荐在轻松、安全的车道上开车，避开闹市和交通高峰期，避免赛车。凭医生驾车许可证明到保险公司保险。如果身体恢复不完全，或驾车行驶中出现心绞痛最好不要开车。以往从事专业驾车的心梗患者应调换新的工作。

3. 度假和旅行　度假有利于患者的恢复，但需要选择好合适的地点和度假的方式。度假地带高度应低于海拔2000m，以避免高原过度换气和生理反应，气候不能太冷、太热。注意适量饮酒。患者适合乘火车或客车旅行，避免长距离旅行引起的疲劳，避免乘夜车。可以乘飞机旅行，但不要搞得太紧张引起过度换气。旅行前做好周密的计划，保证在不消耗过多体力，有宽裕的时间、轻松的心情下旅行。如果心肌梗死患者在8周内乘飞机，需要出示医师证明，机组人员应尽量给患者提供各种方便和代步工具（轮椅等），患者要进行旅行保险。

4. 恢复娱乐和体育活动　选择合适的娱乐和体育活动，有利于患者的健康复原，提高患者的体力和移动能力。步行是适合心血管疾病患者的理想运动，步行距离因人而异，目的是增加行走距离，改善体力，并不强调速度。运动中不应产生疲劳，一般采取人体最大活动量的60%～70%（可以通过症状来限制）进行运动，使患者有足够潜力应付紧急情况。患者遇到情绪不好、疲倦或恶劣气候时，应减少活动量甚至停留在家。饭后不宜运动，寒冷季节外出运动注意保暖和头面部防寒，戴上围巾和手套。运动前做好准备活动，心梗患者的运动可以用脉搏监控，即220－（年龄＋40），所得数为运动中达到的心率，又称靶心率。运动中需维持靶心率至少20分钟，坚持每周3次。患者应定期接受医师评测，通过心电运动平板或功率车试验，判断患者采用的靶心率是否安全有效而不引起心肌缺血。避免使左室压力突然增高，或需要等长用力的娱乐活动和运动。骤冷骤热的活动不提倡。桑拿浴会突然增加心率不可取。

近年来，冠心病患者的活动计划应以患者的临床情况（包括危险因素、年龄和功能状态）为基础，制定个体化运动方案（表13－4－7），帮助患者提高运动能力。

表13－4－7　根据患者的特点制定活动方案

特　点	训练方案	强　　度	活动类型	活动频率（次/周）	活动时间（分）/次
年龄＜65岁，不超重	高强度耗氧训练	75%～85%最大心率	步行、慢跑、骑车、划船	3～4	30～45（连续或间断）
年龄≥65岁	低强度耗氧训练和抗阻力训练	65%～75%最大心率	步行、骑车、划船	3～4	30（可间断）
超重	耗氧训练－高热卡消耗	65%～80%最大心率	步行	5～6	45～60
年龄＞65岁，伴有残疾，从事体力或超重	抗阻力训练	单次抬举最大重量的50%～75%	举重哑铃，重点在大腿、肩和上肢	2～3	10～20（练习5～7次，每次10下）

（三）就业能力训练

就业使患者有机会接触社会，具有地位、自尊、经济收入和工作带来的满足感。治疗师根据患者的身体状况和工作需要，对患者工作能力、心理状态和时间需求进行分析与评估，提供给患者选择工作的建议,可能维持原来的工作,但工作强度要降低,从全天改为半天工作。如果原有的工作不适合患者,可以作适当调整或换新工作,再不行可以在家工作或提前退休。

患者就业前可采取的治疗方案为:①持续站立位上肢及手的简单活动。②间断性、一定节律的弯腰、伸臂。③身体固定持续站立,上肢不同方向、不同高度的活动。

此外,将作业活动分为轻度活动和重度活动,常见的轻度活动有:①室内单臂提篮步行 2 圈(第二圈换手),共 55m。②双手捧物步行 55m,并将物体放在地上再拿起,反复 4 次。③桌上左右反复移动重物。④桌上、地上反复交替。⑤上下台阶。重度活动有:①单臂提篮并上下楼梯。②将重物在搁架内上下移动。例如,某人职业为洗碗工人,他的工作情况是每天清洗集中堆积的盘子 2 小时(持续站立手的低强度活动),一般性擦桌、拖地、收拾桌椅等清洁工作 2 小时(间断性的弯腰、伸臂),洗盘子 3 小时(持续站立位频繁拿起和堆积 5~10 磅的餐具至规定的位置)。患者要完成这些工作,需要从轻度活动逐渐过渡到重度活动。这些模拟的活动动作,不仅帮助治疗师掌握活动时的心血管反应,有效地控制活动强度,而且在安全保证的前提下活动,有助于患者早日恢复工作体力和耐力。

(四)心理和情绪的调整

治疗师要帮助患者及其家人度过这段时期,启发他们把自己的顾虑和担心说出来,倾听他们的表述,解决他们提出的各种问题,帮助他们正视自己的疾病,加强患者和家人之间的相互沟通和理解。鼓励患者参加各种社交活动,取得亲戚、朋友的理解和支持。医院和社会上可以开设心血管疾病心理咨询服务部、性生活咨询门诊、心血管疾病患者俱乐部和自助组织、家政服务中心等,充当调整医院、家庭、社会之间相互关系的桥梁。患者可以从中获取资料、建议和帮助。

(五)生活方式和个人习惯的调整

作业治疗的目的就是要帮助患者尽可能地恢复和保持他原来的生活方式(如工作、习惯、社交和娱乐)。患者患病后活动能力可能受到不同程度的限制,治疗师要帮助患者适应,对生活方式作适当的调整。个人的爱好和习惯也要根据患病后身体的功能状况作相应调整,如种花、欣赏音乐、跳舞、养宠物、运动、散步、绘画、旅游等。选择用力强度少,应激程度低,安全可靠的活动,不增加心血管负担。如爱好打保龄球、乒乓球的患者可改为坐位下进行。从庭院种花改为种盆景,喜欢音乐可以从自己弹乐器改为欣赏音乐。长距离散步中间要安排休息,外出旅游需要有陪伴,为了节省体力可以轮椅代步。

(六)能量保存技术

能量保存技术涉及各种活动,如让患者坐高脚椅在厨房烧饭或熨烫衣服,在室内用推车(属于等张活动)运送物品取代托盘取物(属于等长收缩),沐浴椅可以减轻站位沐浴时患者的心血管反应。过头顶的上肢活动易产生较强的心血管反应。洗澡时的水温、室温不宜高,时间不要长。鼓励患者在洗衣、铺床、购物等活动中得到帮助,但给予帮助的量要恰当,既要节约能量又要避免过度依赖,让患者在非应激状态下逐渐恢复活动能力。合理的时间安排是能量节约技术的主要方法之一,能使患者充分安排活动,而不引起疲劳和能量过多消耗。制订每周和每天合理的活动和休息时间表,定期进行调整,可以逐渐增强患者的活动耐力和精力。下面是一天的时间安排表(表 13-4-8)。

表 13-4-8　能量节约技术时间安排表

	内　容	需用时间(h)
早 上	洗脸或洗澡	1
	进早餐	1/2
	休息	1/2~1
	中等水平活动(散步、熨烫、洗碗)	1
	休息	1/2
	准备中、晚饭和进早中餐	1~2
下 午	休息	1~2
	活动(散步、购物、待客、拜访)	1~2
晚 上	简单的晚餐后跟随休闲活动,在疲劳产生前放松	自定

注:休息并不意味着睡觉,可能是某种放松的形式如读书、看报,如果晚上睡眠不佳,可以安排一个较长的午休。

(七)患者及家属的教育

教育包括日常生活的指导和健康教育等内容。健康教育的具体内容包括:康复的目的、方法,疾病的相关因素,如何进行脉搏监测,生活中的注意事项,应急情况的处理,日常生活包括衣食住行方面的指导,纠正不良生活方式,改变不适当的饮食习惯以及康复治疗的价值等。

健康教育可使患者及其家人了解疾病的一般知识,获得有关如何处理症状、实施治疗(如放松技术)和防治心脏疾病危险因子的有关资料,解答他们提出的各种问题,帮助患者延缓病程,减少疾病复发的机会。同时增强患者的治疗信心,在家属的积极配合下发挥相应体能最大水平,减少对他人的依赖,实现日常生活的独立,获得较高的生活质量。并指导患者控制体重,培养良好的饮食习惯,合理营养,戒烟酒,合理及有规律地安排生活、学习和工作,适当进行有氧健身活动,消除紧张心理,以乐观的态度对待周围事物,定期到医院接受体格检查,学会自我监测血压,指导患者不要盲目求医、用药。

对于已患冠心病的患者,早期应注意控制病情的发展,积极参加康复治疗,与医护人员共同努力,战胜病魔,医务人员要帮助患者决定哪些活动可以继续,哪些必须放弃。对于那些工作忙碌的患者,让他减少活动量是十分困难的,治疗师需要与患者坦诚相论,说明其利害关系,得到患者积极的合作。教育应贯穿康复治疗的始终,不仅面对患者,家人也是教育的对象。

此期应注意遵循个体化原则、循序渐进原则、持之以恒原则、兴趣性原则和全面性原则。患者需要理解个人能力的限制,应定期检查和修正治疗方案,避免过度疲劳。药物治疗发生变化时,要注意相应地调整活动方案。活动时如发现上身不适(包括胸、臂、颈或下颌的酸痛、烧灼感、缩窄感或胀痛)、无力、气短、骨关节不适(关节痛或背痛)等症状,应停止活动,及时就医。

高血压、心衰的作业治疗主要集中在Ⅱ~Ⅲ期。高血压的康复治疗以运动疗法为主(有氧训练、放松训练、医疗体操),需要强调的是,高血压的作业治疗应在轻松、舒缓的环境中进行,活动内容的设计应避免大强度静力性活动。采用小强度、较长时间、大肌群的动力性活动(等张活动),活动量采用40%~60%的最大心率,活动时间30~60分钟。在对患者的健康教育中,应加强患者对应激的认识,注意自我情绪和心态的调节,改变日常不良行为方式,逐步学会适当的应激处理技术(学习各种放松技术),避免过分的情绪激动。运动训练和心理应激治疗均可以显著提高患者承受外界应激的能力,从而提高患者的社会适应能力和生活质量。此外,还要加强对高血压其他危险因素的控制,吸烟可以增加血管紧张度,增高血压,因此,戒烟也是行为纠正的内容。心衰患者由于心脏的储备功能差,治疗中强调运动强度的增加应小量、缓慢,治疗过程应包括间隙休息。一次治疗的时间应由5~10分钟开始,并按每次1~2分钟的进度增加,直到30~40分钟。避免出现呼吸困难、气喘和疲劳。

五、其他治疗措施

心血管疾病的治疗涉及范围很广,主要包括:

(一)临床治疗

包括降压、调节和改善血循环,增强和保护心肌细胞的功能,全身支持疗法(维持全身水、电解质、营养的平衡),对症治疗(止痛、镇静、消肿等),呼吸支持疗法,并发症治疗(抗心律失常、抗感染等)、心血管疾病危险因素的纠正(降血脂、血糖等)。外科手术或介入治疗,如冠状动脉搭桥术、冠状动脉分流术(CABG)、冠状动脉腔内成型术(PTCA)、冠状动脉扩张术、瓣膜置换术等对部分缺血性心脏病、瓣膜狭窄和室壁瘤患者有效。晚期充血性心力衰竭患者可以采用心脏移植。

(二)其他康复治疗

物理治疗中的运动疗法,是心血管疾病康复治疗的主要手段。包括全身耐力训练(有氧运动)——主要是通过心肺功能试验,了解心肺功能状态及运动能力,并制定运动处方,在一定强度控制下,进行系统的运动锻炼(如跑步、踏车、划船等),提高患者的耐力和心血管功能。其他治疗包括:呼吸及其相关肌群训练、放松训练、医疗体操(如降压舒心操、太极拳等),气功(以静功为主),体外反博、超声等物理疗法。现将心血管疾病作业治疗与物理治疗之间进行比较,归纳(表13-4-9)。

表13-4-9 心血管疾病OT和PT治疗比较

	OT	PT
目标	改善日常活动能力,提高生活质量和就业能力	改善心肺功能,提高耐力,增强运动能力
观察指标	日常活动、生活质量、社交、工作能力评定	靶心率、血压、呼吸、关节活动范围、肌力、心肺功能、能量消耗评定
治疗方案	作业治疗计划	运动处方制订
治疗场所	早期医院,OT室,后期生活场所、就业场所	早期医院,后期PT室或运动场所
参与人员	OT,注重患者和家人共同参与	PT,注重患者积极参与
治疗内容	ADL训练、家务料理、娱乐活动、转移活动、职业训练、心理调整、能量保存技术、环境适应	有氧训练、关节活动、等张肌力练习、降压舒心操、放松练习、生物反馈、理疗、呼吸训练
健康教育	生活与行为方式的调整(睡眠、醒觉、活动与休息之间的平衡、自尊、呼吸)	危险因子的预防和控制
Ⅰ期康复重点	一般床上自我料理	一般床上关节和肌肉活动
Ⅱ期康复重点	适应和逐渐恢复正常日常活动,自我健康监督	恢复病前体力和活动能力。医疗体操、理疗、关节活动、肌力练习
Ⅲ期康复重点	恢复家务、娱乐、社交能力,心理调整、重新就业	实施有氧运动方案,改善全身耐力

(王 彤 张 勤)

第十四章　呼吸系统疾病的康复

第一节　概　述

随着医学的发展和经济水平的日益提高，呼吸系统疾病的康复治疗已越来越受到人们的重视。医护人员的职责不仅是为患者治疗疾病，更重要的是帮助患者尽可能恢复身心健康，减少疾病对机体的影响，改善受损器官功能，减少疾病的复发。

1993年美国国家健康委员会心、肺、血管专业委员会和新成立的国家医疗康复研究中心，对肺康复的定义进行了重新界定："肺康复是对肺疾病患者及家属多维服务的继续，通常由多学科专业医疗人员以团队形式服务，其目的在于使患者在社会中获得个人最大的独立自主生活能力和功能"。这里的肺康复就是指呼吸系统疾病的康复，它包含了多种康复治疗措施，如物理治疗中的运动疗法、吸氧治疗和气溶胶吸入治疗、呼吸训练、物理因子治疗、健康教育、心理及营养支持等。其中，呼吸系统疾病的作业治疗含义是：采用多种技巧性活动、娱乐活动、日常活动、家庭活动、职业活动等作业，改善患者的呼吸功能，学会能量保存技术，提高患者的生活质量和日常活动能力，使患者具有最大程度的生活自理能力和工作能力。

一、病因和病理基础

呼吸系统疾病已成为高患病率、高死亡率（1990年美国统计为第4位，我国2000年为第5位死因）、高致残率的主要疾病之一，其中，又以慢性阻塞性肺疾病最为多见。按年龄分55岁~74岁的慢性阻塞性肺疾病，在男性死因中占第3位，女性中为第4位。由于大气污染及吸烟人数增加等因素，慢性阻塞性肺疾病近十多年有逐渐增加的趋势。

阻塞性肺疾病在呼吸系统疾病中十分常见，是指以气流阻塞为特征的慢性支气管炎、支气管扩张、支气管哮喘以及合并的肺气肿。慢性阻塞性肺疾病病程较长，肺功能已遭受不同程度的损害，是影响呼吸功能，限制患者活动能力的主要原因。

（一）慢性支气管炎

病理改变主要在支气管的分支部位，以小气道炎症最为突出，伴随杯状细胞大量增生，粘液分泌过多。其中，呼吸性细支气管及其粘膜结构的变化，在气道阻塞中起主要作用。炎症细胞的浸润，粘液腺肥大，同时支气管粘膜上皮纤毛数量减少，部分上皮增生，粘膜部分缺损、充血，粘膜下层弹力纤维断裂及平滑肌纤维肥大，可不同程度引起气道阻塞。

（二）支气管哮喘

在某种因素的作用下引起速发型哮喘反应，该反应主要为IgE介导的Ⅰ型变态反应，表现以支气管平滑肌痉挛为主。迟发型哮喘反应主要为气道炎症,表现为炎性细胞浸润,粘膜血管渗出增加,粘膜水肿,粘液分泌增加,上皮损伤脱落。

(三)支气管扩张

是由于支气管的反复感染和阻塞,使支气管黏膜、弹力纤维、肌层及主要部分的软骨均有不同程度的损害,为纤维组织所替代,导致中等支气管的管腔扩张,腔内充满脓性分泌物,外周气道阻塞。支气管黏膜的肿胀、炎症、溃疡、坏死可刺激局部肉芽组织形成,表现为"息肉样"改变,加重气道的阻塞。气道受阻,导致呼气末大量气体残留,随着病变的进展,在支气管远端形成囊状扩张,呈蜂窝状。囊状支气管扩张,是由于支气管壁炎症过程扩展到外周肺组织及支持结构,引起破坏和纤维化。支气管黏膜"息肉样"形成,阻塞囊腔及支气管,妨碍引流,结果造成脓液积聚,囊腔进一步扩大。在扩张的囊状支气管较多见上皮化生,周围肺组织常有纤维化、小叶不张和肺气肿。

以上病变对呼吸道的损害,早期局限于细小气道,侵入大气道时,肺通气功能明显障碍,最大通气量降低。随着病情发展,远端肺泡膨大,丧失了肺回缩力,残气量及残气量占肺总量的百分比增加,肺气肿日益加重,致使肺毛细血管减少,肺泡周围毛细血管网大量破坏,此时肺区虽有通气,但肺泡壁无血流灌注,导致生理死腔增大。也有部分肺区虽有血流灌注,但肺泡通气不良,不能参与气体交换。因此,产生通气与血流比例失调,使换气功能发生障碍。通气和换气功能障碍可引起缺氧和二氧化碳潴留,发生不同程度的低氧血症和高碳酸血症,最终出现呼吸衰竭。呼气时气道过早闭塞和呼吸道阻塞,造成肺循环灌注和肺泡通气的严重失匹配,肺、右心功能减退,导致活动能力下降,生活质量降低。

二、临床表现和诊断标准

(一)支气管哮喘的诊断标准

1. 根据有无过敏原和发病年龄的不同,可分为外源性哮喘和内源性哮喘。外源性哮喘常在童年、青少年时发病,多有明显的季节性,并呈间歇性发作;内源性哮喘多有家庭过敏原,多在成年期发病,无明显季节性,多为持续发作,少有过敏史,可能由体内感染病灶引起,血液中嗜酸性粒细胞正常或稍增,IgE 正常或偏低。

2. 反复发作喘息,有带哮鸣音的呼吸困难、胸闷或咳嗽,多与接触过敏原、感染、运动或某些刺激有关,可自行缓解,或可用支气管解痉剂得以缓解。

3. 发作时双肺可闻及散在或弥漫性、以呼气为主的哮鸣音。

4. 排除可引起哮喘或呼吸困难的其他疾病,如心源性哮喘、喘息性支气管炎、支气管肺癌、变态反应性浸润等。

5. 对不典型或轻症哮喘者,应最少具备以下一项试验阳性:①可用支气管激发试验(或运动激发试验)以证实气道高反应性的存在。②用组胺或乙酰甲胆碱做雾化吸入,测定吸入前后通气功能的改变。在吸入 10 分钟时,$FEV_{1.0}$下降 > 20%所需的组胺吸入量 < 7.8μmol 为组胺激发试验阳性。但必须注意气道反应增高,并非都是哮喘。

(二)支气管扩张症的诊断标准

1. 长期咳嗽、咯脓性痰,痰量与体位改变有关,如晨起或晚间卧床时咯痰量增多,如合并有呼吸道感染急性发作，则痰量更多。痰量多少不等，多则数百毫升，少则几毫升。如有厌氧菌混合感染，则痰有臭味。收集痰液于玻璃瓶中可分离为四层：上层为泡沫，下层为脓性成分，中层为浑浊粘液，底层为坏死组织沉淀物。

2．多数患者童年有麻疹、百日咳或支气管肺炎迁延不愈的病史，以后常有呼吸道感染反复发作。

3．多数患者还有反复咯血，从小量血痰至大量咯血，咯血与病情严重程度有时并不一致，也有虽反复咯血，平时无咳嗽、脓痰等呼吸道症状，临床称为“干性支气管扩张”。其支气管扩张多位于引流良好的部位，且不易感染。

4．典型X线表现为：肺野中有多个不规则环状透亮阴影，或沿支气管的卷发状阴影，感染时阴影内出现液平。体层摄片可发现：不张肺内变形的支气管充气征。CT检查显示：管壁增厚的柱状扩张，或成串成簇的囊状病变。支气管造影能确诊，可明确支气管扩张的部位、性质和范围，以及病变的严重程度。但支气管造影必须在患者情况稳定和支气管大量排痰后进行，如支气管树内分泌物过多或有血液，或有急性支气管肺炎，可造成对支气管造影的错误判断。对碘敏感者或呼吸功能明显受损者，不应做支气管造影。

（三）慢性支气管炎的诊断标准

1．主要依靠临床病史及症状，反复持续2年以上的经常咳嗽、咯痰或伴喘息，每年累计3个月，连续2年或以上。

2．排除其他心、肺疾患（如肺结核、矽肺、哮喘、支气管扩张、肺癌、心脏病、心力衰竭等）所致的上述症状。

3．如每年发病持续不足3个月，而有明确的下述客观依据亦可确诊：①X线检查：可见因慢性炎症所致的管壁增厚、细支气管或肺泡间质炎症性细胞浸润或纤维化而致的两肺纹理增粗、紊乱、呈网状或条索状、斑点状阴影，尤以下肺野为明显。②呼吸功能检查：发现有小气道阻塞时，最大呼气流速—容积曲线在75%和50%肺容量时流量明显降低，它比第一秒用力呼气容积更为敏感，闭合容积可增加。发展到气道狭窄或阻塞时，即可有阻塞性通气功能障碍，如第一秒用力呼气量（FRV_1）占用力呼气总量的比值减少（<70%），最大自主通气量（MVV）减少（<预计值的80%），流速—等容量线减低更为明显。

（四）慢性阻塞性肺疾病的诊断标准

1．临床表现　这类疾病的主要特点为气流阻力增大及肺弹性回缩力降低所致的气流受限，影响了正常的呼吸功能。临床表现为：咳嗽咳痰，劳力性呼吸困难，严重时可出现呼吸衰竭症状。

2．体检　可发现桶状胸，呼吸运动减弱，触诊语颤减弱或消失，胸部叩诊呈过清音，心浊音界缩小或不易叩出，肺下界及肝浊音界下降，听诊心音遥远，呼吸音普遍减弱，呼吸延长，并发感染时肺部可有湿罗音。

3．X检查　胸廓扩张，肋间隙增宽，肋骨平行，活动减弱，横膈低且变平；两肺的透亮度增加，有时可见局限性透亮度增高，表现为局限性肺气肿或肺大泡；肺血管外带纹理纤细、稀疏和变直，内带血管纹理可增粗和紊乱，心脏常呈垂直位、心影狭长。

4．有通气功能障碍　如第一秒用力呼气量占用力呼气量比值<60%，最大通气量低于预

计值的80%(不同程度通气功能障碍分级标准见表),残气量>40%肺总量即可确诊阻塞性肺气肿。

5. 常规呼吸功能评定　多采用第一秒用力呼气量占用力呼气量的百分比,及最大自主通气量占预计值的百分比两项指标。根据其结果,可将慢性阻塞性肺疾病(chronic obstructive pulmonary disease, COPD)按程度划分(表14-1-1)。

表14-1-1　慢性阻塞性肺疾病分度参考标准

	正常	可疑	轻度	中度	重度
最大自主通气量占预计值(%)	≥90	80~90	60~79	40~59	<40
第一秒用力呼气量占用力呼气量(%)	70	60~69	50~59	40~49	40

第二节　功能障碍的特点

呼吸系统疾病中支气管哮喘、支气管扩张、慢性支气管炎都会不同程度地影响呼吸功能,妨碍患者的活动能力,最具有代表性的是慢性支气管炎等,导致的阻塞性肺疾病最终会引起心肺功能衰竭。以往的观点认为呼吸器官具有极大的代偿功能,一旦出现呼吸衰竭症状就意味着代偿潜力的完全丧失,肺功能已无恢复的可能。不少患者因呼吸困难等症状的困扰,对疾病产生恐惧、焦虑、忧郁,精神负担加重,患者主观上希望通过限制活动来减轻症状,造成患者体力和适应能力的进一步下降,日常活动不能自理。活动减少使疾病加重,疾病加重使活动进一步受限,导致恶性循环。使低氧血症、红细胞增多症、肺心病和充血性心力衰竭等并发症相继发生。因此,认识呼吸系统疾患对功能的影响十分重要。

一、有效呼吸减低

由于慢性阻塞性肺疾病等的病理生理变化,患者在呼吸过程中的有效通气量降低,呼气末残留在肺部的气体增加,影响了气体的吸入;长期慢性炎症,呼吸道分泌物的引流不畅,影响了肺部充分的气体交换;不少慢性支气管炎患者年龄偏大,有不同程度的驼背,支撑胸廓的肌肉、韧带松弛导致胸廓塌陷,加之肋软骨有不同程度的钙化,都会限制胸廓的活动,导致肺通气量下降。使患者出现缺氧症状,临床上表现为劳力性气短、气促、咳嗽、咳痰等,给患者带来极大的痛苦。

二、形成病理性呼吸模式

由于肺气肿的病理改变,限制了膈肌的活动范围,影响了患者平静呼吸过程中膈肌的上下移动,减少了肺通气量。患者为了弥补呼吸量的不足,往往在安静状态以胸式呼吸为主,甚至动用辅助呼吸肌(如胸大肌、斜角肌、斜方肌等),即形成了病理性呼吸模式,这种病理性呼吸模式造成正常的腹式呼吸模式无法建立,更限制了患者的有效呼吸。

三、呼吸肌无力

患者有效呼吸减少、呼吸困难及病理性呼吸模式的产生，活动量减少，造成运动能力的降低，均影响膈肌、肋间肌、腹肌等呼吸肌的运动，产生呼吸肌无力。

四、能耗增加和活动能力减退

由于患者病理性呼吸模式，使许多不该参与呼吸的肌群参与活动，气喘、气短、气促、咳血常使患者精神和颈背部乃至全身肌群紧张，增加体能消耗，呼吸本身所需消耗的氧量占机体总耗氧量从正常的2%增高到近50%，有效通气量减少的同时伴随体内氧耗增加，进一步造成患者的缺氧状态。同时，患者因心理因素惧怕出现劳力性气短，限制了患者的活动能力，迫使一些患者长期卧床，丧失了日常活动能力和工作能力。此外，患者在呼吸急促、气短时，会动用辅助呼吸肌参与呼吸，而一些辅助呼吸肌是上肢肩带肌的一部分(如胸大肌、胸小肌、斜方肌等)，参与上肢的功能活动，患者活动上肢时就影响了辅助呼吸肌协助呼吸运动，易引起患者气短、气急，造成患者害怕进行上肢活动，使日常活动受到明显限制。

五、心理变化

患者由于长期处于供氧不足状态，精神紧张、烦躁不安，咳血、胸闷、气短、气促等症状，严重干扰患者的休息、睡眠，反过来又增加了患者体能的消耗，造成一种恶性循环，给患者带来极大的心理压力和精神负担。

呼吸系统以外的其他伴随疾病，如心脏病、高血压、胃肠道疾病、肾脏疾病等也需仔细了解，因为这也会影响患者的活动能力。如患有癌症、脑血管意外或其他器质性脑病、心力衰竭、严重呼吸衰竭、严重关节炎等，可限制患者活动，使其难以从肺康复中获益。

第三节　功能评定

与其他治疗一样，制定作业治疗方案之前，应首先对患者的情况进行全面的临床和康复功能评定，包括全面的病史、体格检查、胸部X线检查、肺功能测定(肺容量测定、弥散功能等)、心电图及运动试验，呼吸肌力量评估(最大吸气压及最大呼气压)，上下肢肌力评定。必要时可作动脉血气分析、痰液检查、血氨茶碱浓度测定、血电解质和血常规检查。这些评定已在前面专门介绍。这里主要注重运动能力的评定，在评定中要注意患者的年龄、智力、职业、受教育水平等。

较好的康复医疗效果，还取决于良好的家庭支持和帮助，以及个人参与康复的强烈愿望。除患者病情和身体状况外，还要详细了解患者及其家庭对疾病的态度，了解疾病对患者活动能力的影响，如心情、性格和生活方式的变化，是否感到焦急、忧虑、恐惧、痛苦，是否悲观失望，是否失去自信自尊、退出社会和躲避生活。要像重视患者呼吸困难、喘息那样重视患者病后的心理和情绪改变。作业能力评定主要包括以下内容：

一、运动能力评定

(一)平板或功率车运动试验

通过活动平板或功率车,进行运动试验获得最大吸氧量、最大心率、最大 MET 值、运动时间等相关量化指标评定患者运动能力。也可通过平板或功率车运动试验中,患者的主观劳累程度分级(Borg 计分)等半定量指标来评定患者运动能力。

(二)6 分钟或 12 分钟行走距离测定

让患者步行 6 分钟或 12 分钟,记录其所能行走的最长距离。试验与上述分级运动试验有良好相关性。对于不能进行活动平板运动试验的患者,可进行 6 分钟或 12 分钟行走距离测定,以判断患者的运动能力及运动中发生低氧血症的可能性。

二、主观呼吸功能障碍程度评定

在康复医学中进行的呼吸功能测定,通常沿用临床常用的测定方法,包括主观呼吸功能障碍感受分级和客观检查,从简单的呼吸量测定至比较高级的呼吸生理试验均有。其评估不仅用于判断病情,也用于指导康复治疗。这里主要介绍呼吸功能障碍程度评定,即通过观察患者完成一般性活动后主观感觉呼吸功能障碍的程度进行评定,以有无出现呼吸短促及程度进行分级,常用的有:

(一)自觉气短、气急分级法

Ⅰ级——无气短、气急。

Ⅱ级——稍感气短、气急。

Ⅲ级——轻度气短、气急。

Ⅳ级——明显气短、气急。

Ⅴ级——气短、气急严重,不能耐受。

以上症状改变时,可按如下标准评分:

-4——极明显减轻。

-3——明显减轻。

-2——减轻。

-1——稍减轻。

0——无改变。

+1——稍加重。

+2——加重。

+3——明显加重。

+4——极明显加重。

(二)呼吸功能改善或恶化程度

Z-5 明显改善,Z-3 中等改善,Z-1 轻改善,0 不变,1 加重,3 中等加重,5 明显加重。

三、日常生活能力评定

通常采用6级制评定：

0级——虽存在不同程度的肺气肿，但活动如常人，对日常生活无影响，无气短；

1级——一般劳动时出现气短；

2级——平地步行无气短，速度较快或上楼、上坡时，同行的同龄健康人不觉气短而自己气短；

3级——慢走不到百步即有气短；

4级——讲话或穿衣等轻微活动时亦有气短；

5级——安静时出现气短，无法平卧。

第四节　作业治疗

一、治疗目标

呼吸系统疾病作业治疗的对象，主要是患 COPD（如慢性阻塞性支气管炎、支气管哮喘、支气管扩张、阻塞性肺气肿）多年，并已伴有不同程度肺功能损害的患者，也包括某些肺囊性纤维化和限制性肺疾病患者。目前，已逐步扩展至其他处于病情稳定的限制性和阻塞性肺疾病、胸壁创伤后、胸腔手术后、神经麻痹所导致的呼吸功能障碍以及肺移植术后等病患，可根据不同情况选择应用。

患者应有参加康复的积极要求、必要的经济条件以及家庭其他成员的支持，因为患者是康复治疗的中心和关键，决定康复方案成败的是患者对疾病的了解、态度和个人需要达到的目标，康复过程自始至终都需要患者积极参与。制定康复方案最重要的，就是必须根据患者的具体情况和个体化原则，应充分考虑患者肺疾病类型、严重程度、其他伴随疾病、社会背景、家庭情况、职业和教育水平等因素。

由于慢性阻塞性肺疾病是一个不可逆转的病理生理和精神病理学过程，治疗不能仅限于急性加重期的成功抢救和对症治疗，而应通过循序渐进的康复治疗来减轻病痛，改善功能和提高生活质量。对支气管哮喘、支气管扩张以及慢性阻塞性肺疾病的作业治疗目标基本一致，包括：减轻患者临床症状，改善机体运动能力，减轻心肺负担，提高呼吸功能，减轻精神压力，改善日常生活自理能力，恢复工作能力。通过日常活动能力训练、适合患者能力的职业训练、有效的能量保护技术及适当环境改建等来实现使患者减少住院天数，最终摆脱病痛的折磨，提高生活质量，早日重返家庭和社会，并延长患者寿命和降低死亡率。

二、治疗基础

作业治疗的主要作用是纠正患者日常生活活动中出现的病理性呼吸模式，通过呼吸功能再训练，重建生理性呼吸模式——腹式呼吸，提高患者活动、工作能力。这主要取决于：

(一)运动训练效应

运动训练只有通过一定运动量的刺激,才获得相应的运动效应,即运动能力的提高。因此,选择合适的运动强度、运动时间、运动频率十分重要。只有超过日常生活活动强度的运动,才能产生训练效应,一旦中止训练,效应即逐渐减退以至消失。对慢性阻塞性肺疾病患者进行运动训练,可以明显提高运动耐力,减少日常生活中产生的气短、气急症状,从而显著提高生活质量。过去认为,慢性阻塞性肺疾病患者稍动即产生呼吸急促,不适宜参加运动,因而习惯于少动甚至不动的生活,由此,导致全身失健,反而使症状加重,造成恶性循环。为了中止这个循环,应积极鼓励患者进行肢体耐力训练,对一些重症患者,则可鼓励在吸氧同时进行活动。

(二)肺功能潜力代偿

正常肺组织有很大的潜在功能,成人静息通气量只有6升,而最大每分钟通气量可以达到100升,相当于17:1,肺循环也有巨大的代偿能力,在全肺切除,血管床减少一半的安静情况下,肺动脉压仍可维持在正常范围。这说明呼吸系统疾病即使破坏了一部分的肺功能,但通过康复训练,可以调动其潜在功能进行代偿,以维持人体正常功能活动的需要。

(三)呼吸运动节律可以受意识调节

正常人的呼吸节律运动受多种因素的调节,延脑呼吸中枢通过肺牵张感受器、CO_2、O_2张力的变化,影响调节呼吸的兴奋性和节律性;同时大脑皮层可以有意识地控制呼吸。因此,呼吸可以在一定程度上受意识支配,可以进行人为干预,使得呼吸功能再训练成为可能。

(四)呼吸运动的动力

呼吸需要膈肌、肋间肌、腹肌的参与,通过这些肌肉运动,改变胸腔容积,促进气体交换。由于吸气是主动相,呼气是被动相,因此,可以通过训练呼吸肌,达到重新建立呼吸模式。

三、治疗选择

(一)适应证和禁忌证

1. 适应证　为病情稳定的COPD患者。康复治疗的指征在于:顽固和持续的功能障碍,包括呼吸困难、运动耐量下降以及活动受限,而不在于肺本身病理损害的严重程度。

2. 禁忌证　包括严重肺动脉高压,不稳定心绞痛及近期心梗,认知功能障碍,充血性心衰,明显肝功能异常,癌转移,残疾性脑卒中;近期脊柱损伤、肋骨骨折、咯血及严重骨质疏松患者禁忌做胸部叩击及震颤。

(二)康复方案的选择

为实现康复目标,应根据患者情况,制定相应康复计划。一般每期康复疗程安排8周,每周3天。

1. 慢性阻塞性肺疾病　患者应选择能提高全身和肢体耐力的作业活动进行训练,增强心功能,提高机体运动能力,恢复活动能力。在获得正常、轻松的呼吸方式,形成有效呼吸模式,改善呼吸协调控制(呼吸频率和呼吸模式)的同时,促进呼吸与日常活动相协调,并在改善呼吸功能的同时提高患者ADL能力。如果呼吸功能改善有限,应指导患者学会能量保存技术。建立“控制呼吸的能力”的自信心,有助于精神放松。

2. 支气管哮喘和支气管扩张　指导患者进行正确而有效的呼吸练习,配合体位引流、胸壁按摩和有效的叩击、震颤技术促进咳嗽、排痰。帮助相关呼吸肌群放松，提高呼吸效率，减少身体不必要的能量消耗，保持 ADL 和一般活动的自理。提高机体抵抗力和对环境的适应能力，减少疾病的反复发作。

3. 肺部手术前后　主要防止各种并发症。术前学会正确的呼吸方法，鼓励患者术后咳嗽排痰和早期主动活动。加强呼吸运动和上肢关节活动，尽早下床活动。

四、治疗方法

呼吸系统疾病的作业治疗，在许多方面与心血管疾病的作业治疗相似，如提高日常活动能力、能量保存技术、就业能力训练等，可以作为参考。

（一）提高运动能力的作业治疗

有针对性地选择能提高全身耐力和肌肉耐力的作业活动，改善心肺功能，恢复活动能力。这是作业治疗和物理治疗都必须涉及的部分。

1. 选择提高耐力的作业活动　可以促进阻塞性肺疾病患者心功能的增强，增加活动能力，减轻呼吸困难症状，改善精神状态。常见的提高耐力的作业活动包括：一些中等强度的文体、娱乐和职业活动，如文体活动中的快走、划船、骑车、游泳、打乒乓等；文娱治疗中的游戏、登山、跳健身舞等；职业治疗中的木工活、家务劳动、陶瓷工艺制作等。每项活动开始进行 5 分钟，休息适应后逐渐增加活动时间。当患者能耐受 20 分/次的活动后，即可以增加运动强度。每次运动后心率至少增加 20%～30%，并在停止运动后 5～10 分钟恢复至安静值，或活动至出现轻微呼吸急促为止。每次训练前和训练后，将肢体的牵伸活动或柔韧体操作为准备和结束活动。对于严重的慢性阻塞性肺疾病患者（稍动即出现呼吸急促者），可以边吸氧边活动，以增强活动信心。可以进行每周 3～5 次，每次 1～1.5 小时（逐渐延长时间）的快走、慢跑、下肢功率车、活动平板等训练，强度除采用心率（按年龄计亚极量，再取其 50%～70%的心率）控制外，再加上有无出现轻度呼吸急促症状。这些训练可以参照心血管疾病运动疗法中的有氧训练，先进行活动平板或功率车运动试验，得到实际最大心率及最大 MET 值，然后根据下表确定运动强度（表 14－4－1）。

表 14－4－1　运动强度的选择

运动试验终止原因	靶心率（最大心率%）	靶 MET 值（最大 MET%）
呼吸急促，最大心率未达到	75%～85%	70%～85%
达到最大心率	65%～75%	50%～70%
心血管原因	60%～65%	40%～60%

除心率控制外，还应增加呼吸症状控制，即运动后不应出现明显气短、气促（即以仅有轻度至中度气短、气急为宜）或剧烈咳嗽。训练频率可从每天 1 次至每周 2 次不等，达到靶强度的时间为 10～45 分钟，一个训练计划所持续的时间通常为 4～10 周，当然时间越长效果越明显。以后为保持训练效果，患者应在家继续训练。一次运动训练宜分准备活动、训练活动、结束活动三部分进行，准备活动及结束活动以缓慢散步及体操为宜，时间为 5～10 分钟，在活动中注意呼气时必须放松，不应用力呼气。

2. 选择提高上肢活动能力的作业活动　由于上肢肩背部很多肌群既是上肢活动肌，又为辅助呼吸肌群，如胸大肌、胸小肌、背阔肌、前锯肌、斜方肌等均起自肩带，止于胸背部。当躯干固定时，辅助肩带和肩关节活动；而上肢固定时，这些肌群又可作为辅助呼吸肌群参与呼吸活动。慢性阻塞性肺疾病患者在上肢活动时，由于这些肌群减少了对胸廓的辅助活动，容易产生气短、气促，对上肢活动不能耐受。反之呼吸困难的患者由于上肢辅助呼吸肌参与呼吸，而影响上肢的活动。

日常生活中的很多活动如做饭、洗衣、清扫等都离不开上肢活动，为了加强患者上肢的活动能力，可以多设计一些上肢的作业活动，包括在无支持下做上肢高于肩水平的各种活动，如投球、高处取物。可以用体操棒做高度超过肩部水平的各个方向的练习或高过头的上肢套圈练习，还可手持重物(0.5～3kg)做高于肩部的活动，以后渐增重量至2～3kg，每活动1～2分钟，休息2～3分钟，一天二次。还可以练习手摇车，以无阻力开始，5W增量，运动时间为20～30分钟，速度为50rpm，以运动时出现轻度气急、气促为宜。患者可以根据自己的情况选择合适的活动，如划船、游泳、跳绳、打保龄球等以上肢抗阻为主的文体活动。活动量以出现轻微的呼吸急促及上臂疲劳为度。

美国胸科医师学会认为，上肢训练可在提高上肢肌肉耐力的同时也提高全身耐力，使单侧上肢活动时身体代谢需求及呼吸需求下降，从而缓解呼吸困难症状。训练需遵循循序渐进的原则，活动量由小到大，运动时间逐渐过度到20～30分，每周至少3次，随着患者运动能力的提高，对呼吸困难的耐受性也随之增强，生活和工作质量均有不同程度改善。

3. 提高有效呼吸的作业活动　运动疗法中指导患者进行腹式呼吸、缩唇呼吸，加强呼吸肌力量。作业治疗可以选择一些同样可以提高呼吸功能效果的方法，如练习吹气球、口琴、口哨、笛子，让患者用直径、长度不同的吸管插入深度不同的水杯用力吹泡泡，此外，吹不同距离的乒乓球、点燃的蜡烛等既可以缩唇呼吸，又锻炼了呼吸肌。

(二)提高日常生活活动能力的练习

患者往往因呼吸问题和精神紧张，而不能独立完成日常生活自理。日常生活能力的训练正是为此而设计。

1. 学会日常活动中的有效呼吸　练习主要是教会患者，如何将正常呼吸模式即腹式呼吸与日常生活协调起来，如何正确运用呼吸，增加呼吸的信心，避免生活中的呼吸困难。练习要求：身体屈曲时呼气，伸展时吸气；用力时呼气而放松时吸气；上楼梯或爬坡时，先吸气再迈步，以“吸—呼—呼”对应“停—走—走”；如果要将物品放在较高的地方，则先拿好物品同时吸气，后边呼气边将物品放在所需位置。一些一次吸呼无法完成的活动，则可分多次进行，必须牢记吸气时肢体相对静止，边呼气边活动。例如，让患者模拟开/关门动作，要求患者站在门边，先吸气并握住门把，后边呼气边将门拉开/推上，练习多次至自然为止。

2. 学会日常活动中的自我放松　多数患者由于长期呼吸功能障碍和精神紧张导致全身肌肉紧张。放松训练有助于阻断精神紧张和肌肉紧张所致的呼吸短促的恶性循环，减少机体能量的消耗，改善缺氧状态，提高呼吸效率。

放松治疗有二个含义：一个是指导患者学会在进行各项日常活动时，身体无关肌群的放松；另一个是，选择可以让患者全身肌肉放松的作业治疗活动。常用的方法：

(1)传统医疗性静松功　要求患者置于舒服的体位,坐位或卧位均可。松开衣领、袖口、裤带等束缚身体的东西,双眼微闭,思想集中在“静——松”上。可默念“头颈松—肩膀松—手臂松—胸腹松—背部松—大腿松—小腿松”七步放松,如果身体有不舒服的地方,可随默念顺序调整至舒适为止,如此反复,直至完全放松。

(2)坐位或立位放松法　患者取舒适坐位,躯干和头前倾依靠在身体前桌上被子或枕头上,两手放在被子或枕头下,让肩背部肌肉充分放松;患者也应学会站位下的放松,即双脚离墙根或家具少许,腰背部依靠坚实的墙或家具,双手自然下垂,含胸塌背,使肩背部肌肉完全放松。

(3)对于不容易掌握松弛的患者,可先教其充分收缩待放松的肌肉,然后,让紧张的肌肉松弛,以达到放松的目的。头颈、躯干、肢体的缓慢摆动,轻缓的按摩、牵拉也有助于肌肉的放松。

(4)坐位或行进中双上肢前后自然摆动,有利于上肢和躯干肌肉的放松。

(5)缓慢、深长的呼吸练习本身就是一种放松,参见《临床运动疗法学》。

(6)选择一些可以调节精神紧张、转移注意力,促进全身肌肉放松的治疗,如园艺治疗中的养植花草,在树林、草地上休闲漫步,弄球疗法,养鱼、养鸟等活动以及音乐疗法都可以达到调整情绪、放松肌肉的作用。

(7)学会在各种活动中的放松,教会患者在日常活动、家务劳动、职业劳动、社交活动中的放松方法,注意选择合适、舒适的体位,让患者头、颈、肩背部、肢体位置恰当、有依托,减少这些肌肉长时间紧张。在日常活动中可以一边听音乐一边进行活动,活动安排有计划,保证充裕的时间。在完成某项作业活动时,要充分放松那些无用肌,以保存自己的体力和能力(见能量节约技术)。

3. 学会日常活动中能量保存　强调节能技术的运用,可以减少日常生活中的能耗,使体能运用更有效,增强患者的生活独立性,以减少对他人的依赖。先对活动进行计划安排,包括活动节奏的快慢程度,活动强度的轻重交替,活动中的间隙休息等,这些都是节省体力、避免不必要氧耗的有效手段。像坐着比站着省力,经常用的东西放在随手可拿到的地方,避免不必要的弯腰、转身、举臂、前伸,如果有必要可借助棍子、叉子等辅助用具拿取物品,提较重的东西尽量用推车,而推比拉省力,活动时动作要连贯缓慢,有一定的休息间隙。具体原则如下:

(1)活动或做事前先将准备工作做好,所需物品和资料放在开始就要用的地方,如有可能尽量选择左右活动,避免前后活动。

(2)坐位比站位省力,尽量选择坐位处理事情。

(3)日常生活用品应放在随手可及的地方,避免不必要的弯腰、伸手。

(4)移动物品时用双手且靠近身体,搬动笨重物体用推车,用手推比拉省力。

(5)活动要连贯并缓慢进行,活动中要经常休息,轻重事情交替进行。

(6)动作过程中缩唇并缓慢呼气。如坐位穿鞋,应先将鞋拿起,再把同侧的脚放在另侧大腿上,穿鞋系带;另一只脚同对侧。而不要弯腰低头在地上穿鞋。

4. 注意日常活动中的身体姿势　长期的呼吸肌以及辅助呼吸肌的紧张、胸廓钙化使患者含胸驼背,不仅姿势不良,且影响正常呼吸。纠正不良姿势的练习如下:

(1)增加胸廓活动　患者中立坐位,双手叉腰,吸气,躯干向一侧屈,同时呼气,还原吸气,躯干再向另一侧屈并呼气，再还原，如躯干向一侧屈时另侧的上肢能同时上举，则效果更好。

(2)挺胸、牵张胸大肌　吸气挺胸，呼气含胸耸背。

(3)肩带活动　坐位或立位，吸气并两臂上举，呼气同时弯腰屈髋双手下伸触地。

(4)纠正驼背　立于墙角，面向墙壁，两臂外展 90°、屈肘 90°，双手分别置于两侧墙上，双脚静止而身体向前移动并挺胸。也可双手持体操棒置于颈后部，双手与肩同宽以牵伸胸大肌、挺胸。以上练习每个持续 5～10 秒或更长些，每组 5～10 个，每天 2～3 次。

(三)心理治疗

成功的肺康复治疗，除处理好患者的躯体疾病外，也应重视患者的心理障碍问题。长期的慢性过程常使慢性阻塞性肺疾病患者焦虑、沮丧、不能正确对待疾病，有可能进一步加重患者的残障程度。因此，心理及行为干预非常必要。

指导患者学会放松肌肉、减压及控制惊慌，有助于减轻呼吸困难及焦虑。热情地关心、同情、帮助患者，鼓励患者树立与疾病作斗争的勇气，增强和疾病作斗争的信心，通过耐心细致的说服和解释工作，消除各种不必要的顾虑，支持其力所能及的各种社会活动和交往，并动员患者的家属、朋友一起做工作。

(四)职业治疗

康复治疗的最终目的，是让患者回归家庭，回归社会。职业治疗就是患者重返工作岗位的前期准备。可以模拟患者从前的工作岗位和工作环境，在治疗师的指导下进行工作操作。如果患者已经不适合以前的职业，治疗师可以根据患者的兴趣，选择一些患者可以胜任的工作加以练习熟练，并向有关部门提出建议。详细内容参见心血管疾病的作业治疗章节。

(五)饮食疗法

营养状态是慢性阻塞性肺疾病患者症状、残疾及预后的重要决定因子，包括肥胖及消瘦两种情况。消瘦原因包括：不充分的食物摄入，食物产热作用不足，休息时能量消耗增加等，大约 25%的慢性阻塞性肺疾病患者有体重指数下降，而体重指数下降是慢性阻塞性肺疾病患者死亡的独立危险因素。在肺康复中改善营养状态，可增强呼吸肌力量，最大限度地改善患者的整体健康状态。肥胖会增加呼吸系统做功，尤其在那些需要承载身体重量的活动中，如爬坡、上下楼、走路等。因此，应当鼓励患者减肥。COPD 患者一般给予低脂、复合碳水化合物饮食，伴高碳酸血症者，应给予必要的饮食指导。饮食时应避免过多的液体量引起水肿和加重心脏负担。因呼吸困难引起食欲减退时要分析原因，有时可能是不自主的吞咽气体过多引起腹胀，有时可能是药物引起胃部不适，应分别处理。食欲未恢复前可少食多餐，食欲很差的患者应注意补充营养。就餐时吸氧有助于低氧血症患者吃得舒适。肥胖患者应设法降低体重以减少呼吸做功。呼吸困难、辅助呼吸肌的过度用力，都会增加患者热能消耗，致体重进行性下降，必须增加适当的营养补充。对于消瘦的患者来说，应当增加热卡的摄入，每天摄入的热卡应是休息时能量消耗的 1.7 倍，其中蛋白质应当每天至少摄入 1.7g/kg 体重。如果患者病情较重，进食时出现呼吸困难，应强调少量多次进食。注意维持患者正常的血钾、镁、磷水平，以保证肌肉的强度和耐力。

(六)房屋及家庭环境的改建

为了增强患者生活独立的信心，减少对他人的依赖，治疗师应该提供有关患者功能状况的信息，必要时通过家庭、周围环境的改造，使患者可以发挥最大潜能，完成生活的独立。

(七)健康教育

在治疗的同时让患者了解有关疾病的知识，是控制疾病、延缓疾病发展的重要手段。患者应该了解所患疾病的基本知识，包括药物的治疗作用和用法及副作用，以便患者自我照顾。花粉、飞沫、灰尘、清洁剂、烟雾、寒冷等，都是不良刺激因素，会影响病情。教会患者如何保存体能，用最省力的方法独立完成日常生活活动。指导患者养成良好的姿势习惯，运用适当的躯体力学原理完成诸如举、搬、接、推、拉、梳头、洗澡等基本生活动作；必要时学会利用各种辅助设备帮助完成生活活动。合理安排活动的时间、频率及程序，保证既完成活动又不过分疲劳。指导患者掌握正常的呼吸方式和养成良好的呼吸习惯，管理好自己的呼吸道。呼吸系统疾患的患者由于呼吸道抵抗力很弱，极易患感冒，而继发感染会导致支气管症状加重，可采用防感冒按摩、冷水洗脸、食醋熏蒸、体质训练等方法预防感冒，减少发病的可能。保持所处环境的空气清新和通畅，每天开窗、开门，保持空气流通，减少呼吸道感染的机会，另外强调戒烟和避免被动吸烟，也有助于减少呼吸道分泌物，降低感染的危险性。积极治疗呼吸系统疾病，控制炎症，减少疾病的反复发作。在康复健康教育中，患者需要掌握以下基本知识，这是预防和控制这类疾病的重要环节。包括：

1. 认识正常呼吸道的解剖结构和呼吸肌的功能。
2. 认识呼吸在人体生命中的重要作用。
3. 掌握正常的呼吸方式和呼吸节律，注意保持呼吸道清洁卫生。
4. 氧气的正确及安全使用 长期低流量吸氧(<5 L/min)，可提高患者生活质量，使慢性阻塞性肺疾病患者的生存率提高 2 倍。在氧气使用过程中主要应防止火灾及爆炸，在吸氧过程中应禁止吸烟。
5. 认识吸烟的危害。

五、其他治疗措施

(一)临床治疗

主要包括病因治疗，采取抗感染治疗，尤其是 COPD 急性加重多与病毒感染和细菌感染有关。使用抗感染药物是治疗细菌感染急性加重的主要措施。呼吸道分泌物中致病菌的培养对选用敏感抗生素有一定的指导作用，针对感染的病原体选择药物，是抗感染治疗的原则。一旦感染得到控制应及时停药，采用支气管舒张剂，以缓解支气管平滑肌痉挛，使支气管舒张，缓解气流阻塞，使患者症状缓解；采用黏液溶解剂和祛痰剂，以促进气道黏膜纤毛上皮运动，加速痰液的排除，或降低痰液黏稠度，以利于咳出；使用呼吸兴奋剂对 COPD 伴呼吸衰竭者有增加通气和减轻 CO_2 蓄积的作用；糖皮质激素主要用于呼吸系统过敏性疾病和支气管哮喘；神经精神药物在控制患者心理障碍和神经症状方面具有调节作用。

其他一般措施包括：对症处理和维持全身水、电解质平衡；保持呼吸道通畅；预防感冒，应用免疫治疗，进行预防疫苗注射等；适当的营养，包括饮食习惯的调整，控制体重。

(二)吸氧和雾化治疗

患者因缺氧而惧怕运动，不恰当运动却又加重缺氧症状。因此，常常限制了整体的活动。

事实上这种选择并不能改变缺氧状态，反而使病情恶化，特别对重症患者更是如此。鼓励患者每天吸氧 15 小时(包括睡眠中吸氧)，可以明显延长生存率。COPD 急性加重期可通过鼻导管、Venturi 面罩或通过机械通气给氧。吸氧浓度应从低流量开始，一般鼻导管吸氧的氧流量应为 1～2L/min，然后视缺氧情况予以调整。若患者在清醒状态下出现低氧血症，那么在睡眠时同样也可存在，因此，宜在晚间继续吸氧。在吸氧治疗中应注意防止出现氧中毒，注意二氧化碳蓄积和氧容器在存放、转移和使用中的安全。雾化疗法可湿化呼吸道，稀释痰液使之易于排出，目前以超声雾化法效果尤佳。常用药物有 4% 碳酸氢钠 20ml，α－糜蛋白酶(α－chymotrypsi)5mg，加生理盐水 20ml；或用 10% N－乙酰半胱氨酸 3ml，雾化吸入，必要时可重复使用。

(三)病因治疗

吸烟是引起呼吸系统疾患的主要危险因素，应采取各种方法，使患者终止吸烟。实践证明，一旦停止吸烟，呼吸道阻塞的速度明显减慢，早期患者的病变可得到控制。此外，控制职业性或环境污染，避免或防止粉尘、烟雾及有害气体吸入，在病因治疗中亦至关重要。

(四)物理治疗

其他康复措施还包括：物理治疗中运动疗法，包括建立正常的腹式呼吸模式、缩唇呼吸；加强胸部扩张运动和呼吸肌的力量；采取有效咳嗽、体位引流促进排痰，保持和改善呼吸道的通畅；放松训练有助于阻断气短、气急所致的精神紧张和肌肉紧张，减少体内能量消耗，提高通气效率。采用超短波、超声雾化等理疗有助于消炎、抗痉挛，利于排痰，保护黏膜和纤毛功能；呼吸反馈训练是帮助患者进行腹式呼吸或较慢频率的胸式呼吸的有效方法。还可以采用膈肌起搏/电刺激呼吸等改善呼吸功能。

(王彤 张勤)

第十五章　精神疾病的康复

第一节　概　述

精神疾病(mental illness)是指在内、外各种致病因素的影响下,大脑功能发生紊乱,导致认识、情感、意志、行为等精神活动不同程度障碍的疾病。根据我国1982年在全国12个地区精神疾病流行病学的调查资料,我国精神疾病的总患病率为12.69‰,时点患病率为10.54‰。据此推算,全国有各类精神病人1395万人。其中致残性最重的,是精神分裂症和精神发育迟缓,前者患病率最高,总患病率为5.69‰,时点患病率为4.75‰;后者次之为2.88‰,两者合计总患病率为8.57‰,时点患病率为7.63‰。近年来的调查资料显示,精神疾病的患病率呈上升趋势,因此,我国面临的精神疾病的防治工作和慢性精神残疾的康复任务,十分繁重。

一、病因

根据目前精神医学的现状,许多精神疾病的病因还是一个远未充分认识的复杂问题,就至今获得的认识而言,大多数精神疾病往往不是单一因素所造成,而是由许多不同因素相互作用所致。

(一)遗传因素

遗传因素对某些精神疾病的发生起不同作用,如精神分裂症通过双生子及寄养子研究等,已可证实有明确的遗传关系,但至今不能肯定其遗传方式和途径等。

(二)素质因素

指先天赋予的特点和后天塑造的影响,所形成的总的特性,它在精神或心理方面所表现的人格特征,曾被认为对部分精神疾病有易患倾向,但其病因价值尚未肯定。

(三)环境因素

指引起不良反应的环境刺激或精神刺激,近年来有人称为“心理社会性应激(psychosocial stress)”,而形成这种应激状态的事件则名为“生活事件(life event)”。目前认为,这类生活事件,在某些与心理因素密切相关的精神疾病的发生发展中,起主要致病作用,而对精神分裂症等,则可能起诱发或促进病情复发的作用。

(四)躯体因素

这里包括生物性因素(细菌、病毒等)与理化性因素(各种机械性因素及化学品中毒等),基本上是脑器质性与躯体疾病所致精神病(脑炎、脑肿瘤、肝性脑病、CO中毒等)的主要病因,而这类躯体因素,有时也在起病过程中结合一定的素质因素。

二、精神疾病的分类

根据1984年4月制定通过的《中国精神疾病分类方案与诊断标准(第二版)》(CCMD-2),精神疾病分为十类(表15-1-1)。

表15-1-1 精神疾病的分类

1. 脑器质性与躯体疾病所致的精神障碍	6. 心理生理障碍、神经症与心因性精神障碍
2. 精神活性物质所致的精神障碍	7. 人格障碍与性心理障碍
3. 精神分裂症	8. 精神发育迟缓
4. 情感性障碍	9. 儿童少年期精神障碍
5. 偏执性精神障碍	10. 其他精神障碍

三、作业疗法的作用和治疗原则

虽然Occupational Therapy一词,是于1914年首先在美国首先被采用的,但活动的治疗价值早在公元前就已被认识。公元前六百年,希腊的Aescupapius就利用音乐及谐剧等来镇定神志混乱的患者。西方医学之父希波克拉底(Hippocrates)更着重躯体与心理的相互影响,他推荐精神疾病患者去做一些诸如摔跤、骑马及劳动等体力活动。盖伦(Galen)更利用当时普通人的职业,如打鱼、耕种等为作为治疗媒介。在18及19世纪,西欧已有很多医院都利用各种活动和工作,来对精神疾患进行治疗。由此可见,作业疗法是在早期通过对精神疾病治疗的认识,而逐渐发展和完善的。

(一)作业疗法的作用

作业治疗所选择的活动,是可以帮助患者有目的地利用时间、精力、兴趣和专注,使患者能加强体能、适应能力和生产力。更改善态度、情绪和社交能力,从而减少病征及促进痊愈及健康。

(二)作业疗法的治疗原则

治疗的原则是:根据患者的背景及状况,利用适当的活动,和治疗师与患者之间的关系,帮助患者去解决在康复期间所遇到的难题,阻止或减少伤残所带来的影响,以便重返家庭、社会,面对工作,尽量过独立的生活。

四、作业疗法的主要目的

作业疗法的主要目的是:协助、训练及支持精神功能碍者恢复生活、工作和信心,参与有意义的活动以及积极地适应和融入生活环境,从而回归家庭和社会。

治疗前,治疗师需用测试评定患者的问题,根据患者存在的问题,来制定治疗目标并计划具体的治疗方法。治疗时,根据患者的功能障碍的具体情况,经作业治疗师分析后,运用各种作业和治疗工具,如手工艺、园艺、烹饪、文书工作和文娱活动,以达到治疗及训练的目标。在作业疗法专业的信念中,尤其注重及尊重个体在评定及治疗过程中的愿望、选择及需要。

具体来说,作业疗法对精神疾病患者具有以下目的:

1．减轻病情。

2．恢复或改善心理与躯体的功能。

3．帮助学习和掌握如何适应生活及工作的技巧。

4．促进及维持全身健康状况。

5．回归、适应及融入社会。

五、作业疗法采用的技术方法

在精神疾病的作业治疗中，治疗师常采用以下方法：

1．建立良好的患者与治疗师的关系。

2．适当的接纳及支持环境和气氛。

3．活动分析和合成。

4．各种类型的活动，如：自我照顾活动，家务，生产活动，文娱活动，手工艺，各种劳动等等。

5．小组治疗及活动。

6．适应环境及人际关系。

7．教学方法。

8．行为治疗。

9．咨询/辅导。

六、作业治疗师的期待目标

1．帮助患者掌握有效的日常生活自理。

2．协助精神科医生治疗疾病。

3．建立良好的社交技巧及人际关系。

4．教会患者如何减低压力，以及适当地处理情绪。

5．增加患者的群体或个人的活动参与经验。

6．改善患者的工作耐力、工作能力及维持其在职业上所需要的特殊技能。

7．提供就业或转业前的评定及必要的咨询，包括评定患者身体与心理能力、社会适应能力、兴趣、工作习惯、技能及潜能。

8．建设性地利用住院时间，提高康复疗效。

9．合理地分配平衡的工作、娱乐及休息的时间。

10．出院后积极随访及协助适应和融入社区，减低病情复发的机会。

在此，应强调一点，精神疾病的各种诊断及分类，给作业治疗师提供了很重要的参考资料。掌握这些知识，对作业治疗的治疗计划制订及执行，有着重要的影响。但作业治疗是采取“以患者为本”的方法，主要是针对患者的需要，考虑患者的能力、生活环境及社区文化等，来策划治疗目标、治疗内容及评定方法。所以常出现“同病异治、异病同治”的情况。

（邱贵生）

第二节 精神疾病作业疗法的理论

一、概述

Mosey 提出的作业疗法专业的结构,包括了六种基本元素:①哲理性的假设。②专业道德原则。③丰富的知识系统。④特定的专业操作范畴。⑤治疗内容。⑥专业常用的器具。前两项反映了作业疗法的治疗哲学,第③项是治疗的科学表达;第④、⑤、⑥项则是作业疗法的实践应用。为什么需要理论作基础? 因为理论不但可以指引实践,更可以提高治疗的科学意义,增加治疗的可信性及可依赖性。

在专业道德原则中,作业治疗师相信:①躯体和心理相互影响。②每一个患者都享有有意义生存的权利。③患者与社会文化环境之间具有紧密的联系。④每一个体都具有有目的及有意义活动的需要。⑤个体活动上的独立功能,是影响其在文化环境中的健康的主要因素。

以上的信念,正是作业疗法与患者配合达到独立及自信表现行为的基础。患者积极地参与治疗过程;也有权利拒绝或接纳治疗。因此,在治疗的过程中需要引导,或让患者就其参与程度决定其行动。作业治疗师需要相信患者是一个完整的个体,情况许可下他们会积极地面对现实状况。

作业疗法的过程,是为患者提供一个积极的机会,在互相配合下,患者可以有机会自己选择并积极参与一些有意义、符合个人能力和程度以及环境需求的活动。整个过程的目的,是患者重新适应于其社会文化的环境中生活。关心和支持有助于患者达到"自我实现(self actualization)"的境界。

作业疗法最终的目的及独特的贡献在于,选择"适宜"的作业及活动功能。特别是相信实践是促使活动功能建立、独立及满足的重要因素。

有目的的活动,使生命有意义。作业治疗师应相信:生活的素质是取决于每一个人能否在其能力范围内,在容许的机会及丰富的经验下,适应生活劳动及环境的要求,展示自己的实力及拥有的才干。在现有的作业治疗专业的研究及教科书中,常出现多个理论或治疗模型,而以上所提及的治疗理论及原则体现在所有 OT 理论及治疗模式中。

二、精神疾病作业疗法理论的历史演变

精神(心理卫生)科中的作业疗法,在美国始于上世纪 20 年代。当时作业疗法的始创人之一 Adolph Meyer 引用了"道德运动(moral movement)"的精粹及 Eleanor Clark Slagle 的"习惯训练的模式(habit training model)",建立了早期的作业治疗理论。此理论在 30 年代至 50 年代中期被"疾病与活动有直接关系"的理论所取代。当时活动治疗的目的,在于减少或消除疾病。50 年代后期,精神疾病作业疗法有了突破性的改变,作业疗法受到心理分析理论的影响,代表性的人物为 Hail 和 Jay Fidler 两人,他们的书成为作业疗法的主要理论基础,这种状况一直维持到 20 世纪 70 年代。

当社会和医学在发展和改变的同时,精神科中的作业疗法也相应地发展出不同的治疗理

论,其中较有代表性的是 Marry Reilly 的作业行为理论(occupational behavior)和 Anne Mosey 的“三个治疗参照模型(three frames of reference)”。此“三个治疗参照模型”包括:分析性(analytical)、习得性(acquisitional)以及发展性(developmental)。

此外,Mosey 更发展出另一个学习性的治疗理论:“活动治疗(activity therapy)”。此理论来源于:学习理论(learning theories)、发展理论(developmental theories)及小组互动理论(group dynamics)。在同一时代中,Kings 将 Ayers 的“感觉整合(sensory integration)”理论融合于精神分裂症患者的治疗中。

20 世纪 80 年代,精神科作业疗法有两个主要的治疗理论,一个是 Gary Kielhofner 的“人类作业模式(the model of human occupation)”,另一个是 Claudia Allen 的“认知障碍模式(cognitive disability model)”。前者是由 Reilly 的作业行为理论演变而成 同时融合了社会心理学、人类学理论及“普遍系统理论(general system theory)”。后者则是基于 Piaget 的认知理论及神经科学(neuroscience),再加上作业疗法中的活动分析法,其目的主要是了解认知功能的失调或障碍所引起的活动,以及表现出的异常行为。

在 20 世纪 80 年代后期,“作业表现模式(occupational performance model)” 逐渐形成。此模型的特点是反映及解释作业疗法专业的操作,或针对的治疗对象、目标与范畴,而发展产生的。

到了 90 年代,因感到作业疗法仍缺乏独特的专业理论,美国和澳大利亚分别发展了“作业科学(occupational science)”。此项并不是操作或治疗理论,但作业疗法学者希望从“作业的科学”研究中,能更肯定活动在治疗上的效率与效能。此外在加拿大、澳大利亚更强调以“患者为本”的服务指引,发展整个治疗策划理论,并重新强调患者的参与性及对治疗计划的参与尤为重要。

应该强调是,精神疾病作业疗法,除了采用自我专业发展的治疗理论,同时也引用了心理学及精神医学上的治疗理论及疗法,融会于作业疗法的疗程设计、实践及评定中,其中包括行为疗法、认知行为疗法、社交技能训练和专业咨询辅导方法等。

三、精神疾病作业治疗的理论模式

下面,就作业治疗师在精神疾病治疗中经常采用的治疗理论模式与治疗构造模式,作一简洁的介绍。

(一)对象关系治疗模式(object relations frame of reference)

发展这一治疗模式的代表者包括:Azima,Fider 和 Mosey。此模式是一个理论性的专业引导。它将个体、媒体及活动均视为有相互的关系。而这种对象都拥有心灵能量。相信个人的需要获得满足,并依赖于这些对象的互动。当基本需要得到满足,个体就能获得能量,帮助其达到个人能自我表达及平衡的目标。而活动或作业的目的是:促进人与人的沟通、协助健康的情绪和帮助更多地了解患者的需要、冲突、感受及行为。

对象关系治疗模式,从心理分析学及作业疗法中的沟通过程取向发展出来。Mosey 将此更进一步完善化,主张采用“折衷取向”,融合了 Jungian、Freudian、存在主义等理论。

1．基本成分及理论

(1)个体与行为。

(2)互动能量系统(dynamic system)。

(3)对象的选择与关系(object's choice and relationship)。

(4)自我完善的过程(self actualization process)。

(5)心理性失效、失调(psychological dysfunction)。

2．作业治疗师的角色

(1)与患者的平等互动、互相合作关系。

(2)利用活动增加患者及治疗师对行为的了解。

(3)做一个参与及观察者。

3．作业或活动的功能

(1)协助宣泄感受。

(2)活动过程产生的小组互动与疗效。

(3)重新建立自我掌控的感觉。

(4)改善(自我)的防卫能力。

(5)提供选择的机会。

(6)重新审视自我/新的角度评定。

4．作业疗法中在对象关系模式中活动的功能

(1)提供一个适合的空间，以宣泄及发表感受。

(2)提供机会改善“自我防卫能力”。

(3)提供一个建立或重建自我操控感觉的方法。

(4)提供一个学习新技能、改善技能或增加对现有技能的信心。

(5)提供机会尝试新角色，或对现有的角色充满信心。

(6)提供渠道，学习了解自己与别人的关系。

(7)提供接纳自我的方法。

(8)协助成长，使之更有弹性地面向生活上的事情。

5．评定方法

(1)面谈。

(2)投射测试(projective test)：如 Fidler diagnostic battery，Azima occupational therapy battery，Barbara hemphill battery，Lerner's magazine picture collage，Goodman battery。

(二)行为治疗模式(behavioural frame of reference)

此治疗模式建立于临床性的研究及认知性、社交性及制约性学习等理论原则的基础上。在治疗范畴里，这些原则有系统地应用在建立行为技巧、改变行为的程序及建立功能性技术，使个体能成功地生活于环境中。

治疗的目的在于：确定及消除问题行为，发展必需的功能性技巧。不注重于过往的感觉、历史或自省的发展。人类中的适应问题被认为是不良学习所致。行为性的技术及程序，是利用行为主导的经验，用以教授、塑造及增强适应的行为。治疗师与患者针对发展需要的技能，

均积极地参与一个学习过程，以应付日常生活操作、工作及余暇等作业活动。这些技能皆包含外显性行为，而治疗师则可借此在患者的环境中作观察及量度。

1. 基本成分及理论

(1)典型制约　刺激类化，反应类化及学习类化。

(2)操作式制约　辨别刺激，辨别行为(行为消减)。

(3)行为强化　正、负强化，强化媒体(酬赏物)。

(4)惩罚。

(5)塑造　行为链的建立，后退式行为链。

(6)模仿对象。

(7)象征式酬赏制。

(8)系统性敏感消减。

(9)生理反馈训练及压力管理。

2. 治疗师的角色

(1)鼓励动机及强化机构。

(2)教师　重新修正学习的技术/技巧。

(3)模仿对象　行为预演，角色预演，通过角色扮演来学习解决问题的方法。

(4)生活顾问。

3. 作业或活动的功能

(1)建立技能。

(2)学习特别技能(或促成技能的建立)。

(3)活动成份，组合成份。

(4)生产成品。

(5)活动作为强化剂。

4. 评定方法　行为评定，通过客观及可测量的行为来观察及统计，以达到以下目的。

(1)确定问题及需要达到的目的、行为及学习技巧。

(2)帮助制订确实可行的治疗方法。

(3)作为评定治疗进度的基础线。

(三)人类作业模式(The model of human occupation)

此作业治疗模式，由 Mary Reilly 的作业行为理论演变而来。它是一个高度折衷性的治疗模式，引用了作业疗法的专业理论及“普遍系统”理论。其中更融合了存在主义、生物学及社会心理学等理论。它强调人类的作业秉性：一个系统及环境的角色，如何促进及提供人类作业的范围。发展这种治疗参照标准模式的代表者为 Gary Kielhofner。

1. 基本成分及理论

(1)个体是一个开放式的系统，通过一个循环式的过程：注入过程、收获(成果)及响应(回馈)等程序，与外界互动。

1)注入(intake)：包括环境里的人物、物质及气氛或个体需要的内在压力。个体在这种开放式的系统里，积极地寻求及摄取信息。

2)所摄取的信息在过程中被演变：催化此演变是个体的兴趣、目标及信仰，系统地去评定刺激。最后，个体利用此注入作出个人技能及习惯的响应。

3)新的技能随着演变而产生：并由此产生新的信息及行动。

4)成果回到系统中形成反馈或新的注入，重复循环。

(2)作业行为 包括工作、游戏及自我照顾。

(3)一个有层次的系统 在开放式的个体中有三个有层次的亚系统：意志(愿)系统、习惯系统及行为系统。这三个亚系统互动，以决定整个开放系统在环境中的功能。

1)意志系统成分：价值观、个人掌控信念及兴趣。

2)习惯系统成分：包括习惯及生活角色。

3)行为系统成分：包括作业行为的技巧。

(4)功能及功能障碍的判断 在疾病及残障的情况下，个体开放系统会尝试保持作业平衡及维持良好的系统。个体要以个体的信息，如知识、技能及习惯去适应，达到可以应付从社会而来的要求，维持个体尊严，参与社会文化活动及贡献社会。个体的适应能力，取决于他/她的作业表现。功能失调或障碍发生时，个体未能成功地应付日常生活中的要求，或缺乏工作或余暇、对自我表现不满、或失去了“良好”及有效的感觉，均代表身体功能失调或障碍发生。

2. 作业治疗师的角色 主要是负责评定患者的作业表现及计划治疗方案，提供各种机会给个体，使其能成功地存在于环境中，增强需要的技能，促进自我操控的感觉及恢复各作业元素间的平衡。

3. 作业或活动的功能 活动主要用来产生成果或达到表现目的。活动过程更可提供响应以改善作业表现。作业活动包括：日常生活事务、体操活动、美劳、时间管理、社交技能训练、创意表达媒体、工序项目等。

4. 评定 评定的目的是能更完整地了解个体的作业功能，包括工作、自理、余暇等。评定器具是多元化的，而其中如何选择取决于以下因素：

(1)可用作评定的时间。

(2)需要的资料。

(3)评定器具的存在。

(4)评定器具的科学性和准确性。

常用的评定方法有：Bay area functional performance education; occupational care analysis interview and rating scale (OCAIRS); the occupational role history; the interest checklist; occupational performance history interview 等。

(四)认知行为治疗模式(cognitive behavioural frame of reference)

此治疗模式与行为取向模式有所区别。行为模式主要着重于强化方法、改变行为。而认知行为模式，则主要确定导致或改变行为的思维，及发展一套知识基础以解决问题。此治疗模式认为：个体的认知功能可影响或引导个人的情绪与行为。提供一个评定的方法以评审个体的认知功能，情绪状况及更提出治疗方法包括：改变患者思维、言语及行为的技巧，从而带动行为的改变或功能的改善。作业治疗师运作在此模式下，会采用层次式的活动作为引导方法，以提供渐进式挑战及成功经验，最终帮助患者发展认知能力，扩大知识及技巧领域，增加控制生活环境，增强自我认识及解决问题能力，及应付人生的各项挑战。

作业治疗师把认知行为治疗模式运用在精神病治疗上，名为心理教育模式(psycho－education model)。当中融合了认知行为模式的基本元素理论、社会学习理论、认知理论及行为理论。

1．基本成分及理论

(1)人是一个认知及社会心理性个体，知识在其一生中不断地发展及改变。知识是以构系(schemes)的形式寄存、提取及重新组织以产生自我概念、对别人的观念、以及与人相处的行为及技巧守则。

(2)知识的发展迟钝或被干扰，是产生问题行为的原因。而认知或思维问题是精神病征的基本因素。功能障碍是由于知识匮乏，或缺乏弹性及产生偏差了的知识所致。

(3)认知功能障碍(失调)可以从个体行为中观察得到，如淡漠的态度、对环境缺乏探索、失败的自我认同机制、错误地评定现实环境及缺乏积极处理问题的能力。

(4)安全感觉　儿童在安全及受鼓励的环境下，学习到掌控环境及勇于探索，成长后也以此建立、发展实用的知识基础，以致能塑造其世界及自我概念，引导将来的学习及知识增长，及建立解决问题的取向。但负面的成长经验或缺乏探索的机会，可导致个体产生对环境的恐惧、错误的认识，更有可能造成一个僵硬的自卫性的态度和缺乏解决问题的技巧。

(5)胜任力与不胜任力　当个体的认知功能不能与成长发展的要求接轨，就会产生不胜任的感觉。个体就会觉得不能独立，缺乏自我概念，或感到事事被制约。

(6)非理性的原因解释　由于偏差的知识的存在，个体往往容易采用一些非理性的思维或不切实际的想法，来引导行为或解释原因，以致出现思想或行为的障碍或失调。

2．作业治疗师的角色

(1)教导、促进者　设计学习课程，确定患者的学习需要，提供可以在家庭实习的治疗内容。治疗师更要设计适合患者程度的学习经验及环境。

(2)以身作则，作为一个科学、理性态度的学习模仿对象。

(3)指出及挑战患者的偏差观念及自我概念。

(4)参与者、观察者　从一起与患者活动中，深入地了解患者的认知能力、学习态度，认识不同的学习经验。

3．作业活动的功能

(1)评定知识及技巧程度。

(2)增强知识及增进胜任力　①学习单元的内容。② 家庭实习活动的内容。

4．评定

(1)自动性思维方式。

(2)思想解释程序。

(3)思维架构模式　如逻辑、知识领域、记忆及感知功能等。

(4)个人的人生观。

(5)评定个人能力与环境的接轨。

(6)评定器具　如Hewitt's task checklist;Beck depression inventory。

(五)作业表现治疗模式(occupational performance model)

此治疗模式是作业疗法的基础理论。不只是一个单一的概念,更是整个作业疗法专业的操作指引和导向。

作业表现治疗模式确认了"生命时空"对作业活动的影响,这种"时空"包括文化背景及人性及非人性的环境。当中包括社会性、物质性及文化性的环境。这样的环境正是作业/活动能力表现的场所,及对作业/活动产生影响。

1.基本成分及理论

(1)作业表现领域或范畴　日常自理、游戏、教育、生产性及余暇等,都是作业操作范围。

(2)作业表现成份　这些成份是个体功能的元素,直接影响个体在活动的操作或表现技巧的能力。这些成份更影响个人作业经验的意义和强度。这些作业操作成份包括:生理性、心理性、属心灵性(宗教性)及社会文化性的基本技能或能力。这些成份可作更深的分类,包括:心理性——价值观、兴趣、自我概念;社会性——角色表现、社会操行、人际关系;自理性——应付压力的技巧、时间管理及自我控制。

(3)作业治疗师集中针对"实践"性的生活。但要明白"实践"前,个体一定要被了解、探索其思维及感觉。

2.作业治疗师的角色　除了传统的治疗角色,没有特别明显的角色分类。

3.作业性操作模式的特色　此治疗模式没有限制治疗师采用别的操作模式和评定取向。该模式的优点是:不会限制治疗师采用别的模式或理论取向。应用时,要求治疗师在集中针对作业领域前,更应考虑患者的整体状态及生活情况。

4.评定　最常用的是(Canadian occupational performance measure,COPM)。此评定采用半规划的问题作为面谈指引,测量患者对作业/活动操控的自我感知概念。可以在治疗过程中任何一个时段进行测量,通常是在不同的治疗时期评定,了解患者治疗前、中和后的改变。

(邱贵生)

第三节　精神分裂症的康复

一、概述

精神分裂症是一组病因未明的精神病,包括遗传、环境及成长压力、躯体功能障碍等。虽可发病于任何人生阶段,但多起病于青壮年,其典型症状是思维、情感和行为互不协调,以及可能出现妄想和幻觉。表现为思维散漫、情感淡漠、言行怪异、脱离现实。一般无意识障碍和智能障碍,病程多迁延。是所有精神疾病中最严重、最影响功能的病症。随着精神疾病药物的发展及应用,加上近期以社区为本的康复干预,即使一些严重的慢性病患者,也有在社区独立生活的机会。其中作业治疗师担当了重要的康复角色。

(一)诊断要点

1. 症状标准　确定无疑有下述症状中的至少两项,如症状的存在可疑或不典型,则至少有三项:

(1)联想障碍　包括破裂性思维或明显的思维松驰或逻辑倒错,或象征性思维,或思维内容贫乏。

(2)妄想　指具有特征性意义的原发性妄想,或妄想内容自相矛盾,或毫无联系的两个或多个妄想,或妄想内容变化不定,或妄想内容荒谬离奇。

(3)情感障碍　主要指情感淡漠或情感倒错,或自笑。

(4)幻听　评论性幻听,或争议性幻听,或命令性幻听,或思维鸣响,或持续几周以上的言语性幻听。

(5)行为障碍　包括紧张症状群,或幼稚愚蠢行为。

(6)被动体验或被控制体验。

(7)内心被揭露体验(被洞悉感),或思维播散。

(8)思维插入,或思维被撤走,或思维中断。

2. 严重程度标准　精神障碍至少造成下述情况之一:

(1)丧失工作(包括家务)和学习能力。

(2)生活不能自理。

(3)他人无法与患者进行有效的交谈。

(4)丧失自制力。

3. 病程标准　精神障碍至少持续3个月。

4. 排除标准

(1)排除脑器质性与躯体疾病所致的精神障碍,或精神活动性物质所致的精神障碍,或情感性精神障碍。

(2)不符合躁狂发作或抑郁发作的诊断标准,或虽符合躁狂或抑郁发作的诊断标准,但分裂症症状持续时间明显长于情感症状的持续时间。

(二)临床分型

1. 青春型　以明显情感不适切,或破裂性思维,或幼稚愚蠢行为,即以思维、情感和行为的不协调或解体为主要临床相;妄想幻觉等症状内容片断且短暂。

2. 紧张型　以紧张症状群为主要临床相。

3. 偏执型　以持久存在的妄想,或同一内容的经常性幻听为主要临床相。

4. 单纯型　这是一类起病隐袭,缓慢发展,以社会性退缩、情感淡漠、意志缺乏等阴性症状为主要表现,并逐渐趋向精神衰退的精神障碍。主要表现:以缓慢发病的社会性退缩,或情感迟钝或淡漠,或意志缺乏为主要临床相;从无明显的精神病性症状;起病隐袭,病程至少2年;符合精神分裂症的严重程度标准和排除标准。

5. 未分化型(未定型、混合型)。

6. 不典型精神分裂症。

7. 分裂样精神病　具有典型精神分裂症的症状表现,但病程不到3个月,又名精神分裂样发作或急性精神分裂症。有时作为过渡诊断，随着病程延长，可能确诊为精神分裂症，并做出分型；三个月内痊愈的维持此诊断不变。

8. 精神分裂症后抑郁　在精神分裂症残留期出现抑郁症状，这种症状可能是异源的，包括抗精神病药物所致。

9. 残留型　符合精神分裂症的诊断标准且至少三年一直未完全缓解；阳性症状完全消失或仅残留个别阳性症状；有个别阴性症状：言语内容贫乏，或情感谈漠，或社会性退缩，或精神活动减少，或神经症样症状，或人格个别特点改变；相对静止，长期不好转也无明显恶化。

10. 衰退型　过去曾符合精神分裂症的诊断标准，且至少三年一直未完全缓解；缓慢加剧的以阴性症状为主要临床相；社会功能完全受损，成为丧失劳动能力的精神残疾。

二、功能障碍的特点

精神分裂症的病情发展可分为3个阶段。第一阶段是先兆期，此时患者的生活技能及精神状态逐渐衰退。患者开始远离亲友，工作及自理技能退步。更可能出现与同事或同学间相处交往冲突，不注意个人卫生和浪费很多时间独坐思想。当进入发病期，更出现妄想、幻觉及思维紊乱等症状。最后进入后遗症阶段，明显的是生活不能回复到以往最佳的状态。大多数患者仍有着情感冷漠、言行怪异的表现，再加上朋友和兴趣的减少、忽略个人卫生和缺乏工作的专注力。

(一)早期症状多种多样

缓慢起病者居多，以时隐时现、内容不固定的性格改变和类神经症症状最为常见，还可表现为强迫状态或人格解体。亚急性起病时常呈抑郁、强迫状态或疑病观念，继之产生妄想性体验。急性起病者往往突然出现兴奋躁动、冲动毁物、行为反常、恐惧不安、困惑迷茫或伴有意识障碍。

(二)特征性症状

以精神活动脱离现实，与周围环境不协调，思维、情感、意志活动之间互不配合为特征。

1. 思维联想过程缺乏连贯性和逻辑性　这是最具有特征性的表现。在意识清楚的情况下，患者的语句、概念或上下文之间缺乏内在意义上的联系，即联想松驰或联想散漫，重者呈破裂性思维。逻辑推理荒谬离奇(逻辑倒错性思维)；或用一些普通的词句、名词或动作表达某些特殊的、旁人无法理解的意义(病理性象征性思维)；或对一些符号、自创或拼凑的“字”赋予特殊意义(语词新作)。患者的思维活动在无外界因素影响的情况下突然中断(思维中断)；或涌现大量的强制思维(思维云集)。

2. 思维异己体验　患者认为自己的思想被外力夺走(思维被夺)或一些思想是由外力插入自己脑中的(思维被插入)；感到自己内心体验已被人知晓(思维被洞悉)或被广播出去(思维播散)。

3. 情感迟钝淡漠　情感反应不能与思维内容以及外界刺激产生共鸣或联系。患者对外界事物及与切身利益相关的事件缺乏内心体验(情感淡漠)；遇上喜事痛苦或遭遇不幸而嘻笑(情感倒错)；同时有两种对立的情感体验(矛盾情感)；无故独自发笑、悲啼或暴怒。

4. 孤独退缩、活动减少、行动被动　此症状常与情感淡漠相伴随。对一些事物产生对立意向(矛盾意向);吃一些不能吃的东西或伤害自己(意向倒错);拒绝执行一切要求(违拗)或机械地执行任何要求(被动服从)。

(三)常见症状

包括以下几个方面:

1. 幻觉　以言语性幻听最常见,患者听见两个或几个声音在谈论自己或以第三人称评论自己(争议性或评论性幻听),对患者发出指令(命令性幻听),声音讲出了患者当时的想法(思维鸣响)。

2. 妄想　以被害、关系和影响妄想最常见。发生于已有精神障碍背景上的称继发性妄想;妄想知觉、妄想心境、妄想回忆等均为原发性妄想,常突然发生,找不到心理上的原因,一旦出现即深信不移。

3. 其他常见症状　有感知综合障碍或人格解体、紧张性木僵、腊样屈曲、模仿言语、模仿行为或精神运动性兴奋。

三、功能评定

精神分裂症患者的评定,常通过以下五种形式来进行:

1. 投射技巧。
2. 问卷调查。
3. 观察表现。
4. 量表的应用。
5. 个别咨询。

由于精神分裂症影响了患者整体的和基本的生活技巧,所以作业疗法的治疗,需要全面评定患者的各种技能(运动性、感觉性、认知性、社会心理性等);此外,患者的既往经历、现在功能、生活自理、余暇、工作等技能,也需要评定。不仅患者存在的问题需要评定,其个人的能力或有利的环境因素,也要深入认识,以便融会于治疗的程序中。

应该指出,标准评定工具或量表的研究发展,在现时的精神病科作业疗法中仍是较弱的一环,很多由本专业研用的评定量表及方法,仍缺乏良好的信度(reliability)和/或效度(validity),期待未来有新的发展。

以下介绍的评定工具,虽不全是由作业治疗专业所制定,但仍切合作业治疗所针对的评定内容。此外,它们不仅可用于精神分裂症患者,也可被应用于各类其他精神疾病患者中,故在介绍其他精神疾病时不再详述。

(一)角色量表(role checklist – Frances Oakley)

是一种问卷填写的方法。评定的目的是:通过个体对其过去、现在及将来生活角色的认知,来评定其成人阶段中的各个生产性角色。评定方法是:被评者对问卷上10个已解释的角色,只需勾出其过去、现在及将来参与的角色(第一部分,表15-3-1);及其对此角色的价值观感(第二部分,表15-3-2)。所需时间大约15分钟。具体内容如下:

第一部分:在下列的每一个角色项目中,如果你曾经做过或现在正在做,或将来可能会做这些角色,就在适合的格内打勾。你可以在一个角色的格内选中几个勾。例如,如果你曾做过义务工作的角色而现在没有做,但将来还会再担当这种角色,就可以在过去和将来的格内选择勾。

表 15-3-1 角色量表(一)

角色	过去	现在	将来
学生(包括全日或兼读)			
工人(包括从事受薪的全职或兼职工作)			
义务工作人员(最少一周一次)			
照料、关顾者(最少需要照顾他人一周一次)			
家居料理者(最少一周一次整理或修拾家居)			
朋友(最少一周一次与朋友聚会或一起活动)			
家庭成员(最少一周一次与家人相聚)			
宗教信徒(最少一周一次参加宗教活动)			
兴趣或余暇活动参加者(最少一周一次做兴趣性或余暇性活动,如缝纫、弹奏乐器等)			
机构组织活动参与者(最少一周一次参与机构组织活动,如童军、妇女组织等)			
其他角色(以上未列出):________			

第二部分:在下列的每一个角色项目中,根据你认为这角色对你的价值或重要性(不论你是否曾经担当或有没有计划这个角色),在适合的格内打勾。

表 15-3-2 角色量表(二)

角色	没有价值或全不重要	有些价值或有些重要	非常有价值或非常重要
学生(包括全日或兼读)			
工人(包括从事受薪的全职或兼职工作)			
义务工作人员(最少一周一次)			
照料、关顾者(最少需要照顾他人一周一次)			
家居料理者(最少一周一次整理或修拾家居)			
朋友(最少一周一次与朋友聚会或一起活动)			
家庭成员(最少一周一次与家人相聚)			
宗教信徒(最少一周一次参加宗教活动)			
兴趣或余暇活动参加者(最少一周一次做兴趣性或余暇性活动,如缝纫、弹奏乐器等)			
机构组织活动参与者(最少一周一次参与机构组织活动,如童军、妇女组织等)			
其他角色(以上未列出):________			

(二)活动量表(activity checklist - Naomi Katz)

通过问卷填写,检查自己的兴趣活动和参与状况的3种情况,在适合项内打勾。目的是收集个人的兴趣活动取向和特点,以了解其兴趣活动参与状况。所需时间大约20分钟。具体内容(表15-3-3,15-3-4):

表 15-3-3　活动量表

活动名称		兴趣			过去的参与			将来的兴趣	
		强	一般	没有	经常	有些时候	从不会	是	否
体育球类运动	1. 打篮球								
	2. 打排球								
	3. 打乒乓球								
	4. 驾驶								
	5. 露营								
	6. 木工								
	7. 跑步								
	8. 砌模型								
	9. 踏单车								
	10. 踢足球								
	11. 童军								
	12. 镶嵌手工								
	13. 义务工作								
	14. 做运动								
智力性及音乐活动	1. 弹钢琴								
	2. 古典音乐欣赏								
	3. 话剧								
	4. 吉它								
	5. 科学								
	6. 拼字游戏								
	7. 桥牌								
	8. 摄影								
	9. 数学								
	10. 听讲座								
	11. 知识学习								
	12. 下棋								
	13. 写作								
	14. 演奏会								
	15. 语言性活功(例:学习新语言、拼字游戏)								
	16. 阅读								

(续表)

活动名称		兴趣			过去的参与			将来的兴趣	
		强	一般	没有	经常	有些时候	从不会	是	否
社交性活动	1. 唱歌								
	2. 打网球								
	3. 的士高								
	4. 电影								
	5. 度假								
	6. 购物								
	7. 交谈								
	8. 旅游								
	9. 派对								
	10. 沙滩活动								
	11. 探访								
	12. 跳舞								
	13. 约会朋友								
	14. 造衣服								
精细手工艺及家务性活动	1. 编织								
	2. 缝补								
	3. 缝纫								
	4. 烤食物								
	5. 理发								
	6. 抹地、抹尘								
	7. 烹饪								
	8. 皮具手工								
	9. 手工艺								
	10. 烫衣物								
	11. 陶器手工								
	12. 洗衣服								
	13. 刺激性工艺								
	14. 装饰								

注1:兴趣:此活动引起你注意或好奇的程度;过去的参与:在过去任何时段里,你曾投入的时间和能力的份量;将来的兴趣:你是否将来会参与这活动。

注2:兴趣栏:2、表示强,1、表示一般,0、表示没有;过去的参与:2、表示经常,1、表示有些时候,0、表示从不会;将来的兴趣:1、表示是,0、表示否。

以上各项加起来的分数填在表 15-3-4 表格中。

表 15-3-4　活动量表汇总表

分　类	兴趣	过去的参与	将来的兴趣
1. 体育、球类运动			
2. 智力性及音乐活动			
3. 社交性活动			
4. 精细手工艺及家务性活动			
总 分	(0-30)	(0-30)	(0-15)

(三)其他

以下五个量表,虽不是作业治疗专业所研制,但已被翻译或比较适宜在中国使用,具体可参考王善澄主编的《实用康复精神医学》。

1. 住院精神病人康复疗效评定量表(inpatient psychiatric rehabilitation outcome scale, IPROS)。

2. 住院精神病人社会功能评定量表(scale of social - skills for psychiatric inpatients, SSPI)。

3. 社会功能缺陷筛选量表(social disability screening schedule, SDSS)。

4. 日常生活能力量表(activity of daily living scale, ADLS - Lavton & Brody)。

5. 功能活动调查表(functional activities questionnaire, FAQ - Pfeffer et al)。

四、作业治疗

(一)治疗目标

由于功能出现障碍或受损,以致社交、工作、业余及自理能力明显受到影响,出现了整体性的残障现象。因此,治疗目标也如同其他疾病引起的残障一样。

1. 根据患者的活动或作业表现的个别需要及社区要求,提供支持建立适度的健康状况。

2. 发展、培养、改善、重建、促进及维持人生每一个阶段的正常作业功能及表现。

3. 防止、矫正或减低在人生各阶段中的作业功能障碍或不良的适应行为。

(二)治疗原则

1. 提供与现实有密切关系的活动内容,尽量使患者从中体验责任感及基本的工作习惯。

2. 鼓励及提供机会,让康复者主动参与和投入各种训练项目,尽量扩大和发展其潜在的社会心理功能的合理部分。

3. 鼓励和帮助患者在训练中改善或加强与他人良好的人际关系。

4. 技能训练的内容、进度需根据患者的实际能力及水平设计,不宜过分高、低或过分快、慢,更不能使患者过度劳动和片面追求经济效益。

5. 积极开展有组织的集体活动,防止出现松散放任的情况,更尽可能运用各种激励性和条件强化行为措施,以加强效果。

6. 进行技能训练时应注意安全,设置必要的监管措施。

7. 就训练活动的进展,努力促使技能及角色转移,并尽量加入家庭参与及社会支持力量。

(三)治疗方法

以下提供的治疗方法,不是按患者的精神疾病分类,而是根据患者的需要及治疗目标所制定。所以,也适用于其他精神疾病患者。

1. 日常生活行为训练　具体措施:可着重培训个人卫生、饮食、衣着、排便等活动,坚持经常教导和训练,并配合适当的奖励刺激。例如烹饪尝试小组。烹饪是大多数患者回归到家庭后,日常接触最多最实用的技能。烹饪训练的目标,主要在于提高患者自身的生活能力及适应社会生活的能力。根据患者的需要,可以是每周一次或每天一次,每次约 2~4 小时。可请有经验的厨师来教患者掌握烹饪家常菜肴的方法。再加上一些烹饪理论知识,如刀工知识、鲜活原料的加工、营养素的构成和保养、火候、油温、制汤、调味、成本核算、配菜等方法。实际操作时进行示范带教,积极辅导患者自己操作,同时安排数名工作人员配合参与和指导作适当监护。对患者每次烹饪成果进行品尝和评价。通过烹饪技能训练,在学习并亲口尝到自己的作业成果后,兴趣会大为提高,更增强了主动参与的意识,同时也促进了患者彼此之间及与工作人员的交流。

2. 文体娱乐活动训练　这类训练项目的重点在于培养精神病患者参与群体活动,扩大接触交往面,改善社交能力,以提高对生活的情趣,促进身心健康。文体娱乐活动的内容应按患者的具体情况而选择安排。除一般的游乐和观赏活动外,可逐渐增加带有学习提高和竞技性质的参与性活动,如歌咏、舞蹈、体操、游泳、球类比赛、乐器演奏等,又如举行卡拉 OK 演唱比赛、智力竞赛及影视评论等项目,均可循序渐进地进行安排。其主要也是应用精神分析方法,鼓励患者对听到的音乐引起的情感或想象,又或对音乐的节奏做出自由的动作等内容进行剖析,以了解他们内心的思维活动、情感体验或幻觉、妄想等症状,从而引导他们把在潜意识中被压抑的冲突释放出来。这些不仅可改善患者的心理状态及精神症状,如专注力、自信、情感抒发及社交能力等,更可让住院的患者充实院中生活。可考虑每周举行 1~2 次,每次 2 小时;也可根据患者的需要,而设下一个 8~10 周的疗程。在举行音乐欣赏的程序中,要多准备一些不同类型的歌曲,多鼓励患者自选歌曲,以训练其自决能力及增加自信。更可加入卡拉 OK 比赛项目,以增加各人的兴趣及投入感。

此外,可以有组织地成立音乐操练小组,聘请专业老师上课,指导训练。此活动特别适合病程较长、趋于衰退的患者。对病前有乐器演奏经验的患者,尽量根据其特长操练某项乐器,而对无特长的患者,则让他们参与简单的打击乐器。每天操练 1~2 小时,每周重点练习一曲。在实施方法上,参照患者的兴趣和训练程度,经常组织讨论和鼓励,使他们建立信心。音乐演奏操练,对于调整情绪,激励正常心理活动,抑减精神症状,都有一定的康复疗效。加上通过参与操练,发挥个人与群体的协同作用,有利于促进彼此交流,克服孤独、淡漠、不协调现象。安排定期的操练或表演,更可巩固康复疗效。

除此以外,还可以借助绘画以及书法来改善患者的心理状况。其主要内容是依靠精神分析方法,对患者的作品进行剖析,以揭示他们内心的思维活动、情感体验或幻觉、妄想等症状,从而引导他们从白日梦或幻想中解脱出来。

3. 社交技巧训练(social skill training,SST)　社交技巧训练是运用学习理论原则,增进患者人际交往技能的训练方法,SST 也是根据行为矫正学习理论的一种心理治疗形式,其目的在于发展患者的社交能力。一般认为,这项训练可改善患者对付应激情况的能力、减少复发的可能性、提高社会适应力以及增加参与社会生活的机会。训练方法及内容包括:

(1)评定患者的社交能力,以作量度底线及寻找出社交训练的需要,筹划训练内容。

(2)首先介绍基本的 SST,即训练人际交往的基础能力,训练目标及模式。

(3)教导社交技能的内容及应用　言语与非言语沟通的内容等。

(4)训练表达　以录像、媒体介绍展示社交方法;以角色扮演和运用实物资源以教导如何表达,如何建立社交活动等。题目如:如何开始对话、如何面对正面或负面的说话、如何请求帮助等。

(5)安排在自然环境中实践及操练已习得的技能,给予激励,促进阳性反馈。

(6)指导家庭作业　最后向患者们给予作业,提供机会及鼓励,以单独操练习得的技能。

Birrel 等归纳了社交技能训练时所采用的方法,按施行次序的先后分别为:示范(对某种社会交往的应付方式作示范表演);角色扮演(让患者扮演已示范的情景);反馈(观察者对角色扮演进行述评);指导做出明确和详尽的评论,以改进表演;课外作业(布置下一次训练课程前需完成的作业);社会性强化(收集旁观者对患者表演的肯定性反馈)。

他提出了一个典型的社交技能训练程序:

第一个星期:一般性介绍社交技能,训练基本语言。

第二个星期:进一步训练基本语言和口语表达。

第三个星期:训练简单问候、简短对话及告别。

第四个星期:训练较长时间对话,包括自我表达和赞扬别人。

第五个星期:训练加入和离开小组,训练小组交谈。

第六~十个星期:继续做第一到第五个星期的练习,还要训练如何应付批评、与人约会、跳交谊舞、表达感受、对行为有坚定自信、去面谈工作等。

以上的方法和程序可作为实际工作的参考,但必须按患者的需要及可利用的资源条件而加以变动。实施时以小组形式进行,以 1 个训练小组包括 4~8 名参加者和最少 1 名训练员为佳。此学习活动的课程,以每周进行 2~3 次,每次不多于 2 小时为宜。因疗程或内容的需要增长或缩短整个训练期,通常为 8~10 周。

4. 学习行为的教育及技能训练　这类训练是帮助患者学会善于处理和应付各种生活上的实际问题的技能。训练的内容可分为一般生活、文化知识教育、一般生活技能学习及工艺制作培训等。学习行为教育的实施:组员可以是患者或其家人,以 20~40 人为 1 组,分为若干组分别进行。系列课程分为 10~14 次讲座为 1 学期,内容涉及疾病、用药、家庭、社区、职业等有关问题和对策,并备有组织系统性教材。课程安排:开始时每周 1 次讲座,每次 1~2 小时。每次完成 1 个题目或单元,安排 1 次小组讨论,分享经验或问题解答,以此加深内容了解和学习。例如:

(1)生活、文化知识教育　包括时事形势教育、卫生常识教育、精神疾病预防、认识病发先兆、处理压力和寻求帮助的方法等,以及一般的历史和科技知识教育,以提高患者常识水平及培养学习新事物和新知识的习惯,以免过分脱离社会现实。学习内容的选择以趣味性较强、通俗易懂为佳,采取课堂教导与小组讨论的形式来传授,更可利用各类教学媒体,如录像、计算机光碟、投影片等,以增加内容传授和学习速度。训练时间不宜过长,一般每节教学在一小时为宜。教学速度不宜过快,教学目标不宜定得太高,以免患者因不能跟上、学不会而产生畏难情绪,影响训练的进度。

(2)工艺制作培训　这种训练的目的主要在于教导及训练患者进行手工艺术性的操作。这项训练常带有较多的艺术性和技术性,训练时需配备有相当工艺水平的专业人员进行耐心细致的传、帮、带,由于工艺制作训练可激发创造力、增强才能、提高兴趣、稳定情绪和加强参加康复训练的自觉性等,故对心理与社会康复颇为有利。而且这类活动对躯体康复也很有价值,即在工艺操作时加强了肌肉力量和控制能力,改善关节活动度,以及增进手的技巧性和操作正确性等。如果将工艺制作作为就业培训的一部分,可以如上班工作一样每天进行,否则可每周1~2次,每次2小时。工艺制作训练大致有以下几个方面:

1)各种编织:编筐、织网袋、织花边、织毛衣、枱布、毛毯等。

2)各种美术品创作:书法、绘画、摄影、雕刻、泥塑、陶瓷、剪纸等。

3)服装裁剪、缝制,各种刺绣品制作等。

4)布制和木制玩具制作:应用现代用品的杂物制作美术品或饰品,塑料玩具的装配、书籍装订、园艺种植、生活用品修理等。

至于一般生活技能的学习,可针对患者回归社区所要求的生活技能而开设,如家庭生活技能(包括家庭环境布置、家务料理、衣服洗涤、采购生活物品、食品烹饪、钱财管理、家庭社交礼节、交通工具使用等等)。另外,为丰富患者的余暇生活、陶冶情操,可开设兴趣培训班,如园艺制作、琴棋书画技能训练等。

5. 就业行为的技能训练　这方面的训练大致可分为三种形式:简单作业训练、就业前培训、就业培训。

(1)简单作业训练　安排工序简单、技术要求低、品种内容适合大多数患者的训练,对患者的培训不能突出职业性和技能的要求。这种安排被看作是患者进行就业行为训练的初期准备阶段。此项训练不仅可培养患者回归社区前的工作情绪与习惯,更可训练患者在住院接受治疗期间保持良好的精神状态。

(2)就业前训练　这是回归社区就业前的准备活动,通常在患者回归前或在庇护性及过度性机构中进行。原则上此训练内容应尽量可能与回归社区后将从事的职业技能相类同。

(3)就业培训　职业康复是为康复对象寻求和维持适当职业的过程,包括帮助他们进行计划和设想,给予职业咨询和训练,改善工作环境以及解决就业有关问题等,尽量协助患者达到全面参与社会生活。职业康复的宗旨在于:使残疾者(不论精神或躯体性)均能充分地发挥潜能,实现人的价值和尊严,取得独立的经济能力并贡献于社会。所以,妥善解决精神病患者和精神残疾者的职业安置和重新就业,对支持其心理处境和参与社会生活起到十分重要的作用。

在开展精神病患者的职业康复时,必须注意这类患者的特殊性,就业场所及训练内容等需要做出特殊安排。就业场所应根据患者的需要及技能水平而具有不同的特性,具备庇护性、支持性、过渡性以及辅导帮助性的设施要求。训练内容分为:训练职业技能、纠正因疾病或药物副作用引起的学习障碍和训练工作适应能力,尤其是后者对精神康复者保持工作岗位特别重要。其内容有训练出勤、守时和履行职责的能力,还有训练与上级和同事间交往的能力,以及情绪控制能力等。

对大多数精神病患者来说，通常在出院后不能很快安排就业或恢复工作。往往要根据他们的需要和能力，经过一系列的步骤方能完成，同时还要根据每个患者的具体情况，作个别化调整。职业康复过程可大致分为以下七个步骤，患者的学识水平、病历、既往工作经验均可影响他们从哪一步骤开始及其进度。

1)工作技能评定：评定患者既往和目前保留的工作技能，通常根据直接观察、监护者与熟悉者的报告、康复者的自我报告，还可利用已经研究的标准工作项目及评定工具：如 LIDO，VALPAR 等，综合来加以分析，为进一步训练与制定职业康复计划提供依据。

工作技能评定是一个综合性观察考核过程，不仅涉及身体、心理和职业适应，也包括情绪方面的评定，具体包括康复对象的兴趣、个性、气质、价值观、态度、神经类型、体能、耐力、学习能力、工作弹性、环境适应性及人际关系等。

2)工作适应训练：先要评定曾提及的工作适应能力(就业前技能)。根据个人情况制定训练内容及计划。

3)职业技能训练：系统性地训练一种特定式社区需要的职业、手艺或技能。这种训练多在社区过渡性就业机构、中等专业学校或正式就业场所进行。具体安排取决于所需的技能和可能取得的有利条件。

4)庇护性就业：将康复者安排在庇护就业机构，如庇护工场或工疗站内，使其体验到仿真性就业机会。患者在适应工作期间可能出现的问题，将由专职人员加以监控，并使用有选择性的干预手段进行指导。这一步骤对促进工作适应能力、职业技能及社交技能也有良好效果。

5)过渡性就业：当康复者在庇护性就业机构中取得成功或已有确定可靠的就业前技能，就可进入过渡性就业。此时，康复者可在作业治疗师或专业人员的督导下参加市场实质性的工业或商业性机构的工作，获得一定的劳动报酬。

6)工作安置：首先是通过职业评定及咨询，提供较适合现今状况及功能的职业种类等信息，积极助康复者自己寻找，更动员社区各方力量和行政机构的充分支持，力争取得合理安置。

7)职业维持：安排及协调各方力量，积极跟进，加强患者所需的各种技能和支持，以帮助他们保持就业岗位，减低发病的机会或发病时的影响，最终达到真正的回归社区生活。

所需注意的是，以上治疗措施在有条件和符合患者需求的情况下，应注重开展以小组的形式的治疗方式。小组心理治疗是以集体形式，通过讨论、个人经验分享及问题解答等方式，来达到治愈疾病的一种心理治疗。组员可包括患有同类疾病或具有类似心理问题的患者。这些患者由于同病相怜，很容易互相理解，建立友好融洽的关系而互相支持。小组治疗能同时对较多患者进行治疗，节省人力和时间，但也必须对患者辅以个别心理治疗，以处理个别问题。小组由 1～2 位治疗师主持及引导，组员人数由 3～15 人，但以 8～10 人为佳。根据需要可每天 1 次或每周 2～3 次，每次以 1～2 小时为宜，因时间过长易产生疲劳和注意力涣散。除了互相分享、交谈外，也可选择专题讲座及邀请专家参与。

6. 改善环境条件　它包括二个方面，一是建设开放性生活环境，改善患者病室或生活环境；二是建立开放式分级管理制度。

开放性生活环境，在原则上是为住院患者提供较宽容的活动空间，接近现实生活的设施，以及有利于促进社会生活能力的条件，如提供运动场、球场、体疗室、各种劳动作业室、书报室、会客室等，并将病室设施尽可能逐步倾向于家庭化、社会化，以使生活环境尽可能适应于心理功能障碍的康复。

在准备环境条件的同时，至关重要的是制订切实合理的开放式管理的常规制度，以保证各项措施顺利贯彻，使开放性环境名副其实。同时应注重改善环境气氛，环境气氛是指医院工作人员与患者之间，以及患者相互之间的人际关系气氛，而以前者尤为重要。

五、其他治疗措施

(一)药物治疗

目前，治疗精神分裂症的主要手段之一，是使用精神药物。在精神分裂症患者的急性发病或慢性期急性发作时，积极使用精神药物固然是一项主要的治疗措施，在精神症状已基本控制或缓解，即处在医院康复或社区康复的阶段中，通常认为较持续地使用适量的精神药物，仍具有重要的价值和意义。

常用的抗精神分裂症的药物包括：氯丙嗪、奋乃静、氟奋乃静、泰尔登、氟哌啶醇等，而选择抗精神分裂症药物，往往是以对个体产生最少困扰的副作用为基点。在药物的副作用方面，高效价药物主要伴发锥体外系神经肌肉性副作用，低效价药物则主要是发生镇静性副作用的困扰。最常见的副作用为：迟发性运动障碍、低血压、锥体外系症状、镇静、内分泌作用、抗胆碱能症状等。

(二)家庭干预(family intervention)

近来，人们越来越认识到精神病康复工作与家庭心理教育的密切关系，也就是对患者家庭进行各种干预措施(包括心理教育等在内)可明显地有利于精神病康复。家庭干预的具体要求：通过干预措施帮助家庭改善环境气氛、改进家庭交流关系、训练应付和解决矛盾的方便，以及端正和加强对精神病的认识等，促使家庭对其患病家属担负起应尽的责任。

家庭干预，大多是从住院精神病患者着手，即在患者住院期间，尤其临出院前就开始对家庭进行心理教育等准备工作；出院后，由医院定期派出人员深入到社区家庭进行一系列干预措施，通常也结合采用家庭成员按约到医院参加集会，接受心理教育课程。

对家庭成员和患者本人的心理教育和心理干预的方案，归纳起来大多包含四个方面的内容：疾病知识教育；用药常识教育；调整家庭交流关系；解决不良行为问题。一般开始时每1~2周对每个家庭进行一次干预，几个月后减为约每月一次。每次会谈干预时间大致为1~1.5小时。

(三)社区康复

从国内外的发展趋势来看，精神疾病康复的工作重点，正逐渐地从医院康复向社区康复方向转移，其目的是：为社区的精神病患者提供中间性或过渡性生活空间及相应的精神卫生与康复服务，尽量安排他们接受适应社会生活的各项训练，从而尽可能促进功能恢复而重返社会。本病患者是社区康复服务机构和设施的主要服务对象。可根据需要由社区安排进入这些机构和设施，如工疗站、日间医院或日间康复站及中途住所等。随着我国精神病社区康复的进展，预计将逐步发展适合我国国情的社区康复服务工作。

(邱贵生)

第四节 儿童孤独症的康复

一、概述

儿童孤独症属于儿童、青春期精神障碍中广泛性发育障碍的一个诊断类别。1943 年 Kanner 在“孤独性情感交往障碍”一文中提出了“早期婴儿儿童孤独症”的概念。该症出生后不久即出现下列表现:①极度孤独。②言语发育迟缓。③言语不起交流作用。④游戏活动重复而简单。⑤孤立性才能。他认为在这些特征中只有孤独性独自活动和强迫地坚持同一格式才具有诊断意义。

1956 年 Eisenberg 和 Kanner 将以上特征减少至两个,即极度孤独和专注于保持同一格式,并将起病年龄延长至两岁。

1968 年 Rutier 将儿童孤独症主要特征归结为:①缺乏社会兴趣和反应。②语言障碍:从无言语至语言形式奇特。③异乎寻常的动作行为:游戏形式僵硬、局限,动作具有刻板、重复、仪式性以及强迫性行为。④起病于出生后 30 个月内。这些特征几乎所有儿童孤独症儿童均可出现。

(一)病因与发病机制

自从 1943 年 Kanner 提出儿童孤独症后,很多学者从不同学科领域进行了病因学探讨,并提出不同的假说,主要有心源性和生物源性两类。

1. 心因学说　Kanner 最初报道儿童孤独症时,注意到该症的儿童与父母之间的交往存在缺陷,这是由于父母对小儿淡漠、高傲,冷若冰霜。但目前研究证明,对孩子照料上的不足与儿童孤独症的发生无关。

2. 生物学机制　现今多种研究结果提示,神经生物学因素在儿童孤独症发病机制中起着重要作用。

(1)出生缺陷和先天性神经异常　孤独症患儿常表现有身体发育异常、持久性原始反射、多种软体征以及脑电图异常,而且癫痫发作发生的危险性较高。先天性风疹、结节性硬化、苯丙酮尿症、脆性 X 综合征伴发儿童孤独症较多见。

(2)出生前后的不利因素　有些学者报道,出生前、出生时以及出生后的有关不利因素,与脑损伤和儿童孤独症的病因有关。

(3)遗传因素　1968 年 Rutter 等的研究发现,儿童孤独症的同胞患病率为 2%~3%,高于一般人群 50~100 倍。1981 年 August 等还发现,孤独症患儿的同胞中患有其他认知障碍的人数高达 6%~24%。这些认知障碍包括精神发育迟滞、语言发育障碍、学习无能等。

3. 其他　一些学者通过其神经生理、神经病理、免疫学等方面的研究,发现脑发育的异常、脑功能的失调、脑内啡肽含量的变化等因素,都与儿童孤独症的发生有一定的相关性。

(二)诊断标准

1. DSM-IV 儿童孤独症的诊断标准　包括下述(1)、(2)、(3)中的六项以上,至少有两项是(1)中的,(2)、(3)中至少各一项。

(1)社会交往有质的缺损　至少具备下列两项表现:①非言语性交流行为的应用有显著缺

损，如眼神交流、面部表情、躯体姿势、社交手势等方面。②与相似年龄儿童缺乏应有的同伴关系。③缺乏自发地寻求与分享乐趣或成绩的机会，如不会显示、携带、或指出感兴趣的物品或对象。④缺乏社交或感情的相互交流。

(2)言语交流有质的缺损　至少具备下列一项表现：①语言发育延迟或缺如，并不伴有以其他交流方式来代替或补偿的企图，如手势或姿势。②虽有足够的言语能力，但不能与他人开始或维持一段交谈。③刻板地重复一些言语或言语奇怪。④缺乏各种自发的儿童假扮游戏或社交性游戏活动。

(3)重复刻板的有限的行为、兴趣和活动　至少具备下列一项表现：①沉湎于某一种或几种刻板的有限的兴趣，而其注意集中的程度却异乎寻常。②固执于某些特殊的没有实际价值的常规行为或仪式动作。③刻板重复的装相行为，如手指扑动或扭转、复杂的全身动作等。④持久地沉湎于物体的部件。

2. 功能异常或延迟　至少表现下列一项，而且必须在3岁前出现：

(1)社会交往。

(2)社交语言的应用。

(3)象征性或想象性游戏。

3. 并非Rett病或儿童期互解性精神障碍。

二、功能障碍的特点

孤独症患儿以缺乏社会交往、语言交流和游戏兴趣，想象力障碍，对感觉刺激的反应异常，运动协调障碍，强迫保持生活环境和方式为特征。

(一)感觉与运动功能障碍

1. 对感觉刺激的反应异常　主要表现为：①感觉输入似乎无法印记在脑中，因此，常对周围漠然不注意，有时却又反应过度。②前庭和触觉虽有作用，调节上则相当不良，大多有重力不稳和触觉防御过当现象。③对新的或不同的事物，大脑的掌握特别困难，对有目的或需积极处理的事不感兴趣。

孤独症患儿对声音、视觉、触觉不敏感，对疼痛和外界刺激麻木。如一个突然的声响在正常小儿会引起惊跳，而孤独症患儿则若无其事。给他们讲话，他们像聋子一样没反应，很多父母因此怀疑小儿“耳聋”而初次就诊。在患儿面前站个人，他好像没有看见，或只注意看对方的一双手或其他某一部位。患儿常以摩擦、拍打、撞头、咬硬东西、摇晃或旋转身体等动作以引起自身感觉。而另一些情况下，患儿对某些刺激又会特别敏感，尤其对汽笛声、吸尘器声、狗吠声以及光线突然变化等异常过敏，常会引起惊恐或烦躁不安。有些患儿手指压伤了不会叫痛，而对轻微的瘙痒却忍受不了。感觉麻木和过敏可在一个患儿身上同时存在。

2. 运动协调性障碍　孤独症患儿的运动能力似乎非常差。他们只做最简单而熟悉的动作，可以记诵，也可作简单的推理，喜欢重复原有的动作，却很难去重新组合这种原有动作，使自己的思考和行动似乎没有弹性可言。

孤独症患儿都坐不住，动个不停。常用脚尖走路或以跑代走，东张西望，眼神飘忽很难长时间集中注意力。还常伸颈，装腔作势，做出些怪异姿势，有的患儿还莫明其妙地笑或哭。

(二)社会交往障碍

大部分孤独症患儿婴幼儿期就表现出对人缺乏兴趣,母亲将其抱着喂奶时,他们不会将身体与母亲贴近,不会望着妈妈微笑,平常不注视父母的走动。6~7个月时还分不清亲人和陌生人,不会像正常小儿一样发出咿呀学语声,只是哭叫或显得特别安静。有的患儿即使1~2岁发育正常或基本正常,但起病以后表现有饥饿、疼痛或不舒服时,不会跑到父母身边寻求食物或安慰,或只是拉着父母的手去取东西,而不会以言语或姿势来表示。这种患儿往往对父母离开或返回无动于衷,即使父母站在身边也不会与之交往,更不会与父母对视,显得极其孤独。孤独症患儿也同样缺乏相互性社会交往,表现为不与周围小朋友交往,更不可能建立友谊。

Wing将具有社会交往障碍的孤独症患儿分为四种类型,即孤独型、被动型、异常积极型和过度依赖型。

(三)语言交流障碍

语言交流障碍在孤独症患儿中表现得较为显著,具体表现有以下几方面:

1. 非语言交流障碍　孤独症患儿常以哭或尖叫表示他们的不舒适或需要。稍大的患儿可能会拉着大人的手,走向他们想要的东西。缺乏相应的面部表情,常显得表情漠然,很少用点头、摇头、摆手等以表示他们的意愿。

2. 语言发育延迟或不发育　患儿常常表现为语言发育较同龄儿晚,有些甚至不发育。有报道说,患儿中约有一半终身保持缄默,仅以手势或其他形式表达自己的要求。也有些2~3岁前语言功能出现以后,又逐渐减少甚至完全丧失。

3. 语言内容、形式的异常　孤独症患儿语言功能即使存在,也同样有许多问题。患儿往往不会主动与别人交谈,不会维持或提出话题,或者只会反复纠缠同一话题,而对别人的反应毫不在意。他们常常是在“对”人说话,而不是“与”人交谈,语言交流十分困难。刻板重复性语言及模仿性语言也较多见,和患儿谈话时他常只会重复你的讲话。也有的会在当时或隔一段时间以后模仿电视、收音机或别人说过的话。有些患儿表现为自言自语或哼哼唧唧,自得其乐。另外,孤独症患儿还可有语音、语调、语速、语言节律及轻重音等方面的异常,讲出的话怪声怪气或平平淡淡,没有感情色彩。有的患儿对人称代词常错用,把“你”说成“我”,或把“我”说成“他”等。

(四)想象力障碍

孤独症患儿最困难的事情,就是不能理解事物在时间与空间中的相互联系。因此,患儿不能进行模仿游戏和想象性活动;难于理解其他人的感情,不明白动作的顺序等,常常导致日常生活活动混乱。另外,患儿也难于理解过去、现在、未来等时间概念。

(五)兴趣狭窄、坚持同一格式和仪式性强迫性行为

1. 兴趣狭窄和不寻常的依恋行为　孤独症患儿对一般儿童所喜爱的玩具和游戏缺乏兴趣,尤其不会玩想象力的游戏,而对一些通常不作为玩具的物品却特别感兴趣,如车轮、瓶盖等圆的可旋转的东西。他们常对物体的非主要特性感兴趣,如喜欢反复摸光滑的地面等。有些患儿还对塑料袋、门锁、某些水果等产生依恋行为。而患儿对有生命的东西产生依恋是少见的。

2. 日常生活习惯不愿被改变　孤独症患儿对环境常常固执地要求一成不变,一旦发生变化就会焦虑不安。对日常生活习惯也是如此,如有些患儿只吃固定的食物,有些吃饭时要求坐固定位置,有的还喜欢把玩具或物品排列成行,如被搞乱,就显得痛苦或大发脾气。几乎所有的儿童孤独症者都拒绝学习或从事新的活动。

3. 仪式性或强迫性行为　如扭曲或在面前弹弄手指,拍手。有些患儿花费很多时间沉湎于记忆天气预报、一些国家的首都、家庭成员的生日等。稍大的患儿常反复问同一个问题和不可克制地去触弄或嗅闻一些物体。这种仪式性或强迫性行为在智力正常的患儿中较多。

(六)智能和认知障碍

孤独症患儿的智能约有50%处于中度和重度低下水平(IQ低于49),约25%为轻度低下水平(IQ为50~70),还有25%可保持正常。一般医院门诊所见的患儿多属于中度或重度,那些轻度或正常智力水平的患儿也许被认为只是脾气古怪,而不作为病态前往医院就诊。不论患儿的智商是低还是高,其表现的主要症状均相似,只是智商低的患儿在社会交往和社会反应、刻板行为和自伤行为的程度上更为严重,癫痫发作也较多见。

1967年Rutter和Lackyer对孤独症患儿的智商研究中发现,孤独症患儿在应用操作、视觉-空间技能、即时记忆的测验上较优,而在那些象征性、抽象思维和逻辑程序的测验上较差。其他认知缺陷表现在模仿、对口述词和手势的理解、灵活性、创造性、制订和应用规则上,与智商相同的非孤独症儿童相比,则障碍要广泛和严重得多。此外,智力低下和智力正常的孤独症儿童相比,前者认知障碍则更为广泛。有部分孤独症患儿在智力低下的同时又出现"孤独性才能",在音乐、计算、推算日期、机械记忆和背诵等方面呈现特异功能,被称为"白痴天才"。

(七)其他特征

孤独症儿童呈现情感平淡,或与境遇不相称的情感过分或不恰当。他们常出现无理由的哭泣、大声啼哭,并且难以通过安抚使之平息。也有的无故地咯咯笑。对汽车、高楼和有毛动物等一般孩子所害怕的东西无畏惧感。患儿常出现旋转而不头晕,自伤行为多见。癫痫发作可出现在儿童早期或少年期,以后者多见。

三、功能评定

儿童孤独症的评定,首先需把握患儿的生长发育史、游戏史,目前的行为特征和能力;其次,应从家长那里获得相关的资料。但最重要的评定为智力检测和临床心理工作者的检测。表15-4-1所列评定内容是对孤独症患儿进行作业疗法的基础。

表15-4-1　孤独症患儿的评定内容

1. 智力检测
2. 问卷法进行发育检查
3. 孤独症的行为评定量表
(1)孤独症儿童行为评定量表(autism behavior checklise, ABC)
(2)儿童孤独症评定量表(childhood autism rating scale, CARS)
(3)克氏孤独症行为量表(clancy autism behavior rating scale, CBRS)
4. 儿童孤独症的感觉历质问表
5. 爱尔丝博士孤独儿13项检查表
6. 感觉统合评定记录

(一)智力检测

孤独症患儿的智力检查,可根据患儿的年龄,采用不同版本的韦氏智力量表进行检测。但患儿很难合作完成此项检查。

(二)发育的检查

可参照《人体发育学》正常儿童发育的次序进行对比判断。

(三)孤独症儿童行为评定量表

孤独症儿童行为评定量表为国内孤独症行为评定常用量表(表 15-4-2)。孤独症儿童的感觉、行为、情绪 、语言等方面异常表现的项目,可归纳为 5 个因子:感觉、交往、躯体运动、语言、生活自理。每项的评分是按其在量表中的负荷大小,分别给评 1、2、3、4 分。如第十项分值是 3 分,只要患儿有该项表现,无论症状表现轻重都评 3 分。为方便使用,设计者在每项后标明了应有的得分。实得分数大于 53 分为异常。

表 15-4-2　孤独症儿童行为量表(ABC 量表)

项　　目	评	分			
	S	R	B	L	S
	Ⅰ	Ⅱ	Ⅲ	Ⅳ	Ⅴ
1. 喜欢长时间的自身旋转			4		
2. 学会做一件简单的事,但是很快就"忘记"					2
3. 经常没有接触环境或进行交往的要求		4			
4. 往往不能接受简单的指令(如坐下、来这等)				1	
5. 不会玩玩具(如没完没了地转动或乱扔、揉等)			2		
6. 视觉辨别能力差〔如对一种物体的特征(大小、颜色或位置等)的辨别能力差〕	2				
7. 无交往性微笑(如无社交性微笑,即不会与人点头、招呼、微笑)		2			
8. 代词运用的颠倒或混乱(如把"你"说成"我"等)				3	
9. 长时间地拿着某件东西			3		
10. 似乎不在听人说话,以致怀疑他(她)有听力问题	3				
11. 说话不合音调,无节奏				4	
12. 长时间的摇摆身体			4		
13. 要去拿什么东西,但又不是身体所能达到的地方(对自身与物体距离估计不足)		2			
14. 对环境和日常生活规律的改变产生强烈反应					3
15. 当和其他人在一起时,呼唤他的名字,对自己的名字无反应				2	
16. 经常做出前冲、旋转、脚尖行走、手指轻掐轻弹等动作			4		
17. 对其他人的面部表情或感情没有反应		3			
18. 说话时很少用"是"或"我"等词				2	
19. 有某一方面的特殊能力,似乎与智力低下不相符合					4
20. 不能执行简单的含有介词语句的指令(如把球放在盒子上或把球放在盒子里)				1	
21. 有时对很大的声音不产生吃惊的反应(可能让人感到该儿童是聋子)	3				
22. 经常拍打手			4		
23. 发大脾气或经常发点脾气					3
24. 主动回避与别人的眼光进行接触		4			

（续表）

项　　目	评	分			
	S	R	B	L	S
	Ⅰ	Ⅱ	Ⅲ	Ⅳ	Ⅴ
25. 拒绝与别人接触或拥抱		4			
26. 有时对很痛苦的刺激如摔伤、割破或注射等不引起反应	3				
27. 身体表现很僵硬，很难抱住		3			
28. 当被抱着时，让人感到肌肉松弛(不紧贴着抱他的人)		2			
29. 以姿势、手势表示所渴望得到的东西，而不倾向用语言表示				2	
30. 常用脚尖走路			2		
31. 用咬人、撞人、踢人等来伤害他人					2
32. 不断地重复短句				3	
33. 游戏时不模仿其他儿童		3			
34. 当强光直接照射眼睛时，常常不眨眼	1				
35. 以撞头、咬手等行为以自伤			2		
36. 想要什么东西不能等待(一想要什么就马上要得到什么)					2
37. 不能指出 5 个以上物体的名称				1	
38. 不能发展任何友谊(不会和小朋友来往交朋友)	4				
39. 有许多声音的时候常常盖着耳朵	4				
40. 经常旋转碰撞物体			4		
41. 在训练大小便方面有困难(不会控制大小便)					1
42. 一日只能提出 5 个以内的要求				2	
43. 经常受到惊吓，或非常焦虑、不安		3			
44. 在正常光线下斜眼、闭眼、皱眉	3				
45. 若没有别人的经常帮助，就不会自己给自己穿衣					1
46. 一遍一遍地重复一些声音或词				3	
47. 瞪着眼看人，好像要“看穿”似的		4			
48. 重复别人的问话和回答				4	
49. 经常不能意识所处的环境，并且可能对危险的情况不在意					2
50. 特别喜欢摆弄某种单调的东西，或着迷于某种游戏、活动等(如来回走或跑，没完没了蹦、跳、拍敲)					4
51. 对周围东西喜欢触摸、嗅和(或)尝			3		
52. 对生人常无视觉反应(对来人不看)	3				
53. 纠缠在一些复杂的仪式行为上，就像缠在魔圈内(如走路一定要走一定的路线，饭前或睡前或干什么以前一定要把什么东西摆在什么地方或做什么协作，否则就不睡、不吃等)			4		
54. 经常毁坏东西(如玩具、家里的一切用具很快就弄破了)			2		
55. 在两岁半以前就发现该儿童发育延迟					1
56. 在日常生活中至少会用 15 个但又不超过 30 个短句来进行交往				3	
57. 长期凝视一个地方(呆呆地看一处)	4				

本量表在 1989 年引进后，经过国内学者的研究应用，表明其信度、效度均较好，与其他精神疾病的鉴别能力较强，问卷项目数量适中，评定只需 10～15 分钟便可完成，由患儿父母或与患儿共同生活达两周以上的人评定即可。原作者使用样本的年龄跨度从 8 个月到 28 岁，引进试用中还发现该量表在不同年龄、不同性别的使用上无差异。

（四）儿童孤独症评定量表

儿童孤独症评定量表（表 15－4－3），由评定者使用，包括 15 个评定项目。每一项都附加说明，指出检查要点，让评定者有统一的观察重点与操作方法。

本量表是按 1、2、3、4 四级标准评分。每级评分意义依次为“与年龄相当的行为表现”、“轻度异常”、“中度异常”、“严重异常”。每一级评分又有具体的描述性说明，以期使不同评分者之间尽可能一致。

本量表最高分为 60 分。总分低于 30 分则评为非孤独症；总分等于或高于 36 分，并且至少有 5 项的评分高于 3 分，则评为重度孤独症；总分在 30～36 分之间，并且低于 3 分的项目不到 5 项，则评为轻至中度孤独症。

表 15－4－3　儿童期孤独症评定量表（CARS）

一、人际关系

1 分　与年龄相当：与年龄相符的害羞、自卫及表示不同意

2 分　轻度异常：缺乏一些眼光接触，不愿意、回避、过分害羞，对检查者反应有轻度缺陷

3 分　中度异常：回避人，要使劲打扰他才能得到反应

4 分　严重异常：强烈地回避，儿童对检查者很少反应，只有检查者强烈地干扰，才能产生反应

二、模仿（词和动作）

1 分　与年龄相当：与年龄相符的模仿

2 分　轻度异常：大部分时间都模仿，有时激动，有时延缓

3 分　中度异常：在检查者极大的要求下才有时模仿

4 分　重度异常：很少用语言或运动模仿别人

三、情感反应

1 分　与年龄相当：与年龄、情境相适应的情感反应（愉快、不愉快）和兴趣，通过面部表情、姿势的变化来表达

2 分　轻度异常：对不同的情感刺激有些缺乏相应的反应，情感可能受限或过分

3 分　中度异常：不适当的情感的示意，反应相当受限或过分，或往往与刺激无关

4 分　严重异常：极刻板的情感反应，对检查者坚持改变的情境很少产生适当的反应

四、躯体运用能力

1 分　与年龄相当：与年龄相适应的利用和意识

2 分　轻度异常：躯体运用方面有点特殊（如某些刻板运动、笨拙、缺乏协调性）

3 分　中度异常：有中度特殊的手指或身体姿势功能失调的征象，摇动旋转，手指摆动，脚尖行走

4 分　重度异常：如上所述的情况严重而广泛地发生

五、与非生命物体的关系

1 分　与年龄相当：适合年龄的兴趣运用和探索

2 分　轻度异常：轻度的对东西缺乏兴趣或不适当地使用物体，像婴儿一样咬东西，猛敲东西，或者迷恋于物体发出的吱吱叫声或不停地开灯、关灯

（续表）

3分 中度异常:对多数物体缺乏兴趣或表现有些特别,如重复转动某件物体,反复用手指尖捏起东西,旋转轮子或对某部分着迷

4分 严重异常:严重的对物体的不适当的兴趣、使用和探究,如上边发生的情况频繁地发生,很难使其分心

六、对环境变化的适应

1分 与年龄相当:对环境改变产生与年龄相适应的反应

2分 轻度异常:对环境改变产生某些反应,倾向维持某一物体活动或坚持相同的反应形式

3分 中度异常:对环境改变出现烦躁、沮丧的征象,当干扰他时很难被吸引过来

4分 严重异常:对改变产生严重的反应,假如坚持把环境的变化强加给他,该儿童可能逃跑

七、视觉反应

1分 与年龄相当:适合年龄的视觉反应,可与其他感觉系统反应整合

2分 轻度异常:有时必须提醒儿童去注意物体,有时全神贯注于"镜像",有时回避眼光接触,有时凝视空间,有时着迷于灯光

3分 中度异常:经常要提醒正在干什么,喜欢观看光亮的物体,即使强迫他,也只有很少的眼光接触,盯着看人或凝视空间

4分 重度异常:对物体和人存在广泛严重的视觉回避,着迷于使用"余光"

八、听觉反应

1分 与年龄相当:适合年龄的听觉反应

2分 轻度异常:对听觉刺激或某些特殊声音缺乏一些反应,反应可能延迟,有时必须重复声音刺激,有时对大的声音敏感或对此声音分心

3分 中度异常:对听觉不构成反应,或必须重复数次刺激才产生反应,或对某些声音敏感(如很容易受惊、捂上耳朵等)

4分 重度异常:对声音全面回避,对声音类型不加注意或极度敏感

九、近处感觉反应

1分 与年龄相当:对疼痛产生适当强度的反应,正常触觉和嗅觉

2分 轻度异常:对疼痛或轻度触碰、气味、味道等有点缺乏适当的反应,有时出现一些婴儿吸吮物体的表现

3分 中度异常:对疼痛或意外伤害缺乏反应,比较集中于触觉、嗅觉、味觉

4分 严重异常:过度的集中于触觉的探究感觉,而不是功能的作用(吸吮、舔或摩擦),完全忽视疼痛或过分地做出反应

十、焦虑反应

1分 与年龄相当:对情境产生与年龄相适应的反应,并且反应无延长

2分 轻度异常:轻度焦虑反应

3分 中度异常:中度焦虑反应

4分 严重异常:严重的焦虑反应,儿童在会见的一段时间内可能不能坐下,或很害怕,或退缩等

十一、语言交流

1分 与年龄相当:适合年龄的语言

2分 轻度异常:语言迟钝,多数语言有意义,但有一点模仿语言

3分 中度异常:缺乏语言,或有意义的语言与不适当的语言相混淆(模仿言语或莫名其妙的话)

4分 严重异常:严重的不正常言语,实质上缺乏可理解的语言或运用特殊的离奇的语言

（续表）

十二、非语言交流
　　1分　与年龄相当：与年龄相符的非语言性交流
　　2分　轻度异常：非语言交流迟钝，交往仅为简单的或含糊的反应，如指出或去取他想要的东西
　　3分　中度异常：缺乏非语言交往，不会利用非语言交往，或不会对非语言交往做出反应
　　4分　严重异常：特别古怪的和不可理解的非语言的交往
十三、活动水平
　　1分　与年龄相当：正常活动水平，不多动亦不少动
　　2分　轻度异常：轻度不安静，或有轻度活动缓慢，但一般可控制
　　3分　中度异常：活动相当多，并且控制其活动量有困难，或者相当不活动或运动缓慢，检查者很频繁地控制或以极大努力才能得到反应
　　4分　严重异常：极不正常的活动水平，要么是不停，要么是冷淡的，对任何事件很难有反应，差不多不断地需要大人控制
十四、智力功能
　　1分　与年龄相当：正常智力功能，无迟钝的证据
　　2分　轻度异常：轻度智力低下，技能低下表现在各个领域
　　3分　中度异常：中度智力低下，某些技能明显迟钝，其他的接近年龄水平
　　4分　严重异常：智力功能严重障碍，某些技能表现迟钝，另外一些在年龄水平以上或不寻常
十五、总的印象
　　1分　与年龄相当：不是自闭症
　　2分　轻度异常：轻微的或轻度自闭症
　　3分　中度异常：自闭症的中度征象
　　4分　重度异常：非常多的自闭症征象

（五）克氏孤独症行为量表

克氏孤独症行为量表（表15－4－4）为国内外使用比较多的孤独症筛查量表之一，由14个项目组成。克氏认为总分7分为划分点，可有效地区分孤独症儿童和对照组儿童（包括正常儿童、脑性瘫痪、听力障碍和精神发育迟滞的儿童）。

1983年台湾学者谢清芬等将克氏孤独症行为量表在门诊试用后将克氏的“二分法”（是1分、否0分）修改为“从不”、“偶而”、“经常”三种反应强度，从而成为0、1、2分的三分法，试用14分为划分点。发现该表对筛选孤独症和孤独倾向的敏感度高，但特异性不高。现规定14分以上、“从不”项目3项以下、“经常”项目6项以上，可作为诊断儿童孤独症的参考依据。

1996年南京学者陶国泰等试用后得出同样意见，即该量表的敏感度高，特异性不高。如用之于流行病学调查可作为筛选工具之一，但确定诊断仍需结合详细病史（包括家族史、发病经过和日常生活表现）及临床体征作综合分析。

（六）孤独儿的感觉历质问表

坂本龙生教授认为：孤独症患儿和一般触觉防御过强和迟钝的孩子不同，其认识必须透过更多成长过程的追踪。为此设计出感觉历质问表（表15－4－5）。可以由父母亲将孩子出生以来，成长过程的各种现象，做成记录，以这种方法进行追踪，或许可以让我们清楚看到孤独儿的感觉统合问题。

表 15-4-4 克氏孤独症行为量表

行为表现	反应强度		
	从不(0分)	偶而(1分)	经常(2分)
1. 不易与别人混在一起玩			
2. 听而不闻,好像是聋子			
3. 教他学什么,强烈反抗,如拒绝模仿、说话或做动作			
4. 不顾危险			
5. 不能接受日常习惯的变化			
6. 以手势表达需要			
7. 莫名其妙的笑			
8. 不喜欢被人拥抱			
9. 不停地动,坐不住,活动量过大			
10. 不望对方的脸,避免视线的接触			
11. 过度偏爱某些物品			
12. 喜欢旋转的东西			
13. 反复又反复地做些怪异的动作或玩耍			
14. 对周围漠不关心			

表 15-4-5 孤独儿的感觉历质问表

询问事项	评价	备注
触觉刺激反应		
1. 不喜欢玩沙、涂抹、泥浆、黏土	□不常□普通□经常	
2. 不喜欢别人拥抱或触摸他	□不常口普通口经常	
3. 对某种感觉特别喜欢,如玩沙或毛巾擦拭,甚至显得固执	□不常□普通□经常	
4. 不喜欢或特别喜欢特选质料的衣服	□不常□普通口经常	
5. 经常自己打自己,甚至有自伤现象	□不常□普通□经常	
6. 不喜欢洗脸、洗手、洗头发	□不常□普通□经常	
7. 不喜欢泥沙或黏土,很害怕脚沾到脏东西	□不常□普通□经常	
8. 运用手做事时,常过度优柔寡断	□不常□普通□经常	
9. 不喜欢穿鞋子,特别喜欢打赤脚	□不常□普通□经常	
10. 对水特别敏感,即使衣服沾到水也会受不了	□不常□普通□经常	
11. 强烈偏食	□不常□普通□经常	
对前庭刺激方面的反应		
1. 非常喜欢玩回转性质的游乐设施	□不常□普通□经常	
2. 很喜欢被抱着转,尤其是旋转	□不常□普通□经常	
3. 自己也很喜欢做旋转游戏	□不常□普通□经常	
4. 喜欢玩回转的玩具,即使电唱机上的唱盘,都会让他着迷	□不常□普通□经常	
5. 非常喜欢边走边跳,特别是两脚一起跳动	□不常□普通□经常	
6. 常拿着绳子、纸张摇动,甚至他的手都会经常无意识的摇动	□不常□普通□经常	
7. 整个身体或头部经常做无意识的摇动	□不常□普通□经常	
8. 倒过来背向行动,一点也不害怕,也不讨厌	□不常□普通□经常	

（续表）

询 问 事 项	评 价	备注
9. 常不在乎地爬到高处或很不稳定的高台上	□不常□普通□经常	
10. 手和脚喜欢用力地挥动	□不常□普通□经常	
11. 特别喜欢玩汽车或火车玩具，只要是车，便完全着迷	□不常□普通□经常	
听觉刺激的反应		
1. 睡觉时经常会发出声音或无故哭泣	□不常□普通□经常	
2. 目不转睛地盯着会发声的电视或录音机	□不常□普通□经常	
3. 只要听到音乐，身体便会随着舞动起来	□不常□普通□经常	
4. 对尖锐或拉高的声音一点也不讨厌	□不常□普通□经常	
5. 有时候对很小的声音也非常敏感	□不常□普通□经常	
6. 在房间时，对外面的声音非常敏感，并很讨厌杂音	□不常□普通□经常	
7. 游玩的时候，经常会因为某种声音而发呆	□不常□普通□经常	
8. 对会出声的玩具不感兴趣	□不常□普通□经常	
9. 不在乎突然产生的巨大声音	□不常□普通□经常	
10. 对某些特定声音常固执地喜好	□不常□普通□经常	
视觉刺激反应		
1. 即使常常看到的东西，都会让他害怕	□不常□普通□经常	
2. 经常对自己的手看得发呆	□不常□普通□经常	
3. 不喜欢分辨模样或图形的游戏	□不常□普通□经常	
4. 对特定的颜色、形状或文字常特别执著	□不常□普通□经常	
5. 不喜欢强光	□不常□普通□经常	
6. 喜欢霓虹灯或固定变化的光源	□不常□普通□经常	
7. 经常喜欢斜眼看东西	□不常□普通□经常	
8. 睡觉时非完全黑暗不可（有的则非点灯不可）	□不常□普通□经常	
9. 喜欢坐车子或火车，对窗外景色变化非常着迷	□不常□普通□经常	
10. 经常瞪眼注视电扇或换气扇的转动	□不常□普通□经常	

（七）爱尔丝博士孤独儿13项检查

（1）轻度触觉 在孤独儿的头部后颈肌肉间轻轻吹气，不管有无反应都要做第二次。如果第一次有反应，第二次反而没反应，表示触觉感迟钝。

（2）触压 可以用大笼球或毛巾进行，如果发现孩子特别喜欢较强烈的压力时，表示触觉反应不足；如果只要求轻轻不断的压，表示一切正常。

（3）触觉防御 可以观察孩子在有人轻轻碰他时的情形，触觉防御敏感者会非常在意别人的接触并感到讨厌；这方面触觉迟钝儿不易检查出来，因为一般正常的儿童，也不会在意别人的接触。

（4）疼痛感觉 通常的孩子都会讨厌疼痛，但对小伤害则比较能容忍。对疼痛很紧张的，显然有触觉敏感的倾向；对疼痛毫无感觉、一点都不怕痛的，属触觉反应迟钝儿。

（5）关节的牵动 可以教幼儿用力伸展手指、手腕或脚，使他的固有感觉承受大量刺激，如果幼儿不断要求做此游戏而不讨厌的，应属反应迟钝孤独儿。

（6）振动感觉 可以用按摩器振动他的脸部，或让他睡在会振动的按摩椅或床上，再观察其反应。不断要求强烈刺激的,属反应迟钝儿;不特别喜欢,但可接受 2~3 分钟,做完以后便不会再要求的,属正常儿童。

(7)运动　可以让孩子做直线运动或旋转运动。强力讨厌拒绝的,属反应敏感儿;不很喜欢但却不特别排斥的,属正常儿;不断强烈要求做这种运动的,属反应迟钝儿。

(8)重力　用突然改变姿势来观察孩子对重力的反应。强烈不安者,表示前庭刺激调节有困难的现象;正常的孩子虽会有惊恐现象,但大多能很快调整过来。

(9)回转　眼睛振动的持续时间,可以用回转后眼震检查(SCPNT)作为测定,指导孩子做 20 秒内 10 次旋转。眼震在 5 秒以下属反应迟钝,眼震在 15 秒以上属反应敏感者。

(10)回转物注视测定　让孩子看转动中的回转盘,观察其注视的时间作为测定。需注视 9 秒以上才能看清楚回转盘的,代表感觉体系反应迟钝;3 秒钟以内为正常儿。

(11)钟声反应　在孩子见不到的地方做一次钟声测定,如果一次没有反应,再试一次;如果两次都没有反应,表示听觉反应有迟钝现象。

(12)臭味检查　观察孩子对特殊臭味的反应。

(13)味觉检查　从日常生活中观察孩子偏食的程度。

(八)感觉统合发展评定记录(表 15-4-6)

表 15-4-6　感觉统合发展评定记录

	从不这样	很少这样	有时候	常常如此	总是如此
(一)					
1. 特别爱玩会旋转的凳椅或游乐设施,而不会晕	5	4	3	2	1
2. 喜欢旋转或绕圈子跑,而不晕不累	5	4	3	2	1
3. 虽看到了仍常碰撞桌椅、旁人、柱子、门墙	5	4	3	2	1
4. 行动、吃饭、敲鼓、画画时双手协调不良,常忘了另一边	5	4	3	2	1
5. 手脚笨拙,容易跌倒,拉他时仍显得笨重	5	4	3	2	1
6. 俯卧地板和床上,头、颈、胸无法抬高	5	4	3	2	1
7. 爬上爬下,跑进跑出,不听劝阻	5	4	3	2	1
8. 不安的乱动,东摸西扯,不听劝阻,处罚无效	5	4	3	2	1
9. 喜欢惹人,捣蛋,恶作剧	5	4	3	2	1
10. 经常自言自语,重复别人的话,并且喜欢背诵广告语言	5	4	3	2	1
11. 表面左撇子,其实左右手都能用,而且无固定使用哪只手	5	4	3	2	1
12. 分不清左右方向,鞋子衣服常常穿反	5	4	3	2	1
13. 对陌生地方的电梯或楼梯,不敢坐或动作缓慢	5	4	3	2	1
14. 组织力不佳,经常弄乱东西,不喜欢整理自己的环境	5	4	3	2	1
(二)					
15. 对亲人特别粗暴,强词夺理,到陌生环境则害怕	5	4	3	2	1
16. 害怕到新场合,常常不久便要求离开	5	4	3	2	1
17. 偏食,挑食,不吃青菜或软皮	5	4	3	2	1
18. 害羞,不安,喜欢孤独,不爱和别人玩	5	4	3	2	1
19. 容易粘妈妈或固定某个人,不喜欢陌生环境,喜欢被搂抱	5	4	3	2	1
20. 看电视或听故事,容易大受感动,大叫或大笑,害怕恐怖镜头	5	4	3	2	1

（续表）

	从不这样	很少这样	有时候	常常如此	总是如此
21. 严重怕黑，不喜欢在空屋，到处要人陪	5	4	3	2	1
22. 早上赖床，晚上睡不着，上学前常拒绝到学校，放学后又不想回家	5	4	3	2	1
23. 容易生小病，并生病后便不想上学，常常没有原因拒绝上学	5	4	3	2	1
24. 常吸吮手指或咬指甲，不喜欢别人帮忙剪指甲	5	4	3	2	1
25. 换床睡不着，不能换被或睡衣，出外常担心睡眠问题	5	4	3	2	1
26. 独占性强，别人碰他的东西，常会无缘无故发脾气	5	4	3	2	1
27. 不喜欢和别人谈天，不喜欢和别人玩碰触游戏，视洗脸和洗澡为痛苦	5	4	3	2	1
28. 过分保护自己的东西，尤其讨厌别人由后面接近他	5	4	3	2	1
29. 怕玩沙土、水，有洁癖倾向	5	4	3	2	1
30. 不喜欢直接视觉接触，常必须用手来表达其需要	5	4	3	2	1
31. 对危险和疼痛反应迟钝或过于激烈	5	4	3	2	1
32. 听而不见，过分安静，表情冷漠又无故嘻笑	5	4	3	2	1
33. 过度安静或坚持奇怪玩法	5	4	3	2	1
34. 喜欢咬人，并且常咬固定的友伴，并无故碰坏东西	5	4	3	2	1
35. 内向、软弱、爱哭又常会接触生殖器官	5	4	3	2	1
（三）					
36. 穿脱衣裤、钮扣、拉链、系鞋带动作缓慢、笨拙	5	4	3	2	1
37. 顽固、偏执、不合群、孤僻	5	4	3	2	1
38. 吃饭时常掉饭粒，口水控制不住	5	4	3	2	1
39. 语言不清，发音不佳，语言能力发展缓慢	5	4	3	2	1
40. 懒惰，行动慢，做事没有效率	5	4	3	2	1
41. 不喜欢翻跟头、打滚、爬高	5	4	3	2	1
42. 上幼儿园仍不会洗手、擦脸、剪纸及自己擦屁股	5	4	3	2	1
43. 上幼儿园（大、中班）仍无法用筷子，不会拿笔、攀爬或荡秋千	5	4	3	2	1
44. 对小伤特别敏感，依赖他人过度照料	5	4	3	2	1
45. 不善于玩积木、组合东西、排队、投球	5	4	3	2	1
46. 怕爬高，拒走平衡木	5	4	3	2	1
47. 到新的陌生环境很容易迷失方向	5	4	3	2	1
（四）					
48. 看来有正常的智慧，但学习阅读或做算术特别困难	5	4	3	2	1
49. 阅读常跳字，抄写常漏字、漏行，写字笔划常颠倒	5	4	3	2	1
50. 不专心，坐不住，上课常左右看	5	4	3	2	1
51. 用蜡笔着色或用笔写字也写不好，写字慢而且常出格子外	5	4	3	2	1
52. 看书容易眼酸，特别害怕数学	5	4	3	2	1
53. 认字能力虽好，却不知其意义，而且无法组成较长的语句	5	4	3	2	1
54. 混淆背景中的特殊圆形，不易看出或认出	5	4	3	2	1
55. 对老师的要求及作业无法有效完成，常有严重挫折	5	4	3	2	1
（五）					
56. 对使用工具能力差，对劳作或家事均做不好	5	4	3	2	1
57. 自己的桌子或周围无法保持干净，收拾上很困难	5	4	3	2	1
58. 对事情反应过强，无法控制情绪，容易消极	5	4	3	2	1

根据儿童的情况在“从不[5]”、“很少[4]”、“有时候[3]”、“常常[2]”、“总是如此[1]”画圈。题中所说的情况只要有一项符合就算。

将上述项目结果输入北京大学第六医院神经卫生研究所儿童感觉统合评定系统，计算机自动统计，输出儿童感觉统合失调的严重程度。

四、作业治疗

(一)治疗目的

儿童孤独症是截至目前为止，我们了解最少、掌握范围最小的一种脑功能失常症。作业治疗的目的是尽可能：

1. 促进孤独症患儿的社会交往。
2. 培养孤独症患儿的兴趣，改善其仪式性或强迫性行为。
3. 改善孤独症患儿的认知障碍，提高其智能。
4. 促进孤独症患儿的语言交流能力。
5. 改善孤独症患儿对感觉刺激的异常反应。
6. 改善孤独症患儿的运动协调能力。

(二)治疗方法

孤独症患儿的大脑可以接受感觉信息，所以他们大部分是可以学习的，只是大脑分辨信息的能力非常奇特，常常是接受其中一部分，另一部分则完全拒绝，显示脑干的前庭体系有很大的问题，过滤及选择的方法非常的奇特。信息输入大脑皮质的部分，孤独症患儿会学得比任何人都好；不能输入的部分，则似乎如何加强刺激都没有用。

下面我们介绍的各种方法措施，正是各国治疗人员试图打破这种功能失调，改善患儿功能障碍的一些尝试。

1. 触觉体系训练　触觉是感觉刺激中最广泛和最频繁者，日常生活中我们几乎都不断地在接受触觉刺激，所以方法和游戏活动也最多。

(1)球池游戏　在幼儿园或儿童游乐场所，我们经常可以看到这种设备：一个由塑钢、橡胶或木制的池子，中间放有各种颜色大小的塑胶软球或硬球，在国外将其称为球池游戏。这种游戏活动一般孩子都非常喜欢，在触觉刺激和前庭刺激上有很大助益。不过有部分触觉敏感的孩子，对这种接触常显得过度紧张，他无法忍受球碰触肌肤的感觉，更无法在重力不稳的球池中活动。因此，开始时的引导非常重要，由已经能够在其中游玩的孩子先示范游戏，孩子们的欢乐气氛，可以突破触觉敏感儿的心理障碍，进而想进去尝试。只要这些孩子忘掉“陌生”的紧张，加上鲜艳彩球的吸引力，通常要突破这一关并不太困难。一旦能够接受或熟悉球池的触觉，其他的触觉训练便比较容易加入。

对于无法接受的孩子，可以将球拿到外面让他玩，通过适量压力的接触去适应，触觉敏感的孩子在熟悉以后，便比较容易进入球池。

池中也可以不仅用塑胶球，还可因地制宜改用泡绵粒或旧报纸揉成的团团放入球池中，也可以发挥相似的功效。

(2)毛巾或软垫游戏　用大毛巾将孩子包起来，让他在毛巾中滚动或扭动，有助于身体各部位触觉刺激的强化。由于孩子在毛巾中可以采取主动，让身体各部位充分接受触觉刺激，压力又较小，故比较容易引发他们的兴趣。

用软垫将孩子的躯体夹成三明治模样，并在局部轻轻在上面施加压力，对触觉敏感儿的刺激帮助很大，尤其全身承受压力，可以培养自我调节的功能。

(3)吹风机、软毛刷子游戏　由于吹风机可以调整各种温度在孩子的敏感部位吹，这种感觉相当特殊，长期使用可以协助孩子养成克制轻微接触刺激的能力。

用软性毛刷子触刷患儿身体、用梳子梳头发，也对患儿的触觉刺激有帮助。

(4)小豆子或水放入小池中游戏　以一个小盆子，中间放小豆子、小石子或水，让孩子的手指潜入其中，手心、手指、手背接受触摸，可以强化手的感应力，对触觉敏感的消除也有帮助。

在应用以上游戏时，应注意孤独症患儿的适应力通常较差，比较固执，绝对不可以强迫他，必须有耐心，花时间协助他们主动去适应。另外，孤独症患儿容易沉迷于某种特定的行为，游戏时多引导他们做各种变化，或许有助于他们对刺激信息的选择和处理；同时，也可以促进他们运动企划的成熟。

2. 前庭体系的训练　孤独症患儿前庭方面的问题较严重。这或许造成了他们在选择和过滤信息方面的异常和困难，从而导致患儿平衡功能障碍。触觉敏感通常也有前庭功能不全的问题。

吊缆是处理前庭信息的一种较好的设备。吊缆种类很多，最好是可以做前后左右摇动或360°回转的，如圆木筒的骑马游戏、圆筒吊缆及游泳圈吊缆或轮胎吊缆。

摇晃的动作，大约2秒钟一次即可。操控时最好能间隔做些变化，如时而左右，时而前后，时而360°大回转；速度的快慢也可以做间断控制，更可做数秒钟的终止，以加强趣味性和前庭感觉体系的自我调整。

活动时要注意患儿的脸色、表情和姿态，有晕眩或害怕时应立刻停止，刺激过度会有不适应现象，治疗师要随时保持警觉，以免发生意外。另外，吃过饭后避免做此游戏，以免呕吐。

如果患儿玩得非常愉快，而且没有任何不适应时，可以尽量做久一点，这种对患儿前庭体系的刺激游戏，对其前庭体系功能的复苏和强化帮助很大。

3. 协助语言发展的基础行动训练　孤独症患儿沟通能力的培养是很重要的。进行感觉统合治疗活动时，可以尝试加强和语言能力养成有关的感觉活动，特别是生活相关新经验的参与，对孤独症患儿能力的改善最有帮助。

(1)练习注视东西　孤独症患儿不容易将注意力置于他不熟悉的或新的事物上，可以利用感觉运动训练患儿注视东西，有助于前庭感觉体系的苏醒。当孩子懂得注视东西时，可以要求他讲出名字来，对孤独症患儿语言能力的提高也有直接帮助。

(2)模仿行动　治疗师可以制定简单的游戏规则，要求孤独症患儿在做某种游戏时，必须向治疗师请示，治疗师也可以先行示范，再让孤独症患儿跟着模仿，不过开始的示范动作越简单越好。

(3)强化孤独症患儿按命令进行活动的能力　一般而言，孤独症患儿不易和外界沟通，平日生活中也很难接受外人对他的指示。所以，如能利用他集中注意力在感觉活动时，让患儿练习听从他人的指示进行游戏，不但可以多认识词汇，对患儿的语言沟通能力发展有相当的帮助，而且对其运动的形成也有帮助作用。

(4)进行象征性的游戏活动，以强化孤独症患儿的抽象思考能力　语言能力最重要的是抽象思考力的培养，象征性的活动对此帮助最大。例如，模仿飞机在空中飞行的动作，模仿火车的声音或洗澡的动作都可以，并且要孩子说出他们正在做什么。

4. 运动协调的训练

(1)多种游戏活动的组合　数种游戏活动组合成一个教导计划时，并没有必要做完这个才可以做那个，只要孤独症患儿对这些游戏已全部熟悉，不妨让他自动连续地去操作，较有益于培养运动协调能力。平衡台、吊缆、跳床、毛巾、球池等组合成的设备，不必要求孩子玩完一种才可玩下一种，而应教会他每种的操作游戏方法后，便设计一段自由活动时间，完全让他们自己选择，一个人玩、数人合作玩都可以，指导者只要在旁边观察，避免不必要的危险，以及有争执时或发生困难时给予协助即可。并对孤独症患儿各种活动的掌握、平衡反应、双侧协调、本体感觉和身体形象的发展情形，做好每次记录，作为下次训练的参考。

(2)提高患儿的运动企划能力　最好能在一个活动中有多样的感觉刺激。单一的刺激固然可以加强身体和大脑的直接反射，但对孤独症患儿最需要的运动企划能力的养成，最好有多种刺激同时进行。例如，滑板对前庭体系的刺激，可结合垫上或拍球运动对触觉体系及视觉体系的刺激，以达成感觉统合的功效。

(3)对于有多动现象的孤独症患儿，与其以较小的空间来限制他的活动，不如让他更广泛地活动。有些家长害怕孩子危险，常在活动空间上刻意缩小，以减低孩子的活动范围，其实这是错误的。对孤独症患儿来讲，困难的是运动企划能力，也就是多种运动的连结和组合能力，如果能找到孤独症患儿喜欢的多种游戏设施，就让他自由选择及活动；另外，在允许的范围内，也可以将户外和室内的活动连结起来，让患儿自行体会情境的改变，将有利于他们运动企划能力的养成。

5. 训练的注意事项

(1)孤独症患儿对任何新的人和事，适应上较慢，尤其是在刚开始阶段，任何的接触、教具、游戏方面都不可急着让孩子去尝试，以免因压力而造成排斥。让孩子慢慢熟悉其环境，才是正确的训练原则。

(2)要注意配合孤独症患儿的现有情况，设计训练内容及适当的方法。训练前，应对孤独症患儿做较详细的感觉统合检查及临床观察，对他目前的情形有较详细的掌握，以便在训练过程中，能确实观察反应的情形，寻求设计出最有效的活动方式。

(3)训练者在进行训练时，应同时顾及运动、语言、社会性及认知等方面的发展，设计上不宜太僵化，要随时根据孤独症患儿的反应进行调整。

(4)孤独症患儿训练的时间　可以设定一周 1～2 次，每次 40～60 分钟。太短，效果不佳；太长，孤独症患儿可能无法适应。训练周期大约需要 2～4 年。

治疗期间，为争取家长和孤独症患儿的信心，不妨制定长期和短期计划，每 3 个月为一短期，4 个短期为一中期，3～4 个中期为一长期。每期都设定矫治目标，并事先做好长期目标的设定。

五、其他治疗措施

孤独症患儿的治疗应采取综合措施，除作业疗法外，还应采取心理干预、药物、行为矫治和训练教育等方法，更应注意对家长的咨询和指导，并鼓励家长积极参与。

(一)心理干预

对孤独症患儿来讲，心理干预的原则为早期进行，应具有针对性、渐进性、长期性，家长积极配合和利用一切有利因素。

从整体来说，心理干预的具体方法主要有两种。其一，是特殊教育干预；其二，为行为干预。

1. 特殊教育干预　如日本的"日常生活疗法"；Karfman 的"选择方法"；Lovaas 的"强化早期干预项目"等等。这些方法的重点是要使患儿的社会交往技能、今后的工作技能及日常生活技能等正常生活的必须技能得以提高。所以，应该教育患儿认识环境，即教导患儿认识这个世界的模式、其中的意义及程序；指导患儿了解因果关系，如让患儿明白自己的行为会引起特定的后果；指导患儿沟通，让患儿知道自己的表达会影响别人的行为；也要指导患儿学会各种技能，包括最基本的日常生活技能及如何寻求帮助、如何乘车等等。根据具体情况可采用不同的沟通方式，如躯体、文字、图形等，当然也包括言语。

在采用特殊教育干预方法时，并不是随心所欲地进行一些指导教育。目前，提倡结构化教学(sructured teaching)。所谓结构化教学就是根据患儿的具体情况，有目标、有组织、有系统地安排教学环境、教学材料和教学程序。该法将有助于患儿适应学习，使其更容易掌握所学的内容，从而提高效果。

2. 行为干预方法　在儿童孤独症的治疗中，行为干预方法是值得推崇的方法之一。早在七十年代就有研究表明，孤独症患儿能够学会一些技能，如社会适应技能、认知技能、运动技能等等。本法强调的是患儿与环境之间的功能分析。通过有效地控制环境操作因素，强化患儿的适应性行为，降低不适应性行为。例如，选择恰当的强化物，在适应性行为(如社交行为)出现后给以奖励；对某些严重的不适应行为(如自伤、破坏行为)，可给以一定的短期惩罚。牵涉伦理道德因素，对儿童来说，惩罚应酌情采用，以奖偿为主。要有目的地采用各种行为疗法进行社会技能训练、职业技能训练、生活技能训练。在实施时要注意：患儿在一种环境下学会的技能，到另外的环境中并不一定能很好地得以发挥，这是患儿疾病本身的缺陷所致。所以，在治疗设计中就要考虑这一因素，要鼓励和安排患儿在不同环境中行为的转化。也有人主张在不同的环境中分别进行训练。

(二)教育矫治

1. 促进正常发育　孤独症儿童在人际关系、语言沟通、日常行为等方面都有明显的缺陷。如作进一步分析，可发现这些缺陷与认知能力有关。教育矫治应针对这些行为缺陷，做出弥补措施。

2. 消除过分行为　所谓过分行为，是指同龄的正常儿童不该有那些行为，如听、嗅、触等感官的自我刺激行为，莫明其妙的大笑、哭泣或害怕、自伤和暴怒等。因这些过分行为常会干扰学习和正常发育，应予以消除。

3. 避免与消除固定僵化行为　如固定的玩法、仪式性和其他刻板重复动作,以及僵化的思维方法等,会对教育和日常生活构成障碍,故应予以消除。更重要的是从教育策略入手,避免形成固定僵化行为。

根据教育原理以及儿童孤独症行为的特征,为达到上述三大目标,需遵循下列原则:①学习理论的应用原则。②密切结合现实生活的实用原则。③循序渐进的原则。④避免一成不变的学习过程。

(三)药物治疗

必须建立在正确诊断的基础之上,并根据特定的精神药理学选择药物。用药的目的在于:改善特定的症状,也为照料、训练和教育提供条件。选用药物时要注意该药的药理作用、适应证、禁忌证和副作用。

1. 氟哌啶醇　该药可改善活动过度、激动、攻击和刻板行为以及情绪不稳,但对退缩行为、认知、言语交流和社会交往障碍的疗效差。合适剂量为0.25~4.0mg/d。使用合适剂量无不良副作用。如超过合适剂量,可出现镇静过度、急性肌张力障碍和帕金森样动作。如出现急性肌张力障碍可口服安坦,或肌肉注射东莨菪碱。对帕金森样动作和运动不能,要用抗帕金森病药物。

长期服用氟哌啶醇可出现体重增加、撤药运动障碍和迟发性运动障碍。为此,服用4~6个月后应停药观察,再决定是否需继续用药。

2. 匹莫齐特(哌迷清)　合适剂量为1~4mg/d。副作用包括镇静过度,帕金森样症状和心电图T波改变。为此,建议在治疗前应作心电图、血压、血象和肝功能测定,用药过程中应定期复查这些指标。

3. 利他林　用以短期改善学习和测验效果的剂量为0.3mg/(kg.d),用以长期行为改变的剂量为0.7~1.0mg/(kg.d)。一般公认利他林对坐立不安、冲动行为和注意力涣散有效,但对学习成就和人际关系障碍无效。也有人认为利他林可使症状加重,不主张应用。

(四)对家长的指导

家长得知小儿患有孤独症后,将可能出现焦虑、恐慌、绝望和内疚等不良情绪,这将给患儿的治疗带来严重妨碍。所以,做好家长的工作十分重要。一方面,应对其家长宣教儿童孤独症的有关知识,消除内疚情绪;另一方面,指导和争取家长的配合,积极早期开展对患儿有针对性的医疗和矫治教育,从而使家长从消极被动转变为积极主动参与。

综上所述,儿童孤独症的治疗非常复杂,应该采取综合措施。因为孤独症的患儿在他们过去的记忆和感觉信息中,似乎"我要做"这样的概念永远也没有发展出来,他们只会做最简单的和重复的工作,即使有人示范一种新的或较复杂的工作,他们也不会跟着模仿。因此,不少研究儿童孤独症治疗的专家都认为,如果能用各种方法,有效地促进孤独症患儿产生"我要做"、"我必须做"的运动意念和能力,或许会对孤独症患儿的矫正有较重大的突破。

(李　林)

第五节　躁狂症的康复

一、概述

躁狂症(manic disorders),是归属于情感性疾患(mood disorders)之中,以显著而持久的情感改变为主要特征的一种疾病。引起情感性障碍的原因目前还不十分清楚,可能与遗传、神经生化,神经内分泌以及社会心理等多种因素有关。这些因素互相交织,错综复杂,很难用单一因素来解释整个疾病。然而正常的成年人,在其一生中的某一时期,出现抑郁症状者估计约有15%~30%,但不完全是病态。一般来说,只有症状严重、持续时间较长,影响日常生活、工作和自理功能者才属病态。

二、功能障碍的特点

(一)症状特点

躁狂症的典型表现是情绪高涨,思维澎湃,言语增多,主动性增强,动作增多。其特点是协调性精神运动性兴奋,起病时一般较急,前驱期可有烦躁、失眠等症状,接着产生持续的情感高涨、患者终日沉浸于喜悦之中;患者自我感觉良好,对自己的评价往往过高,有时出现夸大妄想;有时也产生与情绪相一致的幻觉。此类妄想、幻觉常常随情感高涨等基本症状好转而相继消失。

(二)功能影响

如精神分裂症患者一样,躁狂症患者的功能也是严重受损。判断能力减退,个体常做出自我表现的行为。例如,开始沉迷于赌博、滥用药物及酗酒或常与工作同事争吵。虽然运动技能没有改变,但过度活跃的行为则经常出现,工作、学习和家务劳动能力受损,给别人造成危险或不良后果。此外,相关冲动的性格加上夸大的言词,更常影响职业及社交上的活动。患者的认知及感知能力也有改变。患者在每次发病-痊愈间隙期,可能会如普通人一样生活和工作,但当发病时段则此等功能会受到损害,常常经历失业及家庭纷争的问题。如患者按时服药或家庭干预发挥效用,以及家庭明白病程的发展,患者的病情及影响程度则大大减低。

三、功能评定

所针对的评定范畴与精神分裂症患者一样,功能技巧是评定的主要内容,但一些较为刺激的活动,可能要暂时停止,以免加重病情。

四、作业治疗

(一)治疗目标

同精神分裂症患者。

(二)治疗方法

就患者所需、个人状况及环境条件,应用与精神分裂症患者相同的治疗方法,因此不作详述。

躁狂症患者需要特别注意的是,在急性病程期间,治疗师最重要的是安排一个有秩序的环境,以调息患者的行为,帮助患者平静情绪。同时进行解释、劝慰、鼓励、疏导等等。应尽量将其注意力转移到某些作业活动中去,努力避免接触时发生不必要的敌对情绪。此外,每次发病期间,作业治疗师应帮助患者掌握如何面对长期的病患,如组成教导小组等。教导患者如何观察自己病程的变化,以便提早接受治疗。患者可以参加社交技巧训练,学习如何与别人相处,如何避免冲突和改变生活模式,监察病征及鼓励家人参与疗程。

五、其他治疗措施

(一)药物治疗

对躁狂症患者,可应用氯丙嗪或氟哌啶醇等抗精神病药物以迅速控制症状,也可将锂盐制剂和氟哌啶醇合用。预防复发可单用锂盐制剂。

(二)家庭的干预

与精神分裂症患者的措施相似。

(三)环境的改善

与精神分裂症患者的措施相似。

(邱贵生)

第六节 边缘性人格障碍的康复

一、概述

边缘性人格障碍(borderline personality disorder),是人格障碍中的一个类型。与神经症患者相比,人格障碍患者在临床表现上功能似受损较少,但实际上刚好相反。在表面上患者多似情绪平和、有较稳定的工作,聪明以及似能应付生活上的压力。但他们往往存在着深层的适应不良的行为形态及应付压力的方法。他们更容易拒绝康复治疗和寻求帮助,以致病情更趋严重。

人格障碍患者常出现以下症状:①缺乏做事动机。②拒绝改变。③紧张或激动。④操纵性强。⑤外显或内隐性诋毁他人。⑥被动领悟。⑦情绪障碍。

边缘性人格障碍患者常出现较大的情绪波动和人际关系及自我形象不稳定性。此症多出现于青年期。情感可能表达不适当,如反映在缺乏对愤怒的自控能力,或出现自残及自杀的念头,做事较冲动、缺乏深思熟虑及惧怕被遗弃。自我形象问题常反映于性取向、长远计划及价值观念当中。患者也容易染上抑郁症及滥用药物的行为。更易出现类精神症或难解神经官能症的症状。

这类患者既依赖又充满敌意,他们相当依赖周围亲近的人,但当其依赖无法满足时,则表现出强烈的愤怒,因此,难以维持深度而亲密的关系。他们对人的态度陷入全好或全坏两种极端之中，旁人可给予他关心注意，使之有安全感时，便将旁人理想化；但当旁人的付出不能符合其需求时，便对之充满愤怒、厌恶与批评。同时，他们极怕被依赖的对方所背叛，往往激起对方的生气愤怒，或率先背叛对方，以测试被依赖的对象的容忍程度，当对象果真离开他后，他则陷入极大的情绪混乱中，并强化世界无人可信赖，自己是空虚孤独的存在信念。另一方面，他们缺乏自我认同，故无法忍受独处的孤寂，有长期的空虚感，为了避免空虚孤寂，他们可能随意与人发生关系，或以自伤，如割腕等，排解内心的空虚无望。其生活模式混乱，社会职业功能遭受极大影响，他们的成就通常低于能力。

二、功能障碍的特点

如同其他人格障碍一样，边缘人格障碍患者出现自理、工作及余暇功能障碍。虽然中枢神经系统好象是完整的，但职业技能及社交功能明显受损。由于与朋友相处反复不定，时冷时热，以致人际关系不稳。工作问题不仅由不良的人际关系引起，更因他们不能建立及保持一套较确定的价值观念及目标，以致不能稳定地追寻个人的人生及工作目标，经常转换工作或由于滥用药物或自杀行为而失去职位。

患者虽然仍能维持基本自理功能，但由于过于冲动，容易出现过激的行为。边缘人格障碍患者多出现有感知“分裂”的情况，视自己及他人“全黑”或“全白”，又常在两极间犹疑，这种急速的改变，常引起患者自我观念及人际关系方面的问题。

三、作业治疗

(一)治疗目标

除针对一般生活、工作、社交、学业、余暇等问题外，患者的自我概念、自信心及价值观念的矫正与重整，也是治疗的目标。

(二)治疗方法

其内容主要包括：①小组治疗。②心理情感抒发、支持及咨询。③社交技巧训练。④心理性教育及行为矫治。⑤职业康复。⑥日常生活技巧训练。⑦各类文娱康乐活动，促进社交、增强自信。

(邱贵生)

第七节　精神活性物质所致的精神障碍的康复

一、概述

现今社会药物的滥用已达到了严重的地步，生命、劳动及经济的损失已形成庞大的数字。在被滥用的药物中，一些是非法的，如：大麻、可卡因(古柯碱)、迷幻剂及鸦片等；另一些则是需医生处方的药物，如镇静剂以及一些止痛药物。还有一些原先是作别的用途的物质，如胶水、油漆及溶解剂等。此外,酒精及尼古丁虽是合法售买,但它们的被滥用也到了严重的境况。在DSM-IV的分类中物品的滥用可分为四种:依赖、中毒、滥用及戒断反应。依赖与滥用是物质使用疾患,中毒及戒断反应是物质诱发疾患。

青少年滥用药物更日益普遍。究其原因,青少年期是一段生理和心理成长的阶段,他们倾向于尝试、探索和冒险。虽然经济不能够独立,但心中很想摆脱家庭的羁绊,投入到同龄人群中。在这段心理历程中,如果自制力低又没有适当的引导,很容易会尝试用药物找寻短暂的解脱,堕入难以自拔的险境。

根据一些国外研究,青少年滥用药物的原因主要为:①药物容易得到和价廉。②药物令他们感到欣快。③药物可使他们消除压力、减低紧张及抑郁苦闷。④共同滥用药物是他们获得朋友接受的先决条件。

此外,酗酒会损害身心,但有很多人仍不断尝试,研究指出,可能是遗传所致,但社会性模仿因素也大有关系。家庭中子女酗酒是从父母中“学习”得来,他们见父母心情不好或面对压力时以饮酒解决,于是模仿成人、渐渐也成为酒徒。这也跟吸烟或赌博一样,以为逃避了问题或压力,却带来了更大的问题。

二、功能障碍的特点

精神活性类物质滥用导致的功能障碍,因滥用物质的差异而不同。现就同类性质的物质分类,列出其所引起的功能障碍:

(一)酒精及镇静剂

这类物质均对中枢神经系统产生抑制作用。虽然酒精可引起短暂的兴奋,但这两类物质长期使用,会导致神经系统反应缓慢。出现昏睡状况,感知及运动协调功能降低,心情易变,判断能力受损,以及社会或职业功能损害。患病初期余暇活动最先受到影响,患者整个余暇时间完全沉迷于吸食此类物质。随着时间的延长,家庭生活和生活能力也大受影响,个体变得营养不良,容易遗忘及经济拮据和家庭分离等。戒断反应更可导致患者完全专注于寻找此类物质,以逃避因戒断而引起的不适症状,使用过量可导致呼吸及心脏系统出现问题或死亡。

(二)古柯碱及安非他命

此类物质皆有刺激性作用,使患者出现心理及生理兴奋,如欣快感(euphoria),或情感淡漠、社交能力变化、过度警觉、人际关系敏感、焦虑;或愤怒、刻板行为、判断力受损、社会或职业功能损害。其中滥用者因容易受诱惑,而做出犯罪行为以维持此吸食嗜好。

(三)幻觉剂及PCP(phencyclidine)

滥用或此类物质中毒皆出现显著的焦虑或忧郁、好攻击、冲动行为、害怕、发狂、被害的意念,感知及认知功能障碍,判断力受损,生活、社交及职业功能均受损害。

(四)鸦片类

包括海洛因、吗啡、止痛及麻醉剂及止咳药等。滥用或中毒引起的功能问题如:先欣快感,接着无情感(apathy),心情恶劣、精神运动性激动或迟滞、判断力受损,生活社交及职业能力均受不同程度的影响或损害,注意力或记忆力障碍,易造成昏睡或昏迷的状态,难于保持就业。由于逃避戒断反应的症状,而容易生活于犯罪中以维持物质供应,家庭关系恶劣,生活秩序紊乱等。

(五)大麻

虽是非法药物,但也较多人使用,很多是在社交场合中互相分享使用。虽然其心理反应似乎没有其他物质那么大,但长期使用容易导致个体动机缺乏,谵妄、焦虑、欣快感、感觉时间变慢、躁狂、判断力受损、社交萎缩等症状。

三、作业治疗

(一)治疗目标

1. 协助及鼓励戒断滥用物质的习惯。

2. 恢复及矫正患者的身体及心理功能:如感知、认知、大小肌肉运动、感觉系统等。

3. 建立新的生活及余暇习惯,重新建立良好的社交生活。

4. 改善生活、工作及社交上的各项功能。

(二)治疗方法

1. 利用各类运动及计算机游戏,矫正运动及感觉运动障碍。

2. 使用表达性的工艺,如绘画、书法、歌唱等活动,帮助患者表达内心感受。

3. 教导及指引患者重组日常生活,建立有规律的生活;教导如何建立良好的人际关系技巧。家庭干预也很重要,以修补与家人的破裂关系。

4. 开展适当的职业康复计划,保持就业,重建自信。

5. 利用小组或个别教导,使患者学习处理压力的技巧。

6. 与社区及家庭紧密合作及协调,建立社区支持网络,积极跟进及监察康复者的进度。

(邱贵生)

第八节　神经症的康复

一、概述

神经症(neurosis)又称神经官能症、官能症和精神神经症等。1995 年 CCMD－Ⅱ－R 将神经症分成焦虑症、癔症,恐怖症、抑郁性神经症、神经衰弱、疑病症、强迫症和未特定的神经症等。WHO 根据各国的调查资料推算,人口中神经症或人格障碍患者是重症精神病的 5 倍以上。

(一)焦虑症

是在精神因素作用下以焦虑、烦躁为主要特征的神经症。个性在焦虑症的发病中起了相当重要的作用,这类患者的病前人格多为自卑、胆小怕事、谨小慎微,对轻微的挫折或躯体不适就容易焦虑和紧张。临床表现为:运动性不安,自主神经功能亢进表现,不能以躯体疾病解释的焦虑,其生活工作和学习受严重影响。

(二)癔症

又称歇斯底里症,是指紧接社会心理刺激而起病或发作,主要表现为感觉、运动和自主神经功能紊乱或短暂的精神异常,检查未能发现有相应的器质性改变。临床表现为:精神症状带有夸张的、浓厚的情感色彩,而症状可以在暗示影响下改变或消失。

(三)强迫症

是指患者对某些观念、意向或行为,明知不合理但却经常出现,且无法控制和摆脱,因此感到十分苦恼。约1/3的患者病前有拘谨、犹疑、爱清洁、过分注意细节,凡事要求十全十美等人格特点。临床表现为:出现强迫性行为,包括经常洗手、重复性的动作。此行为使患者的学习或工作效率明显下降,或对日常生活产生不良影响。

(四)神经衰弱

是指由于长期存在脑功能活动过度紧张,从而产生的精神活动能力的减弱。患者的临床表现包括:具有脑功能活动过度紧张的精神因素,出现疲乏无力、头昏头痛、睡眠障碍、记忆减退,自主神经功能失调及精神容易兴奋等。

二、功能障碍的特点

虽然神经症分类颇多,多数患者就诊时症状明显,且已持续一段时间,但作业治疗主要针对个体功能受损或减弱的问题。许多神经症患者都有一些生活性问题,占相当比例的神经症患者有人际关系方面的问题,他们常常缺乏亲密的朋友,又缺少人际交往的技能。此外,家庭关系也可能受到影响,常有争吵或被家人唾弃的经历。

三、作业治疗

(一)治疗目标

作业治疗的主要目标包括:

1. 学习自我松驰和减压。

2. 适当地宣泄情绪,舒减内心的抑郁,或改变引起过度情绪反应的思想,以对不良行为和异常行为进行矫治。

3. 鼓励解决生活上的问题。

4. 鼓励与社会保持接触,参加社会活动,维持正常的工作和其他的社会生活。

5. 协调家庭成员的积极参与,共同配合治疗程序。

(二)治疗方法

1. 松驰训练　松驰训练可分为数种形式,其主要目的在于放松身心,减低焦虑现象。如肌肉放松训练、转换注意力活动以及自我冥想等,松驰训练也可利用于系统脱敏疗法中。

肌肉于松驰训练的过程是:随着缓慢而深的呼吸节奏,先让患者吸气收紧身体各部分肌肉,然后逐渐呼气放松下来,一直到全身完全放松。放松的顺序是从头部开始,然后是颈部、肩部、背部、手臂、腰部,最后是大腿和下肢。肌肉放松以达到全身肌肉能迅速进入松驰状态为合格。一般需要6~10次练习,每次20分钟~30分钟,每天1~2次。勤于练习是把握松驰训练的要点。

2. 文体娱乐活动 这类活动除了可以培养患者参与群体活动，扩大接触交往面，改善社交能力，以提高生活的情趣，促进心身健康。同时，借助这些活动取代或转换专注目标也可达到松弛的效果。治疗师应鼓励患者找出喜爱的活动，以这些活动转移患者的专注力，以避免引起紧张焦虑状态。

3. 问题处理技巧训练 以知识教育配合适合的行为及技巧训练，帮助患者学会善于处理及应付各种生活上的实际问题的技能，以减低压力和增强自信，重整自我概念。

4. 日常生活活动训练。

5. 社交技能训练。

6. 小组治疗。

7. 就业行为的技能训练。

8. 职业康复。

(三)小结

虽然精神疾病的分类及诱因比较复杂，但在精神疾病及心理科从事作业疗法的专业人员，主要针对和重点帮助的，是那些因心理健康、情绪管理或面对压力有问题的人士，不论是否符合某一种疾病的诊断标准，只要其行为出现障碍，影响其工作能力、家庭及日常生活活动、社交及学习能力等，都应是作业治疗师的服务对象。治疗的目的是根据患者的背景及状况，利用适当的活动，帮助患者解决在康复期间所遇到的问题，阻止或减少精神疾病所带来的影响，以便患者重返家庭和社会，面对工作，尽可能地恢复既往的生活，或重新适应新的生活。而参与有意义的活动，有助于适应和融入生活环境，这正是作业疗法的中心及目的。

在作业疗法专业信念中，尤其应注重及尊重个体在评定及治疗过程中的愿望、选择及需要。

正因为精神疾病的成因、发病过程及需要治疗的问题多是反复、不易解决、更不是作业疗法专业可以单独处理的，而是需要全体精神疾病医疗团队互相配合、彼此分担及沟通，发挥团队精神，整个治疗计划才能完善地执行，达到理想的治疗目标。此外，随着社区精神疾病康复的服务不断展开，作业治疗师不仅要学习最新的治疗方法及信息，更要有良好的沟通和谈判技巧，为康复者及其家庭争取应得的服务和更好的康复条件，早日回归社区，恢复工作，为社区和国家做出自己的贡献。

(邱贵生)

第十六章　烧伤的康复

第一节　概　述

烧伤主要是指热力、电能、化学物质、放射线等引起的皮肤、黏膜、肌肉、骨骼损伤。其中皮肤热力烧伤最常见，局部损伤程度取决于温度、作用方式、持续时间和组织特性等。

据估计，我国每年大约有500万～1000万烧伤患者需住院治疗。美国每年大约有125万烧伤患者，其中5500名患者死于烧伤及其并发症，几乎80%的烧伤发生在家庭，儿童大部分烧伤是烫伤。各度烧伤的临床鉴别见下表（表16－1－1）。

表16－1－1　各度烧伤的临床鉴别

深度		损伤程度	临床表现	感觉	创面愈合过程
Ⅰ度（红斑性）		伤及角质层、透明层、颗粒层、棘状层等，基底层健在	局部似红斑。轻度红、肿、热、痛，无水疱，干燥，无感染	微过敏，常为烧灼感	2～3天内症状消退，3～5天痊愈，脱屑、无瘢痕
Ⅱ度（水疱性）	浅Ⅱ度	可伤及基底层，甚至真皮乳头层	水疱较大，去表皮后创面湿润，创底鲜红、水肿	剧痛、感觉过敏	如无感染1～2周痊愈，不留瘢痕
	深Ⅱ度	伤及真皮网状层	表皮下积薄液，或水疱较小，去表皮后创面微湿，发白，有时可见许多红色小点点或细小血管支，水肿明显	疼痛、感觉迟钝	一般3～4周后痊愈，可遗留瘢痕
Ⅲ度		伤及全皮层，甚至皮下脂肪、肌肉、骨骼	创面苍白或焦黄呈炭化、干燥、皮革样，多数部位可见粗大栓塞静脉支	疼痛消失、感觉迟钝	3～4周后焦痂脱落，需植皮后愈合，遗留瘢痕或畸形

第二节　功能障碍的特点

严重烧伤患者大多伴有肢体缺损、关节僵硬和毁容性瘢痕挛缩等。烧伤患者存活后造成功能障碍的原因，主要是挛缩、增生性瘢痕和组织坏死。使康复治疗成为烧伤患者处理中的重要组成部分。

一、挛缩

挛缩是跨越或围绕关节的支持结构,如关节囊、韧带、肌肉、肌腱等结缔组织缩短的结果。如果让关节的位置固定不变,上述缩短持续存在,结果导致关节僵硬。造成烧伤患者的挛缩的原因,有下列几种:

(一)医源性

因医护人员图方便或工作中疏忽所造成的挛缩。将未烧伤的部位放置在不适当的位置,以适应器械或治疗,或忽略了放在抗重力的位置,多见于抢救患者生命的重症监护室。然而,这些可能造成永久性挛缩,或需在烧伤治愈后,长时间进行矫治。又如,为了减轻水肿而抬高肢体于不适当的位置,会引起髋关节屈曲挛缩。因病床狭窄,静脉输液时,将患者两上肢紧靠躯干,可造成患者肩关节内收挛缩。如忽略了将踝关节保持于中立位,会造成踝关节跖屈挛缩。

(二)因舒适体位所致的挛缩

烧伤后的组织愈合过程,往往伴有疼痛和不适感觉。如果患者所处体位能避免创面或植皮部位的紧张,就可以减少疼痛和不适感觉,由此会形成关节挛缩。舒适体位是容易产生挛缩的体位,应引起重视。患者为了减少痛苦,很自然地将身体放置于最舒适的体位,以避免或减少创面或植皮部位的紧张。殊不知这种舒适的体位是最容易导致挛缩的体位。

(三)继发于烧伤创面和皮片植皮收缩的挛缩

植皮和皮肤的收缩可形成永久性挛缩。最多见于颈前部位的烧伤瘢痕和皮片植皮所致。如处理不当,可造成颈前部屈曲挛缩。手背和手指烧伤可造成腕部和掌指关节过伸,以及指间关节屈曲挛缩畸形。

(四)继发于增生性瘢痕的挛缩

增生性瘢痕是大关节活动范围受限及口部、颈部毁容的主要原因。

二、增生性瘢痕

深达皮肤真皮层的烧伤,会在烧伤部位遗留增生性瘢痕。增生性瘢痕具有毁容和丧失功能的特性。当增生性瘢痕跨越关节面牵拉时,会严重影响关节的活动范围。发生在面部和颈部的增生性瘢痕,会造成脸、颊和口的歪斜畸形。

第三节　功能评定

一、烧伤深度

皮肤烧伤的病理学分度,目前常采用三度四分法(图 16－3－1)。

(一)Ⅰ度烧伤

一般包括表皮角质层、透明层和颗粒层的损伤,偶可伤及棘状层,但生发层健在。镜下见

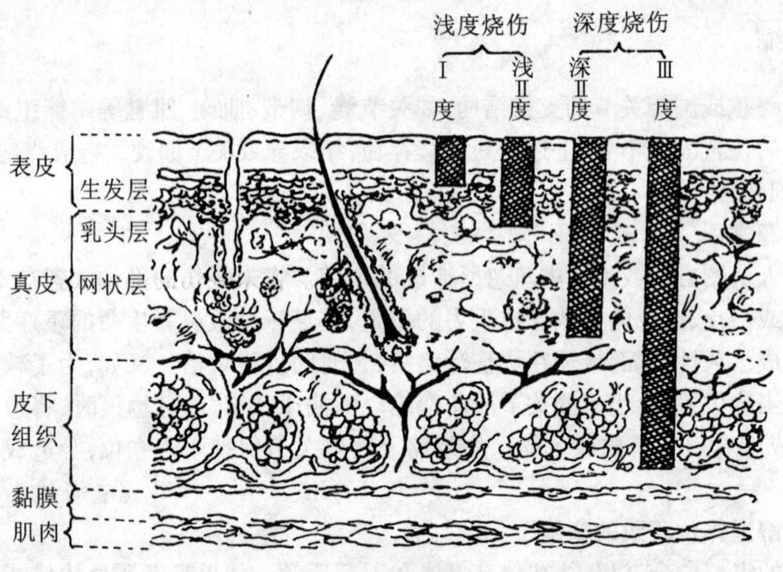

图 16－3－1 三度四分法的组织学划分

各损伤层之间相互融合、结构不清，表皮细胞核淡染、核固缩或溶解，胞质凝固或空泡样变；真皮浅层毛细血管扩张充血，轻度水肿或有少量白细胞浸润。多于 3～5 天内由生发层增殖再生，脱屑愈合，不留瘢痕。

（二）Ⅱ度烧伤

根据伤及皮肤的深浅又可分为：

1．浅Ⅱ度烧伤　伤及全层表皮和真皮乳头层，可残存部分基底细胞。镜下见表皮全层变性坏死，胞核固缩、碎裂或溶解，胞浆肿胀、空泡样变或融合成片；表皮乳头层明显充血、水肿、白细胞浸润，胶原纤维肿胀、离散；表皮下水疱（疱顶为凝固坏死表皮层，疱底为真皮乳头层）或表皮内水疱（顶为角质层，底为基底层）形成，疱液富含血浆蛋白和一些白细胞。若无继发感染，水疱内容物渐被吸收或蒸发、流失，残留基底细胞和皮肤附件（主要是毛囊）上皮以及创面四周表皮再生，经 1～2 周形成被覆表皮而使创面愈合，亦无瘢痕形成。

2．深Ⅱ度烧伤　伤及真皮深层，但仍残存部分真皮网状层和皮肤附件，坏死表皮与真皮形成痂皮。因不同部位皮肤厚度不一，故深Ⅱ度烧伤变异较多，浅的接近浅Ⅱ度，深的则临界Ⅲ度，可有或无水疱形成。镜下见损伤组织发生凝固坏死，真皮胶原纤维肿胀、融合，胶原纤维结构消失，有时尚可辨认皮肤附件轮廓；痂下组织充血、水肿，有时可见小血管内血栓形成和血管周围灶状出血；在坏死层与存活组织之间有“白细胞浸润带”，多于伤后 12 小时出现，病程愈久愈明显。以后痂皮可沿“白细胞浸润带”分离脱落，新生上皮亦沿此带生长延伸。

创面修复由残存皮肤附件上皮再生为上皮小岛，而后上皮岛扩大、融合，创周表皮细胞亦爬行生长。若无感染，一般 3～4 周创面可自行愈合，有时痂皮未脱落即发生痂下愈合。若发生感染破坏附件和上皮岛，即致全层皮肤坏死，创面需植皮方能愈合，其后果与Ⅲ度烧伤相同。

深Ⅱ度创面未被上皮岛覆盖之前就有肉芽组织形成，纤维组织和毛细血管增生，白细胞浸润，血管充血，部分血管腔中有红细胞及纤维蛋白血栓形成；同时，毛囊和汗腺上皮增生活跃，细胞肥大，核深染，汗腺管实变无腔，正常的立方上皮趋向鳞状上皮。故深Ⅱ度创面自行愈合后，可遗留不同程度的瘢痕和瘢痕收缩后引起的局部功能障碍，且被覆盖上皮多较菲薄、脆弱，韧性和弹性差，摩擦后易发生小水疱而破损，使创面再现或继发感染，成为烧伤残余创面发生的原因之一。

(三)Ⅲ度烧伤

为皮肤全层烧伤，形成焦痂，有的可伤及皮下脂肪、肌肉甚至骨关节、内脏等。镜下见全层皮肤凝固性坏死而呈均质化，或隐见组织轮廓；痂下组织血管充血、淤滞或血栓形成，水肿明显，与存活组织之间有显著的白细胞浸润带；皮下组织中大静脉壁坏死，管腔内细胞崩解、凝集、血栓形成。烧伤的肌肉呈半透明状、均质化或肌浆溶解，肌核固缩或溶解，肌纤维纹理消失而相互融合。烧伤的骨骼骨板结构模糊，骨细胞消失，只留下嗜苏木精的卵圆形空隙。

Ⅲ度烧伤的创面已无上皮再生的来源，直径1cm以下的小创面可由创缘上皮增生爬行覆盖，一般不影响局部功能。较大创面的修复必须植皮，多形成大量瘢痕，可发生局部挛缩、畸形、功能障碍。

二、烧伤面积

烧伤面积是指皮肤烧伤区域占全身体表面积的百分数(TBSA)。国外多用 Wallace 九分法和用于小儿的 Lund－Browder 法等，我国通过实测，创立了适合我国人体表面积的中国九分法。

(一)九分法

目前应用的中国九分法于1970年全国烧伤会议讨论通过而命名，适用于成人。计算方法：头部体表面积为9%(1个9%)，双上肢为18%(2个9%)，躯干(含会阴1%)为27%(3个9%)，双下肢(含臀部)为46%(5个9%＋1%，共为11×9%＋1%＝100%(表16－3－1)。

表16－3－1　烧伤面积估计的九分法

部位		占成人体表(%)		占儿童体表(%)
头部	发部	3%	9%(1×9)	9＋(12－年龄)
	面部	3%		
	颈部	3%		
双上肢	双上臂	7%	18%(2×9)	9×2
	双前臂	6%		
	双手	5%		
躯干	躯干前面	13%	27%(3×9)	9×3
	躯干后面	13%		
	会阴	1%		
双下肢、臀部	双臀	5%	46%(5×9＋1)	9×5＋1－(12－年龄)
	双大腿	21%		
	双小腿	13%		
	双足	7%		

(二)手掌法

无论年龄和性别,将患者自己的手五指并拢,手掌加手指的表面积约为体表面积的1%。

(三)小儿体表面积估计

双上肢和躯干同九分法,头、面、颈体表面积(%)=9+(12-年龄),双下肢(含臀部)面积(%)=46-(12-年龄)。

(四)计算机技术

采用图像自动扫描法,根据烧伤部位面积与总体表面积的相对关系,计算出烧伤总面积,显示于屏幕上并自动记录。

估计烧伤面积的注意事项:Ⅰ度烧伤面积不计入TBSA,在总面积之后要分别注明浅Ⅱ度、深Ⅱ度和Ⅲ度烧伤各自的面积。

国外用Wallace九分法。中国九分法与Wallace九分法的主要不同点在于躯干和下肢的差异。在躯干,中国九分法只占体表面积的27%,而Wallace九分法占36%,前者包括会阴1%,不包括臀部5%,后者则包括臀部不包括会阴;在下肢则相反。臀部划入下肢计算的优点,除更符合解剖部位的划分外,女性的臀部较大,足较小,而男性恰好相反,便于加减。

三、烧伤严重程度

1. 轻度烧伤　Ⅱ度烧伤面积在9%以下。

2. 中度烧伤　Ⅱ度烧伤面积10%~29%,或Ⅲ度烧伤不足10%。

3. 重度烧伤　总面积在30%~49%,或Ⅲ度烧伤10%~19%,或烧伤面积虽小于上述百分比,但已发生休克等合并症,或有呼吸道烧伤或较重的复合伤。

4. 特重烧伤　总面积在50%以上,或Ⅲ度烧伤20%以上,或已有严重合并症。

评定烧伤程度的目的:计算烧伤患者的营养及补液量;决定相应的医学处理对策;预测患者需住院时间的长短及其预后转归。

四、ADL评定

可参见《康复疗法评定学》。

第四节　作业治疗

烧伤的处理可分为急救期、急性期和康复期三个阶段。在烧伤的不同阶段,作业疗法的目标和方法是不同的。

一、急救期

(一)临床处理

一般认为,从烧伤发生到烧伤后72小时是烧伤急救期(emergent phases),此期临床处理的重点是预防或治疗休克。危重烧伤患者休克发生率高,发生时间也早,如果延误病情,会因休克时间长，缺血缺氧严重，爆发全身性感染，引发各种内脏并发症，甚至多器官功能衰竭而死亡。

(二)作业评定

全面评定应推迟到患者伤情稳定后进行。此阶段治疗师作一般的了解，例如烧伤的部位、程度和临床治疗的需要，患者伤前的功能状况、个人兴趣爱好、经济状况以及社会关系等。

(三)作业治疗的方法

1. 夹板的使用　烧伤后24～48小时胶原合成和挛缩开始，因此，应尽早预防挛缩的发生。一般累及关节的浅Ⅱ度以上的烧伤，必须使用夹板，并正确摆放体位。夹板佩戴的时间视患者的耐受能力而异。如果患者主动活动能力下降，则佩戴夹板时间应增加。对于使用镇静剂、不能主动活动的患者，除了治疗及敷料更换外，需要全天使用夹板。如果患者能使用患肢进行功能性活动(如自我进餐或治疗性锻炼)，患者仅需要夜间使用夹板，维持抗挛缩体位。夹板放置在敷料外面，用绷带或尼龙搭扣固定夹板。

2. 体位摆放　大面积烧伤患者卧床时间长，关节经常处于非功能位，以致创面尚未痊愈即出现了功能异常，造成难以矫正的挛缩畸形。根据深度烧伤愈合后瘢痕挛缩的好发部位，从早期开始使体位保持在功能位和对抗挛缩位，以预防瘢痕挛缩导致的畸形或功能障碍。具体做法是：

(1)伤后48小时之内应平卧，休克期后若头面部有烧伤，床头抬高30°左右，有利于头面部消肿，1周后恢复平卧。

(2)颈部　颈前烧伤时，去枕保持头部充分后仰(可在颈肩部放一个小长枕)防止颈前瘢痕挛缩，颈后或两侧烧伤，保持颈部中立位，预防颈两侧瘢痕挛缩畸形。

(3)腋部、胸、背部、侧胸壁、上臂烧伤时，上肢充分外展位(最好呈90°)，预防上臂与腋部及侧胸壁创面粘连和瘢痕挛缩。

(4)肘部　如上肢屈侧烧伤或环形烧伤，肘关节应置于伸直位。烧伤以背侧为主，一般保持肘关节屈曲70°～90°，前臂保持中立位。

(5)手部烧伤　手的小关节多，活动强度大，患者伤后因怕痛而造成腕关节屈曲，指间关节屈曲和拇指内收畸形。手背烧伤，宜将腕关节置于掌屈位，手掌或环形烧伤，以背屈为主。全手烧伤，将腕关节微背屈，各指蹼间用无菌纱布隔开，掌指关节自然屈曲40°～50°，指间关节伸直，拇指保持外展对掌位，必要时采用塑料夹板做功能位固定(晚间夹板固定，白天取下活动)。

(6)臀部、会阴部烧伤　保持髋伸直位，双下肢充分外展。

(7)下肢烧伤　若只有前侧烧伤，膝部微屈10°～20°，也可在膝关节后侧垫高15°～30°。若膝关节后侧烧伤，膝关节保持伸直位，必要时用夹板作伸直位固定。

(8)小腿伴踝部烧伤　踝关节保持中立位，对无自控能力的可在床尾放置海绵垫或弹簧板装置，让患者脚蹬在垫或板上，尽量保持踝关节背屈位。患者仰卧位时用支撑板顶在足底部，防止跟腱短缩形成足下垂。

3. 抬高肢体，减少肢体肿胀　可使用泡沫塑料垫或枕头抬高上肢。同时应注意观察，预防臂丛神经牵拉损伤发生。

二、急性期

自急救期以后到伤口创面愈合的阶段为急性期(acute phase)。根据烧伤程度、创面愈合是否需要植皮等因素,急性期可能从数日延续至数月不等。

(一)烧伤创面的处理

无休克的中小面积烧伤者,争取在伤后6小时内进行早期清创。已休克或可能休克的烧伤者,一般应待休克控制,妥善处理合并症后,再行清创。

浅度烧伤创面的处理:主要是止痛和保护创面勿再受损伤,防止感染、促进愈合。Ⅰ度烧伤可予暴露,浅Ⅱ度烧伤可酌情选用包扎或暴露疗法。大水疱应引流,无污染破损的水疱皮尽量保留。水疱液混浊、积脓则应去除。若创面感染,可采用浸洗、湿敷等方法清洁创面,必要时全身使用抗菌药物。深度烧伤均宜采取暴露疗法,若包扎不应超过3~5天。尽早切、削痂植皮并严密覆盖创面。

(二)作业评定

1. 了解病史　详细询问烧伤处理的整个过程,既往史中重点了解患者有否糖尿病、肺部疾患和精神性疾患等。因为上述这些疾患可能会影响到作业治疗。

2. ADL能力　包括床上活动、用手的活动、行走活动、站立和坐下、个人清洁卫生及进餐、穿衣等方面。

3. 行为和交流能力。

4. 认知－感悟状况(cognitive－perceptual status)。

5. 肌肉神经状况　包括关节活动度、肌力和感觉测定。

6. 活动耐受度。

(三)作业治疗的方法

作业治疗的目的:主要是改善患者ADL的能力和技巧。

1. 适应性措施　例如,针对有些烧伤患者因气管插管或口唇周缘烧伤而致语言交流有困难,作业治疗师可采用交流板、手势或眼神变化等形式,与患者进行交流。

2. 夹板和体位的摆放　继续维持在急救期的姿势和体位,并且根据每个患者的活动参与能力给予调整。

3. 运动练习　夹板和体位摆放应该结合运动练习。运动对于烧伤患者控制肿胀、防止肌肉萎缩、肌腱粘连、关节僵硬和关节囊短缩显得尤其重要。烧伤患者的典型的运动练习应遵循持续的被动运动;另一方面,是将患者的活动能力贯彻落实到日常生活活动中去。连续运动练习的方案是:①被动ROM。②主动－助动ROM。③主动ROM。④功能性活动。假如患者医疗情况差,不能主动参与运动,则可以更换为被动ROM。然而只要条件许可,应尽可能鼓励患者主动运动练习。治疗师的作用,是指导患者恢复功能,定期检查伤口愈合和皮肤对运动的反应。

运动练习禁忌证:①存在裸露的肌腱。②新近植皮(植皮手术后的10天内)。③骨折。

4. 围手术期治疗(perioperative care)　植皮手术后的5~10天是围手术期。一个大面积烧伤患者可能需要多次植皮手术,每次植皮手术是一个新的围手术期开始。例如,一个烧伤患者需要躯干、上肢和下肢三次植皮手术。每次植皮成活后都需要正确的围手术期治疗。OT师在围手术期中的作用是制作夹板，以固定身体植皮部位。理想的夹板应在手术前或术中制作，并在手术结束时使用。一般夹板与手术后敷料一起使用5~10天。在此期间，为了使植皮成活，ROM练习是禁忌的。当手术后首次打开敷料时，烧伤协作组评定植皮成活情况，并且制订恢复练习方案。

5. 疼痛处理(pain management)　作业治疗师必须重视疼痛问题。有许多严重烧伤患者无法口头表达主观感受到的疼痛。例如，更换敷料或治疗性锻炼时，治疗师应观察及掌握患者对疼痛的客观反应指标，例如：血压、心率、呼吸、表情变化。并且根据这些客观反应，及时调整治疗强度或时间。其他疼痛处理技术还有牵引(distraction)、想象(visualization)。鼓励患者主动参与运动或更换敷料。

6. 环境适应(enviromental adaptation)　从急性期开始至整个恢复期，作业治疗师可针对患者所处的环境及其需要，对有些设施进行改良，以提高患者ADL能力和独立性。

7. 宣传教育　治疗师可帮助进行患者及其支持系统成员(包括家庭成员、亲戚朋友、同事等)之间的联络。鼓励他们进行电话、信件、磁带、礼品等形式的交流。他们可能需要学习新的方法，来接触或安慰患者，治疗师可以提供这方面的指导。另外，支持系统成员可以提供有关患者职业、业余爱好等方面的信息资源。一个经过培训的患者家庭及其支持系统成员，对于患者后续的治疗是极其重要的。

8. 出院计划　因经济状况等诸多因素，烧伤患者不可能长时间住院治疗，因此，在出院前期，应做好患者的出院计划。出院计划需考虑的因素有：患者所在社区(或乡村)的可利用资源、家庭环境的改造、出院后的继续治疗等。作业治疗师应与患者所在社区建立联系，以保证患者出院后能继续接受到治疗。

9. 治疗协作组之间的交流　协作组成员之间(包括患者及其支持系统成员)的交流、互通信息是非常重要的。作业治疗师可以提醒各成员注意患者的体位摆放、夹板正确使用、预防挛缩以及改造环境等方面的知识和经验。

10. 急性期的支持和心理社会的调整　所有烧伤患者，无论年龄大小，都会程度不同地反映出一些同样的心理反应，包括害怕死亡、退缩、焦虑和抑郁。

烧伤患者的即刻反应是欣慰，庆幸自己死里逃生。随着产生自恋性退缩，表现为拒食、嗜睡，这些是为了集中精力、求得生存而采取的对应机制。倒退儿童行为似婴儿，口吃、遗尿、弄污自己、不合作。成人表现为不合作、要求多、住院稍久即进入哀伤状态。由于感到了烧伤给自己带来的损失，因而产生忧伤、讷滞、淡漠。以上是正常的适应性防御反应，工作人员和家属不必惊慌，不要人为阻止此过程，以免以后真正陷入深度的病理性抑郁。

适应不良反应包括否认、脱离、分裂。否认反应是患者拒绝承认自己创伤的严重性，实际是心理上无法接受创伤的现实。脱离则是明知创伤的存在，但心理上难以接受，因而将毁容等创伤部位从整体中分裂出去，如更换敷料时将头转过去或闭眼。医护人员应使患者了解问题产生的根源，洞察面对的现实，必要时采用行为矫正疗法，或辅以药物治疗，改变其脱离反应，以及恶梦、惊恐、厌食等心理障碍。

最后是患者害怕出院，担心出院后家庭、学校、朋友、同事如何对待自己，自己在体能上和才能上是否仍有竞争力。出院后则不愿返回原工作岗位，不愿参与社会活动，甚至不愿上街购物，主要原因仍在于美容和自尊。此外，还有一些客观的心理障碍，如注意力减退、对日常生活的兴趣减退、容易激动、抑郁、性功能减退等等。

在疏导患者的情绪反应时，也应做好家属的工作，使家属了解病情，克服其震惊与焦虑。解释治疗措施的必要性和正确性，帮助患者度过困难的兴奋期和倒退期。召开已出院和将出院患者的家属座谈会，解除家属顾虑，乐意将患者接回家中。

三、康复期

康复期(rehabilitation phase)是指继急性期以后直至瘢痕成熟。瘢痕成熟时间需6个月至2年。当瘢痕颜色成苍白色，而且胶原合成停止，即可认为瘢痕稳定、成熟。

(一)作业评定

1. 继续评定烧伤患者的潜能(capacities)和能力(abilities)。例如关节活动度和肌力。

2. 功能评定　自我照料、家务劳动。有条件的康复部门可采用标准评定，例如，FIM量表或Valpar Work Samples量表。其优点是，这些标准测试提供了客观的资料。

(二)瘢痕的处理(scar management)

1. 瘢痕的分期　烧伤后瘢痕可分为增生型和非增生型，后者仅占极少数，其增生时间短，仅数周至数月，增生程度轻；烧伤后瘢痕多数为增生型，增生时间长且程度严重。无论是增生型还是非增生型，从瘢痕形成至成熟都经历两个时期，即增生期和成熟期。

(1)增生期　创面愈合后1~3个月内，在深Ⅱ度和Ⅲ度烧伤自行愈合创面以及植皮区边缘开始瘢痕增生。初期由淡红色转为鲜红色，表面变粗糙，继而出现硬结，轻度瘙痒。随之逐渐加重，创面愈合后6个月左右瘢痕增生达到高峰，颜色由鲜红色转为深红色或紫红色；表面可见粗细不均匀的毛细血管；表皮菲薄，角质层增厚，干燥易破裂；瘢痕厚度可增至数毫米，由于瘢痕增生厚度不一致，表面呈高低不平，但增厚的边缘不超过深度烧伤的边界。瘢痕坚硬无弹性，瘙痒加剧、刺痛，触之疼痛加剧并有灼热及紧缩感，关节活动部分或全部受限制，瘢痕挛缩可造成关节脱位和畸形。

(2)成熟期　增生型瘢痕增生达高峰后，开始逐渐成熟而软化，但由于瘢痕增生所造成的关节脱位和畸形的后遗症，并不随着瘢痕成熟而复位或矫正。瘢痕成熟过程缓慢，通常需经历6~24个月，少数病例可延长至3~4年或更长。同一个体不同部位瘢痕的成熟时间也不一致。瘢痕开始成熟的标志，是颜色由深红或紫红色逐渐转为紫色或褐色，最后与邻近周围皮肤颜色相近似；瘢痕表面毛细血管消失；厚度逐渐变薄，完全成熟的瘢痕与周围皮肤在同一水平，表面高低不平变为不明显或消失，但瘢痕表面角质层仍增厚和干燥；质地逐渐变软，但仍较周围正常皮肤为硬。皮下脂肪未烧伤或切痂手术时保留皮下脂肪的区域，瘢痕成熟后仍有一定程度的弹性。在瘢痕成熟过程中疼痛最先消失，而瘙痒可持续至瘢痕完全成熟，紧缩及灼热的感觉随着瘢痕的成熟而逐渐消失。

2. 瘢痕评定　烧伤瘢痕指数(the burn scar index, Vancouver scar scale)是根据瘢痕的柔顺性、血管化程度、厚度及色素沉着情况来判断。瘢痕指数有助于指导作业治疗师评估瘢痕的成熟阶段，及瘢痕处理的效果。

3. 瘢痕的加压治疗　加压治疗是指采用弹力织物，对烧伤愈合部位持续压迫，达到预防或控制瘢痕增生的方法。

(1)加压治疗的作用机制和效果　烧伤后增生型瘢痕的重要病理改变为：血管扩张，胶原纤维增生，排列杂乱，成螺旋状或结节状。加压疗法的主要作用在于：当局部压力达到1.33～2.0kPa(10～15mmHg)时即会造成组织缺血，使螺旋状胶原重新排列，组织二氧化碳分压上升，氧分压下降，血管数量减少，管腔变窄，内皮细胞变性，核破碎等，造成组织缺血，限制了瘢痕增生；缺氧状态下承担细胞生物氧化功能的线粒体肿胀、空泡化，使成纤维细胞增生受阻，生成胶原纤维的能力大减；缺血后 αM 球蛋白减少有利于胶原酶的出现，从而破坏胶原纤维；缺血后合成粘多糖的酶减少，水肿减轻，减少了粘多糖的沉积与合成，使胶原生成减少，瘢痕减轻。取加压与未加压的瘢痕组织进行光镜与电镜观察，效果截然不同(表16－4－1)。

表 16－4－1　增生性瘢痕加压与未加压组织学比较

	未加压	加压
瘢痕厚度	10～20mm	3～4mm
光镜检查：		
表皮细胞层次	30～50层，最厚处90余层	5～8层
胶原纤维	高度增生，粗大，呈结节状分布，玻璃样变性	明显减少，纤维变细，排列规则，无玻璃样变性
弹力纤维	极少见	明显恢复
血管	数量多，管腔充盈良好	数量少，管腔狭窄，甚至关闭，腔内少见或不见红细胞
透射电镜检查：		
成纤维细胞	数量增多，粗面内质网丰富，腔扩大，线粒体清晰，增生活跃	数量减少，粗面内质网减少，腔狭窄，线粒体扩张，空泡化
胶原纤维	增粗，呈漩涡状排列	粗细均匀，细束状，排列规则
内皮细胞	结构清晰	变性，线粒体肿胀，空泡化，粗面内质网扩张，核碎裂
扫描电镜检查：		
胶原纤维	增生，结节状结构	减少，结节消失

(2)弹力材料的选择及应用

1)弹力绷带：适用于身体各部位，肢体包扎由远端缠向近端，开始应用时压力不宜过大，待患者适应后再逐渐增加压力。

2)弹力布：由含有橡皮筋的纤维织物织成布料，裁剪后制成套状应用，具有较强的弹性，而且弹性持续时间较长、耐用。但纤维织品较厚，表面粗糙，欠柔软，初愈的创面表面垫一层纱布为宜，避免蹭破初愈的上皮。

3)弹力服：利用具有一定弹力和张力的尼龙类织物，使用双苯二甲酸、乙二脂纤维及含有88%以上聚氨甲酸乙酯的长链聚合体纤维组成的珠罗纱立体织物，制成的 Jobst 弹力服、面罩、背心、短裤等，由于纤维细，薄而软，穿着既合体又轻便，但弹性不如弹力布大。

4)弹力套的戴法:初愈的创面皮肤较嫩,内层敷1~2层纱布再戴弹力套,平铺后尼龙搭扣粘合加压。原则上实行24小时连续加压,切勿睡觉时解开,这样会把白天加压的效果抵消。为使体表凹陷部位亦能均匀受压,需在弹力套下放置压力垫,例如,聚乙烯树脂海绵、硅酮胶泡沫或纱垫等软垫或硅酮硬垫、硅酮弹性垫等。

为了获得加压治疗的良好效果,应在瘢痕未隆起之前开始加压;压力一般为3.3kPa(25mmHg);加压应持续,除漱洗以外不要解开,压迫6~12个月。

头面部:头面部瘢痕的加压治疗,是采用透明塑料面罩或弹力头套。在眼、鼻、口部开窗,若眼睑不能闭合,需加眼罩,以湿润角膜。弹力头套是用尼龙织物裁制而成,套紧整个头部,在眼、耳、鼻处开窗。于凹凸不均空隙处加垫(图16-4-1)。

颈部:颈矫形器可采用由垫棉花纱块的石膏颈围,最好用热塑夹板制成颈前矫形器,上达颏部和下颌内缘,依颈部的角变塑形,至颈下方呈凸向前的边缘。用宽带在夹板后方扣紧固定于颈部(图16-4-2)。

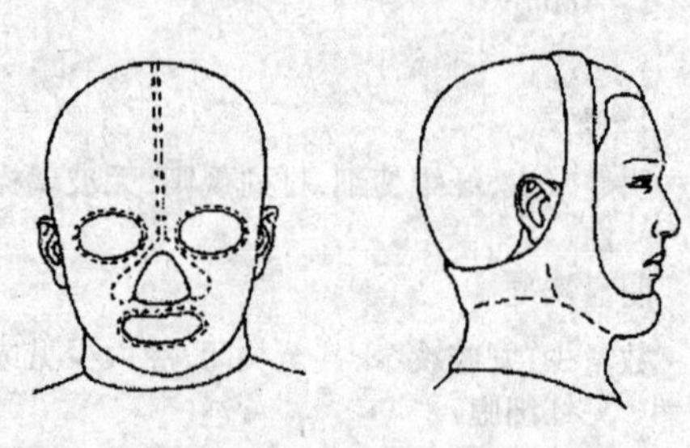

图16-4-1 弹力头套

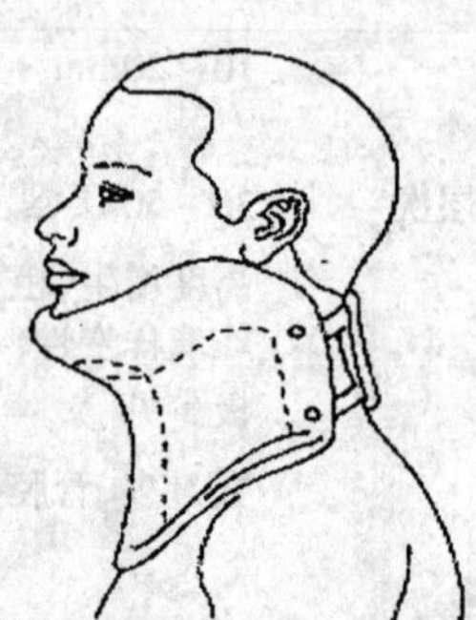

图16-4-2 颈前支托

腋部:将肩关节固定于约90°~110°外展、外旋的位置。腋部矫形器(飞机架)可用热塑全接触夹板,对腋部也施加压力,用带子固定(图16-4-3)。

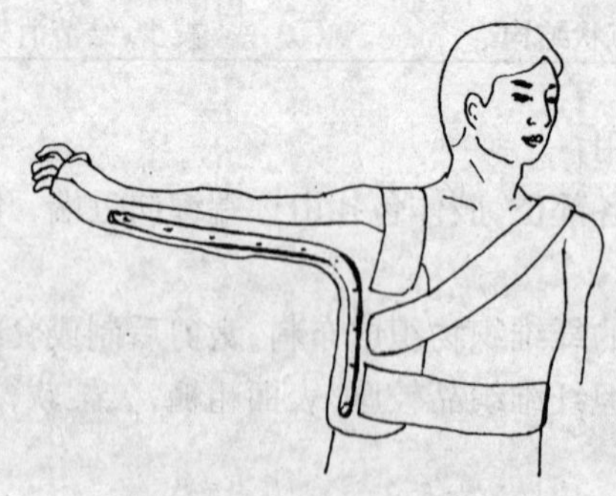

图16-4-3 肩外展支架

肘关节：肘窝瘢痕挛缩，易发生肘屈曲和前臂旋前畸形。宜使用掌侧肘夹板，将肘关节固定于伸直及旋后位，外加人字形绷带包扎。夹板只于夜间睡眠时应用，白天可解除夹板做功能锻炼(图 16-4-4,16-4-5)。

躯干：用弹性包扎、压力衣均可很好地控制瘢痕，但肩胛间区和臀皱褶处例外。应用压力衣时，应加入弹性垫子，用缝线固定，增加局部体表压力，以控制和治疗肥厚瘢痕。

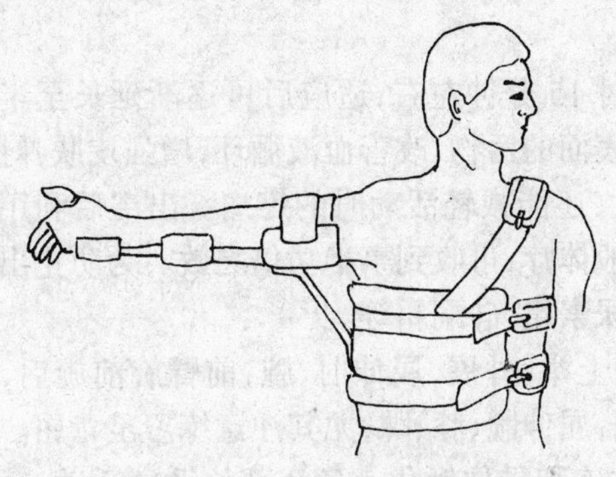

图 16-4-4　伸肘夹板

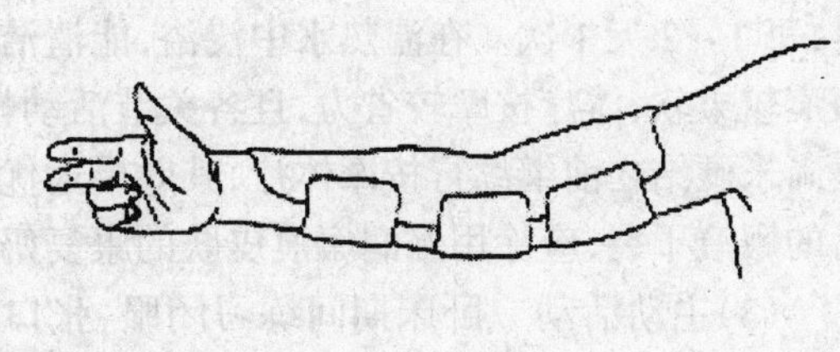

图 16-4-5　掌侧肘夹板

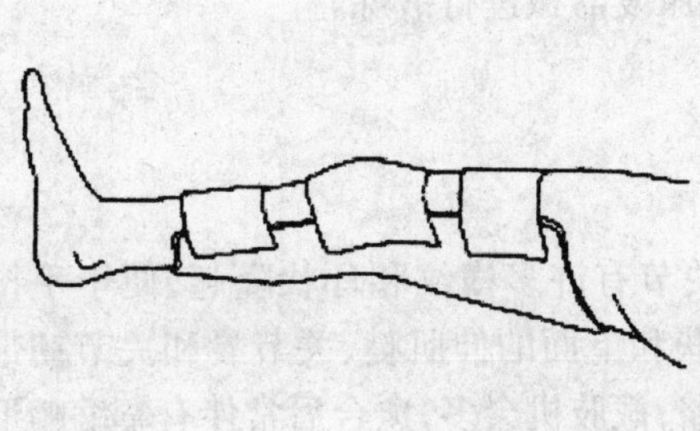

图 16-4-6　膝后全接触夹板

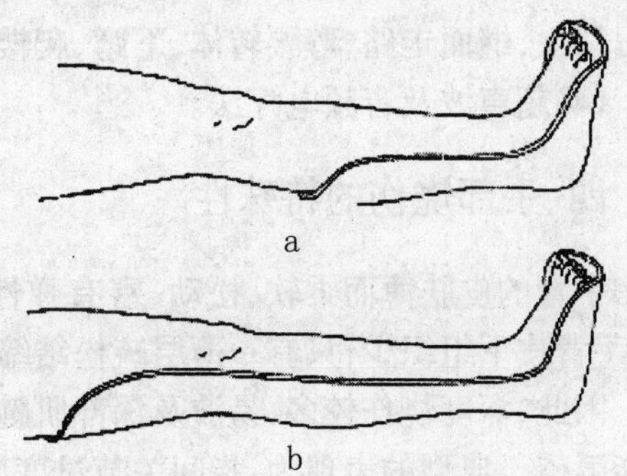

图 16-4-7　踝关节背侧夹板

a. 短夹板；b. 长夹板。

臂和腿：肢体呈圆柱状，穿裁制的压力衣可控制瘢痕。髋部可于压力衣下加穿紧身三角裤。关节屈侧有瘢痕挛缩倾向者，应使用矫形器。

髋关节：髋关节固定在伸直并外展 15°～20°位置。俯卧位可帮助减轻屈曲挛缩。

膝关节：使用膝后全接触伸展夹板，加弹性包扎，将膝部固定于伸直位。只需在夜间固定，但若膝部不能全伸直，应全日应用，只于锻炼期间除去夹板(图 16-4-6)。

踝关节：使用长(包括膝)或短(达膝远段)背侧夹板。用绷带包扎固定。于夜间或加上白天制动期间使用。锻炼时，需作踝关节背伸、跖屈、足内外翻运动(图 16-4-7)。

足部：足底烧伤很少形成肥厚瘢痕。足背烧伤瘢痕，可致足背屈或髎过伸畸形，宜于夜间使用足背全接触夹板。足底瘢痕可引起髎趾屈曲畸形。全足有烧伤瘢痕需用小腿-足全接触前后夹板，加压力包扎，夜间或非锻炼期间予以固定。

4.其他处理方法

(1)按摩　开始阶段应以被动活动为主，例如按摩、牵拉等方法，可改善瘢痕的柔软度，增加血液循环，松解粘连，使关节恢复一定的活动度，为主动活动做准备。新愈合的上皮较娇嫩，易碰破和起水疱，开始按摩时需用轻手法的按压、摩、揉等。随着瘢痕组织的不断老化，不断加重按摩力，可增加推、搬、提拿、捏、叩击等手法。按摩频率要慢，手法要柔和，施术要准确，开始按摩时勤换部位，切勿在一个部位长时间按摩，以免发生水疱和损伤新生的上皮，并于按摩前局部涂擦液状石蜡。

(2)水疗　浸浴的水温通常不超过40℃，初浴时15分钟左右，适应后可逐渐延长至半小时，每1~2天1次。在温热水中浸浴，能清洁瘢痕表面的污物，改善血液循环，增强皮肤弹性，瘢痕较柔软，体疗按摩较省力，且各关节活动幅度大，还能减轻活动时的疼痛。出浴后利用瘢痕尚未硬结之前继续行按摩体疗，其效果远优于一般体疗，可收到事半功倍之效。为防止出浴后的瘢痕干裂，应涂用滋润瘢痕皮肤的康复奶液或尿素霜、硅酮霜等。

(3)主动活动　卧床期间练习闭眼、张口，双臂上举、外展，屈伸肘、腕，前臂旋前旋后，握拳，伸指，双下肢练习静力肌肉收缩，外展，直腿抬高，屈伸髋、膝、踝，尤其注意练习足背屈。主动活动既增加肌力、促进血液循环，又可防止关节粘连和异位钙化。各个部位循序活动，每日2次，每次15~30分钟。即使手术后肢体被固定，也要行等长肌肉收缩。长期卧床患者下地之前先坐在床边，双下肢下垂，每天2~3次，每次20~30分钟。能下地时下肢戴弹力套，首先练习站立，继而走路，弯腰转体，下蹲，爬楼梯，或利用康复器械进行锻炼。

(4)超声波及音频电疗法。

四、手部烧伤的特殊性

手背的皮肤薄而柔软、松动、富有弹性；在指间关节有许多横纹和环状隆起，便于手指活动；手背皮下组织少，只有一薄层疏松结缔组织将皮肤和下面的伸肌腱、关节囊和关节韧带隔开。因此，深度烧伤较多，易波及深部肌腱、关节、骨骼，截肢机会多，愈合后常伴有挛缩畸形和功能障碍。典型的表现为：指间关节过度屈曲，掌指关节过度背伸，手掌向前突出，拇指内收，掌弓消失或指粘连。手掌皮肤坚韧并有很厚的角化层，皮下脂肪多且被许多细小的结缔组织隔开，分为脂肪小叶的结缔组织，将掌腱膜和屈肌腱紧密地连接在一起，使手掌在抓捏时不致移动，故手掌烧伤机会比手背少，烧伤深度波及肌腱、骨者少。愈合后典型的表现为：指屈曲，指掌粘连呈握拳状，失去功能。

手部烧伤的处理原则：

1.改善局部循环　由于手指的静脉回流主要依靠指背皮下的浅静脉，很少依靠深静脉，以及手指两条固有动脉为小的终支，容易受影响。因此，上肢和手部深度烧伤，尤其是环状烧伤，受焦痂的束缚以及组织水肿，都会使组织压力增大，妨碍血液循环，造成组织进一步坏死。故应适时行手指侧方焦痂切开减张术充分减张，以改进血运状况，使伤手保留较大的长度和较多的功能。

2.预防继发感染　创面感染会加重烧伤深度，深Ⅱ度者可转变为Ⅲ度，严重者可毁损肌腱或并发关节炎症，拖延愈合时间，使手丧失更多的功能。预防感染的措施重点应放在局部，如尽早彻底清创,清除坏死组织,外用抗感染药物,及时植皮等。

3. 控制水肿　水肿是烧伤后毛细血管通透性增强、渗出物增加,以及组织缺氧、血液循环、淋巴管回流发生障碍的结果。水肿液中含有的蛋白质常顺肌腱延伸,沉积在肌肉、关节囊和关节周围,日久机化(纤维化)则会发生组织挛缩、关节强直、活动障碍,而形成“冻结手”。减轻水肿的主要措施是抬高患肢。如果前臂或腕部环形焦痂,组织间囊内压过高,需及时切开减压。

4. 保持功能位置　除深度烧伤造成患肢功能障碍外,患者早期怕痛,常将腕关节屈曲,掌指关节过伸,近节指间关节屈曲,拇指内收。另外,由于治疗不当,如创面紧贴五指粘连、不正常包扎,都可造成畸形愈合。及早纠正的方法是:采取夹板或指端牵引法,保持伤手的功能位置。若烧伤涉及腕关节,则单纯手背烧伤者宜掌屈,手掌烧伤者宜背屈,全手烧伤者应保持中立;若烧伤涉及掌指关节,则手背烧伤者的掌指关节应屈曲 80°~90°,使侧副韧带保持最长位置,手指背烧伤者应取伸直位;全手烧伤者一般手背为重,宜取半屈曲位,指间关节应伸直或屈曲 5°~10°,拇指宜保持外展、对掌位(图 16-4-8,16-4-9,16-4-10,16-4-11)。

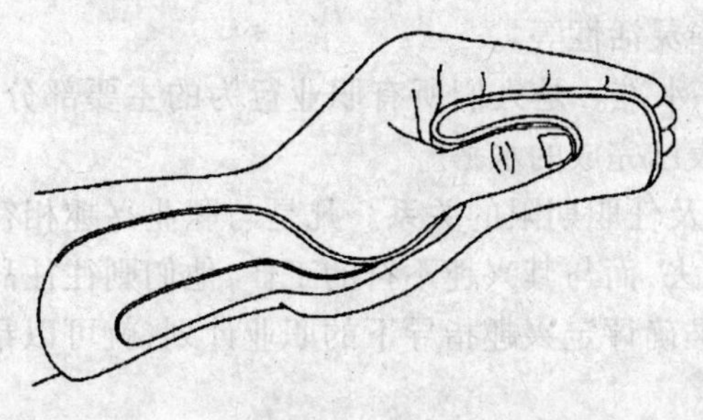

图 16-4-8　手矫形器

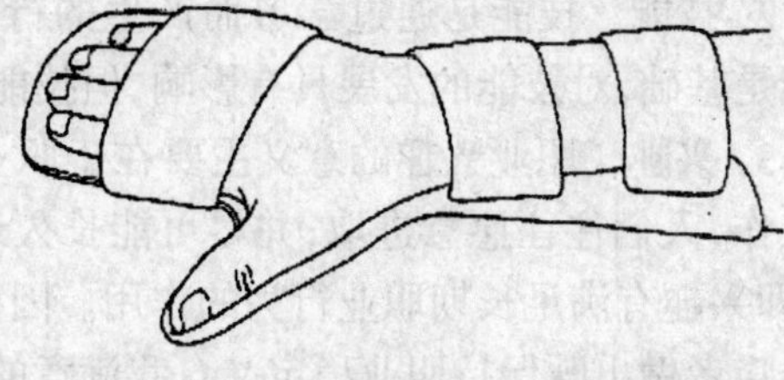

图 16-4-9　前臂-手矫形器

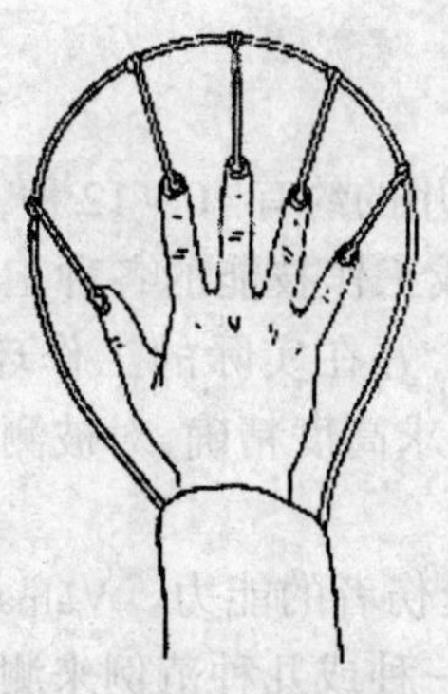

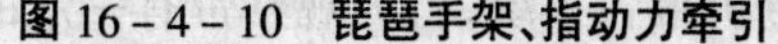

图 16-4-10　琵琶手架、指动力牵引

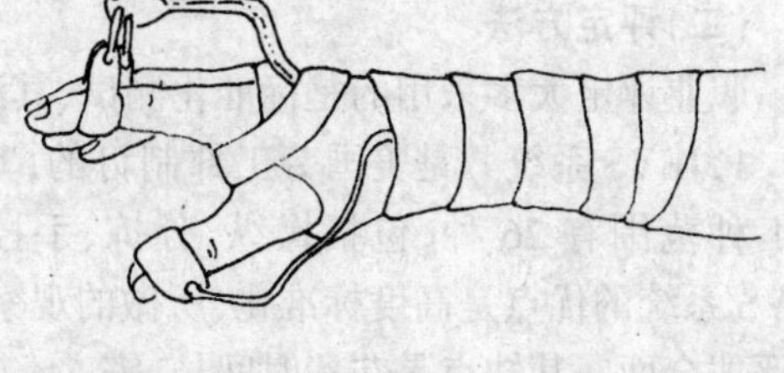

图 16-4-11　前臂-掌夹板及手指动力牵引

5. 尽快消灭创面,早期活动　尽快消灭创面,早期活动是最大限度地保存手部功能的根本措施,否则,创面长期裸露,坏死组织不能及时清除,就会加重感染。另外,创面加深的同时,也会限制手部的关节活动,使肌肉萎缩,关节僵硬,故应抓紧时机及早消灭创面,进行理疗和功

能锻炼。

五、职业前评定与训练

烧伤患者职业前评定的目的是判断其能否工作,以及适合何种工作。因为评定涉及到患者代偿训练适应性设施的使用、手术和其他治疗措施。

(一)评定内容

主要是评定患者的能力、技能、兴趣和体力等四个方面。

1. 能力　能力是指与各种活动熟练程度有关的天生的行为模式,应该与技能区别开来。技能是通过训练或实践而表现出来的动作熟练程度。能力代表活动发展的潜力,可以确定最后成就的极限,但是它主要与掌握新技能的速度有关。因而,在一个特定领域中能力高的人学习新技能的速度,通常比能力低的人要快些,同时熟练程度也可能更高些。

能力的衡量是为了预测在需要掌握新技能的训练或职业中成功的可能性。一种被广泛采用的衡量能力的系统是美国政府劳工部所研究制定的,有9个基本才能与职业训练和工作表现有重要关系。按此制订出测试计划,称普通才能测验表(general aptitude test battery, GATB)。该表包括了工作必不可少的能力的主要部分,例如:学习能力、语言能力、计算能力、空间能力、分辨能力、动作协调能力、手灵活性、手指灵活性等。

2. 技能　技能是通过学习而产生的行为熟练水准。是人们所有职业行为的主要部分。才能是基础,对技能的发展具有影响,但技能则代表已完成的水平。

3. 兴趣　职业兴趣的意义主要在于职业选择及任职期限的关系。凡是与职业兴趣相符的工作,人们往往愿意进取,并尽可能长久地干下去,而与其兴趣不符的工作,他们则往往辞去,即兴趣有满足长期职业行为的作用。因而,在准确评定兴趣指导下的职业计划,就可以帮助残疾者做出既保持职业稳定又自我满意的抉择。

4. 体能　躯体能力应该从功能的角度,而不应该从医学或诊断的角度去评定。

(1)上肢功能　伸手、触摸、抓握、提举、推动等。

(2)下肢功能　爬高、平衡、俯身、跪腿、站立等。

(二)评定方法

职业评定大多采用的是标准化测试,其测试种类繁多,常用的约有10~12种,其中有:

1. JEVS系统　是美国劳工部制订的,其设计集合了构成工作技能的各种工作特点。测试工种范围有26种,包括操纵、分拣、手控、检验和绘图等,并在实际的工作环境中测试。JEVS系统的优点是高度标准化,所做的观察和收集的资料要求高度精确,对被测试者的潜力的评估全面。其缺点是花费时间长,需6~7天才能完成测试。

2. Valpar系统　是Valpar公司建立,旨在评定工业界受伤者的能力。Valpar系统有12种范例测试,每一种范例都自成体系。测试者可以从中选择一种或几种范例来测试,例如:小工具、难题处理和焊接等。其缺点是没有一个统一的分析报告系统,行为观察带有一定的主观性,因而分级可靠性差。其优点是测试速度快,每种范例测试只需1小时左右的时间。

(三)训练

严重烧伤致残者在重返工作的过程中,也许需采取几个中间步骤,包括社交技能训练或其他促进重返社会的步骤。登记入学可以达到这一目的,而且可以进一步接受普通教育或特殊职业训练。此外,工作调整训练或在有庇护的环境中工作,也可促进就业的准备。

工作调整训练是为了有明显智力障碍或行为问题的残障者准备就业的一个步骤。目的是让没有工作经验的人,或者由于残疾而使能力发生改变,以至于过去的工作经历基本上丧失的人,重新面向工作,并获得与工作有关的一般技能。例如:工作调整训练的目的可以是培养整洁、守时和持久等工作习惯,教会与同事及上司相处必不可少的社交技能,或者培养全日工作所必需的躯体和精神耐力。对于以往没有就业经验,但如果其行为问题或技能障碍,可在适应工作环境中得到改善后,而有工作潜力的人来说,这可以认为是一种治疗形式。

庇护性就业是在受控制的环境中进行,以适应患者的特殊需要和限制,由经过康复训练的工作人员管理。庇护车间的工作通常包括:通过与工业界订合同得来的制造、装配、分选或包装工作。有些车间制造自己的产品并有自己的零售点和销售渠道。

庇护车间主要提供三种康复服务:①工作评价,包括实际工作或模拟性的工作任务,用以评定工作习惯和基本的工作技能。②工作调整训练,常是领取报酬的实际工作,但目的与上述相同。③庇护性就业通常旨在为加入竞争性劳动市场做准备工作,但有时是为那些因残疾不能参加竞争性职业的人提供长期职业。

(陆廷仁)

第十七章 其他疾患的康复

第一节 肿瘤的康复

一、概述

肿瘤是一组以不受控制的异常细胞生长和扩散为特征的疾病。可由外因(化学物、辐射、病毒)和内因(激素、免疫病、遗传性突变)等引起。各种因素可同时或先后作用,而诱发或促进肿瘤发生。可历经十年或更长时间方可出现可检测到的瘤体。

有资料表明,在人的一生中,约有50%的男性和40%的女性会患癌症。据统计,全世界现有癌症患者约1400万,每年新发癌症病例700万;我国现有癌症患者200万,每年新发癌症病例160万。肿瘤可发生于全身任何脏器,使器官功能受损,癌细胞不受控制的扩散可致死亡。随着癌症治疗技术的进步,癌症患者的存活期得到显著延长。据估计,一半以上新近确诊的癌症患者,均可存活5年以上。许多患者除了癌症治疗所遗留的多种后遗症即功能受损外,并无其他疾病;另一些则可多年有活动期肿瘤,经过手术、激素、化疗、放疗和免疫疗法而控制症状。对这些人而言,其实就是一种慢性病。而采用的各种治疗方法本身,也对器官功能产生影响。因此,医务人员应随时注意病情进展,和各种治疗对患者功能所产生的后果。许多患者在癌症确诊时即已到了晚期,已经出现了严重的功能受损。

肿瘤康复是协助肿瘤患者,在现有疾病和治疗限度内,获得最佳躯体、社会和职业功能的过程。无论已经治愈或是正在治疗中,或甚无治愈希望的癌症患者,均在不同程度上需要康复服务。康复专业人员已提出了肿瘤患者康复干预的若干总体原则。另外,由于肿瘤患者可能出现多种潜在问题,因此,康复需要一种学科间小组的工作方式,患者的需求决定所需的小组人数。康复治疗小组应在患者疾病的各个阶段均给予治疗;治疗小组应根据患者病情、环境及其可获得的社会支持而制订康复目标;治疗计划应高度个体化,以便解决患者特有的具体问题;康复目标应客观、现实且在一定时间内可以达到,这有助于激励患者保持努力;患者及其家属或其他重要的相关人员应积极参与康复过程,共同的参与有助于设定康复目标。

(一)肿瘤康复的4个层次

Dietz曾指出针对疾病过程与范围的4个层次的肿瘤康复,包括:

1. 预防性　预防措施减轻预期的残疾的影响,强调患者教育。预防措施还包括改善患者躯体功能与全身状况的方法。此外,治疗前的心理咨询有助于早期识别患者调整方面的问题,有助于立即进行干预。

2. 恢复性　恢复性干预是使患者恢复至先前的身、心、社交与职业能力水平的措施。乳腺切除和头、颈部肿瘤患者重建术后的 ROM 训练，就是这类干预的典型范例。

3. 支持性　主要是为了教患者适应残疾，并减少疾病的功能影响。包括教患者使用假肢（截肢后）及其他用具，以及协助自我管理、自理能力与独立行使功能的方法。

其他支持性干预包括在患者应付生活方式改变过程中，提供与调整问题有关的情况支持。

4. 姑息性　在姑息治疗阶段，由于残疾和病情严重，干预目标应围绕减轻或消除并发症，并提供抚慰与支持。姑息性康复目标包括：疼痛控制，预防挛缩与压疮、防止不活动所致的不必要的病情加重和患者与家庭的心理支持。

（二）作业治疗与肿瘤康复

作业治疗师在肿瘤康复中起着重要的作用。一般而言，作业治疗师的工作包括：评估肿瘤患者进行自理活动（如穿衣、洗澡、准备食物和做家务等）的能力；协助患者提高 ADL 活动能力，包括使用代偿性技术或辅助器具。此外，作业治疗师还要对患者家庭环境进行评估，以便必要时给予改造；对患者提供学习驾车指导，采取措施改善其上肢 ROM、肌力、耐力和协调性。

有关癌症患者康复治疗的疗效的报道较少。Dietz 曾经报道一项协作性康复项目的结果显示：57%的患者虽然遗留有躯体残疾，但获得中度到显著性功能改善；另有 11%的患者完全独立，没有遗留任何残疾。

二、功能障碍的特点与康复需求

（一）功能障碍特点

肿瘤对患者的影响，表现为以下几个方面：

1. 直接效应（direct effect）　系由于肿瘤的占位效应所致。例如：颅内肿瘤可直接压迫脑组织，肿瘤灶周围水肿及合并出血，可进一步加重对脑组织的压迫，由此导致偏身运动和感觉障碍、失语和吞咽障碍等。脊柱椎管内肿瘤可致脊髓损伤而引起相应功能损伤，如截瘫、四肢瘫。骨瘤可致疼痛和病理性骨折等。

2. 远隔效应（remote effect）　除直接破坏作用外，肿瘤还可影响到身体其他部位。例如：小脑退行性病变是某些肿瘤（如小细胞肺癌、妇科肿瘤和何杰金病）患者常见的表现之一，由此导致的共济失调性步态，可进展至严重的肢体及躯干运动的不协调，有些甚至需要轮椅代步。癌症性多发神经病常常为混合性运动感觉轴突退变，最常见于肺癌。多发性肌炎和皮肌炎可见于乳腺、卵巢、肺部、胃部和前列腺等部位的癌症。恶性淋巴瘤可致运动性神经病变，而引起下肢无痛性肌无力。

3. 肿瘤治疗的不良效应　各种肿瘤治疗措施的副作用，也常给患者带来诸多不良影响，包括化疗所致的黏膜炎、神经毒性作用、心肺毒性作用等；放疗所致的神经损害、关节挛缩等；手术治疗所致的器官组织切除等。

现根据世界卫生组织最新出版的国际功能、残疾与健康分类，将癌症患者的作业评定与治疗有关的各个方面总结（表 17－1－1）。

表 17-1-1 不同部位肿瘤对患者的影响分类

肿瘤部位	损伤	活动受限	参与问题
大脑	运动	运动	社会活动障碍 适应性降低
	感觉	安全性 疼痛	安全:需监护或帮助 疼痛:不能耐受导致疼痛严重增加的活动 止痛药:导致感觉模糊、不能驾驶或操作重型机械
	认知	计划 先后秩序 记忆 内省力 安全性	缺乏计划性与随机应变能力 社交举止或行为不当 丧失职业角色:工作、家庭、参与闲暇与运动活动的能力
	神经行为学损伤 视觉受损:偏盲、忽视、低视力、皮质盲、空间觉丧失 运动计划能力受损 运动计划能力受损	妨碍 ADL/自我照料和使用器具的活动	不能独立地参与日常活动
	交流	言语、阅读、书写	社会化和分享主意的丧失或重大改变参与受限的严重性,取决于个人兴趣与角色
骨骼	丧失运动 疼痛 运动受损 受累部位再受损	ADL(基本和器具性)	穿衣沐浴和入厕能力降低 需要改造环境或有照料者在场 四周活动(离开家庭在社区内活动)的能力降低 对就业的可能影响 参与受限的严重程度取决于个人兴趣与角色
乳房	运动丧失 疼痛 活动受限 受累部位再受伤的危险	ADL 肩部运动受限	做家务、工作、闲暇能力暂时或长久中断 由于淋巴回流受阻而致的受伤危险 对性活动的影响
肺	肩部运动受损 呼吸受损 疲劳	ADL 肩部运动受限 呼吸耐力下降	与呼吸耐力相关的运动问题和活动距离问题 做家务、工作、闲暇能力暂时或长久中断 因呼吸受累致受伤危险 需要吸氧或雾化吸入装置

（续表）

肿瘤部位	损　伤	活动受限	参与问题
大肠	身体清洗 方式变化 潜在的化疗致神经病变 疲劳	ADL 疲劳 社交不利(不良气味、粪袋破裂) 化疗相关的精细运动受损	在社区关系中处于社交性不利状态
前列腺	尿失禁、性活动不能	ADL 活动	丧失作为性伴侣的自我感觉与失禁有关的劣势
头、颈部	不能吞咽或进食 嗓音丧失 颈肩 ROM 下降、肩胛稳定性丧失	ADL(进食、吞咽) 呼吸:口腔分泌的管理 双手过顶的活动 亲密行为问题	需改变习惯(如吸烟)

(二)癌症患者的康复需求

Lehman 等人筛查了 805 名肿瘤患者,包括白血病、头颈部肿瘤、乳腺癌、神经系统肿瘤等,发现 50%以上有与物理医学相关的问题,且相当一部分有与其他康复患者相似的问题。在这些患者中,相当一部分有心理问题,此与躯体问题密切相关,50%以上有躯体问题者和 29%无躯体问题者有心理问题。神经系统肿瘤者比其他住院肿瘤患者的心理问题比例高。所以,这些患者应能从康复中受益,因为他们的问题与其他康复患者相似。

Ganz 调查了 500 名直肠、肺和前列腺肿瘤患者,平均病程超过 3 年,80%以上报告有行走问题,且 50%以上的问题比较严重。此外,还主诉有 ADL 困难、躯体功能障碍,40%以上处于病情稳定状态,但有多种形式的心理社会问题等。

Van Harten 根据他们对非转移性乳腺和大肠肿瘤患者的调查,提出了社区肿瘤康复的几个要素,包括:

(1)健身与运动性活动。

(2)放松训练。

(3)患者教育,特别是与疾病有关的事项。

(4)指导与咨询患者及亲属,如何发展和采用应对策略,特别是如何进行危机与恐惧处理。

(5)社会与文化治疗,帮助形成新的现实的生活目标。

(6)饮食指导。

这些要素实际上也就是患者所需要得到的帮助。

肿瘤患者生活质量的改善,也是急待解决的问题。有人提出 QOL 干预应从解决以下方面的问题着手,即:①躯体问题。②功能能力。③家庭幸福。④情感与精神。⑤对治疗的满意度。⑥性与亲密,包括躯体印象。⑦社交功能。⑧职业功能。

三、作业治疗

(一)治疗目的和内容

作业疗法一直被描述为功能性的治疗手段,特别是在上肢使用和 ADL、职业(职业前评估治疗或工作调整)和支持(心理学的和娱乐的)方面。

1. 作业疗法的目的是通过康复治疗使肿瘤患者达到 4 个目标

(1)达到躯体功能的最佳化(包括:协助改善受累关节的 ROM;协助增强肌力;增强运动的协调性、运动技能和工作耐力等)。

(2)获得足够的心理社会支持。

(3)获得职业咨询。

(4)达到社会功能的最佳化。

2. 作业治疗活动应足够灵活,以便达到以下标准 ①提供动作(action)而非位置(position)。②提供运动的重复。③提供下述方面的等级:活动时间、ROM、阻力的逐渐增加和肌肉动作的协调性。

3. 着眼于职业的作业治疗的目的是 ①对从无职业或职业目标者进行职业前评估。②对于因残疾而可能需考虑变换职业者,利用现有身体能力作职业探索。③对需要或丧失工作技能、习惯及耐力者进行工作调整。④对考虑将来的学术生涯的患者,发展其交流技能。

4. ADL 项目的训练目的 是训练患者最大限度从事 ADL(包括:①床上活动。②轮椅活动。③自我照料活动。④各种手工活动。⑤行走和上举活动。⑥旅行。⑦厨房和家务活动等)。患者能从事该类活动的程度将决定其自理水平。所需的三种功能能力为:①自理。②活动能力。③交流能力。

5. 在 ADL 方面,治疗师具体的训练内容,包括以下几个方面

(1)ADL 独立,包括做家务技能,和姑息治疗患者所需的适应性活动。

(2)上肢 ROM 和功能训练。

(3)单手活动以增进独立性、书写能力和灵巧性。

(4)肌肉再训练、肌力训练,协调性、易化技术、特别是前臂和手。

(5)制作静力性和动力性夹板、悬吊带、肘和后跟保护垫、座/床垫和一些假体。

(6)若装配上肢假体,则进行假体装配前的上肢训练。

(7)工艺、游戏和文娱活动。

(8)功能、耐力和工作习惯的职业前评估与训练。

(二)常见问题的作业治疗

1. 预防 作业疗法可在多个层面对肿瘤患者进行干预。其中,可能最重要,也最常被忽略的,就是治疗师在预防层面上的干预。例如:影响一个人的行为选择,和改变对健康产生负面影响的行为与习惯的能力,可能就是一个很好的切入点。治疗师可向其接触的所有人传递正面健康信息。青少年在听到吸烟预防方面的正面信息后,可能就不会去学习吸烟。治疗师还可帮助吸烟者戒烟。其他预防措施可着眼于自检和肿瘤检查的定期进行。因为治疗师的焦点是帮助人们达到平衡的生活方式,也即使自我照料、工作、娱乐、休息保持平衡。因此,治疗

师自然就应是肿瘤预防中的一员。

2. 确诊后的早期治疗　肿瘤初期治疗可包括手术、化疗、放疗或免疫治疗，它们均有副作用。在手术治疗前，治疗师即可参与教育与训练，使患者了解术后会出现的问题。一般认为，术前训练可以改善患者的功能结局，减少术后恢复期的康复需求。

作业治疗师在手术、化疗、放疗后的恢复治疗也有重要作用。该层次的干预可在医院、家庭或社区卫生机构中实施。肿瘤患者因功能上的改变可能有ADL活动困难，如自理、工作、娱乐活动或其他方面如休息能力的困难，OT均可使之受益。治疗师还可帮助预防长期的残疾，恢复正常功能。可通过康复方法或姑息疗法对患者的功能给予支持。

3. 术后治疗　术后的早期阶段，治疗师即可鼓励和帮助患者安全地进行日常的或有目标指向的活动。患者可能害怕运动，因而，需指导其安全运动的方式和运动幅度，并告诉患者在伤口愈合前需避免的运动。患者在活动中做身体运动时可能牵扯到伤口，这可使患者产生恐惧感，治疗师应与外科医生配合就此问题进行指导。

有些患者可能因肿瘤而截肢，这可使患者外观发生改变。其与外伤性截肢不同的是，该类患者除了传统的伤口护理和配戴假肢训练外，还需进一步的医学处理。对这类患者，治疗师应训练他们正确使用假肢进行功能代偿。

4. 化疗　使用化疗药物杀死癌细胞也可能产生一些副作用。治疗师常可见到的副作用有脱发、周围神经病、血小板减少和凝血时间延长、疲劳（与肝功能受损有关）、RBC组份改变（贫血）和影响功能的焦虑与恐惧。

化疗所致的神经病变常可导致暂时性的垂腕、垂足，也可致灼痛、麻刺痛。可严重影响功能，因患者可能由此而不愿抓持物品或因疼痛而不愿站立。

化疗也可因免疫抑制而致感染，脑病毒感染可致盲和肝炎。

在进行化疗的急性阶段，住院患者可因长期卧床或停止自我照料，而需作业治疗。另外，疲劳也可限制其参与活动的程度，因为疲劳的患者可能不能或者懒于参与日常活动。

周围神经病变可导致手和足的无力与感觉变化。此时患者常不能抓住物体随意使用，感觉异常（麻利、麻木或烧灼感）以及抓握与精细运动功能丧失，可妨碍患者的日常活动能力。因患者在使用日常用具（如梳子或牙刷）时，可能会掉落地上或出现疼痛。

血小板减少的患者，可能易于出血，而不得不暂时放弃做一些正常的日常活动，直至血小板计数得到改善。

5. 放疗　放疗也是肿瘤急性期干预方法的一种。某些情况下治疗师可与放疗人员协调工作，如用热塑板材制作体位摆放器具（夹板）、帮助患者在放疗过程中保持体位不变。

放疗的可能的副作用之一是灼伤，从作业治疗的角度而言，应避免烧伤区域的运动或牵扯。必要时可能需协助做ROM运动，以预防肩周炎等并发症的发生。

6. 康复阶段　治疗师急性期治疗的目的通常是使患者能达到出院或转至住院康复机构、亚急性中心、长期护理中心或临床关怀机构。在急性期治疗过后，患者应能从事强度较大的康复治疗活动。肿瘤患者康复的目标是以康复模式恢复和支持其功能，即学习带残生活。

总之，几乎所有的肿瘤患者均可从作业治疗中受益。作业治疗师可在医院住院部、门诊、患者家中、社区以及患者工作场所，对肿瘤患者进行干预工作。作业治疗师对肿瘤患者进行治疗的根本所在，在于其能够以自身所具有的整体性治疗的技能，超越肿瘤所致残疾的损伤水平而对患者进行治疗，帮助其克服作业能力的活动与参与层面上的障碍。可以预见，随着越来越多的创造性的和有效的作业治疗措施的不断开发，作业治疗师将会在肿瘤患者的功能康复和生活质量的全面改善中，发挥越来越大的作用。

（郭铁成）

第二节 骨质疏松症的康复

一、概述

原发性骨质疏松症（osteoporosis，OP）是以骨量减少、骨组织纤维结构退化（松质骨骨小梁变细、断裂，数量减少；皮质骨多孔、变薄）为特征，以致骨的脆性增高及骨折危险性增加的一种全身骨病。世界卫生组织（WHO）以骨密度（BMD）低于同性别组峰值 2 个标准差（SD），为骨质疏松症的诊断标准。

在整个人群中，40 岁以上的人均有不同程度的骨质疏松。不同国家和地区报道的结果差异很大，但人群总的发病率在 10%左右。在我国，经过几年大量的人群调查和实验研究，制订了符合中国人的骨质疏松症的诊断标准。中国人骨质疏松症诊断标准是以峰值减去 2SD 或骨量丢失 25%为诊断依据。据估计其发病率为 6%左右。实践中还发现，中国人的骨矿含量比西方人约低 10%，但骨折发病率比西方人低 3～5 倍。由于骨质疏松症是老年人的常见病和多发病，因此，在国内外已将本病列为重点康复内容之一。

（一）临床表现和诊断

1. 临床表现　骨质疏松症早期可无任何症状，有很多直到发生疏松骨的骨折后才被发现。其最先出现的临床症状可为背痛，此常常是脊椎椎体压缩性骨折的表现。骨质疏松的其他表现还有：身高变矮，脊柱压痛、畸形，疲劳，易于骨折等。疼痛在坐、站和搬运物体时均可发生，严重者可有躯体活动（如行走、弯腰等）和日常生活活动（如各种家务活动）等方面的困难。

同时，骨质疏松对患者的心理和社交功能亦会产生不良影响。例如，它可使患者产生恐惧心理，害怕跌倒和骨折，易产生沮丧和愤怒情绪；在社交方面，对患者的旅行、度假、体育运动、娱乐等亦产生一些限制。

2. 诊断

（1）病史和体检　通过询问，了解患者有否骨质疏松的危险因素。体检主要包括患者身高与体重测量、患者姿势观察、有无脊柱畸形与压痛、四肢和脊柱的 ROM 测量等，为进一步检查和治疗提供依据。

（2）辅助检查　是骨质疏松诊断的重要手段，现用的方法包括：①化验检查，有助于了解继发性骨质疏松的原因，包括血常规、血沉、血浆钙含量等。②X 线平片诊断。③定量 CT 骨矿物含量测定。④单光子骨密度测定法（single photon absorptiometry，SPA）。⑤双能 X 线骨密度测定（Dual－energy X－ray absorptiometry，DEXA）。

(二)骨质疏松性骨折的特殊性

骨折是骨质疏松症的最常见、最严重的并发症之一,往往会造成严重的功能障碍。骨质疏松性骨折既有正常人骨折的普遍性,又有其特殊性。只有理解其特殊性后,才能有的放矢,取得较好的效果。

1. 病因　骨质疏松症是单位体积内的骨量丢失,骨脆性增加,即使没有明显的外力作用也可以发生骨折,是一种病理性骨折。

2. 本病多发生于老年人,由于老年人的整体功能衰老,往往伴有视力下降、肌力下降、应变能力差、心血管系统和呼吸系统等疾患,因而治疗难度大。

3. 骨折多发部位是桡骨远端的骨折(Colles骨折)、髋部的股骨颈骨折、股骨粗隆部骨折和腰椎骨折。据估计老年人髋部骨折有一半为自发性骨折,另一半是由于跌倒。桡骨远端的骨折较髋部骨折早发生数年。

4. 可发生多次多处骨折,如有些老年人跌倒,可同时发生前臂和髋部骨折。

5. 骨折愈合较慢,尤其是股骨颈骨折发生骨折不愈合的几率较多。

6. 有些骨折老年人的死因,不是骨折本身,而是长期卧床并发的压疮、呼吸系统或泌尿系统的感染,因此,老年骨折病人的床边护理尤为重要。

7. 骨质疏松性骨折的治疗原则是标本兼治,在治疗骨折的同时给予骨质疏松症的病因学治疗,才能收到较好的效果。

8. 由于骨质疏松症早期无症状,也没有常规诊断试验,往往是不进展到骨折发生不会发现。例如,X线平片上看到的骨折是该病的较晚期表现。事实上常规的X线片上能发现的骨丢失,是在骨质已经丢失了将近30%~50%之后。鉴于老年人骨折治疗的效果不满意,因此,对于老年人来说,预防骨折的发生比治疗骨折更重要,要做到早期发现,早期预防。

二、功能评定

(一)自身内在的危险因素

由于老年人的整体功能衰老,往往伴有意识或认知功能的障碍,应对能力差,视力下降,体重超重,吸烟、酗酒等不良嗜好,类风湿性关节炎等慢性疾患。

(二)步态分析

包括步行节律、稳定性、流畅性、对称性、重心偏移、手臂摆动,矫形器、助行器的作用等。

(三)周围环境的安全因素

例如,公共场所及居家环境的人行道、过道、楼梯、厕所、厨房等,是否具备无障碍及预防其他的意外事故发生的安全措施。

三、作业治疗

(一)居家环境的改造和辅助器具的使用

跌跤是老年人骨折的最主要诱因。绝大多数老年人跌跤可归咎于所处环境,例如,不适合的台阶、门槛、瓜果皮,结冰路面,居室光线昏暗及交通事故。通过居家环境的改造,可降低老年人跌跤的可能性,使其较顺利地完成各种居家日常生活活动。例如,在过道、楼梯和浴室墙上安装扶手,在浴室使用浴椅、防滑垫等,可提高老年人活动的稳定性,增强其在家庭内活动的安全性。外出时穿防滑软底鞋和使用手杖,可减少在不平整路面或光滑路面的跌跤机会。另外,教会老年人使用一些日常生活活动辅助用具,如长柄取物器、穿鞋器等,可减轻活动的负担和难度。

(二)适度的运动与劳动

劳动与运动是预防衰老、延年益寿的有效方法之一。虽然老年人的机体结构与功能随年龄的增长发生一系列的生理性退行性变化,但仍然存在提高和改善的可能性。科学的适度运动和劳动,可减低静止和运动时的心率,增加心脏的效率,增加体内"有益胆固醇(高密度胆固醇)",使心理上有健康的形象及增强自信心,松弛心理紧张的情绪,以及控制体重,使老年人的机体功能得到改善和增强,可减慢、减轻老年退行性变的进展。

老年人运动的注意事项:

(1)穿着舒适的衣服和运动鞋。

(2)不能在饥饿或过饱的情况下运动,进餐后一小时方可运动。

(3)不能在太热或太冷的环境中,以及情绪过怒或忧虑时运动。

(4)不能在身体疲劳的情况下,或患有急性病时运动,例如:感冒、肺炎、急性肠炎等。

(5)最好在空气流通的地方运动。

(6)运动时保持畅顺均衡的呼吸。

(7)运动前应作数分钟热身运动,运动后应作数分钟放松运动。

(8)运动以活动大肌肉和关节为原则,如步行、缓慢跑、游泳、骑自行车等。避免过分剧烈或有竞争性的活动。

(9)运动强度和时间,每人可根据自己的体质,循序渐进。每次运动以感觉轻度疲劳为宜,或在医生指导下进行锻炼。

(10)如在运动中出现不适,如胸闷、气促、恶心眩晕等情况,应立即停止运动及坐下,必要时请医生会诊。

(三)平衡膳食,合理营养

中国营养学会建议中国居民的膳食原则是(1997年4月):①食物多样,谷类为主。②多吃蔬菜,水果和薯类。③常吃奶类,豆类或其制品。④经常吃适量鱼、禽、蛋、瘦肉,少吃肥肉和荤油。⑤食量与体力活动要平衡,保持适宜体重。⑥吃清淡少盐的膳食。⑦如饮酒应限量。⑧吃清洁卫生、未变质的食物。

由于老年人胃肠功能减退,应强调易消化的食物,以利于吸收利用。但食物不宜过精,应强调粗细搭配,谷类加工过精会使膳食纤维丢失,并将谷粒胚乳中含有的维生素和矿物质丢失。老年人必须从膳食中获得足够的各种营养素,尤其是钙等微量元素,老人和绝经前妇女每天钙需要量大约为1000mg。每杯牛奶(210ml)中含钙为252mg。有些人误以为猪骨或牛羊骨汤中有丰富的钙质,但由于猪牛羊骨的钙质不易溶解,其实骨汤内的钙质只是很微量的。

(四)矫形器的应用

脊柱骨质疏松者常可出现胸椎的多发性骨折,并进而引起胸椎进行性后凸和疼痛,同时可伴有步态异常和平衡障碍。可为患者配制和使用胸腰围和胸围之类的矫形器,以改善患者姿势，缓解症状。

(五)疼痛的处理

骨质疏松症患者常因椎体压缩性骨折和姿势异常等而导致疼痛，可相应给予治疗。例如：矫形器可在椎体压缩性骨折和姿势异常所致疼痛的治疗中起到重要作用；指导患者穿着低跟且鞋底柔软的鞋具，可使得从脚跟传递到脊柱的震动力减小；使用手杖等助行器也有助于减轻背痛。

必要时可使用镇痛药物和抗抑郁药物帮助缓解疼痛，物理治疗（如湿热袋、TENS、超声、短波）等也可起到良好作用。

(六)心理社会问题处理

骨质疏松对患者心理健康及生活质量均可产生不良影响。患者常可出现抑郁、焦虑，特别是在需要根据病情对生活方式进行较大调整时较为明显。由于相关残疾可限制患者参与工作和娱乐活动，其常有与朋友和家人隔离的感觉，对于跌倒的恐惧感也常使患者自行减少活动，进一步导致对他人的依赖和焦虑。

骨质疏松所致的脊柱畸形，可使患者产生躯体形象方面的担忧，使用支具和矫形器可被患者认为是无能的表现，更进一步加重患者负面的自我形象感。对此，应予以关注和处理。例如，可与患者讨论心理方面的顾虑、向患者及其家人提供适当的支持，鼓励患者社会化和参加活动等，均有助于缓解患者心理和社交方面的压力。

四、其他治疗措施

主要包括激素疗法，补钙和运动疗法。

(一)预防和治疗骨质疏松的药物

1. 抗骨吸收药，例如：雌激素、降钙素、二磷酸盐等。
2. 促进骨形成药物，如氟化物，促进合成代谢的类固醇等。
3. 矿化作用药物。如钙制剂，维生素 D 等。

药物治疗可以减轻骨质疏松的疼痛，增加骨量，预防骨折。

(二)运动疗法

提高患者的日常生活活动量，可在短期内获得确切的疗效。据文献报告，每天运动 25 分钟，比不做此运动的人全身骨盐 1 年间增加 5%。Frost 认为，在神经系统调控下的肌肉质量是决定骨强度的重要因素。这种由肌肉产生的作用力（机械性因素），对骨强度的控制作用远远大于非机械因素（包括各种骨相关激素、维生素、钙以及其他矿物质、氨基酸、脂肪、骨相关的细胞因子等）。两者的效应可以相互强化，但不能相互取代。例如，骨相关激素、钙和维生素 D 可以决定 3% ~ 10% 的骨强度，而肌肉产生的牵张力的影响可高达 40%。另外，骨结构中的胶原组织在应力的作用下，根据其物理性能产生压电效应，这些带负电的电荷与带正电的钙离子形成钙盐，在骨中沉积。由此可见，运动锻炼对于增强肌力、耐力、维持和改善关节活动，促进骨质代谢，改善症状都具有重要作用。并且运动可以改善老年人的步态和平衡能力，从而减少跌倒的危险。

运动疗法的内容可根据病情，有针对性地选择治疗部位、运动幅度、速度和肌肉收缩的强度。

运动疗法应由医生按患者健康情况、心血管或运动器官的功能状态、年龄、性别及运动爱好等特点,从疾病特殊需要来规定适当的运动方法和运动量,具体方法详见《临床运动疗法学》。

(郭铁成 陆廷仁)

第三节 获得性免疫缺陷综合征的康复

一、概述

艾滋病的全称为"获得性免疫缺陷综合征(acquired immunodeficiency syndrome, AIDS)",它是由艾滋病病毒,即人类免疫缺陷病毒(human immunodeficiency virus, HIV)感染引起的传染病。当人体处于正常状态时,体内免疫系统可以有效抵抗各种病毒的袭击。一旦艾滋病病毒侵入人体内,这种防御体系便会瓦解,各种病毒趁机通过血液、破损伤口进入机体,发生各种难以治愈的感染。此外,人体内一些像癌细胞之类的不正常细胞,也会迅速生长、繁殖,最终发展成各类恶性肿瘤。艾滋病病毒通过破坏人的免疫系统和机体抵抗能力,导致患者出现各种严重的综合征,而给人以致命的打击。

艾滋病是人类历史上危害最深广、灾难最严重的传染病之一。自美国 1981 年诊断出首例艾滋病患者以来,艾滋病病毒在全球范围内的传播速度惊人,目前,已有 200 余个国家和地区受到艾滋病的严重威胁。

联合国艾滋病联合规划署 2003 年公布的最新统计数字显示,全世界艾滋病毒携带者和艾滋病患者总数已达 4000 万。2003 年,我国卫生部进行了全国范围的艾滋病流行病学调查,数据显示中国现有艾滋病病毒感染者约 84 万人,其中,艾滋病病人累计达 20 万人以上,现存活病人约 8 万 ~ 10 万。

(一)艾滋病的特殊性

艾滋病有以下几方面的特殊性:

1. 获得性　艾滋病在病因方面是后天获得,而不是先天具有的(母婴传播是后来发现的)。

2. 免疫缺陷　艾滋病在发病机制方面,主要是造成人体免疫系统的损伤,而导致免疫系统的防护功能减低、丧失。免疫缺陷的共同特点是:①对感染的易感性明显增加。②易发生恶性肿瘤。③临床及病理表现多样化。

3. 综合征　艾滋病在临床症状方面,由于免疫缺陷,导致各个系统的机会性感染、肿瘤而出现复杂症状群。

艾滋病之所以猖狂于全球,就在于艾滋病病毒 HIV 侵入人体后,直接侵犯人体免疫系统,攻击和杀伤的是人体免疫系统中最重要、最具有进攻性的 T4 淋巴细胞,使机体一开始就处于丧失防御能力的地位。艾滋病病毒一旦进入人体,就寄生于 T4 淋巴细胞内的最核心部位,并与细胞核的遗传物质DNA整合为一体，人体自身没有能力使其分开，更没有力量杀灭它，因此艾滋病就成为一种“病人基因”的痼疾。艾滋病病毒随免疫细胞的DNA复制而复制，病毒的繁殖和复制使免疫细胞遭到破坏和毁灭，并释放出更多的病毒，新增殖病毒再感染更多的细胞。就这样，病毒一代代地复制、繁殖，免疫细胞不断受到破坏，最后终致全身免疫力的渐渐丧失，导致众多合并症而死亡。

4. 缺乏特效药和疫苗　艾滋病病毒是一种不同于一般病毒的逆转录病毒，具有极强的迅速变异能力，而人体产生相应的抗体总落后于病毒的变异，因而无法阻止艾滋病病毒的繁殖和扩散，更何况人体免疫系统产生的抗艾滋病病毒抗体，是毫无抗病能力的非保护性抗体。艾滋病病毒的迅速变异能力也给目前特效药和疫苗研制工作造成了极大困难。

5. 艾滋病病毒在人体外存活率低　艾滋病病毒主要存在于人的体液中，如血液、精液、阴道分泌液、乳汁、唾液、泪液、尿液、汗液和痰液等，但具有传染性的只有前四种体液，至于其他体液，因病毒含量甚低，不足以构成传染。艾滋病病毒对外界环境的抵抗力弱，离开人体后，常温下在血液或分泌物内只能生存数小时至数天，在自然条件下则不能存活。高温、干燥以及常用消毒药品都可以杀灭这种病毒。

6. 艾滋病的“窗口”期　从受到艾滋病病毒感染，到出现症状这段时间称为艾滋病的潜伏期，一般艾滋病的平均潜伏期为7～10年，处于潜伏期而毫无症状的患者是具有传染性的。近年来发现，当人体被艾滋病病毒感染后，必须经过一段时间，才能测出体内的抗艾滋病病毒抗体。身体内已有艾滋病病毒，而且具有传染性，但又毫无症状，血中又检测不到艾滋病病毒抗体，这段时期被称为“窗口”期，“窗口”期大约为2周至3个月，是隐匿而且最危险的传播期。

7. 传播途径不同　艾滋病主要通过性接触、血液和母婴三种途径传播。不同地区感染艾滋病的主要途径不同。美国艾滋病病毒感染者70%以上是通过性接触感染的，而我国70%左右感染者为静脉吸毒者。

(二)艾滋病的临床表现

AIDS病患者，从感染病毒到发病可经历一个比较长的时间，下表17－3－1列举的是该类患者的病情发展过程及其相应的表现。

表17－3－1　AIDS患者病情发展过程及其相应的表现

时间	症状	检查结果
第一阶段：急性感染期		
接触HIV后最初1～12周	流感样症状：如发热、关节疼痛、淋巴结痛、格林－巴利综合征、症状持续几天至几周且个体差异大，但有50%的人此期无症状	两项标准检查：Westernblot和ELISA查HIV抗体；抗体一般在感染后3～6月产生，因此初期检查呈阴性
第二阶段：无症状感染期		
感染后平均可达8～9年，生活方式如静脉性药物使用、年龄等与此期长短呈负相关，新的治疗方法可使此期延长	大部分个体无症状	CD_4^+ T淋巴细胞呈缓慢、稳定下降趋势，T－细胞计数通常＞400

(续表)

时间	症状	检查结果
第三阶段:持续广泛淋巴结肿大期		
个体差异较大,平均始于感染后8~9年,可持续1~3年	慢性无痛性淋巴结肿大、可有压痛,见于2或2个以上部位	持续 CD_4^+ T淋巴细胞监测可见此期计数为200~400,定期查体以排除机会性感染
第四阶段:其他疾病期		
平均在感染后8~9年开始发病。在首次主要机会性感染后平均可存活3~5年,个体差异大	此期由于机体免疫系统受损严重,或HIV直接攻击 CD_4^+ T细胞以外的细胞,可出现多种疾病和机会性感染,包括: 1. 全身性症状　消耗性症状,如发热、夜汗、腹泻>1月,体重下降>10%,贫血和血细胞减少症 2. 神经系统表现　可由于HIV直接攻击神经细胞而出现较早,包括HIV脑病、脑炎、痴呆、抑郁、精神错乱、锥体束征或锥体外征,共济失调,肌张力过高或过低,触觉↓,周围神经痛,脑卒中等 3. 机会性感染　包括卡氏肺孢子虫肺炎、结核、巨细胞病毒感染等 4. 肿瘤　包括卡波济肉瘤、脑和脊髓肿瘤等	CD_4^+ T淋巴细胞计数≤200或出现机会性感染;许多患者在 CD_4^+ T淋巴细胞计数低至200以前即已出现严重的机会性感染

二、功能评定

在很多情况下,HIV阳性患者常于感染病毒数年后才来进行作业治疗评定。此时,其病情可能变化较快,因而可能需频繁进行评定和修订治疗目标。应从基本的ADL和工具性ADL开始进行评定,包括工作角色和闲暇活动的评定。另外,根据情况,还需进行如下评定:

(一)身体状况

评定肌力、肌张力、耐力、ROM、平衡、协调性、感觉、进食与吞咽等及各项ADL活动能力、疼痛等,还应检查视力,以了解有否影响功能性活动的视觉缺陷。

(二)认知

应考虑HIV对各种活动时的认知功能的影响,特别应注意记忆力下降、痴呆和精神错乱(confusion)。

(三)主要照料者的评定

应考虑照料者受到的压力和社会偏见,以及因害怕受到HIV感染的恐惧心理。

（四）心理社会评定

由于HIV病的严重性和致死性，故应采用整体化措施。要鼓励患者尽可能控制自己的生活，应评估和支持患者的自尊心、对生活的控制能力、成就感和保持生活质量的能动性。此外，对于患者习惯、个人目标、价值观、兴趣和感受的了解，有助于更好地帮助患者最大限度地自主掌握自己的整个治疗过程。

（五）有否睡眠障碍，程度如何

（六）了解既往有否药物使用史和药物成瘾问题

（七）了解既往工作史

（八）患者的家庭角色与职责，如与家人之间的关系、是否照顾孩子或其他家人等

三、作业治疗

（一）治疗策略

1. 健康教育和咨询　目前，预防艾滋病最现实、最有效的方法是针对其传播途径，通过健康教育和咨询来规范和改变人们的行为。通过规范行为，阻断艾滋病病毒经血、性和母婴传播。其中，安全套是预防艾滋病和性传播疾病传染的关键措施。

2. 规范各项医疗操作　在医疗卫生保健机构规范各项有关操作，防止医源性传播，并做好自身保护。

3. 消除偏见和惧怕心理　对已感染艾滋病病毒或已发病的艾滋病患者，要给予积极治疗和关怀，消除人们对艾滋病的偏见和惧怕心理，制定对艾滋病患者的不歧视政策，使他们能够积极地活着，延长其寿命，既关爱自己又不传染给他人。

（二）治疗目标

作业治疗的目标　应该是协助患者最大限度地提高其功能和独立水平，改善生活质量（QOL）。具体说来，就是处理与QOL有关的各种问题。如缓解患者的疼痛和紧张情绪；保持肌力、柔韧性、运动性和耐力；维持和提高ADL自理能力；通过教育与咨询，改善患者生活方式，及应对与疾病相关的各种问题的能力；对患者家庭提供支持与教育；协助患者因病情进行调整，等等。

（三）治疗方法

1. 家访　了解患者家居情况，向患者提供在家里尽可能不费力地独立生活的建议；定期家访并给予支持，提供家庭环境与设施改造的建议。

2. 设备　提供合适的治疗设备、辅助用具和与这些设备及用具相关的信息资料，使患者能较容易且较安全地应付居家生活。

3. 日常活动　指点和建议患者以有效的方式进行日常活动，如淋浴、穿衣和烹调。

4. 紧张情绪处理与放松　教给患者不同的放松技术；帮助患者制订紧张处理方案；必要时转请其他专业人员或机构协助处理。

5. 疲劳处理　告诉患者对日常工作和家务活动进行简化的知识，以便保存体能；必要时向患者提供所需的一切器具，使其生活容易一些，费力少一些。

6. 闲暇活动　指导患者根据生活方式的改变而选择适合于自己的闲暇活动。

7. 工作　指导患者合理地进行工作任务的安排，调整工作负荷，并且通过有效措施，最大限度地提高其体能水平。

8. 教育与信息　向患者的照料人员以及家庭成员提供有关本病预防与治疗方面的讲座与资料，消除他们的顾虑，使他们能更好地协助患者进行康复过程。

9. 转介　必要时将患者转介至其他人员或有关的社区资源。如物理治疗师，可针对患者的躯体症状（如疼痛）和功能障碍（如 ROM 减小）给予相应的治疗，包括 TENS、按摩以及主、被动运动训练等；社会工作者，可协助患者解决有关的社会心理问题，包括工作调整、环境改造等。还有护理人员、营养师和提供暂时休息服务的机构等。

（四）各期患者的作业治疗

1. 感染前期　作业治疗师在其临床实践中，与许多高危人群均有接触，此期的目的是通过有关 AIDS 传播与性安全方面的教育，帮助 HIV 阴性者处理对 AIDS 病的恐惧心理，并保持不被感染。在改变行为方面，应着眼于教会人们有关安全套的使用技巧，和如何与性伴侣就性活动的安全方式进行讨论，这远比单纯强调高危险性的性活动可导致 HIV 感染会更为有效。

2. HIV 阳性/AIDS 病前期　据报道，无症状的 HIV 阳性者可能会有被社会排斥、被隔离的恐惧感；同时因不知道本病的进程，又可加重这种恐惧心理。此外，还会产生因需要改变生活方式所致的压抑、愤怒和焦虑。此时，应有意识地帮助患者安排一些活动，使之有机会来建设性地表达自己的感受。借此机会，应教育患者尽早就医，在保持与他人良好关系的同时不传播 HIV，支持其告诉身边的亲友自己已经感染 HIV 的事实；还要帮助患者保持和发展职业与休闲技能，以改善其健康与舒适状态，降低紧张情绪。

3. AIDS 病早、中期　此期患者可有力量和耐力的下降，可针对性地进行 ADL 训练。由于免疫功能下降，应特别注意患者牙齿、皮肤、指甲和头发护理；同时关注其营养、饮食和烹调以及房间清洁等。

此外，还应注意指导患者根据自己的身体状况和功能能力及时、适当地进行职业计划与调整，确保其有能力继续从事适量的工作。

4. AIDS 病晚期　此期主要应使患者在有限的生命时限里，能在家中接受到支持性护理。在与患者谈论死亡的问题时，一定要注意选择合适的措辞。

（郭铁成　陆廷仁）

主要参考文献

1. 孔祥和,林庆,吴韵明．小儿瘫痪．第1版．北京:人民卫生出版社,1997
2. 孔繁钟,孔繁锦编译．DSM－IV精神疾病诊断准则手册．台北:合记图书出版社,1999
3. 王善澄主编．实用康复精神医学．湖南科学技术出版社,1997
4. 历裔华．小儿脑性瘫痪．第1版．北京:北京医科大学出版社,1996
5. 史玉泉．实用神经病学．第2版．上海:上海科学技术出版社,1994
6. 卢庆春主编．脑性瘫痪的现代诊断与治疗．北京:华夏出版社,2000
7. 石秉霞,吴海生．临床康复医学．第1版．山东:青岛出版社,1998
8. 冉春风,董秀兰．现代康复医学．第1版．北京:科学技术文献出版社,2000
9. 朱贞国主编．实用物理治疗学．南京:南京出版社,1997
10. 刘明铎．实用颅脑损伤学．第1版．北京:人民军医出版社,1992
11. 李林．小儿脑性瘫痪的摄食动作训练．现代康复,2001
12. 李树春主编．小儿脑性瘫痪．郑州:河南科学技术出版社,2000
13. 李思特,李雪荣．对孤独症患儿的心理干预．中国心理卫生杂志,2001
14. 邹元植等译．老年病学．第1版．北京:人民卫生出版社,1982
15. 陈文德．学习困难儿童指导手册．北京:中国少年儿童出版社,1999
16. 何汲,张习运主编．精神病防治学．天津科学技术出版社,1992
17. 吴阶平,裘法祖主编．黄家驷外科学．第5版．北京:人民卫生出版社,1992
18. 杨克勤．脊髓疾患的临床与研究．第1版．北京:北京出版社,1993
19. 励建安,王彤主编．康复医学．北京:中国科技出版社,2002
20. 张明国主编．精神科评定量表手册．长沙:湖南科学技术出版社, 1998
21. 张淑琴,娄彦,王娟．小儿脑性瘫痪诊疗手册．第1版．北京:人民卫生出版社,2002
22. 吴葵,常华,候预立等．脑瘫家庭康复教育．北京:北京科学技术出版社,1994
23. 卓大宏．中国康复医学．第1版．北京:华夏出版社,1990
24. 周士枋,范振华主编．实用康复医学．第2版．南京:东南大学出版社,1998
25. 周天健主译．康复技术全书．北京:北京出版社,1989
26. 青山医院．现代人与精神健康的挑战．香港:香港明窗出版社,1996
27. 林庆,李松主编．小儿脑性瘫痪．北京:北京医科大学出版社,2000
28. 郭世绂,胥少汀．脊髓损伤基础与临床．第1版．北京:人民卫生出版社,1993
29. 南登昆主编译．克氏康复医学．长沙:湖南科学技术出版社,1990
30. 南登昆．肢体残疾儿童的教育与训练．第1版．北京:华夏出版社,1995
31. 南登昆,郭正成．康复医学临床指南．第1版．北京:科学出版社,1999

32. 南登昆．康复医学．第2版．北京:人民卫生出版社,2001
33. 殷秀珍,黄永喜．现代康复医学诊疗手册．第1版．北京:北京医科大学·中国协和医科大学联合出版社,1995
34. 陶国泰主编．儿童少年精神医学．南京:江苏科学技术出版社,1999
35. 黄如训,苏镇培．脑卒中．第1版．北京:人民卫生出版社,2002
36. 韩伟成．脑性瘫痪儿童的治疗与康复．第1版．北京:华夏出版社,1992
37. 焦青．10例孤独症儿童心理推测能力的测试分析．中国心理卫生杂志,2001
38. 赛在金．现代老年医学精要．第1版．湖南:湖南科学技术出版社,1999
39. 缪鸿石．康复理论与实践．第1版．上海:上海科学技术出版社,2000
40. 谭维溢,戴红．全科医疗中的康复医学．第1版。北京:科学出版社,1999
41. 臧明仁．精神病的中西医治疗．北京:人民卫生出版社,1996.
42. 燕铁斌,窦祖林主编．实用瘫痪康复．北京:人民卫生出版社,1999
43. Asher IE. An annotated index of occupational therapy evaluation tools. Rockville MD: American Occupational Therapy Association, 1989
44. Barris R, Kielhofner G Hawkins - Watts J. Occupational therapy in psychosocial practice. Thorofare NJ: Slack, 1988
45. Christiansen C, Baum C. Occupational therapy: enabling function and well - being. Thorofare, NJ: Slack, 1997
46. Crouch RB et al. Occupational therapy in psychiatry and mental health. Johannesburg: Lifecare Group, 1992
47. Delisa JA. Rehabilitation medicine: principles and practice. 2nd ed. Philadelphia: J B Lippincott Company, 1993
48. Hopkins HL, Smith HD. Willard and Spackman's occupational therapy. 8th ed. Philadelphia: J B Lippincott Company, 1993
49. Kielhofner G. Conceptual foundations of occupational therapy. Philadelphia: F A Davis Co, 1997
50. Lorraine Williams Pedretti, Mary Beth Early. Occupational therapy. 5th ed. St Louis: The C V Mosby Co, American Psychiatric Association. 1994
51. Mosey AC. Psychosocial components of occupational therapy. N Y: Raven Press, 1986
52. Ross N et al. Essential psychiatry. Oxford: Blackwell Scientific Publication, 1988
53. Pedretti LW. Occupational therapy practice skills for physical dysfunction. 4th ed. St. Louis: The C V Mosby - Year Book, Inc., 1996
54. Reed KL. Quick reference to occupational therapy. Gaithersburg: Aspen Publishers, Inc., 1991
55. Scott DW, Katz N et al. Occupational therapy in mental health. Principles in practice. London: Taylor & Francis, 1988
56. Slack Bruce MA, Borg B. Psychosocial occupational therapy: frames of reference for Intervention. 2nd ed. Thorofare, N J: Slack Inc, 1993
57. Trombly CA. Occupational therapy for physical dysfunction. 4th ed. Baltimore: Williams & Wikins, 1995
58. Turner A. The practice of occupational therapy. 2nd ed. New York: Churchill Livingstone, /1987
59. Turner A et al. Occupational therapy and physical dysfunction. 3rd ed. Edinbergh: Churchill Livingstone, 1992
60. Umphred DA. Neurological rehabilitation. 3rd ed. St. Louis: Mosby - Year Book, Inc., 1995
61. 氏家 武．自閉症早期療育の基本:兒童精神医学の觀点から．小兒の精神と神經,2000
62. 佐藤 剛．痫達障害作業治療学．第6卷．东京:協同医書出版社,1999
63. 金子 翼．身体障碍．第2版．日本:協同医書出版社
64. 服部一朗等．リハビリテ ツヨン技术全書．第2版．东京:医学書院,1984

65. 岩崎テルふ监译．作業療法実践のための6つの理论．日本:協同医書出版社,1995年2月6日第1版
66. 陳内一保,安藤德彦,伊藤利之．こどものリハビリテーション医学．东京:医学書院,2002
67. 是枝 喜代治,小林芳文．自閉症兒の身体協踻性痾達に關する縱断的研究．小兒の精神と神經,2002

图书在版编目(CIP)数据

临床作业疗法学/王刚,王彤主编 .－北京:华夏出版社,2005.1
高等医学院校康复治疗学专业教材
ISBN 7－5080－3629－8

Ⅰ.临…　Ⅱ.①王…②王…　Ⅲ.康复－作业－疗法－医学院校－教材
Ⅳ.R493

中国版本图书馆 CIP 数据核字(2004)第 118832 号

临床作业疗法学
王　刚　王　彤　主编

出版发行　华夏出版社
(北京市东直门外香河园北里 4 号　邮编:100028　电话:64663331 转)
经　　销　新华书店
印　　刷　北京市人民文学印刷厂
开　　本　850×1168　16 开
印　　张　37.5
字　　数　850 千字
版　　次　2005 年 1 月北京第 1 版
2005 年 1 月北京第 1 次印刷
定　　价:75.00 元